住院医师规范化培训精品案例教材

总主审：王成增　　总主编：姜　勇

放射影像学

本册主编　高剑波　程敬亮　岳松伟

郑州大学出版社

图书在版编目（CIP）数据

放射影像学／高剑波，程敬亮，岳松伟主编. -- 郑
州：郑州大学出版社，2024.10
住院医师规范化培训精品案例教材／姜勇总主编
ISBN 978-7-5773-0321-5

Ⅰ. ①放… Ⅱ. ①高… ②程… ③岳… Ⅲ. ①放射医
学-影像诊断-技术培训-教材 Ⅳ. ①R445

中国国家版本馆 CIP 数据核字（2024）第 085758 号

放射影像学

FANGSHE YINGXIANGXUE

项目负责人	孙保营　李海涛		封面设计	苏永生
策 划 编 辑	陈文静		版式设计	苏永生
责 任 编 辑	陈文静		责任监制	李瑞卿
责 任 校 对	赵佳雪　丁晓雯			

出版发行	郑州大学出版社		地　　址	郑州市大学路 40 号（450052）
出 版 人	卢纪富		网　　址	http://www.zzup.cn
经　　销	全国新华书店		发行电话	0371-66966070
印　　刷	河南龙华印务有限公司			
开　　本	850 mm×1 168 mm　1／16			
印　　张	33.75		字　　数	978 千字
版　　次	2024 年 10 月第 1 版		印　　次	2024 年 10 月第 1 次印刷

书　　号	ISBN 978-7-5773-0321-5		定　　价	152.00 元

编委会名单

作者名单

主　　编　高剑波　程敬亮　岳松伟

副 主 编　张永高　周志刚　张　勇

　　　　　韩新巍　王梅云　陈殿森　杨志浩

编　　委　（以姓氏拼音为序）

陈殿森（河南科技大学第一附属医院）

陈新晖（平煤神马集团总医院）

陈学军（河南省肿瘤医院）

程敬亮（郑州大学第一附属医院）

崔逐云（济源市人民医院）

代向党（驻马店市中心医院）

高剑波（郑州大学第一附属医院）

郭君武（郑州大学第二附属医院）

韩东明（新乡医学院第一附属医院）

韩新巍（郑州大学第一附属医院）

黄文启（商丘市第一人民医院）

娄晓宇（漯河市第一人民医院）

骆　宾（黄河三门峡医院）

宋喜明（安阳市人民医院）

王道清（河南中医药大学第一附属医院）

王东林（濮阳市人民医院）

王　峰（周口市中心医院）

王梅云（河南省人民医院）

吴耀贤（信阳市中心医院）

肖新广（郑州市中心医院）

徐红卫（郑州大学第五附属医院）

杨培金（焦作煤业集团有限责任公司中央医院）

杨　瑞（河南省胸科医院）

杨志浩（郑州大学第一附属医院）

岳松伟（郑州大学第一附属医院）

张国富（许昌市中心医院）

张永高（郑州大学第一附属医院）

张　勇（郑州大学第一附属医院）

曾宪强（南阳市中心医院）

赵　鑫（郑州大学第三附属医院）

周　青（河南大学第一附属医院）

周志刚（郑州大学第一附属医院）

参编人员 （以姓氏拼音为序）

白 洁	柴亚如	陈 晨	陈 岩	陈 苑	陈云锦	丁昌懋
董军强	杜可朴	冯京京	付其昌	高安康	耿尚文	巩青松
郭和合	郭 华	郭晓旭	韩懿静	侯佳蒙	侯 平	黄 瑞
雷丽敏	李婧琳	李 军	李 磊	李莉明	李梦琦	李培杰
李庆龙	李 睿	李 帅	练延帮	梁丽丹	梁 盼	梁晓雪
刘丹青	刘 浩	刘 杰	刘娜娜	刘 星	刘 洋	卢振威
罗成龙	吕培杰	马可燃	马潇越	马雪妍	孟 露	苗培芳
潘元威	冉云彩	任俊立	任丽臣	师佳佳	史素素	宋承汝
苏 蕾	孙慧芳	唐 丽	万 璐	万娅敏	王 博	王彩鸿
王 芳	王海洋	王会霞	王可颜	王 猛	王明月	王 潇
王小鹏	王 玉	魏一娟	魏 莹	文宝红	肖慧娟	肖云飞
谢珊珊	邢静静	薛康康	杨 欢	姚 广	于 湛	苑倩倩
詹鹏超	张 晨	张春艳	张慧宇	张乐乐	张 芮	张晓楠
张艺凡	张智栩	赵珊珊	周 悦	朱 迪		

秘　书　于　湛（郑州大学第一附属医院）

巩青松（郑州大学第一附属医院）

2

前　言

　　住院医师规范化培训是毕业后医学教育的重要阶段,是医学生向临床医生转化、将从学校获得的基础理论知识与技能转化为行医能力、形成合理临床思维与决策的必经阶段,也是培养高质量医学人才的关键时期。随着健康中国建设与分级诊疗制度的不断推进与完善,临床一线对住院医师实战能力的要求越来越高。放射影像学作为临床医学的"侦察兵"和"前哨站",可利用多种成像方法展现疾病的发生、发展和转归,是住院医师将人体病理生理改变形成临床诊断、指导治疗及随访的有力"武器",在临床工作中发挥着举足轻重的作用。近年来,成像设备及技术的不断进步使放射影像学已发展成为集诊断、治疗于一体的综合学科,其对疾病的放射影像学认识甚至对疾病的认识都出现了显著的变化,表现出综合性强、涵盖病种繁多、临床知识要求广、需进行深入临床实践等新特点,对放射影像学住院医师规范化培训提出了更高的要求。同时,放射影像科室作为医院重要的公共平台科室,与临床关系非常密切,临床医学专业住院医师可以通过放射影像学规范化培训熟悉各类疾病的放射影像学特征和诊断鉴定,从而提高临床技能与临床思维,因此,放射影像科室已成为临床医学专业住院医师规范化培训的必选科室。鉴于学员的放射影像知识水平参差不齐,需要掌握的放射影像学内容各不相同,为了使住院医师更好地把握新技术、掌握新知识,适应目前临床工作的需要,编写一本结合目前放射影像学发展现状,系统、准确地介绍影像知识与技能的丛书很有必要。

　　本书以《住院医师规范化培训内容与标准 2021 年版》中"放射科培训细则"为指导,将培养住院医师能懂会用放射影像学检查技术、具有科学的放射影像学思维、较高的放射影像学诊断及鉴别诊断能力作为宗旨,将最新成像技术与理论知识转化为临床实践能力作为主要目的,力争突出理论守正创新、病种全面覆盖、设计编排合理、内容针对性强等特点,力争体现学以致用、举一反三、思维与技能并重、横向拓展等住院医师规范化培训教学理念。

　　本书各章节对中枢神经系统与头颈部、呼吸和循环系统、消化系统、泌尿生殖系统、骨关节系统等常见病与多发病从概述、临床表现、影像学检查方法、影像学表现、典型案例、鉴别诊断、分析思路与拓展等方面进行阐述,同时还兼顾了放射介入与 CT 图像后处理相关理论与实际操作,全书共分为六章,涉及 200 多种疾病。本书将循证医学、临床经验、最新文献相结合,总结、拓展放射影像技术及诊断思路,兼具指导性与实用性,可作为住院医师规范化培训教程,也可作为住院医师的临床参考书和工具书。

本书在编撰过程中各位主编、编委、参编及审校人员均投入了大量的时间和精力,付出了辛勤的劳动,在此一并表示衷心感谢!

由于编写内容多、时间紧迫,书中不足和疏漏之处在所难免,诚恳希望各位同道及师生朋友提出批评和改进意见,让我们一道为培养社会发展需要的、具有扎实医学理论和医疗技术的医学人才而努力。

编者

2024 年 2 月

目 录

第一章 中枢神经系统与头颈部

第二章 呼吸和循环系统

第三章 消化系统

第四章　泌尿生殖系统

第五章　骨关节系统

第六章　放射介入与CT图像后处理

第一章　中枢神经系统与头颈部

第一节　脑血管病

一、高血压脑出血

1. 概述

高血压脑出血(hypertensive intracerebral hemorrhage)是脑出血最常见的一种,是指非外伤性脑实质内的自发性出血,在血压骤升时小动脉破裂出血,是成人非外伤性脑内出血最常见的病因。在自发性脑实质出血中,约半数是由高血压病引起的,其发病率在脑血管疾病中仅次于脑梗死,但死亡率占脑血管病的首位。临床上多发生于40~70岁,男女发病率无差别,冬季发病率高,季节变化、情绪波动、过分用力、精神紧张等为常见的诱因。高血压脑出血多为动脉性出血,好发于基底节区,豆状核、外囊是最常见的出血部位,约占所有高血压性颅内出血的2/3,其次为背壳内侧(即内囊区)及丘脑。发生于基底节区的出血多由其供血动脉——豆纹动脉破裂所致。豆纹动脉较细小,且呈直角或锐角开口于大脑中动脉水平段,其转弯处受血流冲击较重,而解剖上转弯处血管壁中层弹力纤维缺乏,血管壁薄弱,容易发生出血。约有20%的高血压脑出血可以出现在大脑皮质下区、小脑及脑干。基底节、丘脑区出血可破入脑室系统,皮质下出血可以破入蛛网膜下腔。

2. 临床表现

脑出血通常发病突然,常在体力活动、情绪激动或过度劳累时发病,表现为突发性头痛,并发展迅速,可同时伴有明显的神经系统症状和体征,如偏瘫、失语等,病情呈逐渐加重趋势并于24 h内达高峰。

3. 影像学检查方法

(1)X线检查　常规X线检查意义不大。一般来说,单纯的高血压脑出血多无须进行数字减影血管造影(digital subtraction angiography,DSA),但在怀疑动脉瘤或血管畸形而有必要明确出血原因或需要进一步介入治疗时,可做血管造影。不过,由于急性脑出血时多有脑血管痉挛,所以大约20%的脑出血患者血管造影可能为阴性。

(2)CT检查　CT可以直接显示脑内血肿情况,是脑内出血还是脑梗死灶,明确显示血肿发生的部位、大小、形态、与周围脑实质的关系,血肿是否破入脑室系统或蛛网膜下腔以及血肿的动态变化等,为脑出血的早期诊断、疗效观察、预后判断提供重要信息。

(3)MRI检查　MRI显示脑内血肿极佳,并较CT更敏感、明确,因为MRI所揭示的血肿的一系列信号动态变化是建立在细胞分子水平之上的。但应指出的是,MRI与CT相比较而言,CT更宜作为急性脑出血诊断的首选检查方法,因为急性脑出血常规MRI诊断不如CT有特点,且MRI检查费用高、检查时间长,状态差的患者难以配合,患者轻微移动就会直接影响 MRI 图像的质量。

4.影像学表现

(1)X 线表现　DSA 可见脑动脉分支变细、僵直,为脑水肿及脑血管痉挛改变。若是脑动脉瘤、脑动静脉畸形、脑脉管炎、脑肿瘤引起的脑出血则可见到相应的征象。

(2)CT 表现　CT 可反映出脑内血肿形成、吸收、囊变三个阶段的病理演变过程。

1)超急性期(≤6 h):血液自血管溢出后,血肿最初呈液性或半凝固状态,呈稍高密度,密度可均匀一致,CT 值 55～60 Hu。随血凝块的形成和收缩,血肿密度增高,一般于出血 3～4 h 逐渐达高峰,CT 值可高达 90 Hu。血肿周围可出现低密度环,这与血肿内血凝块收缩、血清被挤出,以及血肿压迫周围脑组织造成缺血、坏死、水肿有关。

2)急性期(7～72 h):典型的血肿呈高密度,CT 值为 60～80 Hu,高于正常脑白质 20～25 Hu。出血后第 3 天血肿周围出现低密度水肿带。如果出血发生在血细胞比容非常低的极度贫血患者或是凝血功能障碍患者中,其 CT 表现则不同于上述规律,可能表现为等密度、低密度或混杂密度。CT 灌注(CT perfusion,CTP)显示血肿附近的血流动力学变化与距离血肿远近呈负相关,即远离血肿区域脑组织呈高灌注,脑出血附近组织呈低灌注。

3)亚急性早期(3～6 d):3 d 后,血肿周围部分血红蛋白开始溶解、破坏并被巨噬细胞吞噬,周围密度开始降低,以平均每天减少 1.5 Hu 的速度衰减,中心部分仍为高密度,血肿中心的高密度范围随时间的推移逐渐缩小。血肿周围水肿呈均匀一致的低密度,到第 7 天时达到顶峰。占位效应是脑出血的常见征象,由血肿和周围脑组织的水肿引起,可表现为脑室受压,中线结构移位,严重时形成脑疝。CT 增强扫描亚急性早期血肿出现边缘强化。

4)亚急性晚期(1～2 周):随着时间的推移,血肿逐渐变成密度低于邻近脑实质的低密度影。CT 增强扫描上所见的边缘强化可持续数周,甚至数月。血肿周围水肿逐渐减退,1 个月后消失。

5)慢性期(2 周后):血肿密度进一步降低,仅有少数很小的出血灶吸收后不留痕迹。部分血肿表现为圆形或卵圆形的低密度影,约 1/4 表现为裂隙状的低密度灶。10%～15% 的血肿愈合后发生钙化。

其他表现:①血液破入脑室,量多时将脑室填满,呈铸型;少量时出现沉淀分层,下为血液,上为脑脊液。②血液进入蛛网膜下腔,表现为脑沟(池)等密度或高密度影。③脑积水,由血肿压迫室间孔、中脑导水管、第四脑室或血块阻塞脑脊液通路引起。

(3)MRI 表现　颅内出血的 MRI 表现比较复杂,其信号强度随出血期龄的不同而异。脑出血在 MRI 的影像诊断上一般分为 6 期,即超急性期、急性期、亚急性早期、亚急性晚期、慢性早期、慢性晚期。

1)超急性期:血肿内的红细胞完整,红细胞内主要含有氧合血红蛋白,不具有顺磁性,不影响 T1 和 T2 弛豫时间,理论上 T1WI 和 T2WI 应该为低信号,但由于血肿初期蛋白含量相对较低,质子密度较高,或者由于血肿内水分增加,血肿的 T1 和 T2 弛豫时间稍长于脑组织,所以常表现为 T1WI 呈稍低信号,T2WI 呈稍高信号。扩散加权成像(diffusion weighted imaging,DWI)上血肿中心呈高信号,周围部分为低信号,并环绕着一个高信号边缘,表观扩散系数(apparent diffusion coefficient,ADC)值降低。

2)急性期:红细胞内的氧合血红蛋白逐步变成去氧血红蛋白,血肿在 T1WI 呈等或稍低信号,T2WI 呈低信号。这是由于铁在红细胞内外分布不均匀,造成体系内磁化率不均匀,局部磁场不均匀,从而引起质子去相位,并非去氧血红蛋白的顺磁作用,故只影响 T2 弛豫时间而不影响 T1。出血后第 2 天血肿周围出现水肿带,T1WI 呈低信号,T2WI 呈高信号,可有明显占位效应,表现为脑室受压变形、移位,中线结构向对侧移位,局部脑沟和脑裂变窄等。DWI 显示血肿中心呈低信号,ADC 值明显低于健侧,血肿周围 DWI 为高信号,且高信号的范围随时间推移逐步增大。

3）亚急性早期：红细胞内的去氧血红蛋白开始氧化成高铁血红蛋白，后者有明显的顺磁作用，可以引起 T1 弛豫时间缩短，所以在亚急性血肿早期 T1WI 呈高信号。这种高信号首先从周边开始，然后逐渐向中央进展，直至全部变为高信号。这是由于中央部比周围更加缺氧，以致周围的血红蛋白先被氧化。但此期红细胞膜的完整性尚未被破坏，细胞内的高铁血红蛋白不影响 T2 弛豫时间，所以 T2WI 仍为低信号，DWI 上呈低信号。

4）亚急性晚期：血肿至 6 ~ 8 d，在 T2WI 亦呈高信号，从周边向中央扩展。这是因为红细胞溶解，细胞内外磁化率差异已不复存在，缩短 T2 弛豫时间的因素消失，而高铁血红蛋白使 T2 弛豫时间延长，使 T1 弛豫时间缩短，故血肿在亚急性晚期，T1WI 和 T2WI 均为高信号。DWI 上呈高信号，边缘可见低信号带。

5）慢性早期：红细胞已完全溶解，高铁血红蛋白游离于液体中，呈 T1WI、T2WI 高信号。血肿周围的水肿完全消失，血肿周围出现由巨噬细胞构成的含铁血黄素环，在 T1WI 呈等或略低信号，在 T2WI 呈明显低信号，DWI 上呈低信号。

6）慢性晚期：血肿进一步发展，最后形成一囊腔，在 T1WI 呈低信号，T2WI 呈高信号，但也可因囊内蛋白浓度增高，在 T2WI 呈等信号。囊腔周围包绕低信号含铁血黄素环。DWI 上呈低信号。

5. 典型案例

病例 1：患者，女，62 岁，退休人员。患者 3 h 前晨起活动时出现头晕，视物无旋转，继之迅速出现左上肢活动欠随意，持物不稳，步态不稳，左下肢抬起费力，伴言语欠流利，左侧肢体麻木。患"高血压病"16 年余，间断用药治疗；"高脂血症"3 年余。入院急查 MRI，脑平扫右基底节区椭圆形等 T1 混杂短 T2 信号，周围见环片状高信号水肿（图 1-1-1A、B）。高 b 值 DWI 上部分区域可见高信号，周围可见 T2 投射效应；ADC 图病灶中心可见低信号（图 1-1-1C、D）。

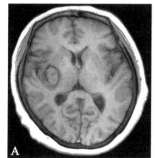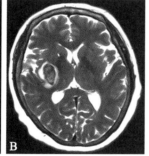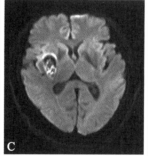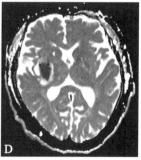

A. T1WI；B. T2WI；C. DWI（$b=1000$）；D. ADC 图
图 1-1-1　超急性期脑出血 MRI 图像

诊断意见：右侧基底节区超急性期脑出血。

病例 2：扫码见案例扩展（1）。

病例 3：扫码见案例扩展（2）。

6. 鉴别诊断

（1）肿瘤卒中　肿瘤合并卒中一般信号不均匀，占位效应较明显，周围呈指状水肿。增强 MR 扫描呈不规则明显强化，并可见非出血区强化。鉴别困难者可行 MR 氢质子波谱检测。多形性胶质母细胞瘤、髓母细胞瘤、脑转移瘤等较易发生出血。

（2）出血性脑梗死　一般位于原梗死灶区，血肿可呈楔形，信号通常不均匀，境界欠锐利。DWI 可鉴别高血压脑出血周围水肿区与出血性脑梗死的梗死区。

案例扩展（1）

案例扩展（2）

（3）外伤性脑出血　常与外伤着力点有相关性,位置较浅,且有外伤史。

（4）动脉瘤破裂出血　动脉瘤 MRI 上有流空效应,MRA 可显示瘤体位置及大小。常可见蛛网膜下腔出血。

（5）动静脉畸形出血　表现为蜂窝状或蚯蚓状的异常血管团伴有出血信号,MRA 可显示引流静脉和增粗的供血动脉。

7. 分析思路与拓展

（1）分析思路　高血压脑出血多见于 50 岁以上高血压患者,常因情绪激动、过度脑力与体力劳动或其他原因引起血压剧烈升高,导致脑血管或微小血管动脉瘤破裂出血并伴有神志改变。高血压脑出血有其好发部位,对于无明确外伤史,发生于基底节区、丘脑、脑干及大脑皮质下的出血灶,患者可伴中枢神经系统症状如头晕、头痛、呕吐或肢体障碍,应首先考虑高血压脑出血。

CT 扫描及 MRI 扫描均可进行准确定位,X 线平片对与脑出血的诊断价值有限,临床基本不使用。脑血管造影主要用于显示血管形态,可见脑动脉分支变细、僵直。

1）CT:是脑出血的主要检查手段,尤其是超急性期和急性期,成像迅速,显示直观,诊断效率高;但吸收期血肿须与胶质瘤、脑梗死及脑脓肿等鉴别,囊变期血肿与脑梗死后遗症则很难鉴别。

2）MRI:在显示出血、判定出血时间方面有独特优势,其信号强度与血肿内成分的演化有关,对亚急性期及慢性期血肿的鉴别有很大的帮助。

（2）拓展　非外伤性颅内出血包括高血压脑出血、动脉瘤破裂出血、脑血管畸形出血和脑梗死或脑血管栓塞后再灌注所致的出血性脑梗死等。出血发生在脑实质内、脑室内及蛛网膜下腔,也可同时累及上述部位。年龄较大的儿童及青壮年以脑血管畸形出血多见,中年以动脉瘤破裂出血多见,而老年人则以高血压脑出血最常见。

颅内出血多起病急骤、病情严重,仅根据临床表现常难以与缺血性脑血管疾病相鉴别。腰穿脑脊液检查虽能查出蛛网膜下腔出血,但对于脑实质、脑室内出血定位、定量诊断无实际帮助,且有诱发脑疝的危险,因而诊断主要依据影像学检查。

参考文献

[1]陈现红,邹立,黄小让,等. 高血压脑出血 CT 特征及预后回顾性分析[J]. 中华神经医学杂志,2009,8(11):1135-1138.

[2]赵辉,白玉彦,李富慧. 多序列 MRI 在急性期脑出血中的临床应用价值分析[J]. 中国 CT 和 MRI 杂志,2019,17(3):56-58.

[3] MAGID-BERNSTEIN J, GIRARD R, POLSTER S, et al. Cerebral Hemorrhage:pathophysiology,treatment,and future directions[J]. Circ Res,2022,130(8):1204-1229.

[4] CAI Y, ZHONG X M, WANG Y Q, et al. Predictive value of magnetic resonance spectroscopy combined with diffusion weighted imaging in patients with secondary brain insult after spontaneous intra-cerebral hemorrhage[J]. Chinese Critical Medicine,2020,32(11):1336-1339.

二、脑梗死

1. 概述

脑梗死,又称缺血性脑梗死,指因血管阻塞,血流供应不足引起脑组织缺血缺氧,发生坏死软化,发病率在脑血管病中占首位,常见原因包括动脉粥样硬化、高血压、糖尿病、血液病及脑血管变异等。根据发病时间的长短可将脑梗死分为以下几期。①超急性期:一般为起病 6 h 之内;②急性期:起病6~72 h;③亚急性期:起病3~10 d;④慢性期:11 d以上。脑梗死在颈内动脉系统和椎-基底动脉系统的发生率分别约为80%和20%。临床上通常根据责任血管评估梗死区域,或依据影像学明确责任血管。脑梗死可发生于任何年龄,但大多发生于40岁以上,以50~60岁为多见。

2. 临床表现

脑梗死的临床症状和体征主要取决于梗死的大小、部位及时间。主要临床表现为偏瘫、失语、口角歪斜、意识模糊等,部分患者可有短暂性脑缺血发作前驱症状如肢体发麻、无力,海马梗死可出现记忆力下降,脑干及小脑梗死可出现眩晕、呕吐、四肢瘫痪、共济失调、肌张力降低、昏迷、高热等。实验室检查无特异性,脑脊液可有蛋白增高。

3. 影像学检查方法

脑梗死的诊断不需要进行X线检查。DSA可以观察脑血管情况及侧支循环状况,可进行取栓等介入治疗,还可评价溶栓治疗后血管再通情况。

超急性期脑梗死CT平扫常呈阴性表现,诊断较难。在疾病早期CT平扫常用来鉴别梗死与出血。24 h后CT可明确梗死的部位、范围、脑水肿情况以及有无脑疝等。在病情突然加重时行急诊CT检查,明确有无梗死后出血,以指导治疗。CTP可以评估脑缺血区域的血流灌注情况。CT血管造影(computer tomography angiography,CTA)可以评估血管狭窄与闭塞的程度。

MRI作为一种无创性、高敏感度的检查方法,可更早、更明确地显示梗死病变,其多序列、多模态的检查可提供大量有益的诊断信息。从超早期、早期诊断与治疗角度看,MRI特别是功能MRI为首选检查方法。DWI在脑梗死起病6 h以内即可观察到梗死区域,指导早期诊断。灌注加权成像(perfusion weighted imaging,PWI)可早期评估脑组织灌注状态,判断缺血半暗带。磁敏感加权成像(susceptibility weighted imaging,SWI)可早期检出梗死灶内出血成分。磁共振血管成像(magnetic resonance angiography,MRA)可无创地评估血管状态。

4. 影像学表现

(1)X线表现 头颅X线对脑梗死的诊断意义不大。缺血性脑梗死的超急性阶段,一般需要进行溶栓治疗,以及排除其他脑血管病,不建议作脑血管造影。在超急性期,也就是脑梗死发生的最初的几个小时,脑血管造影约一半可见血管阻塞、中断的典型征象。还有排空延时、动静脉分流、动脉逆行充盈、动脉缓慢顺序充盈、梗死处呈空白无血管区和引流静脉早显等一般表现。当梗死范围较大时,还可表现为轻度占位的征象。

(2)CT表现 缺血性脑梗死的超急性期进行CT检查的主要目的:①排除脑出血;②看是否适合进行溶栓治疗。

常规CT对超急性期脑梗死的诊断价值有限,CTP表现为灌注减低或灌注缺如,平均通过时间(mean transit time,MTT)延长。MTT被认为是发现早期脑缺血的最敏感指标。

急性期脑梗死的主要征象:①脑动脉高密度,在CT上,一段脑动脉的密度高于同一支动脉的任何一段或者其他任何动脉的密度,如大脑中动脉高密度征。②局部脑肿胀,脑缺血引起脑肿胀的病理基础主要为血管源性水肿,主要表现为相关区域脑沟消失、脑室受累、中线移位和基底池不对称。③脑实质密度降低,主要表现为相关受累区域脑实质的密度减低。当脑实质密度降低时,病侧结构以及分界模糊不清,特别是豆状核密度降低所造成的豆状核边界模糊,岛叶外带密度降低和模糊等,称为"岛带征",提示大脑中动脉栓塞。在超急性阶段,一般不进行增强扫描。

与急性期相比,亚急性期脑梗死区的密度进一步降低,但变得更加均匀,且边界也更加清楚。小的血管分支或者有效侧支循环建立的大血管阻塞后,低密度的梗死带形态不规则,范围较小。而大的分支(如大脑中动脉)阻塞时,表现为典型的低密度带,形状为累及灰质和白质的楔形或类三角形,底位于脑表面,尖指向脑室侧。而当深部穿支动脉阻塞时,表现为类圆形或不规则斑片状低密度影。

亚急性早期阶段,即发病后3~7 d,组织坏死和水肿发展到高峰阶段,有一定程度的占位效应;在亚急性的晚期阶段(8~14 d),水肿消退,占位效应也逐渐消失,这个阶段可能产生"迷雾效应",即伴随着水肿的消退,吞噬细胞吞噬坏死组织,红细胞和蛋白质外渗,肉芽组织和毛细血管形成,使得梗死区密度增高,甚至与正常脑组织密度相同,病灶变得模糊不清。

慢性期脑梗死,CT平扫表现为低密度灶,其为梗死区、脑软化区和囊变区域以及胶质增生,并且在这一阶段梗死灶边界清楚。囊变区域的CT值较低,接近脑脊液密度,而胶质增生区域的CT值稍高,高于囊变软化区域,但是,在CT平扫上很难将它们明确区分开来。梗死灶相邻区域还可见脑沟裂增宽、脑室扩大。明显萎缩者,还可见到中线移位。而当梗死灶较小时,通常不伴有上述萎缩性改变。

(3)MRI表现

1)超急性期(0~6 h):仅形成细胞毒性水肿,血管源性水肿不明显,T1WI、T2WI及FLAIR序列常呈阴性,DWI呈高信号,ADC图呈低信号。PWI可见低灌注区,MTT相应延长。对于超急性期患者,PWI联合DWI可明确缺血半暗带范围。随着缺血程度加重,T2WI和FLAIR序列上表现为高信号,T1WI表现为等或稍低信号。SWI上超急性期梗死灶呈等信号,内可见条状低信号血管影。增强图像上,由于血流速度减慢或中断,主要表现为梗死区域及邻近血管腔强化。

2)急性期(6~72 h):T1WI呈低信号,T2WI、FLAIR序列上呈高信号,DWI上呈高信号,ADC图呈低信号。PWI与超急性期相似,梗死的核心区与缺血半暗带区仍为主要灌注缺损区;如治疗或者其他原因所致血管再通之后,可表现为过度灌注,主要为反应性充血所致。对比剂增强可显示梗死区脑实质强化,还可表现为血管内强化以及邻近的脑膜强化。除梗死区信号异常之外,脑组织肿胀引起脑沟模糊,脑灰白质分界不清。

3)亚急性期(3~10 d):T1WI上呈低信号,T2WI及FLAIR序列上呈高信号,DWI梗死灶一般表现为等信号或高信号,有时也可表现为低信号,ADC图呈稍低、等信号或高信号。PWI上梗死核心区域表现为灌注低下,周边若有新生血管和充血可表现为过度灌注。由于血管内皮及血脑屏障的破坏,增强后可表现为斑片状或脑回样强化。

4)慢性期(11 d~数月):T1WI呈低信号,T2WI呈高信号,边界清楚,FLAIR序列上早期也表现为高信号,随着病程的延长,表现为不均匀的高低混杂信号,DWI上病变区呈低信号,ADC图呈高信号。PWI上病变区灌注降低。此期梗死周围水肿消失,梗死灶及周围组织出现不同程度的萎缩。同时,也可出现Wallerian变性。增强扫描后无明显强化。

此外,腔隙性脑梗死多位于基底节区、内囊、侧脑室旁白质及脑桥内,直径多<15 mm,无占位效应,T1WI呈低信号,T2WI呈高信号,边界清楚。

5.典型案例

病例1:患者,女,77岁,农民。4 h前,患者无明显诱因突然坐立不稳,歪倒于座位上,伴言语不清,无呕吐、大小便失禁。家属急送至当地医院,就诊期间患者意识障碍逐渐加重,呼唤后可简短应答,随即入睡。患者患"冠心病稳定型心绞痛"7年余,高血压病史2年余,无糖尿病病史。查体:体温(T)36.8 ℃,脉搏(P)109次/min,呼吸(R)11次/min,血压(BP)142/84 mmHg。MRI平扫示右侧额顶颞岛枕叶见大片状等T1等T2信号,FLAIR呈等信号(图1-1-2A~C),高b值DWI呈高信号,ADC图呈低信号(图1-1-2D、E)。MRA示右侧颈内动脉多发局限性显影浅淡,右侧大脑中动脉M1段及以远管腔未见明确显示(图1-1-2F)。

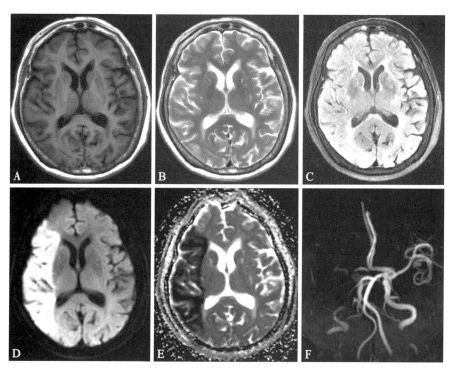

A. T1WI；B. T2WI；C. FLAIR；D. DWI；E. ADC 图；F. MRA

图 1-1-2　超急性期脑梗死颅脑 MRI 平扫及 MRA 图像

诊断意见：右侧额顶颞岛枕叶大面积异常信号，考虑超急性期脑梗死；右侧颈内动脉、右侧大脑中动脉 M1 段及以远管腔重度狭窄或闭塞。

病例2：扫码见案例扩展。

案例扩展

6. 鉴别诊断

（1）短暂性脑缺血发作　临床表现和症状与脑梗死的超急性期非常类似。单凭症状和体征不能鉴别。结合影像学方面的知识，较易鉴别，此时 DWI 上往往没有阳性病灶，这样很容易就可以排除脑梗死，诊断为短暂性脑缺血发作。

（2）胶质瘤　CT 密度和 MRI 信号改变主要位于白质，且不均匀。低级别的胶质瘤，水肿和占位效应不明显，但形状不规则或呈类圆形。高级别的胶质瘤，水肿和占位效应明显，并且在脑白质内呈浸润性生长。增强之后，肿瘤表现为不均匀的团块状、环状或者多房样强化，且 MRI 检查无流空现象的消失和血管内增强的表现。

（3）转移瘤　通常有明确的原发肿瘤病史，在脑内为单发或者多发，水肿和占位效应明显，病灶形态不规则。增强检查呈结节状或环状等不规则强化。

（4）脑脓肿　CT 表现为灰白质交界区的低密度病灶，周围有脑白质指样水肿，形态多不规则。脓肿壁形成后，增强扫描表现为典型的厚薄均匀的环状强化。

（5）脑干脑炎　具有明显的占位效应，环池变窄，而发生于脑干的梗死即使病灶较大，也无此表现，可资鉴别。

（6）脑囊虫病　脑炎期的病灶形态不表现为楔形或三角形，多发病灶与血管的分布也不对应。增强扫描表现为环状强化，而脑梗死表现为脑回样强化。结合脑囊虫病的临床症状与体征及脑脊液检查，易于鉴别。

7.分析思路与拓展

（1）分析思路　①缺血性脑血管病患者多见于50～60岁以上患有动脉粥样硬化、糖尿病、高脂血症的患者,常在休息或睡眠中发病。缺血性脑血管病患者以大脑中动脉闭塞最为多见,其次为大脑后动脉、大脑前动脉以及小脑的主要动脉闭塞,梗死区域与血管闭塞区保持一致。②脑梗死病灶:在CT显示为低密度,与某一血管供应区一致,呈楔形或扇形,同时累及皮髓质时,增强扫描呈脑回样强化,为缺血性脑梗死的典型表现。脑梗死2～3 d后因模糊效应,CT平扫无异常,容易漏诊。③MRI在早期脑梗死(<6 h)方面有独特优势,DWI在脑梗死6 h内即可检测到细胞毒性水肿并表现为高信号,ADC图呈低信号。CT显示有困难。对于急性期CT征象不典型或阴性的急性脑梗死患者应进行MRI检查协诊。MRI显示脑干、小脑的梗死优于CT。CT因颅底骨质伪影的影响对于小脑、脑干的梗死诊断常有困难,因此对于幕下脑梗死患者应首选颅脑MRI检查。

（2）拓展　脑梗死是一种缺血性脑血管疾病,其发病率在脑血管疾病中占首位,常见的有脑大、中动脉闭塞性脑梗死和脑小动脉闭塞性脑梗死(腔隙性脑梗死)。

脑动脉闭塞性脑梗死主要与下列因素有关:①脑动脉粥样硬化,是最常见的病因,约占脑梗死的90%。由于粥样斑块使动脉管腔狭窄,血流缓慢,血细胞易停滞或附着于动脉粥样斑块上,长期可导致动脉的高度狭窄直至动脉闭塞;而动脉粥样硬化的继发性血栓脱落或斑块自身脱落阻塞相应脑动脉,均致脑梗死。②高血脂、吸烟、糖尿病、凝血机制异常、血液病等均可引起血流缓慢,血栓形成,最终发展为脑梗死。③原发性高血压,长期高血压,脑内小动脉,如穿支动脉会发生类纤维素性坏死。④脑血管炎,脑动脉炎使血管壁不规则,管腔狭窄,直至闭塞。⑤脑动脉瘤、脑动静脉畸形、风湿性和非风湿性心脏病、扩张型心肌病、心房颤动等心脏疾病可形成血栓随血液循环阻塞脑血管引起脑梗死。⑥颅脑手术、插入导管和穿刺导致的血管损伤,以及药物、毒物、恶性肿瘤所致的血管病损。此外,脑血管发育不良,如大脑前、中、后动脉终末支稀少,是导致各支动脉末梢边缘区梗死(即"分水岭梗死")的重要原因;脑底动脉环发育不全,使应有的侧支循环不能建立,也易发脑梗死。

参考文献

[1]中华医学会神经病学分会,中华医学会神经病学分会脑血管病学组.中国脑血管疾病分类2015[J].中华神经科杂志,2017,50(3):168-171.

[2]YANG Y,CUI T,LI Z X,et al. Benefits of endovascular treatment in late window for acute ischemic stroke selected without CT perfusion:a real-world study[J]. Clin Interv Aging,2022,17:577-587.

[3]周杰,王开乐,张欣.多模态MRI评估急性缺血性脑梗死侧支循环的临床分析[J].中国CT和MRI杂志,2022,20(5):26-29.

[4]白人驹,张雪林,孟悛非,等.医学影像诊断学[M].北京:人民卫生出版社,2017.

[5]NAKAJO Y,ZHAO Q,ENMI J I,et al. Early detection of cerebral infarction after focal ischemia using a new MRI indicator[J]. Mol Neurobiol,2019,56(1):658-670.

三、脑动脉瘤

1.概述

颅内动脉瘤(intracranial aneurysm)是由颅内动脉腔的局限性异常扩张所致动脉壁的一种瘤状突起,多位于动脉侧壁、动脉分叉处或动脉顶端。颅内动脉瘤病程隐匿、起病突然,动脉瘤破裂后病死、病残率极高,是最危险的脑血管病之一,是自发性蛛网膜下腔出血(spontaneous subarachnoid hemorrhage,SAH)最常见的原因。在脑血管意外中,仅次于脑血栓和高血压脑出血,位居第三。由于该病的年发病率高达1/10 000～2/10 000,我国每年新增动脉瘤患者高达20万。颅内动脉瘤是威胁人类生命和健康的最常见血管性疾病。

颅内动脉瘤的发病原因尚不十分清楚。颅内动脉瘤形成的先天性因素是动脉壁厚度较其他部位薄,周围缺乏支撑结构,动脉壁在血流冲击的作用下容易膨出形成动脉瘤,尤其在动脉分叉处。颅内动脉瘤形成的后天因素主要包括动脉硬化、感染、创伤及颅内血管畸形。

目前颅内动脉瘤尚无统一分类标准。

(1)按形态学分类　①囊状动脉瘤:病变血管段或分叉部管壁呈球囊状扩张,常并发血栓形成;②梭形动脉瘤:血管均匀扩张,两端逐渐均匀缩小,直至原血管直径,较少发生附壁血栓;③圆柱状动脉瘤:血管突然呈滚筒状扩张,并突然过渡为正常管径,可发生附壁血栓;④舟状动脉瘤:血管壁呈一侧性扩张,对侧血管壁无变化,常见于动脉夹层;⑤蜿蜒状动脉瘤:相近的血管段呈不对称性扩张,多见于血流方向改变的血管。

(2)按病因分类　可分为夹层动脉瘤、动脉瘤壁内血栓性动脉瘤、感染性动脉瘤、创伤性假性动脉瘤及血栓性动脉瘤。

(3)按动脉瘤的大小分类　可分为巨大动脉瘤(>25 mm)、大动脉瘤(10~25 mm)、小动脉瘤(3~5 mm)和微小动脉瘤(<3 mm)。本部分主要阐述临床较为常见的颅内动脉瘤,如梭形动脉瘤、囊状动脉瘤、夹层动脉瘤及假性动脉瘤。

2.临床表现

颅内动脉瘤临床表现差异较大。瘤体较小且未破裂时无任何症状。体积较大的动脉瘤可因瘤体的扩张、膨胀而有头昏头痛症状,或因瘤体的占位效应出现脑神经、脑组织受损的表现,其症状根据动脉瘤的部位、形状、大小及扩张的方向而不同。动脉瘤破裂后主要表现为蛛网膜下腔出血和脑缺血症状,少数形成颅内血肿。首次出血后的幸存者若未得到及时正确的处理,3周内将有40%的病例发生再出血,破裂动脉瘤再出血是患者死亡的主要原因。

根据患者的临床表现人为将颅内动脉瘤分为五级,用以评估手术风险。Ⅰ级:无症状,或轻微头痛及轻度颈强直。Ⅱ级:中度至重度头痛,颈强直,除有脑神经麻痹外,无其他神经功能缺失。Ⅲ级:嗜睡,意识模糊,或轻微的灶性神经功能缺失。Ⅳ级:木僵,中度至重度偏侧不全麻痹,可能有早期的去皮质强直及自主神经系统功能障碍。Ⅴ级:深昏迷,去皮质强直,濒死状态。

3.影像学检查方法

颅内动脉瘤的检查方法主要为CTA、MRA和DSA等。

(1)CTA　对于>2 mm动脉瘤的敏感度>90%。对于破裂动脉瘤的诊断推荐应用CTA。

(2)MRA　对于>3 mm动脉瘤的敏感度>90%。对于未破裂动脉瘤的随访推荐应用MRA。

(3)DSA　仍然被认为是诊断动脉瘤的"金标准",但通常只在CTA或MRA等阴性的可疑患者中,或需要介入治疗的患者中才会被应用。

4.影像学表现

(1)X线表现　动脉瘤位于蝶鞍附近时可致蝶鞍扩大,骨质吸收,出现双鞍底等改变。动脉瘤壁钙化呈弧线状致密影,典型者呈带缺口的环形或马蹄形。

DSA在囊状动脉瘤的检出率上具有显著优势,动脉瘤呈球形或类圆形突起,借瘤颈与起源动脉相连。动脉瘤较大或破裂出血后引起血管痉挛,可致远端动脉显影欠佳或不显影。动脉瘤破裂可导致对比剂外渗。破裂动脉瘤弥散致广泛性血管痉挛,脑血管造影可表现为前循环和后循环,以及双侧脑血管多发狭窄样改变。

(2)CT表现　动脉瘤的CT表现与瘤腔内有无血栓有关,可依据动脉瘤内有无血栓及其CT表现分为三种类型。①无血栓型,呈边缘较清晰的圆形稍高密度影,有明显均匀强化;②部分血栓型,呈部分中心或偏心高密度影,增强检查形成中心高密度区和外周高密度环,中间隔以等密度带(靶征);③完全血栓型,呈类圆形等密度病灶,无中心区强化,有或无外层的环状强化。各型病灶内或者囊壁可有点状、壳状钙化灶,无脑水肿。动脉瘤的时间-密度曲线变化类似于大血管,可协助诊断。

破裂动脉瘤 CT 上多不能显示瘤体,但 CT 可清晰显示出血、脑积水、脑水肿、脑梗死、脑疝和脑干出血等,可根据脑出血的位置和范围判断动脉瘤的存在及瘤体的可能位置,除蛛网膜下腔出血因体位改变随脑脊液流动播散之外。

(3)MRI 表现　动脉瘤的 MRI 表现与瘤腔内有无血栓同样有关。无血栓型动脉瘤 MRI 表现为 T1WI 及 T2WI 上的流空效应,均呈黑色的信号丢失区。部分血栓型囊状动脉瘤 MRI 表现为 T1WI 及 T2WI 上瘤腔区因血液的流空效应呈低信号及血栓部分因富含含铁血红蛋白呈高信号,血栓周围因含铁血黄素的沉积呈低信号。瘤周有或无水肿带,瘤周水肿呈 T1WI 低信号、T2WI 高信号。当瘤腔内血流缓慢时,其在 T1WI 上呈低信号,在 T2WI 上呈高信号,从而易误认为血栓,应用磁共振流动补偿技术可以避免该假象。

MRI 增强扫描可见部分血栓强化,可能因富含血管的纤维组织增生所致。近年来,动脉瘤壁高分辨率磁共振成像成为研究的热点。有学者通过病理学证实,颅内动脉瘤壁在纳米氧化铁对比剂增强 MRI 上表现的环形强化可作为瘤壁炎性反应的间接标志,并能预测颅内动脉瘤的破裂风险。

5. 典型案例

病例 1:患者,男,49 岁。主诉:发现脑动脉瘤 2 月余。患者 2 个多月前感间断头痛,突感头痛症状加重,到当地医院就诊,急查头颅 CT、CTA 示蛛网膜下腔出血,双侧放射冠、基底节区腔隙性脑梗死,脑萎缩,左侧大脑中动脉 M1 段动脉瘤(5.1 mm×5.5 mm,瘤颈直径 2.1 mm)。入院后给予脱水、神经营养等药物治疗,患者症状逐渐好转,出院。患者为求进一步治疗颅内动脉瘤前来就诊,MRI 平扫显示左侧外侧裂及邻近蛛网膜下腔条带状短 T1 短 T2 信号,黑水像呈高信号(图 1-1-3A～C)。MRA 显示左侧大脑中动脉 M1/M2 段分叉处局部膨大(图 1-1-3D)。高分辨率血管壁成像示左侧大脑中动脉 M1/M2 段分叉处局部膨大处底部管壁增厚并呈稍短 T1 改变,瘤径约 5.2 mm(图 1-1-3E),增强扫描后增厚管壁可见明显强化(图 1-1-3F)。

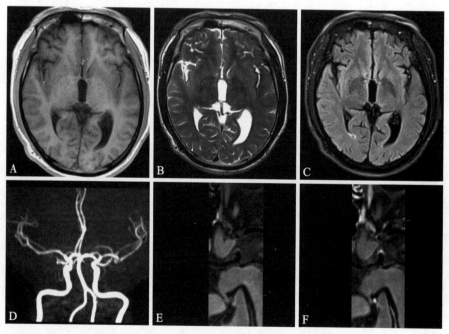

A. T1WI;B. T2WI;C. FLAIR;D. MRA;E. 高分辨率血管壁成像;F. 高分辨率血管壁成像增强扫描

图 1-1-3　颅内动脉瘤 MR 图像

案例扩展

诊断意见:①左侧外侧裂及邻近蛛网膜下腔出血;②左侧大脑中动脉 M1/M2 段分叉处囊状动脉瘤。

病例2:扫码见案例扩展。

6. 鉴别诊断

(1)脑膜瘤　巨大囊状动脉瘤在 CT 扫描中大部分呈圆形高密度影而被误诊为脑膜瘤,特别是位于鞍旁的病灶。主要鉴别点是动脉瘤往往在不同体位都呈圆形,与脑膜的关系不密切,而脑膜瘤往往有一个基底与脑膜相连;动脉瘤大部分有流空效应,完全血栓形成者增强时强化不明显,而脑膜瘤增强扫描时显著强化。

(2)节细胞胶质瘤　当前交通动脉位置的脑动脉瘤内有血栓形成并钙化后,易与节细胞胶质瘤混淆。节细胞胶质瘤以颞叶最常见,T1WI 多为等/低信号,T2WI 多为高信号,肿瘤位置与颅内大血管关系不密切。脑动脉瘤多位于 Willis 环周围的颅内大血管附近,T1WI 多有流空效应,T2WI 通常为低信号,增强扫描时可有强化。这些区别都有助于脑动脉瘤与节细胞胶质瘤进行鉴别。

(3)脑转移瘤　当大脑中动脉 M1/M2 分叉处的脑动脉瘤内有血栓形成时,易与脑转移瘤混淆。脑转移瘤常位于端脑灰/白质交界区,T1WI 多为等/低信号,T2WI 信号多变,肿瘤位置与颅内大血管关系不密切,增强扫描强化特点不一(结节样强化、环状强化、实性均匀强化等)。

(4)垂体大腺瘤　颈内动脉 $C_5 \sim C_7$ 段位置的脑动脉瘤,易与垂体大腺瘤混淆。垂体大腺瘤常位于鞍区,垂体和肿块不可区分,T1WI、T2WI 以等信号常见,增强扫描常为明显不均匀强化。

(5)听神经鞘瘤　小脑前下动脉位置的脑动脉瘤,易与听神经鞘瘤混淆。听神经鞘瘤多位于内耳道内(当病灶较大时可向桥小脑角延伸),T1WI 多为等信号,高分辨 T2WI 中桥小脑角-内耳道高信号脑脊液中出现"充盈缺损",增强扫描桥小脑角-内耳道池内出现以内耳门为中心的局灶性强化。

(6)室管膜瘤　小脑后下动脉位置的脑动脉瘤,易与室管膜瘤(幕下)混淆。室管膜瘤有 2/3 位于幕下,T1WI 以等/低信号多见,T2WI 以等/高信号多见,增强扫描以不均匀强化为典型。

(7)表皮样囊肿　椎-基底动脉位置的脑动脉瘤伴血栓形成时,易与表皮样囊肿混淆。表皮样囊肿约 90% 位于硬膜内,主要位于桥小脑角区,T1WI 中约 75% 相对于脑脊液呈略高信号,T2WI 中约 65% 相对于脑脊液呈等信号,DWI 中相对于脑脊液多呈高信号,ADC 图中多与脑实质信号相同,增强扫描通常无强化(25% 的边缘可呈轻微强化)。

(8)淀粉样脑血管病　颅内血管远端次级分支多发的脑动脉瘤,易与淀粉样脑血管病混淆。淀粉样脑血管病多位于大脑半球,T2WI 为多发点状低信号,SWI 为多发点状低信号,增强扫描通常无强化。

7. 分析思路与拓展

(1)分析思路

1)CT:当临床怀疑 SAH 时,脑 CT 是首选的影像学检查方法,脑 CT 是确认、定位和 SAH 量化的金标准。SAH 出血的方式可以提示潜在的动脉瘤位置:后交通动脉瘤和大脑中动脉动脉瘤更常发生脑实质内出血;纵裂或脑室内出血是前交通动脉瘤或大脑前动脉远端动脉瘤的特征性表现;脑积水和第四脑室内出血通常由小脑后下动脉瘤破裂导致。患者发生血管痉挛的风险也可以通过 CT 上 SAH 的部位、厚度和密度来评估。

2)CTA:虽然 DSA 是脑动脉瘤的标准诊断方法,但是费时、有创等缺点,促进了 CTA 的应用,尤其是在有先兆破裂症状的未破裂脑动脉瘤患者中。CTA 诊断脑动脉瘤其敏感性和特异性均在 90% 以上,然而对于小于 3 mm 脑动脉瘤的敏感性降低(低于 70%)。此外,当脑动脉瘤邻近骨质或众多血管重叠存在时(颈内动脉 $C_5 \sim C_7$ 段或大脑中动脉分叉处动脉瘤),CTA 也存在固有缺陷。由于使用碘剂存在辐射等缺陷,CTA 并不适用于脑动脉瘤患者的社会筛查或动态随访。由于金属伪影等原因,CTA 也不适用于脑动脉瘤介入栓塞术后的随访。

3)MRI:MRI 扫描时间长,不适用于急性 SAH 患者。MRI 用于微量 SAH 的检查是目前较为一致的观点。此外,当血管造影阴性时,可用于检测其他可以诱发 SAH 的原因,例如:血栓性脑动脉瘤、脊髓血管畸形等。MRI 也越来越多地用于脑动脉瘤的社会筛查或血管内治疗术后的随访。

4)MRA:MRA 是一项迅速、准确、无创的评价脑动脉瘤的方法,同时也没有 DSA/CTA 检查的风险。MRA 诊断脑动脉瘤的敏感性和特异性均在 90% 以上,对于小脑动脉瘤也有较高的敏感性和特异性,高场强(3T 或 7T)MRA 的检测效果更好。目前,应用 MRA 评价人群中脑动脉瘤的指征如下:①CT 或 MRI 偶然发现的脑动脉瘤;②临床上特殊症状(例如:动眼神经麻痹)的评估或非特异性临床表现(例如:霹雳样头痛);③传统动脉造影禁忌;④对于已知脑动脉瘤患者或血管内治疗后患者的无创性随访;⑤"高危"人群(SAH 或多发动脉瘤患者的直系亲属,患有多囊肾或结缔组织病)筛查等。

5)高分辨率血管壁成像:有助于对动脉瘤壁病理学或血流动力学特征的理解和认识。

6)结合病史及影像表现:进行鉴别诊断,作出诊断结论。若诊断结论不确定,可以给出进一步建议。

7)对影像描述及结论进行复核:是否针对临床提出的问题进行了解答? 获得此结论的依据是否足够? 例如脑动脉瘤的影像描述、结论中是否提供以下信息:①脑动脉瘤的位置、大小、形态等;②是否合并出血、钙化等;③是否有血栓形成;④是否合并邻近脑实质或脑室系统结构或信号改变等。

(2)拓展 蛛网膜下腔是蛛网膜和软脑膜之间充满脑脊液的腔隙。在颅底及脑干周围、小脑幕缘及枕大孔,蛛网膜下腔局部扩大形成脑池。由于动脉破裂或静脉撕裂导致的急性出血,血液外渗至蛛网膜与软脑膜之间的脑脊液腔隙,脑实质出血扩大突破皮质及软脑膜也可以到达邻近的蛛网膜下腔,从而形成 SAH。

SAH 的潜在病因包括创伤、动脉瘤破裂、血管畸形及淀粉样脑血管病。创伤是最常见的病因,创伤性 SAH 是由于脑挫裂伤或皮质血管撕裂出血扩散到邻近脑沟引起的。

非创伤性 SAH 约占所有脑卒中的 5%,最常见的病因是脑动脉瘤破裂。由于脑动脉瘤多位于 Willis 环周围的颅内大血管附近,所以脑动脉瘤性 SAH 最常见的部分是鞍上池及外侧裂。

中脑周围非动脉瘤性 SAH 少见但重要,出血部位集中于中脑周围和桥前池,出血很可能来源于静脉。

含铁血黄素沉积征是由于慢性、反复 SAH 导致的软脑膜及脑神经含铁血黄素沉积,最常见受累部位为颅后窝,但大脑、脑干、小脑及脊髓均可受累。典型临床表现是成年人外伤或手术史,表现为共济失调及双侧感觉神经性耳聋,最佳诊断方法是 MR 的 T2、GRE 或 SWI 扫描。

参考文献

[1]LAWTON M T,VATES G E. Subarachnoid hemorrhage[J]. N Engl J Med,2017,377(3):257-266.

[2]ETMINAN N, RINKEL G J. Unruptured intracranial aneurysms:development, rupture and preventive management[J]. Nature Reviews Neurology,2016,12(12):699-713.

[3]FU Q, WANG Y, ZHANG Y, et al. Qualitative and quantitative wall enhancement on magnetic resonance imaging is associated with symptoms of unruptured intracranial aneurysms[J]. Stroke,

2021,52(1):213-222.

[4]CASTLE - KIRSZBAUM M,MAINGARD J,LIM R P,et al. Four - dimensional magnetic resonance imaging assessment of intracranial aneurysms:a state - of - the - art review[J]. Neurosurgery,2020, 87(3):453-465.

[5]CANTRELL C G,VAKIL P,JEONG Y,et al. Diffusion - compensated tofts model suggests contrast leakage through aneurysm wall[J]. Magnetic Resonance in Medicine,2017,78(6):2388-2398.

四、脑血管畸形

1. 概述

脑动静脉畸形(anteriovenous malformation,AVM)是临床上最常见的一种先天性脑血管畸形,占脑血管畸形的90%以上,是由于胚胎第3~4周毛细血管发育障碍而引起的动静脉间直接交通。AVM发病率为0.2%~0.8%,绝大多数在20~40岁发病,15岁之前发病者约占15%,50岁前出现临床症状者约占80%,60岁之后发病者少见。男女发病率为(1.1~1.2):1,男性略多于女性。

AVM可发生于颅内的任何部位,其中约85%位于幕上,以大脑中动脉分布区的脑皮质常见,其次是大脑前动脉分布区的脑皮质,亦可发生于侧脑室内的脉络膜丛、硬脑膜和软脑膜;约15%位于幕下,可发生于脑干、小脑。AVM绝大多数(约98%)为单发,少数为多发(约2%)。

2. 临床表现

AVM常见的临床表现有头痛、抽搐及破裂出血所引起的症状。AVM出血常表现为剧烈头痛、呕吐、偏瘫、意识丧失、失语、颈项强直、脑积水、感音神经性耳聋等,初次出血所致的病死率10%~17%,再次出血所致的病死率10%~30%。此外尚可有颅内压增高征象、颅内血管杂音、智力减退、进行性神经功能障碍、突眼和海绵窦综合征等症状。AVM位于侧脑室脉络膜丛时,可反复发生脑室出血,以青少年多见,因此青少年反复脑室内出血应考虑AVM所致的可能性。

3. 影像学检查方法

(1)CT　平扫主要是为了排除出血。CTA能够显示AVM的畸形血管团。对于急性期的破裂AVM推荐应用CT检查。

(2)MR　多序列扫描的优势,有助于MR从多个维度对AVM进行分析:①常规序列(T1、T2、FLAIR或SWI等)扫描进行AVM的解剖分析;②MRA扫描进行血管结构分析。对于未破裂AVM或非急性期的破裂AVM推荐应用MR检查。

(3)DSA　是准确显示AVM三要素(供血动脉、血管巢及引流静脉)的首选检查方法。且DSA仍是AVM介入治疗前的必需检查手段。

4. 影像学表现

(1)X线表现　一般无异常发现,部分可见钙化及颅内压增高表现。畸形血管及其内的血栓钙化常表现为条状、管状、圈状或不规则小片状致密影。AVM位于脑实质深部或反复出血可引起脑积水而出现颅内压增高征象,成人表现为鞍背吸收、脑回压迹加深,儿童表现为颅缝增宽和囟门延迟闭合。

DSA典型表现为在动脉期可见紧密聚集在一起的粗细不等、迂曲的血管团,有时可表现为网状或血窦状,供血动脉增粗,引流静脉扩张迂曲且早期显影。有一部分AVM在DSA上呈阴性,称为隐匿性AVM。部分完全栓塞或较小的AVM常不能显示或仅表现为模糊、浅淡的引流静脉早期显影,偶尔可见到血流缓慢的供血动脉在动脉晚期或毛细血管期显影。由于AVM形成的动静脉短路,有时病变以外的动脉因血流量减少而显影不良。AVM不合并出血的情况下无血管移位等占位征象。

（2）CT表现　AVM在CT平扫图像上表现为边界不清的高低混杂密度病灶，其内可见等或高密度点状、线状血管影和高密度钙化及低密度软化灶。不合并出血时病灶周围无脑水肿及占位效应。周围脑组织常有脑萎缩改变。增强CT病灶呈明显强化，并可见点状、条状强化血管影及粗大的引流静脉。少数病灶在CT平扫图像上呈阴性，CT增强扫描上才显示异常血管及引流静脉。邻近脑室的AVM可突入脑室内而类似脑室内占位病变。AVM合并出血时畸形血管常常被血肿湮没且受到压迫而使增强效果不佳，有时病变仍可显示强化。

CTP显示AVM患者脑循环时间（cerebral circulation time，CCT）明显缩短，AVM周围脑组织存在不同程度的低灌注区，AVM的级别越高，盗血程度越严重。

CTA可清晰显示AVM的形态、大小及与周围组织结构的关系，亦可显示瘤巢的供血动脉、引流静脉及其与畸形血管团的三维关系。4D-CTA能够提供可视化动态血流和灌注成像，有助于发现AVM病灶，精准、全面地检出供血动脉。

（3）MRI表现　AVM在T1WI和T2WI上典型表现为一团紧凑的蜂窝状无或低信号区，多呈底位于皮质、尖指向脑室的楔形，畸形血管间常无脑组织存在，个别畸形血管间可见脑组织相隔；增粗的供血动脉和迂曲扩张的引流静脉表现为圆形、卵圆形或管状低或无信号区。

AVM内有血栓形成时，在T1WI上表现为低或无信号的病灶内出现等或高信号，在T2WI上低或无信号区的病灶内出现高信号。

AVM合并出血后形成血肿，超急性期血肿在T1WI上呈等信号，在T2WI上呈高信号；急性期血肿在T1WI上呈等信号，在T2WI上呈低信号；亚急性期血肿在T1WI及T2WI上均呈高低混杂信号；慢性期血肿因含铁血黄素沉积，在T2WI上病灶内及周围多数呈低信号。部分AVM病灶因血管痉挛或血肿压迫而不显示，仅呈血肿表现。

AVM周围的脑组织因血供减少常常发生梗死、萎缩和胶质增生。AVM反复出血破入蛛网膜下腔或脑室系统时可引起含铁血黄素沉积在皮质和室管膜表面，在T2WI上呈线条状低信号。增强扫描瘤巢呈不均匀强化，供血动脉及引流静脉呈点状、条状强化。

DWI上病灶呈低信号或高低混杂信号。由于病灶内常合并不同时期的出血，SWI上常呈高低混杂信号。

TOF-MRA可直接显示AVM的供血动脉、异常血管团（瘤巢）、引流静脉及静脉窦，在一定程度上可达到DSA的效果。3D CE-MRA通过静脉内团注对比剂提高血液信号，增加血管与周围组织对比，对AVM的定位和三维空间结构显示优于DSA，有助于手术方案设定，但对于细小供血动脉的显示弱于DSA。近年来，随着影像技术发展，零回波时间动脉自旋标记的MRA（又称为静音MRA）不依赖血流流入增强效应成像，而通过动脉自旋标记和零TE技术实现血管显影。该技术不受血流状态、血流速度和血流方向影响，能更加清晰地显示AVM病灶的供血动脉、瘤巢和引流静脉的细节。

5.典型案例

病例1：患者，女，26岁。主诉：孕19周，体检。MRI平扫中脑后份见迂曲血管团，局部可见引流血管，中脑后方见片状长T1短T2信号，FLAIR及DWI呈低信号（图1-1-4A～D）。脑MRA原始图像上中脑区及后方见迂曲血管团，局部可见引流血管影，与左侧大脑后动脉相通（图1-1-4E、F）。

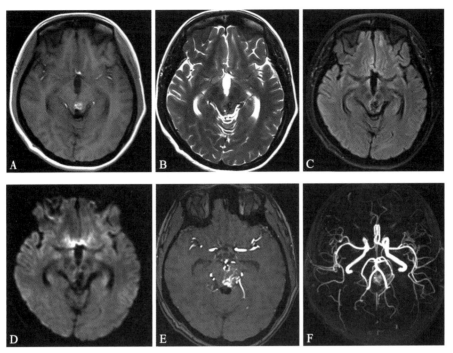

A. T1WI；B. T2WI；C. FLAIR；D. DWI；E. MRA（原始图像）；F. MRA

图 1-1-4　动静脉畸形 MR 图像

　　诊断意见：中脑后份及后方异常血管团，局部可见引流血管影，与左侧大脑后动脉相通，考虑动静脉畸形。

　　病例 2：扫码见案例扩展。

　6. 鉴别诊断

案例扩展

　　（1）AVM 合并出血并以出血为主　应与高血压、海绵状血管瘤、动脉瘤破裂及肿瘤性出血等病变相鉴别。CT 平扫难以确定血肿原因时，可行增强 CT 或 MRI 检查。AVM 合并出血时，在增强 CT 图像上 AVM 出血灶旁常有异常强化的血管，MRI 上可检出异常流空的血管；而高血压、海绵状血管瘤、动脉瘤破裂及肿瘤性出血常无此表现。

　　（2）AVM 伴有脑梗死并以梗死为主　应与血栓形成、栓塞、动脉炎、低血压等引起的脑梗死相鉴别。CT 平扫根据病灶的形态及结合病史一般能够做出鉴别。鉴别困难时可行增强 CT 或 MRI 检查，梗死灶旁出现异常强化或流空的血管影是 AVM 的特征，借此可与上述疾病相鉴别。

　　（3）AVM 伴有明显钙化　应与钙化明显的肿瘤（如少突胶质细胞瘤）相鉴别。少突胶质细胞瘤多有占位效应，增强扫描多无明显强化，MRI 检查也无流空现象，可与 AVM 鉴别。

　　（4）AVM 增强后呈团状强化　需与强化明显的肿瘤（如胶质母细胞瘤）相鉴别。肿瘤一般有较明显的占位效应及瘤周水肿，无流空血管，可资鉴别。

　　（5）伴动静脉分流的恶性胶质瘤　肿瘤在 MR/CT 平扫中会有明显的占位效应，MR/CT 增强扫描中肿瘤会出现强化（在 DSA 上，肿瘤染色），这些特点有助于鉴别 AVM 和伴动静脉分流的恶性胶质瘤（胶质母细胞瘤）。MR 显示的血管样外观病变，在血管流空影之间有脑组织也可能提示肿瘤，而不是 AVM。此外，当 AVM 中血栓形成（隐匿性 AVM）时，要注意与钙化的肿瘤（少突胶质细胞瘤）、低级别星形细胞瘤或海绵状血管瘤等进行鉴别。

（6）硬脑膜动静脉瘘　是正常血管结构的一组异质性病变（与硬脑膜静脉窦壁相关的动静脉分流）。多发生在横窦或乙状窦。血管巢与硬脑膜窦关系密切，供血动脉主要来自硬脑膜动脉（脑膜动脉）而非软脑膜动脉。这些特点都有助于与 AVM 进行鉴别。

7.分析思路与拓展

（1）分析思路

1）影像检查 AVM 的作用及目的：①对不同临床症状的脑 AVM 患者进行诊断；②对 AVM 进行术前评估并制订治疗方案；③决定用单一手段治疗 AVM 或辅助手术及介入治疗；④对治疗后的 AVM 进行评估。

2）CT：对突发神经功能障碍的患者通常都进行 CT 检查，主要是为了排除出血。当年轻患者出现局限于脑叶内的实质内血肿，或者可见钙化或自发性匍匐走行高密度影像时，应考虑 AVM。非破裂的 AVM，CT 平扫可能显示正常，仅部分患者可表现为轻微的匍匐走行高密度影像。约 20% 的 AVM 患者由于血管内血栓或血肿机化可出现脑实质钙化。CT 增强扫描是诊断 AVM 的必要手段。由于神经胶质增生或陈旧性出血，约 25% 的病例可出现脑实质内异常强化影。此外，CT 也可显示脑室异常。

3）CTA：3D-CTA 可以准确地显示出 AVM 畸形血管团和引流静脉，但是不能有效显示小的供血动脉。有大血肿的 AVM 患者经常需要急诊手术清除，CTA 有助于术者检出 AVM 并进行术前评估。然而，对于小型 AVM，CTA 则有可能出现误诊或漏诊。

4）MR：破裂 AVM 患者急性期常进行 CT 检查。MR 用来检测未破裂 AVM，或在出血后数天及数周内检查发现隐藏于血肿内的 AVM。由于 MR 可以进行多序列扫描，因此可以从以下几个方面对 AVM 进行分析。①常规序列扫描进行 AVM 的解剖分析。常规序列（T1、T2 及钆剂增强 T1 等）可以清晰地显示脑 AVM。在 T1 及 T2 中，循环血管可出现流空影像。增强扫描中，血管出现强化。MRI 可以清晰地显示畸形血管团的大小和解剖位置。有学者认为 MRI 比常规血管造影更能清晰地显示畸形血管团的大小，也能更好地刻画其解剖位置。但仅靠常规序列不能完全显示供血动脉及引流静脉的情况。MRI 可以清晰地显示脑实质内的 AVM 病变。MR 对含铁血黄素敏感，因而有助于区分新发出血和陈旧出血。MRI 对伴发出血的小型 AVM 可能出现假阴性。无出血 AVM 周围脑实质异常信号，特别是 T2 上的高信号可能是缺血性改变或胶质细胞增生的表现。对 AVM 内或周围的胶质增生改变，液体衰减反转恢复（FLAIR）序列优于 T2 序列。与 CT 平扫对比，MRI 平扫不仅可以显示 AVM 引起的形态改变，也可以显示脑实质和脑室的继发改变。②MRA 扫描进行血管结构分析。③功能 MRI 主要包括灌注成像、4D-flow-MRI、脑功能研究等。灌注成像及 4D-flow-MRI 有助于对 AVM 的血流动力学特征进行描述。当 AVM 位于重要功能区（感觉运动区或视觉语言区等）时，fMRI 有可能观察相应区域的功能变化。

5）结合病史及影像表现：进行鉴别诊断，作出诊断结论。若诊断结论不确定，可以给出进一步建议。

6）对影像描述及结论进行复核：是否针对临床提出的问题进行了解答？获得此结论的依据是否足够？例如 AVM 的影像描述、结论中是否提供以下信息：①是否合并出血、钙化等；②是否有血栓形成；③是否合并邻近脑实质或脑室系统结构或信号改变等。

（2）拓展　脑血管畸形（cerebral vascular malformation，CVM）是一组异质性疾病，包括动脉、毛细血管、静脉的形态形成异常。临床表现、病史和治疗措施取决于 CVM 的类型、受累部位、大小和血流动力学特征。部分 CVM，如静脉或毛细血管畸形，几乎总是无临床症状，因此通常在影像学检查或病理解剖时偶然发现。其他的 CVM，如 AVM 和海绵状血管瘤，可能表现为无任何征兆的突发颅内出血。

　　在讨论 CVM 疾病时,应用精确的术语是非常重要的。目前,CVM 主要分为两类:血管畸形和血管瘤。所有血管畸形都是错构型病变。相反,"血管瘤"实际上是增生的血管形成的肿瘤,在最新的 WHO 分类"蓝皮书"中,被包含在间充质、非脑膜上皮细胞瘤中。

　　血管瘤是良性的血管肿瘤,而非血管畸形,可能是毛细血管网或海绵状血管瘤。大多数颅内血管瘤发生在颅骨、脑膜或硬脑膜静脉窦,而大多数血管畸形发生在脑实质。因此,"血管瘤"应该被限定为血管增殖性肿瘤,而不应用于指血管畸形。

　　CVM 仍然缺乏准确的流行病学数据。有学者发现,血管异常约占所有颅内肿瘤的 1%。CVM 约占所有非创伤性颅内出血的 5%。随着现代影像学的发展,尤其是增强 MRI 的出现,高达 8%~10% 的受检患者被发现存在 CVM。大多数静脉和毛细血管异常的患者无临床症状,为偶然发现。

参考文献

[1] LAWTON M T, RUTLEDGE W C, KIM H, et al. Brain arteriovenous malformations[J]. Nature Reviews Disease Primers,2015,1:15008.

[2] NOVAKOVIC R L, LAZZARO M A, CASTONGUAY A C, et al. The Diagnosis and management of brain arteriovenous malformations[J]. Neurologic Clinics,2013,31(3):749-763.

[3] BLAUWBLOMME T, BOURGEOIS M, MEYER P, et al. Long-term outcome of 106 consecutive pediatric ruptured brain arteriovenous malformations after combined treatment[J]. Stroke,2014,45(6):1664-1671.

[4] BIONDETTI E, ROJAS-VILLABONA A, SOKOLSKA M, et al. Investigating the oxygenation of brain arteriovenous malformations using quantitative susceptibility mapping[J]. NeuroImage,2019,199:440-453.

[5] DENG X, YIN H, ZHANG Y, et al. Impairment and plasticity of language-related white matter in patients with brain arteriovenous malformations[J]. Stroke,2022,53(5):1682-1691.

第二节　脑肿瘤

一、胶质瘤

　　颅内原发肿瘤中,神经上皮组织起源肿瘤最为常见,这些起源于神经胶质细胞的肿瘤被统称为胶质瘤,主要包括星形细胞起源肿瘤、少突胶质细胞起源肿瘤、室管膜起源肿瘤和其他神经胶质细胞起源的肿瘤,而不包括其余含有神经元成分的神经上皮组织起源肿瘤。胶质瘤是脑肿瘤中结构最不均质的一类肿瘤,也是恶性脑肿瘤中最常见的类型。85% 以上的脑胶质瘤位于幕上,约 50% 表现为多部位累及,约 20% 表现为双侧大脑病变。这里主要介绍常见的弥漫性星形细胞肿瘤、少突胶质细胞肿瘤、毛细胞型星形细胞瘤和室管膜肿瘤。

　　随着分子生物标志物在脑肿瘤诊断中的应用,如何进行肿瘤类型的划分面临着重大挑战,近年来对胶质瘤病理类型的划分和归类也不断在更新。根据癌症基因组图谱的数据,已确认异柠檬酸脱氢酶(isocitrate dehydrogenase,IDH)突变在胶质瘤发展中能起到早期"驱动突变"因子的作用,在 2016 年《世界卫生组织中枢神经系统肿瘤分类》(第四版修订版)中,已经将 IDH 突变状态作为鉴别弥漫性星形细胞肿瘤和少突胶质细胞肿瘤的主要特征。且在 2016 年世界卫生组织中枢神经系统肿瘤分类中,已将生长方式更为局限的星形细胞肿瘤(如毛细胞型星形细胞瘤、多形性黄色星形细胞瘤和室管膜下巨细胞型星形细胞瘤)和弥漫浸润性胶质瘤(如星形-少突胶质细胞瘤)区分开来。

2021 年出版的第五版《世界卫生组织中枢神经系统肿瘤分类》(简称 WHO CNS5)是最新版的脑和脊髓肿瘤分类。WHO CNS5 在 2016 年第四版修订版分类和近年中枢神经系统肿瘤分类分子信息及实践方法联盟(the Consortium to Inform Molecular and Practical Approaches to CNS Tumor Taxonomy,cIMPACT)系列更新的基础上,将分子检测与组织形态和免疫组化等已建立的肿瘤诊断方法结合,重点推进了分子诊断在中枢神经系统肿瘤分类中的作用,强调了综合诊断和分层报告的重要性。同时,WHO CNS5 对胶质瘤类型和相关亚型的定义有重大改变。在以前的 WHO 分类中,发生于儿童和成人的弥漫性胶质瘤被归为一类,但两者在生物学行为和潜在基因异常上存在差异,2021 年的最新分类中将其区分开来,分为"成人弥漫性胶质瘤"和"儿童弥漫性胶质瘤",同时将发生于儿童者分为"儿童弥漫性低级别胶质瘤"和"儿童弥漫性高级别胶质瘤"两种类型。WHO CNS5 对室管膜肿瘤的分类也有较大变化,与 2016 年的第四版修订版相比,新版肿瘤分类按照肿瘤解剖部位分为幕上、颅后窝和脊髓室管膜瘤,便于临床分类的实施。每一部位分类下又包含数种典型基因分型,如幕上室管膜瘤,ZFTA 融合阳性和 YAP1 融合阳性型;颅后窝室管膜瘤,PFA 组和 PFB 组;脊髓室管膜瘤,MYCN 扩增型。这些肿瘤的精确分类需要明确其关键分子特征,综合组织学外观和分子特征做出诊断。

肿瘤分级上,WHO CNS5 大体保留了以前版本中肿瘤级别的范围,分为 1~4 级肿瘤,但有两个具体的改变:使用阿拉伯数字(而不是罗马数字)和肿瘤按类型(而不是跨不同肿瘤类型)分级。WHO CNS5 在保留过去中枢神经系统肿瘤分级关键要素的基础上,向非 CNS 肿瘤分级靠拢,并建议使用术语"CNS 世界卫生组织分级"。同时需要注意,与 2016 年分类相比,随着肿瘤类型分级的改变,诸如"间变性"之类的修饰词未被常规包括在内;因此,类似"间变性星形细胞瘤""间变性少突胶质细胞瘤"的肿瘤名称并不出现在 WHO CNS5 分类中。

(一)弥漫性星形细胞肿瘤

1. 概述

组织学上,星形细胞肿瘤有很多分型和亚型,肿瘤可为相对局限的肿块且生物学行为较为良性,也可为具有内在恶变倾向而弥漫性浸润性生长的病变。弥漫性星形细胞肿瘤可能是由具有干细胞特性的胶质瘤起始细胞的不同群体发育而来,是星形细胞肿瘤中最常见的类型,也是最常见的原发性脑肿瘤,约占 60%。肿瘤可发生在中枢神经系统的任何部位,成人多见于幕上,儿童则多见于幕下。发生在幕上者多见于额叶、颞叶及顶叶,也可累及两个以上脑叶,或双侧大脑半球内多发;幕下者则多位于小脑,亦可见于脑干。

弥漫性星形细胞肿瘤主要位于白质内,可向外侵及皮质,向内破坏深部结构,亦可经胼胝体越过中线侵犯对侧大脑半球而呈蝶翼状生长。肿瘤呈浸润性生长、边界不清,常常导致受累脑组织膨大和变形,脑灰白质交界模糊。瘤内可发生囊变、坏死和出血,亦可见钙化。WHO 2 级肿瘤为弥漫性星形细胞瘤(diffuse astrocytoma,DA);WHO 3 级肿瘤为间变性星形细胞瘤(anaplastic astrocytoma,AA);WHO 4 级为胶质母细胞瘤,或称为多形性胶质母细胞瘤(glioblastoma multiform,GBM)。

新的肿瘤分类中,弥漫性星形细胞肿瘤被分为 IDH 突变型和 IDH 野生型。这些弥漫性星形细胞肿瘤被划分为 WHO 2 级肿瘤,但需要注意的是,IDH 野生型的 WHO 2 级星形细胞肿瘤,其生物学行为更像 WHO 3 级(间变性星形细胞瘤)或 4 级肿瘤(即胶质母细胞瘤)。间变性星形细胞瘤也被分为 IDH 突变型和 IDH 野生型,但 IDH 野生型并不常见,仅占所有间变性星形细胞瘤的 20%。胶质母细胞瘤中,IDH 突变型的发病率远低于 IDH 野生型,占胶质母细胞瘤病例的 5%~10%。发生于成人的星形细胞肿瘤更倾向为恶性并侵犯大脑半球,如间变性星形细胞瘤和胶质母细胞瘤。发生于儿童的弥漫性星形细胞肿瘤与成人的基因表型不同,如儿童弥漫性低级别胶质瘤中的"弥漫性星形细胞瘤,伴 MYB 或 MYBL1 改变",儿童弥漫性高级别胶质瘤中的"弥漫性中线胶质瘤,伴 H3 K27 改变"。

绝大多数发生于儿童的星形细胞肿瘤为低级别胶质瘤(low-grade glioma,LGG),仅不到 10% 是弥漫性星形细胞瘤(WHO 2 级),恶性星形细胞肿瘤(WHO 3~4 级)在儿童中很罕见。大脑半球是儿童星形细胞肿瘤最少见的发病部位,最为常见的是弥漫性星形细胞瘤(WHO 2 级),通常见于大龄儿童和青壮年,多见于额叶或颞叶。与儿童星形细胞肿瘤相反,30 岁以上患者则多发生于大脑半球内。通常患者年龄越大,星形细胞肿瘤的级别越高。WHO 2 级的 IDH 突变型弥漫性星形细胞瘤在年轻成人中多见,WHO 3 级的间变性星形细胞瘤和 WHO 4 级的胶质母细胞瘤则更常见于中年和老年患者。

2. 临床表现

临床表现为肿瘤所致定位体征和颅内高压症状,主要包括偏瘫、头痛、呕吐、视盘水肿、视力视野改变、癫痫、复视等。

3. 影像学检查方法

弥漫性星形细胞肿瘤的影像学检查主要为 CT 及 MRI,各检查方法的优势与限度如下。

(1)CT 检查　CT 检查是中枢神经系统疾病的常用检查,一般建议同时进行平扫与增强扫描,对颅内肿瘤可作出定位、定量诊断,多数肿瘤还可作出定性诊断。对肿瘤内钙化、邻近颅板骨质改变的显示优于 MRI。对有 MRI 检查禁忌证的患者,可选择 CT 检查。

(2)MRI 检查　MRI 软组织分辨率高、多序列、多方位成像以及多种新技术的应用,能更好地显示肿瘤范围、数目和内部结构。DWI、DTI、PWI 以及 MRS 等功能磁共振技术的应用,在肿瘤良恶性判断、肿瘤与白质束的关系、治疗后改变、肿瘤复发与放射性坏死鉴别等方面提供了更多的客观依据,是目前脑胶质瘤诊断与鉴别诊断、分级、疗效评估的首选影像学检查方法。术中磁共振导航系统能指导临床最大范围地切除肿瘤的同时保护重要功能区,有效提高患者术后生活质量。另一方面,MRI 增强对比剂为钆剂,与 CT 增强的碘剂相比过敏反应少,肾毒性小,更为安全;在对幕下肿瘤的显示上,MRI 也明显优于 CT。

4. 影像学表现

(1)CT 表现

1)WHO 2 级星形细胞瘤:平扫表现为脑内均匀或不均匀低密度病灶,多数无灶周水肿,占位效应轻,囊变、钙化及出血少见,增强扫描不强化或轻度强化。

2)WHO 3~4 级星形细胞肿瘤:间变性星形细胞瘤表现为低、等或混杂密度肿块,水肿较重,边界常不清楚,占位效应明显,增强扫描多呈不均匀强化。胶质母细胞瘤多表现为混杂密度,分界不清,单或多脑叶受累;易见低密度的囊变、坏死和高密度出血,常有重度水肿;增强扫描显示,肿瘤实质部分明显强化,形态多不规则或呈花环状。

(2)MRI 表现　WHO 2 级星形细胞瘤呈 T1WI 低信号、T2WI 高信号,信号强度较均匀,瘤周水肿轻微,增强扫描肿瘤无强化或轻度强化。WHO 3~4 级星形细胞肿瘤因瘤内囊变、坏死或出血而信号混杂,瘤周水肿和占位效应明显,增强扫描呈斑块状、花环状或结节状强化,肿瘤级别越高强化越明显,信号越不均匀。

1)DWI:恶性程度越高,细胞数目越多,细胞间隙越小,核质比越大,水分子扩散受限越明显,ADC 值越低,有助于评估肿瘤分级;并可有效与环形强化的脑脓肿鉴别,肿瘤内坏死区扩散不受限呈低信号,而脓腔明显扩散受限呈高信号。弥散张量成像(diffusion tensor imaging,DTI)的定量测量指标各向异性分数(fractional anisotropy,FA)能提示脑组织微观结构的完整性,有助于胶质瘤侵袭性的评估;白质纤维束成像能直观显示肿瘤对白质束的推压和破坏,肿瘤与白质束融合成像有助于神经外科制订手术计划,更好地保护重要白质束。

2)PWI:反映肿瘤微循环血流信息,与常规 MRI 增强反映血脑屏障破坏不同,PWI 对肿瘤级别的评估更为准确。动态磁敏感对比增强(dynamic susceptibility contrast,DSC)-PWI 是目前临床应用最为广泛的磁共振灌注成像技术,相对脑血容量(reative cerebral blood volume,rCBV)与肿瘤级别呈正相关,肿瘤恶性程度越高,rCBV 越高。动脉自旋标记(arterial spin labeling,ASL)灌注成像技术无须注射对比剂,可重复性强,ASL 在评估脑胶质瘤血流灌注方面与 DSC 法有相似的敏感性,且随着ASL 技术的发展,有望作为常规检查方法指导脑胶质瘤术前级别评估。此外,PWI 对脑胶质瘤与淋巴瘤的鉴别(高级别胶质瘤表现为高灌注,而有类似强化表现的淋巴瘤常表现为等或低灌注)、肿瘤复发与放射性坏死(放射性坏死也可表现为不均匀环状强化及占位效应,但呈低灌注)、评估治疗后改变(如脑胶质瘤治疗后的假性进展虽有明显强化,但无灌注增高;假性治疗反应虽无灌注增高,但DWI 上明显扩散受限,二者表现不符)很有帮助。

3)磁共振波谱(magnetic resonance spectroscopy,MRS):可在活体无创性检测脑代谢产物,表现为肿瘤 N-乙酰天冬氨酸(NAA)含量减低,胆碱(Cho)含量增高。Cho/Cr、NAA/Cho 已被用于评估胶质瘤的良恶性,肿瘤级别越高,Cho/Cr 比值越高、NAA/Cho 比值越低。MRS 对瘤周水肿区代谢产物的检测,能较常规 MRI 更准确地显示肿瘤对正常脑组织的浸润趋势,有助于手术切除范围的确定。MRS 还能用于区分胶质瘤复发与放射性坏死,胶质瘤复发中强化区的 Cho/Cr、Cho/NAA 比值均明显高于放射性脑坏死。

4)SWI:对肿瘤微血管和出血产物具有高敏感性,已被用于肿瘤血管生成的评估。肿瘤内磁敏感信号强度(intratumoral susceptibility singnal,ITSS)分级与胶质瘤病理学级别呈明显正相关。此外,胶质母细胞瘤表现为 ITSS 明显增加,与淋巴瘤显著不同。灌注成像的 rCBV 值与 ITSS 分级有明显相关性,均可用于胶质瘤术前分级,rCBV 值越高,肿瘤内磁敏感效应越明显。

5.典型案例

患者,男,60 岁。1 个月前无明显诱因出现头晕、头痛、记忆力下降、步态不稳、面部麻木等症状。1 周前上述症状逐渐加重,不伴恶心、呕吐等症状。MRI 平扫示右侧丘脑类圆形肿物影,边界不清,病变信号较均匀,T1WI 呈低信号(图 1-2-1A),T2WI 呈高信号(图 1-2-1B),FLAIR 呈高信号(图 1-2-1C),灶周水肿轻,病变压迫三脑室并双侧侧脑室扩张,中线结构向左侧移位。DWI($b=$1000)上呈稍高信号(图 1-2-1D)。增强扫描病变呈中度不均匀强化(图 1-2-1E~G)。MRS 检查可见病变区 Cho 峰明显增高,NAA 峰明显减低(图 1-2-1H)。CBV 图示病变区较对侧丘脑灌注增高(图 1-2-1I)。

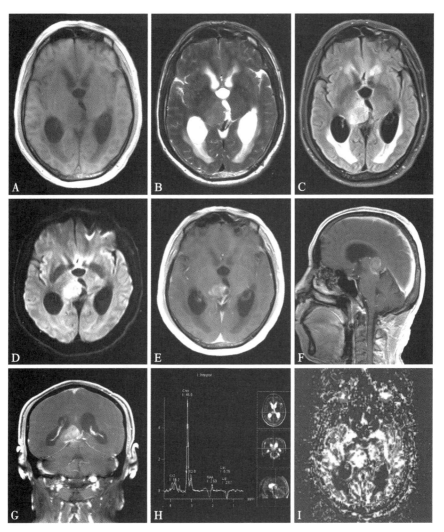

A. T1WI；B. T2WI；C. FLAIR；D. DWI；E ~ G. 增强 T1WI；H. MRS；I. CBV 图

图 1-2-1　WHO 2 级星形细胞瘤 MRI 图像

诊断意见：右侧丘脑占位并幕上梗阻性脑积水，考虑间变性星形细胞瘤。

手术病理证实为：弥漫性星形细胞瘤（WHO 2 级），局部伴间变特征，IDH 野生型。

6. 鉴别诊断

弥漫性星形细胞肿瘤主要与少突胶质细胞肿瘤、单发脑转移瘤、近期发病的脑梗死、脑炎、脑脓肿和淋巴瘤等鉴别。

（1）少突胶质细胞肿瘤　通常位置表浅，表现为基底与脑皮质的肿瘤，而星形细胞肿瘤更常弥漫浸润脑白质。间变性少突胶质细胞瘤可恶变为胶质母细胞瘤，但前者钙化多见，坏死、囊变和出血少见，相对肿瘤体积较小、瘤周水肿和占位效应较轻。

（2）脑转移瘤　常位于皮髓质交界区，瘤体大小与瘤周水肿常不成比例，即瘤体小，瘤周水肿明显。即使是体积较大的转移瘤也呈圆形或卵圆形，而胶质母细胞瘤则常呈浸润性生长。

（3）急性缺血性脑梗死　发病急，通常累及皮质和皮质下白质，并发生在特定的血管分布区，DWI 上扩散受限。

（4）局限性脑炎　发病急,进展快,常有上呼吸道感染史。影像学表现可类似弥漫性星形细胞肿瘤,病变主要侵犯边缘系统,DWI上常有扩散受限,增强常见斑片状、线状强化。药物治疗后临床症状、体征及影像学表现在短期内有明显变化,可资鉴别。

（5）脑脓肿　脑脓肿的壁通常更薄、更规则,且脓腔在DWI上扩散受限,呈显著高信号。MRS检查往往可见琥珀酸和细胞质氨基酸峰,这些罕见于胶质母细胞瘤。

（6）淋巴瘤　常位于脑室周围或脑表面,呈圆形或卵圆形,肿瘤边界较弥漫性星形细胞肿瘤而言相对清晰。CT平扫多呈等或高密度,T2WI呈等、稍低或稍高信号,明显低于胶质母细胞瘤的高信号,瘤内坏死、出血少见,增强后呈明显均匀强化,典型者呈"握拳样"强化,PWI呈低灌注,MRS常可见Lip峰。

7.分析思路与拓展

（1）分析思路　星形细胞肿瘤是原发颅内肿瘤最常见的类型,可见于任何年龄,可发生在中枢神经系统的任何部位,根据病变的发生部位、密度/信号强度、强化特点,一般不难作出诊断。但由于肿瘤细胞分化程度不一、基因表达不同,影像征象有所重叠,肿瘤的分级诊断及分子特征预测仍较困难。弥漫性星形细胞肿瘤的诊断要点如下。

1）肿瘤直接造成密度/信号强度改变,常有占位效应。

2）弥漫浸润性生长,肿瘤与正常脑实质间无明确界限,导致脑结构肿胀、僵硬,呈"塑形征"。

3）WHO 2级星形细胞肿瘤的坏死囊变少,占位效应轻,强化程度低。

4）WHO 3~4级星形细胞肿瘤常因坏死、囊变而密度/信号强度不均,可有瘤内出血,瘤周水肿及占位效应明显,增强后强化明显。

5）随着肿瘤级别增高,DWI上扩散受限更明显,PWI上表现为高灌注,1H-MRS上Cho峰增高、NAA峰降低、Cho/NAA比值增高的变化更明显。

6）同级别星形细胞肿瘤中,IDH野生型较IDH突变型在生物学行为和影像学表现上更具侵袭性。

7）发生于幕下的弥漫性星形细胞肿瘤,多位于小脑半球,可引起梗阻性脑积水。

8）弥漫性星形细胞肿瘤的发病部位和年龄有关。①新生儿/婴儿:罕见,幕上明显多于幕下,大脑半球的巨大团块样肿瘤,胶质母细胞瘤最常见。②儿童/青壮年:常见,主要是IDH突变型的弥漫性星形细胞瘤,发生率为大脑半球>脑干>小脑,弥漫性中线胶质瘤,伴H3K27改变,75%是弥漫性脑桥胶质瘤,大多数是IDH野生型,所有儿科脑肿瘤中存活率最低。③中年/老年:患者年龄越大,星形细胞肿瘤的恶性程度越高,发病率为多形性胶质母细胞瘤>间变性星形细胞瘤>弥漫性星形细胞瘤,常累及大脑半球白质,颅后窝罕见。

（2）拓展　2016年的WHO中枢神经系统肿瘤分类,在2007版的基础上首次对大多数脑肿瘤增加了分子分型,该分类官方仅定义为2007第4版的修订版。自2016年分类发布至今,靶向测序和组学技术的发展帮助神经肿瘤研究者在临床实践中逐步确立了一些新的肿瘤类型,以及一系列与肿瘤发生发展、恶性转归、治疗预后等相关的分子标志物。2021年WHO公布了最新的中枢神经系统肿瘤分类,并定义为第5版中枢神经系统肿瘤分类。

随着分子生物标志物在脑和脊髓肿瘤诊断中的应用,某些肿瘤可以通过分子特征来定义,某些肿瘤可以利用分子特征辅助诊断,而其他一些肿瘤则很少或从未应用分子方法诊断,因此,目前对脑和脊髓肿瘤病理类型的划分和归类是混杂的。WHO CNS5在肿瘤分类上做出了重大调整,其中对"胶质瘤、胶质神经元肿瘤和神经元肿瘤"的分类,是根据组织学和组织遗传学的相似性进行划分的(即使分子特征不同),其分类和主要分级见表1-2-1。

表 1-2-1 胶质瘤、胶质神经元肿瘤和神经元肿瘤分类和主要分级

分类	主要分级
成人弥漫性胶质瘤	
星形细胞瘤,IDH 突变型	WHO 2,3,4 级
少突胶质细胞瘤,IDH 突变伴 1p/19q 联合缺失	WHO 2,3 级
胶质母细胞瘤,IDH 野生型	WHO 4 级
儿童弥漫性低级别胶质瘤	
弥漫性星形细胞瘤,伴 MYB 或 MYBL1 改变	WHO 1 级
血管中心型胶质瘤	WHO 1 级
青少年多形性低级别神经上皮肿瘤	WHO 1 级
弥漫性低级别胶质瘤,伴 MAPK 信号通路改变	未分级
儿童弥漫性高级别胶质瘤	
弥漫性中线胶质瘤,伴 H3K27 改变	WHO 4 级
弥漫性半球胶质瘤,H3G34 突变型	WHO 4 级
弥漫性儿童型高级别胶质瘤,H3 及 IDH 野生型	WHO 4 级
婴儿型半球胶质瘤	WHO 4 级
局限性星形细胞胶质瘤	
毛细胞型星形细胞瘤	WHO 1 级
具有毛样特征的高级别星形细胞瘤	建议 WHO 3 级
多形性黄色星形细胞瘤	WHO 2,3 级
室管膜下巨细胞星形细胞瘤	WHO 1 级
脊索样胶质瘤	WHO 1 级
星形母细胞瘤,伴 MN1 改变	未分级
胶质神经元和神经元肿瘤	
节细胞胶质瘤	WHO 1,3 级
婴儿促纤维增生型节细胞胶质瘤/婴儿促纤维增生型星形细胞瘤	WHO 1 级
胚胎发育不良型神经上皮肿瘤	WHO 1 级
具有少突胶质细胞瘤样特征和簇状核的弥漫性胶质神经元肿瘤	暂定的新类型
乳头状胶质神经元肿瘤	WHO 1 级
形成菊形团的胶质神经元肿瘤	WHO 1 级
黏液样胶质神经元肿瘤	WHO 1 级
弥漫性软脑膜胶质神经元肿瘤	尚无正式的 WHO 分级,大多数为低级别病变
节细胞瘤	WHO 1 级
多结节及空泡状神经元肿瘤	WHO 1 级
小脑发育不良性节细胞瘤(Lhermitte-Duclos 病)	WHO 1 级

续表 1-2-1

分类	主要分级
中枢神经细胞瘤	WHO 2 级
脑室外神经细胞瘤	WHO 2 级
小脑脂肪神经细胞瘤	WHO 2 级
室管膜肿瘤	
幕上室管膜瘤	WHO 2,3 级
幕上室管膜瘤,ZFTA 融合阳性	WHO 2,3 级
幕上室管膜瘤,YAP1 融合阳性	WHO 2,3 级
颅后窝室管膜瘤	WHO 2,3 级
颅后窝室管膜瘤,PFA 组	WHO 2,3 级
颅后窝室管膜瘤,PFB 组	WHO 2,3 级
脊髓室管膜瘤	WHO 2,3 级
脊髓室管膜瘤,伴 MYCN 扩增	WHO 2,3 级
黏液乳头型室管膜瘤	WHO 2 级
室管膜下室管膜瘤	WHO 1 级

（二）少突胶质细胞肿瘤

1. 概述

少突胶质细胞肿瘤（oligodendroglial tumor）起源于少突胶质细胞或不成熟的胶质干细胞,占颅内胶质瘤的 15%~20%,所有颅内肿瘤的 5%~10%。在组织学上分为 WHO 2 级的少突胶质细胞瘤（oligodendroglioma,OG）和 WHO 3 级的间变性少突胶质细胞瘤（anaplastic oligodendroglioma）。少突胶质细胞肿瘤是一种分化好、生长缓慢、呈弥漫性浸润的大脑皮质或皮质下肿瘤,其发生和其他肿瘤一样,也是基因和分子水平改变引起的一系列变化逐步发展形成,肿瘤细胞具有特定的分子标记,如 IDH1 或 IDH2 突变以及 1p/19q 联合缺失,还特有 ATRX 核型表达并且没有 TP53 的突变。

少突胶质细胞肿瘤绝大多数发生在幕上,其中额叶最多见,占 85% 以上,顶叶、颞叶次之,丘脑、脑室、脑干和小脑偶见。主要发生于成年人,发病高峰年龄为 40~50 岁,在儿童和青年很少见,男性多于女性,男女之比约为 2∶1。约 50% 的少突胶质细胞肿瘤为 WHO 2 级肿瘤。

大体病理上,少突胶质细胞肿瘤一般无完整包膜,边界不清,呈膨胀性生长,肿瘤多为实性、质软、鱼肉样、黄褐色或粉色肿块,瘤内常发生钙化,瘤内可见囊变、出血,坏死少见。镜下,肿瘤细胞呈经典的"煎蛋样"外观,细胞周围可见"鸡爪样"的毛细血管分支,一般无微血管增生。

2. 临床表现

少突胶质细胞肿瘤多生长缓慢,病程较长;病灶常累及皮质,是常见的致痫肿瘤。临床表现与肿瘤部位有关,50%~80% 有癫痫,1/3 有偏瘫和感觉障碍,1/3 有颅内高压征象,还可出现精神症状等。

3. 影像学检查方法

同弥漫性星形细胞肿瘤。

4. 影像学表现

（1）CT 表现　少突胶质细胞肿瘤多呈类圆形,边界不清,常累及皮质及皮质下白质,局部脑回膨大。钙化是少突胶质细胞肿瘤的特征性表现,约 70% 的病例有钙化,呈点片状、弯曲条带状、不规则团块状,间变性者钙化比例较低。CT 平扫多呈低密度,也可呈混杂密度,肿瘤周边水肿多较轻,但间变性者灶周水肿和占位表现更明显。增强扫描显示少突胶质细胞瘤常无强化或轻度强化,间变性者多为中度不均匀强化。

（2）MRI 表现　少突胶质细胞肿瘤表现为脑皮质和皮质下白质内位置表浅、边界相对清晰的肿块,T1WI 以低信号为主,T2WI 多呈不均匀高信号,囊变、坏死和出血少见,钙化在 T1WI 和 T2WI 上均呈低信号。多数无瘤周水肿或为轻度瘤周水肿,占位效应轻。增强后可从无到中等程度强化,约半数有中等程度的不均匀强化。

相较于同级别的星形细胞肿瘤,低级别的少突胶质细胞肿瘤血供更丰富且代谢更旺盛,PWI 示肿瘤局部有较高的 rCBV,反映肿瘤内部的明显树枝状血供,这是具有 1p/19q 联合缺失的低级别少突胶质细胞肿瘤的特性。因此,少突胶质细胞肿瘤中出现 rCBV 值升高,并不代表高级别肿瘤的组织病理学特征。

5.典型案例

患者,女,36 岁。2 个多月前无明显诱因出现头部胀痛,持续 2 min 左右,伴恶心、呕吐。至当地医院行 MRI 检查示左额叶占位。1 d 前头部剧烈疼痛,伴喷射样呕吐,呕吐物为胃内容物,至当地医院就诊,给予甘露醇治疗,疗效差。MRI 平扫示左侧额叶肿物,边界欠清,病变区脑回肿胀、增厚,脑沟消失。病变信号较均匀,T1WI 呈低信号(图 1-2-2A),T2WI 呈高信号(图 1-2-2B),FLAIR 序列呈高信号(图 1-2-2C),灶周无明显水肿。DWI 上未见扩散受限,$b=1000$ 图像上与皮质呈等信号(图 1-2-2D),ADC 图呈高信号(图 1-2-2E)。增强扫描上病变未见明确强化(图 1-2-2F～H)。MRS 检查示病变区 Cho 峰轻度增高,NAA 峰减低,Cho 峰与 NAA 峰倒置(图 1-2-2I)。

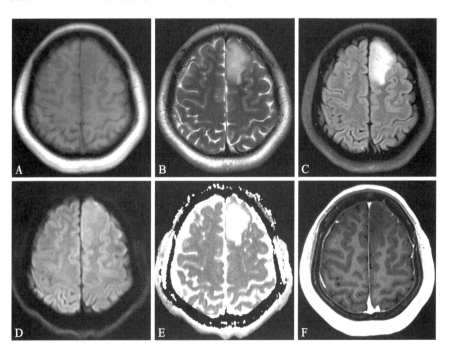

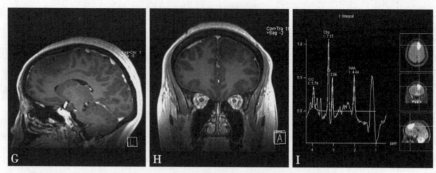

A. T1WI；B. T2WI；C. FLAIR；D. DWI；E. ADC 图；F ~ H. 增强 T1WI；I. MRS

图 1-2-2 少突胶质细胞瘤 MRI 图像

诊断意见：左侧额叶皮质区占位，考虑低级别胶质瘤，少突胶质细胞瘤可能性大。

手术病理证实为：少突胶质细胞瘤，WHO 2 级，IDH 突变并 1p/19q 联合缺失。

6.鉴别诊断

（1）间变性少突胶质细胞瘤　相对于少突胶质细胞瘤而言，更容易发生出血和坏死，但单纯依靠影像学方法，有时难以鉴别 WHO 2 级的少突胶质细胞瘤和 WHO 3 级的间变性少突胶质细胞瘤。

（2）弥漫性星形细胞瘤　少突胶质细胞瘤的主要鉴别诊断为弥漫性星形细胞瘤。两者表现很相似，但后者更好发于脑白质而不是皮质，钙化相对少见，且增强扫描后多不发生强化。

（3）间变性星形细胞瘤和胶质母细胞瘤　常位于大脑深部，可有囊变、坏死和出血，增强扫描后不均匀强化，占位效应和瘤周水肿较明显。仅仅依靠影像学表现，难以与间变性星形细胞瘤鉴别，甚至胶质母细胞瘤有时也难以与间变性少突胶质细胞瘤鉴别。

（4）其他　位于脑皮质、生长缓慢、通常伴有癫痫的肿瘤，包括节细胞胶质瘤和胚胎发育不良性神经上皮肿瘤（dysembryoplastic neuroepithelial tumor，DNET），两者都更好发于儿童和青年。节细胞胶质瘤更常见于颞叶，呈"囊肿＋壁结节"样表现。DNET 常呈多泡状，且可合并皮质发育不良。

7.分析思路与拓展

（1）分析思路　少突胶质细胞肿瘤的细胞在形态学上与正常的少突胶质细胞相似，是胶质瘤中第三位常见的肿瘤类型，第一和第二位常见胶质瘤分别是间变性星形细胞瘤和胶质母细胞瘤。少突胶质细胞肿瘤的诊断要点：①好发于 40 ~ 50 岁，一般以癫痫为主要表现。②肿瘤多累及皮质，弥漫浸润性生长，瘤内钙化多见。③占位效应和瘤周水肿无或轻微。④无强化或中度斑片状强化。⑤DWI 上肿瘤实性部分呈等、低或稍高信号。⑥因特征性的"鸡爪样"分支血管网，可较同级别星形细胞瘤在 PWI 上有较高的 rCBV。⑦SWI 上钙化区可见"绽放效应"。⑧1H-MRS 上肿瘤实质 Cho 峰增高，NAA 峰降低，Cho/Cr 比值增高，NAA/Cr 比值降低，Cho/NAA 比值为 2 ~ 4。⑨与少突胶质细胞瘤相比，间变性者的瘤内钙化少见，瘤周水肿和占位效应明显，DWI 上呈不均匀高信号，MRS 可见 Lac 峰和 Lip 峰。

CT 对显示肿瘤内钙化有优势，MRI 能更准确地显示病灶及范围，MRI 和 CT 可相互补充，MRI 可作为优选的随访检查方法。

（2）拓展　少突胶质细胞瘤和弥漫性星形细胞瘤都与 IDH 突变有关，但是进一步的基因改变（1p 和 19q 缺失）将少突胶质细胞瘤和弥漫性星形细胞瘤以及其他胶质瘤区分开来。即对少突胶质细胞瘤的诊断需满足 IDH 突变、1p/19q 联合缺失两个分子指标,组织学与分子表型冲突时以分子表型为准。

有少部分经病理证实的少突胶质细胞瘤和间变性少突胶质细胞瘤在基因检测中不存在 IDH 突变和 1p/19q 联合缺失,这一结果提示此类病变应为另一类肿瘤。主要包括发生在儿童和青少年中的大部分"少突胶质细胞样"肿瘤。此类肿瘤从生物学行为和基因方面都有别于发生于成人的少突胶质细胞瘤。与成人相比,儿童时期的少突胶质细胞瘤很少会恶变为间变性少突胶质细胞瘤。

外科肿瘤全切是首选治疗方式,不论组织学分级和基因状况如何,均可改善患者预后。存在 IDH 突变和 1p/19q 联合缺失的少突胶质细胞瘤对化疗敏感,这类患者需要常规进行放化疗联合治疗。

(三)毛细胞型星形细胞瘤

1. 概述

局限性星形细胞肿瘤的发病率明显低于弥漫性星形细胞肿瘤,仅毛细胞型星形细胞瘤(pilocytic astrocytoma,PA)和室管膜下巨细胞型星形细胞瘤为局限性星形细胞肿瘤,且均为 WHO 1 级肿瘤。肿瘤增殖潜力低,通常仅通过手术切除即可治愈。肿瘤无恶性进展倾向,远处转移罕见,即使发生转移,转移灶也仍保持其良性的组织学特性。

毛细胞型星形细胞瘤占所有原发性脑肿瘤的 2%~6%,约占儿童大脑星形细胞肿瘤的 10% 和小脑星形细胞肿瘤的 85%。80% 以上的毛细胞型星形细胞瘤发生于 20 岁以下的患者,发病高峰为 5~15 岁,发病率上无性别差异。在儿童中最常发生在小脑,约 1/3 起源于视觉通路和下丘脑,肿瘤可与神经纤维瘤病 1 型有关。

毛细胞型星形细胞瘤可为实性、囊实性和囊性,边界清晰,其中"囊+壁结节"的形式最常见,并好发于小脑半球。多数毛细胞型星形细胞瘤相关囊肿的壁通常由受压但正常的脑实质构成,肿瘤成分仅存在于壁结节内。实性毛细胞型星形细胞瘤更具侵袭性,多见于视觉通路和下丘脑。

2. 临床表现

临床表现依赖于肿瘤的发生部位,小脑肿瘤由于继发第四脑室梗阻导致的脑积水可表现出头痛、恶心、呕吐、共济失调等,视觉通路的毛细胞型星形细胞瘤可导致视觉损害和下丘脑功能障碍。

3. 影像学检查方法

同弥漫性星形细胞肿瘤。

4. 影像学表现

(1)CT 表现　毛细胞型星形细胞瘤在 CT 平扫上呈混杂囊实性或实性肿块,有局部占位效应,无灶周水肿,无或仅有轻微水肿。10%~20% 的病例可见钙化,出血罕见。增强扫描后壁结节或肿瘤实性部分明显强化,囊壁可有强化,囊性部分不强化。

(2)MRI 表现　囊性毛细胞型星形细胞瘤通常边界清晰,T1WI 和 T2WI 上信号均稍高于脑脊液,FLAIR 序列上呈高信号。壁结节在 T1WI 上呈等或低信号,T2WI 上呈等或高信号。实性毛细胞型星形细胞瘤在 T1WI 上呈等或低信号,T2WI 和 FLAIR 序列上呈高信号。鞍上区的毛细胞型星形细胞瘤可沿视辐射蔓延生长,但并不代表为恶性肿瘤。

增强扫描上,肿瘤多发生明显强化。囊性毛细胞型星形细胞瘤的典型表现是瘤结节明显不均匀强化,囊壁不强化或中等程度强化。部分实性毛细胞型星形细胞瘤可有中心坏死,增强后呈边缘强化的厚壁肿瘤。

毛细胞型星形细胞瘤在 MRS 上常表现为 Cho 峰升高、NAA 峰降低,并可出现 Lac 峰,可有恶性肿瘤的类似表现。PWI 可表现为低至中等程度的 rCBV。

5.典型案例

患者,女,6岁。1周前无明显诱因出现头晕,伴恶心、呕吐,无头痛,无视物模糊、复视及视野缺损,无肢体活动障碍,无意识丧失及大小便失禁。CT平扫示鞍上占位并向上突入第三脑室内,较脑实质呈稍低密度,瘤内未见钙化(图1-2-3A~B);同时可见双侧侧脑室明显扩张积水。MRI平扫示鞍区肿物,病变内信号稍欠均匀,T1WI呈低信号(图1-2-3C),T2WI呈高信号(图1-2-3D),FLAIR序列呈稍高信号(图1-2-3E),DWI高b值呈等信号(图1-2-3F)。增强扫描示病变明显强化,信号欠均匀;矢状位及冠状位能更清晰地显示病变位于鞍上及第三脑室区;矢状位可见鞍窝无扩大,垂体无异常(图1-2-3G~I)。

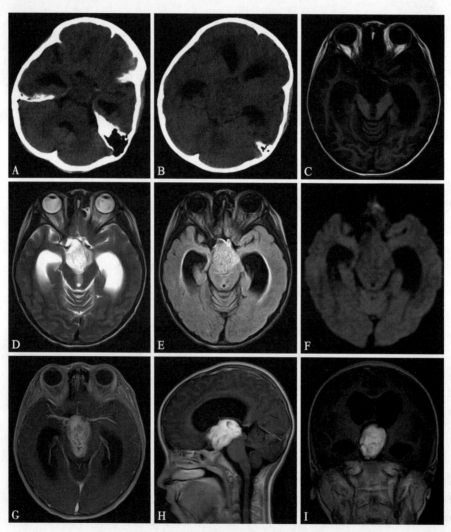

A~B. CT平扫;C. T1WI;D. T2WI;E. FLAIR;F. DWI;G~I. 增强T1WI

图1-2-3　毛细胞型星形细胞瘤CT、MRI图像

诊断意见:鞍上占位并幕上脑积水,考虑毛细胞型星形细胞瘤,实性颅咽管瘤待排。

手术病理证实为:毛细胞型星形细胞瘤,WHO 1级。

6.鉴别诊断

不同发病部位毛细胞型星形细胞瘤的鉴别诊断差别很大。

颅后窝毛细胞型星形细胞瘤须与髓母细胞瘤、室管膜瘤、血管母细胞瘤鉴别。髓母细胞瘤通常在 DWI 上扩散受限,而毛细胞型星形细胞瘤则一般扩散不受限。室管膜瘤可经第四脑室正中孔和外侧隐窝向外挤压生长,呈塑形性外观。血管母细胞瘤好发于中年人,且瘤周水肿明显,rCBV 显著升高。

发生于视觉通路和下丘脑的毛细胞型星形细胞瘤,主要鉴别诊断是毛黏液样型星形细胞瘤,后者好发于更年幼的儿童和婴儿,并常见瘤内出血。而毛细胞型星形细胞瘤则罕见出血。此外,视觉通路上的毛细胞型星形细胞瘤尚须与脱髓鞘疾病和病毒感染后的炎症鉴别,后者也可导致视神经和视交叉增粗及强化。

大脑半球的毛细胞型星形细胞瘤呈"囊肿+壁结节"样表现时,须与节细胞胶质瘤鉴别,后者常起源于脑皮质,并多有钙化。此外,多形性黄色星形细胞瘤也可表现为"囊肿+壁结节"样改变,但好发于青壮年而非儿童,最常见于颞叶,肿瘤常累及邻近软脑膜并引起脑膜反应,可出现脑膜尾征。

7.分析思路与拓展

(1)分析思路　毛细胞型星形细胞瘤占所有胶质瘤的 5%~10%,是儿童最常见的原发性脑肿瘤,也是儿童常见的颅后窝肿瘤。与小脑或视觉通路相比,大脑半球的毛细胞型星形细胞瘤罕见,而且往往发生在年长患者。

毛细胞型星形细胞瘤的诊断要点:①好发于 5~15 岁,生长缓慢,预后好。②小脑半球"囊+壁结节"样肿块。③见于 15% 的神经纤维瘤病 1 型患者,视觉通路最常发生。④小脑(60%)>视神经/视交叉(25%~30%)>第三脑室旁>脑干。⑤边界清楚,无瘤周水肿。⑥肿瘤的侵袭性表现(肿瘤强化和 MRS)可导致误诊。

(2)拓展　局限性星形细胞瘤是指倾向于局限性或局部生长的星形细胞瘤,包括毛细胞型星形细胞瘤、毛黏液样型星形细胞瘤、室管膜下巨细胞型星形细胞瘤和多形性黄色星形细胞瘤。该组肿瘤缺乏 IDH 突变,并且经常表现出 BRAF 融合,占星形细胞瘤的 10%~15%。

毛黏液样型星形细胞瘤(pilomyxiod astrocytoma,PMA)是一种罕见但更具侵袭性的毛细胞型星形细胞瘤变异型,其生长速度更快,预后较差,在基因表达、组织病理表现和临床特征上均不同于毛细胞型星形细胞瘤。毛黏液样型星形细胞瘤的平均发病年龄早于毛细胞型星形细胞瘤,多见于 4 岁以内,好发于鞍上区,临床常表现隐匿。与毛细胞型星形细胞瘤相比,毛黏液样型星形细胞瘤常表现为低密度的实性肿块,约 50% 的病例可见瘤内出血,钙化罕见。增强扫描后多明显均匀强化,肿块较大时可不均匀强化。脑脊液播散在毛黏液样型星形细胞瘤中很常见,因此,在手术前需要对整个神经轴进行影像学检查。

室管膜下巨细胞型星形细胞瘤(subependymal giant cell astrocytoma,SEGA)为边界清晰的局限性星形细胞瘤,WHO 1 级,常见于结节性硬化综合征(tuberous sclerosis complex,TSC)患者。室管膜下巨细胞型星形细胞瘤通常无症状,当导致梗阻性脑积水时,表现为颅内压增高的症状。结节性硬化患者的癫痫与皮质结节有关,而并非由室管膜下巨细胞型星形细胞瘤引起。肿瘤表现为位于 Monro 孔附近的低或等密度病变,T1WI 呈低信号或等信号,T2WI 呈高信号,瘤内可见钙化和明显的血管"流空效应",明显不均匀强化是其典型表现。诊断室管膜下巨细胞型星形细胞瘤最重要的辅助征象是那些结节性硬化综合征的影像学表现(室管膜下结节、皮质结节和脑白质病变)。

多形性黄色星形细胞瘤是一种罕见的星形细胞胶质瘤,在所有星形细胞肿瘤中所占比例不足

1%。具有大的多形性肿瘤细胞,常表现为多核和黄色样变。多形性黄色星形细胞瘤常见于儿童和青壮年,绝大多数位于幕上,位置表浅,颞叶是最常见的发病部位,占40%~50%,患者常有癫痫发作。由于其组织病理学的多形性,影像学表现多变,临床诊断中易误诊。其典型征象为位置表浅的"囊+壁结节"样肿块(约占70%),肿瘤壁结节一般靠外,位于脑膜侧,增强扫描后中度或明显强化,肿瘤可刺激邻近脑膜反应性增厚,出现脑膜尾征。瘤内可见钙化,但出血少见。

(四)室管膜肿瘤

1.概述

室管膜肿瘤包括不同亚型,可为 WHO 1 级到 3 级肿瘤,且不同亚型的室管膜肿瘤在肿瘤发生、分子学特性、好发部位上有所不同,这里主要介绍其中常见的室管膜瘤和间变性室管膜瘤。

室管膜瘤(ependymoma)为起源于室管膜细胞的肿瘤,为 WHO 2 级肿瘤,少见,占颅内肿瘤的2%~11%,约占室管膜肿瘤的75%,多见于小儿及青少年,约占儿童脑肿瘤的10%,仅次于星形细胞瘤和髓母细胞瘤,居儿童脑肿瘤的第三位,约占 3 岁以下儿童原发性脑肿瘤的30%。间变性室管膜瘤(anaplastic ependymoma)的生物学行为更具有侵袭性且预后较差,为 WHO 3 级肿瘤。需注意的是,发生在不同解剖部位的室管膜瘤在组织学上有相似之处,但肿瘤的分子生物学特征不同,这在WHO CNS5 分类中有所体现。

室管膜瘤生长缓慢,可发生于脑室系统的任何部位,以第四脑室最为多见。幕上室管膜肿瘤约半数位于脑实质内,脑实质型室管膜瘤发病率低,主要向脑实质内生长,可大部分或全部位于脑实质内。

颅内室管膜瘤有两个好发年龄段,分别为 5~15 岁和 40~50 岁。幕下占70%,最常见于第四脑室,少数发生于第四脑室周围脑白质内,也有少数发生于桥小脑角区;幕上占30%,位于侧脑室,尤以侧脑室三角区最多见,发生于三脑室者少见,脑实质内室管膜瘤以额顶叶好发,多位于侧脑室周围,原发于脑外者罕见。第四脑室者多见于儿童,平均发病年龄 6 岁;幕上者多为成人,平均发病年龄 18~24 岁。

肿瘤呈红褐色或灰色,为边界相对清晰的分叶状肿块,血供较为丰富。肿瘤外观呈塑形样生长,并经第四脑室 Magendie 孔和 Luschka 孔向外伸延,可包裹邻近脑神经和血管。肿瘤内常见钙化、囊变和出血,偶可见大囊。可发生种植转移。

2.临床表现

临床表现与肿瘤的大小、位置有关,主要为梗阻性脑积水引起的高颅压症状及相应的神经定位体征。位于第四脑室者由于早期即引起明显的梗阻性脑积水,临床症状出现较早;位于侧脑室者,症状出现相对较晚。位于脑实质的室管膜瘤表现为头痛、眩晕、恶心、呕吐、视物模糊、眼球震颤、共济失调、四肢无力、癫痫发作等。

3.影像学检查方法

同弥漫性星形细胞肿瘤。

对幕上室管膜瘤而言,CT 和 MRI 均有较好的诊断价值,但对幕下肿瘤,首选 MRI 检查。

4.影像学表现

(1)CT 表现　CT 平扫为等密度或稍高密度,肿瘤内常见低密度囊变和高密度钙化,出血少见。在小儿及青少年,肿瘤内可有大的囊变和钙化,成人则囊变和钙化少见。脑室内肿瘤无瘤周水肿,脑实质内者多为轻度瘤周水肿。增强扫描多呈轻中度不均匀强化。

(2)MRI 表现　与脑实质相比,室管膜瘤在 T1WI 上为低信号或等信号,T2WI 为高信号;增强扫描多为明显不均匀强化,也可表现为局灶性轻度强化或不强化。

幕下室管膜瘤多为边界相对清晰的可塑性肿瘤,起源于第四脑室底部,经 Luschka 孔向侧方突向桥小脑角池,经 Magendie 孔向后下方突入小脑延髓池。幕下室管膜瘤常合并梗阻性脑积水,脑室周围常可见脑脊液外溢,导致脑室边缘模糊。幕上室管膜瘤则通常体积较大,呈团块状,类似于侵袭性的大脑半球肿瘤。与幕下室管膜瘤相比,幕上者更易合并囊变、钙化和出血。少数幕上室管膜瘤发生于侧脑室内。

DWI 上扩散受限多不明显。MRS 检查所显示的代谢物改变不具特异性,常见 Cho 升高和 NAA 下降,类似于其他脑肿瘤。PWI 常可见肿瘤实性部分 rCBV 显著升高。SWI 可见"绽放效应",可能由钙化和/或陈旧性出血所致。

脑脊液播散是有关室管膜瘤分期、预后以及治疗的关键因素,因此,任何颅后窝脑肿瘤患儿均应进行颅脑和全脊柱的术前 MRI 检查,尤其是疑诊髓母细胞瘤或室管膜瘤的患者。

间变性室管膜瘤为神经病理学诊断,其影像学征象难以与典型的细胞型室管膜瘤区分。

5. 典型案例

患者,男,9 岁。17 d 前患儿无明显诱因出现间断头痛,上腹部疼痛,持续半小时后呕吐 1 次,为胃内容物,无发热、咳嗽、腹泻等症状,呕吐后症状缓解,精神欠佳,于当地诊所诊治(用药不详)。16 d 前患儿再次出现呕吐 3 次,为胃内容物,症状同前,于当地诊所贴膏药及口服药物(用药不详)后,上腹部疼痛缓解,后住校期间出现呕吐 5 次,具体情况不详。4 d 前患儿精神欠佳,上腹部疼痛,呕吐 1 次,未治疗。3 d 前患儿再次头痛、呕吐,步态不稳,四肢无力,意识清,精神欠佳,于当地医院以"胃炎"为诊断治疗,住院期间症状未缓解,频繁呕吐。1 d 前当地医院查头颅 CT 示小脑占位、脑积水。MRI 平扫示第四脑室内肿物,T1WI 呈稍低信号(图 1-2-4A),T2WI 呈稍高信号,且病变内可见多发明显高信号小囊变影,病变经第四脑室正中孔和侧孔向外塑形状生长(图 1-2-4B)。DWI 上未见明显扩散受限,与脑实质信号接近(图 1-2-4C)。增强扫描病变呈不均匀强化(图 1-2-4D ～ F)。MRS 检查示病变区 Cho 峰明显增高,NAA 峰明显减低(图 1-2-4G)。

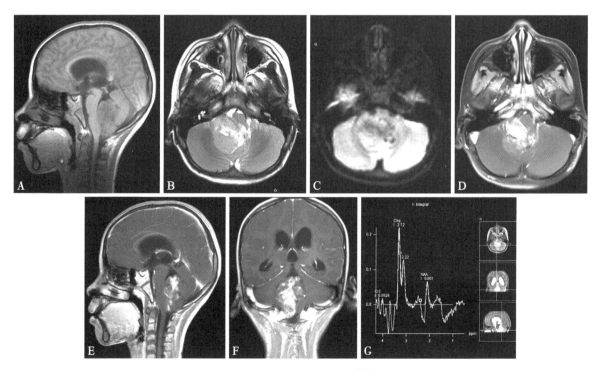

A. T1WI;B. T2WI;C. DWI(*b*=1000);D ～ F. 增强 T1WI;G. MRS

图 1-2-4　间变性室管膜瘤 MRI 图像

诊断意见:第四脑室内占位,考虑室管膜瘤。

手术病理证实为:间变性室管膜瘤,WHO 3 级。

6. 鉴别诊断

室管膜瘤的鉴别诊断因发病部位不同而有所不同。

幕下室管膜瘤最主要的鉴别诊断是髓母细胞瘤。髓母细胞瘤常起源于第四脑室顶部,而第四脑室底部为室管膜瘤的典型发病部位。髓母细胞瘤在 CT 平扫上呈高密度,常有扩散受限,更易合并脑脊液播散。相较于室管膜瘤,髓母细胞瘤少有囊变、出血和钙化。此外,与室管膜瘤相比,毛细胞型星形细胞瘤为儿童和青少年时期颅后窝更常见的肿瘤,且更好发于小脑半球。脉络丛乳头状瘤位于侧脑室者多见于儿童,位于第四脑室者则多见于成人,肿瘤表面常呈颗粒状,增强后明显强化。

幕上室管膜瘤主要须与间变性星形细胞瘤或胶质母细胞瘤鉴别。胶质母细胞瘤发病年龄较大,一般 50 岁以上男性多见,常见于额顶叶,肿瘤边界不清,瘤内常见出血、坏死,肿瘤跨胼胝体生长至对侧脑实质呈蝶翼状改变是特征性表现,瘤周水肿和占位效应较明显,增强后呈不均匀花环状强化。部分囊性型室管膜瘤与囊变坏死明显的间变性星形细胞瘤鉴别困难,相比而言,室管膜瘤更常见瘤内钙化,瘤周水肿轻,更好发于青少年,而间变性星形细胞瘤罕见钙化,常有较明显的瘤周水肿,以中年人发病居多。此外,年幼儿童的幕上非典型畸胎样/横纹肌样肿瘤也可表现为大脑半球肿块,与幕上脑实质型室管膜瘤类似,好发于 5 岁以下儿童,发病高峰为 2 岁内,常见脑脊液播散转移。

7. 分析思路与拓展

(1)**分析思路** 室管膜瘤的影像学表现与病理类型及发病部位明显相关,其诊断要点如下。

1)幕下室管膜瘤多发生于儿童,常位于第四脑室,表现为塑形性肿块,可经第四脑室正中孔和侧孔向外生长,对周围结构推压较轻。肿瘤易发生囊变、出血和钙化而密度/信号混杂,增强后不均匀强化。

2)幕上室管膜瘤多见于成人及年长儿童,多数位于脑实质内,靠近脑表面或脑室侧生长,瘤内常见大片囊变和钙化。瘤周水肿多较轻,增强后明显不均匀强化。可进一步分为:①囊实型,常见,好发于顶枕叶,多表现为囊实性病变伴钙化;②实质型,少见,双侧额叶肿块具有一定特异性;③脑室型,少见,好发于侧脑室,影像表现与第四脑室室管膜瘤类似。

3)DWI 上,因室管膜瘤病理多变、细胞密度不等而表现不一,发生于脑实质内的实质型多扩散受限呈高信号。

4)SWI 可显示"绽放效应"。

5)PWI 上,多因肿瘤血管丰富表现为高灌注。

(2)**拓展** 2016 年的 WHO 中枢神经系统肿瘤分类第四版修订版中,将室管膜肿瘤分为室管膜下室管膜瘤(WHO 1 级)、黏液乳头型室管膜瘤(WHO 1 级)、室管膜瘤(包括 3 种组织学亚型,即乳头型、透明细胞型和伸长细胞型,均为 WHO 2 级)、间变性室管膜瘤(WHO 3 级)及 RELA 融合阳性室管膜瘤(WHO 2~3 级)。随着分子病理学的进展,2021 年的 WHO 中枢神经系统肿瘤分类第五版中将室管膜肿瘤分类进行调整,提出新的室管膜瘤分子分型方法。按照肿瘤解剖部位分为幕上、颅后窝和脊髓共 3 个部位,便于临床分类的实施;各部位分类下包含数种典型基因分型;对目前的基因分型均未直接进行 WHO 分级,根据各种类型的组织学特征定义为 CNS WHO 2 级或 3 级;将第四版修订版中的 RELA 融合阳性型调整为 ZFTA 融合阳性型。同时,遵从肿瘤分级的进展,不再使用"间变"这一修饰词,故取消了"间变性室管膜瘤"的诊断。

1）幕上室管膜肿瘤：①室管膜下室管膜瘤（WHO 1 级）；②幕上室管膜瘤，ZFTA 融合阳性，好发于儿童，预后差；③幕上室管膜瘤，YAP1 融合阳性，儿童、成人均可见，预后较好。

2）颅后窝室管膜肿瘤：①室管膜下室管膜瘤（WHO 1 级）；②颅后窝室管膜瘤，PFA 组，常见于婴幼儿及低龄儿童，肿瘤多偏中心，预后差；③颅后窝室管膜瘤，PFB 组，常见于大龄儿童及青少年，预后较好。

3）脊髓室管膜肿瘤：①室管膜下室管膜瘤（WHO 1 级）；②黏液乳头型室管膜瘤，原定义为 WHO 1 级肿瘤，但侵袭性较强，且无法全切除的患儿预后较差，在第五版分类中改为 WHO 2 级肿瘤；③脊髓室管膜瘤，预后较颅内室管膜瘤好，多与 *NF2* 基因突变相关。

参考文献

[1] LOUIS D N, PERRY A, REIFENBERGER G, et al. The 2016 World Health Organization classification of tumors of the central nervous system：a summary[J]. Acta Neuropathol, 2016, 131(6)：803-820.

[2] LOUIS D N, PERRY A, WESSELING P, et al. The 2021 WHO Classification of Tumors of the Central Nervous System：a summary[J]. Neuro Oncol, 2021, 23(8)：1231-1251.

[3] ONO Y, CHERNOV M F, MURAGAKI Y, et al. Imaging of intracranial gliomas[J]. Prog Neurol Surg, 2018, 30：12-62.

[4] ALKANHAL H, DAS K, POPTANI H. Diffusion and perfusion weighted magnetic resonance imaging methods in nonenhancing gliomas[J]. World Neurosurg, 2020, 141：123-130.

[5] LASOCKI A, BUCKLAND M E, DRUMMOND K J, et al. Conventional MRI features can predict the molecular subtype of adult grade 2-3 intracranial diffuse gliomas[J]. Neuroradiology, 2022, 64(12)：2295-2305.

二、脑膜瘤

1. 概述

脑膜瘤（meningiomas）是最常见的颅内脑外肿瘤，占颅内原发肿瘤的 13%~26%。脑膜瘤好发于中老年人，发病高峰在 45 岁左右，男女比例约为 1:2。脑膜瘤大部分起源于蛛网膜帽状细胞和（或）蛛网膜小梁细胞，可发生于颅内任何部位，常见于大脑凸面、矢状窦旁、大脑镰旁、蝶骨嵴、桥小脑角区及小脑幕等部位，也可发生于脑室内，其他部位如眶内、鼻窦内偶见。脑膜瘤单发多见，偶见多发。肿瘤大小差异较大。肿瘤多为球形或分叶形，绝大多数质地坚硬，血供丰富，分界清楚，少数为扁平状，沿硬膜蔓延，并可侵入颅骨或颅外组织。

2021 年 WHO CNS5 中脑膜瘤被认为是单一类型，沿用旧版脑膜瘤分级分型，将脑膜瘤分为 3 级 15 个亚型：WHO 1 级脑膜瘤为良性肿瘤，约占脑膜瘤的 90%，亚型包括脑膜上皮型、纤维型、过渡型、砂粒体型、血管瘤型、微囊型、分泌型、富于淋巴细胞-浆细胞型、化生型；2 级脑膜瘤是介于良恶性脑膜瘤之间的中间型肿瘤，有复发倾向，占脑膜瘤的 4.7%~7.2%，亚型包括非典型性、透明细胞型、脊索样型；3 级脑膜瘤恶性程度高，具有高复发及高侵袭性，占 1%~3%，亚型包括乳头状型、横纹肌样型、间变性。新版本强调：确定非典型性（CNS WHO 2 级）或间变性（CNS WHO 3 级）脑膜瘤的分级标准适用于任何潜在亚型。

2. 临床表现

脑膜瘤属良性肿瘤，生长慢，病程长，病人常以头疼和癫痫为首发症状，根据肿瘤部位不同，还可以出现视力、视野、嗅觉或听觉障碍及肢体运动障碍等症状，颅内压增高症状多不明显。

3. 影像学检查方法

脑膜瘤的检查方法有普通 X 线、CT 及 MRI 检查。X 线平片现已很少使用。CT 可了解肿瘤邻近骨质改变情况。主要检查方法为 MRI 检查。

4. 影像学表现

（1）X 线表现　头颅平片检查可发现脑膜瘤引起的骨质变化。颅骨内板局限性骨质增生、脑膜血管压迹增宽和雪团状钙化均高度提示脑膜瘤。

（2）CT 表现　CT 平扫显示脑膜瘤有脑外肿瘤特征，即广基与颅内板或硬脑膜相连，白质塌陷、变形并与颅内板距离加大，肿瘤处脑池、脑沟封闭，相邻脑池和脑沟扩大。约 60% 脑膜瘤呈均匀略高密度肿块，与肿瘤富有砂粒样钙化、细胞致密、水分较少等因素有关；约 30% 肿瘤呈均匀等密度肿块。瘤内常有点状、星状或不规则钙化，偶尔瘤体完全钙化。大脑凸面、矢状窦旁、大脑镰旁、蝶骨嵴、桥小脑角区及小脑幕脑膜瘤呈圆形、卵圆形或分叶状；颅底脑膜瘤多呈扁平状，边界清楚、光滑；侧脑室内脑膜瘤多位于三角区，其长轴与脑室一致，周围有残存的室腔。较大脑膜瘤有明显占位效应。瘤周脑水肿较轻，但压迫静脉、静脉窦时，也可发生明显脑水肿。脑膜瘤可致颅骨内板局限性或弥漫的骨质增生或压迫性骨质吸收。偶尔脑膜瘤可多发。

CT 增强扫描显示脑膜瘤血供丰富，不具血脑屏障，呈明显均一强化。动态增强检查，脑膜瘤的时间-密度曲线与血管同步升高，达到峰值后，保持相对平稳，下降迟缓。

脑膜瘤非典型表现包括形态不规则、分叶状，瘤内伴有出血高密度灶，瘤内坏死、囊变、黏液或脂肪变性及陈旧性出血所致密度减低。虽良性脑膜瘤少数伴有其他非典型表现，但病灶边界清楚，无邻近脑组织及颅骨侵犯，支持良性脑膜瘤的诊断。

典型脑膜瘤 CT 灌注为均匀高灌注，边缘清楚，不典型脑膜瘤瘤内坏死或囊变呈低灌注。多数脑膜瘤的动态增强时间-密度曲线的增强峰值明显高于胶质瘤、转移瘤，与瘤内微血管密度显著高于二者有关。脑膜瘤的脑血流量、脑血容量及表面通透性均明显升高。

（3）MRI 表现　多数脑膜瘤 T1WI 呈等信号，少数为低信号；T2WI 呈等或稍高信号，FLAIR 上呈等信号，DWI 呈等或高信号，信号多均匀，少数瘤内出现血管、钙化、囊变及纤维性间隔时，信号可不均匀。瘤周水肿较轻，压迫静脉、静脉窦时，也可有明显脑水肿。肿瘤邻近颅骨内板骨质增生或压迫性骨质吸收。

增强扫描呈明显均匀强化，合并囊变、坏死或出血时，呈不均匀强化。60% 脑膜瘤相邻硬膜有强化，即脑膜尾征，可能为肿瘤细胞浸润或为硬膜反应性改变所致。

MRI 对于诊断脑膜瘤各亚型具有一定的临床价值。

1）上皮型脑膜瘤：T1WI 和 T2WI 以均匀等信号为主。该型脑膜瘤由类脑膜上皮细胞组成，细胞排列紧密且均匀，间质较少，多无砂粒体，囊变较少，近似正常脑组织，因此以等信号为主。强化多均匀，以中度强化为主。

2）血管瘤型脑膜瘤：呈 T1WI 低信号，T2WI 高信号，其 T2WI 高信号比例高于其他亚型。分析原因可能是由于血管瘤型脑膜瘤内含有大量不规则血管，其内血流缓慢，具有静止血液的部分特性，因此信号增高。血管瘤型脑膜瘤血供丰富，增强后肿瘤明显强化。

3）砂粒体型脑膜瘤：T1WI 为稍低或等信号，T2WI 为稍低信号、等信号和稍高信号，信号混杂，当砂粒体存在于大部分瘤体时，氢质子减少，T1WI 和 T2WI 信号降低。

4）纤维型脑膜瘤：T1WI 呈等或稍低信号，T2WI 呈等或稍高信号，也可为混杂信号。可出现瘤周水肿，增强后呈明显强化。DWI 呈等、低或稍高信号或混杂信号。

5）混合型脑膜瘤：是纤维型和上皮型脑膜瘤之间的过渡类型，有形成砂粒体倾向，T1WI 和 T2WI 以等信号为主，可见 T1WI 稍低信号或 T2WI 稍高信号，信号较混杂。混合型、纤维型和砂粒体型脑膜瘤以轻、中度强化为主，因肿瘤内出现囊变及钙化可呈现不均匀强化。

6)微囊型脑膜瘤:T1WI 一般为等信号或低信号,T2WI 一般表现为极高信号,而且瘤内可见分布较均匀的微小囊变,与非良性脑膜瘤片状或者大块状坏死有所不同。

7)化生型脑膜瘤:其信号因化生后组织类型及成分组成不同而差异较大,因此无明显可循特征性信号特点。部分肿瘤信号不均匀,出现囊变或坏死,具有肉眼可见的囊变和/或坏死的脑膜瘤称为囊性脑膜瘤。

1H-MRS:脑膜瘤 Cho/Cr 比值增高,NAA/Cho 比值减低,NAA/Cr 下降,在 1.47×10^{-6} 出现脑膜瘤的特征峰——丙氨酸峰。脑膜瘤属于脑外肿瘤,不含神经元,NAA 峰明显减低或无 NAA 峰,此为诊断脑膜瘤的重要特征,也是与星形细胞瘤鉴别的关键。

PWI:良性脑膜瘤各组织亚型相对脑血容量平均值由高到低依次为血管瘤型>脑膜上皮细胞型>过渡型>纤维细胞型。

5. 典型案例

病例 1:患者,男,76 岁,间断头晕不适伴视物模糊 1 周。左侧颞部颅板下见不规则软组织影,肿块宽基底(图 1-2-5A),增强扫描明显强化,内可见左侧大脑中动脉分支供血,局部见脑膜尾征(图1-2-5B)。

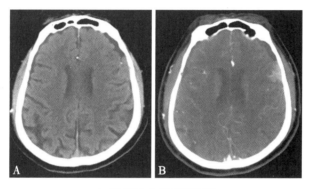

A. CT 平扫;B. CT 增强扫描

图 1-2-5 脑膜瘤 CT 图像

诊断意见:左侧颞部脑膜瘤。

病例 2:扫码见案例扩展。

6. 鉴别诊断

案例扩展

大脑凸面脑膜瘤须与胶质瘤、转移瘤鉴别,脑膜瘤具有特定的脑外肿瘤征象,MRS 无 NAA 峰显示,一般较易诊断。

(1)鞍区脑膜瘤 须与垂体瘤鉴别。前者蝶鞍大小正常,且可见正常垂体显示,脑膜瘤出血、囊变少见,而垂体瘤囊变多见,正常垂体显小,伴临床实验室检查异常。

(2)桥小脑角区脑膜瘤 应与听神经瘤鉴别。后者可见内耳道扩大、听神经增粗及囊实性肿块等有利于鉴别。

(3)脑室内的脑膜瘤 要与脉络丛乳头状瘤鉴别。后者由于分泌大量脑脊液而引起脑积水,且此病多见于青少年。

7.分析思路与拓展

（1）分析思路　①只有脑膜瘤引起骨质变化时，在头颅X线片上才有显示，因此，当结合临床病史怀疑脑膜瘤时，头颅X线平片价值有限。②CT和MRI检查对识别、定位、定性脑膜瘤有重要价值，应重点观察头颅图像是否存在异常密度/信号及病变的数目、大小、形态、边缘及增强后密度/信号。脑膜瘤有脑外肿瘤特征，即广基与颅内板或硬脑膜相连，白质塌陷、变形并与颅内板距离加大，肿瘤处脑池、脑沟封闭，相邻脑池和脑沟扩大。CT平扫脑膜瘤呈均匀略高或等密度肿块。MRI平扫多数脑膜瘤T1WI呈等信号，少数为低信号；T2WI呈等或稍高信号，FLAIR呈等信号，DWI呈等或高信号，信号多均匀，少数瘤内出现血管、钙化、囊变及纤维性间隔时，信号可不均匀。增强扫描呈明显均匀强化，合并囊变、坏死或出血时呈不均匀强化。60%脑膜瘤相邻硬膜有强化，即脑膜尾征。③结合病史及影像表现，进行鉴别诊断，作出诊断结论。④最后对影像描述及结论进行复核。

（2）拓展　脑膜瘤血供丰富，颈内、外动脉双重供血，可见肿瘤涂染；手术切除前可行栓塞治疗。

参考文献

[1]SMITH K A，LEEVER J D，HYLTON P D，et al. Meningioma consistency prediction utilizing tumor to cerebellar peduncle intensity on T2-weighted magnetic resonance imaging sequences：TCTI ratio [J]. J Neurosurg,2017,126(1)：242-248.

[2]SUROV A，GOTTSCHLING S，MAWRIN C，et al. Diffusion-weighted imaging in meningioma：prediction of tumor grade and association with histopathological parameters [J]. Transl Oncol, 2015, 8 (6)：517-523.

[3]BAAL J D，CHEN W C，SOLOMON D A，et al. Preoperative MR imaging to differentiate chordoid meningiomas from other meningioma histologic subtypes[J]. AJNR,2019,40(3)：433-439.

[4]SACCO S，BALLATI F，GAETANI C，et al. Multi-parametric qualitative and quantitative MRI assessment as predictor of histological grading in previously treated meningiomas [J]. Neuroradiology,2020,62(11)：1441-1449.

三、垂体瘤

1.概述

垂体瘤是颅内常见肿瘤之一，常称为垂体腺瘤，属脑外肿瘤，约占颅内肿瘤的15%，亦是鞍区肿瘤最常见类型，起源于垂体前叶细胞异常结节性增生。多见于成年人，其中20～50岁者约占85%，发病高峰年龄在40～50岁，女性多于男性。垂体腺瘤主要位于鞍内，常累及鞍旁、蝶窦。

垂体的高度与年龄相关，遵循6、8、10、12的"Elster法则"，即婴儿、儿童为6 mm，成年男子及绝经后妇女为8 mm，育龄期妇女为10 mm，妊娠晚期和产后妇女为12 mm。垂体柄正常厚度为2～3 mm，超过4 mm或基底动脉宽度为垂体柄异常。

垂体瘤按其肿瘤大小分为直径>10 mm的巨腺瘤和直径≤10 mm的微腺瘤两类。

传统病理学根据HE染色将垂体腺瘤分为嗜酸性细胞腺瘤、嗜碱性细胞腺瘤、嫌色细胞瘤和混合性腺瘤。

2.临床表现

按照其是否具有内分泌功能异常分为有功能腺瘤和无功能腺瘤。其中有功能腺瘤占70%，以泌乳素瘤最多见，其次为生长激素腺瘤、促肾上腺皮质激素腺瘤及多激素腺瘤，促性腺激素腺瘤和促甲状腺激素腺瘤罕见。有分泌功能的垂体腺瘤患者临床表现为某种激素分泌过多，如：泌乳素瘤好发于青年女性，可出现闭经、溢乳、不育和性功能障碍等症状，早期患者有高泌乳素血症，典型临床症状为闭经-溢乳-不孕三联征（Forbis-Albright综合征）。生长激素腺瘤若在青春期前发病，由于骨骺未融合，大量的生长激素引起机体迅速生长而成为巨人症；在成年后发病，生长激素只能促进短骨及膜化骨生长，形成肢端肥大症。促肾上腺皮质激素腺瘤一般临床表现可分为库欣（Cushing）综合征和纳尔逊（Nelson）综合征。典型的 Cushing 综合征表现为患者呈向心性肥胖，以面颈、躯干部最为显著，呈"满月脸"和"水牛背"的表现；Cushing 综合征行双侧肾上腺切除术的患者，10% ~ 30% 在术后 1 ~ 16 年发生垂体肿瘤，出现全身皮肤、黏膜的明显色素沉着，临床称为 Nelson 综合征。垂体腺瘤除内分泌改变引起的临床症状以外，还可出现视力改变、头痛及其他症状。

　　3. 影像学检查方法

　　MRI 显示垂体微腺瘤具有高度特异性和准确性，采用冠、矢状位薄层垂体动态增强可以发现在常规平扫和增强中不能显示的垂体微腺瘤。对于某些病例，可能需要岩窦扫描和 CTA、MRA 及 DSA 检查。CT 骨窗有助于显示侵袭性垂体腺瘤的骨质破坏范围或鉴别发生于蝶骨的病变。X 线检查、CT 检查灵敏度低于 MRI 检查。

　　4. 影像学表现

　　（1）X 线表现　　早期微腺瘤难以发现；巨腺瘤时可见蝶鞍扩大、变形，鞍底骨质受压变薄、破坏，出现双鞍底征、鞍背骨质吸收、前后床突骨质破坏等征象。

　　（2）CT 表现

　　1）垂体巨腺瘤：一般无分泌功能，只有在肿瘤相当大时，压迫邻近结构产生临床症状才被发现，最常见的临床症状为肿瘤向上压迫视交叉造成视力障碍。

　　CT 骨窗可见鞍窝扩大、重塑。CT 平扫密度表现各异，多呈圆形或椭圆形稍高密度或等密度软组织肿块，边缘光滑，可累及鞍上池，肿瘤可有坏死及囊变，坏死囊变区呈稍高于脑脊液的低密度区；伴肿瘤卒中时，可表现为瘤内高密度；垂体瘤钙化少见，钙化灶位于肿瘤中心或偏侧，呈点状、小片状或不规则形，或者位于肿瘤边缘呈蛋壳状。CT 增强扫描肿瘤实性部分显著强化，坏死囊变部分不强化。当肿瘤体积较大时，可见第三脑室前部受压；肿瘤巨大者，可使侧脑室前角内缘受压，进而阻塞室间孔，导致不同程度的侧脑室扩大积水。肿瘤可局限于鞍内或鞍上生长，或同时向鞍上、下方生长，可表现为鞍底下陷，骨质吸收变薄，甚至破坏消失。肿瘤向鞍旁生长时，可见显著强化的颈内动脉推压外移，甚至可将颈内动脉包裹在肿瘤内。少数垂体瘤亦可向其他邻近部位突出生长，如额部、颅中窝、鼻咽部、鞍区后方。

　　2）垂体微腺瘤：垂体微腺瘤可有垂体高度的改变，根据"Elster 法则"来判断不同年龄垂体高度的异常，但应指出的是，在正常高度的垂体内亦可发现微腺瘤。垂体腺大小、形态正常，CT 平扫仅见垂体内有低密度区存在，常为偏侧性，呈圆形、卵圆形或不规则形。低密度垂体微腺瘤多为泌乳素腺瘤。少数情况下，肿瘤可呈等密度，以促肾上腺皮质激素腺瘤最多见，肿瘤很小时无异常表现。CT 增强扫描时，垂体微腺瘤强化晚于正常垂体强化，腺瘤增强持续时间长于正常垂体组织，故在增强早期垂体内出现局灶性低密度区，为诊断垂体瘤较可靠的证据，周围正常垂体明显强化，肿瘤仍呈低密度区。

　　垂体微腺瘤的间接征象可有鞍底下陷、骨质变薄，或者局部骨质吸收，垂体柄向对侧移位、垂体上缘呈不对称性膨隆等。

　　（3）MRI 表现

　　1）垂体巨腺瘤：垂体巨腺瘤的占位表现与 CT 相似，矢状位及冠状位的 MRI 对其显示较佳。MR 平扫肿瘤 T1WI 呈等或稍低信号，T2WI 呈稍高信号。MR 增强扫描垂体巨腺瘤早期即可强化，但强化程度较正常垂体低。若肿瘤内出现囊变坏死，T1WI 呈更低信号，T2WI 呈更高信号。若伴有肿瘤内出血，在亚急性早期 T1WI 呈高信号，T2WI 呈低信号，而在亚急性晚期均呈高信号；出血时间长者可见分层，T1WI、T2WI 矢状位均为上层高信号、下层低信号，其上层的高信号为出血后红细胞破解释放其内容物所致，下层为液化的血肿成分。肿瘤向鞍上生长，突破鞍膈，呈"葫芦状""雪人征"，亦称之为"束腰征";当肿瘤向上生长时,可压迫视交叉及垂体柄使之移位,在矢状位上可见第三脑室的视交叉隐窝及漏斗隐窝受压变形或消失。肿瘤向鞍旁侧方生长为侵袭型垂体瘤重要征象,海绵窦受累时征象为垂体与海绵窦间的线状低信号——硬脑膜间隙消失,颈内动脉推移、变形。

2)垂体微腺瘤:①直接征象,80%~90%的肿瘤在平扫 T1WI 呈低信号,T2WI 呈高信号,生长激素腺瘤 T2WI 信号偏低,通常位于垂体一侧。微腺瘤最佳对比在动态增强早期,肿瘤的信号强化程度低于正常垂体,后期病灶的强化程度高于正常垂体。垂体微腺瘤的间接征象较直接征象更有敏感性。②间接征象:垂体高度增加,垂体上缘膨隆,垂体柄向对侧偏移,鞍底骨质吸收变薄或局部骨质破坏。由于正常垂体柄亦有17%出现偏移,因此只有垂体柄偏移方向与垂体内低信号相反时才有诊断意义。

5. 典型案例

患者,男,27 岁,头痛、头晕 1 年。视力下降半年。鞍窝扩大,鞍底下沉。鞍窝及鞍上可见团块状等 T1 等 T2 信号(图 1-2-6A~D),垂体柄显示不清,视交叉受压上抬。T1WI 增强扫描呈明显欠均匀强化(图 1-2-6E~G)。

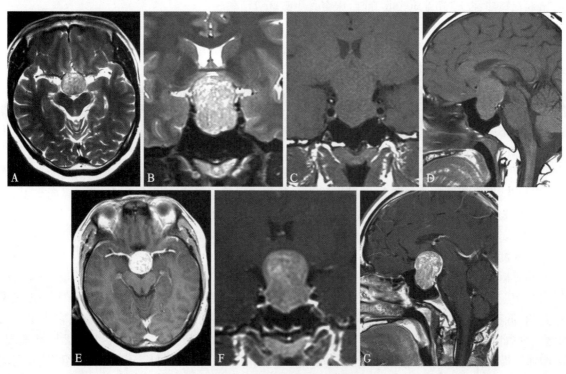

A、B. T2WI;C、D. T1WI;E~G. 增强 T1WI

图 1-2-6   垂体巨腺瘤 MRI 图像

诊断意见:垂体巨腺瘤。

6. 鉴别诊断

（1）垂体巨腺瘤 主要与为垂体增生鉴别。25%～50% 的 18～35 岁内分泌正常女性影像检查显示垂体上缘膨隆。腺垂体高度一般≤10 mm，除外妊娠、哺乳期妇女。甲状腺功能减退会导致代偿性增生，这种情况少见。由于腺瘤少见于儿童，青春期患者出现垂体增生或类似垂体腺瘤，需要进行内分泌检查。

垂体巨腺瘤还须与颅咽管瘤、脑膜瘤、转移瘤进行鉴别。颅咽管瘤是儿童常见的鞍上肿瘤，而垂体腺瘤少见于儿童；颅咽管瘤常与垂体组织分界清楚，常见钙化。脑膜瘤及转移瘤儿童罕见。发生于鞍膈的脑膜瘤一般与垂体有分界，发生于鞍内的脑膜瘤比较少见。颅外转移至垂体及垂体柄的肿瘤不常见；大部分垂体转移瘤由邻近骨质或海绵窦转移继发蔓延而来，也可经血行转移，较为罕见；常同时伴有脑内转移。

类似垂体巨腺瘤的非肿瘤性病变包括动脉瘤和垂体炎。动脉瘤好发于 Willis 环的偏侧部分，少见于中线区蝶鞍上方，常见钙化，垂体腺瘤钙化少见。动脉瘤 MRI 可见流空信号或者伴有层状血栓。垂体炎可与垂体巨腺瘤表现完全相同，但是垂体炎发生率比较低。常见于淋巴细胞性垂体炎，多见于围产期或产后妇女，也可见于自身免疫性垂体炎。

（2）垂体微腺瘤 平扫图像上垂体微腺瘤不易与非肿瘤性垂体内囊肿进行鉴别，如拉特克（Rathke）囊肿或中间裂隙囊肿。增强扫描后垂体微腺瘤可强化，而囊肿一般不强化。出血性垂体微腺瘤可与含蛋白多的 Rathke 囊肿表现类似，T1WI 上均呈高信号。

7. 分析思路与拓展

（1）分析思路 ①临床资料：几乎 2/3 垂体腺瘤患者会出现内分泌异常，泌乳素最常见，生长激素次之，并会出现相应的临床症状。剩余 1/3 垂体腺瘤为无功能性的。垂体巨腺瘤常伴有占位效应、头痛和视觉障碍。少见尿崩症，出现尿崩症可排除此病。②影像征象：鞍窝肿块或同时累及鞍内及鞍上的肿块，最具特征性的是与垂体分界不清，看不到正常或受压垂体。

（2）拓展 绝大多数垂体腺瘤起源于鞍窝内。也可见于蝶窦、鼻咽、第三脑室和鞍上池，这种情况比较少见，称为异位垂体腺瘤。

参考文献

[1] CHAUDHARY V, BANO S. Imaging of the pituitary：recent advances [J]. Indian J Endocrinol Metab,2011,15(3)：s216-223.

[2] LIANGFENG W, SHUN-AN L, KAICHUN F, et al. Relationship between pituitary adenoma texture and collagen content revealed by comparative study of MRI and pathology analysis[J]. Int J Clin Exp Med,2015,8(8)：12898-12905.

[3] BOXERMAN J L, ROGG J M, DONAHUE J E, et al. Preoperative MRI evaluation of pituitary macroadenoma：imaging features predictive of successful transsphenoidal surgery [J]. AJR Am J Roentgenol,2010,195(3)：720-728.

[4] SHOUSEN W, KUNZHE L, DEYONG X, et al. MR imaging analysis of posterior pituitary in patients with pituitary adenoma[J]. Int J Clin Exp Med,2015,8(5)：7634-7640.

四、脑转移瘤 ▶▶▶

1. 概述

脑转移瘤(brain metastasis)是指源于中枢神经系统以外的肿瘤细胞转移到脑组织的恶性肿瘤,经血行、淋巴道或脑脊液循环种植转移至颅内,累及脑实质、脑神经及颅内血管等。脑转移瘤占颅内肿瘤的20%~40%,其中40%~70%来自肺癌,其次为乳腺癌,占6.7%~26%,而肾癌、消化道肿瘤、黑色素瘤、绒癌等也是比较常见的原发肿瘤,其他少见的可能来自前列腺癌、肝癌、甲状腺癌、胰腺癌、肉瘤及原发灶未明的肿瘤等。在恶性肿瘤的各种转移器官中,脑转移瘤的发生率明显高于其原发恶性肿瘤,仅次于肝和肺转移,居第三位,其发病高峰年龄为40~70岁,约占81.6%,男性明显多于女性,约占65.8%。

脑转移瘤最常见于血行转移,病灶多发生于幕上大脑半球,约占80%,发生于小脑的转移灶约占15%,脑干占3%~5%。幕上病灶多分布在大脑中动脉分布区、额叶、颞叶及顶叶皮质下区域等,幕下转移瘤好发于小脑半球。与幕上转移瘤相比,幕下单发转移瘤的发病部位多靠近脑深部,中线旁也相对较多。病灶多发比单发常见。一旦患者出现脑转移,则说明恶性肿瘤已属于晚期,30%~65%的患者可能还会伴有其他颅外器官的转移。

2. 临床表现

70%以上的脑转移患者都有神经系统的症状和体征,临床症状具有多样性,其与病灶大小、部位、占位效应以及患者的敏感性相关。临床表现常为头痛、恶心、呕吐、肢体无力等颅内压增高表现;其次为感觉、运动神经功能的障碍,也有一部分患者以癫痫、失语、意识障碍等症状为主,但也有一部分患者没有明显的临床症状,而是通过颅脑CT或MRI检查确诊为脑转移瘤。

3. 影像学检查方法

常规MRI及CT是最常用于脑转移瘤诊断和监测治疗反应的影像学检查方法。微小转移病变,平扫不易显示,增强扫描须作为转移瘤诊断的常规检查。

4. 影像学表现

(1)X线表现 若颅内外均有转移灶,可见颅骨局部骨质破坏,呈圆形或类圆形,边界清,但对颅内转移瘤诊断意义不大。

(2)CT表现 平扫多为低密度或等密度的结节或环形病灶,少数呈稍高密度病灶,病灶多位于皮质及皮质下区,常为多发,少数单发;瘤体直径多在0.32~5.60 cm,常伴有明显的瘤周水肿,呈分指状低密度改变;常累及白质,少数累及灰质,可伴有不同程度的占位征象;增强扫描后可见瘤体轻度或中度结节状或环形强化。个别瘤体内可见出血、囊变及钙化等征象。

(3)MRI表现 脑转移瘤MRI表现形态多样,可呈结节状、环状、囊状或年轮状,平扫肿瘤实性成分T1WI呈等或稍低信号,T2WI呈稍高信号,周围水肿明显,而发生于小脑半球、脑干段、丘脑的病灶多无或轻度水肿。FLAIR均表现为高信号。增强扫描呈明显强化,结节状、环形、不规则强化。增强T1WI对诊断有更高的敏感性,不但能明确病灶的存在,清楚地分辨瘤体与周围的水肿,准确地判断肿瘤实体的位置、大小、形态、数目等,而且还能发现平扫检查中表现正常或信号改变轻微的病灶,使脑转移瘤的检出率明显提高。DWI表现多样,可呈片状高信号、环状高低混杂信号。

5. 典型案例

患者,女,49岁,左肺癌术后1年,术后化疗3次,头痛1个月,MRI平扫示双侧大脑半球、双侧基底节区、右侧丘脑多发结节状长T1稍长T2信号,FLAIR呈高信号(图1-2-7A~C),病灶周边水肿明显,DWI高 b 值上部分轻度扩散受限(图1-2-7D)。增强扫描双侧大脑半球、双侧基底节区、右侧丘脑病变呈点状、结节状、环状强化,周边水肿未见明显强化(图1-2-7E~H)。中线结构局部向左侧移位。

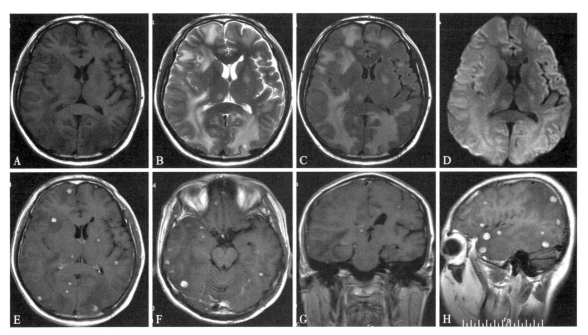

A. T1WI；B. T2WI；C. FLAIR；D. DWI；E ~ H. 增强 T1WI

图 1-2-7　脑转移瘤 MRI 图像

诊断意见：脑内多发病变，根据肺癌病史，考虑脑内多发转移瘤。

6. 鉴别诊断

（1）脑脓肿　脑转移瘤的影像表现多样化，鉴别诊断根据其表现也有所不同。斑点状及环状强化的转移瘤主要与脑脓肿进行鉴别。脑脓肿 DWI 高 b 值上病变明显扩散受限，MRS 显示氨基酸峰和乳酸峰。

（2）胶质母细胞瘤　脑转移瘤有时与胶质母细胞瘤表现相似，尤其是胶质母细胞瘤伴脑内播散时。胶质母细胞瘤常为单发且好发于深部脑白质，而转移瘤常为多发且好发于灰白质交界区。单发性胶质母细胞瘤常呈浸润性生长，而转移瘤大多表现边界清晰。

（3）多发性栓塞性脑梗死　脑转移瘤和多发性栓塞性脑梗死均好发于灰白质交界区和动脉血管走行边缘区。DWI 高 b 值上急性期脑梗死扩散明显受限，T1WI 增强罕见强化。

（4）多发性硬化　脑转移瘤与多发性硬化有时须进行鉴别，但是多发性硬化发病年龄较轻，主要位于脑室旁的深部白质区域，不完整的环状或"马蹄"环状强化是其特征性表现。

7. 分析思路与拓展

（1）分析思路　①临床资料：脑转移瘤发病率和患者年龄明显相关，65 岁以上为转移瘤的发病高峰期，25 岁以下少见。颅外恶性肿瘤的儿童，脑转移瘤发生率低。患者常伴有颅外恶性肿瘤病史。②影像表现：典型表现为转移瘤数目和大小进行性增加。影像表现根据部位不同而有所不同，CT 及 MRI 平扫及增强表现呈多样化。

（2）拓展　无论影像表现如何，中年或老年患者单发小脑肿块均应首先考虑脑转移瘤。

参考文献

[1] GRIL B，EVANS L，PALMIERI D，et al. Translational research in brain metastasis is identifying molecular pathways that may lead to the development of new therapeutic strategies [J]. European Journal of Cancer,2010,46(7):1204-1210.

[2] OH Y,TAYLOR S,BEKELE B N,et al. Number of metastatic sites is a strong predictor of survival in patients with nonsmall cell lung cancer with or without brain metastases [J]. Cancer,2009,115(13): 2930-2938.

[3] 宋莉,王霄英,谢晟,等.DWI 以及 ADC 值测量在脑肿瘤鉴别诊断中的价值[J].中国医学影像技术,2005,21(3):354-357.

五、颅咽管瘤

1.概述

颅咽管瘤是颅内鞍区常见肿瘤之一,在鞍区肿瘤中占第二位,略低于垂体瘤的发病率,占颅内肿瘤的 2%~4%。为颅内最常见的先天性肿瘤,是一种缓慢生长的良性肿瘤,根据 WHO 中枢神经系统的分级属 1 级。颅咽管瘤好发于儿童和青少年,有两个发病高峰,分别为 10~14 岁和 40~60 岁,男性较女性多。颅咽管瘤多为单发病灶,可发生于鞍区的任何部位。颅咽管瘤按其与鞍膈的关系分为鞍内型、鞍上型、鞍内鞍上型和脑室内型,以鞍上型多见,可压迫室间孔导致侧脑室扩大积水,少部分可沿鞍区扩散至鞍外,浸润颅前窝、颅中窝及第三脑室。

颅咽管瘤大体病理表现可分为囊性、实性和囊实性三类,其中以实性最为少见,囊性病灶可为单囊或多囊状,囊变区多位于病灶上部;囊壁和肿瘤实性部分可发生钙化,钙化发生率约为 70%。

颅咽管瘤在组织学上分为成釉质细胞型、鳞状乳头细胞型及混合型。其中成釉质细胞型占大多数(90%),几乎都发生于儿童,成人罕见;鳞状乳头细胞型几乎仅见于成年人,常侵犯第三脑室,肿瘤缺乏钙化。

2.临床表现

颅咽管瘤的临床表现复杂多样,主要与该肿瘤发生的部位、大小、病理组织学类型及生长方式有关,主要表现有颅内压增高,其次是视力视野损害。颅内压增高,可致视神经乳头充血或出现视神经萎缩,亦可表现为垂体功能低下和下视丘症状。前者可致患儿身体发育迟缓,呈垂体性侏儒,第二性征发育不良;后者系第三脑室底、视丘下部早期受累所致,患者可出现尿崩症、体温低下、嗜睡及肥胖性生殖无能。若累及垂体柄及视丘下部,还可出现闭经-泌乳素综合征。某些生长方向特殊的肿瘤,可出现不同临床症状,如肿瘤累及鞍旁可出现第Ⅲ、Ⅳ、Ⅴ等多对脑神经损害等。

3.影像学检查方法

颅骨 X 线平片可显示肿瘤囊壁蛋壳状钙化和颅骨的异常改变,MRA 可显示肿瘤对邻近血管造成的压迫和推移,或肿瘤包绕血管等征象,评价肿瘤与周围血管的关系。CT 及 MRI 检查可更好地显示病灶的成分,二者互相结合,有利于确诊。

4.影像学表现

(1)X 线表现　颅骨 X 线平片可显示肿瘤囊壁蛋壳状钙化和颅骨的异常改变,如后床突骨质吸收、模糊或消失,蝶鞍变扁,前后径加大等。

(2)CT 表现　成釉质细胞型颅咽管瘤常位于鞍上并可同时累及鞍内,多为囊性或囊实性,发生钙化的比率可高达 90%;鳞状乳头细胞型颅咽管瘤常侵犯第三脑室,肿瘤多为实性,少部分为囊实型,多见囊内结节。CT 平扫表现为鞍上圆形、类圆形或不规则分叶状肿块,其密度因肿瘤内成分不同而差异很大,以囊性成分多见,也可含胆固醇或脂质,CT值呈负值,或因囊内含有较多钙质和角蛋白呈等或稍高密度。囊变者可为单囊或多囊。肿瘤较大时,突入第三脑室,压迫室间孔,引起侧脑室扩张积水。肿瘤囊壁可见蛋壳样钙化(呈连续性或间断性),肿瘤实性部分内部可见斑点状、片状或不规则絮状钙化灶。CT增强扫描囊内成分不强化,肿瘤实性部分、囊壁及囊内结节均可见强化。

(3)MRI表现　颅咽管瘤内成分多样,使肿瘤MR信号复杂。囊性、囊实性病灶中,因其囊性和实性比例不同、囊液的含量及成分差异,使病灶在T1WI、T2WI上信号较混杂。

成釉质细胞型颅咽管瘤多呈分叶状的大囊性占位,根据蛋白含量的不同,MR平扫T1WI可呈低、等或高信号,且该型钙化较多见,可沿肿瘤边缘呈蛋壳状钙化,肿瘤实质部分点状、斑片状或不规则钙化,表现为斑点状及条状低信号影。MR平扫囊内T2WI多呈高、稍高信号。鳞状乳头细胞型颅咽管瘤呈相对小而圆的囊实性占位,以实性为主,可见囊内结节,无或少有钙化。

MR增强扫描:囊性及囊实性颅咽管瘤的囊性部分边缘常见强化,囊内不强化,实性部分、囊内结节亦可见强化。混合型颅咽管瘤类似于成釉质细胞型,但亦可见囊内结节强化。FLAIR因其囊液含水,而呈低、稍低信号,且水分子运动不受限制,因此DWI病灶表现为低信号。

MRA可显示肿瘤对邻近血管造成的压迫和推移,或肿瘤包绕血管等征象,评价肿瘤与周围血管的关系。

5.典型案例

病例1:患者,男,67岁,农民。主诉:双眼视力进行性下降5月余。鞍上区可见囊片状占位性病变,病变内囊液呈均匀长T2信号(图1-2-8A);FLAIR呈稍低信号(图1-2-8B),病变边缘尚光整,病变推移及挤压视神经移位变形,邻近颈内动脉海绵窦段、眼段及前交通段受压变形(图1-2-8C)。增强后,囊壁呈轻度线状强化(图1-2-8D)。

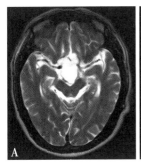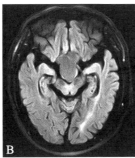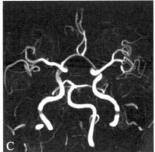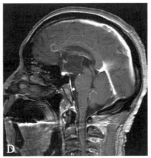

A.T2WI;B.FLAIR;C.MRA;D.增强T1WI

图1-2-8　颅咽管瘤MRI图像

诊断意见:鞍上区囊性占位性病变,考虑颅咽管瘤。

病例2:扫码见案例扩展。

案例扩展

6.鉴别诊断

(1)垂体腺瘤　好发于成年人,多位于鞍内,以鞍内生长为主,蝶鞍扩大,鞍底下陷,常向双侧生长,侵犯海绵窦,钙化少见,增强多均匀一致,并可见"雪人征"。颅咽管瘤多位于鞍上,鞍底正常,蝶鞍扩大少见,有时可见正常垂体位于肿瘤的下方,肿瘤实质部分及囊壁可见蛋壳状钙化,囊壁及实性部分可见强化。

(2)脑膜瘤　鞍区脑膜瘤呈等T1等T2信号,少数可有钙化,可向前生长至颅前窝底,呈宽基底与硬脑膜相连,增强后多为明显均匀强化,可有脑膜尾征,脑膜瘤长轴极少向后倾斜,而颅咽管瘤的长轴常向后倾斜。

(3)Rathke 囊肿　位于垂体前叶和中间部之间,通常直径不超过 10 mm,一般不强化,DWI 上弥散受限,呈高信号,术后复发较少。颅咽管瘤的囊壁较厚且多有强化,呈侵袭性生长,术后有复发倾向。若 Rathke 囊肿囊壁上皮鳞状上皮化生或合并感染时囊壁增厚强化,则难以与颅咽管瘤鉴别。

(4)(表)皮样囊肿　皮样囊肿多发生于颅后窝,多为短 T1 长 T2 信号,边缘光滑锐利,囊壁极少有强化表现。表皮样囊肿多发生于桥小脑角区,多为长或等 T1 长 T2 信号,形态可不规则,"见缝就钻"为其特征性表现,DWI 呈明显高信号。

(5)鞍区动脉瘤　呈球形,典型者 MR 呈流空现象,边缘锐利。如伴血栓,则其信号稍高于流空的血液信号,增强扫描动脉瘤强化程度与血管一致。

7. 分析思路与拓展

(1)分析思路　①CT 和 MRI 检查:对识别、定位、定性颅咽管瘤有重要价值,应重点观察病变的具体位置,有无囊性成分,有无钙化,生长趋势,有无强化。②应重点观察病变与相邻结构的关系:周围组织与之分界是否清楚,是否有包绕、推挤、压迫、浸润等,是鉴别垂体瘤和颅咽管瘤的可靠依据。颅咽管瘤与周围结构分界清楚,往往向上生长;垂体瘤常见包绕周围海绵窦颈内动脉血管,可见向上生长,侵袭性垂体瘤时可向下生长。脑膜瘤与硬脑膜关系密切,注意观察有无脑膜尾征,并且强化明显。③结合病史及影像表现:进行鉴别诊断,作出诊断结论。颅咽管瘤在人群中有两个发病年龄高峰,尤其是儿童和青少年期发病易进行鉴别诊断。

(2)拓展　颅咽管瘤起源主要有两种学说。第一种为胚胎残余学说:认为颅咽管瘤起源于最初连接 Rathke 囊肿与口腔颅咽管的胚胎釉质原基。Rathke 囊肿残余部分能形成肿瘤的起点,因而颅咽管瘤能发生在 Rathke 囊肿移行的任何部位,范围从犁骨、中线蝶骨至蝶鞍底部,少见部位如颞侧硬膜外、第四脑室、桥小脑角区、颅外鼻咽部等可发生异位的颅咽管瘤,被认为是闭塞的 Rathke 囊肿异常移动所致,但是目前尚没有证据显示 Rathke 囊肿衍生上皮细胞长入脑室内,因此仍不能解释异位于脑室内的颅咽管瘤。第二种为组织化生学说:认为颅咽管瘤是腺垂体结节部垂体细胞鳞状上皮化生的结果。

成釉质细胞型颅咽管瘤镜下可见典型的鳞状上皮呈栅栏状排列在基膜上,疏松星芒状细胞层形成海绵样网状外观和表层多形细胞层,肿瘤内产生大量湿角化物,常因营养不良而导致钙化;囊内含有大量胆固醇,可见胆固醇裂隙,伴有纤维化和慢性炎性反应组织。鳞状乳头细胞型颅咽管瘤镜下示由片状的鳞状上皮构成乳头状结构,无栅栏状排列核、湿角化物、钙化及胆固醇裂隙,内层细胞也不形成海绵样网状结构。肿瘤与脑组织分界较清晰,外科手术易于将其全部切除。

参考文献

[1]张鹏.CT 与磁共振成像对颅脑鞍区肿瘤的诊断价值比较[J].实用医学影像杂志,2021,22(3):306-308.

[2]李绍山,杨志芳,付强,等.颅咽管瘤 MSCT、MRI 影像学特征及与病理学的对照研究[J].中国 CT 和 MRI 杂志,2021,19(11):23-25.

[3]陈首名,李光纪,何志兵,等.CT、MRI 技术在鞍区囊性病变诊断的应用及影像特点分析[J].中国 CT 和 MRI 杂志,2020,18(1):8-10,78.

六、听神经瘤 ▶▶

1. 概述

听神经瘤(acoustic neurinoma)是颅内常见神经鞘瘤,为颅内良性肿瘤,好发年龄为 40~50 岁,占颅内肿瘤的 5%~10%,约 95% 是单侧发生,少数为双侧发生。如伴有神经纤维瘤病,则正相反。虽是良性肿瘤,若瘤体较大可引起脑积水、脑干受压形成脑疝等神经系统症状,甚至导致患者死亡。

2. 临床表现

临床表现随其大小与部位而异,小肿瘤可无症状,较大者因受累神经受压而引起麻痹或疼痛,并沿神经放射。听神经瘤首发症状多为听神经受刺激或破坏表现的症状,如耳鸣、耳聋或眩晕等。第Ⅷ对脑神经刺激或破坏体征发生率高。三叉神经鞘瘤首发症状主要为患者自觉面部麻木,感觉错位,或者三叉神经痛,还有非特异性头痛,而体征以三叉神经功能障碍为主,主要有面部感觉减退,角膜反射减弱及咀嚼肌运动减弱等阳性体征。其他脑神经起源的肿瘤可出现相应阳性体征。

3. 影像学检查方法

X 线检查已很少使用,当肿瘤较大时可出现骨质改变。CT 检查可了解桥小脑角区病变周围骨质情况。MRI 检查可更好地显示病变与周围组织的关系。

4. 影像学表现

(1)X 线表现 当肿瘤较大时可出现骨质改变,主要表现为骨质破坏,骨质增生和硬化少见。

(2)CT 表现 肿瘤一般体积较大,实性部分呈等、低、略高密度或混杂密度,囊变、坏死多见,增强后呈明显不均匀强化。肿瘤沿神经走行方向生长,邻近骨质受压吸收,可有内耳道扩大。

(3)MRI 表现 肿瘤位于颅内脑外,边界清楚,邻近脑组织受压;肿瘤长轴与听神经走行一致,可沿颅底孔道延伸至颅外。T1WI 上肿瘤呈等或稍低信号,T2WI 呈稍高或高信号,FLAIR 呈稍高信号,瘤周无水肿或轻度水肿,囊变、坏死常见,信号不均。增强 T1WI 肿瘤实质呈明显强化,囊变区不强化。增强扫描呈明显强化。DWI 图像信号及 ADC 值由于肿瘤内细胞成分构成不同而强弱不一,实性成分较多的神经鞘瘤 DWI 表现为高信号,ADC 值较低,而黏液或囊变成分较多者 DWI 信号较低,ADC 值较高。

5. 典型案例

患者,男,29 岁,右耳耳鸣伴听力下降 1 周,耳鸣呈持续性,无面部麻木,无步态不稳。颅脑 CT 可见右侧内耳道明显扩张,骨质形态尚可(图 1-2-9A)。右侧内耳道、桥小脑角区可见条状或结节状等 T1 稍长 T2 信号(图 1-2-9B、C),DWI(b=1000)呈等信号(图 1-2-9D),增强扫描后呈明显均匀强化(图 1-2-9E)。

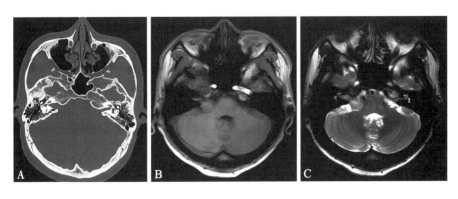

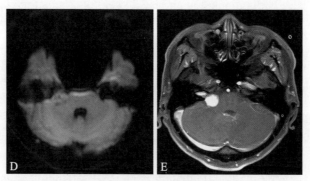

A. CT 平扫；B. T1WI；C. T2WI；D. DWI；E. 增强 T1WI

图 1-2-9　听神经瘤 CT、MRI 图像

诊断意见：右侧内耳道、桥小脑角区富血供占位性病变，考虑神经鞘瘤。

6. 鉴别诊断

（1）面神经瘤　瘤体较小时，常局限于内耳道前上象限，面神经管扩大及管壁破坏，呈"抱球征"；面神经走行区条状软组织影。听神经瘤瘤体较大时，内耳道呈"喇叭口状"扩大；肿瘤较小时，容易漏诊，MRI 能检出内耳道内小听神经瘤。

（2）起源于岩锥尖部后方的脑膜瘤　二者相似之处在于富血供明显强化，均可见囊变；区别点在于脑膜瘤可见脑膜尾征，邻近硬膜增厚并强化，边界清楚，周围骨质可见硬化。

（3）颈静脉球瘤　该病中年女性多见，临床多为搏动性耳鸣和听力障碍；CT 平扫呈等或稍高密度，均匀显著强化。T1WI 呈等低混杂信号，T2WI 呈高低混杂信号，增强后明显强化，可见"胡椒盐"征。

（4）表皮样囊肿　发病率男性多于女性，有钻孔缝的生长特点，边缘光滑；CT 密度和 MRI 信号因囊内成分表现各异，DWI 呈高信号，增强扫描不强化。

7. 分析思路与拓展

（1）分析思路　①CT 和 MRI 检查：对识别、定位、定性听神经瘤有重要价值，应重点观察病变的具体位置，有无囊性成分，生长趋势，有无强化。②应重点观察病变与相邻结构的关系：周围组织与之分界是否清楚、是否有骨质破坏等是鉴别骨源性肿瘤和听神经瘤的可靠依据；观察面神经管有无扩张，是鉴别面神经鞘瘤与听神经鞘瘤的重要依据；脑膜瘤与硬脑膜关系密切，注意观察有无脑膜尾征，并且强化明显。③结合病史及影像表现：进行鉴别诊断，作出诊断结论。

（2）拓展　神经病理学家认为神经鞘瘤有四种组织学亚型：传统型、细胞型、丛状型和黑色素型。除黑色素型神经鞘瘤外，依据影像学表现难以鉴别不同组织学亚型的神经鞘瘤。累及脑神经的神经鞘瘤绝大多数为传统型。细胞型神经鞘瘤主要由缺少 Verocay 小体的 Atntoni A 区组成，发病年龄和其他类型相似，倾向于后纵隔和腹膜后、四肢深部软组织发病。丛状型神经鞘瘤也称为多结节性神经鞘瘤，表现为沿受累神经束发生的多发局限性病变。大多数为皮肤或皮下肿瘤，可见于四肢、躯干、头部和颈部。迄今尚无发生于脑部病变的报道。约 90% 的丛状型神经鞘瘤为散发病例，5% 的病例合并神经纤维瘤病 2 型，5% 的病例与神经鞘瘤病有关。与神经纤维瘤病 1 型和丛状神经纤维瘤不同，丛状型神经鞘瘤无恶变倾向。卡尼综合征（Carney complex）是一种罕见的常染色体显性综合征，其特征是皮肤的色素性病变和黏膜、心脏、皮肤及其他部位的黏液瘤，多种内分泌肿瘤。黑色素型神经鞘瘤占 Carney 综合征患者的 10%。

参考文献

[1]姚俊吉,陈见清,谭皓月,等.听神经瘤自然生长规律与症状演变的初步分析:56 例患者回顾
[J].上海交通大学学报(医学版),2021,41(7):898-902.

[2]孙雪波,周幽心,周岱,等.囊性听神经瘤的临床表现和影像学特点[J].苏州医学院学报,
1999,19(12):1311-1312.

[3]舒松,吴明,石峰,等.听神经瘤的 MRI 表现及听力损失特点[J].听力学及言语疾病杂志,
2014,22(1):88-90.

第三节 脑外伤

一、颅骨骨折

1. 概述

颅骨骨折(skull fracture)是指外力间接或直接暴力打击所致的骨质结构改变,表现为骨质连续性的中断及断裂。颅骨骨折的重要性常不在于骨折本身,更重要的是其可能伴发的脑膜、脑、颅内血管和神经的损伤。根据骨折部位分为颅盖骨折、颅底骨折。根据骨折形态分为线性骨折、凹陷性骨折、粉碎性骨折、穿入骨折。根据创伤性质(骨折部位是否与外界相通)分为闭合性骨折、开放性骨折,颅底骨折伴有硬脑膜破裂引起的颅内积气或脑脊液漏者也视为开放性骨折。

2. 临床表现

(1)颅盖骨折 线性骨折可能伴有头皮损伤、头皮血肿、脑挫裂伤等;凹陷性骨折因骨片陷入颅内,使局部脑组织受压或产生挫裂伤,临床上可出现相应的症状和局限性癫痫。并发颅内血肿者,可产生颅内压增高症状。

(2)颅底骨折 颅前窝骨折所致出血可流入鼻腔和眶周,流进眶内时眶周皮下及球结合膜下可形成淤血斑,称为"熊猫眼征"。易导致嗅觉障碍或脑脊液鼻漏。同时可致筛窦、蝶窦及额窦内积血。颅中窝骨折常合并第Ⅶ或Ⅷ脑神经损伤而出现相应神经受损症状,可形成脑脊液耳漏、脑脊液鼻漏,亦可伤及垂体和第Ⅱ~Ⅵ脑神经。若伤及颈内动脉海绵窦段可形成颈内动脉海绵窦瘘而出现搏动性突眼。颈内动脉如在破裂孔或在颈内动脉管处破裂,则可发生致命性鼻出血或耳出血。颅后窝骨折常在乳突和枕下部可见皮下淤血,或在咽后壁发现黏膜下淤血。骨折线居内侧者可出现后组脑神经损伤的症状,如吞咽困难、声音嘶哑等。

3. 影像学检查方法

(1)X 线检查 X 线平片对了解有无骨折、着力部位、致伤机制及伤情判断有一定意义,可观察骨折是否通过重要血管及静脉窦,从而提示有无大出血的可能。

(2)CT 检查 CT 在显示颅骨骨折各种征象的同时可以发现并存的其他颅脑损伤,如蛛网膜下腔出血、脑挫裂伤及颅内出血、硬膜下及硬膜外血肿等,为临床治疗方案的正确制订提供更多的准确信息。

(3)MRI 检查 MRI 检查时间较长,一般较少用于单纯颅骨骨折的诊断。但对伴发的较轻的脑挫裂伤的显示优于 CT。

4.影像学表现

（1）X线表现

1）线性骨折：占颅骨骨折的2/3以上，表现为僵硬线条状低密度影。若骨折在颅骨内板和外板不一致，可见两条大致接近且平行的低密度线状影。骨折线可跨越血管沟和静脉窦，也可跨越颅缝从一块颅骨累及另一块颅骨。颅底骨折的骨折线显示率低。

2）凹陷性骨折：大多位于颅盖骨。表现为颅骨断裂时向颅腔内呈环形或锥形凹陷，骨折线多不规则，常部分透光，部分致密，为骨板断处重叠所致，切线位可明确显示凹陷深度，严重者刺破硬脑膜，可导致局限性硬膜外血肿。婴幼儿由于其颅骨弹性好，可仅有锥形凹陷但无骨折线，属于青枝骨折，称为"乒乓球骨折"。

3）粉碎性骨折：常见于颅盖骨，表现为多条骨折线，常彼此交错，骨碎片常分离、错位或陷入颅内，粉碎的骨片部分可重叠。

4）穿入骨折：表现为骨碎片向颅内移位或伴颅内异物，颅内不透X线的异物呈高密度影。

5）颅缝分离：外伤引起的颅缝分离并不少见，大多发生于儿童，以人字缝多见。正常人字缝宽度一般在1.5 mm以下，儿童不超过2 mm，如超过即可确定有颅缝分离。

6）颅底骨折：由于颅底结构不平，骨折线细微，尤其是筛骨、颞岩和乳突部的骨折线不易完全发现，须观察有无颅骨骨折的间接征象，从而推测颅底骨折的存在。颅底骨折的间接征象表现为：鼻窦、乳突气房内气体经骨折线进入颅内形成颅内积气，颅底骨折出血或脑脊液漏入导致鼻窦、乳突气房混浊。

（2）CT表现   线性骨折表现为颅骨内锐利而清晰的透亮低密度影，部分可呈分叉或星状放射。骨折线大多发生在暴力的冲击部位，很少发生在远隔部位。骨折线常以冲击点为中心向外延伸，一部分颅盖骨折可延伸至颅底。若发现颅底骨折的间接征象，普通方法扫描难以显示颅底骨折时须加做薄层扫描。颅缝分离表现为颅缝增宽，粉碎性骨折可见骨碎片，凹陷性骨折表现为骨折线有凹陷，穿入骨折CT表现为局限性颅骨缺损和颅内异物。颅骨骨折继发或并发的颅内损伤，如并发的脑挫裂伤，伤后逐渐发生的继发性损伤如脑水肿、颅内出血及脑疝等，可有相应表现。

（3）MRI表现   单纯头皮损伤或骨折一般不进行MRI检查。在鉴别诊断或了解颅内损伤情况时，须进行MRI检查。

5.典型案例

患者，男，56岁，外伤后头部、颈肩部疼痛5 h余。右侧额顶骨见线样低密度影，右侧额顶部颅骨内板下见梭形高密度影，右侧额顶部皮下软组织密度增高（图1-3-1A～D）。

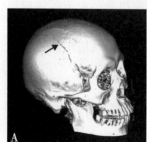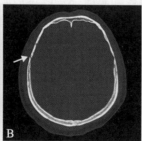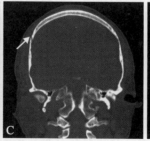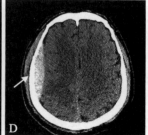

A. CT三维重建；B. CT骨窗轴位；C. CT骨窗冠状位；D. CT平扫轴位

图1-3-1   颅骨骨折CT图像

诊断意见：右侧额顶骨线性骨折，右侧额顶部硬膜外血肿，右侧额顶部皮下血肿。

6. 鉴别诊断

　　凹陷性骨折、穿入骨折、粉碎性骨折CT征象常显示明确,不难诊断。部分线性骨折因无明显的移位、塌陷,较易与颅内一些正常结构混淆。

　　(1)颅缝　往往位置固定对称,边缘光滑圆钝,密度较高,而骨折线位置不固定,边缘清晰锐利,密度较低,但颅缝呈"锯齿样"走行且存在变异时,与对位良好的线性骨折较难鉴别。由于颅盖骨骨折均为直接暴力着力点冲击性损伤,因此发生骨折时几乎均伴有邻近颅外软组织肿胀,可与颅缝进行鉴别。

　　(2)脑膜血管沟　沿血管解剖位置走行,常对称分布,CT上表现为走行较直或略弯曲的渐进性纤细的带状分支透亮影,边缘骨质密度常轻度增高,骨折线常与外力作用部位一致,形态不规则、累及颅盖骨的全层,边缘呈无相互咬合的锯齿状透亮影。

　　(3)硬脑膜窦沟　走行于颅盖骨内板表面,其深度和宽度差别较大,右侧常比左侧大,以横窦沟和乙状窦沟最明显。

　　(4)板障内滋养管　CT表现为板障内线状或穿凿状小透亮影,内外板显示正常,而骨折一般贯穿内外板。

7. 分析思路与拓展

　　(1)分析思路　掌握颅骨骨折的发生机制及不同分型对应的临床特点有助于在影像诊断中形成严谨的思路,以免漏诊。

　　1)了解创伤史:由于骨折时多伴相应受力部位头皮下血肿或软组织挫伤,因此诊断骨折时应首先了解病人的病史,创伤史尤为重要。根据头皮血肿或软组织损伤位置判断受力点。颅底骨折较为特征性的临床表现也是重要的诊断依据,如颅前窝骨折可致"熊猫眼征"、脑脊液鼻漏等,颅中窝骨折可致脑脊液耳漏、Ⅱ~Ⅷ脑神经损伤症状,颅后窝骨折可致枕部肿胀、皮下淤血等,部分可出现后组脑神经受损症状。

　　2)骨折直接征象的判断:骨折为颅骨骨质内外板的连续性中断,但实际临床诊断过程中仅以骨质的连续性中断来判断骨折并不可靠,颅骨内板塌陷、不对称、内移才是可靠征象。在诊断时要左、右侧颅骨逐层对比、全面观察,观察两侧颅缝是否对称,若两侧不对称,相差1.0mm以上时可诊断颅缝分离。须注意的是单层图像显示的多为血管沟,而骨折多为数层显示。

　　3)骨折间接征象的判断:①颅内积气,外伤后颅内积气说明颅内外有交通,此征象亦为诊断颅骨骨折的可靠依据;②窦腔的积液和/或积血、气液平面,表现为窦腔内气平面下为均匀的血样高密度影,其中颅前窝骨折累及眼眶和筛骨可使额窦、上颌窦、筛窦积血,颅中窝骨折累及蝶骨可使蝶窦积血,累及颞骨岩部和乳突部可使乳突小房积血。

　　4)需要重视的其他方面:由于眶底骨质较薄,标准轴位成像扫描时,与扫描平面平行或略微倾斜的骨折较难发现,因此需要多平面成像以明确是否存在骨折。还可通过工作站重建图像,观察线样低密度影在三维重建图像上的形态,观察骨折线及其与骨缝、血管沟的立体空间关系。CT图像可根据颅骨骨折的部位和类型推断脑损伤的类型或受力机制,如:当对冲性骨折发生在额叶、颞叶处时应怀疑相应的颅底面可能有脑挫裂伤;若在受力点出现凹陷性骨折,则该受力部位下可能同时存在脑挫裂伤或硬脑膜外血肿。因此诊断颅骨骨折的重要性在于对颅脑创伤的综合判断,诊断过程中应注意对脑损伤情况的观察。

　　(2)拓展　普通CT厚层的轴位横断图像线性骨折可能不易显示,目前颅骨骨折诊断的相关研究多涉及CT相关多平面重建、容积再现、表面最大密度投影等,可更清楚、全面、立体地显示骨折情况,特别是隐匿性或复杂骨折的走行等情况,可减少常规CT扫描时的误诊或漏诊。颅骨三维重建通过多平面重建、容积再现、表面最大密度投影等图像处理方法可发现在横断面上不明显的骨折线及骨折断端的移位情况。三维重建像可确切展示骨折线走向、范围,有助于临床医生合理设计皮瓣;三维重建像可显示颅骨骨折线及其累及的颅内结构,可用来评估手术风险,如骨折线累及大的静脉窦,可能会造成大出血,需要术前充分备血。容积再现可展示重叠区域的三维关系,可立体显示骨折后骨结构空间关系的改变情况,显示骨折线与颅内动脉、静脉窦的关系,但它对细微骨折、颅缝分离和板障内骨折不及表面最大密度投影。表面最大密度投影图像不及容积再现直观,容易将骨表面正常的血管压迹误认为骨折线。因此,在临床诊断工作中,要合理综合运用不同的重建功能,合适的窗宽、窗位,从不同方向进行观察,才能显示清楚骨折线的走行及累及范围,显示骨折线与颅内重要结构的关系,从而提高诊断正确率。

　　MRI对颅脑复合伤诊断价值显著。鉴于MRI与CT检查的优缺点,颅脑外伤时临床应结合患者具体情况,合理选择检查方式。目前,有相关研究发现超短回波三维成像序列可用于评估颅骨结构及颅骨骨折。因无射线照射,可能更适用于儿童和怀孕人群。随着科学技术的发展,更完善可行的技术在进一步探索中。

参考文献

[1]白人驹,张雪林.医学影像诊断学[M].3版.北京:人民卫生出版社,2016.
[2]吴孟超,吴在德,吴肇汉.外科学[M].8版.北京:人民卫生出版社,2013.
[3]于春水,马林,张伟国.颅脑影像诊断学[M].3版.北京:人民卫生出版社,2019.
[4]蒋孝先,吕发金,谢惠,等.多层螺旋CT三维重组与轴位骨窗诊断颅骨骨折的价值[J].临床放射学杂志,2010,29(11):1465-1468.
[5]刘佰运.实用颅脑创伤学[M].北京:人民卫生出版社,2016.
[6]WU H,ZHONG Y M,NIE Q M,et al. Feasibility of three-dimensional ultrashort echo time magnetic resonance imaging at 1.5 T for the diagnosis of skull fractures[J]. Eur Radiol,2016,26(1):138-146.

二、硬膜外血肿

1. 概述

硬膜外血肿(epidural hematoma)是指位于颅骨内膜与硬脑膜之间的血肿,好发于幕上半球凸面,占颅脑损伤的2%~3%,占颅内血肿的25%~30%,仅次于硬膜下血肿,以急性者最多,亚急性、慢性硬膜外血肿少见,有时并发其他类型血肿。

硬膜外血肿一般发生在着力点及其附近,经常伴有骨折。骨折常损伤脑膜中动脉,其次是损伤静脉窦、板障静脉、导静脉而导致血肿。好发部位为颞顶区,其次为额顶矢状窦旁,可单侧或双侧。

2. 临床表现

典型病例呈头部外伤—原发性昏迷—中间意识清醒(好转)—继发性昏迷的过程。之后出现时间长短不定的无症状期,继而再度发生昏迷和/或神经功能缺陷。

3. 影像学检查方法

X线检查可发现颅骨骨折线。CT检查为最佳检查方法,行平扫查即可发现病变,为避免漏诊需要冠状位重建。骨窗可显示骨折。一般不作增强扫描。MRI检查显示硬膜外血肿的形态与CT相同,血肿信号变化规律与血肿的期龄有关,等密度期血肿可行MRI检查。

4. 影像学表现

(1)X线表现　合并颅骨骨折时可见骨质连续性中断。

(2)CT表现　95%硬膜外血肿位于幕上,呈单侧性。5%硬膜外血肿呈双侧性。静脉性硬膜外血肿发生于幕下者较多。典型 CT 特点为在颅骨内板下方双凸形或梭形边缘清楚的高密度影,CT 值 40~100 Hu;有的血肿内可见小的圆形或不规则形的低密度区,认为是外伤时间太短仍有新鲜出血(较凝血块的密度低),并与血块退缩时溢出的血清混合所致;少数血肿可呈半月形或新月形;个别血肿可通过分离的骨折缝隙渗到颅外软组织下;骨窗位常可显示骨折。硬膜外血肿可跨越硬脑膜反折如大脑镰和天幕,一般不跨越硬脑膜附着点如颅缝,跨越颅缝者以颅缝为中心在其两侧各形成一个双凸透镜形,使血肿内缘呈"3"字形或反"3"字形。血肿可见占位效应,中线结构移位,病变侧脑室受压、变形和移位,一般较硬膜下血肿轻。85%~95% 硬膜外血肿并发颅骨骨折,且 80% 颅骨骨折位于血肿同侧。横跨半球且压迫大脑镰向下的硬膜外血肿常见于静脉窦撕裂。慢性硬膜外血肿行 CT 增强扫描可显示血肿内缘的包膜强化,有助于等密度硬膜外血肿的诊断。

(3)MRI 表现 硬膜外血肿的形态与 CT 相同。血肿呈双凸形或梭形,边界锐利,位于颅骨内板和脑表面之间。血肿的信号强度改变,与血肿的期龄有关。急性期 T1WI 呈等信号,血肿内缘可见低信号的硬膜,T2WI 血肿呈低信号。亚急性期,血肿在 T1WI、T2WI 信号逐渐增高,最终均呈高信号。慢性期血肿 T1WI 逐渐呈低信号,T2WI 呈高信号,但血肿周边的含铁血黄素不易吸收,T2WI 血肿周边呈低信号。

5.典型案例

患者,男,56 岁。外伤后头部、颈肩部疼痛 5 h 余,伴肢体活动受限及感觉障碍,伴头晕,无头痛。CT 平扫示右侧额顶部颅板下见梭形高密度影(图 1-3-2A)。MRI 图像示右侧额顶部颅板下梭形混杂等长 T1 混杂长短 T2 信号影(图 1-3-2B、C),FLAIR 呈混杂高信号(图 1-3-2D),DWI 高 b 值可见弥散受限稍高信号(图 1-3-2E)。

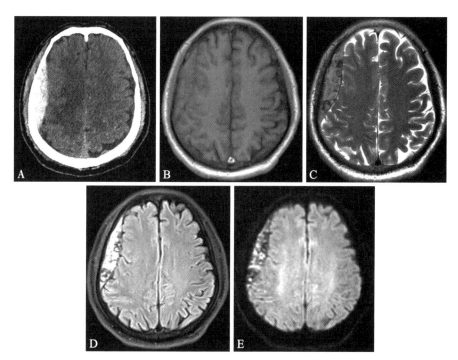

A. CT 平扫;B. T1WI;C. T2WI;D. FLAIR;E. DWI

图 1-3-2 硬膜外血肿 CT、MRI 图像

诊断意见:右侧额顶部硬膜外血肿。

6.鉴别诊断

　　极少数硬膜下血肿也可呈梭形,有时鉴别困难。鉴别要点在于,硬膜外血肿较局限,边缘光滑,常合并颅骨骨折,而硬膜下血肿范围较广泛,边缘不甚光滑,占位效应较硬膜外血肿明显,较少伴有骨折。MRI线样低信号的硬脑膜有助于鉴别。

7.分析思路与拓展

　　(1)分析思路　①血肿:位于硬脑膜和颅骨之间,呈双凸形或梭形,边缘清楚。②CT 和 MRI 检查:对识别、定位、定性硬膜外血肿有重要价值,应重点观察血肿的密度/信号、大小、形态、边缘。CT 上 2/3 表现为均匀一致的高密度,1/3 表现为高、低混杂密度,表明活动性出血。MRI 表现为颅骨和硬脑膜之间的双凸透镜形的异常信号,移位的硬脑膜表现为低信号线,位于血肿和脑组织之间,根据出血时间不同血肿信号有所不同。③应重点观察病变与相邻结构的关系,邻近脑组织受压移位,严重者可发生脑疝。④由于10%~30%的硬膜外血肿是迟发的,一般在外伤后24~48 h 内出现,在受伤当时 CT 及 MRI 检查未见异常,因此对于有症状的患者一定要注意复查。

　　(2)拓展　硬膜外血肿多由骨折导致脑膜中动脉或静脉窦撕裂造成,见于85%~95%的硬膜外血肿患者,不伴有骨折者少见。偶尔硬膜外血肿可以不需要手术治疗而自行吸收,可能是由于血肿通过骨折处进入帽状腱膜下的软组织。

参考文献

[1]白人驹,张雪林.医学影像诊断学[M].3 版.北京:人民卫生出版社,2016.
[2]于春水,马林,张伟国.颅脑影像诊断学[M].3 版.北京:人民卫生出版社,2019.
[3]刘佰运.实用颅脑创伤学[M].北京:人民卫生出版社,2016.
[4]张劲,黄国栋,张少伟,等.卫星积液征:硬膜外血肿的一种重要 CT 征象[J].中华神经医学杂志,2020,19(7):683-688.

三、硬膜下血肿

1.概述

　　硬膜下血肿(subdural hematoma)是指积聚于硬脑膜与蛛网膜之间的血肿,占颅脑损伤的5%~6%,外伤性颅内血肿的50%~60%。出血源于硬脑膜窦或窦旁桥静脉者称单纯型硬膜下血肿。源于脑皮质灰质挫裂伤、脑表面动静脉破裂者称复合型硬膜下血肿。根据血肿的时间和伤后症状出现的早晚,可分为急性(3 d 内)、亚急性(4 d~3 周)和慢性(3 周以上)硬膜下血肿。

　　硬膜下血肿多为减速性脑外伤所致,多为对冲伤,无颅骨骨折或骨折仅位于暴力部位,多为单侧性,好发于大脑凸面,以额极、额颞部最常见,双侧硬膜下血肿以小儿多见。颅骨骨折位于血肿对侧,严重者可合并脑挫裂伤和脑内血肿,甚至可出现脑疝。急性硬膜下血肿的病程短,症状重且迅速恶化,多数为持续性昏迷,且进行性加重,很少有中间清醒期,局灶性体征和颅压增高症状出现早,生命体征变化明显,较早出现脑疝与去大脑强直。亚急性硬膜下血肿与急性硬膜下血肿相似,症状出现较晚。

　　慢性硬膜下血肿并非急性、亚急性硬膜下血肿的迁延,而有其自身的病理过程,好发于老年,因脑萎缩使脑表面与颅骨内板间隙增宽,外伤时脑组织在颅腔内移动度较大,悬跨于灰质表面与硬膜窦之间的桥静脉很容易断裂出血。出血量小而缓慢,沿着硬膜下间隙慢慢扩散,早期不形成明显占位。伤后3 周血肿周围形成包膜,其硬膜面附着血肿外膜,蛛网膜面形成内膜将血肿包裹。临床特点是有轻微脑外伤史,经过至少 3 周时间逐渐出现颅内压增高症状,呈慢性过程,出现局部定位体征。

2.临床表现

硬膜下血肿的临床表现与外伤的严重程度有关,通常表现为昏迷、偏瘫、失语、头痛、视物模糊、一侧肢体无力等,部分患者会有瞳孔大小不等,可能会并发脑梗死。

3.影像学检查方法

(1)X 线检查　可了解有无颅骨骨折。

(2)CT 检查　为最佳检查方法,对于急性期硬膜下血肿显示清晰。增强扫描仅用于亚急性或慢性硬膜下血肿,特别有助于等密度硬膜下血肿的诊断。

(3)MRI 检查　显示硬膜下血肿的形态与 CT 相同。血肿信号变化规律与血肿的期龄有关。MRI 可以监测血肿的演变过程,多方向成像显示血肿的位置、形态及对邻近脑组织的压迫情况。

4.影像学表现

(1)X 线表现　合并骨折时可见骨质连续性中断。

(2)CT 表现　急性期表现为颅骨内板下方新月形均匀高密度区,可跨越硬脑膜附着点如颅骨,但不可跨越硬脑膜反折如大脑镰和小脑天幕。约 40% 急性硬膜下血肿呈低、高混合密度,这主要是有活动性出血或蛛网膜撕裂后脑脊液与血液混合所致。亚急性期表现为新月形或过渡形(血肿内缘部分凹陷,部分平直或凸出)。一般而言,伤后 1 ~ 2 周血肿变为等密度。有时因细胞碎片和血块沉淀于血肿下方,呈分层状,表现为上部是等密度或略低密度区、下部是高密度的混合密度。慢性期表现为过渡性低密度区。少数慢性硬膜下血肿其内可形成分隔,可能是血肿机化所致。慢性硬脑膜下血肿还可出现钙化或骨化,形成"盔甲脑"。增强扫描可见远离颅骨内板的皮质和静脉强化,亦可见到连续或断续的线状强化的血肿包膜。增强扫描仅用于亚急性或慢性硬膜下血肿,特别有助于等密度硬膜下血肿的诊断。

(3)MRI 表现　硬膜下血肿的形态与 CT 相同。血肿信号变化规律与颅内血肿相仿。急性期 T1WI 呈等信号,血肿内缘可见低信号的硬膜,T2WI 血肿呈低信号。亚急性期,血肿在 T1WI、T2WI 上信号逐渐增高,最终均呈高信号。慢性期血肿 T1WI 上逐渐呈低信号,T2WI 呈高信号,但血肿周边的含铁血黄素不易吸收,T2WI 血肿周边呈低信号。

5.典型案例

患者,男,6 岁。车祸外伤 28 h 余。神志清,精神差。CT 平扫示右侧颞部颅板下弧形高密度影(图 1-3-3A)。MRI 图像示右侧颞部颅板下弧形短 T1 长 T2 信号影(图 1-3-3B、C),FLAIR 呈高信号(图 1-3-3D),DWI 高 b 值弥散受限呈高信号(图 1-3-3E)。

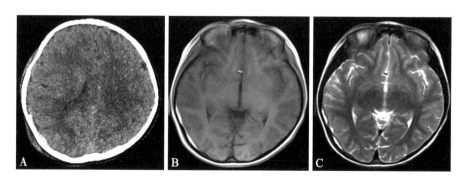

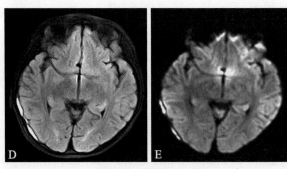

A. CT平扫；B. T1WI；C. T2WI；D. FLAIR；E. DWI

图1-3-3　硬膜下血肿 CT、MRI 图像

诊断意见：右侧颞部硬膜下血肿。

6. 鉴别诊断

（1）硬膜下积液　信号/密度接近脑脊液。
（2）硬膜下水瘤　为清亮脑脊液，无包膜包绕。
（3）硬膜下积脓　周边强化，FLAIR 呈高信号，DWI 弥散受限。

7. 分析思路与拓展

（1）分析思路　①硬膜下血肿：位于硬脑膜和蛛网膜之间，通常位于额、顶凸面和颅中窝。病变呈新月形，范围通常较硬膜外血肿广泛，可以跨越颅缝，但不跨越硬膜附着处。②CT 和 MRI 检查：对识别、定位、定性硬膜下血肿有重要价值，应重点观察血肿的密度/信号、大小、形态、边缘。CT 表现为脑外新月形均匀一致的高密度，40% 混合低密度，随着时间推移密度不同，增强扫描可以显示其内侧边缘的强化及皮质血管的移位。MRI 硬膜下血肿信号演变过程大致同脑内血肿，但又有所不同。由于其混合成分来自未凝固的血液、渗出的血清和漏出的脑脊液，使脱氧血红蛋白缩短 T2 的效应减弱，因此急性期 T2WI 血肿信号不如脑内血肿那么低，慢性期也很少有含铁血黄素沉积。③应重点观察病变与相邻结构的关系。

（2）拓展　硬膜下血肿可以继发于脑外伤或自发形成，是横跨硬脑膜的桥静脉撕裂所致，通常引流到邻近的硬膜窦。由于蛛网膜粒常常也被撕裂，因此硬膜下血肿通常混合着血液和脑脊液。20%～30% 的慢性硬膜下血肿患者有反复出血的证据，可能是皮质静脉通过硬膜下腔时被拉长破裂或血肿颅板侧形成的血管化假膜破裂。

参考文献

[1]白人驹,张雪林.医学影像诊断学[M].3 版.北京:人民卫生出版社,2016.
[2]于春水,马林,张伟国.颅脑影像诊断学[M].3 版.北京:人民卫生出版社,2019.
[3]刘佰运.实用颅脑创伤学[M].北京:人民卫生出版社,2016.

四、脑挫裂伤 ▶▶▶

1. 概述

脑挫裂伤（contusion and laceration of brain）指颅脑外伤所致的脑组织器质性损伤，是临床最常见的颅脑损伤之一，包括脑挫伤和脑裂伤。脑挫伤指外力作用下脑组织发生的脑水肿、脑肿胀、局部静脉淤血和散发小出血灶。脑裂伤指脑组织、脑膜和血管的撕裂。由于上述两种病变常同时存在,故合称脑挫裂伤。脑挫裂伤常由于旋转力作用所致,既可发生于着力处,也可发生在对冲部位。脑挫裂伤可单发或多发,常发生在大脑半球的前半部,如额极、颞极和额叶眶面,多发生在皮质及皮质下表浅部位,严重者可损伤脑干、胼胝体等深部结构。脑挫裂伤常伴有不同程度的蛛网膜下腔出血,易并发其他类型的颅脑损伤,如颅骨骨折、血肿等。

2. 临床表现

脑挫裂伤的临床表现与脑挫裂伤的部位、范围、损伤程度相关。轻者可仅有头疼、恶心、呕吐等症状,重者可出现意识障碍及生命体征变化。患者易并发蛛网膜下腔出血,从而出现脑膜刺激征等临床表现。另外,根据损伤部位不同可出现相应功能区的损伤症状。

3. 影像学检查方法

X 线检查意义不大。CT 检查观察颅骨骨折情况佳,MRI 检查观察脑组织损伤情况佳,尤其是 SWI 检查的应用,可发现微出血灶。

4. 影像学表现

(1)CT 表现　①损伤区局部低密度改变:呈斑片状、不规则低密度水肿区,大小和形态不一,边缘模糊。早期低密度水肿区逐渐扩大,第 3~5 d 达高峰,后随时间推移水肿范围逐渐缩小,占位效应逐渐减轻,部分可以恢复至正常脑组织密度,部分最终形成软化灶。②散在点片状出血:位于上述水肿低密度区内,呈多发、散在分布,形态常不规则,部分可融合。随时间推移出血灶逐步吸收变成低密度,如继续出血则可形成脑内血肿,占位效应加重。③蛛网膜下腔出血:较重的脑挫裂伤常合并有蛛网膜下腔出血,表现为大脑纵裂池、脑池、脑沟密度增高,但数天后高密度即降低消失。④占位及萎缩表现:脑挫裂伤范围越大,占位效应越明显。表现为同侧脑室受压,中线结构移位,重者出现脑疝征象。水肿高峰期过后占位征象逐渐减轻,后期可出现不同程度脑萎缩征象,表现为脑沟、脑池和脑室扩大,脑回变窄,蛛网膜下腔增宽。⑤合并其他征象:如血肿、颅骨骨折、颅内积气等。

(2)MRI 表现　病灶信号强度随脑水肿、出血和脑挫裂伤的程度而异。水肿病变于 T1WI 呈低信号,T2WI 呈高信号,FLAIR 呈高信号。点片状出血病变信号强度的改变与出血成分的变化有关。急性期,T1WI 呈等或稍高信号,T2WI 呈低信号,FLAIR 呈低信号。亚急性期,T1WI、T2WI 逐渐演变为高信号。慢性期,T1WI 呈混杂信号向低信号演变,T2WI 由于含铁血黄素的沉积,在出血灶周边出现环状低信号带。DWI 序列上脑挫裂伤病灶局部可呈高信号。SWI 序列对出血的显示更佳,出血灶显示范围较常规序列大,呈点状、片状或条状低信号。晚期,脑挫裂伤多形成 T1WI 低信号,T2WI 高信号的软化灶伴灶周短 T2 含铁血黄素沉积带,相邻部位可出现脑萎缩。

5. 典型案例

患者,女,16 岁,外伤后头痛 5 d。CT 平扫示左侧额叶及颞叶可见片状低密度影,内伴斑片状高密度影(图 1-3-4A、B)。MRI 平扫示双侧额叶及颞叶可见片状 T1WI 低信号、T2WI 高信号影,其中左侧额叶及颞叶病变内伴斑片状 T1WI 高信号(图 1-3-4C、D)、T2WI 低信号(图 1-3-4E、F),病变于 FLAIR 上呈混杂高低信号(图 1-3-4G、H),DWI 上局部可见高信号影(图 1-3-4I),SWI 图像显示病变内出血呈明显低信号(图 1-3-4J)。

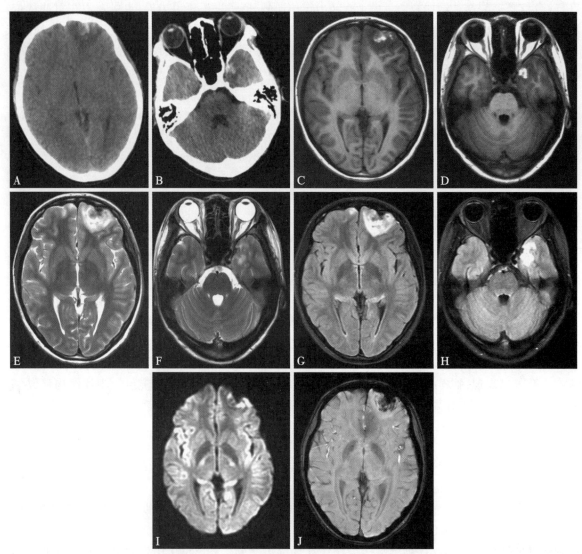

A、B. CT 平扫;C、D. T1WI;E、F. T2WI;G、H. FLAIR;I. DWI;J. SWI

图1-3-4   脑挫裂伤 CT、MRI 图像

诊断意见:双侧额叶、左侧颞叶脑挫裂伤。

6. 鉴别诊断

脑挫裂伤患者多有明确的外伤史,且 CT 和 MRI 表现具有一定特征性,鉴别诊断不难。需要注意的是晚期软化灶形成须与陈旧性脑梗死相鉴别,仔细询问病史及既往史有助于鉴别。

7. 分析思路与拓展

(1)分析思路   ①定位信息:常发生在大脑半球的前半部,如额极、颞极和额叶眶面,多发生在皮质及皮质下表浅部位。②病变形态:多呈不规则斑片状。③CT 表现:典型者表现为低密度影及其内部散在点片状高密度出血灶。④MRI 表现:信号随病变内出血时期而异,常表现为 T1WI 混杂低/高信号,T2WI 混杂高/低信号。

(2)拓展   脑挫裂伤是常见的颅脑损伤类型,CT 为急诊首选检查方法,检查速度快,对病灶内急性期出血的显示敏感。阅片时,应注意是否合并蛛网膜下腔出血、硬膜外/下血肿、脑疝、颅骨骨折、颅内积气等情况。因迟发性血肿、脑疝等形成易加重病情,所以需要依据病情进行动态复查。MRI 检查在慢性期以及轻度脑挫裂伤、弥漫性轴索损伤等的诊断中具有优势。SWI 检查对微小出血灶及慢性期出血灶的检出更为敏感。近年来 DTI 序列的逐步应用,有助于对脑外伤患者白质损伤程度进行判定。

参考文献

[1]白人驹,张雪林.医学影像诊断学[M].3 版.北京:人民卫生出版社,2016.
[2]于春水,马林,张伟国.颅脑影像诊断学[M].3 版.北京:人民卫生出版社,2019.
[3]刘佰运.实用颅脑创伤学[M].北京:人民卫生出版社,2016.

五、脑疝

1.概述

脑疝(brain hemia)指当颅内容积或压力变化超过代偿机制时,脑组织从其正常位置移位到邻近空间的病理表现。无论何种原因,脑疝是所有颅内占位病变中最常见的继发性疾病。脑疝通常根据其位置分为颅内疝和颅外疝。

(1)颅内疝　又可细分为以下几种类型。①大脑镰下疝:通常是由单侧额叶、顶叶或颞叶疾病引起的,其会在内侧方向产生移位,将同侧扣带回向下推到大脑镰的下方,故也称为扣带回疝,是脑疝的最常见类型。②下降性小脑幕切迹疝:当脑组织通过天幕切迹向下移位时,就会发生这种情况,是第二常见的脑疝类型。分为两种类型:外侧疝(前疝和后疝)和中央疝(双侧小脑幕切迹下疝)。前疝(或称颞叶钩回疝)是单侧幕上病变引起海马钩回向幕下切迹内下侧移位;后疝发生在枕叶和后颞叶病变中,海马旁回被向下推移至小脑幕切迹的后外侧,进入环池或四叠体池;中央疝可见间脑、中脑和脑桥的下降,通常与其他类型的下降性小脑幕裂孔疝一起出现。③上升性小脑幕切迹疝:小脑蚓部和小脑半球向上移位,引起中脑和导水管向前移位,四叠体池的凹形结构扭曲,呈现出扁平或凸的形态,并可因导水管受压而出现脑积水。④小脑扁桃体疝:小脑扁桃体通过枕大孔进入颈椎管向下移位。分先天性(Arnold-Chiari 畸形)和后天性,是颅后窝最常见的疝。⑤蝶骨嵴疝:是一种不常见且较少被描述的疝类型,疝出的脑组织、大脑中动脉越过蝶骨翼,可分为下行性和上行性经蝶骨翼疝。下行性经蝶骨翼疝,额叶在蝶骨翼上方向后和向下移位,导致大脑中动脉压迫蝶骨嵴,并伴有大脑中动脉梗死;上行性经蝶骨翼疝,由于颅中窝占位效应,颞叶在蝶骨嵴上方和前方移位,压迫床突上的颈内动脉,并伴有大脑前动脉和大脑中动脉区域的梗死。

(2)颅外疝　比其他类型的疝少见,最常见由手术后和创伤后颅骨缺损导致脑组织通过。

2.临床表现

表现为剧烈头痛、频繁呕吐及视盘水肿。严重者可出现昏迷、两侧瞳孔不等大、对光反应消失、血压下降、呼吸心跳停止而死亡。继发性改变:脑实质、脑神经和/或脑血管受压并与邻近坚硬的颅骨和硬脑膜相抵触,可以形成继发性缺血性改变、脑出血、脑神经病变以及局部神经功能缺陷,并阻碍脑脊液的正常循环,产生脑积水。如果没有得到及时有效的治疗,将会发展为脑间室综合征,导致严重的神经损伤,甚至死亡。

3.影像学检查方法

X 线平片诊断价值有限,最有用的成像方式是 CT 和 MRI。在紧急情况下常规应用 CT 以便于识别可能需要手术干预的情况。MRI 表现与 CT 相似,但有更好的组织特征,特别是颅后窝病变。MRI 多序列成像,以及横轴位、矢状位和冠状位多方位成像是最好的评估方式,对小脑幕切迹疝、大脑镰下疝、小脑扁桃体疝、蝶骨嵴疝、颅外疝等都能很好地显示,是最常用的神经影像检查方法。

4.影像学表现

(1)X线表现 X线平片诊断价值有限。从历史上看,血管造影术是一种重要的诊断工具,但这项技术现在已经过时。

(2)CT表现

1)颅内疝

· 大脑镰下疝:占位效应使脑组织从一侧移向对侧。同侧脑室受压变窄并可移位越过中线,而对侧脑室扩大。扣带回及伴随的大脑前动脉疝入大脑镰下方。

· 小脑幕切迹下疝:早期的单侧小脑幕切迹下疝在横轴位CT扫描上可见颞叶钩回向内侧移位,同侧鞍上池消失。随着小脑幕切迹下疝的加重,海马也于小脑幕切迹的上方向内侧疝出,压迫四叠体池并推压中脑向小脑幕切迹的对侧移位。严重病例则可见鞍上池和四叠体池完全消失,颞角几乎移至中线。双侧小脑幕切迹下疝时,双侧颞叶均向内侧疝入小脑幕切迹。这种中央型下疝发生时,双侧大脑半球严重肿胀,致使整个中脑被挤压至蝶鞍,鞍上池和四叠体池完全消失。颞叶内侧和额叶后侧严重缺血。中央型小脑幕切迹疝中,中脑受压,且从两侧向内挤压。同时,中脑被推压向小脑幕切迹下方移位,并推压脑桥下移。中脑和脑桥之间的夹角从将近90°逐渐减少到几乎为0°。在中央型小脑幕切迹下疝的终末期,脑桥最终挤压小脑扁桃体经枕骨大孔向下疝出。

· 小脑幕切迹上疝:横轴位CT平扫显示为小脑上池和脑沟内脑脊液消失。向上疝入的小脑先是压迫四叠体池,后使其闭塞。随着脑疝的发展,中脑的顶盖板受压变平。严重病例中,中脑背侧变成凹面而不是凸面。

· 小脑扁桃体疝:利用CT平扫诊断小脑扁桃体疝常有困难。正常情况下,枕骨大孔层面见脑积水围绕在脊髓和小脑扁桃体周围。一侧或两侧小脑扁桃体疝入枕骨大孔将使小脑延髓池部分或全部闭塞消失、脑干前移。

· 蝶骨嵴疝:蝶骨嵴上疝,横轴位CT可见大脑外侧裂和大脑中动脉前床突移位,颞叶向颅前窝膨突。蝶骨嵴下疝,可见额叶直回受压向后下方移位并下移越过蝶骨大翼,取代大脑外侧裂的位置,大脑中动脉向后弯曲移位。

2)颅外疝:横轴位CT上可见脑组织被挤压穿过颅骨缺损处,至头皮帽状腱膜下方,大的颅骨切除缺陷可以使大脑扩张而不收缩。如果缺损过小,肿胀的脑可疝出呈"蘑菇帽"状,这可导致皮质静脉受压,并导致静脉梗死和颅骨切除术边缘的脑挫伤。

(3)MRI表现

1)颅内疝:分为以下几种。

· 大脑镰下疝:MRI可见扣带回、大脑前动脉、大脑内静脉移位越过中线,室间孔变形、阻塞,同侧侧脑室变小,对侧侧脑室扩大。

· 下降性小脑幕切迹疝:单侧小脑幕切迹疝可见鞍上池变窄和消失,疝入的颞叶压迫中脑向对侧移位。双侧小脑幕切迹疝可见基底池完全消失,中脑受挤压下移,两侧均受压。

· 小脑幕切迹上疝:小脑幕切迹内充满脑组织,脑脊液间隙消失,四叠体池、顶盖受压、变平,最终可消失。

· 小脑扁桃体疝:小脑扁桃体疝在MRI上比CT更易诊断。矢状位上,正常的小脑扁桃体圆钝并呈水平走向;发生小脑扁桃体疝时,小脑扁桃体变尖下移而成垂直走向。通常小脑扁桃体下端超过枕骨大孔平面5 mm以上者视为异常,此时小脑扁桃体下端呈楔形或舌状。横轴位T2WI上,可见小脑扁桃体挤入枕骨大孔内,小脑延髓池内的脑脊液信号消失,延髓向前移位。

· 蝶骨嵴疝:蝶骨嵴上疝,在偏中线的MRI矢状位图像上显示得最好。蝶骨大翼为颅前窝和颅中窝之间的骨性连接分隔标志。大脑中动脉分支和外侧裂位置上移,颞上回受推压而超过蝶骨大翼。大脑外侧裂和大脑中动脉前床突移位,颞叶向颅前窝膨突。蝶骨嵴下疝,MRI 矢状位图像上大脑外侧裂和大脑中动脉向后下移位,额叶受推压后移并越过蝶骨大翼。

2)颅外疝:在轴位 T2WI 显示较好,可见呈线状低信号的硬脑膜连续性中断。脑组织连同伴随的血管和脑脊液,经硬脑膜和颅盖骨缺损处完全被挤入至帽状腱膜下间隙。

5. 典型案例

病例1:患者,男,81 岁。反应迟钝 1 年,近期以记忆力下降为主,左下肢无力 5 d。右侧额顶颞枕部颅板下见片状短 T1 短 T2 信号(图 1-3-5A、B),FLAIR 部分呈高低混杂信号(图 1-3-5C),邻近脑组织受压移位,右侧侧脑室及胼胝体受压移位,部分变形;脑中线向左移位;右侧大脑半球脑沟变浅。

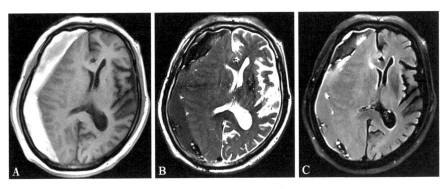

A. T1WI;B. T2WI;C. FLAIR

图 1-3-5　大脑镰下疝 MRI 图像

诊断意见:右侧额顶颞枕部硬膜下血肿,伴大脑镰下疝。

病例2:扫码见案例扩展(1)。

病例3:扫码见案例扩展(2)。

6. 鉴别诊断

案例扩展(1)

脑疝的影像征象认识并不难,但在急诊状态下正确诊断具有挑战性。当外伤性蛛网膜下腔出血发生时,鞍上池内若积血可能引起鞍上池显示不清,这时需要和海马钩回疝鉴别;须注意大脑镰下疝与单纯中线结构移位的鉴别。

案例扩展(2)

7. 分析思路与拓展

(1)分析思路　脑疝综合征是一种常见的危及生命的神经急症,它们表现为多种不同病理条件的并发症,病史和临床情况是作出准确诊断的关键。影像学上要注意占位效应的方向,分析病变的位置以及它产生的力矢量。其次要注意移位的脑组织结构是幕上还是幕下,以及特定的解剖区域(如扣带回、钩回等)。还要观察其间接征象(其他受累结构),如脑池、脑干、脑室等的改变。另外还要注意脑室脑疝相关的并发症,如卒中(大脑前动脉、大脑后动脉、小脑后下动脉)、脑神经综合征(动眼神经)、脑积水等。

(2)拓展　Monro-Kellie 假说提出:在完整的颅腔内,脑组织、脑脊液和脑血容量三者是相对恒定的。一个容积的增加会造成其余两个中的一个或者两个的容积减少。任何来源(出血、水肿、肿瘤等)的颅内容积增加,均需要其他成分进行补偿以及对等地减少。当颅腔内额外的容积(出血、水肿、肿瘤等)增加时,脑沟和蛛网膜下腔的脑脊液开始被挤出,同侧脑室受压并变窄。随着颅内容积持续增加,占位效应最终超过脑部代偿能力,颅内压开始增加。如果颅内肿块足够大,则脑组织、脑脊液间隙、血管就从颅内一个区域移位至邻近另一区域,从而导致脑疝的发生。最常见的原因是脑水肿、肿瘤或出血,其次为颅内压降低。

参考文献

[1] CHOI HH, KELAHAN LC, JAY AK, et al. Brain imaging：anatomy, trauma, and tumors［M］. In：Torigian DA, Ramchandani P, eds. Radiology secrets plus. 4th ed. Philadelphia, Pa：Elsevier, 2019.

[2] RIVEROS GILARDI B, MUÑOZ LÓPEZ JI, HERNÁNDEZ VILLEGAS AC, et al. Types of Cerebral Herniation and Their Imaging Features［J］. Radiographics, 2019, 39(6)：1598-1610.

[3] MOKRI B. The Monro-Kellie hypothesis：applications in CSF volume depletion［J］. Neurology, 2001, 56(12)：1746-1748.

第四节　颅内感染与神经系统变性

一、脑脓肿

1. 概述

脑脓肿(brain abscess)是脑实质内局灶性化脓性感染,最常由链球菌和葡萄球菌等细菌引起,也可与分枝杆菌、真菌或寄生虫等感染有关。脑脓肿的年发病率约为 0.31/100000~1.3/10 0000,免疫缺陷病人的患病率高于正常人。尽管脑脓肿可发生于任何年龄和性别,但绝大多数发生于 30~50 岁的男性,25% 的病人小于 15 岁。

脑脓肿多来源于邻近组织的直接蔓延、血行播散或创伤,多位于幕上,位于幕下者达 14%,额、顶叶最常见。远隔部位的血行播散占 25%,常在灰白质交界处,血行播散常引起颅内多发病变,主要位于大脑中动脉供血区。创伤及外科手术所致者占 10%。败血症、心内膜炎、糖尿病、先天性心脏病和外伤性手术易引起化脓性脑脓肿,而新生儿和小儿的脑脓肿通常是化脓性脑膜炎的并发症。

2. 临床表现

脑脓肿的临床表现多变,从无痛发展到爆发性疼痛,也可表现为发热、头痛(常为局限性)和局灶性神经缺失组成的三联征,但非特异性,因此对诊断造成一定困难。30%~60% 的患者可出现癫痫发作,其他症状和体征还包括颈项强直和颅内压增高的表现,如精神状态改变,呕吐和视乳头水肿。若脓肿破裂,患者头痛加重,并出现意识模糊。嗜睡可迅速进展为幻觉和昏迷状态。

3. 影像学检查方法

CT 检查应同时进行脑部平扫及增强检查。但 CT 检查对脑脓肿的早期检出率比较低,早期常可表现为正常。MRI 检查为脑脓肿的首选检查方法,可以很好地显示脑脓肿各个时期的影像表现,具有较高的灵敏度;同时 MRI 检查能够更好地显示脑脓肿的各种并发症,如子脓肿、脑积水、室管膜炎、脉络丛炎及脑膜炎等。

4. 影像学表现

(1)CT 表现　脑炎早期 CT 平扫表现正常或皮质下边缘模糊的低密度灶,增强扫描呈轻度斑片状强化。脑炎晚期病变中心密度降低,周边水肿,具有占位效应,增强扫描呈不规则边缘强化。早期包膜形成期平扫呈低密度,周边呈中度血管源性水肿,占位效应加重,增强扫描后见薄壁显著环形强化,脑深部脓肿壁较近皮质侧更薄。晚期包膜形成期脓肿壁增厚,中心空腔缩小,周边水肿和占位效应减轻,增强扫描呈厚壁显著环形强化,有时可见"子"病灶。偶可见脓肿内含有气体。

（2）MRI 表现 脑炎早期病灶边界不清，在 T1WI 上呈混杂低信号，在 T2WI 上呈高信号，其内偶可见出血引起 T1WI 上的点状高信号影，病变呈斑片状强化。脑炎晚期病变中心液化坏死，T1WI 呈低信号、T2WI 呈高信号，边缘在 T1WI 上呈等/稍高信号、在 T2WI 上呈低信号改变，周围水肿呈片状 T2WI 高信号，病变具有占位效应，病灶周边呈显著不规则强化。包膜早期表现为坏死周围有一较薄的 T1WI 等/高信号带，在 T2WI 上呈低信号带，此征象为包膜期脑脓肿的特征性表现，增强扫描显示较薄的脓肿壁明显强化，且边界清楚。包膜晚期病变形态与 CT 表现相似，增厚的脓肿壁呈显著环形强化，而近脑室侧的脓肿壁最薄。

另外，MRI 增强扫描能更好地显示脑脓肿的多种并发症。如有子脓肿，表现为脓肿周围多发小脓肿。当脓肿破入脑室时，可造成脑积水、脑室炎及室管膜炎，表现为脑室扩大和脑室边缘强化。如发展为脉络丛炎，可见脉络丛增大并显著强化。当脓肿侵及脑膜时，引起弥漫性脑膜强化。

DWI：脑脓肿的典型表现为 DWI 高信号，在 ADC 图上为低信号。

5. 典型案例

患者，女，73 岁。1 年前患者左眼外伤导致失明，未治疗处理。约 3 个月前突发出现头部胀痛，左侧眼睑肿胀并渗液流血，间断高热，体温峰值超 38 ℃。查体：嗜睡，左侧眼球运动差。双侧额叶、左侧基底节区可见不规则状长 T1 长 T2 信号，FLAIR 呈环状高信号，DWI 高 b 值上可见明显弥散受限呈高信号，周围可见片状长 T2 水肿信号，周围脑组织受压（图 1-4-1A～D）。增强扫描双侧额叶病变呈明显环形强化，环内壁尚光整，较大者位于左侧额叶；左侧眶内可见斑片状明显不均匀强化（图 1-4-1E～H）。

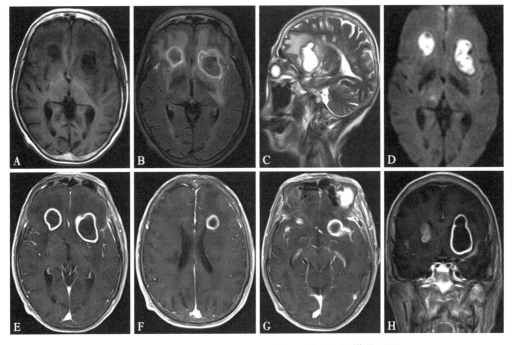

A. T1WI，B. FLAIR，C. T2WI，D. DWI（b=1000），E～H. 增强 T1WI

图 1-4-1 脑脓肿 MRI 图像

诊断意见：双侧额叶、左侧基底节区病变，考虑脑脓肿；左侧眶内异常信号，考虑炎症。

6.鉴别诊断

(1)多形性胶质母细胞瘤　CT平扫呈低、等混杂密度,外形多不规则、边界不清,MR平扫T1呈低/混杂信号,T2呈不均匀高信号。CT/MR增强扫描呈显著环形强化,但与脑脓肿相比,增强环厚薄不均,内缘不规整或有结节状突出,伴明显瘤周水肿和占位效应。DWI上与脑脓肿相比,胶质母细胞瘤扩散受限不及脑脓肿明显。

(2)脑转移瘤　多见于老年人,常为多发病灶,单发转移瘤与脑脓肿、恶性胶质瘤等较难鉴别。脑转移瘤常有肿瘤病史,脑部病变的病程较短,好发于灰白质交界处,CT平扫呈等/低密度,MR平扫T1呈等/低信号,T2根据原发肿瘤的不同信号有所不同,增强后呈实性、结节样或花环样强化,环形强化较多见,与脑脓肿相比转移瘤一般壁较厚,内壁不光滑,外壁较规则,周围水肿更明显。转移瘤可见颅内出血,老年人可自发性出血,SWI上表现为多发的低信号。DWI取决于原发肿瘤的细胞密度,一般无扩散受限,细胞致密时也可表现为DWI高信号。

(3)脱髓鞘疾病　也可表现为环形强化,如多发性硬化、急性播散性脑脊髓炎,但环常不闭合,呈半月形或马蹄形强化。脱髓鞘疾病与脑脓肿相比,病变大小与占位效应不成正比,往往表现为病变较大但占位效应不明显。

(4)脑血肿　在吸收期可表现为环形强化,一般会有外伤和血管疾病的病史,MRI可以显示血液成分的特征性改变。MR平扫T1呈等/低信号,T2呈高信号,血肿周边由于含铁血黄素沉积造成T2低信号环或裂隙,增强扫描呈周边强化。MRA和MRV可分别显示脑血肿潜在的血管畸形和静脉窦血栓,而脑脓肿很少见血管异常。SWI对显示脑出血十分敏感,吸收期表现为血肿周围明显的低信号环。

(5)亚急性脑梗死　一般具有中风病史,病变分布于血管走行区,增强扫描大多表现为脑回样强化,偶可见环形强化。MR增强和DWI相互补充可用于检测亚急性期脑梗死,亚急性较早期DWI仍为高信号,但强化程度较低。当进入亚急性期后期,DWI信号逆转,呈明显脑回样强化。SWI能显示灌注降低区域内引流静脉增多增粗,呈明显低信号。

7.分析思路与拓展

(1)分析思路

1)CT和MRI检查:对诊断脑脓肿有非常重要的价值,需要重点观察病变的位置、数目、大小、形态、边缘、水肿效应、占位效应、脓肿壁的强化特点。同时,注意脑脓肿在不同时期表现不尽相同。在CT及MRI上,早期脓肿壁均呈明显薄壁环形强化,水肿和占位效应明显,晚期则呈厚壁环形强化,水肿和占位效应减轻。在MRI上,脑脓肿的早期,脓肿壁表现为坏死周围一较薄的等/高T1WI低T2WI信号带,此征象为包膜期脑脓肿的特征性表现。

2)重点观察脑脓肿的并发症:脑脓肿的并发症表现多样,需要详细观察有无病变周围多发子脓肿、有无破入脑室造成脑积水及脑室炎、有无累及脉络丛、有无脑膜受累等。上述对脑脓肿的诊断、临床治疗方式的选择及治疗后疗效评估等有重要的参考价值。

3)结合临床病史及影像表现:排除鉴别诊断,作出诊断结论。若诊断结论不确定,可以给出进一步建议,如穿刺病理检查等。

4)对影像描述及结论进行复核:是否对病变及并发症进行了详细的描述? 是否针对临床提出的问题进行了解答? 获得此结论的依据是否足够?

(2)拓展　由于大脑中没有淋巴结构,人体抗击颅内细菌性感染比较困难,因此脑脓肿存在一定的致命风险,及时有效的治疗非常重要。目前的治疗方法主要包括手术治疗和药物治疗。手术治疗的方法主要包括开颅切除和穿刺引流,去除原发感染病灶以及术后进行1～2个月的抗生素治疗。脑脓肿直径>25 mm 是进行外科手术的指征。药物治疗应尽快尽早开始。抗生素的选择需要遵循下面几项原则：①具有较高的抗菌活性；②能够高效透过血脑屏障；③耐药风险低；④药物毒性低；⑤具有高生物利用度的静脉和口服制剂。

<h3 style="text-align:center">参考文献</h3>

[1]周衡,张星虎.脑脓肿诊断及治疗新进展[J].中国神经免疫学和神经病学杂志,2022,29(2)：161-164.

[2]HERNANDO ALVIS MIRANDA,SANDRA MILENA CASTELLAR-LEONES,MOHAMMED AWAD ELZAIN,et al. Brain abscess：Current management[J]. J Neurosci Rural Pract. 2013,4(Suppl 1)：S67-S81.

[3]SATO J,KUROSHIMA T,WADA M et al. Use of FDG-PET to detect a chronic odontogenic infection as a possible source of the brain abscess[J]. Odontology,2015,104(2):239-243.

[4]OZBAYRAK M,ULUS OS,BERKMAN MZ,et al. Atypical pyogenic brain abscess evaluation by diffusion-weighted imaging：diagnosis with multimodality MR imaging[J]. Jpn J Radiol,2015,33(10):668-671.

二、脑膜炎

1.概述

化脓性脑膜炎(purulent meningitis)是由化脓性细菌所致的脑膜炎症,是临床最常见的严重脑膜炎。化脓性细菌可通过多种途径引起脑膜炎,包括血源性感染(最常见)、邻近感染病灶的直接蔓延和穿刺损伤引起的直接种植(最少见)。急性化脓性脑膜炎最常见的3种致病菌是脑膜炎双球菌、流感嗜血杆菌和肺炎链球菌。但在新生儿,感染多来自产道,克雷伯阴性杆菌和B型链球菌是主要的病原菌。致病菌的分布与年龄有关,除新生儿外,婴幼儿为脑膜炎双球菌,小儿为流感嗜血杆菌,儿童为脑膜炎双球菌,成人为肺炎链球菌。

2.临床表现

不同致病菌所致化脓性脑膜炎的临床表现基本相同,患者通常有呼吸道感染或咽炎等前驱症状,成人起病急剧,最常表现为头痛、发热、颈背僵硬、恶心和呕吐,可有神经功能损害的症状。小儿的发病时间更早,感染数小时内即可出现发热、躁动、呕吐、抽搐和囟门膨出,脑膜炎双球菌所致者可有皮肤瘀点及紫癜。30%患者可出现癫痫发作。

3.影像学检查方法

脑膜炎的检查方法主要包括脑部 CT 和 MRI 检查,尤其是脑 MRI 增强扫描,对脑膜炎的检出有更高的灵敏度,因此临床上常将 MRI 检查作为诊断脑膜炎的首选检查。

4.影像学表现

(1)X 线表现　急性期无异常 X 线表现,当新生儿化脓性脑膜炎合并脑积水时,可表现为颅缝增宽。

(2)CT 表现　化脓性脑膜炎早期 CT 平扫无明显异常。若病变进展,平扫可显示脑沟、脑池正常形态消失,可见基底池、半球间裂和脉络丛密度增高,与炎性渗出物填充有关。由于炎性渗出物阻碍脑脊液循环,脑室呈不同程度扩张,也可因弥漫性脑水肿导致侧脑室、第三脑室对称性缩小。儿童患者可出现硬膜下积脓,表现为脑外新月形低密度影。增强 CT 显示脑膜或脑表面呈细带状强化,与缺血相关的低密度区域可见脑回样强化。少数成人并发硬膜下积液,感染性积液 CT 常表现为环形强化。并发脑静脉窦血栓时,增强的血流和血管壁与不增强的血栓共同组成典型的"空三角"征。CT 还可显示出血性脑静脉梗死、脑炎或脑脓肿。

（3）MRI 表现　与 CT 表现类似,MRI 早期无异常发现。随着病变进展,脑池、脑裂和脑沟的化脓性渗出物在 T1WI 上信号高于正常脑脊液呈等信号,在 T2WI 上呈高信号改变。MR 平扫通常不能发现脑膜炎患者基底池消失,但可见脑积水。增强 MR 显示光滑的软脑膜强化并伸入脑沟,少数软脑膜增强扫描显示为小结节状或局限性脑膜强化。化脓性脑膜炎引起的并发症表现如下。

1）脑炎和脑梗死:在 T2WI 上均为高信号,早期不易区分,脑炎晚期常演变为境界清楚的脓肿,而动脉梗死具有明显沿血管分布的特点。DWI 可证实急性脑梗死,而亚急性脑梗死的 MR 增强扫描表现为脑回状强化。

2）脑静脉窦血栓造成的缺血性脑梗死:好发于头顶附近,常位于皮质下上矢状窦旁、脑干或颞叶,T2WI 能更早显示皮质和皮质下脑白质高信号,与动脉分布区不符,其中 25% 伴有脑出血。

3）硬膜下积液/积脓:均为新月形,积液与脑脊液信号相似,而积脓因蛋白含量高在 T1WI 上呈等/高信号;积脓在 MR 增强扫描上可见脑膜增厚并强化,而单纯积液不强化,积液边缘钙化是较少见的晚期表现。

4）脑膜炎并发的脑积水:为交通性或梗阻性,儿童明显多于成人。脑室梗阻可造成脑室周围脑脊液聚集,并可经室管膜播散,在 T2WI 显示为脑室周围高信号区,而脑室周围高信号也可见于无脑积水的脑室管膜炎,但 MR 增强扫描后可见室管膜强化。交通性脑积水的 MRI 表现为颅底和幕上的蛛网膜下腔增宽并强化,脑室扩大。

5. 典型案例

患者,女,63 岁,20 d 前无明显诱因出现头晕,偶有视物成双。10 d 前出现发热,体温最高至38.5 ℃,伴全身无力,6 d 前出现意识不清、胡言乱语等,记忆力减退,理解力减退。FLAIR 序列上双侧大脑半球部分脑沟、脑裂内可见条片状高信号(图 1-4-2A、B)。幕上脑室系统稍扩大,双侧侧脑室周围可见片状水肿信号。增强扫描延迟期可见纵裂池、鞍上池、脚间池、桥前池、四叠体池、外侧裂池、双侧大脑半球部分脑沟内多发条片状明显强化信号影(图 1-4-2C、D)。

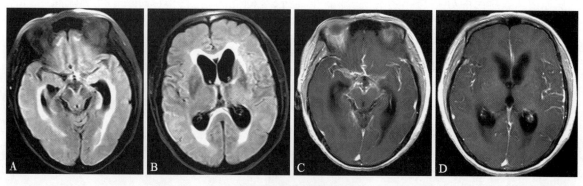

A、B. FLAIR;C、D. 增强 T1WI

图 1-4-2　脑膜炎 MRI 图像

诊断意见:脑膜炎,脑积水伴间质性脑水肿。

6. 鉴别诊断

（1）真菌性脑膜炎　患者通常伴有自身免疫性疾病、长期使用广谱抗生素或免疫抑制剂等基础病史,且实验室真菌检测呈阳性。

（2）病毒性脑膜炎　影像学上一般可见到脑膜呈轻度增厚,强化程度也较轻。结合实验室病毒抗体检测可明确诊断。

（3）肿瘤性或癌性脑膜炎　患者通常有其部位原发的恶性肿瘤疾病史。可不伴随发热症状，并且临床脑脊液细胞学检查可检测出异型细胞。

除上述疾病外，有时还需要与结节病累及脑膜、类风湿或系统性红斑狼疮相关脑膜炎、免疫球蛋白G4（IgG4）相关疾病、药物相关性无菌性脑膜炎等进行鉴别。这些病变的影像学表现比较相似，此时需要与患者的病史及临床表现、实验室相关检查结果相结合，才能作出正确的诊断。

7.分析思路与拓展

（1）分析思路　①首先需要明确的是脑膜炎的影像学检查敏感性比较低，也无特异性。因此，脑膜炎的诊断需要结合影像学检查、临床信息、实验室检测结果，缺一不可。②影像学检查不仅是脑膜炎诊断的必要步骤，同时还能通过影像表现来评估患者脑膜炎引发的各种并发症，为临床诊断及治疗提供详细的影像资料。其中，CT检查通常作为头痛、疑诊脑膜炎的患者的初筛手段。而脑膜炎的原发及急性征象、继发的各种并发症，通常使用MRI检查能够更好地显示出来。

（2）拓展　脑膜位于颅骨与脑实质之间，一共有三层，由内向外依次为软脑膜、蛛网膜、硬脑膜。

1）软脑膜：是一层透明的薄膜，紧贴脑表面走行，并延伸入脑沟及脑裂。软脑膜及其周围的血管在脑室壁局部与室管膜上皮组成脉络组织。脉络组织中的血管反复分支成丛，突入脑室形成脉络丛。

2）蛛网膜：是一层半透明的膜，位于硬脑膜深部，其间存在潜在性的腔隙，称为蛛网膜下腔。在一定部位，蛛网膜下腔在一定的部位扩展加深，形成了蛛网膜下池，包括脚间池、小脑延髓池、桥前池、交叉池等。

3）硬脑膜：是一厚而坚韧的双层膜，包括脑膜层和骨膜层。脑膜层是内层，比较厚且坚韧，起到保护大脑的作用；骨膜层是外层，位于颅骨的内面，比较疏松，但在颅底和颅缝处附着相对牢固，很难分离。

参考文献

［1］MANZAR N1，MANZAR B，KUMAR R. The study of etiologic and demographic characteristics of intracranial brain abscess：a consecutive case series study from Pakistan［J］. World Neurosurg，2011，76（1-2）：195-200.

［2］HERNANDO ALVIS MIRANDA，SANDRA MILENA CASTELLAR-LEONES，MOHAMMED AWAD ELZAIN，et al. Brain abscess：Current management［J］. J Neurosci Rural Pract. 2013，4（Suppl 1）：S67-S81.

［3］SATO J，KUROSHIMA T，WADA M et al. Use of FDG-PET to detect a chronic odontogenic infection as a possible source of the brain abscess［J］. Odontology，2015，104（2）：239-243.

［4］OZBAYRAK M，ULUS OS，BERKMAN MZ，et al. Atypical pyogenic brain abscess evaluation by diffusion-weighted imaging：diagnosis with multimodality MR imaging［J］. Jpn J Radiol，2015，33（10）：668-671.

三、脑结核

1.概述

脑结核（intracranial tuberculosis）是结核分枝杆菌通过血行播散引起的一种严重的中枢神经系

统结核病。影像学将颅内结核分为三种基本类型:脑膜结核、脑实质结核和混合型颅内结核。

2.临床表现

脑结核常发生于儿童、青少年及免疫低下人群。临床表现因类型不同而异,局限性病变形似肿瘤,出现局部神经功能障碍、头痛等;粟粒性结核可见高热、神志模糊以及结核中毒症状。

3.影像学检查方法

X线检查可发现病变后期或病愈数年后遗留的颅内钙化。CT检查可对脑结核患者的病损类型、病变部位、累及范围、病理形态提供准确定位及定性诊断依据。MRI诊断典型脑结核瘤和结核性脑膜炎优于CT,但对显示病灶的钙化不如CT。

4.影像学表现

(1)X线表现　脑膜结核的平片改变多见于病变后期或病愈数年后出现后遗症时,于蝶鞍上方附近可见不规则的小斑点状钙化斑。脑实质结核瘤的X线平片特征性表现是钙化,但发生率不高。

(2)CT表现　结核性脑膜炎发生于基底池脑膜、软脑膜和室管膜。早期CT平扫可无异常发现,或平扫显示脑池较对侧变窄,结构模糊甚至消失,以鞍上池尤为明显,严重时可见脑膜增厚,呈等密度或高密度。增强扫描显示增厚的脑膜呈明显强化。结核性室管膜炎主要表现为脑室壁的局限性增厚,且明显强化,常导致脑积水的发生。

脑膜结核瘤由肉芽肿和干酪样坏死的中心构成,呈圆形或不规则形,很少独立存在,多与增厚的脑膜融合在一起。

结核结节呈等或稍低密度,周围可见低密度水肿,增强扫描后呈明显强化,水肿不强化。结核瘤CT平扫表现为略低密度灶,增强扫描可见明显强化的肉芽肿环和不强化的干酪样坏死中心。结核性脑膜炎常表现为脑回肿胀,脑沟变浅,CT平扫时病灶周围可见大片指压样水肿带,增强扫描病变多不强化。结核性脑脓肿与直径较大的结核瘤CT表现无明显差异,二者难以鉴别。

(3)MRI表现　结核性脑膜炎表现为基底池、脑裂和脑沟内的脑脊液信号被增厚的脑膜部分或全部替代。增强扫描呈明显线样强化。基底池的病灶可导致继发性脑积水。结核性室管膜炎主要表现为脑室壁的局限性增厚并强化。

结核结节表现为均质性实性结节,T1WI呈等或略低信号,T2WI呈等或略高信号,病灶中心有时可见低信号(可能代表干酪样坏死的中心),病灶周缘可见水肿包绕。增强扫描病灶明显均质强化,周围水肿带不强化。

结核瘤表现为脑实质内由外周环状结构和不同信号的中心结构组成,代表病理上肉芽肿的环和干酪样坏死的中心。T1WI上中心呈低信号,肉芽肿环呈等信号或略高信号,周围可见低信号水肿区。T2WI上,当干酪样坏死的中心表现为低信号时,肉芽肿环为高信号,周围可见高信号水肿区,水肿与肉芽肿环之间可见细线样低信号间隔;当干酪样坏死中心为高信号时,肉芽肿的环则表现为低信号,外周被高信号的水肿区包绕。二者的肉芽肿环均明显强化。

结核性脑膜炎表现为手掌样形态,T1WI呈低信号,T2WI呈高信号,有占位效应,多数病灶本身不强化,有时可见脑回样强化或片状强化,其内为无强化的结核结节或结核瘤。

结核性脑脓肿表现为脑实质内的环状病灶,T1WI上脓腔表现为低信号,脓肿壁为等信号;T2WI上脓肿壁为等或略高或低信号,外缘可见线状低信号包绕,周围为大片高信号的水肿区,增强扫描脓肿壁明显强化,脓液无强化。

5.典型案例

病例1:患者,女,20岁。主诉:头晕、头痛伴发热2月余。脑膜刺激征阴性。MRI增强扫描示左侧外侧裂池及邻近脑沟内脑膜可见条片状强化(图1-4-3A、B)。

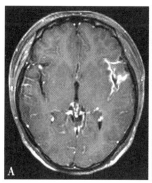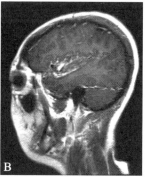

A、B. 增强 T1WI

图 1-4-3　脑结核 MRI 图像

案例扩展

诊断意见：左侧外侧裂池区及邻近脑沟内软脑膜异常强化影，考虑结核性脑膜炎。

病例 2：扫码见案例扩展。

6. 鉴别诊断

（1）细菌性脑膜炎　多为炎性渗出物覆盖于脑表面脑膜，基底池侵犯比结核性脑膜炎少见，病灶钙化少见，增强扫描可见脑膜线样或脑回样异常强化。

（2）病毒性脑膜炎　具有自限性，病变常累及大脑表面的软脑膜，增强扫描可见沿脑沟池分布的线样强化，多无脑积水表现。

（3）隐球菌性脑膜炎　除累及基底池的脑膜外，脑表面的脑膜多易受累，表现为脑沟池内沿脑表面分布的线样强化或结节样强化，二者表现不同。多数隐球菌性脑膜炎的全身炎性反应不重，而结核性脑膜炎患者多发热及全身中毒症状明显，且有脑外结核病灶或结核病史。

（4）脑膜转移　可广泛可局限，增强扫描表现为脑膜不同程度地增厚并呈线样、结节样异常强化。脑膜转移多有脑外恶性肿瘤的病史，而脑膜结核多有相应部位明确的感染病史。

脑实质结核应与脑转移瘤、胶质瘤、脑寄生虫、化脓性脑脓肿等鉴别。脑转移瘤以中老年人多见，常有原发肿瘤病史，脑水肿明显，多为结节状、环形强化。胶质瘤虽呈环形强化，但壁常厚薄不均。脑寄生虫尤其是脑囊虫一般为多发，边界清晰，灶周水肿轻，偏心头节有助于诊断。颅内结核脓肿须与化脓性脑脓肿鉴别，化脓性脑脓肿幕上多见，可含气体及液平面。

7. 分析思路与拓展

（1）分析思路　①MRI 检查：对颅内结核有重要诊断价值，应重点观察脑沟、脑裂、脑池及脑实质内是否存在异常信号。颅底脑膜炎合并脑实质病灶高度提示该病。②结合病史及影像表现：排除鉴别诊断，作出诊断结论。若诊断结论不确定，可以给出进一步建议。③对影像描述及结论进行复核：是否针对临床提出的问题进行了解答？获得此结论的依据是否足够？

（2）拓展　目前对颅内结核的治疗，临床上采取以有效抗结核药物为主的综合治疗措施，以提高治愈率，降低病死率，减少后遗症的发生。鉴别患者的临床分型及动态观察患者病灶变化情况，对于选择合适的治疗方案至关重要。特别是出现脑积水、脑动脉炎及脑梗死等并发症时，及时增加对症治疗方案对患者的预后及减少后遗症的发生尤为重要。

参考文献

[1]中华医学会结核病分会,颅内结核影像学分型专家共识编写组.颅内结核影像学分型专家共识[J].中华结核与呼吸杂志,2015,38(11):805-809.
[2]于春水,马林,张伟国.颅脑影像诊断学[M].北京:人民卫生出版社,2019.
[3]DIAN S,HERMAWAN R,VAN LAARHOVEN A,et al. Brain MRI findings in relation to clinical characteristics and outcome of tuberculous meningitis[J]. PLoS One,2020,15(11):e0241974.
[4]渠慧芳,侯代伦,张旭,等.多层螺旋CT延迟扫描对颅内结核病灶的显示优势探讨[J].中华神经医学杂志,2014,13(12):1207-1211.

四、病毒性脑炎

1. 概述

病毒性脑膜炎(viral meningitis)又称无菌性脑膜炎或浆液性脑膜炎,是多种病毒交叉作用侵犯神经系统而引起的软脑膜急性炎症,多可同时累及脑实质形成病毒性脑炎。可发生于任何年龄,尤以儿童好发,大多数患者具有病程自限性。本病大多数为肠道病毒感染,其次为腮腺炎病毒及淋巴细胞脉络丛脑膜炎病毒,少数为疱疹病毒。

2. 临床表现

通常起病急骤,临床表现主要为剧烈头痛、发热、抽搐、颈项强直,并伴有皮疹、恶心、呕吐、腹痛、腹泻、肌肉酸痛及肌无力等全身中毒症状,严重者可引起脑疝。症状的严重程度随患者的年龄增加而加重,某些肠道病毒可导致皮疹。

3. 影像学检查方法

X线检查诊断价值极其有限,本病已很少应用。CT平扫对于一些早期的病毒性脑炎不能有效诊断,主要原因是早期脑炎其CT影像不具有典型的表现,与正常脑组织无法区分,易漏诊。MRI检查对病毒性脑炎的诊断更加准确,误诊和漏诊率更低、阳性检出率更高。

4. 影像学表现

(1)CT表现   CT平扫一般无异常表现,增强扫描部分患者可见脑沟裂池内的线条样强化。累及脑实质形成脑膜炎者,可表现为脑回肿胀并边缘模糊,增强扫描后可见线样强化或脑回样异常强化,可伴有不同程度的脑水肿。

(2)MRI表现   MRI平扫常无明显异常表现,增强扫描后可见沿脑沟回分布的菲薄的线条样强化,主要为软脑膜的异常强化。常可累及脑实质形成病毒性脑炎,多见于双侧大脑半球额、顶、颞叶及基底节,可对称或不规则分布,以灰质受累为主,主要位于皮质;T1WI呈稍低信号,T2WI呈稍高信号,增强扫描后可无强化,也可呈不规则、不同程度强化。

5. 典型案例

病例1:患者,男,35岁。间断吸食毒品11年,腹胀、呕吐2d,意识不清7h。11年前开始自行吸食毒品,种类剂量不详,其间曾戒断5年余,后又复吸。3d前至戒毒中心治疗,予以镇静安定类药物治疗(具体不详),2d前出现腹胀、呕吐,为胃内容物,后食欲缺乏。7h前于戒毒中心发现神志不清、口吐白沫,自主呼吸存在。神志模糊,查体不合作。FLAIR上双侧颞叶、左侧岛叶、右侧枕叶、脑桥、小脑半球、小脑蚓部可见片状高信号(图1-4-4A、B),增强扫描可见双侧大脑半球脑沟内软脑膜强化(图1-4-4C、D)。

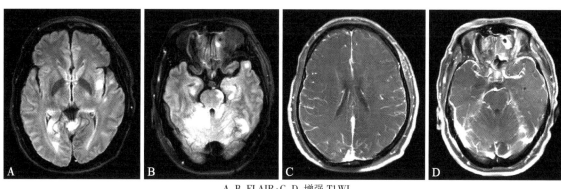

A、B. FLAIR；C、D. 增强 T1WI

图 1-4-4　脑膜炎 MRI 图像

案例扩展

诊断意见：脑内多发斑片状异常信号，软脑膜强化较明显，考虑脑膜炎。

病例 2：扫码见案例扩展。

6. 鉴别诊断

（1）化脓性脑膜炎　常见于儿童、青少年，男性多于女性。早期 MRI 平扫表现正常，随着病情进展，T1WI 和 FLAIR 可以显示脑沟、脑裂、脑池内脓性分泌物略高于正常脑脊液信号。增强扫描可见脑膜明显强化，强化的脑膜可表现为局限性增厚，并可伸入脑沟内。脑膜强化是化脓性脑膜炎最重要的诊断依据。晚期由于蛛网膜粘连可导致交通性脑积水或梗阻性脑积水、脑软化、脑萎缩。

（2）结核性脑膜炎　脑底部各池结构分辨不清，T1WI 信号增高，T2WI 信号更高。增强扫描显示异常强化。结核瘤 T1WI 低信号，T2WI 多数信号不均匀，包膜信号可低可高。钙化在 T1WI 和 T2WI 均为低信号。根据结核病史或接触史，出现头痛、呕吐、脑膜刺激征，结合脑脊液压力增高，白细胞数量多增高，典型者糖及氯化物含量降低，蛋白含量多数增高；脑脊液涂片镜检如发现结核菌可确诊。

（3）多发性硬化　中青年女性多见，临床症状具有缓解-复发或缓慢进展的特点。急性期斑块 CT 增强扫描有斑点状、片状或环状强化。主要位于侧脑室周围以及深部脑白质。T1WI 呈等、稍低或极低信号，T2WI、FLAIR 呈高信号，是显示多发性硬化病灶最敏感的扫描序列。直角脱髓鞘征：横断面病灶呈圆形或椭圆形，冠、矢状面呈条状，可垂直于侧脑室；胼胝体常受累，此两点可与缺血灶鉴别。多无占位效应。新旧病灶可同时存在。活动期病灶 DWI 呈，增强可见强化。静止期病灶 DWI 为等或低信号，增强无强化。

（4）线粒体脑肌病　无感染症状，以两侧颞枕叶及皮质为主，MRS 可见 Lac 峰升高。

（5）多发脑梗死　年龄偏大，起病急，与脑血管供血区域分布一致，MRA 显示脑动脉狭窄或闭塞。

（6）边缘叶脑炎　为副肿瘤综合征，累及边缘系统，无感染症状。

7. 分析思路与拓展

（1）分析思路　①MRI 检查：对病毒性脑炎有重要诊断价值，应重点观察脑沟、脑裂、脑池及脑实质内是否存在异常信号。②结合病史及影像表现：排除鉴别诊断，作出诊断结论。若诊断结论不确定，可以给出进一步建议。③对影像描述及结论进行复核：是否针对临床提出的问题进行了解答？获得结论的依据是否足够？

（2）拓展　病毒性脑炎可以根据以下几种方法进行分类。

1）根据起病和病程特点分类：分为急性、亚急性、慢性和宫内感染 4 类。

2）根据主要病理改变特点分类：分为局灶性脑炎或弥散性脑炎。

3）根据主要临床症状分类：分为昏迷型、癫痫型、精神障碍型、小脑型、颅高压型、脑干脑炎型、偏瘫型及脑瘤型等。

4）根据病原学分类：分为单纯疱疹病毒、EB 病毒、水痘病毒、乙脑病毒、腮腺炎病毒等。

参考文献

[1] GIOVANE RA, LAVENDER PD. Central nervous system infections[J]. Prim Care, 2018, 45(3): 505-518.

[2] PIANTADOSI A, KANJILAL S. Diagnostic approach for arboviral infections in the united states[J]. J Clin Microbiol, 2020, 58(12): e01926-19.

[3] MANDAL N, ANAND PK, GAUTAM S, et al. Diagnosis and treatment of paediatric tuberculosis: An insight review[J]. Crit Rev Microbiol, 2017, 43(4): 466-480.

[4] 于春水, 马林, 张伟国. 颅脑影像诊断学[M]. 北京: 人民卫生出版社, 2019.

五、多发性硬化

1. 概述

多发性硬化（multiple sclerosis, MS）是一种中枢神经系统的慢性炎性脱髓鞘疾病，好发于青年人，年龄以 20~40 岁为主。以病灶多发、病程缓解与复发为主要特征。全世界的发病率和患病率持续上升。虽然确切的病因仍然未知，但目前认为其发病机制是由遗传易感性和环境因素之间的相互作用引起的免疫失调。

2. 临床表现

多发性硬化的临床症状和体征是多变的，可能由感觉、运动、视觉和脑干通路参与引起，包括疲劳、痉挛、步态不稳、莱尔米特征（Lhermitte sign）、泌尿保留/尿失禁或认知能力下降。常是复发与缓解交替。脑脊液化验免疫球蛋白 G 的增高是病变活动的生化指标。约半数患者可出现脑电图异常，但非特异性改变。

3. 影像学检查方法

多发性硬化的检查方法主要包括脑部 CT 和 MRI 检查。相比于 CT 检查，MRI 检查对多发性硬化的检出有更高的灵敏度，应同时行平扫及增强检查。临床上常将 MRI 检查作为诊断多发性硬化的首选检查。

4. 影像学表现

（1）CT 表现　平扫显示病灶呈低密度，多位于侧脑室周围，多发病灶为主，多无占位效应。慢性期呈软化灶改变，边界清晰。部分患者出现脑萎缩表现。

（2）MRI 表现　MS 的病灶可见于大脑半球、小脑半球、脑干。病灶主要位于侧脑室周围以及深部脑白质，脑干以中脑、大脑脚多见。病灶大小可以几个毫米至整个脑室周围，大者有占位效应。横断面病灶呈圆形或类圆形，冠状位、矢状位病灶呈条带状，可垂直于侧脑室，称"直角脱髓鞘征"。病灶 T1WI 呈低信号，T2WI 呈高信号，活动期 DWI 高 b 值上边缘呈高信号。增强活动期的病灶明显强化。

5. 典型案例

患者，女，33 岁。主诉：双下肢麻木无力 6 个月，右眼视物模糊 3 个月。MRI 平扫示双侧脑室旁见多发类圆形、椭圆形斑块，边界清晰，T1WI 呈低信号（图 1-4-5A），T2WI 呈高信号（图 1-4-5B），FLAIR 呈高信号（图 1-4-5C），DWI 部分环状弥散受限（图 1-4-5D），边界清晰，部分病灶长轴位垂直于侧脑室，即"直角脱髓鞘征"；增强扫描呈环状强化（图 1-4-5E）。

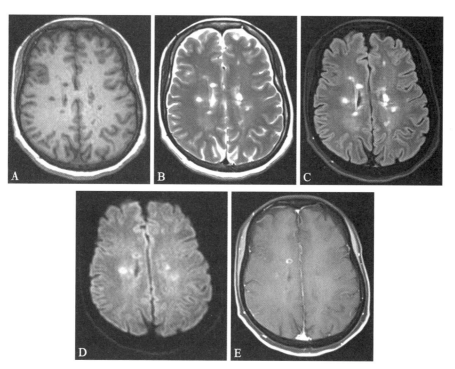

A. T1WI；B. T2WI；C. FLAIR；D. DWI；E. 增强 T1WI

图 1-4-5　多发性硬化 MRI 图像

诊断意见：双侧侧脑室旁多发病变，考虑多发性硬化。

6. 鉴别诊断

（1）皮质下动脉硬化性脑病　CT 表现为脑室旁和半卵圆中心白质的大片状低密度，围绕侧脑室，其边缘多模糊不清，并伴有脑深部的腔隙性软化灶，病变无占位效应，增强扫描无强化。在 T1WI 上，双侧半卵圆中心及脑室旁深部白质呈大片状低信号，无占位效应。在 T2WI 上相应病变呈高信号。病变形状不规则，边缘不清楚。大多数患者伴脑室、脑池扩大，脑沟增宽等脑萎缩的改变。由于皮质下弓状纤维以及胼胝体不受累及，这些病变并不紧靠室管膜，常伴多发性基底节的腔隙性梗死灶。增强扫描病变亦无强化。而多发性硬化的异常信号分布更为广泛，多为斑片状，活动期有显著强化。

（2）多发性脑梗死　脑梗死也可多次发生，因此常可见到陈旧性与急性梗死灶并存的现象。新鲜梗死灶在 CT 平扫图像上为浅淡的低密度，边界不清晰，周围有水肿，并有轻度占位效应。陈旧性梗死灶在 CT 上为均匀低密度，轮廓清晰，常伴同侧脑室扩大或脑沟增宽等脑萎缩改变。梗死灶的形态与血管支配区的分布一致，多呈楔形、三角形或扇形，尖端指向脑深部。脑梗死起病 2～3 周之内，增强扫描梗死区出现环状或脑回状强化，而陈旧性梗死灶无强化。

（3）脑炎　可累及脑的任何部位，但以颞叶受累最为常见。CT 平扫为片状低密度，多为单侧性，病灶周围有水肿带，有占位效应。增强扫描大部分病灶呈轻度边缘强化或无明显强化。病变在 T1WI 呈低信号，T2WI 呈高信号，急性期病灶可强化。

（4）急性播散性脑脊髓炎　发病急，病程短，临床症状重，常有前驱病毒感染史或近期疫苗接种史，多数发生于儿童，脑脊液检查寡克隆区带为阴性，多为单相病程。皮质下白质受累多见，丘脑也常受累，多双侧不对称分布，一般无坏死和萎缩，增强后轻度强化。

7.分析思路与拓展

（1）分析思路   MRI 检查对多发性硬化病灶的识别、定位、定性有重要价值,MRI 是脱髓鞘疾病的首选检查方法。诊断要点是病灶的时间与空间的多发性特征:①累及中枢神经系统多个部位;②同一次检查病灶新旧不一,即时间的多发性;③病变主要位于侧脑室周围;④大多数无占位效应;⑤强化不同,急性期病灶强化。

（2）拓展   多发性硬化为亚急性发病,多起病于 20 ~ 40 岁,女性多于男性,表现为时间及空间上的多发性,临床过程为复发、缓解交替进行,数年后病情进行性加重,激素治疗后 MRI 增强扫描病灶减少或消失。

参考文献

[1] MCGINLEY MP, GOLDSCHMIDT CH, RAE – GRANT AD. Diagnosis and treatment of multiple sclerosis:a Review[J]. JAMA,2021,325(8):765−779.

[2] KATZ SAND I. Classification,diagnosis,and differential diagnosis of multiple sclerosis[J]. Curr Opin Neurol. 2015,28(3):193−205.

[3] BENEDICT RHB, AMATO MP, DELUCA J,et al. Cognitive impairment in multiple sclerosis:clinical management,MRI,and therapeutic avenues[J]. Lancet Neurol,2020,19(10):860−871.

第五节   脊髓病变

一、脊髓外伤

1.概述

脊髓外伤是一种非常严重的损伤,占全身损伤的 0.2% ~ 0.5% ,车祸、工伤、运动及火器伤是脊髓外伤的主要原因。

2.临床表现

脊髓外伤包括:脊髓震荡、脊髓挫裂伤、脊髓压迫或横断、脊髓受压和脊髓空洞等。脊髓震荡属最轻的类型,为短暂的脊髓功能超限抑制所致,脊髓形态一般正常。脊髓挫裂伤常伴有严重的脊椎骨折和脱位,脊髓内可见点片状或局灶出血,常合并水肿及蛛网膜下腔出血,病变可波及数个节段,以至脊髓损伤水平可以与脊髓损伤所累及的水平不相一致;严重者脊髓可呈部分或完全断裂。神经根撕脱和硬脊膜囊撕裂常与外伤时上肢的位置有关,多发生于 C_7 ~ C_8 及 T_1 神经根。临床上,脊髓损伤的早期阶段主要表现为脊髓休克,如系脊髓震荡则短期内可恢复正常,脊髓挫裂伤或部分断裂时则其功能不完全恢复,完全横断时其损伤平面以下的运动和感觉功能均消失。外伤后脊髓受压主要见于椎体附件骨折患者,骨折块移位或错位,对脊髓造成不同程度的压迫。少数情况下也可见于外伤后椎管内出血等。外伤后脊髓空洞的发生率约占脊髓损伤的 3.2% 。

3.影像学检查方法

脊髓外伤的检查可采用普通 X 线、CT 及 MRI,各种检查方法的优势:X 线和 CT 可清晰显示椎体及附件骨折、骨碎片、关节突交锁,CT 对于椎管骨质异常的显示优于 MRI。MR 对脊髓受压、髓内改变和椎管内血肿方面明显优于 CT 和 X 线,T2WI 上不使用对比剂就能直接观察到神经根的撕脱和硬膜囊撕裂。

4.影像学表现

（1）X线表现　平片上可显示椎体及其附件有无骨折、脱位、关节突交锁、椎管内碎骨片等。

（2）CT表现　脊髓震荡多无阳性发现。CT可清晰显示椎体及附件骨折，关节突交锁。脊髓挫裂伤表现为髓内密度不均，有时可见点状高密度区，脊髓内血肿表现为高密度，髓外血肿常使相应脊髓受压移位。CT脊髓造影（CT myelography，CTM）对神经根撕脱和脊髓横断意义较大，前者可见对比剂溢入撕脱的神经鞘内，呈囊状或条状高密度，硬脊膜撕裂时边缘模糊不清，严重者可见对比剂溢出至周围软组织中；后者表现为脊髓结构紊乱，高密度对比剂充满整个椎管。

（3）MRI表现　脊髓震荡多无阳性发现。脊髓挫裂伤在T1WI上脊髓内可见低信号水肿区，也可无信号异常，但T2WI均可见不均匀高信号。合并出血时，急性期T1WI可正常，而T2WI呈低信号，亚急性期T1WI和T2WI均呈高信号。脊髓横断时，MRI可清晰观察到脊髓横断的部位、形态以及脊髓的损伤改变，表现为脊髓部分或完全分离。T2WI上不需要对比剂就能观察到神经根撕脱和硬脊膜囊撕裂。脊髓挫裂伤或血肿后遗期，可形成软化灶，表现为髓内长T1、长T2信号病灶。外伤后脊髓空洞形成时间早晚不一，最短者3个月可出现，最长者可于脊髓外伤数十年后出现，表现为与脊髓长轴一致的脊髓内带状或管状长T1长T2信号，信号类似脑脊液，空洞处脊髓可增粗，空洞内壁呈结肠袢样，可延及数个脊髓节段。

5.典型案例

病例1：患者，女，59岁。主诉：外伤后腰背痛伴肢体活动障碍8 h。CT平扫矢状位图像示T_{12}椎体及棘突骨质连续性中断、断端错位（图1-5-1A）。MRI T1WI、T2WI及压脂T2WI图像，示T_{12}椎体及棘突骨质连续性中断、断端错位，相应水平脊髓截断；T_{11}椎体水平脊髓内异常信号，T1WI呈稍低信号，T2WI呈混杂高信号（图1-5-1B、C），压脂序列呈高信号（图1-5-1D）。$T_{12} \sim L_1$椎体水平椎管内短T1长T2信号。背部皮下软组织水肿。

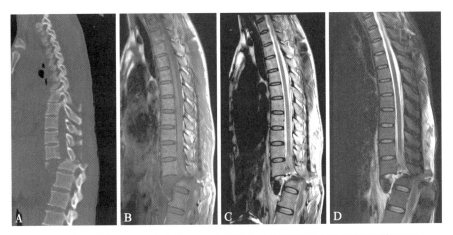

A.CT平扫矢状位；B.MRI矢状位T1WI；C.MRI矢状位T2WI；D.MRI矢状位压脂T2WI

图1-5-1　脊髓截断矢状位CT和MRI图像

诊断意见：T_{12}椎体骨折并重度滑脱、脊髓截断。

病例2：扫码见案例扩展。

案例扩展

6. 鉴别诊断

根据明显的外伤史和典型的 X 线、CT 和 MRI 表现,脊髓损伤不难诊断,外伤后脊髓软化灶须与脊髓空洞症鉴别。脊髓空洞症:是累及脊髓的慢性进行性疾病,进行性加重、节段性感觉障碍、感觉分离等特点,常好发于颈部脊髓。MRI 检查:空洞显示为 T1WI 低信号 T2WI 高信号,矢状位出现于脊髓纵轴,轴位可清楚显示所在平面空洞的大小及形态。MRI 对本病诊断价值较高。

7. 分析思路与拓展

(1)分析思路　①病史信息:外伤病史对脊髓外伤的诊断非常重要。②X 线和 CT:对椎体骨折、碎骨片等骨质异常诊断具有重要价值。可显示椎体及其附件有无骨折、脱位、关节突交锁、椎管内碎骨片等。③MRI:对脊髓内改变非常敏感,可以显示脊髓内水肿、挫裂伤、血肿的信号改变。应重点观察病变与周围骨质的关系,神经根及血管是否受累,相邻脏器有没有受累。最后对影像描述及结论进行复核:描述中病变具体部位、形态、信号的描述,椎体、椎间盘、脊髓、相邻软组织及神经、相邻脏器的描述是否全面;结论应对上述异常部分进行逐条描述。

(2)拓展　脊髓外伤可以引起继发脊髓软化灶、脊髓空洞、脊髓栓系。目前认为脊髓损伤 1 个月后脊髓中央部有炎细胞和巨噬细胞浸润,并发生囊性变,形成许多微型小囊腔。这些微型小囊腔逐渐扩大,互相融合,形成空洞。同时硬膜和蛛网膜发生纤维化也常与脊髓粘连,在脊柱屈伸运动时,硬膜、蛛网膜与脊髓的粘连使脊髓上下移动,产生对脊髓的牵拉作用,并使上下方的脑脊液形成压力差,使已经形成的空洞不断扩大。外伤后脊髓栓系常见于脊髓外伤减压术后,脊髓与蛛网膜粘连固定于椎管壁。

参考文献

[1]李忠海,吕德成.进一步重视脊髓损伤的基础与临床研究[J].中国骨与关节杂志,2018,7(10):721-724.

[2]梅毅军.磁共振诊断脊髓损伤的影像学分析[J].系统医学,2020,005(9):114-116.

[3]徐艳松,罗大卿,潘文辉,等.创伤性颈脊髓损伤的流行病学分析[J].中华急诊医学杂志,2019,28(1):84-89.

[4]中国医师协会骨科医师分会,中国医师协会骨科医师分会《成人急性胸腰段脊柱脊髓损伤循证临床诊疗指南》编辑委员会.中国医师协会骨科医师分会骨科循证临床诊疗指南:成人急性胸腰段脊柱脊髓损伤循证临床诊疗指南[J].中华外科杂志,2019,57(3):161-165.

二、星形细胞瘤

1. 概述

星形细胞瘤(astrocytomas)起源于脊髓星形细胞,是脊髓内常见肿瘤,其发生率仅次于室管膜瘤,居第二位,占髓内肿瘤的 30%,是儿童髓内肿瘤最常见的类型。肿瘤以胸、颈段最多见,占75%,脊髓远端及终丝约占 25%,病变一般局限,但可沿脊髓纵轴浸润性生长,尤其在儿童往往累及多个脊髓节段,甚至脊髓全长,以偏心性生长多见。脊髓明显增粗,表面可有粗大迂曲的血管,瘤组织与正常脊髓组织无明显分界,上下两端常呈梭形,38% 可发生囊变,少数合并脊髓空洞。

根据 2016 年 WHO 指南中的分类方法,星形细胞瘤大部分为低级别,主要包括毛细胞型星形细胞瘤(WHO 1 级)和弥漫性星形细胞瘤(WHO 2 级);少部分为高级别,包括间变性星形细胞瘤、间变性少突星形细胞瘤等。

2. 临床表现

成人及儿童均可见。临床上多见于儿童。成人好发于 30～40 岁,男性略多于女性。颈胸段髓内肿瘤出现症状早,症状重,患者就诊时肿瘤常较小,脊髓在外形上变化不大和轻度膨大。疼痛为最常见的首发症状,随后渐出现由病变节段平面向下、向远端发展的运动障碍和感觉异常,与室管膜瘤相似,病程进展甚为缓慢。儿童患者可有步态异常和斜颈畸形等表现。

3. 影像学检查方法

星形细胞瘤的检查可采用 CT 及 MRI,各种检查方法的优势与限度如下。

(1)CT 检查 对髓内肿瘤的定位和定性诊断应用价值有一定限度。大部分椎管内肿瘤与其周围的正常软组织密度差别不大,只能根据好发部位、好发年龄,以及一些 CT 显示的特征如坏死后囊变、钙化、瘤内出血等来推断肿瘤的性质。应同时行平扫及增强检查,冠、矢状位重建图像有助于对星形细胞瘤的定位及整体观察。

(2)MRI 检查 最佳检查方法,应用较为成熟,可优先选择。具有准确定位,甚至定性的作用。多方位和三维成像的应用使病变定位诊断更为准确,对病变显示要优于 CT,具有很高价值。

4. 影像学表现

(1)CT 表现 平扫肿瘤呈略低密度或等密度,少数可呈高密度,边界不清。增强扫描肿瘤强化不均匀,少数可见均匀强化,囊变较常见。由于水肿和肿瘤浸润,脊髓受侵部位密度减低和不规则增粗,伴有椎管前后径或左右径的增大,椎弓根变细,椎体受肿瘤挤压呈"扇贝样"改变,钙化少见。邻近蛛网膜下腔狭窄,CTM 能满意显示脊髓外形和蛛网膜下腔的改变。

(2)MRI 表现 在 T1WI 上肿瘤信号低于脊髓;在 T2WI 上肿瘤信号明显增高,由于水肿的缘故,在 T2WI 上显示病变范围较 T1WI 大。因病变范围较广且合并出血、坏死、囊变,其信号强度可不甚均匀,坏死和囊变表现为更长 T1 和 T2 信号,出血在 T1WI 上表现为高信号。少数患者可出现脊髓囊肿或脊髓空洞,脊髓空洞的蔓延范围可以很广很远,甚至胸腰段脊髓空洞可向上蔓延至颈髓。增强扫描可见肿瘤实性部位明显强化,有些低度恶性肿瘤血脑屏障较完整,早期可不出现强化,但延迟后扫描,仍可见强化,肿瘤周围水肿以及坏死和囊变区无强化。增强扫描能确定肿瘤术后是否有残存或复发,并能发现小肿瘤。

5. 典型案例

患者,男,65 岁。主诉:左下肢无力发木感 1 年余,加重 2 周。MRI 平扫示 T_{10}～T_{12} 椎体水平脊髓增粗,其内可见条片状稍长 T1、稍长 T2 压脂高信号影,病变边界不清(图 1-5-2 A～C)。增强扫描 T_{10}～T_{12} 椎体水平脊髓内异常信号可见轻度强化,上下径约 60 mm(图 1-5-2 D)。

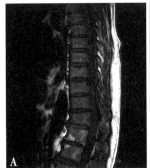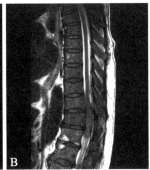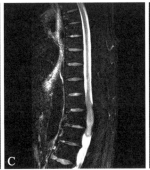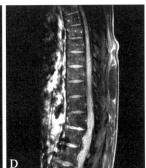

A. MRI T1WI;B. MRI T2WI;C. MRI T2WI 压脂;D. 增强 MRI

图 1-5-2 脊髓星形细胞瘤病例 MRI 图像

诊断意见：$T_{10} \sim T_{12}$ 水平脊髓内占位，考虑星形细胞瘤。

6. 鉴别诊断

（1）室管膜瘤　常见于成人，好发于颈髓和下胸段，边界清楚，MRI 增强扫描上可均一性增强，呈中央性生长的脊髓内肿瘤，偏心性生长少见，肿瘤内常有出血性囊性变或坏死区。

（2）髓内血管母细胞瘤　分为大囊小结节型和实质性肿块型，在 MRI 成像 T1WI 上呈低到等信号、T2WI 上呈等到高信号，增强扫描后壁结节及实质性肿块均呈非常明显强化，在肿瘤背侧多可见迂曲的血管流空影。

（3）髓内转移瘤　脊髓节段性不规则增粗，髓内局部较小的圆形或卵圆形病灶（< 1.5 cm），T2WI 上多为高或混杂信号，伴出血时为较低信号，局部可显著增强，可伴有空洞，周围有广泛性水肿。

（4）多发性硬化　以脑内、脊髓散在多发病灶为特征，病程反复交替发作。脊髓上可有多个斑点状不规则的斑块，此外多伴有脑室周围白质中类圆形或融合性斑块，均为脱髓鞘改变（呈长 T1 长 T2 信号）。

7. 分析思路与拓展

（1）分析思路　MRI 检查对识别、定位、定性星形细胞瘤有重要价值。需要明确肿瘤是否位于髓内，周围组织与之分界是否清楚。星形细胞瘤多表现为受累脊髓增粗，肿瘤信号不均匀，边界不清，病变范围可累及多个脊髓节段，可合并出血、坏死、囊变。少数患者可出现脊髓空洞。增强扫描肿瘤强化不均匀，少数可见均匀强化，肿瘤周围水肿以及坏死和囊变区无强化。邻近蛛网膜下腔狭窄。

（2）拓展　椎管内肿瘤约占神经系统肿瘤的 15%，可发生在各个节段，按照生长部位与脊髓、硬脊膜之间的位置关系，分为髓内肿瘤、髓外硬膜下肿瘤、硬膜外肿瘤，其中以髓外硬膜下肿瘤最为常见。它们的病理类型、手术方案以及预后差别较大，准确的定位诊断是定性诊断的前提。

1）髓内肿瘤的定位诊断征象有：①脊髓呈梭形肿胀；②横断面像见肿瘤位于脊髓轮廓内；③病变处蛛网膜下腔均匀狭窄。好发肿瘤为室管膜瘤、星形细胞瘤等。

2）髓外硬膜下肿瘤的定位诊断征象有：①脊髓与肿瘤夹角为锐角，可见"肩胛征"；②脊髓受压移位；③瘤体的头、尾侧蛛网膜下腔增宽，健侧狭窄。好发肿瘤为神经源性肿瘤、脊膜瘤等。

3）硬膜外肿瘤的定位诊断征象有：①肿瘤呈梭形，两端呈"毛笔尖"样；②T2WI 上肿瘤与脊髓间可见裂隙样低信号影，为硬膜；③病侧蛛网膜下腔狭窄，脊髓移位；④病变段硬膜外脂肪消失。血管脂肪瘤、海绵状血管瘤、转移瘤等相对较常见。

参考文献

[1] 沈路科, 凤建中. 脊髓星形细胞瘤的 MRI 表现 [J]. 中国中西医结合影像学杂志, 2010, 8(3): 206-208.

[2] 郑红伟, 祁佩红, 薛鹏, 等. 毛细胞型星形细胞瘤的影像学表现及病理分析 [J]. 实用放射学杂志, 2014, 30(7): 1088-1091.

[3] HOUTEN JK, COOPER PR. Spinal cord astrocytomas: presentation, management and outcome [J]. J Neurooncol, 2000, 47(3): 219-224.

[4] 白人驹, 张雪林. 医学影像诊断学 [M]. 3 版. 北京: 人民卫生出版社, 2010.

[5] 胡春洪, 汪文胜, 方向明. MRI 诊断手册 [M]. 2 版. 北京: 人民军医出版社, 2015.

三、室管膜瘤

1. 概述

室管膜瘤（ependymomas）是来源于脊髓中央管室管膜细胞的中枢神经系统肿瘤，是最常见的髓内肿瘤。由 Virshow 于 1863 年首先发现。按 2021 年 WHO 对中枢神经系统肿瘤的新分类，室管膜肿瘤分为幕上室管膜瘤、幕上室管膜瘤 ZFTA 融合阳性、幕上室管膜瘤 YAPI 融合阳性、颅后窝室管膜瘤、颅后窝室管膜瘤 PFA 组、颅后窝室管膜瘤 PFB 组、脊髓室管膜瘤、脊髓室管膜瘤伴 MYCN 扩增、黏液乳头型室管膜瘤与室管膜下瘤。脊髓室管膜瘤好发于 30～50 岁，男性略多于女性。好发于颈髓，其次为胸髓，少数累及胸髓远端和终丝或马尾，其中黏液乳头型室管膜瘤多见于儿童，好发于终丝或马尾。

2. 临床表现

绝大多数髓内室管膜瘤生长缓慢，病程进展缓慢。症状以自发性疼痛常见，其疼痛程度相对较轻，部位模糊，一般主诉为颈肩部、胸背部或肢体疼痛。高位颈髓受侵犯时，可合并呼吸困难。位于腰骶髓者，常伴脊髓栓系综合征，括约肌功能障碍出现较早，从而导致大小便异常。

3. 影像学检查方法

（1）X 线检查　X 线对脊髓室管膜瘤的诊断价值有限。

（2）CT 检查　应同时行平扫及增强检查，冠、矢状位重建图像有助于对脊髓室管膜瘤的定位及整体观察。应用对比剂应注意不良反应。

（3）MRI 检查　最佳检查方法，平扫结合增强扫描能够对脊髓室管膜瘤进行准确定位及整体观察。应用对比剂应注意不良反应、成像时间。

4. 影像学表现

（1）X 线表现　X 线检查可见肿瘤引起的椎管扩大、椎弓间距增宽和椎体后缘长期受压形成的弧形改变等。

（2）CT 表现　CT 检查可见椎管扩大，脊髓增粗，硬膜外脂肪间隙变窄，密度不均，严重者可见椎弓间距增宽和椎体后缘弧形改变等。CT 增强扫描肿瘤可见强化，延迟扫描可见继发的脊髓空洞。

（3）MRI 表现　脊髓室管膜瘤多呈等长 T1 稍长 T2 信号，较其他髓内肿瘤无明显特异性。若肿瘤合并出血或囊变，则呈混杂信号。根据出血时间的不同，信号表现复杂。陈旧性的瘤内出血伴囊变，可见分层液平面；肿瘤表面的陈旧性出血，由于含铁血黄素的沉积，在 T2WI 上表现为低信号环，即"帽征"，具有特征性。囊变部分呈更长 T1 更长 T2 信号。

绝大多数脊髓室管膜瘤属于富血供肿瘤，增强后明显强化，但由于肿瘤本身易于囊变，导致强化不均匀。少数肿瘤因血供较差或坏死囊变较明显，而强化较轻或无明显强化。脊髓室管膜瘤另一显著特点就是肿瘤可随脑脊液种植性转移，增强扫描可见明显强化的转移结节。

5. 典型案例

病例 1：患者，女，50 岁，主诉：右上肢麻木 1 月余。麻木呈持续性，伴右手疼痛，伴右侧肩部麻木，无运动障碍，无肌力减退。

MRI 矢状位 T1WI、矢状位 T2WI、横轴位 T2WI 图像示 C_3～C_4 水平脊髓内见斑片状混杂等长 T1 混杂等长 T2 信号，两端可见斑片状长 T1 信号（图 1-5-3A～C）。增强扫描矢状位 T1WI 示 C_3～C_4 椎体水平脊髓内见斑片状明显强化，两端异常信号未见明显强化（图 1-5-3D）。

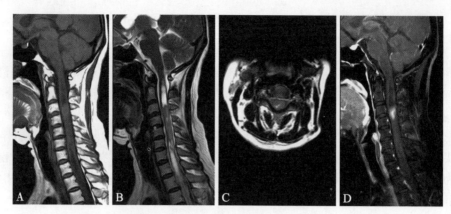

A. MRI 矢状位 T1WI；B. 矢状位 T2WI；C. 横轴位 T2WI；D. 矢状位 T1WI 增强

图 1-5-3　室管管膜瘤 MRI 图像

案例扩展

　　诊断意见：$C_3 \sim C_4$ 水平脊髓内异常信号，伴 $C_2 \sim T_2$ 椎体水平脊髓空洞形成，考虑肿瘤性病变，室管膜瘤。

　　病例2：扫码见案例扩展。

　　6. 鉴别诊断

　　（1）星形细胞瘤　儿童最常见的髓内肿瘤、成人第二常见的髓内肿瘤。好发于颈段及上胸段，常累及多个脊髓节段，囊变率高，出血常见，界不清，密度/信号多不均匀；表面可见粗大迂曲血管；伴脊髓空洞时更支持诊断；增强扫描后实性部分多有强化，部分星形细胞瘤无强化。

　　（2）转移瘤　髓内转移瘤多发生于软脊膜，脊髓实质内少见。表现为脊髓局限或弥漫性增粗，增强后髓内及软脊膜上多发结节强化灶，少数受累的软脊膜可见环形强化。

　　（3）海绵状血管瘤　好发于颈、胸段，临床病程长，时好时坏，逐步进展，合并出血症状加重。海绵状血管瘤呈团块状、桑葚状、爆米花状混杂信号，周围可见含铁血黄素沉积。一般无水肿，一般为点状强化或无强化

　　（4）血管母细胞瘤　少见，多发病于 40 岁以前，1/3 患者伴冯希佩尔-林道综合征。颈胸段多见，常位于脊髓背侧。肿瘤较小，多呈囊性，瘤周水肿明显，囊内明显强化结节有具特征性。

　　7. 分析思路与拓展

　　（1）分析思路　①只有较大的脊髓室管膜瘤才能在 X 线片上显示，因此，X 线片价值有限。②CT 和 MRI 检查对识别、定位、定性有重要价值。应首先明确病变的位置，髓内？髓外硬膜下？髓外硬膜外？其次基本判断病变性质，肿瘤？炎症？缺血？再次重点观察病变的形态、边缘、密度/信号及强化方式。脊髓室管膜瘤好发于颈段、圆锥、终丝。CT 示脊髓外形不规则膨大，与正常脊髓分界不清。MR 示有假包膜，范围常广，信号混杂，T1 等低，T2 等高信号，累及多个节段，信号不均匀，T2 肿瘤两端的低信号"帽征"具有特征性，增强后实质呈明显均匀性强化。③对检查视野内的其他脊髓节段要仔细检视：如有无种植转移等特征。④结合病史及影像表现排除鉴别诊断，作出诊断结论。⑤最后对影像描述及结论进行复核：病变的范围、边界、有无转移等。

　　（2）拓展　脊髓常见的髓内肿瘤有室管膜瘤、星形细胞瘤、海绵状血管瘤、血管母细胞瘤、转移瘤等；脊髓常见的髓外硬膜下肿瘤有：神经源性肿瘤、脊膜瘤、畸胎瘤、转移瘤；脊髓常见的髓外硬膜外肿瘤有转移瘤、淋巴瘤、脂肪瘤。

参考文献

[1]葛荣,李征,周新成,等.成人室管膜瘤的临床病理特征及预后因素分析[J].中国现代医生,2021,59(35):138-141.

[2]唐勇,张雪林.脊髓室管膜瘤 MRI 特征分析及其鉴别诊断[J].临床放射学杂志,2006,25(5):409-411.

[3]史东宏,徐州医学院,曹建民,等.脊髓室管膜肿瘤的 MRI 与病理的对照研究[J].中国医学影像技术,2008,24(5):645-649.

[4]郑航,左强,吕国士,等.脊髓室管膜瘤 MRI 特征分析及其鉴别诊断[J].中国临床医学,2006,13(5):838-839.

[5]李琰.脊髓室管膜瘤和星形细胞瘤在 MRI 上的影像特征及其诊断准确率分析[J].医药与保健,2021,29(6):129-130.

[6]刘浩,陆天宇,俞天赋,等.1022 例椎管内肿瘤的流行病学分析[J].临床神经外科杂志,2023,20(1):52-56.

四、脊髓炎

1. 概述

脊髓炎(myelitis)是因感染引起自身免疫反应导致横贯性脊髓炎性病变,以病损平面以下肢体对称或非对称性瘫痪、传导束性感觉障碍及自主神经功能障碍为特征,又称为横贯性脊髓炎。青壮年多见,发病前 1～2 周常有上呼吸道感染,消化道感染症状,或有预防接种史。可累及脊髓任何节段,以胸髓 $T_3 \sim T_5$ 最为常见。视神经脊髓炎(neuromyelitis optica,NMO)除脊髓症状外还伴随视神经病变。血液中水通道蛋白 4(aquaporin-4,AQP4)自身抗体(NMO-specific immunoglobulin G,NMO-IgG)阳性是诊断视神经脊髓炎较为特异的指标。

2. 临床表现

急性脊髓炎常急性起病,多表现为发热、神经根痛、肢体麻木无力和病变节段束带感。多数在数小时或数日内出现受累平面以下运动障碍、感觉缺失、膀胱及直肠括约肌功能障碍。视神经脊髓炎还伴随单侧或双侧视神经炎症状,即单眼或双眼视力下降乃至失明,晚期可见视神经萎缩。

3. 影像学检查方法

MRI 是检测脊髓炎病灶最敏感的方法,可以客观显示病灶的部位、数目、大小和分布等情况。X线检查和 CT 检查不能清楚地显示脊髓病变。

4. 影像学表现

(1)CT 表现　急性脊髓炎显示脊髓肿胀。

(2)MRI 表现　急性脊髓炎脊髓 MRI 检查显示脊髓节段损害并伴脊髓肿胀,肿胀较均匀一致,脊髓外缘光滑,胸段脊髓病变常见。T1WI 病灶常呈等或低信号,T2WI 呈高信号。横断位病变常累及脊髓中央大部及全部(横向损害严重)。增强扫描时多数病变区无强化,少数可出现轻度细条状或斑片状强化,分布不均。视神经脊髓炎 MRI 显示存在超过 3 个脊髓节段的异常,损害范围较单纯的脊髓炎广泛,以颈胸段脊髓联合病变多见(纵向损害广泛)。视神经 MRI 表现为视神经肿胀增粗,T2WI 呈"轨道样"高信号。随着病程进展,部分视神经脊髓炎患者出现脑内脱髓鞘病灶,分布于 AQP4 高表达的室管膜周围。

5. 典型案例

患者,女,6 岁,学生,运动时突然出现腰部麻木、站立困难,后逐渐出现双下肢无力及排尿困难。查体:双下肢肌力 0 级,肌张力降低。MRI 矢状位 T1WI 图像、T2WI 图像及 T2WI 压脂图像显示 $T_5 \sim L_1$ 椎体水平脊髓增粗,T1WI 呈等或低信号(图 1-5-4A),T2WI 呈稍高信号(图 1-5-4B),压脂 T2WI 呈高信号(图 1-5-4C)。矢状位延迟期增强 MRI 显示 $T_9 \sim T_{10}$ 椎体水平脊髓可见斑片状明显强化信号。$T_{11} \sim L_1$ 椎体水平脊髓脊膜明显强化(图 1-5-4D)。

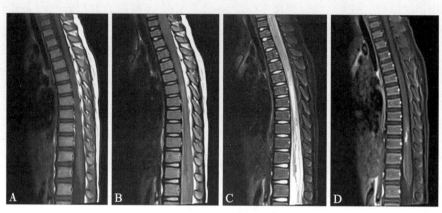

A. T1WI;B. T2WI;C. T2WI 压脂;D. 延迟期增强 MRI

图 1-5-4　脊髓炎 MRI 图像

诊断意见:$T_5 \sim L_1$ 水平脊髓形态及信号异常,考虑脊髓炎。

6. 鉴别诊断

(1)多发性硬化　多发性硬化是一种免疫介导的中枢神经系统慢性炎性脱髓鞘性疾病,其组织损伤主要是直接针对髓鞘抗原的自身免疫反应所致,病变好发于大脑白质、视神经、脊髓等,发病年龄多在 20~40 岁。临床表现与受累部位有关,具有空间和时间多样性,即病变部位的多发以及症状呈缓解-复发的过程。脑脊液中 IgG 升高以及 IgG 寡克隆区阳性可以作为该病特异性诊断标志。多发性硬化脊髓 MRI 多表现为多发、大小不等的 T1WI 等或低信号,T2WI 高信号,病灶多位于脊髓后部和侧面,新鲜病灶增强可见斑点状强化。

(2)急性播散性脑脊髓炎　急性播散性脑脊髓炎是由感染或疫苗接种诱发的中枢神经系统脱髓鞘疾病,表现为脑和脊髓的广泛炎症和脱髓鞘改变,好发于儿童,起病急,以头痛、呕吐为首发症状伴有发热。MRI 多表现为大脑白质区及脊髓多发、散在分布的斑点状病灶,脊髓少增粗或不增粗,T1WI 呈等或低信号,T2WI 呈高信号,增强扫描呈点状、线状、环状或开环状强化。

7. 分析思路与拓展

(1)分析思路　①急性脊髓炎常起病急,多在 2~3 d 内症状进展至高峰,出现病变水平以下肢体瘫痪、感觉障碍、尿便障碍,呈脊髓完全横贯性损害。②急性脊髓炎病变范围常较大,累及脊髓中央大部或全部,呈连续性,脊髓中如有 2 个以上散在的病灶则为播散性脊髓炎。MRI 扫描病灶在 T1WI 常呈等或低信号,T2WI 呈高信号,增强部分呈轻度细条状或斑片状强化。③视神经脊髓炎除横贯性脊髓炎的症状外还有视力下降、眼底水肿等症状。视神经 MRI 表现为视神经肿胀增粗及"轨道征"。血液中 AQP4 抗体 IgG 阳性是诊断该病的特异指标。

（2）拓展 脊髓炎可累及脊髓任何节段,以胸髓($T_3 \sim T_5$)最为常见。肉眼可见受累节段脊髓肿胀、梭形膨大,质软,软脊膜充血或有炎性渗出。镜下可见软脊膜和脊髓内血管扩张、充血,血管周围有以淋巴细胞和浆细胞为主的炎性细胞浸润,表面可有血管周围渗出。灰质内神经细胞肿胀、尼氏体溶解,并可出现细胞破碎、溶解、消失,白质内髓鞘脱失和轴索变性,病灶中可见胶质细胞增生。免疫球蛋白、激素冲击疗法是目前西医治疗的主要手段。如无严重并发症,一般在发病后 3 ~ 6 个月内基本恢复,急性上升性脊髓炎和高颈段脊髓炎预后差,短期内可死于呼吸循环衰竭。

参考文献

[1]马林.重视视神经脊髓炎的 MRI 诊断及研究[J].中华放射学杂志,2012,(11):965.
[2]吕忠孝.MRI 在急性脊髓炎诊断及鉴别诊断中的应用价值[J].国际医药卫生导报,2018,24(8):1257-1259.
[3]钟晓南,张炳俊,王玉鸽,等.急性播散性脑脊髓炎 44 例临床分析[J].中华医学杂志,2016,96(39):3146-3150.

五、神经源性肿瘤

1. 概述

神经源性肿瘤(neurogenic tumor)是椎管内最常见的肿瘤,起源于周围神经,多发生于脊髓外硬脊膜内,少数位于硬脊膜外或呈哑铃状,同时累及硬脊膜内外。椎管内最常见的神经源性肿瘤为神经鞘瘤(neurilemmoma)和神经纤维瘤(neurofibroma),神经鞘瘤较神经纤维瘤多见。神经鞘瘤多为良性,生长缓慢,根据 WHO 中枢神经系统肿瘤分级属 1 级,多发生于 40 ~ 60 岁,无明显性别差异,好发于腰椎区,其次为胸椎区或胸腰椎交界区。约95%的神经鞘瘤为散发病例,多发神经鞘瘤与神经纤维瘤病 2 型和神经鞘瘤病相关。神经纤维瘤常发生于更年轻的患者,无明显性别差异,生长缓慢,属 WHO 1 级,颈段多见。神经纤维瘤与神经纤维瘤病 1 型有关,单发少见,多为神经纤维瘤病的局部表现。

神经鞘瘤为包膜完整、界限清楚的实性肿物,呈偏心性生长,囊变多见,出血、钙化少见。神经鞘瘤起源于神经鞘膜施万细胞,组织学结构模式分为 Antoni A 区和 Antoni B 区,A 区组织高度细胞化,具有核栅栏和相关的 Verocay 小体;B 区组织疏松,伴有黏液和囊变。神经纤维瘤一般呈梭形,无包膜,沿神经干呈浸润性生长,与受累神经无明显界限,囊变、出血及钙化少见。神经纤维瘤起源于神经鞘,包含施万细胞、成纤维细胞、神经束膜细胞和轴突,与神经纤维和黏液基质相互连接。

2. 临床表现

椎管内神经源性肿瘤的临床症状取决于肿瘤的位置及其与脊髓和神经根的关系。一般起病缓慢,病程较长,由于肿瘤直接或间接刺激神经根或压迫神经根而导致神经传导受损,早期常以疼痛(神经根痛和/或脊椎痛)为首发症状。其次是感觉障碍,出现肿瘤所在节段以下的感觉减退。而运动障碍和括约肌障碍是晚期症状,表现为肿瘤节段以下的肌力减退或完全性瘫痪。

3. 影像学检查方法

MRI 检查对判断神经源性肿瘤与脊髓的关系、肿瘤的范围优于 CT,为最佳影像学检查。多方位成像有助于明确肿瘤的定位及观察其与周围结构的关系,多序列成像有助于肿瘤信号特征的判读,平扫结合增强扫描能够准确地显示肿瘤的血供特征。CT 可作为筛查方法。

4. 影像学表现

（1）CT 表现 CT 平扫示神经鞘瘤和神经纤维瘤较脊髓多呈等或稍高密度软组织肿块,增强扫描示神经鞘瘤呈中等或明显强化,囊变时强化欠均匀。神经纤维瘤呈明显均匀强化。肿块沿椎间孔向外生长时呈哑铃状,椎间孔扩大,骨窗可见椎体骨质受侵蚀或椎体后缘扇贝样改变。

(2)MRI表现　神经鞘瘤多为椭圆形实性肿块,边界清楚,有包膜,囊变多见。神经纤维瘤多呈梭形,无包膜,沿神经干呈浸润性生长,与受累神经无明显界限,囊变少见。神经鞘瘤与神经纤维瘤均多位于脊髓外硬脊膜内,肿瘤侧蛛网膜下腔增宽,呈杯口样,对侧变窄,同水平脊髓受压向对侧移位,并可出现脊髓软化或水肿。与脊髓、神经根相比,肿瘤在T1WI上呈等或稍低信号,在T2WI上呈等或稍高信号。增强扫描神经鞘瘤呈均质中度或显著强化,发生囊变时可见环形不均质强化。神经纤维瘤呈明显均匀强化。

5.典型案例

病例1:患者,女,41岁。主诉:左下肢疼痛1月余。MRI T1WI图像和T2WI图像示L$_1$~L$_2$水平椎管内见类圆形肿块,边界较清楚。与脊髓、神经根相比,肿块在T1WI呈等信号,T2WI呈不均匀高信号,其内可见片状更高信号,同水平脊髓受压向对侧移位,同侧蛛网膜下腔增宽,对侧变窄(图1-5-5A~C)。增强MRI图像示注射对比剂后肿块呈明显不均匀强化,其内可见低信号无强化区(图1-5-5D~F)。

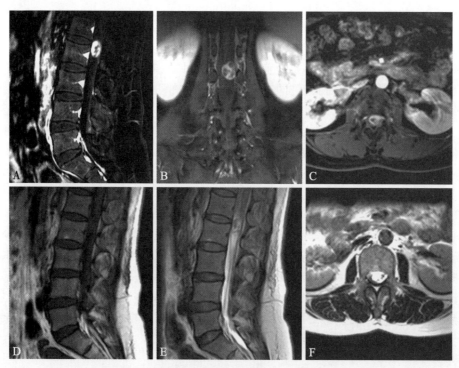

A.矢状位T1WI;B.矢状位T2WI;C.轴位T2WI;D~F.增强MRI

图1-5-5　椎管神经源性肿瘤MR图像

案例扩展

诊断意见:L$_1$~L$_2$水平椎管内脊髓外硬脊膜内肿块,考虑神经源性肿瘤(神经鞘瘤)。

病例2:扫码见案例扩展。

6. 鉴别诊断

（1）脊膜瘤　多位于脊髓外硬脊膜内，胸段最多见，多呈圆形或类圆形。钙化较神经源性肿瘤多见，增强扫描肿瘤均匀显著强化。脊膜瘤以广基底与硬脊膜相连，偶可见典型的"脊膜尾征"，即周边硬脊膜短条状强化。

（2）黏液乳头状室管膜瘤　作为室管膜瘤亚型之一，是脊髓圆锥和马尾区最常见的原发性肿瘤，生长缓慢，边界清楚。瘤体表面容易出血，在 T2WI 上可见帽征，即肿瘤边缘由于出血呈低信号。由于出血，增强扫描强化不均。

（3）椎间盘脱出或游离的髓核　游离的髓核可位于病变椎间盘水平，也可移动至椎管内其他位置。多呈不规则结节，密度与信号特征与椎间盘相似，增强无强化或仅周围肉芽组织强化而呈环形强化。

7. 分析思路与拓展

（1）分析思路　①定位：对于椎管内肿瘤，定位信息对诊断非常重要。神经源性肿瘤的诊断首先定位于脊髓外硬脊膜内。②定性：在 CT 上，骨窗可见椎弓根骨质吸收破坏，椎间孔扩大。MRI 重点观察肿块的信号、数目、大小、形态、强化方式、与脊髓的关系及周围结构的改变，结合病人的年龄、性别及临床症状排除鉴别诊断，进行定性诊断。需要注意的是，若肿块为多发，则需要结合临床病史及其他检查明确是否为神经纤维瘤病 1 型、神经纤维瘤病 2 型及神经鞘瘤病的局部表现。

（2）拓展　脊髓由 3 层膜包裹，最外层为硬脊膜，中间层为脊蛛网膜，最内为软脊膜。脊膜之间形成 3 个腔隙，硬脊膜与椎骨骨膜间形成硬脊膜外腔，内含脂肪、淋巴管、血管等。硬脊膜与脊蛛网膜间形成潜在的硬脊膜下腔。脊蛛网膜与软脊膜间形成蛛网膜下腔，内充满脑脊液，蛛网膜下腔经枕大孔与脑蛛网膜下腔相通。

椎管内肿瘤按生长部位可分为脊髓外硬脊膜外、脊髓外硬脊膜内和脊髓内三种。对于椎管内肿瘤，定位信息对诊断非常重要。定位原则是脊髓外硬脊膜外肿瘤引起脊髓和蛛网膜下腔受压向健侧移位，患侧蛛网膜下腔阻断变细、变窄；脊髓外硬脊膜内肿瘤引起脊髓受压向健侧移位，患侧蛛网膜下腔增宽，对侧变窄；脊髓内肿瘤引起脊髓增粗，一侧或双侧蛛网膜下腔变窄。椎管内肿瘤以脊髓外硬脊膜内最为常见，多为良性肿瘤，有神经鞘瘤、神经纤维瘤、脊膜瘤、表皮样/皮样囊肿等。脊髓内肿瘤占椎管内肿瘤的 15%，有室管膜瘤，星形细胞瘤，血管网状细胞瘤等。脊髓外硬脊膜外肿瘤占椎管内肿瘤的 15%，位于血管丛较丰富的后方和侧后方。肿瘤主要有转移瘤、淋巴瘤、脂肪瘤及脊椎的原发肿瘤等。根据直接征象和间接征象对肿瘤进行定位后，应从其他影像学征象中（如密度、信号、强化方式与邻近结构关系等）进行定性。

参考文献

［1］白人驹，韩萍，于春水. 医学影像诊断学［M］. 4 版. 北京：人民卫生出版社，2017.

［2］LOUIS DN，PERRY A，WESSELING P，et al. The 2021 WHO Classification of tumors of the central nervous system：a summary［J］. Neuro Oncol，2021，23（8）：1231-1251.

［3］鱼博浪. 中枢神经系统 CT 和 MRI 鉴别诊断［M］. 3 版. 西安：陕西科学技术出版社，2014.

［4］SCHELLINGER KA，PROPP JM，VILLANO JL，et al. Descriptive epidemiology of primary spinal cord tumors［J］. J Neurooncol，2008，87（2）：173-179.

［5］CARLOS-ESCALANTE JA，PAZ-LÓPEZ ÁA，CACHO-DÍAZ B，et al. Primary benign tumors of the spinal canal［J］. World Neurosurg，2022，164：178-198.

［6］WIPPOLD FJ 2ND，LUBNER M，PERRIN RJ，et al. Neuropathology for the neuroradiologist：Antoni A and Antoni B tissue patterns[J]. AJNR Am J Neuroradiol,2007,28(9):1633-1638.

[7]程敬亮,张勇,李淑健.医学影像科普汇医生的影像顾问[M].郑州:河南科学技术出版社,2021.

六、脊膜瘤

1. 概述

脊膜瘤(spinal meningioma)是第二常见的脊髓肿瘤,约占原发性脊髓肿瘤的25%,起源于蛛网膜内皮细胞或硬脊膜的纤维细胞。绝大多数脊膜瘤位于髓外硬膜下,少数可长入硬膜外,通常发生在靠近神经根穿过的突起处。大多数病变呈圆形或卵圆形,大小不等,单发多见,呈实质性,质地较硬,包膜上覆盖有较丰富的小血管网,肿瘤基底较宽,与硬脊膜粘连较紧,很少附着于蛛网膜,极少浸润到脊髓内。肿瘤压迫脊髓使之变形、移位,受压部位远端由于血供障碍,可出现水肿、软化甚至囊变。大多数脊膜瘤(90%)是良性的,为WHO 1级,少数脊膜瘤可发生恶变。组织学上,脊膜瘤可有多种类型,以上皮型最常见,成纤维细胞型和砂粒型次之,其他类型较少,多数可见到钙化。脊膜瘤多见于中年女性,主要发生在胸段,颈段次之,腰骶段极少。

2. 临床表现

脊膜瘤生长缓慢,除非发生瘤内出血或囊变等使其短期内明显增大。临床主要表现为慢性进行性脊髓压迫症状,导致受压平面以下的肢体运动、感觉、反射、括约肌功能及皮肤营养障碍。

3. 影像学检查方法

MRI检查对判断脊膜瘤与脊髓的关系、肿瘤范围优于CT,为最佳检查方法。多方位成像有助于肿瘤的定位及观察其与周围结构的关系,多序列成像有助于肿瘤信号特征判断及是否引起脊髓异常,平扫结合增强扫描能够准确地显示肿瘤的血供特征。CT检查对显示病变内钙化优于MRI。

4. 影像学表现

(1)CT表现　最常见于胸段蛛网膜下腔后方,邻近骨质可有增生性改变。肿瘤多为实性,较局限,圆形或卵圆形,密度高于邻近脊髓,有时瘤体内可见不规则钙化。增强扫描见肿瘤中度强化,脊髓受压推移。

(2)MRI表现　最佳检查方法,应同时行平扫及增强检查。平扫多表现为髓外硬膜下占位,T1WI肿瘤呈等信号,少数可低于脊髓信号,T2WI肿瘤信号多有轻度增高,当肿瘤出现囊变时,其内可见高信号囊变区。瘤体边界清晰,没有向周围神经组织侵犯的表现。增强扫描见肿瘤显著强化,与脊髓界限清楚,可有硬膜尾征。MRI可较CT更清晰地显示蛛网膜下腔阻塞及脊髓受压情况,脊髓多向健侧移位。肿瘤很少超过两个节段,恶变时可突破硬脊膜长至硬膜外。

5. 典型案例

病例1:患者,女,58岁。主诉:双下肢麻木无力2年,加重1年。MRI平扫矢状位T1WI和T2WI示 $T_{11} \sim T_{12}$ 椎体水平椎管内见一类椭圆形实性占位,边界清晰,T1WI呈等信号,T2WI呈稍高信号,边界清晰,邻近脊髓受压变形且后移,邻近蛛网膜下腔增宽(图1-5-6A、B)。MRI增强矢状位和冠状位T1WI图像示肿瘤呈明显均匀强化,并可见邻近硬脊膜强化,即"硬膜尾征"(图1-5-6C、D)。

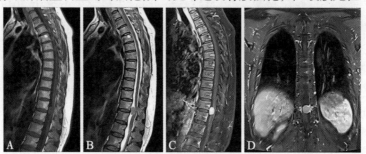

A. MRI T1WI;B. MRI T2WI;C. MRI 增强矢状位 T1WI;D. MRI 增强冠状位 T2WI

图1-5-6　脊膜瘤 MRI 图像

案例扩展

诊断意见:T_{11}~T_{12}椎体水平椎管内髓外硬膜下实性占位,考虑脊膜瘤。

病例2:扫码见案例扩展。

6.鉴别诊断

脊膜瘤 CT 和 MRI 表现具有一定特征性,诊断不难。主要须与神经鞘瘤鉴别。神经鞘瘤起源于施万细胞,可发生于椎管内各个节段,并延及硬膜外呈哑铃状生长,引起相应椎间孔扩大、椎弓根吸收破坏等骨质结构改变。且神经鞘瘤囊变、坏死、出血多见,无硬膜尾征。

7.分析思路与拓展

CT 和 MRI 检查对识别、定位、定性脊膜瘤有重要价值,MRI 是脊膜瘤的首选检查方法。大多数脊膜瘤是偶发的,但少部分与 2 型神经纤维瘤病(neurofibromatosis,NF)具有遗传相关性。据估计,高达20%的 2 型神经纤维瘤病患者伴发脊膜瘤。在 WHO 2 级和 3 级脑/脊膜瘤中,常见 *NF2* 肿瘤抑制基因突变或含有该基因的 22 号染色体丢失。

参考文献

[1]白人驹,韩萍,于春水,等.医学影像诊断学[M].4 版.北京:人民卫生出版社,2017.

[2]蒯新平,王胜裕,陶晓峰,等.脊膜瘤的 MRI 诊断及临床分析[J].实用放射学杂志,2011,27(6):830-832.

[3]唐文英,曾珍,宋赣军,等. 椎管内少见肿瘤及肿瘤样病变 MRI 诊断与鉴别[J].实用放射学杂志,2021,37(8):1238-1241.

[4]王海波. 椎管内肿瘤影像诊断价值与分析[J].实用医学影像杂志,2020,21(1):18-21.

第六节 头颈部肿瘤

一、鼻咽癌

1.概述

鼻咽癌(nasopharyngeal carcinoma,NPC)是鼻咽部侵袭性较高的一种恶性肿瘤,以鼻咽顶壁、侧壁及咽隐窝为好发部位,是我国高发恶性肿瘤之一,具有明显地域分布特征,流行病学调查资料显示,我国广东、广西、湖南、福建、江西为世界鼻咽癌高发区。鼻咽癌最常发生于中年人,但也可见于儿童及青少年,男性多见。已知的发病因素有种族、遗传、EB 病毒感染及环境致癌因素。

2.临床表现

本病早期症状比较隐匿,主要是回缩性血涕、鼻塞、鼻出血等症状,以及颈部淋巴结肿大。中晚期耳鸣、单侧听力减退或丧失等耳部症状,侵犯神经可引起声音嘶哑、吞咽困难等症状,以及头痛、面麻、舌偏斜、眼睑下垂、复视等神经症状。

3.影像学检查方法

(1)CT 检查 为鼻咽癌有价值和常用的影像学检查方法。同时行平扫及增强检查,冠、矢状位重建有助于鼻咽癌的定位及整体观察。但辐射剂量较 X 线大,应用对比剂应注意不良反应。

(2)MRI 检查 是鼻咽癌最有价值的影像学检查方法,由于其组织分辨率高,在显示肿瘤的深部软组织侵及范围上优于 CT 检查。但成像时间较长,部分患者无法耐受。

4. 影像学表现

（1）CT表现　依肿瘤大小和侵及范围而异。①咽隐窝变浅、消失，鼻咽侧壁增厚。②鼻咽腔软组织肿块：中晚期可见明显软组织肿块，突入鼻咽腔，一般无钙化或囊变，多呈浸润性生长，与周围组织分界不清。增强扫描多为轻、中度强化，密度不均匀。③肿瘤侵犯周围结构：可沿神经、血管周围间隙蔓延，致使颅底骨性孔、道扩大或破坏，向后可破坏颈静脉孔，向顶部可破坏斜坡、蝶骨等，向颅内可累及海绵窦、颞叶、桥小脑角等处。④淋巴结转移：颈部淋巴结肿大往往为鼻咽癌初诊的首发症状，多呈等密度，增强扫描轻、中度强化，内部密度多均匀，部分可有边缘不规则强化、内部低密度坏死等典型鳞癌淋巴结转移征象。⑤继发征象：当肿块侵及咽鼓管咽口或使鼻窦引流不畅时，可伴发中耳炎、鼻窦炎或积液。

（2）MRI表现　由于MRI软组织分辨率高，可清楚显示肿瘤的范围。①肿瘤的信号：肿瘤在T1加权呈低、中等信号，在T2加权呈中、高信号，增强扫描呈轻、中度强化。②颅底骨质破坏：表现为低信号的骨皮质不完整或髓质高信号脂肪消失。③颅内侵犯：MRI冠状位最易显示肿瘤自鼻咽腔向颅内侵犯情况。④颈部淋巴结转移：T1加权为低或略低信号，T2加权为高信号，中央液化坏死灶信号更高。

5. 典型病例

病例1：患者，男，47岁，主诉：头痛半年，加重伴视力模糊1个月。患者行鼻咽部CT平扫加增强及MR平扫加增强检查，CT增强动脉期及静脉期轴位图像、MRI增强轴位图像示鼻咽左侧壁、顶壁偏左侧软组织增厚，左侧咽隐窝变浅，增强扫描呈轻度强化（图1-6-1）。

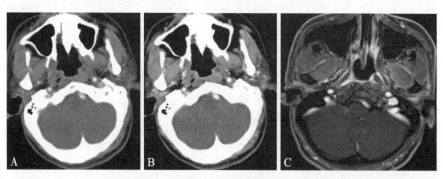

A. CT增强扫描动脉期轴位；B. CT增强扫描静脉期轴位；C. MR增强扫描静脉期轴位

图1-6-1　鼻咽癌CT及MR图像

诊断意见：鼻咽左侧壁、顶壁偏左侧软组织增厚，考虑鼻咽癌。

病例2：扫码见案例扩展。

6. 鉴别诊断

案例扩展

（1）鼻咽部淋巴瘤　大多为B细胞性淋巴瘤。影像表现为对称性累及鼻咽壁，MRI扫描T1加权像呈等或低信号，T2加权像呈高信号，DWI弥散受限，增强扫描轻中度强化，可侵入口咽、鼻咽、扁桃体、鼻旁窦，而不累及咽旁间隙和颅底骨质。双侧颈部有广泛肿大淋巴结，多表现为边界清晰，密度/信号均匀，内坏死少见，增强扫描均匀强化。

（2）青少年鼻咽部血管纤维瘤　鼻咽部最常见的良性血管源性肿瘤，局部侵袭性，几乎均发生于男性青少年。临床表现为反复发作的顽固性鼻出血、进行性鼻塞、咽鼓管咽口堵塞可导致慢性中耳炎。影像表现为以蝶腭孔为中心的软组织肿块，边界清楚，呈分叶状，增强扫描后明显强化。T1 加权像肿块较邻近肌肉呈等或低信号,T2 加权像呈等或高信号,其中 T2 加权低信号代表纤维成分,可见血管流空信号。

（3）鼻咽部良性淋巴组织增生　常见于儿童。临床症状为鼻塞、流涕,睡眠打鼾,张口呼吸。影像学表现多为双侧对称性鼻咽顶后壁软组织广泛增厚,边界清晰,密度或信号均匀,增强扫描后轻度强化;可有颈部淋巴结稍增生,但无肿大。

7.分析思路与拓展

（1）分析思路　CT 和 MRI 检查对识别、定位、定性鼻咽癌有重要价值,应重点观察鼻咽部是否存在异常密度/信号,以及病变的范围、形态、边缘及增强后密度/信号改变。MRI 是鼻咽癌定位、定性及分期诊断的最佳检查方法,可较早期地显示黏膜下病变或深层的早期病变,在颅底骨髓浸润的诊断上有明显优势。CT 可显示骨的细小结构,是观察鼻咽癌有无颅底骨质破坏的首选检查方法。应重点观察病变与周围组织或结构分界是否清楚、是否有包绕、推挤、压迫、浸润等征象。对检查视野内的其他组织和器官均要仔细检视,咽旁间隙是否清晰,有无颈部淋巴结肿大,有无颅内浸润及颅底骨质破坏。

（2）拓展　鼻咽部上缘为蝶骨体、枕骨斜坡,下缘为软腭水平,前部为后鼻孔及鼻中隔后缘,后方为锥前软组织,两侧为咽旁间隙。咽旁间隙为颈深筋膜之间神经、血管、淋巴及脂肪组织充填的潜在腔隙,上抵颅底,下达舌骨水平。广义上讲咽旁间隙可以分为茎突前间隙及茎突后间隙,前者多见腺瘤,尤其是多形性腺瘤,后者多见神经源性肿瘤。茎突前间隙占位多表现为咽旁间隙脂肪向前内侧移位,茎突向后外侧移位,颈动脉鞘血管向后外侧移位。茎突后间隙占位多表现为咽旁间隙脂肪向前内侧移位,茎突向前内侧移位,颈内外对面分离并向前内侧移位。

参考文献

［1］RODRIGUEZ DP,ORSCHELN ES,KOCH BL. Masses of the Nose,Nasal Cavity,and Nasopharynx in Children［J］. Radiographics,2017,37(6):1704-1730.

［2］V. F. H. CHONG,C. K. ONG. Nasopharyngeal carcinoma［J］. European Journal of Radiology,2008,66(3):427-447.

［3］龚思华.鼻咽癌的 CT 与 MRI 诊断效果对比观察［J］.2019,3(5):121-123.

［4］王秀娟,胡婷婷,宣伟玲,等.CT 多平面重建技术在鼻咽癌早期诊断及复发诊断中的应用价值研究［J］.2020,27(8):473-475.

［5］刘宇,廖海,王琦,等.MSCT 双期增强扫描对鼻咽癌放疗后局部复发瘤诊断价值分析［J］.医学影像学杂志,2023,33(3):393-396.

［6］曹琳琳.MRI 与 CT 诊断鼻咽癌颅底骨质侵犯的临床价值比较［J］.中国实用医药,2022,17(10):92-94.

二、甲状腺腺瘤

1.概述

甲状腺腺瘤(thyroid adenoma)是最常见的甲状腺良性肿瘤,占甲状腺肿瘤的 60%,起自滤泡上皮细胞。可发生于各个年龄段,但 30 岁以上的女性较为多见,与内分泌病变、射线暴露、遗传、环境因素等有关。常为单发,有完整包膜,瘤内常见出血、坏死、胶样变性、囊变及钙化,可继发甲亢和恶变。病理可分为滤泡状腺瘤和乳头状囊性腺瘤。前者较常见,有完整包膜,后者较前者少见,特点为由乳头状突起形成。

2. 临床表现

甲状腺腺瘤为良性肿瘤,生长缓慢,病程长,多达数月或数年,一般无明显临床症状,多因体检或偶然发现颈部无痛性结节或肿块来院就诊,等肿块长至压迫周围器官时会出现吞咽困难、呼吸困难、声音嘶哑等症状。

3. 影像学检查方法

(1)超声检查　作为甲状腺疾病的首选检查手段,操作简单、无创,不仅可以了解甲状腺形态和结构变化,还可以了解病变和周围血流的状态,鉴别肿瘤的性质,被广泛应用在甲状腺疾病的早期诊断中。超声引导下的细针抽吸细胞学检查(fine-needle aspiration biopsy,FNAB),是研究甲状腺结节最重要的工具之一。

(2)CT 检查　明确病变范围、与周围结构关系。有助于淋巴结、胸骨后甲状腺病变,较大病变及其与周围结构关系,钙化类型的观察以及判断病变良恶性。

(3)MRI 检查　主要用于评估病变范围和颈部淋巴结转移情况。通过多方位、多参数成像更好地观察胸骨后甲状腺病变、较大病变及其与周围结构关系、病变内囊变和出血等情况,尤其是动态增强 MR 和 DWI 等功能成像,可对结节性质进行较准确评估。

(4)放射性核素甲状腺显像(SPECT)　是诊断甲状腺疾病最常用的方法之一,通过放射性的摄取能力和分布状态反映甲状腺的血流、功能状况。主要用于高功能腺瘤、亚急性甲状腺炎、异位甲状腺、全身转移等情况的评估。

4. 影像学表现

(1)超声表现　腺瘤体积较小时多为低回声,边界清楚、光滑,有包膜,内部回声均匀;体积较大时以混合性回声居多,因腺瘤通常伴有囊性变、出血、钙化、纤维化等病理现象;结节周围低回声晕环是甲状腺腺瘤的典型特征之一。周围环形血流和弹性评分为 1~2 级(4 级评分法)。

(2)CT 表现　多为单发类圆形低密度结节或肿块,形态规则,边界清楚,密度较均匀,可见完整包膜,肿块较大时可伴有囊变、出血或坏死,呈混杂密度,钙化少见,周围组织受压推移,无受侵改变,颈部无肿大淋巴结;增强扫描可见瘤周环状强化伴有瘤内结节样强化,是甲状腺腺瘤的特征性表现。

(3)MRI 表现　实性肿瘤 T1WI 信号不一,与正常甲状腺相比呈中、低信号,出血部分可呈高信号;T2WI 呈高信号,可见到完整的低信号晕环(包膜),其厚薄不一,有出血、囊变者信号不均匀。增强扫描早期明显强化,强化程度低于正常甲状腺组织,即使是囊变严重的病变组织其周边也可见到完整的强化环。

(4)甲状腺核素显像表现　放射性核素甲状腺显像可反映甲状腺结节的功能,为甲状腺结节的诊治提供依据。临床上可将甲状腺结节划分为热、温、凉、冷 4 类结节。甲状腺腺瘤多表现为温结节,如腺瘤内出血、钙化多表现为凉结节或冷结节。

5. 典型案例

病例 1:患者,男,58 岁,主诉:甲状腺功能亢进 25 年,发现甲状腺结节 6 个月,无声音嘶哑、饮水呛咳、局部压痛、吞咽困难等不适,有心悸、手颤、胸闷等伴随症状。门诊以"甲亢并结节"收入院。入院后行甲状腺超声检查,示甲状腺体积增大并弥漫性回声改变伴血流丰富;甲状腺右侧叶实性及囊实性结节(TI-RADS 分级 3 级),然后行多层螺旋 CT 平扫及增强扫描,CT 平扫轴位图像示甲状腺右侧叶见类圆形肿块影,内密度欠均匀(图 1-6-2A),增强扫描动脉期及静脉期轴位、静脉期冠状位图像示甲状腺右侧叶肿块呈不均匀中度强化,边界清晰(图 1-6-2B~D)。

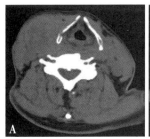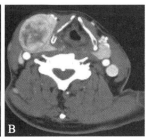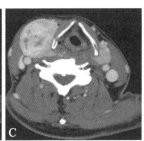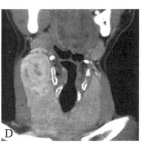

A. CT 平扫轴位；B. 增强扫描动脉期轴位；C. 增强扫描静脉期轴位；D. 增强扫描静脉期冠状位

图 1-6-2　甲状腺腺瘤 CT 图像

诊断意见：考虑甲状腺右侧叶腺瘤。

病例 2：扫码见案例扩展。

案例扩展

6. 鉴别诊断

（1）甲状腺癌　多形态不规则，边缘模糊，侵蚀包膜，部分可见坏死低密度区，沙粒状钙化相对常见，增强扫描呈不均质强化，可见明显强化瘤周结节，特别是乳头状腺癌。可侵犯邻近结构，伴有区域淋巴结肿大。

（2）甲状腺腺瘤样增生　常为多发病灶，密度均匀，边缘模糊，伴有囊变、坏死时病灶内密度不均，增强扫描可见强化，强化程度一般不如正常甲状腺，且病灶内无强化结节。

7. 分析思路与拓展

（1）分析思路　甲状腺腺瘤是较为常见的甲状腺良性肿瘤，生长缓慢，病程长，中青年女性多见。临床症状多不明显，常因体检或偶然发现颈部结节或肿块而检出。CT 和 MRI 检查对识别、定位、定性甲状腺腺瘤有重要价值，应重点观察甲状腺大小、形态，以及异常密度/信号，病变的数目、大小、形态、边缘、密度、包膜及增强后密度/信号改变。甲状腺腺瘤表现为形态规则、多为单发类圆形结节或肿块，包膜完整，边界清晰，密度均匀，当伴有囊变、出血或坏死时呈混杂密度，钙化少见，周围组织受压推移无受侵改变，颈部无肿大淋巴结，增强扫描后可见瘤周环状强化伴瘤内结节样强化，是甲状腺腺瘤的特征性表现。应重点观察病变与相邻结构的关系：甲状腺腺瘤与周围结构分界清楚，病变较大时周围组织多为受压推移改变。对检查视野内的其他组织和器官均要仔细检视：甲状腺腺瘤无淋巴结转移及骨质破坏征象。结合病史及影像表现排除鉴别诊断，作出诊断结论。若诊断结论不确定，可以给出进一步建议，如超声引导下的细针抽吸细胞的检查。

（2）拓展　甲状腺是人体最大的内分泌器官，位于下颈部颈前中线，自 $C_5 \sim T_1$ 椎体水平。分为左右侧叶和中间峡部，呈 H 形或 U 形。前方为舌骨下带状肌群，后内侧毗邻喉与气管、咽与食管、气管食管沟，后外侧为颈部血管鞘，气管食管沟为潜在空间，主要内容物有淋巴结、喉返神经、甲状旁腺。甲状腺病变可分为甲状腺解剖变异及发育异常、良恶性肿瘤以及感染性、自身免疫性疾病等。甲状腺解剖变异及发育异常包括甲状腺锥状叶、副甲状腺、异味甲状腺、甲状腺舌管囊肿及瘘管、单侧甲状腺缺如等。甲状腺肿瘤主要为结节性甲状腺肿、甲状腺腺瘤、甲状腺癌、甲状腺淋巴瘤等。甲状腺感染性病变常为急性化脓性甲状腺炎；自身免疫性甲状腺疾病包括 Graves 病、亚急性甲状腺炎、桥本甲状腺炎等。通过对临床表现、实验室检查、影像学检查综合分析，作出诊断。

参考文献

[1] GRANI G, LAMARTINA L, DURANTE C, et al. Follicular thyroid cancer and Hürthle cell

carcinoma：challenges in diagnosis，treatment，and clinical management［J］. Lancet Diabetes Endocrinol，2018，6（6）：500-514.

［2］MAKINO T，ORITA Y，TACHIBANA T，et al. Computed tomography findings for diagnosing follicular thyroid neoplasms［J］. Acta Med Okayama，2018，72（6）：577-581.

［3］王海滨，舒艳艳，韩志江，等. CT 在甲状腺结节良、恶性风险评估中的价值［J］. 中华医学杂志，2017，97（35）：2766-2769.

［4］张士玉，施启丰，张晔，等. 甲状腺肿瘤的影像诊断思维［J］. 影像诊断与介入放射学，2020，29（4）：310-312.

［5］杨文杰，随涛，程好堂. 超声检查与螺旋 CT 在诊断甲状腺癌中的对比分析［J］. 医学影像学杂志，2022，32（4）：694-696.

［6］李文艳，刘燕飞，黄慧君. B 超与 CT 对结节性甲状腺肿合并甲状腺癌的诊断价值分析［J］. 中国实用医药，2022，17（7）：107-109.

三、甲状腺癌

1. 概述

甲状腺癌（thyroid carcinoma）在人体内分泌性恶性肿瘤中居首位。病理类型主要有乳头状癌、滤泡癌、未分化癌及起源自滤泡旁细胞（C 细胞）的髓样癌。其预后与性别、年龄、病理类型、肿瘤大小及侵犯范围有关。青年女性、分化型癌、局限性侵犯者预后较好。因此甲状腺 TNM 分期是根据肿瘤的类型和年龄而异，与其他肿瘤不同。

2. 临床表现

早期通常无任何症状，患者可偶然自己触摸到或在常规体检时发现颈部肿块或结节。中晚期当甲状腺癌侵犯一侧喉返神经时，可引起声音嘶哑、饮水呛咳等症状；侵犯喉与气管时，可引起喉异物感，呼吸困难；侵犯食管时，可出现吞咽困难等症状。半数左右发生颈部淋巴结转移而表现为淋巴结肿大。

3. 影像学检查方法

甲状腺癌的检查方法同上节甲状腺腺瘤部分。

4. 影像学表现

（1）超声表现　单侧或双侧甲状腺内实性低或极低回声结节，纵横比大于 1，回声不均匀，边缘不规则，部分呈浸润性生长，多无包膜，可见微小、针尖样弥散分布或簇状分布的钙化。中央血流模式、频谱多普勒阻力指数≥0.75，弹性评分 3~4 级（4 级评分法）。颈部淋巴结转移多为低回声，乳头状癌转移可为高回声，一般短径>5.0 mm，最小径/最大径≥0.5，淋巴门回声消失，可有囊性变、微钙化、血管杂乱等。

（2）CT 表现　为形态不规则、边缘模糊的不均匀低密度影，多呈浸润性生长，部分有明显外侵征象，须注意肿物周围重要结构的关系，其内可有微小钙化及更低密度囊性变、坏死区。约 55% 癌灶内出现不规则高密度区内混杂不规则低密度灶，是其特征性密度改变。约 25% 癌灶内出现囊性变伴有明显强化的乳头状结节，为甲状腺乳头状癌的特征性表现。58%~69% 伴有颈部或纵隔淋巴结转移，是甲状腺恶性病变定性诊断的可靠间接诊断指标。

（3）MRI 表现　肿瘤 T1 加权呈中低信号，伴有出血时可呈高信号，T2 加权呈等稍高信号，均质或不均质。偶可有不完整包膜，对钙化检出不如 CT 敏感。增强扫描早期以中等强化为主，延迟期边缘不规则强化环，病灶中央造影剂流出多见。

（4）甲状腺核素显像表现　放射性核素甲状腺显影有助于协助判断甲状腺肿块的性质。甲状腺癌的扫描图像大多为冷、凉结节。但功能亢进的滤泡状腺癌有较强的摄碘功能而显示温或热的结节。

5.典型案例

病例1：患者，女，31岁，主诉：体检发现甲状腺结节2年，无声音嘶哑、饮水呛咳、局部压痛、吞咽困难等不适症状；无心悸、手颤、消瘦等伴随症状。自觉左侧颈部肿块随时间逐渐增大。门诊以"甲状腺结节"收入科。患者入院后行超声检查，示甲状腺左侧叶实性结节（TI-RADS分级5级）；双侧颈部多发异常肿大淋巴结。然后行甲状腺CT平扫加增强扫描。CT平扫轴位图像示甲状腺左侧叶见小片状稍低密度影，边界欠清（图1-6-3A），增强扫描动脉期及静脉期轴位、静脉期冠状位图像示甲状腺左侧叶结节轻度强化，边界欠清，左侧颈动脉鞘区及胸廓入口处多发淋巴结肿大（图1-6-3B ~ D）。

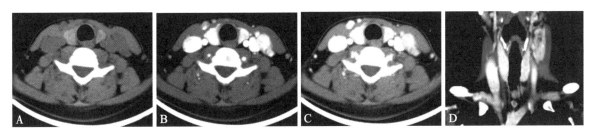

A. CT平扫轴位；B. 增强扫描动脉期轴位；C. 增强扫描静脉期轴位；D. 增强扫描静脉期冠状位

图1-6-3　甲状腺癌CT图像

诊断意见：甲状腺癌伴左侧颈动脉鞘区及胸廓入口处多发淋巴结转移。

病例2：扫码见案例扩展。

案例扩展

6.鉴别诊断

（1）甲状腺腺瘤　多为单发结节，呈圆形、卵圆形或沿甲状腺塑形分布，包膜完整，边缘光滑，密度均匀，少部分发生出血、囊变、坏死而密度不均。增强扫描瘤周完整环状强化和瘤内强化结节，此征象较为特异。

（2）结节性甲状腺肿　多为甲状腺双侧叶不规则、非对称性增大，其内常见多发结节且结节大小不一，偶也可单发。病灶易出血、囊变、纤维化及钙化等，故CT密度及MRI信号常不均匀。

7.分析思路与拓展

（1）分析思路　甲状腺癌是甲状腺常见的恶性肿瘤，易侵及周围结构和发生转移。应重点观察病变的形态、边缘、内部密度/信号变化、强化方式与程度、有无颈部淋巴结肿大及骨质改变，有助于鉴别病变的良恶性。一般而言，良性结节形态规则、边缘清楚、信号/密度及强化均匀，较少出现钙化，与周围结构分界清晰，无周围淋巴结肿大和骨质受累。恶性结节直径大于10 mm时，大多形态不规则，边缘模糊，破坏腺体包膜，侵犯腺体外结构，可呈现"咬饼征"，内常有颗粒状钙化，增强扫描呈渐进性强化，常有颈部淋巴结肿大。应重点观察病变与相邻结构的关系：喉、气管及食管等周围组织结构与之分界是否清楚、是否有包绕、推挤、压迫、浸润等征象是鉴别甲状腺结节良恶性的可靠依据。甲状腺癌与周围结构分界不清，周围组织多为受侵改变。对检查视野内的其他组织和器官均要仔细检视：观察颈部及邻近纵隔是否有淋巴结转移，所扫范围内骨骼有无骨质破坏，是鉴别良恶性的重要征象之一。甲状腺癌多有淋巴结转移及骨质破坏征象。

（2）拓展　同上节甲状腺腺瘤部分。

参考文献

[1] XU B, GHOSSEIN R. Evolution of the histologic classification of thyroid neoplasms and its impact on clinical management[J]. Eur J Surg Oncol,2018,44(3):338-347.

[2] 孙威,贺亮,张浩. 美国癌症联合委员会甲状腺癌分期系统(第八版)更新解读[J]. 中国实用外科杂志,2017,3(37):255-258.

[3] IOACHIMESCU AG. Thyroid cancer[J]. Endocrinol Metab Clin North Am,2019,48(1):15-16.

[4] 匡亚桃,何光武,梁宗辉. 甲状腺结节的影像诊断思维[J]. 影像诊断与介入放射学,2020,29(6):461-463.

[5] 张雪瑞,白汉林,刘士梅. 甲状腺腺瘤与乳头状癌的CT、MRI研究[J]. 中国CT和MRI杂志,2022,20(5):4-6.

[6] 黄永志,俞福华,沈星,等. 甲状腺腺瘤的螺旋CT诊断(附120例临床分析)[J]. 中国现代医学杂志,2011,21(13):1527-1529.

四、喉癌

1. 概述

喉癌(laryngocarcinoma)为喉部最常见恶性肿瘤,占喉恶性肿瘤的95%~98%。可能与慢性炎症、过度用声、病毒感染、环境污染和烟酒刺激等有关。

按部位分类:①声门上区,恶性程度较高,预后较差,声门上区软组织不规则增厚形成肿物,易发生局部扩散和早期淋巴结转移;②声门区,最为常见,声带不规则增厚或结节,向前侵犯前联合(厚度>2 mm),向后侵犯杓状软骨,向深部可达咽旁间隙,但很少发生淋巴结转移;③声门下区,原发少见,多为声门型及声门上型向下侵犯所致,表现为声带游离缘下方、气管与环状软骨之间软组织增厚,>1 mm为异常;④跨声门区,为喉癌晚期表现,肿瘤多累及整个喉腔,常伴周围软组织广泛浸润及颈部淋巴结转移,会厌前间隙及喉旁间隙常受侵,喉腔变窄,通过环甲间隙破坏喉软骨甚至蔓延至喉外。组织学以鳞癌最为常见,约占90%,腺癌、未分化癌及肉瘤等相对少见。

2. 临床表现

好发于50~60岁,男性较为多见。临床表现因发病部位及病程而异,多为声音嘶哑、咽喉部不适、吞咽困难和呼吸困难,部分患者颈部扪及包块。喉镜示肿瘤表面不光滑,呈菜花状或结节状,声带及室带活动受限及固定。

3. 影像学检查方法

喉癌的检查可采用CT及MRI。CT检查是相对较佳检查方法,同时行平扫及增强扫描,冠、矢状位重建图像有助于对喉癌的定位及整体观察。MRI检查多采用平扫结合增强扫描,可准确地显示肿瘤的血供特征,矢状面和冠状面图像能够清楚地显示喉癌侵犯范围和邻近结构的解剖;能清楚地显示喉软骨是否受到破坏以及与周围组织的关系。采用脂肪抑制技术的增强MRI扫描有助于早期软骨受侵的发现。

4. 影像学表现

(1)CT表现　平扫可见软组织不规则增厚和肿块,可见喉腔变形和功能异常。肿块可呈等或高密度灶,形态不规则,边界欠清,如瘤内有坏死或液化,则呈低密度;增强扫描后肿块呈不同程度强化。

1)声门上型:可见软组织不规则增厚和肿块,喉腔变形、狭窄;会厌前间隙和喉旁间隙受侵,表现为低密度的脂肪消失;喉软骨受累表现为不规则骨破坏。

2)声门型:多数位于声带前部邻近前联合处。早期表现为一侧声带增厚,外形不规则。喉癌较明显时表现为软组织肿块,并可见杓状软骨移位和周围软组织及喉软骨的破坏,会厌前间隙和喉旁间隙消失。若见两侧声带明显不规则或出现小结节,提示已侵入对侧,已失去喉部分切除机会。

3)声门下型:CT扫描对声门下癌的显示甚为敏感,周围的黏膜厚度>1 mm即可视为异常,如有结节、肿块和变形,更易发现。

4)全喉型:CT检查出现前述各型喉癌的混合表现。

(2)MRI表现 典型者T1WI呈等或略低信号,与邻近肌肉信号相近,如有坏死则为更低信号;T2WI呈稍高信号,坏死区信号则更高。增强扫描后肿瘤呈不同程度强化。如喉软骨受侵呈T1WI为低信号,T2WI为中或高信号。

5.典型案例

病例1:患者,男,65岁。主诉:声嘶6月,加重9 d。查体:6个月前用声过度后声嘶,呈间断性,休声、多饮水及服用润喉药物后症状缓解,未予特殊治疗。喉镜见右半喉可见较大"菜花样"新生物,上至杓区上方,下至右侧声带,右侧声带不能窥全,左侧声带尚光滑。左侧声带可,右侧声带固定。声门闭合差。门诊以"喉肿物"收入科。患者入院后行多层螺旋CT平扫及增强扫描、MR平扫及增强扫描,CT平扫轴位(图1-6-4A)及增强(图1-6-4B、C)示右侧声门、声门上下见不规则软组织影,喉腔变窄,增强后可见明显强化。冠状位可清晰显示软组织病变范围(图1-6-4D)。MRI平扫右侧声门区及声门上下区壁见不规则团片状等T1稍长T2信号(图1-6-4E、F),压脂呈高信号(图1-6-4G),增强呈中度强化(图1-6-4H),DWI呈高信号(图1-6-4I),ADC图呈低信号(图1-6-4J),病变向内突向喉腔,喉腔狭窄,冠、矢状位显示病变全貌,上下侵犯范围(图1-6-4K、L)。

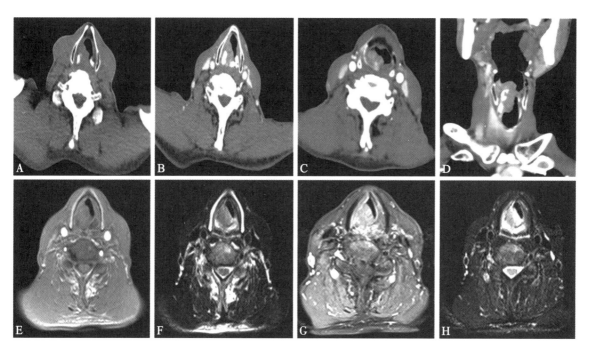

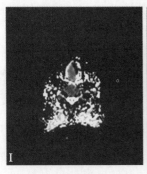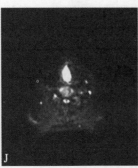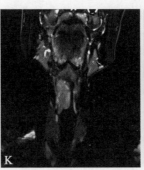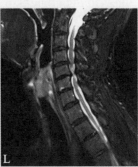

A. CT 平扫轴位；B、C. CT 增强扫描静脉期轴位；D. CT 增强扫描静脉期冠状位；E. MR T1WI 平扫轴位；F. MR T2WI 平扫轴位；G. MR T2WI 脂肪抑制轴位；H MR T1WI 增强轴位；I. MR DWI 图像；J. MR ADC 图像；K. MR 冠状位 T1WI 增强；L. MR 矢状位 T1WI 增强

图 1-6-4　喉癌 CT、MR 图像

诊断意见：右侧全喉占位，考虑喉癌。

6. 鉴别诊断

> （1）喉结核　常有咽喉部剧痛或吞咽困难，较少侵犯深部组织及骨质结构，颈部肿大淋巴结呈"纸壁样"环状强化，肺或消化道常见结核病灶。
>
> （2）喉恶性肉芽肿　会厌、杓会厌皱襞及室带弥漫性肿胀增厚，常伴鼻腔等多部位受累。
>
> （3）声带息肉　多数基底狭窄，可带蒂，喉内其他结构正常，喉癌隆起则为宽基底。鉴别困难时可借助活检。

7. 分析思路与拓展

（1）分析思路

1）定位信息：识别、定位喉癌是诊断首要重点，喉癌的部位分型主要依据准确定位，喉癌的表现取决于肿瘤部分及范围。

2）病变形态：可表现为软组织不规则增厚，或不规则肿块，边界欠清晰。平扫可见软组织不规则增厚和肿块，可见喉腔变形和功能异常。肿块可呈等或高密度灶，形态不规则，边界欠清，如瘤内有坏死或液化，则呈低密度；增强扫描后肿块呈不同程度强化。应重点观察病变与相邻结构的关系，周围组织或脏器与之分界是否清楚、是否有包绕、推挤、压迫、浸润等为喉癌鉴别诊断的可靠依据。

3）CT 表现：平扫可见软组织不规则增厚和肿块，肿块可呈等或高密度灶，形态不规则，边界欠清，如瘤内有坏死或液化，则呈低密度；增强扫描后肿块呈不同程度强化。

4）MRI 表现：为 T1WI 呈等或略低信号，T2WI 呈稍高信号。增强扫描后肿瘤呈不同程度强化。如有喉软骨受侵呈 T1WI 为低信号，T2WI 为中或高信号。

（2）拓展　喉癌多见于中老年男性，临床上多有声音嘶哑、呼吸困难及咽喉痛。临床医师根据喉镜和活检，可定性诊断喉癌；影像学检查可做出一定意义上的定位和定性诊断，对于喉癌，定位信息非常重要，且对病变范围的准确判断尤为重要，可为临床制定治疗方案（手术或放疗等）提供依据。

参考文献

［1］郭华,安世斌,柳林峰,等. 螺旋 CT 检查在喉癌诊断中的应用价值探讨［J］.宁夏医学杂志,

2021,43(8):760-762.

[2]梁玲艳,李伟雄.MRI在喉癌及下咽癌术前T分期中的价值[J].中国癌症防治杂志,2015,7(3):162-166.

[3]瞿姣,张梦梅,韦文彦,等.喉癌术前T分期的CT及MRI研究现状与进展[J].临床耳鼻咽喉头颈外科杂志,2020,34(5):470-474.

[4]李海洋,陈晓红.增强CT/MRI对恶性肿瘤侵犯甲状软骨的诊断价值研究[J].中华耳鼻咽喉头颈外科杂志,2017,52(5):372-376.

五、腮腺多形性腺瘤

1. 概述

腮腺多形性腺瘤(pleomorphic adenoma)是腮腺肿瘤中最常见的类型,约占腮腺肿瘤的70%,是一种临界性肿瘤,该肿瘤有恶变可能,恶变率为5%~10%。

多形性腺瘤由肿瘤性上皮和黏液样或软骨样间质组成,根据其成分比例,可分为细胞丰富型及间质丰富型。一般认为细胞丰富型较易发生恶变,间质丰富型则较易出现复发。多形性腺瘤在形态学上有很大程度变异,肿瘤细胞类型相对多样且组织结构复杂,主要有包膜、上皮和肌上皮细胞、间叶和间质成分,而有无包膜和包膜厚度则不定。在以黏液样成分为主的肿瘤,可能实际上无包膜,肿瘤直接与邻近涎腺组织相邻。多数肿瘤都有向包膜突入的指状突起,肿瘤有在包膜附近或沿包膜形成裂隙的趋向。

2. 临床表现

常见于30~50岁青壮年,性别差异不明显。病程一般较长,生长相对缓慢,多是无意或体检时在腮腺内发现肿块,多为无痛性,活动度好,表面光滑,边缘清楚。

3. 影像学检查方法

腮腺多形性腺瘤的检查可采用CT及MRI,CT检查是最佳检查方法,同时行平扫及增强扫描,冠、矢状位重建图像有助于对腮腺多形性腺瘤的定位及整体观察。MRI检查多采用平扫结合增强扫描,能够准确地显示肿瘤的血供特征,矢状面和冠状面图像能够清楚地显示肿瘤和邻近结构的解剖。

4. 影像学表现

(1)CT表现　腮腺多形性腺瘤表现为腮腺内圆形或椭圆形软组织密度肿块,边界清晰,边缘光整,与正常的低密度腺体分界清楚,增强扫描多表现为均匀或环形强化。如肿瘤内出现囊变,则平扫及增强可见其内低密度区,呈现不均匀强化,实性部分明显强化,囊变区不强化。

(2)MRI表现　多形性腺瘤较小时信号相对均匀,典型者T1WI呈均匀等信号影,T2WI呈略高或高信号,周围可见表现为低信号的薄壁包膜;如内有囊变或坏死则为不均匀的T1及T2信号。如在T2WI高信号瘤体内夹杂低信号区,一般认为是瘤体内有纤维间隔及条索,如有更低信号区则考虑钙化,这些征象可提示病变为多形性腺瘤。

5. 典型案例

病例1:患者,女,46岁。主诉:发现右侧颈部包块14个月,近半年肿物逐渐增大,伴局部憋胀感。查体:右腮腺肿物,无压痛、皮肤红肿等不适;无咳嗽、咯痰、发热。门诊以"右侧腮腺区肿物"收入科。患者入院后行MRI平扫及增强扫描,MRI平扫示右侧腮腺内可见团块状等T1长T2信号,其内信号不均,见长T1长T2信号(图1-6-5A、B),增强扫描后病变呈明显渐进性强化(图1-6-5C)。压脂序列呈高信号(图1-6-5D),弥散受限DWI呈高信号(图1-6-5E),ADC图呈高信号(图1-6-5F);冠、矢状位显示与周围组织关系、边界清楚(图1-6-5G、H)。

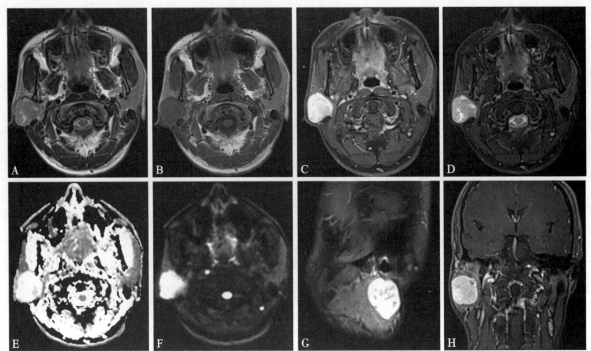

A. T1WI 平扫轴位；B. T2WI 平扫轴位；C. T1WI 增强轴位；D. T2WI 脂肪抑制轴位；E. ADC；F DWI；G. 矢状位 T1WI 增强；H. 冠状位 T1WI 增强

图 1-6-5　腮腺多形性腺瘤 MR 图像

诊断意见：右侧腮腺占位，考虑多形性腺瘤。

6. 鉴别诊断

（1）腮腺腺淋巴瘤　常见于 50 岁以上中老年男性，一般为多发或双侧发病，多位于腮腺浅叶下极。CT 扫描可见分叶及囊样表现，MR 多表现为 T1WI 低信号、T2WI 高信号的囊腔。

（2）腮腺基底细胞腺瘤　相对少见的腮腺良性肿瘤，多见于 60 岁以上女性，好发于腮腺浅叶，多单发，体积小，易囊变，多于腮腺腺淋巴瘤；肿瘤血管丰富，强化明显，强化程度高于多形性腺瘤。

7. 分析思路与拓展

（1）分析思路

1）定位信息：腮腺内是否存在异常密度/信号，周围组织结构与之分界是否清楚、是否有包绕、推挤、压迫、浸润等。腮腺多形性腺瘤多表现为圆形或椭圆形软组织肿块，界清、光整，多均匀；低度恶性多表现为不规则多样，包膜欠清晰，内部密度不均匀，囊变、坏死多见，呈明显不均匀强化，多表现为延迟强化。

2）病变形态：多数形态规则，圆形或椭圆形，界清、光整。低度恶性多不规则多样，包膜欠清晰。

3）CT 表现：多为软组织密度肿块，边界清晰，边缘光整，与正常的低密度腺体分界清楚，增强扫描多表现为均匀或环形强化，同时对手术可切除性的评估也有重要意义。

4）MRI 表现：多形性腺瘤较小时信号相对均匀，典型者 T1WI 呈均匀等信号影，T2WI 呈略高或高信号，周围可见表现为低信号的薄壁包膜。包膜不完整，可能为低度恶性的表现。

（2）拓展　腮腺多形性腺瘤是腮腺中最常见的良性肿瘤，好发于 40 岁以上女性，肿瘤无痛，生长相对缓慢，表面光滑，可有包膜；恶变时可迅速增大，未完整切除者术后可多次或延迟复发。

腮腺多形性腺瘤好发于腮腺浅叶,CT平扫呈等或稍高密度软组织肿块,T1WI常为等或低信号,T2WI为稍高信号,较大者内为混杂信号;增强扫描呈现渐进性强化,此强化方式有别于腺淋巴瘤、基底细胞瘤,强化程度低于后两者。如肿物边界不清,有多发结节并不均匀强化应考虑有恶变倾向,恶变者颈部可出现肿大淋巴结。

参考文献

[1]郑韵琳,刘欢,文明.基于多期CT影像组学模型及联合模型鉴别腮腺多形性腺瘤与基底细胞瘤[J].中国医学影像学杂志,2022,30(3):220-227.
[2]徐黄,朱丹,赵江民.MSCT增强检查对于腮腺常见良性肿瘤诊断及鉴别诊断[J].中国CT和MRI杂志,2020,18(8):29-31.
[3]蔡伶伶,方秉一,吴利忠.腮腺多形性腺瘤和低度恶性多形性腺瘤的CT表现及初步分析[J].中国医学计算机成像杂志,2018,24(4):296-300.
[4]盛茂,王嗣伟,晋丹丹,等.腮腺多形性腺瘤与腺淋巴瘤的CT影像特征及对比分析[J].实用放射学杂志,2017,33(1):28-30,46.

六、腮腺腺淋巴瘤

1. 概述

腮腺腺淋巴瘤(Warthin tumor)又称乳头状淋巴囊腺瘤,是第2常见的腮腺良性肿瘤,约占10%。研究认为与免疫功能减退、长期吸烟有关,肿块有明显的消长史,可双侧发病,且有上升趋势。多发生于腮腺浅叶,具有良性组织学形态,肿块可有薄包膜,或者包膜不完整。多认为此瘤来源于腺体内淋巴结或残存于邻近淋巴结内的异位涎腺组织,主要由上皮和淋巴组织构成。

2. 临床表现

多见于男性,发病年龄多在50岁以上。多数腮腺腺淋巴瘤患者无任何症状,偶有轻度肿痛,多因伴有炎症或肿块过大引起,病程一般较长,生长相对缓慢,活动度大部分良好。

3. 影像学检查方法

腮腺腺淋巴瘤的检查可采用CT及MRI,CT检查是最佳检查方法,应同时行平扫及增强扫描,冠、矢状位重建图像有助于腺淋巴瘤的定位及整体观察。MRI检查应平扫结合增强扫描能够准确地显示肿瘤的血供特征,矢状面和冠状面图像能够清楚地显示肿块和邻近结构的解剖。

4. 影像学表现

CT与MRI扫描均可以准确地显示肿瘤的位置、大小及与血管、面神经的关系。

(1)CT表现　多表现为腮腺内形态规则的圆形或椭圆形软组织肿块,边界清晰,边缘光整,与正常腮腺组织分界清楚,增强扫描多表现为明显强化;由于瘤体内上皮和淋巴样组织成分的占比不同,易出现不同程度囊变,瘤体内见不同范围大小的无强化区。

(2)MRI表现　典型者T1WI及T2WI均呈不均匀信号,T1WI呈低信号,T2WI及压脂T2WI呈高低混杂信号;如内有囊变则为长T1及T2信号。增强扫描后可表现为中重度强化;如T1WI、T2WI和PdWI均表现为高信号,则提示囊腔内蛋白含量高。

5. 典型案例

病例1:患者,男,57岁。主诉:发现右侧腮腺肿物4d。查体:双侧颌面部对称,右侧腮腺深叶后下极可扪及一约"3 cm×2 cm"大小椭圆形肿物,质地较韧,按压无疼痛,活动度较好,位置深在。个人史:吸烟30年,20支/d。门诊以"腮腺肿瘤"收入科。患者入院后行多层螺旋CT平扫及增强扫描,CT平扫轴位(图1-6-6A)及增强轴位(图1-6-6B、C)、增强(图1-6-6D)冠状位示右侧腮腺深叶见混杂密度软组织肿块影,边界清晰,密度不均匀,内见低密度影,大小约19 mm×30 mm,增强扫描呈不均匀强化,内囊性区未见强化。双侧颈部各区内未见肿大淋巴结。

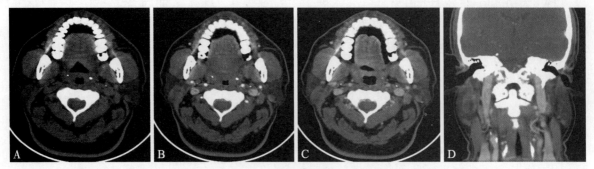

A. CT 平扫;B. 增强动脉期;C. 增强静脉期;D. 增强静脉期冠状位

图 1-6-6　腮腺腺淋巴瘤 CT 图像

诊断意见:右侧腮腺深叶占位,考虑腮腺腺淋巴瘤。

6. 鉴别诊断

(1)腮腺多形性腺瘤　是腮腺最常见肿瘤,40 岁以上女性常见,肿瘤密度不均并可见钙化,CT 增强扫描表现为延迟强化。

(2)腮腺基底细胞腺瘤　相对少见的腮腺良性肿瘤,多见于 60 岁以上女性,好发于腮腺浅叶,多单发,体积小,易囊变,相较于腮腺腺淋巴瘤较多见;肿瘤血管丰富,强化明显,强化程度高于腺淋巴瘤。

7. 分析思路与拓展

(1)分析思路　①定位信息:腮腺内是否存在异常密度/信号,位于腮腺浅叶或深叶,有无血管、神经受压等征象。②病变形态:形态规则,圆形或椭圆形,边缘光整,与正常腮腺组织分界清楚。③CT/MR:平扫为软组织团块,增强扫描多表现为动脉期明显强化,静脉期强化程度减低;由于瘤体内上皮和淋巴样组织成分的占比不同,易出现囊变,瘤体内见不同范围大小的无强化区。

(2)拓展　腮腺腺淋巴瘤是相对多见的腮腺良性肿瘤,仅次于腮腺多形性腺瘤,占 5%～10%,好发于 50 岁以上男性,85% 以上有吸烟史,约 5% 病例为双侧性。肿瘤生长相对缓慢,病变有消长史,表现为时大时小,伴局部疼痛。

腮腺腺淋巴瘤好发于腮腺浅叶,CT 平扫密度与软组织接近,通常表现为稍高或等密度,在 T1WI 上肿瘤信号低于正常含脂肪的腮腺组织,在 T2WI 上多表现为不均匀的稍高混杂信号,囊变区表现为更高信号。病灶通常呈圆形、类圆形肿块,亦可呈分叶状或哑铃形;大小变化较大,当病灶大于 2 cm 时,其内密度大多不均匀。病灶边界清楚,有完整包膜,病灶内血供丰富,增强扫描后呈动脉期明显强化,静脉期强化程度减低,此强化方式区别于多形性腺瘤及基底细胞腺瘤。多形性腺瘤增强呈渐进性强化,基底细胞腺瘤强化程度略高于腺淋巴瘤,静脉期仍呈明显强化。

参考文献

[1]郑韵琳,刘欢,文明.基于多期 CT 影像组学模型及联合模型鉴别腮腺多形性腺瘤与基底细胞瘤[J].中国医学影像学杂志,2022,30(3):220-227.

[2]徐黄,朱丹,赵江民.MSCT 增强检查对于腮腺常见良性肿瘤诊断及鉴别诊断[J].中国 CT 和MRI 杂志,2020,18(8).29-31.

[3]蔡伶伶,方秉一,吴利忠.腮腺多形性腺瘤和低度恶性多形性腺瘤的 CT 表现及初步分析[J].中

国医学计算机成像杂志,2018,24(4):296-300.

[4]盛茂,王嗣伟,晋丹丹,等.腮腺多形性腺瘤与腺淋巴瘤的CT影像特征及对比分析[J].实用放射学杂志,2017,33(1):28-30,46.

第七节 中耳乳突与鼻窦病变

一、外伤

1. 概述

颞骨外伤多合并头部外伤,以车祸伤为主,占颅骨骨折15%~48%。依据Mchagh分类法,根据骨折线与岩骨长轴的关系,分为三类:纵行骨折(约占颞骨骨折的80%)、横行骨折和混合型骨折。

2. 临床表现

外伤史明确,多表现为耳道出血、传导性听力下降或耳聋、面神经麻痹、脑脊液耳漏等。

3. 影像学检查方法

颞骨外伤以高分辨率CT(high reslution CT,HRCT)为首选检查方法,对于细微骨折需要层厚约1mm的图像进行观察。诊断颞骨骨折的直接征象是骨折线,横断面图像结合冠状位、矢状位及斜位多平面重建(multi-plane resconstruction,MPR)等三维重建有助于显示骨折线的位置、长度和数目。当骨折的直接征象不明显时,要注意间接征象,如乳突气房积液或积血,颞下颌关节窝积气等。

4. 影像学表现

(1)纵行骨折 骨折线多起自颞鳞部后方向前内方走行,并通过外耳道后方穿过鼓室顶部,止于颅中窝或半月神经节。CT表现骨折线大致平行于颞骨长轴,常伴鼓室出血或听神经链中断,有时面神经管膝部受累。

(2)横行骨折 骨折线从颞骨岩部后面通过内耳道底至面神经管膝部或直接穿过迷路,严重者耳蜗、前庭或半规管受累。CT表现骨折线垂直于颞骨长轴,常伴面神经管和耳蜗受累。

5. 典型案例

病例1:患者,男,24岁。病史:20d前患者被车撞伤,查体:右耳无听力、右眼不能闭合、口角歪向左侧,右侧面部可见外伤瘢痕,右耳听力下降,右侧眼睑不能闭合,右侧鼻唇沟变浅,左侧正常,做鼓腮和吹口哨动作时右侧漏气。肌电图示:右面神经支配肌呈神经源性损害。CT平扫横断面、冠状位骨窗,显示右侧颞骨区可见骨折线,垂直于岩骨长轴(图1-7-1A、B),骨折线横穿内耳,累及右侧部分耳蜗和内听道壁(图1-7-1C、D)。右侧颞骨乳突气房内可见液性密度影。

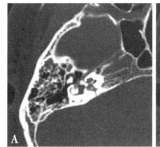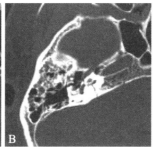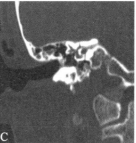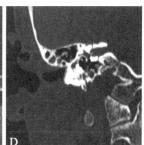

A、B.CT平扫横断面;C、D.CT平扫冠状位

图1-7-1 右侧颞骨横行骨折CT图像

诊断意见:右侧颞骨横行骨折,穿过内听道,累及右侧耳蜗;右侧乳突气房积液、积血。

病例2:扫码见案例扩展。

6.鉴别诊断

乳突导静脉管　内口起自乙状窦背外侧,穿过枕乳缝前方,汇入枕静脉或耳后静脉。HRCT 检查可以观察乳突导静脉管的出现及类型。

7.分析思路与拓展

(1)分析思路　①充分掌握颞骨的细微解剖,尤其是骨骼的断面解剖,对于判断是否存在骨折非常重要。②结合受伤部位,判断受力途径及可能存在的骨折。③应重点观察软组织情况,如果存在肿胀或乳突气房和鼓室腔内有积液,应认真观察邻近是否存在骨折。

(2)拓展　诊断颞骨外伤时,首先要评估影像检查的信息量是否足够。诊断骨折时要明确直接征象,即骨折线。当骨折线不明显时,需要根据间接征象进行判断。应特别注意骨折累积的部位,听骨链、面神经管、迷路等,对于临床治疗及预后有很大帮助。

二、急、慢性炎症

1.概述

中耳炎分为分泌性中耳炎、化脓性中耳炎、中耳胆脂瘤和特殊类型中耳炎。化脓性中耳炎包括急性化脓性中耳炎及慢性化脓性中耳炎,发病时间通常界定为6周。特殊类型中耳炎包括结核性中耳炎、AIDS 中耳炎、梅毒性中耳炎、真菌性中耳炎、坏死性中耳炎、放射性中耳炎、气压性中耳炎。中耳炎并发症分为颅内并发症和颅外并发症。

2.临床表现

急性化脓性中耳炎好发于儿童。表现为耳痛、耳闷胀感、耳鸣、听力减退等临床症状,骨膜穿孔、耳溢液,初为血水样,后为黏液脓性。若并有乳突炎则为乳突皮肤肿胀、潮红,乳突尖有明显压痛,可伴有发热、头痛等。

慢性化脓性中耳炎多源于急性化脓性中耳炎迁延,少数为低毒感染所致。常有长期间断性耳流脓、听力下降等症状,脓量多少不一,一般无臭味。骨膜穿孔为中央性,耳聋为传导性,一般不重。

3.影像学检查方法

中耳常用的检查方法有 CT、MRI,常规以 CT 为首选检查方法,可清晰显示耳部各结构正常解剖及变异,并可显示有无骨质破坏及破坏范围,有无软组织肿物,乳突气房及鼓室密度改变。MR 检查一般不需要,对怀疑有颅内或血管受侵的患者应选择 MRI。

4.影像学表现

(1)急性化脓性中耳炎　乳突气房表现为密度增高,气房间隔可有骨质吸收,密度减低;鼓室及乳突窦密度增高,有时可见液平面,听小骨正常。

(2)慢性化脓性中耳炎　乳突气房表现为密度增高,气房间隔可明显增生;鼓室及乳突窦密度增高,骨质增生硬化,听小骨可有部分吸收破坏。

5.典型案例

病例1:患者,男,44 岁。病史:以"双耳反复流脓伴听力下降、耳鸣8年"为主诉入院。8年前受凉后,出现双耳外耳道瘙痒,伴流脓,脓液色黄质稀薄,无臭味,伴高调蝉鸣,伴头痛,无耳痛,无头晕等不适。至当地诊所给予抗感染治疗后症状缓解。此后上述症状反复发作,耳流脓渐出现臭味,听力下降渐加重。专科检查:行耳内镜检查示双侧鼓膜大穿孔。纯音测听:双耳传导性聋。声导抗:双侧 B 型曲线。CT 平扫横断面、冠状面骨窗显示,双侧乳突气化呈板障型(图1-7-2A),双侧鼓室、乳突窦及乳突小房内密度增高,其内气体密度被液体密度及软组织密度替代(图1-7-2B~D),鼓室壁及乳突小房间隔骨质明显增生硬化,未见骨质破坏,听小骨未见明显改变。

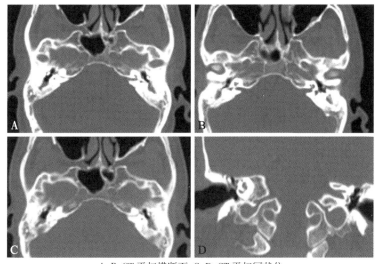

A、B. CT平扫横断面;C、D. CT平扫冠状位

图1-7-2　双侧慢性中耳乳突炎CT图像

诊断意见:双侧慢性中耳乳突炎。

病例2:扫码见案例扩展。

案例扩展

6. 鉴别诊断

(1)急性化脓性中耳炎　急性化脓性中耳炎的骨质结构一般没有明显骨质异常改变,仅鼓室腔及乳突小房出现液体,并且有些可见气液平面。

(2)慢性化脓性中耳炎及中耳胆脂瘤　均出现鼓室壁及乳突小房间隔骨质密度增高,中耳胆脂瘤还可观察到上鼓室、乳突窦入口及乳突窦存在软组织影,并骨质破坏,边缘光滑并有骨质增生硬化,乳突窦入口、鼓室腔扩大,边缘光滑并有骨质增生硬化,听骨链可有破坏。

7. 分析思路与拓展

(1)分析思路　①观察中耳乳突气化情况,乳突小房骨质及鼓室壁、听小骨结构是否异常,是否有骨质密度改变、骨质破坏等情况。②中耳鼓室及乳突气房内气体是否存在,是否存在异常密度影,注意观察上鼓室、乳突窦入口及乳突窦是否存在软组织密度影。③如果鼓室及乳突气房内存在液体密度影并伴有骨质破坏,需要进一步观察颅内是否受累。④同时应简要描述影像中是否显示其他病变的组织和器官。⑤结合病史及影像学表现作出诊断及鉴别诊断。⑥若诊断不明确,可给出进一步检查建议,如进一步检查或随诊复查。

(2)拓展　部分急慢性中耳炎患者有并发症的风险,常见的并发症包括骨膜下脓肿、Bezold脓肿、颅中窝脓肿、颅后窝脓肿、脑脓肿、乙状窦血栓及血栓性静脉炎等。年幼儿童伴有数天至数周的耳痛、耳后肿胀、发热、耳漏时需要强烈注意,建议及时应用MRI增强扫描明确颅内及颅外病变,避免造成不可逆的后果。

三、胆脂瘤型中耳炎

1. 概述

胆脂瘤型中耳炎(cholesteatomatous tympanitis)是慢性中耳炎的一种常见类型。它常破坏听骨链、面神经管及中耳腔周围颅骨,引起严重的听力下降和颅内外并发症。

胆脂瘤是指鼓室或乳突腔内存在角化鳞状上皮,并呈"囊袋样"结构,囊内角化物和脱落上皮积聚或含胆固醇结晶,并逐渐扩大形成胆脂瘤,有破坏骨壁的趋势。临床上可分为先天性胆脂瘤、后天原发性胆脂瘤和后天继发性胆脂瘤。先天性胆脂瘤是外胚层的胚胎细胞遗留在颅骨内发展而成的胆脂瘤,多发生在上鼓室、乳突腔或颞骨岩椎。后天原发性胆脂瘤多由于鼓室负压引起鼓膜松弛部或后上部袋状内陷所致。后天继发的胆脂瘤则继发于中耳炎鼓膜穿孔。

2. 临床表现

先天性胆脂瘤则表现为无明显中耳感染病史的慢性进行性听力减退。后天性胆脂瘤常有长期持续耳漏史,耳脓有臭味,部分病人也可起病隐匿,伴有不同程度的听力减退。患者出现耳痛、头痛、眩晕、面瘫、发热等症状,提示颅内、外并发症的可能。

3. 影像学检查方法

胆脂瘤型中耳炎的检查可采用普通 X 线、CT 及 MRI。各种检查方法的优势与限度如下。乳突 X 线平片(许氏位和梅氏位)检查对较大的胆脂瘤有一定的诊断价值,但对小病灶的检出率较低,且对病灶范围、周围情况无法准确显示。CT 及 MRI 检查对病灶检出率较高,且对胆脂瘤的范围以及周围组织侵犯的情况均能清晰显示;此外高分辨率 CT 扫描可以显示中耳骨壁破坏的情况,特别是较小的上鼓室胆脂瘤对上鼓室外侧壁的轻微破坏采用冠状位扫描,能早期发现。MRI 结合 DWI 序列及 ADC 值的测量能区分胆脂瘤、肉芽、脓肿三种成分,但成像时间较长。

4. 影像学表现

(1)CT 表现　鼓室、鼓窦入口和/或鼓窦内软组织块影,呈团状、团片状或充满病区;盾板骨质变钝或消失和/或听小骨骨质破坏或移位。其他表现还有:鼓膜穿孔或内陷;骨质破坏严重可累及鼓室鼓窦盖、乙状窦壁、面神经管及半规管等;并发外耳道胆脂瘤时,可见其内充填团块状软组织影伴骨壁毛糙或破坏。

(2)MRI 表现　胆脂瘤型中耳炎在常规 MRI 序列中以混杂信号为主,且多呈同心圆状,在 DWI 序列上呈高信号。

5. 典型案例

病例1:患者,女,60 岁,病史:2 年前无明显诱因出现右耳听力下降,无耳流脓等不适,8 个月前无明显诱因出现右耳出血,伴耳流脓,无耳痛。至当地医院,给予局部清理,未予重视,1 周前出现右耳再次出血。专科检查:双耳郭对称无畸形,左耳鼓膜松弛部穿孔,可见白色上皮,鼓膜标志不清,右耳鼓膜紧张部穿孔。双乳突区无压痛。CT 平扫横断面骨窗和冠状面骨窗,示右侧乳突及鼓室内密度增高影充填,听小骨显示不清,鼓室盾板变钝(图 1-7-3A ~ C)。MRI 平扫横断面 T1WI、T2WI、MRI 横断面增强、脂肪抑制冠状面 T2WI,显示右侧乳突及中耳鼓室内见等 T1 长 T2 信号影(图 1-7-3D、E),DWI 序列呈高信号(图 1-7-3G),ADC 呈低信号(图 1-7-3H),增强扫描可见边缘强化,中央未见强化(图 1-7-3F、I)。

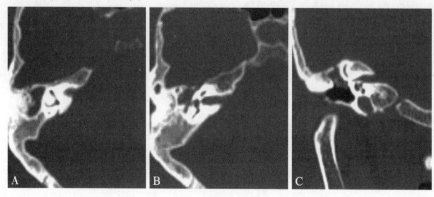

A　　　B　　　C

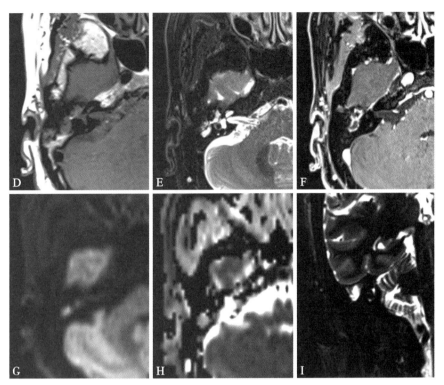

A、B. CT 平扫横断面；C. CT 平扫冠状位；D. MR 平扫 T1WI 横断面；E. MR 平扫 T2WI 横断面脂肪抑制；F. MR 增强横断面脂肪抑制；G. DWI；H. ADC；I. MR 平扫 T2WI 冠状面脂肪抑制

图 1-7-3　右侧胆脂瘤型中耳乳突炎 CT、MRI 图像

诊断意见：右侧胆脂瘤型中耳乳突炎，左侧中耳乳突炎。

病例 2：扫码见案例扩展。

案例扩展

6. 鉴别诊断

（1）肉芽型（骨疡型）中耳炎　骨质破坏不明显，范围小，少有面神经管和半规管破坏。病灶多呈索条状、网状、片状，弥散分布，增强扫描可有强化。但早期无骨质破坏的胆脂瘤与肉芽肿型中耳炎难以鉴别。

（2）单纯型中耳炎　单纯型化脓性中耳炎常见，较易区别。多见于气化型乳突，为鼓室窦、腔、乳突气房内黏膜增厚，病变分布较弥散，有时可见液平面，一般无团块软组织影及中耳、乳突区骨质破坏，听骨链完整。

（3）中耳癌　常见于老年男性，长期炎症刺激，疼痛、面瘫发生早，中耳癌少见，破坏明显，周围软组织肿胀，增强扫描可鉴别。

7. 分析思路与拓展

（1）分析思路

1）只有较大的胆脂瘤才能在 X 线片上显示，因此，当结合临床病史怀疑胆脂瘤型中耳炎时，X 线片价值有限。

2）颞骨 CT 和 MRI 检查是胆脂瘤型中耳炎的主要检查方法，可以清楚显示乳突分型、中耳乳突是否存在异常密度/信号及病变的范围；耳部的结构微小，因此 HRCT 的应用已成为中耳炎的主要检查手段，它能够清晰显示软组织的范围、密度及骨质破坏情况；MRI 有很好的软组织分辨率，可以通过结合 DWI 及 ADC 序列分析软组织的成分,以及病灶强化方式以供鉴别诊断。

3)应重点观察病变区域软组织的形态以及邻近骨质破坏情况:软组织呈团块状或条絮状,邻近骨质尤其是听小骨是否有骨质吸收变薄、部分缺失或完全消失,因为骨质破坏情况是诊断胆脂瘤型中耳炎的可靠依据,其他类型中耳炎无骨质破坏或范围局限,而胆脂瘤型中耳炎骨质破坏常见。

4)观察病变是否向颞骨岩部扩展以及有无颅内外并发症:观察视野范围内耳部周围情况,是否合并耳源性脑脓肿、乙状窦血栓形成、颞部软组织脓肿、内耳迷路破坏等并发症,这些征象好发于胆脂瘤型中耳炎,因此可以作为诊断的依据,同时对临床术前评估也有重要意义。

5)结合病史及影像表现排除鉴别诊断,作出诊断结论。若诊断结论不确定,可以给出进一步建议,如穿刺检查。

6)最后对影像描述及结论进行复核:是否针对临床提出的问题进行了解答? 获得此结论的依据是否足够? 例如胆脂瘤型中耳炎影像描述、结论中是否提供以下信息,①是否有软组织团块形成;②是否合并骨质破坏及破坏范围;③是否合并颅内外并发症。

(2)拓展　中耳炎是累及中耳(包括咽鼓管、鼓室、鼓窦及乳突气房)全部或部分结构的炎性病变,好发于儿童。可分为非化脓性及化脓性两大类。非化脓性者包括分泌性中耳炎、气压损伤性中耳炎等,化脓性者有急性和慢性之分。特异性炎症少见,如结核性中耳炎等。其中慢性化脓性中耳炎在临床上比较常见,按病理变化和临床表现可分为单纯型慢性化脓性中耳炎、胆脂瘤型中耳炎、肉芽肿型中耳炎。

团块状软组织形成及骨质破坏是胆脂瘤型中耳炎的典型表现;骨质破坏除常见听小骨破坏外还要观察是否存在其他骨质异常:鼓室腔、乳突窦腔及开口扩大是公认的胆脂瘤型中耳炎的 CT 表现之一;当鼓室壁破坏中存在顶盖破坏时,要结合 MRI 检查观察是否存在硬脑膜受累及颅内并发症;当颈静脉管壁出现破坏时应进行 CT 或 MRI 增强检查或 MRV 检查,观察是否有静脉血栓形成;此外胆脂瘤型中耳炎更容易发生内耳破坏和外耳道受累。

四、肉芽肿型中耳炎

1. 概述

肉芽肿型中耳炎(granulomatous tympanitis)又称骨疡型中耳炎或坏死型中耳炎,多由急性坏死型中耳炎迁延而来,组织破坏较广泛,病变可深达骨质,听小骨、鼓窦周围组织可发生坏死;黏膜上皮破坏后,局部有肉芽组织或息肉形成。

肉芽肿一般是由于耳朵长时间受到炎症刺激,从而出现黏膜充血、发炎、溃烂等现象,继而形成肉芽。

2. 临床表现

患者一般表现为耳朵疼痛红肿,甚至伴有流脓等症状,耳流脓多为持续性,脓性间有血丝,常有臭味。常见边缘性鼓膜穿孔。鼓室内有肉芽或息肉,并可经穿孔突于外耳道。在日常形成肉芽肿型中耳炎的原因比较多,但多数均是由于患者的不良习惯导致。因此,患有肉芽肿型中耳炎的患者,应改正自己的不良习惯,避免加重病情。

3. 影像学检查方法

肉芽肿型中耳炎的检查可采用普通 X 线,由于肉芽肿型中耳炎的骨质破坏轻微而局限,且常无硬化边,因此 X 线检出率较低。CT 尤其是 HRCT 对软组织的范围以及周围骨质破坏情况能清晰显示,对病灶检出率较高。MRI 以其良好的软组织分辨力能对病灶的不同成分通过丰富的信号特点进行表达,特别是 DWI 及 ADC 序列能明确区分胆脂瘤、肉芽和脓液成分,对并发症的检出也具有相当的优势,同时 MRI 检查具有安全、无辐射的天然优势,但成像时间较长,对骨质破坏显示不佳。

4.影像学表现

（1）CT表现 肉芽肿型中耳炎多发生于板障型乳突，软组织病灶以条片、网状多见，分布范围相对较局限，主要位于上鼓室和乳突窦腔，部分呈流铸状充填于乳突气房。在骨质改变方面相对比较轻微和局限，表现在以下几方面：听小骨无改变、吸收或模糊，可见局限性骨质破坏。在病灶较大或病程较长的少部分病例中可见鼓室腔、乳突窦腔及开口扩大，甚至轻微的鼓室侧壁及顶盖破坏，此时与胆脂瘤型鉴别较困难。骨性边缘常较毛糙，少部分病例可见局限性硬化边。

（2）MRI表现 肉芽肿型中耳炎在常规MRI序列中以稍长T1稍长T2信号为主，在DWI序列上脓液呈高信号，ADC值下降。

5.典型案例

患者，男，30岁，以"右耳流脓伴听力下降3个月"为主诉入院。3个月前因上火右耳出现流脓，伴血丝，无臭味，有耳痛，听力轻微下降，无耳鸣、耳闷、头晕、头痛，至当地县医院就诊，给予"左氧氟沙星滴耳液、消炎药"等药物治疗，症状好转；2周前饮酒后出现右耳后肿物、发热、耳鸣，呈高调"蝉鸣样"，持续性，听力明显下降，有头晕，无流脓、耳痛、耳闷症状。CT平扫横断面骨窗（图1-7-4A~C）、冠状面骨窗（图1-7-4D~F），显示右侧乳突气房、乳头窦及鼓室内可见软组织密度影充填，包绕听小骨，听小骨显示不清，局部乳突骨质不完整。

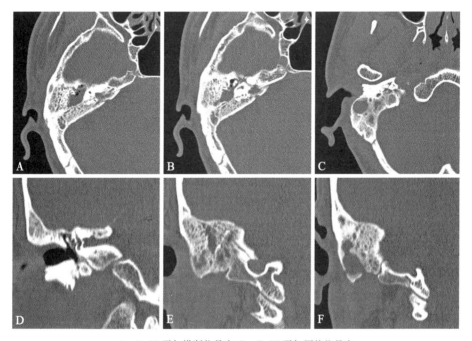

A~B.CT平扫横断位骨窗；D~F.CT平扫冠状位骨窗

图1-7-4 右侧肉芽肿型中耳乳突炎CT图像

诊断意见：右侧中耳乳突炎，肉芽肿型可能。

6.鉴别诊断

（1）胆脂瘤型中耳炎 软组织呈团块型、充满型；骨质破坏主要发生在听小骨上，表现为密度降低、碎点状破坏或完全破坏消失。另外还可破坏周围骨质，导致鼓室、鼓窦、乳突的破坏，严重者可破坏鼓室天盖、乙状窦骨壁及骨半规管引起耳源性颅内外并发症。

（2）单纯型中耳炎　单纯型化脓性中耳炎常见,较易区别。多见于气化型乳突,为鼓室窦、腔、乳突气房内黏膜增厚,病变分布较弥散,有时可见液平面,一般无团块软组织影及中耳、乳突区骨质破坏,听骨链完整。

（3）中耳癌　常见于老年男性,长期炎症刺激,易伴血性分泌物,疼痛、面瘫发生早,骨质破坏以中耳腔为中心向周围发展,骨质破坏呈虫蚀样,肿块增强时明显强化。

7.分析思路与拓展

（1）分析思路

1）首先根据临床表现分析,间断或持续的耳溢液(呈黏液、黏液脓性或纯脓性)是其主要临床表现,当息肉或肉芽被损伤时可见血性液体;分泌物可有臭味。常见边缘性鼓膜穿孔。

2）肉芽肿型中耳炎常存在乳突气化不良,且骨质破坏范围局限,因此 X 线片检出率较低。

3）颞骨 CT 和 MRI 检查是肉芽肿型中耳炎的主要检查方法,尤其是 HRCT,可作为检查首选方法,可以清楚显示病变细微结构,如软组织的形态、范围及邻近骨质破坏情况;而结合 MRI(尤其 DWI 及 ADC 序列)可以通过病变内信号及强化方式分析软组织的成分,以此区别其他类型中耳炎。

4）当病变的临床表现及影像表现不具有特征性,难以做出诊断时可以给出进一步建议,如穿刺病理。

5）最后对影像描述及结论进行复核:是否针对临床提出的问题进行了解答? 获得此结论的依据是否足够? 例如肉芽肿型中耳炎影像描述、结论中是否提供以下信息,①是否有软组织形成;②是否合并骨质破坏及破坏范围;③是否合并颅内外并发症。

（2）拓展　慢性化脓性中耳炎发病率较高,按病理变化和临床表现可分为单纯型慢性化脓性中耳炎、胆脂瘤型中耳炎、肉芽肿型中耳炎。

单纯型慢性化脓性中耳炎的诊断主要依靠临床病史及影像检查,影像检查首选 HRCT,结合冠、矢状位重建可以清楚观察乳突分型、软组织形成及骨质破坏情况,条片状、网状软组织形态及骨质破坏轻微、局限是肉芽肿型中耳炎的典型表现;结合 MRI 检查可以分析软组织内是否为脓液成分,以此进行鉴别诊断。HRCT 不仅能清晰显示中耳炎及其各种并发症,还可用来评价中耳炎术后愈合情况。

胆脂瘤型中耳炎,是由产生角蛋白的鳞状上皮异常积聚,常发生在中鼓室,上鼓室,乳突,影像检查首选 HRCT,可以精确显示胆脂瘤和骨的侵袭。HRCT 可显示软组织结构的范围,听小骨的改变,面神经管、半规管、天盖的骨性异常,另外冠状位 HRCT 扫描可很好地显示面神经管的水平段及膝部,鼓膜上隐窝、前庭窗等结构,对于以上结构的异常,可以提示手术注意,制定相应的手术计划。

肉芽肿型中耳炎主要病理变化表现为黏膜充血、水肿,炎性肉芽组织增生,同时炎性细胞和成纤维细胞浸润也较常见。炎性肉芽组织常见于鼓室腔和听小骨周边,内有丰富的毛细血管,且多伴有炎性细胞浸润和炎性渗出,随着病情发展,局部可见肉芽增生和纤维化并存,若深部骨质被侵入则可发生慢性骨疡和死骨形成。

五、鼻窦炎

1.概述

鼻窦炎是指覆盖于鼻腔通道及鼻窦表面之黏膜的感染和炎症,按病程分为急性鼻窦炎和慢性鼻窦炎。

急性鼻窦炎为急性化脓性鼻窦炎,是一种鼻窦黏膜的急性化脓性感染,常继发于急性鼻炎,鼻部症状持续10 d 以上,不超过12 周。主要分为2个期:卡他期、化脓期。

慢性鼻窦炎,较急性者多见,是耳鼻咽喉头颈外科的常见病,是鼻窦黏膜的慢性炎性疾病,病程超过 12 周。常为多个鼻窦同时受累,当两侧所有鼻窦均受累时称为全组鼻窦炎。在临床上可以分为两种类型:①慢性鼻窦炎不伴鼻息肉;②慢性鼻窦炎伴有鼻息肉。根据炎性细胞浸润情况,病理分型为:①中性粒细胞浸润为主;②嗜酸性粒细胞浸润为主;③淋巴细胞/浆细胞浸润为主;④混合型。主要根据外周血、鼻腔分泌物或病理组织的嗜酸性粒细胞计数分型,其中病理组织的嗜酸性粒细胞计数及占炎性细胞的百分比对判断疗效最佳,嗜酸性粒细胞性鼻窦炎治疗效果较差、复发率高。

2. 临床表现

急性鼻窦炎以鼻塞、脓涕、脓涕倒流及面部疼痛为特征。不同窦腔炎症与疼痛、头痛的方式相关。鼻部症状多限于一侧。儿童的症状较成人重。少数重症病例出现并发症,其炎症可侵及骨质或经血道扩散至骨髓、眼眶和颅内,一般多见于儿童。

慢性鼻窦炎,症状较多,平时较轻。主要症状:鼻塞,黏性或黏脓性鼻涕。次要症状:头面部胀痛,嗅觉减退或丧失。诊断时以上述两种或两种以上相关症状为依据,其中主要症状中的鼻塞、黏性或黏脓性鼻涕必具其一。鼻内镜检查下来源于中鼻道、嗅裂的黏性或黏脓性分泌物,鼻黏膜充血、水肿或有息肉。诊断时以临床症状、鼻内镜检查、鼻窦 CT 扫描结果为依据。儿童鼻窦炎诊断应以症状、鼻内镜检查为主。

3. 影像学检查方法

鼻窦炎的检查可采用普通 X 线、CT 及 MRI,具体介绍如下。①X 线检查:头颅骨重叠严重,现已淘汰。②CT 检查:是诊断鼻窦炎的主要方法。冠状面是基本位,综合横断面及矢状位,可显示窦口鼻道复合体和/或鼻窦黏膜炎性病变,有助于对炎症的定位、范围的判定,并了解与眼眶、鼻腔、鼻咽及颅内关系。应用高分辨骨窗,了解鼻腔及鼻窦解剖及变异,为临床手术及预后提供重要价值。③MRI 检查:是对复杂性鼻窦炎的有效补充方法,对不同类型鼻窦炎的鉴别诊断具有一定意义。当发生鼻源性并发症时,MR 图像可以清楚显示鼻窦的炎症情况、周围骨壁的结构改变、相邻眼眶及颅内受累的软组织病变等。

4. 影像学表现

(1)CT 表现　急性鼻窦炎可局限于一个鼻窦,也可累及多个鼻窦。典型者为鼻窦黏膜增厚;若黏液或脓液聚集在窦腔内出现气液平面;严重者黏膜增厚和渗出液使窦腔完全实变。急性鼻窦炎的窦壁骨质一般为正常,无骨质增生硬化。若感染不能及时控制,窦壁骨质疏松、破坏,形成周围骨髓炎,或向邻近结构蔓延而引起蜂窝织炎。

慢性鼻窦炎表现为窦壁内软组织影,包括黏膜增厚、潴留液、气液平面、黏膜下囊肿、高密度影(钙化或含其他金属)、占位性病变,占位性病变时需要结合鼻内镜和 MRI 检查判断性质;鼻窦骨质常表现为骨质增生、骨质吸收,骨质破坏少见,当出现需除外肿瘤导致;鼻窦引流通道,如窦口鼻窦复合体、额隐窝、蝶筛隐窝的阻塞、狭窄;当伴有分泌物、息肉时,鼻腔内可见高密度影,多分布于相对狭小的鼻腔中上部;儿童鼻窦炎伴鼻息肉时,多为双侧发生。

(2)MRI 表现　由于水为鼻窦分泌物的主要成分,因此急性鼻窦炎通常表现为 T1WI 低信号,T2WI 高信号。慢性鼻窦炎分泌物中自由水和蛋白质比例不同,因此信号不定。当其蛋白质较少是,呈 T1WI 低信号,T2WI 高信号;蛋白质达 5% ~ 25% 浓度时,呈 T1WI 高信号,T2WI 高信号;当呈半凝固状态时 T1WI 低信号,T2WI 低信号,易将病变漏诊。增强扫描后边缘强化。

5. 典型案例

病例 1:患者,男,14 岁。2 周前无明显诱因出现双侧鼻塞,呈持续性,伴张口呼吸,伴左面部麻木感,间断性,无明显加重缓解因素,伴咳嗽、咳痰,黄痰,伴发热,最高 37.2 ℃,无鼻痒、鼻涕、嗅觉下降。专科检查:外鼻无畸形,鼻前庭无红肿,中隔稍偏曲,双下甲大,鼻黏膜正常,各鼻道少许黏性分泌物,鼻腔通气欠佳,各鼻窦区压痛,嗅觉粗测正常。CT 平扫横断面骨窗、软组织窗,右侧上颌窦黏膜增厚,并可见多发类圆形突起,边缘光滑,左侧上颌窦内充满密度增高影,窦壁骨质未见增生及破坏(图1-7-5A、B);冠状面骨窗、软组织窗图像显示双侧窦口鼻道复合体阻塞,并左侧筛窦炎症,鼻中隔轻度偏曲(图1-7-5C、D)。

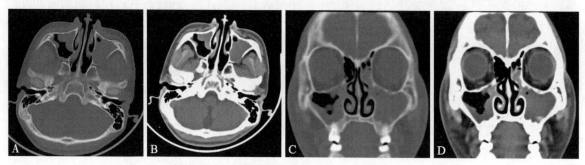

A. CT 平扫横断位骨窗;B. 横断面软组织窗;C. 冠状位骨窗;D. 冠状位软组织窗

图 1-7-5　双侧上颌窦及左侧筛窦炎 CT 图像

案例扩展

诊断意见:双侧上颌窦及左侧筛窦炎症;鼻中隔轻度偏曲。

病例2:扫码见案例扩展。

6. 鉴别诊断

(1)真菌性鼻窦炎　真菌感染时,窦腔内密度较高,可见钙化,部分引起骨质破坏。耳鼻窦炎窦腔内密度相对均一,伴发息肉时为软组织密度影,窦壁以骨质增生肥厚为主,破坏少见。

(2)内翻乳头状瘤　当鼻窦炎伴发单侧鼻腔息肉时,两者 CT 图像难以鉴别,需要进行增强 MR 检查,内翻乳头状瘤可见脑回状强化,鼻窦及息肉为水肿型时整体不强化,边缘可见黏膜线样强化。

(3)鼻腔、鼻窦恶性肿瘤　鼻腔、鼻窦恶性肿瘤呈浸润性生长,窦壁及鼻腔骨质为骨质破坏、中断,合并软组织肿块;而鼻窦炎骨质改变为正常、骨质增生或部分骨质吸收,窦腔内病变密度均匀较低。通过增强 MR,恶性肿瘤多为明显强化,较小时强化尚均匀,较大时多不均匀。而鼻窦炎病变大部分不强化,仅边缘黏膜强化。当鼻窦炎合并眼眶及颅内并发症时,还需要通过年龄、患者免疫程度及病程的长短进行鉴别。

7. 分析思路与拓展

(1)分析思路

1)急性鼻窦炎和慢性鼻窦炎不伴鼻息肉诊断较为确定,主要需要明确鼻窦炎发生位置及范围,以及为哪种形式的炎症,如黏膜增厚、脓液集聚等。慢性鼻窦炎伴鼻息肉者除需明确窦腔情况,还需关注鼻腔内情况,双侧鼻腔中上部、窦口鼻道复合体区及中鼻道是重点观察区域。

2)观察易引起窦口鼻道复合、额隐窝狭窄的解剖变异或异常,这些变异和异常与鼻窦炎的发生密切相关,如严重的鼻中隔高位偏曲、过度发育的泡状鼻甲、筛大疱、Haller 气房、中鼻甲反向偏曲、钩突附着在眼眶内壁、钩突附着在颅底骨质、前部额筛气房、后部额筛气房和内侧额筛气房等。鼻内镜手术是治疗鼻窦炎的重要方法,故需观察是否有易引起严重并发症的解剖变异或异常,如筛板与筛顶、筛骨纸板、Onodi 气房、蝶窦及筛前动脉管情况。

3)关注骨质变化,急性鼻窦炎一般不伴有骨质异常征象,少数情况下发生眼眶及颅内并发症时,骨质会发生骨髓炎或破坏征象。慢性鼻窦炎窦壁骨质以增厚硬化为主,部分骨质吸收,骨质破坏不常见。骨炎是导致难治性鼻窦炎的重要原因,也是其持续性炎症的源头,因此需要重视鼻窦骨质变化的评估。

4)应重点观察病变与相邻结构的关系,尤其是眼眶、颅内及颌面部软组织内情况是否异常,一旦发现异常说明病情较重,需要进行 MR 增强扫描明确范围及程度。如为儿童还需观察鼻咽腺样体、双侧颞骨中耳乳突情况,后者常可因鼻窦炎,引发分泌性中耳炎。部分病人的鼻窦炎由长入上颌窦的根尖炎症导致。

5)鼻内镜及影像表现排除鉴别诊断,一般可作出可靠诊断结论。

6)最后对影像描述及结论进行复核:是否针对临床提出的问题进行了解答? 获得此结论的依据是否足够? 例如鼻窦炎的影像描述、结论中是否提供以下信息,①是否有鼻窦炎;②累及哪些窦腔、窦壁骨质情况;③是否累及鼻腔;④是否有解剖变异及窦口鼻道复合体的情况;⑤是否评价与鼻内镜手术相关解剖变异或异常情况。

(2)拓展 病情程度不同的鼻窦炎,治疗方法不同,因此病变范围的评估是评估病情严重程度的重要内容。由于鼻窦窦腔 4 个窦腔相对固定,可采用鼻窦 CT 扫描 Lund-Mackay 评分法,作为鼻窦炎分型和病变范围评估的一种方法。该评分法分别对双侧上颌窦、前组筛窦、后组筛窦、蝶窦、额窦和窦口鼻道复合体进行评分,并计算每侧总分,每侧 0~12 分,总分 0~24 分。①鼻窦评分标准:0 分,无异常;1 分,窦腔内部分密度增高影;2 分,窦腔内全部充满密度增高影;②窦口鼻道复合体评分标准:0 分,无阻塞;2 分,阻塞。

六、鼻窦癌

1. 概述

鼻窦癌分为鳞癌、腺癌、腺样囊性癌和未分化癌等,其中以鳞癌最常见。

2. 临床表现

鼻窦恶性肿瘤占头颈部肿瘤的 3%,大部分发生在上颌窦,鳞癌最常见,其次为腺癌及未分化癌,以中老年人好发,男性多见,临床表现为面部疼痛、麻木,鼻塞、血涕,牙齿松动,溢泪,头痛。

3. 影像学检查方法

CT 用于显示鼻腔和鼻窦区骨质的改变,软组织用以观察肿瘤内是否存在钙化或肿瘤骨。以冠状面和横断面为主要成像层面,矢状面为辅,可以直观显示窦口-鼻道复合体、鼻腔和鼻窦的解剖,用以判断肿瘤对邻近结构的侵犯。MRI 的多序列多参数成像用于分析肿瘤内的组织成分、血供情况、判断肿瘤对邻近结构的侵犯范围、对肿瘤的定性定量诊断,MRI 在判断骨髓浸润方面优于 CT。

4. 影像学表现

(1)CT 表现 肿瘤常表现为鼻窦内软组织肿块,一般密度均匀,肿块较大时可有低密度区,为液化坏死灶;部分病变还可见钙化,肿瘤呈侵袭性生长,进展时直接侵及邻近结构,如鼻腔、眼眶、翼腭窝、颞下窝、面部软组织甚至颅内等,肿瘤产生明显的虫蚀状骨质破坏,增强扫描显示,肿瘤呈中度或明显强化。

(2)MRI 表现 显示肿瘤侵犯周围结构的范围。肿瘤 T1WI 低至中等信号,T2WI 等或稍高信号,信号均匀或不均匀,窦内伴有潴留的分泌物或炎症时,炎症和分泌物表现为长 T1 长 T2 信号。增强扫描后肿瘤强化,强化可均匀可不均匀,潴留的分泌物可强化。

5. 典型案例

病例1:患者,男,45 岁,左侧颌面部疼痛 3 个月,以"牙痛"治疗无效,且症状逐渐加重。CT 平扫横断面软组织窗、冠状面软组织窗和冠状面骨窗,显示左侧上颌窦内可见不规则软组织肿块,密度不均匀,边界不清,上颌窦后外侧壁骨质破坏,累及颌面部软组织,左侧上颌窦窦后脂肪间隙模糊不清(图 1-7-6A~C)。MRI 平扫横断面 T1WI、T2WI 和增强扫描图像,可见 T1WI 低至中等信号,

T2WI 等或稍高信号,增强扫描后肿瘤不均匀强化(图 1-7-6D ~ F)。

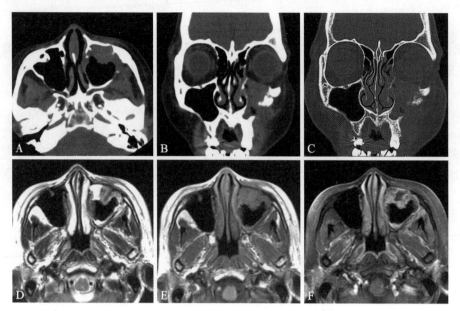

A. CT 平扫横断面;B、C. 冠状面软组织窗和骨窗;D. MR 平扫 T2WI 横断面;E. MR 平扫 T1WI 横断面;F. MR 增强后横断面

图 1-7-6　左侧上颌窦鳞癌 CT、MRI 图像

案例扩展

诊断意见:左侧上颌窦癌,伴左侧上颌窦骨质破坏,累及左侧颌面软组织。

病例 2:扫码见案例扩展。

6. 鉴别诊断

> 鼻窦癌应与内翻乳突状瘤、鼻息肉、血管瘤等良性肿瘤鉴别,前者骨质破坏明显、呈浸润性生长、易侵犯相邻结构,并有较显著强化,是其间鉴别诊断的要点。

7. 分析思路与拓展

(1)分析思路

1)定位信息,判断病变中心位置,是位于鼻窦或者鼻腔。位于鼻腔者是嗅区还是呼吸区,位于鼻窦者是额窦、筛窦、蝶窦还是上颌窦;组织学起源是黏膜、窦壁骨质或其他组织,如血管或淋巴组织。

2)定量诊断,确定肿瘤侵及的范围,鳞状细胞癌易侵犯邻近各种结构。

3)定性诊断,骨质破坏与否对判断肿瘤的性质非常具有参考价值,恶性肿瘤通常在 MR T1WI 和 T2WI 为中等信号,增强扫描后多呈不均匀轻中度强化。形态不规则、边缘模糊、侵犯邻近结构。鼻腔和鼻窦肿瘤非常容易互相累及,临床查体能清晰观察到病变的大体表现,因此,鼻腔和鼻窦肿瘤的诊断需要密切结合内镜检查表现。鳞状细胞癌在内镜下为灰白色质韧肿物。

(2)拓展

鼻窦癌是鼻腔及鼻窦最常见恶性肿瘤,发病较为隐匿,临床症状类似于慢性鼻窦炎,易延误诊断,发病年龄常为 50 ~ 70 岁。75% 起源于鼻窦,上颌窦最为常见,其次为筛窦,15% 有淋巴结转移,常见转移位置为咽后组合颈部 Ⅱ 组淋巴结。

预后不好的鼻窦癌为窦壁外侵犯,区域淋巴结转移、神经周围蔓延和原发肿瘤体积较大。

七、鼻窦内翻乳头状瘤

1. 概述

鼻窦内翻乳头状瘤是鼻腔、鼻窦最常见的软组织起源良性肿瘤,易发生于老年(50~70岁),男性多于女性(4∶1),检查鼻腔内可见暗红色或褐色肿块,大体病理呈红、色灰色的不透明息肉状肿块,镜下肿瘤上皮内翻向下方基质内生长,病变周围黏膜上皮鳞状上皮化生。20%的肿瘤可术后复发,5%~15%可恶变或并发鳞癌血管组织先天性异常。大体病理呈分叶状的暗红色-紫色、息肉样光滑的肿块,质脆易出血,镜下可见病变内丛状或小叶状的毛细血管,周围有肉芽组织及慢性炎性细胞围绕。

2. 临床表现

临床表现为鼻塞、鼻涕、鼻出血和失嗅,出现疼痛和面部麻木提示恶变,侵犯眼眶可出现突眼;生长缓慢,在组织学上属于良性肿瘤,其实属于交界性肿瘤,有局部侵袭性,术后易复发。

3. 影像学检查方法

鼻窦内翻乳头状瘤的检查可采用普通X线、CT及MRI,各种检查方法的优势与限度如下。

(1)X线检查　X线平片可用于检查鼻和鼻窦病变,但敏感度低,目前已较少应用。

(2)HRCT　骨窗为主、软组织窗为辅,主要价值在于显示鼻腔和鼻窦区骨质的改变,软组织用以观察肿瘤内是否存在钙化或肿瘤骨。以冠状面和横断面为主要成像层面,矢状面为辅,可以直观显示窦口-鼻道复合体、鼻腔和鼻窦的解剖结构,用以判断肿瘤对邻近结构的侵犯。

(3)MRI多序列多参数成像　用于分析肿瘤内的组织成分、血供情况、判断肿瘤对邻近结构的侵犯范围、对肿瘤的定性定量诊断,另外,MRI在判断骨髓浸润方面优于CT。

对于鼻腔鼻窦骨源性肿瘤,其首选方法为HRCT,而软组织来源肿瘤的首选检查方法为MRI,恶性肿瘤需要CT和MRI联合应用。

(4)PET或PET-CT　在鼻及鼻窦恶性肿瘤治疗疗效评价及治疗后复发诊断中有独到作用,可以弥补CT和MRI不足。

4. 影像学表现

CT与MRI扫描均可以准确地显示肿瘤的位置。

(1)CT表现　平扫检查,内翻乳头状瘤表现为鼻腔或筛窦软组织密度肿块,较小时呈乳头状,密度均匀,阻塞窦口可引起继发性鼻窦炎改变,可侵入眼眶或颅前窝,造成骨质破坏。增强扫描检查,肿瘤轻度强化,并有助于区分肿瘤与继发炎性改变,后者无强化,如肿瘤增大迅速,骨质破坏明显,应考虑有恶变可能。

(2)MRI表现　T1WI上病变呈等或低信号,T2WI上呈混杂等或高信号,增强扫描病变明显不均匀强化,呈现脑回样状,矢状位明显,具有特征性。

5. 典型案例

患者,男,61岁。1年前无明显诱因出现左侧鼻塞,呈持续性,进行性加重,伴黄脓黏涕,量少,无鼻腔异味、涕中带血,无明显头痛,无咳嗽、咯痰、发热。外鼻无畸形,鼻前庭无红肿,中隔大致居中,双下甲大,鼻黏膜略充血,各鼻道少许黏性分泌物,鼻腔通气欠佳,左侧鼻腔见白色"荔枝样"新生物,各鼻窦区压痛阴性,嗅觉粗测正常。门诊以"左侧鼻腔占位"收入院。横断面软组织窗、骨窗及冠状面软组织窗显示左侧上颌窦及鼻腔内软组织结构充填,上颌窦窦口扩大,中鼻甲部分骨质吸收,鼻中隔及颅前窝底部骨质多处缺损(图1-7-7 A~C)。MRI平扫横断面T1WI、T2WI和增强扫描,显示左侧鼻腔与上颌窦内软组织病变通过窦口相连,T1WI呈等、低混杂信号,T2WI呈低至高混杂信号。增强扫描:左侧鼻腔及上颌窦内病变呈卷曲脑回状强化(图1-7-7 D~F)。

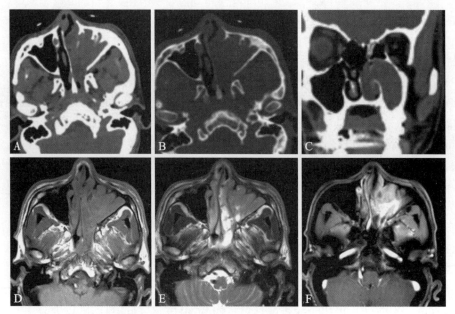

A. CT 平扫横断面软组织窗；B. CT 平扫横断面骨窗；C. 冠状面软组织窗；D. MR 平扫 T1WI
横断面；E. MR 平扫 T2WI 横断面；F. MR 增强后横断面

图 1-7-7   左侧鼻腔、上颌窦内翻性乳头状瘤 CT、MRI 图像

诊断意见：左侧鼻腔、上颌窦内翻性乳头状瘤。

6. 鉴别诊断

（1）鼻息肉   增强后呈线状黏膜强化，一般骨质改变不明显。

（2）鼻腔血管瘤   T2WI 呈明显高信号，增强扫描后呈明显强化（可见"渐进性"强化）。

（3）鼻腔鼻窦上皮性恶性肿瘤   呈浸润性生长，并溶骨性骨质破坏。

7. 分析思路与拓展

（1）分析思路   ①内翻乳头状瘤常起源于鼻腔外侧壁近中鼻道区，有向邻近鼻窦延伸的倾向，其中上颌窦最为常见，其次为筛窦。当肿瘤较大，约>3 cm 时，常从鼻腔侵入或阻塞同侧鼻窦。②内翻乳头状瘤易同时侵犯鼻腔和鼻窦，10% 肿瘤内可见钙化，邻近骨质局部增生，有恶变可能，手术切除有复发可能。③需要识别影像中深部结构，如筛窦、翼腭窝、眼眶等是否受侵，其结果影响手术方式的决策。④坏死和明显骨质破坏存在时，应考虑其并发鳞癌的可能。

（2）拓展   鼻窦内翻乳头状瘤是较为常见的鼻窦鼻腔肿瘤，多发生于 40～70 岁，男性多于女性。通常为单发，病变为良性，但具有局部侵袭性表现。手术方式取决于病变的位置、大小及累及关键结构，较小时采用内镜切除有效，较大时需面中部和唇下入路手术，范围更大时，则需要内侧上颌骨切除术等。

参考文献

[1]郭启勇.实用放射学[M].4 版.北京：人民卫生出版社,2020.

[2]汪吉宝,孔维佳,黄选兆.实用耳鼻咽喉头颈外科学[M].2 版.北京：人民卫生出版社,2008.

[3]中华耳鼻咽喉头颈外科杂志编辑委员会鼻科组,中华医学会耳鼻咽喉头颈外科学分会鼻科学组.中国慢性鼻窦炎诊断和治疗指南（2018）[J].中华耳鼻咽喉头颈外科杂志,2019,54（2）：81-100.

[4]中华医学会放射学分会头颈学组.慢性鼻窦炎诊疗关注点及鼻窦CT评估与结构式报告专家共识[J].中华放射学杂志,2021,55(3):222-230.

第八节 眼眶病变

一、眼眶外伤

1.概述

眼眶外伤属于眼科中较为常见的急症之一,是指由于眼部受到机械性因素直接作用(如打击、震荡和压迫等),而引起眼球和眶内结构改变所造成的损伤,常见于钝器伤和爆炸伤等,具有较高的致残率,对患者生活质量具有较大的影响。在眼外伤的早期,确定有无眼眶骨折及眶内组织损伤程度,对选择治疗方法和评估预后有重要的意义。

眼眶外伤可导致眼眶骨折,眼球及眶内软组织损伤,眼眶异物等。眼眶骨折一般可分为3型:爆裂骨折、直接骨折和复合型骨折。软组织损伤包括眼球破裂伤、晶状体脱位、眼眶内血肿等。

2.临床表现

眼眶外伤的患者急诊就诊时,视神经损伤常伴有视力下降、视物不清,严重者甚至可以出现失明。眼球内陷可由多发性眶骨骨折及嵌入而致,眼外肌肿胀、扭曲、移位、嵌入是导致复视、眼球运动障碍及眼球内陷的原因。眼球突出是眶内软组织肿胀、血肿的结果。眼眶血肿主要位于眶内或骨膜下,出现软组织疝、游离骨片、晶状体脱位、累及眶尖尤其是视神经管或眶上裂者是手术指征。

3.影像学检查方法

眼眶外伤的检查可采用普通X线、CT及MRI,各种检查方法的优势与限度如下。

(1)X线检查 眼眶骨结构较复杂且与颅骨重叠,常规X线摄影可以用来评估外伤情况下眼眶骨折或不透射线的异物。然而其显示骨折或异物的敏感性远低于CT,并且能提供的眼眶软组织的信息有限。

(2)CT检查 HRCT能够兼顾眼眶骨性结构和眶周眶内软组织结构的成像,是眼眶外伤患者的首选检查方法,骨窗采用骨算法薄层重建,软组织窗采用软组织算法、无间隔重建;冠状位和矢状位图像可清晰显示最易发生的眶底、眶内壁骨折及眶内软组织嵌顿及凹陷等,MPR可多角度观察分析病变与周围结构关系。

(3)MRI检查 眼眶磁共振检查对眼球内部结构的显示明显优于CT检查,存在软组织损伤(如视神经损伤)或伴随颅内并发症时可选择MRI检查。常用序列包括T1WI、FSET2WI、抑脂序列(STIR),但成像时间较长,部分患者无法耐受。且扫描有一定的层厚、层间隔,对金属异物而言,磁共振成像有其禁忌,但它对有机异物的显示要比CT更敏感。最常遇到的有机异物是木质。

4.影像学表现

(1)X线表现 常常仅能显示眶内金属异物,表现为致密影。

(2)CT表现 眼眶骨折的直接CT征象为眶壁骨质连续性中断、粉碎、凹陷或移位;骨折局部往往伴有软组织增厚及眼外肌的改变,上颌窦和筛窦内"泪滴征"是诊断眼眶下壁和内侧壁爆裂骨折的特异性间接征象。眼球破裂直接影像表现包括眼球轮廓或体积改变,眼环的不完整。前房破裂表现为前房深度减小,由于前房出血,前房密度增加。晶状体密度降低,提示外伤性白内障,玻璃体有高密度区,提示出血。晶状体脱位通常脱入玻璃体内。

(3)MRI表现 MRI对显示视神经具有优势,尤其对无视神经管骨折的外伤性视神经损伤患者,轻度视神经损伤仅表现为视神经较对侧增粗,信号无明显异常。视神经信号异常,于冠状位STIR 图像上显示清晰,表现为信号增高,而 T1WI 和 T2WI 上显示不明显。与颅内血肿类似,MRI 在诊断眼眶血肿中能够通过信号之间的差异,作为出血时间的判断依据。

5.典型案例

病例 1:患者,男,32 岁,主诉:滑倒碰伤右眼 5 h,当即觉眼痛、视物模糊,流血。查体:右眼睑红肿,下睑内眦部可见一"Y"字形裂伤,双侧眼球位正,大小可,各方向运动不受限。CT 平扫骨窗图像示右侧眼眶内侧壁骨质不连续、局部凹陷,右侧眼眶内可见脂肪疝入筛窦内(图 1-8-1A、D),平扫软组织窗轴位及冠状位图像示右侧筛窦内见密度增高影(图 1-8-1B、C)。

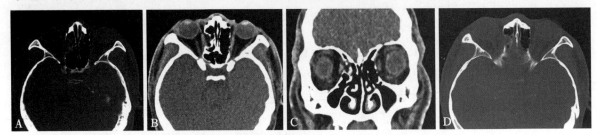

A.平扫轴位骨窗;B.平扫轴位软组织窗;C.平扫冠状位;D.平扫轴位骨窗

图 1-8-1　右侧眼眶内侧壁爆裂骨折并眶内脂肪疝 CT 图像

诊断意见:右侧眼眶内侧壁爆裂骨折,合并眶内脂肪疝。

病例 2:患者,男,15 岁,跌倒后出现右眼视力减退,无光感,伴右侧颌面部挫伤。查体:神志清,精神可,右眼视力减退,无光感,右侧颌面部挫伤,右侧眼眶周围淤青。CT 平扫轴位示右侧眼眶内下侧壁、右侧颞骨骨折;右侧颞部硬膜外可见条带状高密度灶,右侧蝶窦外上壁骨折,伴右侧筛窦、蝶窦积液(图 1-8-2A ~ D)。MRI 显示双侧视神经清晰,走行可,未见明显异常信号影(图 1-8-2E ~ F)。

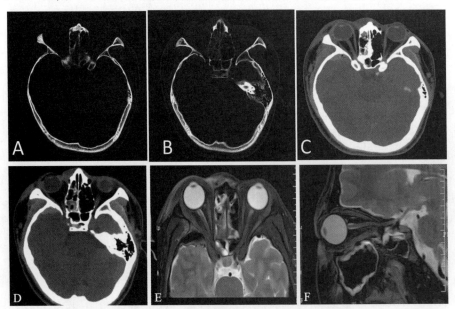

A、B. CT 平扫轴位骨窗;C、D. CT 平扫轴位软组织窗;E. 磁共振平扫轴位 T2WI;F. 磁共振平扫矢状位 T2WI

图 1-8-2　右侧眼眶混合性骨折 CT、MRI 图像

诊断意见:右侧眼眶混合性骨折,右侧颞骨骨折伴右侧颞部硬膜外血肿。

6. 鉴别诊断

放射科医生应该熟悉非创伤性的并与眼球开放性损伤相似的病变,包括先天性和后天性眼球畸形如眼球缺损、葡萄肿、先天性青光眼、近视导致的眼球延长及眼球痨。此外,还应该熟悉眼部钙化的不同类型以及用于治疗视网膜脱离的各种材料的表现形式,以避免将其误诊为异物或其他眼球损伤。发生在视神经盘附近的钙化可以被称为眼部脉络膜玻璃疣并与黄斑变性有关。内直肌和外直肌附着处的巩膜的钙化被称为巩膜斑块,而且此征象在老年患者中常见。患有白内障者晶状体也可能钙化。治疗视网膜脱离的常用材料包括巩膜环、硅油和气体。这些眼内钙化或异常密度需要与眼内异物鉴别。

7. 分析思路与拓展

（1）分析思路

1）定位信息,眼眶壁解剖特征:眼眶是由额骨、蝶骨、筛骨、腭骨、泪骨、上颌骨、颧骨共 7 块骨构成的一个深陷的四壁锥体形眶架骨性结构。分为眼眶上壁（额骨眶部及蝶骨小翼组成,又称眶顶壁）、眼眶下壁（上颌骨眶面、颧骨眶面、腭骨眶突组成）、眼眶内壁（由前向后由上颌骨额突、泪骨、筛骨眶板及蝶骨体组成,又称眶底壁）和眼眶外壁（颧骨及蝶骨组成）。眼眶壁组成骨较多且小,常规 X 线检查有局限性。

2）CT 和 MRI 检查能够较为全面地提示眼部的受伤情况以及是否合并有软组织挫伤、眼眶骨折等。应重点观察损伤部位以及与周围组织诸如眼外肌、视神经等的关系,是否有包绕、推挤、压迫、嵌顿等,对于手术选择进路有直接影响。合并骨折应分析骨折类型,眶缘无骨折且骨折片向眼眶外移位属于爆裂骨折,眶缘有骨折属于直接骨折。

3）对检查视野内的其他组织和器官均要仔细检视:是否有眼眶邻近结构的损伤,如鼻窦、颅底骨折或伴发脑脊液漏、颈动脉海绵窦瘘等。

4）结合病史及影像表现排除鉴别诊断,作出诊断结论。

（2）拓展　眼眶骨折一般可分为 3 型:即爆裂骨折、直接骨折和复合型骨折。因眼眶内壁及下壁为明显骨质薄弱区,眶内壁筛骨纸板占大部分,是眶壁中较薄弱处,最薄处厚度仅为 0.2 ~ 0.4 mm;而眶下壁在眶下沟和眶下管处为最薄区,厚度仅有 0.5 ~ 1.0 mm。故而眶内壁和眶下壁为眼眶爆裂骨折的好发部位。目前认为形成机制主要是眼眶高压学说,即当致伤物体从正面打击,导致眼眶内压力急剧升高,由于眼球能进行液压传导,导致在眶壁的薄弱处发生骨折,即爆裂骨折外力不是直接作用于眶壁,而是经眶内容物的传导而作用于眼眶壁所形成的骨折。所谓眼眶壁的直接骨折是指当外力直接作用于眶壁而造成眼眶壁的骨折,主要受累为突出的眼眶外壁和眼眶上壁的外缘多见,而发生于眼眶内、下壁时常须伴有眼眶前缘的骨折。眼眶壁的复合性骨折即为直接骨折和爆裂骨折同时并存,骨折复杂性增加。

由于眶内壁大部分薄弱,因此骨折时多形成骨折片,很少有线状裂隙。由于骨折片移位,眶腔容积增大,相当于眶内壁减压术的作用。这是早期即出现眼球内陷的主要原因。若筛骨骨折导致其上方水平板受损伤时,可出现脑脊液漏。若外伤后鼻出血,要警惕眶内壁的骨折,因为筛窦开口较低,出血易于引流。因此,如果眼眶爆裂性骨折存在相关临床征象,应当提示临床早期进行手术干预。

二、Graves 眼病

1. 概述

Graves 眼病（Graves'ophthalmopathy,GO）又称甲状腺相关性眼病,是一种与甲状腺疾病相关的自身免疫性眼眶疾病,其严重影响患者容貌及生活,甚至威胁视力并致盲。Graves 眼病是成年人常见的眼眶疾病,15%~28% 的单侧突眼及 80% 的双侧突眼系由 Graves 眼病所致。多见于中年女性。目前临床诊断 Graves 眼病主要基于典型的眼部症状及体征、实验室检查指标(甲功、甲状腺自身免疫性抗体等)并排除其他眼眶疾病。GO 按照严重程度可分为轻度、中度至重度(无视力威胁)、威胁视力 3 级。用于评估 GO 患者活动性的指标是临床活动评分(clinical activity score,CAS),CAS < 3 分为非活动性 GO,CAS ≥ 3 分为活动性 GO。轻度 GO 和非进展性 GO 居多,中重度 GO 仅占 5%~6%。

病理主要表现为眼外肌及眼眶组织炎性细胞浸润,黏多糖沉积;眼外肌肿胀、增粗;球后脂肪、结缔组织体积增加;成纤维细胞增生,然后病程迁延进入慢性纤维化期,主要病理表现为眼外肌及眼眶组织纤维化,脂肪细胞增生浸润。

2.临床表现

甲亢的典型症状包括怕热、心悸、手颤、情绪激动、体重下降、胫前水肿等;眼部典型特征包括上睑退缩、下落迟缓,眼睑肿胀、疼痛,单眼或双眼突出;眼球活动受限及复视、视力模糊,甚至全视神经炎而视力丧失。甲状腺功能亢进实验室检查表现为血清总三碘甲状腺原氨酸(TT_3)、总甲状腺素(TT_4)、游离三碘甲状腺原氨酸(FT_3)、游离甲状腺素(FT_4)水平升高,促甲状腺激素(TSH)水平下降,促甲状腺素受体抗体(TRAb)阳性有助于诊断 GO。

3.影像学检查方法

眼部的检查可采用超声波、CT 及 MRI 检查,各种检查方法的优势与限度如下。

(1)超声检查　超声检查是 GO 患者较为经济的筛查及评估手段,其敏感性高于临床的检查手段,对眼肌增粗的测量值较准确。

(2)CT 检查　最常用的首选检查方法,可同时行平扫及增强扫描,应用对比剂应注意不良反应。CT 优势主要包括扫描速度较快、对眶内软组织的显示具有较高的空间分辨率,可以进行任意平面的重建,从而精确显示骨性眶周结构以及眼外肌的厚度;还可以应用于 CT 引导下对非活动期 GO 患者进行眶内减压术并进行术后监测及效果评估。局限性是不能够准确对 GO 活动性程度进行评估。

(3)MRI 检查　可以显示眶部的精细结构,具有较好的软组织对比效果,组织分辨率高,在显示眼外肌受累程度、判断肌腱是否受累以及脂肪浸润等方面具有很大优势。MRI 对于 GO 活动度的评估具有非常重要价值,为临床治疗和评估疗效提供帮助。

4.影像学表现

(1)超声表现　超声可探及增粗眼肌,活动期 GO 由于存在水肿,超声常常表现为低回声;非活动期 GO 由于纤维化以及瘢痕组织的存在,常常表现为高回声或者等回声。

(2)CT 表现　平扫可发现眼球突出、球后结缔组织增加,眼外肌增厚,眼肌增厚以肌腹增厚为主,肌腱及肌附着点正常。增强扫描增粗的眼外肌明显强化.眼外肌累及的频率从高到低:下直肌、内直肌、上直肌、外直肌,往往双侧发生。此外,还有眼肌肥大的继发性改变,包括视神经增粗、骨壁变形、眼上静脉增粗、泪腺肿大等。

(3)MRI 表现　受累眼肌 T1WI 上呈低信号,T2WI 上根据水肿、脂肪变性、纤维化等病理情况的不同表现为高低信号,富含炎性细胞多表现为 T2WI 高信号,纤维化较多一般表现为等信号。STIR 序列是常用的一个脂肪抑制序列,炎性水肿期(活动期)STIR 序列信号强度会增加,对于 GO 疾病的活动性的判断及评估比较敏感。

5.典型案例

病例1:患者,女,74 岁,主诉:双眼睑肿胀 1 年半,左眼结膜肿胀 1 周。查体:结膜充血、水肿,双眼球突出,各方向运动均受限。甲状腺素(T_4)155.25 nmol/L,三碘甲状腺原氨酸(T_3)4.01 nmol/L(↑),游离甲状腺素(FT_4)13.57 pmol/L,血清游离三碘甲(FT_3)8.61 pmol/L(↑),血清促甲状腺

（TSH）0.02 μIU/mL（↓）。促甲状腺受体刺激抗体（TSAb）35.70 IU/L（↑）。CT 平扫轴位图像示两侧眼球突出，眼环完整。两侧内直肌、外直肌、上直肌、下直肌梭形增粗，两侧视神经走行自然，未见异常密度影。两侧眼眶骨质未见明显连续性中断（图 1-8-3A ~ B）。MRI 增强扫描示眼肌肌腹强化欠均匀，双侧眼睑皮下软组织肿胀并不均匀强化（图 1-8-3C ~ D）。

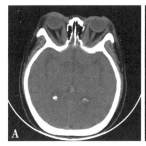 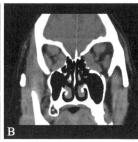 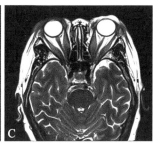 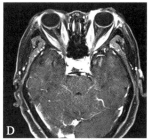

A、B. CT 平扫软组织窗冠矢状位；C. MRI 平扫轴位；D. MRI 增强轴位

图 1-8-3　Graves 眼病 CT、MRI 图像

诊断意见：双侧眼外肌肌腹增粗，结合病史考虑 Graves 眼病。

病例 2：患者，女，52 岁，主诉：心慌、手抖、视物重影 2 年余，双侧眼球突出 1 年余。查体：双侧眼睑肿胀，球结膜充血、水肿，双眼球突出，双眼闭合尚可，视力下降。促甲状腺受体刺激抗体（TSAb）0.76 IU/L（↑）。游离甲状腺素（FT$_4$）10.65 pmol/L，血清游离三碘甲（FT$_3$）3.84 pmol/L，血清促甲状腺（TSH）0.66 μIU/mL。CT 平扫软组织窗图像示双侧眼球突出，双眼眶内直肌、下直肌、外直肌明显增粗。两侧眼球形态规则，眼环完整，晶状体位置及形态未见异常；玻璃体密度均匀，其内未见密度影，球后脂肪清晰（图 1-8-4A、B）。MRI 冠、矢状位示增粗肌腹可见条片状压脂稍高信号影，双眼视神经未见异常信号（图 1-8-3C、D）。

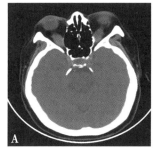 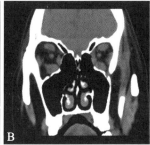 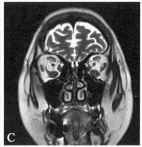 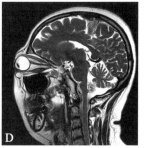

A. CT 平扫软组织窗轴位；B. CT 平扫软组织窗矢状位；C. MRI 平扫冠状位 T2WI；D. MRI 平扫冠矢状位 T2WI

图 1-8-4　Graves 眼病 CT、MRI 图像

诊断意见：双侧眼外肌肌腹增粗，结合病史考虑 Graves 眼病。

6. 鉴别诊断

主要与其他引起眼外肌增粗、眼球外突的病变鉴别。

（1）眼眶炎性假瘤　是一种非感染性炎症，目前多数认为是一种免疫反应性疾病。单侧发病多见，一般发作急，可有眼周不适或疼痛、眼球转动受限、眼球突出等，肌炎型炎性假瘤常累及单条眼外肌，无眶内脂肪增多表现，受累眼外肌肌腱和肌腹均增粗，形状不规则，眼肌附着处眼环增厚模糊，增强扫描有强化。实验室检查一般不伴甲亢。

（2）眼眶淋巴瘤　常见的眼眶恶性肿瘤之一，预后较差，其主要类型为非霍奇金淋巴瘤，眼睑、泪腺和结膜为好发部位。单侧或双侧发病，病程较长。眼眶淋巴瘤无包膜，其形态及生长方式多样，占位效应较轻，可侵犯周围组织而致分界不清。病灶多呈结节状及铸型生长，部分表现为眶内原有解剖结构的增粗、增厚或受包绕，分界不清，部分向邻近鼻旁窦区延伸；眼球内、眼眶骨质很少受累。增强扫描呈中度均匀强化，强化程度较眼外肌略低。

7.分析思路与拓展

（1）分析思路

1）CT 和 MRI 检查对 GO 的诊断及鉴别诊断具有非常重要的作用，MRI 在 T1WI 图像上可准确测量双侧眼球突出度，在 T1WI 横断面眼球和视神经显示的最大层面上，在双侧颧弓最前缘画一条线，从角膜顶部到该线做垂线，该垂线距离即为眼球突出度，大于 20 mm 时可诊断为眼球突出。眼外肌增粗是造成眼球突出的主要原因，测量增粗眼外肌的最大宽度更能客观地反映眼外肌的增粗情况。

2）应重点观察眼眶内其他结构有无病变：严重眼球突出患者，可因眼眶容积增大引起泪腺前移，导致泪腺脱垂。眼上静脉增粗则是被增大的肌肉或眶内脂肪压迫所致。视神经病变是 GO 最严重的并发症，是因视神经受压或眶尖部眶软组织体积增大引起的视神经供血不足。

3）眼球突出和眼部症状可发生于甲状腺功能亢进症状出现的同时、之前或之后，因此影像检查发现突眼可及时追踪患者的实验室检查指标，为诊断 GO 提供明确依据。

4）结合病史及影像表现排除鉴别诊断，作出诊断结论。若诊断结论不确定，可以给出进一步建议，如结合实验室检查。最后对影像描述及结论进行复核：是否提供了炎症活动性评估？获得此结论的依据是否足够？

（2）拓展

GO 的危险因素包括吸烟、甲状腺功能紊乱、血清高促甲状腺激素受体抗体水平、放射性碘治疗（RAI）、高胆固醇血症。

大多数轻度 GO 患者的眼部表现会自发消失，因此通常只需要密切观察和局部治疗。对于近期发作的轻度活动性 GO 患者，应给予 6 个月补硒治疗。对轻度活动性 GO 可以进行低剂量免疫调节治疗，非活动性 GO 则可进行康复手术。

中度至重度活动性 GO 患者应尽早接受治疗，静脉注射中等累积剂量的糖皮质激素联合口服吗替麦考酚酯被认为是中度至重度 GO 和活动性 GO 的一线治疗方法。

三、炎性假瘤

1.概述

眼眶炎性假瘤（idiopathic orbital inflammatory pseudotumor，IOIP）属于特发、良性且非特异性的炎症，可累及眼眶的多种组织结构，是一种以结缔组织增生和炎性细胞浸润为病理特征的非肿瘤性炎性病变，病变外观和肿瘤类似，故称其为炎性假瘤。其病因及发病机制目前尚不十分明确，可能与自身免疫、感染等因素有关，经抗生素、激素治疗后可取得较好的效果。

其临床分型按照病程可分为急性、亚急性、慢性、复发性。按病变主要侵犯部位可分为肌炎型、泪腺炎型、肿块型、弥漫型、视神经炎型，IOIP 的特征性组织病理学表现为多种形态淋巴细胞、浆细胞、嗜酸性粒细胞及巨噬细胞的浸润，伴有不同程度的纤维结缔组织增生，也可存在伴有生发中心的淋巴滤泡。根据病理组织学分型分为以下三型。①弥漫性淋巴细胞浸润型：浸润的细胞包括淋巴细胞、浆细胞和嗜酸性粒细胞。②纤维组织增生型（硬化型）：以纤维组织增生为主，细胞成分很少。③混合型:炎性细胞浸润和纤维组织混杂。

2.临床表现

本病在成年人中多发,以 40~50 岁患者为多见,临床上多为单眼发病,少数为双眼发病。可累及眼眶的任何组织结构,临床表现多种多样。症状和表现取决于病变侵犯的结构、炎症及纤维化程度、对邻近结构的压迫和破坏。典型临床表现有眼球突出、眼部疼痛、眼部肿块、眶周水肿、眼球运动受限、复视、球结膜水肿、上睑下垂及视力下降等,其中眼球突出及疼痛出现频率最高,可伴有全身不适症状。严重者炎症累及视神经导致失明。

3.影像学检查方法

(1)超声检查 常规超声可提供病变的位置、内部回声、形态等特点,彩色多普勒超声和超声造影可反映病变血流灌注的情况。

(2)CT 检查 最佳检查方法,应同时行平扫及增强扫描,冠、矢状位重建图像有助于对眼眶结构整体观察;CT 可确定炎性假瘤的位置、大小并可判断其与周围眼眶组织的关系,尤其适用于泪腺型、肿块型和肌炎型炎性假瘤的诊断。

(3)MRI 检查 MRI 对于眼眶炎性假瘤病变部位、形态、眶内结构改变等与 CT 检查结果相似,但在眼睑、视神经、巩膜和球后脂肪病变的显示方面优于 CT,尤其适用于炎性假瘤侵及眶外组织。

4.影像学表现

(1)X 线表现 ①泪腺型:病变呈椭圆形,边界清晰,内部回声很少,声衰减不明显,内部彩色血流显示丰富;②肿块型:病变形态不规整,边界不清晰,内部回声可多可少,常可伴眼球筋膜囊水肿;③肌炎型:眼肌增厚,内回声较少,并可累及肌肉附着点;④视神经周围炎型:视神经增粗,眼球筋膜囊水肿。

(2)CT 表现 泪腺型表现为泪腺弥漫性增大,一般为单侧。肿块型常表现为边界清楚的软组织肿块,形态规则或不规则,轻度至中度强化。肌炎型表现为一条或多条眼外肌增粗,以上直肌和内直肌多见,典型者为肌腱和肌腹同时增粗,边缘多模糊。弥漫型则累及范围广,可同时出现眼外肌增粗、泪腺增大、眼环增厚、视神经增粗、眶内脂肪密度被软组织密度影取代等。

(3)MRI 表现 典型病变 T1WI 呈低信号,T2WI 上根据炎性水肿、纤维化等病理情况的不同表现为高低信号,富含炎性细胞多表现为 T2WI 高信号,纤维化较多一般表现为等信号或低信号。增强扫描病变为轻度或中度强化。

5.典型案例

患者,男,55 岁,主诉:左眼肿胀伴畏光、流泪 5 月余。查体:左侧突眼,眼球运动各方向均受限。左下眼睑触及 40 mm×30 mm×25 mm 肿物,质硬,边界清晰,表面光滑,可推动,压痛阴性。CT 平扫示左眼球明显向前内侧突出,左眼球形态结构正常。左眼眶内见巨大不规则软组织密度肿块影,边界模糊,密度欠均,呈铸型改变,左侧视神经及邻近左眼肌显示不清,左睑面部皮肤明显增厚,皮下间隙见条索状渗出影(图 1-8-5A、B)。MRI 平扫示左侧眼球突出,左侧眼眶内间隙团块状长 T2 信号,压脂呈高信号,与左侧外直肌分界不清,左侧视神经受压移位,左侧内直肌增粗(图 1-8-5C、D)。DWI 弥散受限呈稍高信号(图 1-8-5E),增强扫描示左侧眼眶内病变呈明显强化,左侧内直肌及右侧泪腺明显强化(图 1-8-5F)。激素治疗 1 周后复查眼眶 CT 平扫,左侧眶内肿块较前明显缩小(图 1-8-5G、H)。

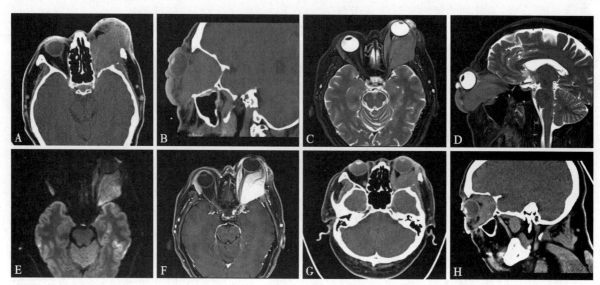

A. CT 平扫软组织窗轴位；B. CT 平扫软组织窗矢状位；C、D. MRI 平扫 T2WI 轴位及矢状位；E. DWI 轴位；F. MRI 增强轴位。
G、H. 激素治疗 1 周后复查 CT 平扫轴位及矢状位。

图 1-8-5   眼眶炎性假瘤 CT、MRI 图像

诊断意见：左侧眼眶内占位，邻近眼肌受累，考虑炎性假瘤。

6. 鉴别诊断

（1）眼眶淋巴瘤   主要与肿块型炎性假瘤相鉴别。眼部真正的淋巴样组织限于眼睑、结膜和泪腺，被认为是淋巴瘤的潜在发生部位，所以临床上淋巴瘤的常见部位为眼睑、泪腺区。淋巴瘤无包膜，呈浸润性生长，侵犯邻近组织，边界不清，常包绕眼球、眼外肌及视神经生长，一般不会压迫或直接侵犯眼球壁，眼球不会发生变形，眼环一般无明显增厚。显著特点：肿块常包绕眼球呈"铸型"改变，即眼球周围被肿瘤组织紧密包绕，但眼球形态无明显改变。

（2）Graves 眼病   与肌炎型炎性假瘤相鉴别，Graves 眼病多为无痛性突眼，双侧发病，病程缓慢，眼外肌以肌腹增粗为主，多无眶后脂肪间隙受累，实验室检查甲状腺功能异常。炎性假瘤多急性起病，单侧发病，肌腹和肌腱同时增粗且形态不规则，眶后脂肪间隙受累。

（3）泪腺肿瘤   一般失去泪腺正常形态，肿瘤可有囊变或钙化，周围骨质压迫性改变或破坏。泪腺型炎性假瘤表现为泪腺弥漫性增大，但保持扁长形态，密度均匀。发病急，眼球运动性疼痛，激素治疗有效。

7. 分析思路与拓展

（1）分析思路   ①掌握眼眶解剖是对眼眶疾病诊断的关键。病变的位置可以指导鉴别诊断，且准确描述病变的部位、累及的结构、扩散的范围可以帮助临床制订准确的治疗方案。②CT 和 MRI 检查对 IOIP 病变分型有重要价值。IOIP 能影响眼眶内任何结构，可局限于眼眶附属器，也可呈弥漫性影响眼眶组织，因此对检查视野内的其他组织和器官均要仔细检视：应重点观察病变部位、形态、密度的改变，累及的范围以及强化方式。MRI 多参数成像的特点可对患者进行急性、亚急性、慢性期的初步判断。

（2）拓展   IOIP 是继甲状腺相关眼病和淋巴增生性疾病之后第三种最常见的眼眶疾病，本病也是成年人眼眶痛性肿块最常见的原因。IOIP 的诊断包括详细的眼部检查、包括全血细胞计数在内的血液检测和全身检查，以排除其他可能的疾病。因此该病的诊断是一种基于临床表现、血液检

验、影像学检查的排除诊断。影像学检查主要用来了解病变累及部位和范围。

目前关于 IOIP 的治疗主要包括糖皮质激素治疗、免疫抑制剂治疗、放射治疗、手术治疗等。糖皮质激素是治疗 IOIP 的首选药物,具有抗炎和免疫抑制的作用,能够使患者病情迅速得到缓解,对淋巴细胞浸润型 IOIP 疗效显著,但对硬化型 IOIP 效果较差。放射治疗主要用于糖皮质激素治疗无效、复发或不能耐受糖皮质激素的患者,但同样对硬化型 IOIP 疗效不明显。手术治疗主要适用于局部病变和眼球突出明显的患者。对于病理确诊为硬化型 IOIP 的患者,应尽早行手术切除治疗,避免增生物发生不可逆性纤维化改变,术后再采取糖皮质激素治疗,避免疾病复发。

四、海绵状血管瘤

1. 概述

眼眶海绵状血管瘤(orbital cavernous hemangioma)又称为眼眶海绵状畸形(orbital cavernous malformation)、有包膜的静脉畸形(encapsulated venous malformation),因肿瘤内有较大的血管窦腔,呈海绵状而得名,是成人眶内最常见的原发良性肿瘤,发展缓慢,大多发生于 20~40 岁,具有性别倾向,多见于成年女性(60%~70%)。肿瘤多为单侧发病,双侧发病者可见于马富奇综合征(Maffucci syndrome)患者。

海绵状血管瘤大体病理为圆形、椭圆形或有分叶的实性肿块,呈暗紫红色,外有薄的完整的纤维膜包裹,其为肿瘤本身的一部分,不能与肿瘤实质分离。海绵状血管瘤实质是静脉畸形,不是真正的肿瘤,由大小不等的血管腔组成,切面呈海绵状多孔,血管腔之间有纤维分隔,但有孔相通。肿瘤与体动脉间并无明显联系,只借助于细小的滋养动脉与瘤内血管相通。导出静脉很细,手术取出肿瘤时不必处理供应血管。肿瘤不浸润眼外肌或视神经。

2. 临床表现

海绵状血管瘤临床表现缺乏特征性。最常见为缓慢、渐进性眼球突出。多为轴性眼球突出,且不受体位影响。肿瘤进一步生长,引起视力下降,约占全部病例的 65.8%,肿瘤发生于眶尖者则早期出现视力减退,晚期可引起眼球运动障碍。治疗以手术为主,预后佳。

3. 影像学检查方法

MRI 检查可明确肿瘤的发病部位、范围、信号特点及强化方式,是海绵状血管瘤的首选检查方法,动态增强 MRI 是最佳显示和诊断方法;CT 和 B 超可作为筛查方法。

4. 影像学表现

CT 与 MRI 扫描均可以准确地显示肿瘤的位置、大小与眼外肌、视神经关系。肿瘤多发生于眼眶肌锥内间隙(约 83%),也可见于肌锥外间隙或眶尖,呈圆形或椭圆形,边缘光整。

(1)CT 表现　平扫病变呈等密度,密度多均匀,少数有钙化(约 16.7%),为静脉石。眶内肿瘤不侵及眶尖脂肪,称"眶尖空虚征"。动态增强扫描可见肿瘤强化快,持续时间长,瘤内首先出现小点状强化,继而逐渐扩大,随时间延长形成均匀的显著强化,具有特征性。继发征象包括眼外肌、视神经、眼球受压移位、眶腔扩大等。

(2)MRI 表现　病变与眼外肌比较,T1 呈略低或等信号,T2 呈略高或高信号(信号近似玻璃体,提示肿瘤内液体含量丰富),随着脉冲序列回波时间(time of echo,TE)延长,肿瘤信号强度也随之增加。由于肿瘤与眶内脂肪的共振频率差别较大及肿瘤包膜的存在,多数肿瘤的周围可见低信号"环征",为化学位移伪影及包膜所致。增强扫描后病变呈渐进性(扩散式)强化。

5. 典型案例

病例 1:患者,女,45 岁,主诉:眼球渐进性突出 2 月余。专科检查:视力无明显异常。CT 平扫轴位、冠状位图像示左侧眼球后方见类圆形肿物影,密度均匀,冠、矢状位显示与邻近眼外肌及视神经边界清楚(图 1-8-6A、B)。MRI T1WI 图像和 T2WI 图像示左侧球后肌锥内见类圆形肿物,T1WI 呈等及稍低信号,T2WI呈欠均匀高信号,视神经受压移位,肿物边界较清楚(图1-8-6C、D)。弥散加权图像DWI、ADC图像示肿物呈等及稍高信号,ADC图呈等信号(图1-8-6E、F)。多期增强扫描MRI图像示注射对比剂后肿物边缘首先小片状强化,随时间延长,强化范围逐渐增大、融合,最终形成大片较均匀强化(图1-8-6 G~J)。

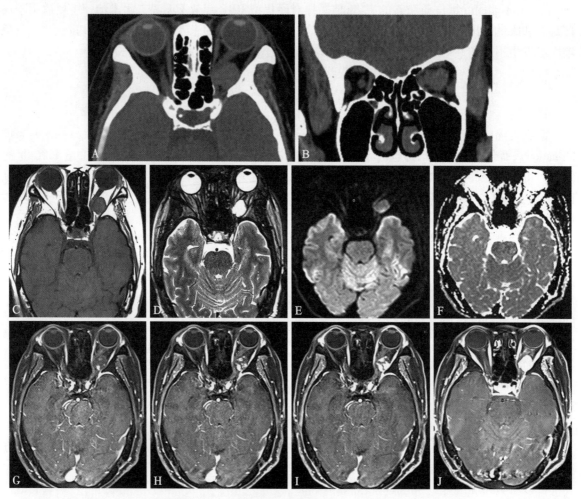

A. CT平扫轴位;B. CT平扫冠状位;C. MRI T1WI;D. MRI T2WI;E. DWI;F. ADC;G~J. 多期增强MRI

图1-8-6　眼眶海绵状血管瘤CT、MRI图像

案例扩展

诊断意见:左侧眼球后方占位,考虑海绵状血管瘤。

病例2:扫码见案例扩展。

6. 鉴别诊断

> (1) 神经鞘瘤　CT典型表现平扫密度较低且不均匀,增强扫描呈轻、中度快速强化,若发生在眶尖可形成颅眶沟通性肿瘤。MRI显示病变信号不均,内有长T1、长T2信号的黏液疏松区,呈囊实性甚至完全囊性,增强扫描后不均匀强化,内有无强化或轻度强化区,无渐进性强化特点。
>
> (2) 淋巴管瘤　儿童多见,密度多不均匀,多位于肌锥外间隙,形态不规则,包绕眼球生长,MRI呈长T1长T2信号,并可见不同时期出血信号及液平面。
>
> (3) 视神经鞘脑膜瘤　多见于中年女性,渐进性视力下降,MRI增强扫描可见"双轨征"。

7.分析思路与拓展

（1）分析思路

1）定位信息:对眼眶肿瘤和肿瘤样病变的诊断有很大帮助。对于眼眶海绵状血管瘤,有报道约83%的肿瘤位于肌锥内间隙,少数位于肌锥外间隙、眶骨内或眼外肌内。

2）病变形态:呈圆形或椭圆形,边缘光滑,少数有分叶;极少数有多个病变。

3）CT 表现:平扫呈等密度,少数有钙化。

4）MRI 表现:为略长 T1 长 T2 信号;T2WI 高信号肿块内可见纤维分隔形成的线状低信号影,此征象有特征,但空间分辨率不高的 MRI 扫描仪不能清楚显示此征象;晕征(halo sign)指肿块边缘的环形低信号影,由包膜和化学位移伪影形成。渐进性强化(progressive enhancement pattern)指开始为点片状强化,随时间延长,强化范围逐渐增大,最后全部强化。

（2）拓展　海绵状血管瘤是成人眶内最常见的良性肿瘤。婴幼儿最常见的眼眶血管性肿瘤为毛细血管瘤,又称“草莓痣”或“焰痣”,一般出生后即有,或在出生后 3 个月内发生,多发于眼睑。有报道显示毛细血管瘤在 1 岁后开始缩小,至 7 岁时约 75% 消退。

毛细血管瘤 CT 可显示肿瘤位于眼睑深层或眶腔部隔前结构,常累及眶周结构如颞肌等,少数肿瘤可累及眶内。肿瘤形态不规则,密度不均匀,常有低密度区,少数为高密度,极少有钙化。增强扫描后肿瘤轻度至明显强化,强化不均匀。

MRI 检查可见肿瘤与眼外肌相比,肿瘤 T1WI 呈低或等信号,T2WI 呈等或高信号,增强扫描后轻度至明显强化,强化不均,少数肿瘤内见血管流空影。

参考文献

[1]刘丹青,魏巍,王婧,等.眼眶肿瘤病理类型、影像学特征及治疗特点分析[J].实用癌症杂志,2023,38(5):790-792.

[2]赵云,于莎莎,林锦镛,等.眼眶肿瘤及瘤样病变患者699 例的临床组织病理学构成分析[J].国际眼科杂志,2023,23(4):694-699.

[3]杨震,宋景军,杨伟,等.眼眶海绵状血管瘤的显微手术治疗体会[J].中国临床神经外科杂志,2022,27(9):777-778.

[4]张少波,王萍,何情依,等.眼眶海绵状血管瘤的手术入路选择和疗效分析[J].国际眼科杂志,2022,22(7):1228-1233.

[5]肖胜昔,廖明清,徐海波.多层螺旋 CT 三期强化扫描和 MRI 增强扫描诊断眼眶海绵状血管瘤的价值分析[J].中国 CT 和 MRI 杂志,2020,18(2):74-76,124.

[6]弥龙,李小华,刘旭东,等.眼眶肿瘤及瘤样病变的 MRI 影像学表现[J].海南医学,2018,29(3):376-380.

[7]李金星,郭庆环,张林昌.CT、MRI 在眼眶海绵状血管瘤与眼眶神经鞘瘤影像学鉴别诊断中的研究[J].中国实验诊断学,2017,21(11):1890-1893.

[8]蒋君军,罗庆华.MRI 对诊断眼眶内海绵状血管瘤的影像价值[J].临床医学工程,2014,21(8):954-955.

[9]徐兴明,金斌.CT 动态增强扫描在眼眶海绵状血管瘤诊断中的价值[J].四川医学,2013,34(8):1189-1190.

五、视神经胶质瘤

1.概述

视神经胶质瘤是发生于视神经内神经胶质细胞的良性或低度恶性肿瘤,几乎均为星形细胞瘤,也可有少突胶质细胞瘤,占眶内肿瘤的 1% ~ 6% ,占原发性视神经肿瘤的 80% 。视神经可分为四段:眼内段、眶内段、管内段及颅内段,肿瘤可发生于上述四段中的任何一部分,多发于视神经与视交叉,亦可累及下丘脑及视束。多见于 10 岁以下儿童,约占 75% ,儿童视神经胶质瘤为 Ⅰ 级。成人少见,发生于成人者具有恶性倾向,多为 Ⅱ ~ Ⅲ 级,但一般不引起血行及淋巴道转移。发病性别女性多于男性。多为单侧,生长缓慢,可多年无变化。双侧视神经胶质瘤是神经纤维瘤病 Ⅰ 型的表现,且可向后累及视交叉、视束及周围结构。

2. 临床表现

视神经胶质瘤可发生于眶内或颅内,最早的临床表现是视野内出现盲点,但由于患者多为儿童而被忽视。肿瘤位于眶内者,患者早期出现视力下降,95% 的患者以视力减退就诊,病变进展进一步出现视野缺损、视神经萎缩、视盘水肿,甚至视力丧失。眼球突出多出现在视力下降之后,这是视神经胶质瘤区别于其他肌锥内肿瘤的特征。肿瘤位于颅内者,可出现头痛、呕吐,眼球运动障碍及颅内压增高。

3. 影像学检查方法

MRI 为首选检查方法,可较好地显示视神经胶质瘤范围、形态及信号特征。MRI 可显示胶质瘤向前发展,累及壁内段或眼球;向后发展,累及管内段及颅内段;区别肿瘤、蛛网膜增生或蛛网膜下腔增宽,准确判定肿瘤的实际大小及边界;增强扫描 MRI T1WI 脂肪抑制技术使肿瘤显示更为清楚。

CT 采用横断及冠状位高分辨扫描,可准确显示视神经管病变。

4. 影像学表现

(1)CT 表现　CT 表现为视神经条状、管形或梭形增粗、迂曲,边界清楚,与脑白质呈等密度。眶尖部肿瘤接触眶壁,眶尖脂肪消失。肿瘤密度多均匀,CT 值在 40 ~ 60 Hu,也可见低密度囊变区,一般无钙化征象。少数肿瘤周围可见略低密度影,目前认为是由于胶质瘤伴有神经周围组织如脑膜细胞、成纤维细胞或星形细胞混合增殖而形成的"蛛网膜增生"。增强扫描示肿瘤轻至中度强化,低密度无强化液化区偶见。增强扫描时要注意观察视神经肿瘤有无向视神经管内及颅内侵犯。肿瘤压迫视神经蛛网膜下腔可使肿瘤前方正常视神经的蛛网膜下腔增宽。肿瘤可侵犯视神经管内段引起视神经管扩大,常侵及颅内段及视交叉,在鞍上池形成软组织占位。

(2)MRI 表现　视神经胶质瘤表现为受累视神经呈管状、梭形、球状或偏心性增粗,且迂曲延长。与脑实质相比,肿瘤在 T1WI 呈中等偏低信号,T2WI 呈高信号,部分肿瘤周围部分呈明显长T1 长 T2 信号,为"蛛网膜增生"所致。增强扫描示肿瘤呈轻度至较明显强化。肿瘤若累及管内段视神经,引起蛛网膜下腔明显增宽,显示为视神经周围长 T1 长 T2 信号,与脑脊液信号相似。发生于视交叉及视束的胶质瘤表现为视交叉和视束的梭形或球形肿块,在冠状面及斜矢状面表现较好,若肿瘤同时累及视神经眶内段、管内段及颅内段时表现为"哑铃征"。

5. 典型案例

患者,女,6 岁;主诉:无诱因出现左眼视力逐渐下降半月余。CT 平扫轴位、矢状位图像(图 1-8-7A、B)示左侧视神经梭形增粗、呈肿物状,矢状位见肿物向后延伸入眶尖,CT 容积再现(Volume Rendering,VR)(图 1-8-7C)重建图像示左侧眶上裂明显扩大,局部骨质吸收。MRI T1WI 及 T2WI图像(图 1-8-7D、E)示沿视神经生长梭形肿物,T1WI 呈低信号,T2WI 呈不均高信号伴线样低信号,肿物前方视神经增粗,边缘见线样高信号,肿物沿视神经向眶尖生长、延伸,内部信号稍不均匀,边界较清楚;MRI DWI 图像及 ADC 图像(图 1-8-7F、G)示 DWI 肿物大部呈等及稍低信号,后方及边缘呈稍高信号,ADC 图呈稍高及等混杂信号;MRI 多期增强扫描图像(图 1-8-7H ~ K)可见动态多期增强扫描肿物随信号采集时间延长呈渐进性不均强化,矢状位见肿物向眶尖延伸。

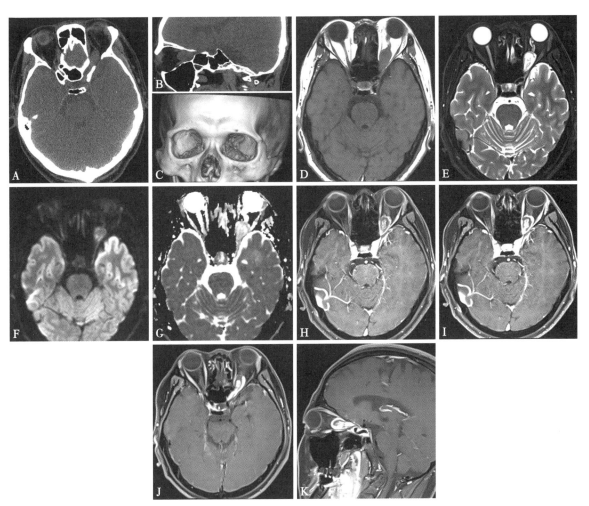

A. CT 平扫轴位；B. CT 平扫矢状位；C. 容积再现 CT；D. MRI T1WI；E. MRI T2WI；F. DWI；
G. ADC；H～K. 多期增强 MRI

图 1-8-7　视神经胶质瘤 CT、MRI 图像

诊断意见：左眼球后方占位，考虑视神经胶质瘤。

6. 鉴别诊断

（1）视神经鞘脑膜瘤　主要见于成年人，CT 表现为高密度并可见钙化。MRI 表现为 T1 及 T2 加权像均为等或低信号，增强扫描肿瘤强化明显，而视神经无强化，形成具特征性的"轨道征"。

（2）视神经炎　主要指视神经鞘的炎性病变，急性期视神经轻度水肿、增粗，视神经无扭结、坏死及囊变。视神经周围炎型炎性假瘤表现为眼痛、结膜充血等炎症表现，激素治疗有效；典型者表现为视神经周围不规则占位，边缘不清，可包绕眼球呈"铸星"，有时不易与视神经胶质瘤鉴别。

（3）视神经蛛网膜下腔增宽　见于颅内压增高，一般有颅内原发病变。

7. 分析思路与拓展

（1）分析思路　视神经胶质瘤是最常见的视神经原发肿瘤，视神经胶质瘤因发病部位不同而表

现各异。眶内视神经胶质瘤常首先表现为缓慢加重的无痛性眼球突出、眼位偏斜。当肿瘤体积较大时出现压迫性视神经病变表现,如视力下降、视野缺损、视盘水肿或苍白、视网膜中央静脉阻塞等。少数患者还可继发新生血管性青光眼、虹膜红变、眼缺血综合征等。个别患者可由于瘤内出血而出现急性视力下降;累及视交叉及下丘脑时可出现双颞侧视野缺损及内分泌改变,甚至会并发颅内压增高和脑积水。恶性视神经胶质瘤临床表现为急性视力下降,类似视神经炎表现,5～6周内发展至失明,很少出现眼球突出,多于1年内死亡。

当怀疑与视神经关系密切的病变时,进行眼眶CT及MRI检查是必不可少的,MRI检查是首选的检查,通常要做增强扫描。视神经胶质瘤眼眶CT及MRI可见视神经呈纺锤形增粗,常伴扭结,病变侧视神经管扩大。MRI T1加权像肿瘤呈等或低信号,T2加权像呈高信号,增强扫描后均匀强化,有时病灶周边强化,中心呈坏死或囊变。恶性视神经胶质瘤早期MRI显示视神经增粗不明显。

除非难以诊断或者为了给后续的治疗提供病理依据,一般不建议对视神经鞘胶质瘤行活检。

(2)拓展　视神经鞘脑膜瘤为第二常见的视神经原发肿瘤,占视神经原发肿瘤的1/3,起源于蛛网膜绒毛的脑膜上皮帽状细胞,为一种生长缓慢的良性肿瘤,分为原发性和继发性。原发性视神经鞘脑膜瘤绝大多数始发于眶内,少数始发于视神经管内;继发性视神经鞘脑膜瘤较原发性常见,由蝶骨翼、额叶、鞍旁、嗅沟等部位的脑膜瘤通过眶上裂或视神经管蔓延而来。该病女性较多见,45～55岁为发病高峰期,95%为单侧视神经受累,5%由单侧经视神经管及视交叉发展至对侧视神经。双侧发病多数与Ⅱ型神经纤维瘤病(neurofibromatosis type 2,NF2)相关,尤其是儿童发生的双侧视神经鞘脑膜瘤须注意排查NF2。

典型视神经鞘脑膜瘤MRI增强扫描横轴位或斜矢状位呈现"双轨征",冠状位呈现"靶征",视神经本身不强化;眼眶CT增强扫描也可见"双轨征",可合并钙化,钙化提示肿瘤生长较慢。该病须注意与视神经周围炎、结节病、淋巴瘤等疾病鉴别。对于病变不典型而难以确诊的患者,也可以进一步行正电子发射体层成像(positron emission tomography,PET)或单光子发射计算机体层摄影(single photon emission computed tomography,SPECT)检查。与恶性视神经胶质瘤诊断流程类似,对不能明确诊断者可行短期糖皮质激素试验性治疗。由于活检存在医源性视神经损伤或肿瘤扩散的风险,一般不建议进行。

参考文献

[1]徐全刚.与肿瘤相关的视神经病变[J].中国眼耳鼻喉科杂志,2022,22(1):3-6.

[2]韩晓艺,李锐,张颖,等.视神经胶质瘤临床病理及BRAF基因融合特点分析[J].临床与实验病理学杂志,2021,37(11):1358-1361.

[3]严赫,王雪尔,代号,等.成人视神经胶质瘤侵入颅内致死1例[J].法医学杂志,2020,36(3):408-410.

[4]吴云,张紫寅,唐建建,等.视神经胶质瘤的治疗及预后分析[J].临床误诊误治,2014,27(8):85-88.

[5]范存雷,陈少武,魏祥,等.视神经胶质瘤的MRI表现[J].影像诊断与介入放射学,2013,22(6):408-410.

[6]魏祥,李建钢,任国政,等.12例视神经胶质瘤MRI分析[J].磁共振成像,2012,3(3):184-187.

[7]刘洋,张虹,刘琳,等.视神经肿瘤36例临床分析[J].国际眼科杂志,2012,12(4):713-715.

[8]岳军艳,闫宇涛,杜忆兵,等.眼眶神经源性肿瘤的CT表现分析[J].临床放射学杂志,2011,30(12):1746-1748.

六、视网膜母细胞瘤

1. 概述

视网膜母细胞瘤（retinablastoma，RB）是儿童最常见的一种眼内恶性肿瘤，幼儿期发病率较高，约70%确诊患儿均小于2岁。RB可单眼或双眼发病，发病率分别约为55%和45%。RB患儿占儿童恶性肿瘤的2%~4%，是儿童最常见的恶性肿瘤之一，其患病率为1/20000~1/15000。全球范围内每年RB新发患者8000~9000例，RB的发病没有种族、性别及地域的差异，在中国每年大约有1100例RB新发患者。

肿瘤源于视网膜，属于神经外胚层肿瘤，向玻璃体腔内或向视网膜下生长，呈团块状，切面呈灰白色，常有钙化和坏死；分为内生型、外生型、混合生长型、弥漫生长型和苔藓状生长型，混合生长型最常见；内生型指RB向玻璃体内生长，外生型指RB向脉络膜方向生长。视网膜母细胞瘤最常见的病理特征为瘤细胞菊团（rosette）形成，常见钙质沉着，95%的视网膜母细胞瘤组织连续切片中可发现钙质。少数视网膜母细胞瘤患者可伴发组织学上类似视网膜母细胞瘤的颅内松果体瘤及鞍区的原发性神经母细胞瘤，称为异位性视网膜母细胞瘤。双眼视网膜母细胞瘤合并颅内原发性神经母细胞瘤的，又称为三侧性视网膜母细胞瘤。

由于视网膜与视神经直接相连，RB可直接沿视神经扩散，继而达蛛网膜下腔。视网膜母细胞瘤转移途径如下：①肿瘤沿视神经扩散至眼眶、颅内；②侵犯软脑膜的瘤细胞可扩散至脑脊液，继而发生种植转移；③血行播散导致全身转移。最常见的远处转移部位为颅骨、长骨、脑、淋巴结及内脏。眼内无淋巴系统，故仅在肿瘤扩展至巩膜外才会发生淋巴转移。少数RB患者可自发消退，发生率约为1%，消退后后遗症为眼球破坏。

2. 临床表现

视网膜母细胞瘤临床分为眼内期、青光眼期、眼球外期和转移期。由于RB患者年龄较小，难以主诉自身的病情，常因眼外观异常被家长或其他人发现而就诊。临床最早出现的早期症状第一位为猫眼征（瞳孔区黄光反射），白瞳症是最主要的就诊原因，第二位为斜视，也有少部患儿表现为反复眼红、眼部不适，还有部分患儿是因为家长或体检发现患儿视力下降后至医院就诊。随着病情发展，眼内肿瘤继续生长，可出现眼球突出。外生型肿瘤在视网膜下生长形成肿块，可引起视网膜脱离；内生型肿瘤向玻璃体内突起，可引起玻璃体混浊。病情进一步发展，眼内期肿瘤进一步生长，可引起继发性青光眼、角膜变性、眼内出血、虹膜红变等症状。

3. 影像学检查方法

由于有较好的密度对比，易发现钙化，薄层CT横断位、冠状位检查是首选的影像学检查方法，对肿瘤钙化的显示率达90%以上；MRI显示肿瘤沿视神经蔓延和颅内蔓延最佳。怀疑肿瘤发生转移时行增强扫描。

4. 影像学表现

（1）CT表现　眼球内肿块突入玻璃体腔，呈类圆形或不规则形，CT呈不均匀软组织密度，约95%可见钙化，钙化可呈团块状、片状或斑点状，是本病的特征性表现。若病变出现扩散或转移，CT表现为眼球完整性破坏，病变向外侵犯，密度或信号特点同球内表现。增强扫描病变强化较明显。

（2）MRI表现　MRI表现眼球后部向前部突起肿块，边界清楚，呈不均匀长T1、长T2信号；对显示钙化不敏感。当病变出现扩散或转移时，MRI对显示肿瘤向颅内侵犯或累及眼外肌等方面更敏感。沿视神经转移者可表现为视神经管扩大，增强扫描病变明显强化。

（3）不同分期RB影像学表现　①眼球内期：肿瘤局限于眼球内，眼球体积无变化。②青光眼期：眼球玻璃体内甚至前房内充满肿块，眼球体积增大。③眼外期：肿瘤穿破巩膜或侵犯视神经。④转移期：肿瘤沿视神经侵犯颅内或出现远处转移。

5.典型案例

患者,女,2岁,代主诉:发现左眼球变白2月余。CT平扫轴位、矢状位及冠状位图像(图1-8-8A～C)示左侧眼球内见大片高密度影,宽基底与眼环后壁相连,向前突出,与晶状体关系密切,左侧眼环壁明显增厚。MRI T1WI、T2WI图像(图1-8-8D、E)示左侧玻璃体内不规则异常信号,T1WI显示欠清,呈等及稍高信号,同时见左侧视神经不规则稍增粗、扭曲。T2WI呈明显低信号,肿物与眼环后壁宽基底相连。MRI DWI、ADC图像(图1-8-8F、G)显示肿物范围较常规MRI图像完整,肿物自眼环壁向玻璃体前方隆起,呈低信号,左侧视神经增粗、局部信号减低。ADC图呈低及等混杂信号,左侧视神经局部呈略低信号。MRI增强扫描图像(图1-8-8H、I)示眼球内异常信号强化不明显,见左侧视神经局部明显强化。

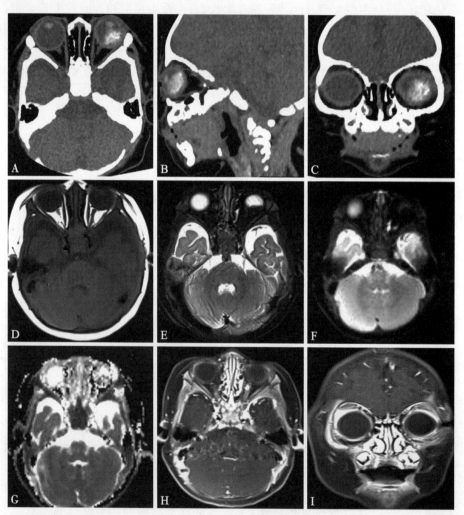

A. CT平扫轴位;B. CT平扫知状位;C. CT平扫冠状位;D. MRI T1WI;E. MRI T2WI;F. DWI;
G. ADC;H、I. 增强MRI

图1-8-8　视网膜母细胞瘤 CT、MRI图像

诊断意见:左眼球及视神经异常改变,考虑视网膜母细胞瘤并视神经转移。

6. 鉴别诊断

（1）Coats 病 发病年龄较大,好发于 5～10 岁儿童,常为单侧发病,极少发生钙化,患侧眼球无增大,增强后渗出性病变不强化。MRI 显示视网膜下积液,增强后脱离的视网膜明显强化。

（2）永存原始玻璃体增殖症 患侧小眼球,无眼内钙化,晶状体小且不规则,晶状体与视网膜间见管状或圆锥形软组织,呈高脚杯样改变。MRI 示玻璃体管存在,有时可见玻璃体腔内液平面。

（3）脉络膜骨瘤 成人多见,高密度钙化位于眼球壁,多无明显软组织肿块。

（4）眼球内寄生虫病晚期 表现为玻璃体内高密度影,超声检查有助于鉴别。

7. 分析思路与拓展

（1）分析思路 3 岁以下儿童,CT 表现为眼球内有钙化的肿块可诊断本病,但要注重临床分期。视网膜母细胞瘤临床可分为 4 期,不同时期有不同影像学表现。①眼球内期:表现为眼球大小正常,眼球内有肿块;②青光眼期:眼球玻璃体内甚至前房充满肿块,眼球增大;③眼球外期:表现为肿块侵犯眼球外,并可沿视神经侵犯,甚至沿视神经侵犯至颅内;④转移期:表现为肿瘤转移至肺、肝等全身器官。眼球内肿块 CT 为高密度,内有斑片状或团块状钙化是本病的特征性表现;与玻璃体信号相比,MRI T1WI 呈略高信号,T2WI 呈不均匀低信号;增强扫描后病变不均强化。眼球外期的 CT 或 MRI 表现为眼球外的不规则肿块,视神经、视交叉等不规则增粗;增强扫描后明显强化。由于巩膜组织与视网膜母细胞瘤瘤体密度接近,CT 上往往难以辨别经巩膜直接向眼眶内蔓延的肿瘤。MRI 虽然在瘤体钙化的显示方面不如 CT 敏感,但其在对肿瘤侵犯周边组织及视神经转移的判断方面具有明显优势。

增强 MRI 在 RB 的治疗选择及预后方面同样有重要的意义。

（2）拓展 儿童最常见的眼内恶性肿瘤为视网膜母细胞瘤,成人最常见的眼内恶性肿瘤为脉络膜黑色素瘤。

脉络膜黑色素瘤常发生于 40～60 岁,好发于眼球后极部的脉络膜外层,少数可发生于虹膜或睫状体。临床表现主要与发生部位有关,主要表现为视力下降及视野缺损,病变较大时可出现视网膜脱离甚至失明。检眼镜下可见色素分布不均的肿块。

CT 上肿瘤表现为高密度肿块,典型形态呈蘑菇形,窄颈宽基底,部分病变呈结节形、半月形等,常伴有视网膜脱离,随病变发展可累及眼球外。增强扫描后轻至中度强化。MRI 对脉络膜黑色素瘤诊断及鉴别诊断价值较大,MRI 呈特征性的 T1WI 高信号,T2WI 低信号,部分病变可发生囊变、出血及坏死,信号可不均匀,动态增强后可观察肿瘤强化程度。视网膜下积液信号多样,增强扫描后不强化呈低信号。

该病需要与发生于脉络膜的其他肿瘤鉴别。①脉络膜黑色素细胞瘤:良性病变,生长缓慢,病变多较小,增强后无强化。②脉络膜血管瘤:良性肿瘤,可合并颜面部血管瘤(Sturge-Weber 综合征),MRI 呈等 T1、中等略高 T2 信号,明显强化,检眼镜下见病变呈橘红色。③脉络膜转移瘤:病变呈扁平状,T2 多呈等高信号,有原发病灶。

参考文献

[1]崔若棣,马常友,杨光勇,等.儿童视网膜母细胞瘤 CT、MRI 影像特征及临床应用价值[J].中国 CT 和 MRI 杂志,2022,20(6):23-25.

[2]李婷,鲜军舫.眼眶和颅脑磁共振成像促进视网膜母细胞瘤精准诊疗:视网膜母细胞瘤影像检查

与诊断专家共识解读[J].磁共振成像,2021,12(11):74-79.

[3]尹秋凤,陈淑贤,冯赟,等.坏死型视网膜母细胞瘤伴眼眶蜂窝织炎的MRI表现[J].中国医学计算机成像杂志,2020,26(6):533-536.

[4]刘强,耿左军,贾歆,等.视网膜母细胞瘤的影像研究进展[J].实用医学影像杂志,2020,21(5):512-514.

[5]聂卫兵,张军晖,王翠,等.对比分析CT与MRI在视网膜母细胞瘤诊断中的临床价值[J].贵州医药,2020,44(1):125-127.

[6]刘强,胡世民,刘秀军,等.CT与MRI诊断视网膜母细胞瘤的临床价值分析[J].医学影像学杂志,2018,28(11):1812-1814.

[7]张彤.儿童视网膜母细胞瘤的临床特点与CT表现分析[J].中国CT和MRI杂志,2016,14(3):8-10.

[8]李静,燕飞,鲜军舫.视网膜母细胞瘤局部浸润和远处转移的影像学表现[J].眼科,2015,24(5):301-303.

[9]申发芳,王恩江.视网膜母细胞瘤的临床诊断分析[J].中国实用医药,2014,9(33):234-236.

[10]李海珍.视网膜母细胞瘤的影像学诊断[J].基层医学论坛,2014,18(4):509.

[11]刘强,贾歆,贾世浩.视网膜母细胞瘤的CT诊断[J].医学影像学杂志,2014,24(1):136-138.

[12]刘贵超,丁毅,张书仁,等.视网膜母细胞瘤的临床CT诊断要点[J].中国当代医药,2012,19(30):116-117.

第九节　头颈部动脉粥样硬化

1. 概述

动脉粥样硬化(atherosclerosis,AS)是一个可累及全身多部位血管的慢性疾病,进展缓慢且无症状期较长,但随着疾病的进展,动脉粥样硬化晚期多表现为责任血管的管腔狭窄、病变部位斑块形成,从而引起患者临床症状,如果不及时治疗,也可因管腔狭窄或闭塞、斑块破裂等因素导致局部组织器官发生缺血事件,给人类健康带来沉重负担。头颈部动脉粥样硬化是缺血性脑卒中防治中十分重要的危险因素,头颈部动脉粥样硬化斑块可源自主动脉弓、颈部或颅内血管,造成病变部位管腔狭窄——动脉粥样硬化发展的严重阶段,伴有头颈部动脉狭窄的脑卒中是导致严重残疾与死亡的主要类型。当头颈部动脉粥样硬化斑块的纤维帽发生炎症或溃疡后,斑块脂质核心就会暴露在血流中形成血栓,常造成与卒中相关的大血管发生栓塞,也可以造成血管远端栓塞,患者入院时症状、体征更严重,住院时间更长,复发性脑卒中比例更高。

头颈部动脉粥样硬化发病机制主要包括脂质浸润学说、内皮损伤-反应学说、血小板聚集和血栓形成假说、平滑肌细胞克隆学说等。在AS的起始期,动脉局部血流紊乱导致内膜破裂,影响内皮细胞功能低密度脂蛋白胆固醇(LDL-C)在动脉内膜沉积,激发炎症反应;在AS的进展期,平滑肌细胞向内膜迁移和增殖,同时平滑肌细胞、巨噬细胞以及T淋巴细胞可能经历细胞死亡、凋亡,构成粥样硬化斑块的坏死核心。在粥样硬化的复合期,粥样硬化斑块有钙盐沉着,不稳定斑块破裂引发局部血栓形成,持续性和闭塞性血栓可引发缺血性损伤,如急性冠状动脉综合征和中风。

头颈部动脉粥样硬化危险因素分为不可改变危险因素和可改变危险因素,尽早识别危险因素有助于预防其发生和进展。不可改变危险因素包括年龄、性别、遗传因素。AS发生是遗传与环境因素长期相互作用的结果,性别和年龄间存在交互作用。可改变的危险因素包括不合理的饮食结构、不良生活方式、某些疾病等。此外,超重和肥胖、感染、高同型半胱氨酸血症、胰岛素抵抗、血中纤维蛋白原及凝血因子高水平、体内储存铁增多、血管紧张素转换酶基因表达过高、高尿酸水平、睾酮减少等因素也与动脉粥样硬化发病相关。

2. 临床表现

脑动脉粥样硬化脑缺血可引起眩晕、晕厥等症状,脑动脉血栓形成或破裂时引起脑血管意外。颈动脉粥样硬化可能出现一侧肢体感觉运动异常、一过性黑矇以及短暂性脑缺血发作等症状。

3. 影像学检查方法

血管超声检查可以检测颈动脉内中膜厚度。颈动脉血管超声可以清楚显示颈动脉的斑块性质,通过超声灰阶图像可将斑块分为高回声斑块、等回声斑块、低回声斑块及异质回声斑块等。经颅多普勒超声(transcranial Doppler, TCD)通过测定血管的血流速度来评估颅内动脉狭窄程度,监测狭窄程度>50%的大脑中动脉的敏感度和特异度较强,但准确性受骨窗和操作者技术影响较大。血管超声存在难以检出锁骨下动脉和头臂动脉狭窄病变,无法区分重度狭窄和完全闭塞,难以鉴别脂质坏死核心和斑块内出血等不足。

CT血管造影(CTA)可以清楚显示头颈部动脉的斑块与狭窄程度。CTA三维成像效果较好,空间分辨率高,但对于严重钙化的动脉管腔狭窄程度评估存在高估的可能性,对斑块内出血等成分识别欠佳,对头颈动脉粥样硬化斑块的易损性判断能力有限,且需要注射碘对比剂及产生辐射损伤。

MR血管成像(MRA)主要包括三维时间飞跃法MRA(time - of - flight magnetic resonance angiography, TOF-MRA)和对比增强MRA。TOF-MRA是利用动脉内血液的流动与管壁及周围软组织形成对比从而直接显示血管,属于"亮血"技术。但在评价头颈动脉管腔狭窄程度方面,因成像原理的局限性而无法区分重度狭窄和完全闭塞。对比增强MRA是通过静脉注射顺磁性对比剂缩短T1弛豫时间进行成像,由于能够避免血流方向以及流速的干扰,因此其对血管腔显示与评估优于TOF-MRA。高分辨MRI成像(HR-MRI)凭借多对比度管壁成像技术,能够清晰显示头颈动脉管壁特征,定性识别颈动脉颅外段斑块内成分,与组织病理学结果高度一致。

数字剪影血管造影术(DSA)是目前公认的检查动脉狭窄性病变的"金标准",可以清晰、实时地显示血管管腔狭窄程度。但是DSA是一种有创的侵入性检查,辐射剂量大,并且在操作过程中可能会引起头颈动脉斑块的脱落导致脑血管事件发生,因此限制了其在临床上广泛应用。

4. 影像学表现

(1)超声表现　颅内TCD见动脉狭窄处局限性血流速度明显增快,另可见频谱形态改变,频窗充填、声频粗糙、低频增强、涡流形成、出现血管杂音,重度及重度以上狭窄血管的远段血流频谱呈低搏动性改变。当颅内血管闭塞时,TCD见血流信号消失或流速极低,波形圆钝。颈部灰阶超声可多角度显示斑块的位置、形态、大小、回声特点。当斑块较大,形成明显狭窄时,狭窄段彩色多普勒血流显像明显变细、色彩杂乱,远离狭窄处血流又恢复成层流。脉冲多普勒可以对检测血管的血流动力学进行全面的定量分析。

(2)CT表现　应用CTA检查能够清晰显示颅内动脉的狭窄、中断或闭塞,表现为相应血管分支不连续、远端分支稀疏或明显变细。当动脉粥样硬化性病变累及血管程度较严重时,有时可见受累血管呈多发"串珠样"改变。颈部CTA对斑块钙化、性质及管腔狭窄程度均能进行较准确的评估。

(3)MRI表现　颅内MRI检查对颅内动脉狭窄度评估和斑块检出、颅内易损性斑块的评估、责任斑块的检出、血管重构效应的评估及颅内动脉狭窄的病因鉴别均有十分重要的价值。颈部MRI对管腔狭窄、斑块性质及检测治疗反应均有十分重要的价值。

(4)DSA表现　头颈动脉粥样硬化颅内DSA检查可评估颅内动脉狭窄的部位、程度、狭窄后的前向血流分级、狭窄后的侧支代偿等情况。最常见的颈动脉造影表现是管腔不规则,不同程度的血管狭窄、斑块溃疡、闭塞和血栓形成。其次为血管扩张、扭曲及梭形增大、动脉瘤等,对颈动脉狭窄后的侧支代偿情况也有应用价值。

5. 典型案例

病例1：患者，男，60岁，主诉：右侧肢体无力伴言语不清1 d余。行头部CT检查提示左侧基底节梗死，以"急性脑梗死"收入院。查体：右侧肢体肌张力降低，左侧肢体肌张力正常。右上肢近端肌力0级，手肌力2级，右下肢肌力3级，左侧肢体肌力5级。入院行头颈部CTA检查。CTA曲面重建（图1-9-1A、B）示左侧颈总动脉分叉处见低密度软斑及高密度钙化斑影，相应管腔轻度狭窄。左侧颈内动脉颅内段（$C_3 \sim C_7$段）管壁可见多发高密度钙化斑影，相应管腔不均匀轻度狭窄。左侧大脑中动脉主干闭塞，分支稀疏。CTA容积再现图像、最大密度投影图像（图1-9-1C、D）示左侧大脑中动脉主干闭塞，闭塞以远主干及分支显影稀疏。

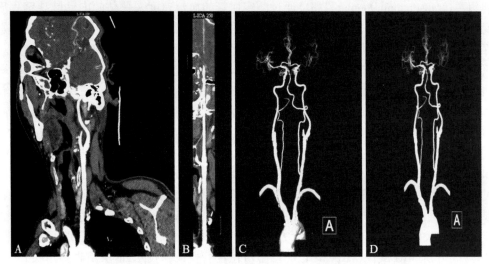

A. 头颈CTA曲面重建c-CPR；B. 曲面重建s-CPR；C. 容积再现；D. 最大密度投影

图1-9-1　头颈部动脉粥样硬化CTA多参数重建图像

案例扩展

诊断意见：①头颈部动脉粥样硬化；②左侧大脑中动脉闭塞；③左侧颈总动脉分叉处管腔轻度狭窄，左侧颈内动脉颅内段管腔轻度狭窄。

病例2：扫码见案例扩展。

6. 鉴别诊断

（1）血管炎　血管炎导致的动脉狭窄多表现为动脉管壁环状增厚、表面光滑、增强扫描后呈同心圆样均匀强化。

（2）动脉夹层　呈偏心性狭窄，可见内膜瓣及逐渐变细的假腔伴腔内出血，增强扫描后呈偏心性强化。

（3）烟雾病和先天性纤维肌结构不良　管壁无增厚、无斑块，增强扫描后管壁无强化。

7. 分析思路与拓展

（1）分析思路　①颈动脉粥样硬化的早期诊断可通过超声评价，多采用内膜-中膜厚度（IMT）≥1.0 mm作为颈动脉粥样硬化早期改变的诊断标准。②颈动脉粥样斑块病变好发于颈总动脉分叉处至颈内、外动脉起始段2 cm内，颈动脉窦侧壁是最好发部位。测量粥样硬化斑块的主要指标是斑块的厚度和长度。③MSCTA可清晰显示血管狭窄或闭塞的情况。应用曲面重建、最大密度投影、容积再现等多种后处理技术，并可360°旋转，获得任意角度的图像，避开血管重叠，准确显示血管壁及腔内情况。④MRI 斑块分析中富含脂质的坏死核纵向弛豫加权成像 T1WI 呈中高信号,横向弛豫加权成像 T2WI 呈低信号,含有纤维组织成分较多的斑块在 T1WI 呈高信号,T2WI 呈中等信号强度。钙化斑块在 TIWl 和 T2WI 均为低信号。⑤应用高分辨多序列 MRI 技术能清晰显示动脉血管壁的细微结构和斑块的形态特征,不仅可以显示血管狭窄程度、斑块大小和溃疡,还能提供纤维帽厚度和血管壁特征等易损性指标,已成为识别易损斑块最具有前景的检查手段;MRI 斑块成像检查,主要用于评价颅内、外动脉粥样硬化斑块,特别是颈动脉斑块。

（2）拓展 对于头颈部动脉粥样硬化斑块,PET/MR 可作为目前最先进的影像学检查手段。其一次检查就可完成 MRI 和 18F-FDG PET 同步扫描,并可实现两种图像的精准融合,同时提供了颈动脉斑块形态和分子水平的炎症反应信息,实现了解剖、功能和代谢的实时融合,从而更加准确地评估颈动脉斑块稳定性。同时利用 MRI 软组织分辨率高的特性,能更好地显示颈动脉斑块,在辐射剂量方面也较 PET/CT 具有更明显优势。

参考文献

[1]李娜.头颈部 CT 血管成像技术评估颈部动脉粥样硬化斑块及狭窄程度预测脑卒中临床探讨[J].世界复合医学,2022,8(4):55-57,69.

[2]张归玲,汤翔宇,张顺,等.头颈部磁共振血管成像新技术及其在动脉粥样硬化斑块中的应用研究进展[J].中华脑血管病杂志(电子版),2022,16(1):17-21.

[3]唐辉军,陈文宽.头颈部 CTA 对急性缺血性脑卒中早期的诊断价值分析[J].影像研究与医学应用,2020,4(20):158-160.

[4]郭海宁.评价 256 层螺旋 CT 血管成像对头颈部动脉病变的临床诊断价值[J].影像研究与医学应用,2019,3(5):87-88.

[5]王芮,李恒国.急性脑梗死患者头颈部动脉粥样硬化斑块的 CTA 特征[J].广东医学,2018,39(22):3391-3394.

[6]张晓洁,洪楠,李瑞,等.基于头颈部 CTA 探索视网膜血管评估颈动脉粥样硬化斑块易损性的研究[J].临床和实验医学杂志,2018,17(19):2021-2025.

[7]戴琦,郑建军,金银华,等.DWI 联合双能量 CTA 研究急性腔隙性脑梗死与颈部动脉粥样硬化的相关性[J].医学信息,2018,31(12):153-156,165.

[8]高建国.颈部动脉粥样硬化的彩超诊断与脑梗死的关系探讨[J].影像研究与医学应用,2018,2(8):79-80.

第二章　呼吸和循环系统

第一节　肺部感染

一、肺结核

1. 概述

肺结核(pulmonary tuberculosis)为人型或牛型结核分枝杆菌引起的肺部慢性传染病,目前在发展中国家疫情仍很严重,即使在发达国家由于 AIDS 流行和移民涌入,结核病患病率亦呈回升趋势。

肺结核基本病理变化为渗出、增殖和变质。渗出性病变发生在早期或机体免疫力低下,菌量多,毒力强或变态反应较强时,主要表现为浆液性或纤维素性肺泡炎;渗出物可完全吸收,也可转变为增殖性病变。当菌量少、毒力低或人体免疫力较强时则以增殖性病变为主,形成典型的结核性肉芽肿;当菌量大、毒力强、机体抵抗力低、变态反应明显或未适当治疗时,渗出、增殖病变常可发展为坏死病变,肉眼下呈干酪样改变。以上三种病变可同时存在,但常以某一种为主。当人体抵抗力增强或经正规抗结核药物治疗,细菌可逐渐被抑制、杀灭,病变可吸收、纤维化或钙化;病变进展时,病灶可扩大、溶解、液化和形成空洞,并经支气管发生肺内播散,也可经血行播散至其他脏器。

2. 临床表现

临床上,肺结核多起病缓慢、病程长,可无临床症状;或有午后低热、盗汗、消瘦、食欲缺乏、咳嗽、胸痛、咯血等表现;急性血行播散者,可有高热、寒战、咳嗽或昏睡等症状。锁骨上下、肩胛间区叩诊略浊,咳嗽后闻及湿啰音。

肺结核须以临床症状、影像学表现和痰菌检查为依据进行综合诊断。2004 年我国实施新的结核病分类标准,如下。

(1)原发性肺结核(Ⅰ型)　包括原发综合征和胸内淋巴结结核。

(2)血行播散型肺结核(Ⅱ型)　包括急性血行播散型肺结核(又称急性粟粒型肺结核)及亚急性、慢性血行播散型肺结核。

(3)继发性肺结核(Ⅲ型)　系肺结核中的一个主要类型,包括浸润性肺结核与纤维空洞性肺结核等。

(4)结核性胸膜炎(Ⅳ型)　临床上须排除其他原因引起的胸膜炎。包括结核性干性胸膜炎、结核性渗出性胸膜炎、结核性脓胸。

(5)其他肺外结核(Ⅴ型)　其他肺外结核按部位及脏器命名。

此外,在这一分类标准中,基于结核病控制和治疗的实用性,在原分类基础上新增加了菌阴性肺结核,是指三次痰涂片和一次培养阴性,但有典型肺结核临床和影像学表现且经抗结核治疗有效的肺结核。

3.影像学检查方法

呼吸系统常用的检查方法有透视、X线检查、CT检查,MRI、超声检查及核医学检查亦可应用于呼吸系统,如何选择适当的检查方法尤为重要,也是进行临床诊断最重要的环节之一,各种检查方法的优势与限度如下。

(1)X线检查 X线透视下可观察患者呼吸运动,借助呼吸观察肋骨和膈的活动,在诊断上补充胸片的不足,但是由于透视时患者接受的辐射剂量较大,且无法保存记录,目前已逐步取消该检查;常规胸片对于两肺弥漫分布的粟粒病灶、小结节病灶及网状、蜂窝状病变的诊断有帮助。

(2)CT检查 对于肺内、纵隔及胸壁病灶的定位、定量具有绝对优势,定性诊断也优于其他检查方法;冠、矢状位重建图像有助于对肺内病变的定位及整体观察。肺部常见感染性疾病的临床表现多缺乏特异性改变,部分实验室检查结果亦不能提供鉴别诊断依据,CT检查对于肺部感染性疾病的鉴别有重大意义,且为病变的治疗效果评估提供依据。

(3)MRI检查 适用于纵隔内占位病变,根据信号强度可鉴别纵隔肿块为实性或囊性、血管性或非血管性;对于发现纵隔增大的淋巴结比较敏感,但难以鉴别是转移性肿瘤还是炎症性改变。

4.影像学表现

(1)原发性肺结核 包括原发综合征和胸内淋巴结结核,多见于儿童和青少年,少数可为成年人。

X线:原发综合征呈典型"哑铃"状表现,包括以下几个方面。①原发浸润灶:邻近胸膜处的肺内原发病灶,多位于中上肺野,呈圆形、类圆形或局限性斑片影;②淋巴管炎:为自原发病灶向肺门走行的不规则条索状影;③肺门、纵隔淋巴结增大:表现为肺门影增大或纵隔淋巴结增大,并突向肺野。

若原发病灶和引流支气管炎被吸收,则仅显示肺门和/或纵隔淋巴结增大,即为胸内淋巴结结核。淋巴结内干酪样坏死灶可破溃入血管和支气管引起血行或支气管播散。

CT:在原发型肺结核中,CT较X线平片更易发现肺门与纵隔淋巴结增大,清楚显示其形态、大小、数目、边缘和密度等;由于增大淋巴结的中心常为干酪样坏死物质,增强CT时,中心不强化、周边强化,呈环状强化表现。

(2)血行播散型肺结核(Ⅱ型) 系结核分枝杆菌经血行播散所致,因结核分枝杆菌的毒力、数量以及机体免疫功能状况等因素的不同,可分为急性、亚急性及慢性血行播散型肺结核。

1)急性血行播散型肺结核:又称急性粟粒型肺结核(acute miliary pulmonary tuberculosis)。

X线:表现为两肺弥漫分布的粟粒状影,粟粒大小为1~3 mm,边缘较清晰。典型表现为"三均匀",即分布均匀、大小均匀和密度均匀。

CT:可更加清晰显示粟粒性病灶,尤其对早期急性粟粒型肺结核显示优于胸片,有助于早期诊断,也表现为"三均匀"特点。

2)亚急性、慢性血行播散型肺结核:为结核分枝杆菌少量、多次经血行播散至肺脏所致。

X线:表现为双肺上、中野粟粒状或较粟粒更大的小结节影,其大小不一、密度不等、分布不均,即"三不均匀";肺尖部及锁骨下病灶可为硬结、钙化及纤维化,而其余病灶呈增殖或渗出性改变。此型肺结核好转时,病灶可被吸收、发生硬结或钙化;病灶进展时可扩大形成空洞,发展为纤维空洞型肺结核。

CT:表现与X线胸片相似,但对病灶细节及重叠部位的病变显示更清晰。

(3)继发性肺结核(Ⅲ型) 为成年人肺结核中最常见的类型,包括浸润性肺结核、结核球、干酪性肺炎和纤维空洞型肺结核等。

1)浸润性肺结核(infiltrative pulmonary tuberculosis):为再度感染结核分枝杆菌或已静止的原发

病灶重新活动所致。在此情况下，由于机体对结核分枝杆菌已产生特异性免疫力，病变常局限，多好发于两肺上叶尖段、后段及下叶背段。

X线和CT：表现多种多样，可以一种征象为主或多种征象混合并存。CT较X线胸片更易发现结核灶的细微改变及空间结构关系，并有助于活动性判定和鉴别诊断。其主要征象如下。①局限性斑片影：见于两肺上叶尖段、后段和下叶背段。②大叶性干酪性肺炎：为一个肺段或肺叶呈大片致密性实变，其内可见不规则的"虫蚀样"空洞，边缘模糊。③增殖性病变：呈斑点状影，边缘较清晰，排列成"梅花瓣"状或"树芽征"，为结核病的较典型表现。④结核球（tuberculoma）：为圆形、椭圆形影，大小0.5～4.0 cm不等，多为2.0～3.0 cm，边缘清晰，轮廓光滑，偶有分叶，密度较高，内部可见斑点、层状或环状钙化；结核球周围常见散在的纤维增殖性病灶，称"卫星灶"；增强CT上，结核球常不强化或环状强化。⑤结核性空洞：空洞壁薄，壁内、外缘较光滑，周围可有不同性质的"卫星灶"。⑥支气管播散病变：结核空洞干酪样物质经引流支气管排出，引起同侧或对侧肺野的支气管播散，表现为沿支气管分布的斑片状影或"树芽征"。⑦肺间质改变：少数患者以累及肺间质结构为主，HRCT上表现为小叶内细网状线影、微结节、"树芽征"、磨玻璃密度影、小叶间隔增厚和气道壁增厚等。⑧硬结钙化或索条影：提示病灶愈合。

2）纤维空洞型肺结核：属于继发性肺结核晚期类型，由于肺内结核灶迁延不愈，并严重破坏肺组织，形成纤维空洞所致。

X线和CT有以下表现。①纤维空洞：以上中肺野常见，壁厚，内壁光整；②空洞周围改变：可见大片渗出和干酪样病变，亦可见不同程度的钙化或大量纤维化病灶；③肺叶变形：病变肺叶收缩，常见患侧肺门上提，肺纹理紊乱，呈"垂柳状"；④代偿性肺气肿：无病变肺常呈代偿性肺气肿表现；⑤胸膜肥厚及粘连；⑥纵隔向患侧移位。

（4）结核性胸膜炎（Ⅳ型）　分为干性胸膜炎（drypleurisy）和渗出性胸膜炎（exudative pleurisy），后者多见，常为单侧胸腔渗液，一般为浆液性，偶为血性。其发生为结核分枝杆菌经肺或胸壁直接侵犯胸膜，或为淋巴结结核病灶中结核分枝杆菌经淋巴管逆流至胸膜或经血行播散所致。结核性胸膜炎可单独发生或与肺部结核病灶同时出现。临床症状常表现为胸痛和/或呼吸困难。

X线和CT：为不同程度的胸腔积液表现；慢性者可见胸膜广泛或局限性增厚，有时伴胸膜钙化。对叶间、肺底或包裹性积液，CT更利于显示和诊断。

5. 典型案例

病例1：患者，男，47岁。主诉：咳嗽、胸闷3个月。查体：T 36.1 ℃，P 70次/min，R 15次/min，血压125/87 mmHg，营养不良貌，神志清，言语清晰。门诊以"发热、呕吐查因"收入科。患者入院后行多层螺旋CT平扫，CT平扫示双肺弥漫分布的粟粒样结节影，结节边界清晰，分布均匀、大小均匀、密度均匀。纵隔及腋窝未见明显肿大淋巴结（图2-1-1）。

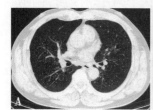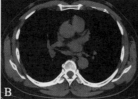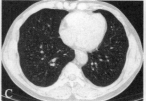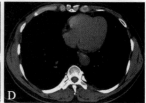

A、C. 平扫肺窗；B、D. 平扫纵隔窗

图2-1-1　肺结核CT图像

诊断意见：双肺粟粒样结节，结节符合三均匀，即分布、大小、密度均匀，考虑感染性病变，血行播散型肺结核可能。

病例2:扫码见案例扩展。

6. 鉴别诊断

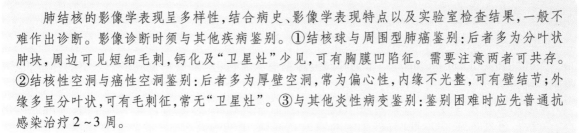

案例扩展

　　肺结核的影像学表现呈多样性,结合病史、影像学表现特点以及实验室检查结果,一般不难作出诊断。影像诊断时须与其他疾病鉴别。①结核球与周围型肺癌鉴别:后者多为分叶状肿块,周边可见短细毛刺,钙化及"卫星灶"少见,可有胸膜凹陷征。需要注意两者可共存。②结核性空洞与癌性空洞鉴别:后者多为厚壁空洞,常为偏心性,内缘不光整,可有壁结节;外缘多呈分叶状,可有毛刺征,常无"卫星灶"。③与其他炎性病变鉴别:鉴别困难时应先普通抗感染治疗2~3周。

7. 分析思路与拓展

(1)分析思路

1)观察胸廓整体形态、气管、纵隔是否对称,各支气管是否通畅,肺组织密度是否均匀。

2)观察肺内、纵隔内是否存在异常影像,病变数目、大小、形态、边缘、密度。重点观察发病部位及病变形态,有无钙化等。

3)观察病变与邻近结构的关系,与周围组织之间分界是否清晰,有无推压、浸润、包绕等。

4)增强扫描后病变的强化特点,结核球呈不强化或环形强化,肿大淋巴结常呈环形强化。

5)观察其他间接征象,是否有胸腔积液,有无淋巴结肿大等。胸椎是否受累等。

6)结合病史及上述影像表现作出诊断及鉴别诊断。

7)若诊断不确定,可以给出进一步建议,如建议支气管镜检查或抗感染治疗后复查。

8)最后对影像描述及结论进行复核:是否针对临床提出的问题进行了解答? 获得此结论的依据是否足够? 例如肺结核的影像描述、结论中是否提供了以下信息:①是哪一类型的结核;②有无空洞、结核空洞有无引流支气管;③淋巴结、胸膜、胸壁及椎体有无受累。

(2)拓展　近年来国内外针对非活动性肺结核作为结核病发病高危人群开展了大量的研究,研究表明肺部有非活动性结核病灶影像的人群结核病发病风险高于影像正常者。非活动性肺结核是指有相对稳定的结核病相关胸部影像改变,既往有或无结核病病史,无肺结核相关临床表现,有结核分枝杆菌感染的证据,结核病病原学检测结果阴性,排除其他原因所致的肺部疾病。

　　在结核病防治临床诊断工作中,多将胸部影像学诊断为陈旧性肺结核视为非活动性肺结核的诊断依据,事实上,非活动性肺结核的诊断不仅仅依靠胸部影像学检查特征,还需要结合临床表现、实验室检查等进行综合诊断。非活动性肺结核是结核病发病的高危人群,需要医务工作者提高对非活动性肺结核的认识,规范非活动性肺结核检查方法和诊断流程,提高非活动性肺结核诊断水平,开展非活动性肺结核防控策略的研究,以此降低非活动性肺结核发病率,促进我国终结结核病目标的实现。

参考文献

[1]周新华,陈步东,吕岩.非活动性肺结核的影像学评价[J].中国防痨杂志,2018,40(3):251–254.

[2]杜莹,张彬,王大宽.等.非活动性肺结核人群的流行病学特征和预防干预.中国防痨杂志[J]. 2020,42(11):1232–1236.

[3]中华人民共和国国家卫生计划生育委员会.结核病分类(WS196—2017)[J].新发传染病电子杂志,2018,3(3):191–192.

[4]周新华.肺结核的影像学诊断——从形态分析到分子影像诊断.中国防痨杂志[J].2014,36(8): 638–642.

[5]中国防痨协会.非活动性肺结核诊断及预防发病专家共识[J].结核与肺部疾病杂志.2021,2（3）:197-201.

二、大叶性肺炎

1. 概述

大叶性肺炎（lobar pneumonia）常为肺炎链球菌感染,炎症常累及一个或多个完整的肺叶,也可仅累及肺段。

病理上常分为四期。①充血期:肺泡壁毛细血管充血扩张,肺泡内少量浆液渗出,肺泡腔内仍存有空气。②红色肝变期:此期肺大体切面呈红色肝样,因肺泡内充有大量红细胞和纤维蛋白等渗出物所致。③灰色肝变期:随着肺泡内红细胞减少,代之以大量白细胞,肺切面呈灰色肝样。④消散期:肺泡内纤维蛋白渗出物溶解、吸收,肺泡重新充气。经积极有效治疗,通常1周后病变开始转入消散期。病理上的动态变化决定了各期影像学表现的不同。

2. 临床表现

本病青壮年常见。发病以冬季和初春为多,临床常以起病急,寒战高热、胸痛、咯铁锈色痰为特征。如早期应用抗生素其临床过程常不典型。血常规可见白细胞总数及中性粒细胞明显增高。

3. 影像学检查方法

呼吸系统常用的检查方法有透视、X线摄片、CT检查,如何选择适当的检查方法尤为重要,也是进行临床诊断最重要的环节之一:

（1）X线检查:常规胸片可显示大叶性肺炎病灶位置及范围,如合并胸腔积液,亦可通过肋膈角、心膈角变钝来观察。

（2）CT检查:CT检查是断层扫描可以清晰显示病变范围及实变情况,尤其是对一些特殊部位的肺炎,不容易漏诊。对于较难鉴别的肺炎、肺结核、肺癌等疾病,可以进一步检查增强CT,CT增强扫描可以显示不同组织的血流动力学特征,提高了CT诊断病变的能力。

4. 影像学表现

（1）X线　①充血期:可无阳性发现,或仅显示肺纹理增多,肺透明度降低。②红色和灰色肝变期:表现为密度均匀的致密影;不同肺叶或肺段受累时病变形态不一,累及肺段表现为片状或三角形致密影,累及整个肺叶则呈以叶间裂为界的大片状致密影;实变影中常可见透亮支气管影,即"空气支气管征"。③消散期:实变区密度逐渐减低,表现为大小不等、分布不规则的斑片状影;炎症最终可完全吸收,或仅残留少量索条状影,偶可演变为机化性肺炎。

（2）CT　①充血期:病变呈磨玻璃样密度影,边缘模糊,病变区血管影仍隐约可见。②红色和灰色肝变期:可见呈大叶或肺段分布的致密实变影,内见"空气支气管征"。③消散期:随病变的吸收,实变影密度减低,呈散在、大小不等的斑片状影,最后可完全吸收。

5. 典型案例

病例1:患者,男,6岁。主诉:咳嗽13 d,发热12 d,胸痛3 d。查体:T 37.9 ℃,P 137 次/min,R 20 次/min,BP 108/57 mmHg,神志清,言语清晰。门诊以"肺炎"收入院。患者入院后行胸部X线（图2-1-2A）及多层螺旋CT平扫（图2-1-2B、C）。胸部X线片示右肺上叶见大片状致密影。CT平扫示右肺上叶见大片状密度增高影,其内见空气支气管征。

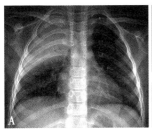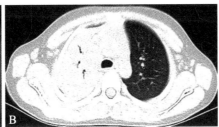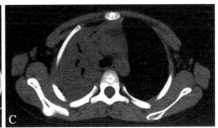

A. X 线图像；B. 平扫肺窗；C. 平扫纵隔窗

图 2-1-2　大叶性肺炎 CT 图像

案例扩展

诊断意见：右肺上叶大片状实变，考虑大叶性肺炎。

病例2：扫码见案例扩展。

6. 鉴别诊断

大叶性肺炎常有典型临床表现，结合临床资料与影像学表现，多可明确诊断。其中，CT 检查有利于早期检出病变和鉴别诊断。

（1）中央型肺癌　中央型肺癌引起的阻塞性肺不张、肺炎在 CT 上可以观察到阻塞的病因，多可见所属支气管近端有肿块或结节影，或见支气管有狭窄或堵塞征象。肺不张局部肺体积缩小，其内无"空气支气管征"。

（2）肺炎型肺癌　增强扫描可出现不均匀强化，结合临床症状及血常规检查可以与大叶性肺炎相鉴别。

（3）大叶性干酪样肺炎　肺实变密度常高于大叶性肺炎，多有虫蚀样空洞，了解患者的结核病史、临床表现与实验室检查有助于明确诊断。

7. 分析思路与拓展

（1）分析思路

1）观察肺内病变位置、范围及密度，重点观察是否有与肺叶或肺段一致的密度增高影或实变影及空气支气管征。

2）观察其他间接征象，是否有胸腔积液，有无淋巴结肿大等。

3）结合病史及上述影像表现作出诊断及鉴别诊断。

4）若诊断不确定，可以给出进一步建议，如建议支气管镜检查或抗感染治疗后复查。

5）最后对影像描述及结论进行复核，大叶性肺炎的影像描述、结论中是否提供了以下信息：①是哪一类型的肺炎；②病变累及范围；③淋巴结有无肿大，胸膜有无受累。

（2）拓展　典型的大叶性肺炎除具有大叶性肺炎的症状和体征外，白细胞总数增多，中性粒细胞比例增大，X 线透视或胸片呈大片状炎症阴影，抗生素治疗有效，诊断并不难。但是，如果发病初期表现不典型，或在病程中出现并发症，往往可造成误诊或漏诊。多数患者发病前有受凉、过度劳累或上呼吸道感染。起病急，寒战高热、胸痛、咳较粘稠或典型铁锈色痰。下叶肺炎可刺激膈胸膜，疼痛放射至腹部。血白细胞总数及中性粒细胞明显增高。

参考文献

[1]周毅.MSCT 在大叶性肺炎患儿诊治中的应用[J].中国 CT 和 MRI 杂志,2020,18(11):70-72.
[2]朱文斌,方俊梅.儿童社区感染大叶性肺炎 120 例病原构成比及影像学特点分析[J].中国中西
　　医结合儿科学,2020,12(2):170-172.
[3]王科.胸部平扫对儿童大叶性肺炎的诊断价值及治疗前后图像特征分析[J].中国 CT 和 MRI 杂
　　志,2019,17(9):52-54.

三、小叶性肺炎

1. 概述

小叶性肺炎(lobular pneumonia)又称支气管肺炎(bronchopneumonia),多见于婴幼儿、老年人和极度衰弱的患者或为手术后并发症。

病变常经上呼吸道累及小叶支气管,并以小叶为中心向邻近扩散,在小叶支气管和肺泡内产生炎性渗出物。病变范围是小叶性的,呈两侧散在分布,可融合成大片。由于细支气管炎性充血、水肿,可导致细支气管不同程度的阻塞,形成小叶性肺气肿或肺不张。

2. 临床表现

临床表现以发热为主要症状,可伴有咳嗽、咯黏液痰或伴胸痛、呼吸困难和发绀。白细胞计数增高,中性粒细胞比例增加,但衰弱老年患者体温可不升高,白细胞总数也可不增多。

3. 影像学检查

呼吸系统常用的检查方法有透视、X 线检查、CT 检查,如何选择适当的检查方法尤为重要,也是进行临床诊断最重要的环节之一:

(1)X 线检查:常规胸片可显示小叶性肺炎的病变范围,但是较轻微病变或被肋骨、心脏遮挡部位病变在胸片上显示不佳。

(2)CT 检查:X 线属于平面拍片,很多部位容易被遮挡不易显示。肺部 CT 检查是断层扫描技术,分辨率比 X 线高,所以对于肺部轻微的病变都可以显示出来,尤其是肺部的轻度炎症,诊断率比 X 线高。因此如果有条件的话,对肺炎的筛查和诊断都尽量选择肺部 CT 检查。

4. 影像学表现

(1)X 线表现　病变多位于两肺中下叶的内、中带,沿肺纹理分布;表现为多发散在斑片状影,边缘模糊不清,密度不均,并可融合成较大的片状影;支气管壁充血水肿引起肺纹理增多、模糊。

(2)CT 表现　两肺中下部可见局部支气管血管束增粗;有大小不等边缘模糊的结节状影及片状影。小叶支气管阻塞时,可伴有小叶性肺气肿或肺不张。小叶性肺炎治疗后可完全吸收或残留少许纤维条索影。

5. 典型案例

病例 1:患者,女,28 岁。主诉:咳嗽、咳痰 3 个月。查体:T 37.9 ℃,P 68 次/min,R 19 次/min,BP 113/75 mmHg,神志清,言语清晰。门诊以"咳嗽、咳痰查因"收入科。患者入院后行多层螺旋 CT 平扫(图 2-1-3)。CT 平扫示左肺下叶支气管壁增厚,周围见斑片状密度增高影,边界模糊。

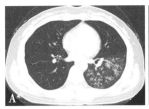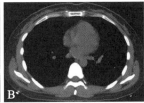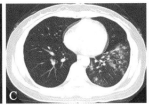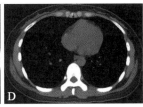

A、B. 平扫肺窗；C、D. 平扫纵隔窗

图 2-1-3　小叶性肺炎 CT 图像

诊断意见：左肺下叶支气管壁增厚，并周围多发斑片影，考虑支气管肺炎。

病例2：扫码见案例扩展。

案例扩展

6.鉴别诊断

　　细菌、病毒及真菌等均可引起支气管肺炎，根据支气管肺炎的影像表现，鉴别其病原性质较困难，有时与结核也很难鉴别，须结合临床表现及实验室检查进行鉴别。对于病变迁延或反复发作者，CT 检查可明确有无并发的支气管扩张。

7.分析思路与拓展

（1）分析思路

1）观察肺内病变位置及范围，重点观察支气管及支气管周围情况。

2）观察其他间接征象，是否有胸腔积液、纵隔肿大淋巴结等。

3）结合病史及上述影像表现作出诊断及鉴别诊断。

4）若诊断不确定，可以给出进一步建议，如建议抗感染治疗后复查。

5）最后对影像描述及结论进行复核，结论中是否提供了以下信息：①是哪一类型的支气管肺炎；②支气管及支气管周围炎情况；③淋巴结、胸膜有无受累。

（2）拓展　小叶性肺炎还需要与间质性肺炎相鉴别。间质性肺病是以弥漫性肺实质、肺泡炎和间质纤维化为病理基本改变，以活动性呼吸困难、X 线胸片示弥漫阴影、限制性通气障碍、弥散功能（DLCO）降低和低氧血症为临床表现的不同类疾病群构成的临床病理实体的总称。病变分布以两肺中下野、肺门区为著；影像表现多为肺纹理增多、模糊，可交织成网状，并伴有小点状阴影。肺门密度增高，轮廓模糊，结构不清（肺门周围间质性炎症）。

　　间质性肺炎和支气管肺炎的临床症状也不一样，间质性肺炎的主要症状是进行性呼吸困难、干咳、胸痛等，严重时可出现休克、呼吸衰竭症状。而支气管肺炎症状主要是咳嗽、咳痰，可能还会伴有发热的症状，此疾病病程较长，而且如果不积极治疗的话，会不断发展加重。间质性肺炎在确诊的时候主要是使用体格检查和影像学检查以及肺活检。而支气管炎在确诊的时候，需要通过 X 线胸片检查和血液检查以及痰培养来明确病情。

参考文献

［1］吉祥灵，雷智贤，吴守业，等.儿童肺炎支原体感染支气管肺炎与大叶性肺炎临床及血液学特征［J］.中华医院感染学杂志，2021，31（02）：281-285.

［2］王晓雨，祁晓东.小儿支气管肺炎的临床及 X 线诊断［J］.影像研究与医学应用，2018，2（19）：174-175.

四、肺脓肿

1. 概述

肺脓肿(hmgabscess)系由不同病原菌引起的肺部坏死性炎性疾病。

(1)感染途径　①吸入性:从口腔、鼻腔吸入病原菌。②血源性:常继发于身体其他部位的感染,病变常多发。③邻近器官感染直接蔓延。

(2)常见病菌　金黄色葡萄球菌、化脓性链球菌、肺炎克雷伯菌、铜绿假单胞菌、大肠埃希菌、流感嗜血杆菌。90%合并厌氧菌感染。

(3)病理变化　化脓性肺炎导致细支气管阻塞、小血管炎性栓塞,肺组织坏死后液化并经支气管咳出后形成脓腔;有时脓肿破溃到胸腔形成脓气胸和支气管胸膜瘘。急性期经体位引流和抗生素治疗,脓腔可缩小而消失;如迁延不愈可转为慢性肺脓肿。

2. 临床表现

多发生于壮年,男多于女,临床起病急骤,有寒战、高热、胸痛等全身中毒症状;脓肿破溃进入支气管后可咳出大量脓臭痰为其特征性改变;血中白细胞总数明显增加。慢性肺脓肿时,患者常表现咳嗽、咳脓痰和血痰,不规则发热伴贫血和消瘦等,并可有杵状指(趾)。

3. 影像学检查方法

呼吸系统常用的检查方法有透视、X线检查、CT检查,如何选择适当的检查方法尤为重要,也是进行临床诊断最重要的环节之一:

(1)X线检查:肺脓肿的影像学检查以肺部空洞或大片状炎性渗出为主要表现,通过X线检查,并与患者临床症状相结合,可以对疾病进行初步判断,但因部分病灶结构复杂,可能存在重叠现象,或病灶相对小,则会影响诊断。

(2)CT检查:CT通过断层成像可将病灶结构清晰显示出来,对病灶进行准确定位及定性;对于X线检查无法有效显示的复杂结构,如肺门、纵隔、胸膜等方面观察也更加细致和全面。肺部常见感染性疾病的临床表现多缺乏特异性改变,CT检查对于肺部感染性疾病的鉴别有重大意义,且可对于病变的治疗效果评估提供依据。

4. 影像学表现

(1)X线表现　病灶可单发或多发,多发者常见于血源性肺脓肿;早期呈肺内致密的团状影,其后形成厚壁空洞,内壁常较光整,底部常见气液平面。①急性肺脓肿:由于脓肿周围存在炎性浸润,空洞壁周围常见模糊的渗出影。②慢性肺脓肿:脓肿周围炎性浸润吸收减少,空洞壁变薄,腔也缩小,周围有较多紊乱的条索状纤维病灶。

(2)CT表现　对脓肿壁的显示优于X线平片,能更早显示实变影中有无早期坏死液化灶,还易于明确脓肿位于肺内或胸膜腔内、是否伴有少量胸腔积液及脓肿处有无局部胸膜增厚;此外,还可判断肺脓肿是否破入胸腔形成局限性脓胸或脓气胸等情况。增强CT时,可见脓肿壁较明显强化。

5. 典型案例

病例1:患者,男,12岁。主诉:间断发热、胸痛4 d。查体:T 38.0 ℃,P 96次/min,R 22次/min,BP 101/62 mmHg,神志清,言语清晰。门诊以"发热、胸痛查因"收入科。患者入院后行多层螺旋CT平扫及增强扫描。CT平扫示左肺上叶可见厚壁空洞影,壁厚薄不均(图2-1-4A、B);增强扫描明显不均匀强化,空洞内可见少许积气影及液化坏死区,空洞周围可见斑片状密度增高影,边界欠清晰(图2-1-4C、D)。

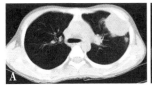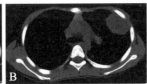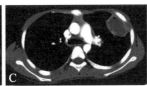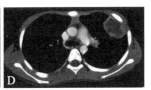

A. 平扫肺窗；B. 平扫纵隔窗；C. 增强扫描动脉期；D. 增强扫描静脉期

图 2-1-4 肺脓肿 CT 图像

诊断意见：左肺上叶厚壁空洞，考虑肺脓肿形成。

病例 2：扫码见案例扩展。

案例扩展

6. 鉴别诊断

肺脓肿空洞需要与癌性空洞和肺结核空洞相鉴别。

（1）癌性空洞 多见于老年患者，空洞壁厚薄不均匀，内壁不光整，可有壁结节，外壁可有分叶征及毛刺征，空洞内一般无液平面，常伴肺门、纵隔淋巴结增大；癌性空洞邻近支气管多有狭窄、中断；周围可见阻塞性炎症。

（2）结核性空洞 慢性病、病程长，结核中毒症状，X 线空洞周围有条索、斑点及结节等多形性改变的阴影，痰中可查到结核分枝杆菌。多发生在肺上叶尖段、后段和下叶背段，通常较小，壁薄，且厚度多较均匀，内壁光滑，空洞内一般无液平面，有继发感染时可出现液平面；周围常有卫星病灶。

（3）肺囊肿继发感染 炎症反应相对较轻，常无明显中毒症状和脓痰；当感染控制、炎症吸收后可见光滑整齐的囊肿壁。

7. 分析思路与拓展

（1）分析思路

1）观察肺内病变位置、数目、大小、形态、边缘、密度，重点观察发病部位及病变形态，是否空洞形成及空洞情况。

2）增强扫描后病变的强化特点，脓肿壁多强化较明显。

3）观察其他间接征象，是否有胸腔积液、纵隔肿大淋巴结等。

4）结合病史及上述影像表现作出诊断及鉴别诊断。

5）若诊断不确定，可以给出进一步建议，如建议支气管镜检查或抗感染治疗后复查。

6）最后对影像描述及结论进行复核，肺脓肿的影像描述、结论中是否提供了以下信息：①是否肺脓肿；②有无空洞、空洞有无引流支气管；③淋巴结、胸膜腔有无受累。

（2）拓展 脓肿的特征为坏死的肺组织形成空洞。空洞内充满脓液（坏死物质碎片/液体）或脓液加气体（空气）。脓腔可大可小，可单个或多发。脓腔可出现在肺的任何部位，根据不同分类，有相应的好发部位。吸入性肺脓肿右侧单发多见，上叶的后段或下叶背段。继发性肺脓肿发病部位不确定，邻近原发病灶。血源性肺脓肿，两肺多发病灶，常发生于两肺的外周边缘部。

了解临床病史、必要的实验室资料，是诊断和鉴别诊断肺炎性病变的第一手资料；观察病变形态、密度、边缘及周围组织的变化是诊断的关键。动态观察病变的变化过程，有利于准确诊断。

参考文献

[1]郁耀辉,刘文亚,赵圆,等.CT影像组学鉴别肺囊性包虫病与肺脓肿的价值[J].临床放射学杂志,2022,41(11):2041-2045.

[2]张露铭,江泽伟,蔡兴东,等.26例肺脓肿相关性脓胸的临床及影像学特征[J].实用医学杂志,2019,35(10):1697-1698.

[3]林运智,吴清武.不典型肺脓肿CT影像学表现特征分析[J].中国CT和MRI杂志,2017,15(6):56-59.

五、病毒性肺炎

1.概述

病毒性肺炎是由于感染病毒引起的肺终末气道、肺泡腔和/或肺间质的炎症,大多为上呼吸道病毒感染、向下蔓延引发肺部炎症,从而导致肺换气功能障碍。在非细菌性肺炎中,病毒性肺炎占25%~50%。多于冬、春季节发生,可暴发流行,亦可散在发生。老年、肥胖及有基础疾病的患者病情严重。导致病毒性肺炎的病原体种类多样,大致可分为两类:①呼吸道病毒和疱疹病毒。呼吸道病毒包括流感病毒、呼吸道合胞病毒、副流感病毒、麻疹病毒、冠状病毒、腺病毒、高致病性禽流感病毒等。②疱疹病毒包括水痘带状疱疹病毒、单纯疱疹病毒、巨细胞病毒。其中最常见的是鼻病毒,其次是冠状病毒,腺病毒虽然少见,由于病情严重,仍应引起人们的重视,病毒肺炎患者可能感染一种病毒,也可同时感染多种病毒,免疫力低下者还可能继发真菌感染,也可能在病毒感染的基础上继发细菌感染,造成病情加重。继2003年严重急性呼吸综合征(severe acute respiratory syndrome,SARS)、高致病性禽流感、甲型H1N1流感的局部暴发流行以来,2019年12月暴发了新型冠状病毒感染疫情,病毒性肺炎日益引起人们重视。

2.临床表现

临床主要表现为发热、乏力、头痛、咽痛、肌肉酸痛、干咳及肺部浸润等,而鼻塞、流涕等上呼吸道卡他症状相对少见。肺部炎症明显者,可出现胸闷、呼吸困难等严重症状。大部分病毒性肺炎患者临床症状较轻,病程一般为1~2周,但当患者免疫低下、缺陷或病毒感染性较强时,病毒性肺炎症状较重,表现为高热、气急、发绀,严重者可发生急性呼吸窘迫综合征(ARDS),危及生命。此次新型冠状病毒肺炎疫情中,人群普遍易感,有家庭聚集发病现象。部分患者病情进展较快,发病到出现呼吸困难仅7d左右。危重症病例多为老年、肥胖和有高血压、心脏病等基础疾病患者。一些病例在1周后出现呼吸困难,严重者快速进展为ARDS、脓毒症休克、难以纠正的代谢性酸中毒和凝血功能障碍。

3.影像学检查方法

病毒性肺炎检查可采用普通X线及CT检查,各种检查方法的优势与限度如下。

(1)X线检查　可发现肺内网状及索条样改变,对早期病变显示欠佳,敏感性不如CT。

(2)CT检查　CT具有高的时间空间分辨率,所附带的多种重建方法对于病变显示更直观。CT所附带的各种定量参数亦可对于病变的范围比例评估及随访预后提供更多的参考。

4.影像学表现

病毒性肺炎影像表现主要包括小叶性肺炎改变、毛玻璃样影、肺段的实变或毛玻璃样影并伴增浓间质改变;呈外围部及中心分布,且伴不同程度纤维化、间质增厚、小叶中心结节。病毒性繁衍影像主要表现为网织条索、毛玻璃样影及小叶分布毛玻璃样影,同时伴肺段的实变、支气管充气征及多发小结节病灶。不同病毒科表现又略有不同,比如流感病毒侵犯呼吸道上皮细胞,导致坏死性支气管炎和肺泡损伤,表现为实变;腺病毒侵犯终末细支气管,表现为多灶性实变和磨玻璃密度灶;呼吸道合胞病毒感染表现为气道中心模式伴树芽征和支气管壁增厚。新型冠状病毒肺炎患者胸部影像学早期多呈现以多发小斑片影、磨玻璃影、间质改变为主,肺外带明显,进展迅速者,可发展为双肺弥漫的渗出性病变或实变,个别病例可见胸腔积液。无症状患者中可能伴有肺部 CT 异常表现,起病后 1～3 周内可迅速演变为弥漫性磨玻璃样改变或实变,并在起病后 2 周左右达到高峰。

5. 典型案例

病例1:患者,男,14 岁,学生。主诉:间断发热、咳嗽 6 d,抽搐半天。6 d 前无明显诱因出现发热、热峰 38 ℃,伴咽痛,阵发性干咳,无咳嗽、咳痰、头晕、头痛、腹痛、腹泻、寒战、皮疹等不适。口服药物治疗 2 d,半天前无明显诱因出现抽搐,缓解后精神差、乏力明显。入院检查:T 37.7 ℃,动脉血气分析 pH 值 7.40,二氧化碳分压 35.0 mmHg,氧分压 50.0 mmHg。降钙素原(PCT)、C 反应蛋白(CRP)正常。CT 平扫轴位图像示两肺弥漫磨玻璃密度影,边缘模糊,上肺多于下肺(图 2-1-5)。

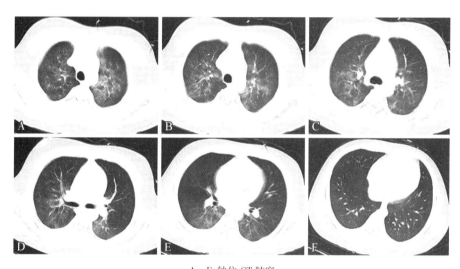

A～F.轴位 CT 肺窗

图 2-1-5 流感病毒肺炎 CT 图像

诊断意见:①CT 诊断为病毒性肺炎。②最终诊断:流感病毒肺炎;鼻咽拭子检测流感病毒(+)。

病例2～4:扫码见案例扩展。

案例扩展

6. 鉴别诊断

病毒性肺炎主要与肺内各种感染性病变鉴别。

(1)细菌性肺炎 成年人,起病快,白细胞和中性粒细胞计数增高提示更可能是细菌感染。双肺间质性改变相对于肺泡浸润更可能为病毒感染。细菌感染常见叶段实变,坏死空洞、胸腔积液表现。病毒性肺炎以间质累及为主要表现,常出现磨玻璃密度改变,快速进展,可出现实变,出现大面积实变时常伴随低氧表现。

(2)疱疹病毒 以"点晕征"伴结节表现,需要与结节样病变鉴别,如转移性肿瘤、急性或亚急性血行播散型肺结核、侵袭性肺真菌病等鉴别。双肺粟粒性转移的腺癌,虽然原发病灶非常小,不易发现,但该种转移虽有血行转移的特点,也常常合并淋巴道转移,以胸膜下分布较多,小叶间隔增厚并呈串珠样改变为其特点,支气管血管束增粗也有一定的鉴别意义,临床常以有呼吸困难的改变,而没有发热症状、皮疹表现来区分;急性或亚急性血行播散性肺结核病灶分布以中上叶为主,大小、密度、分布基本一致,结节多边界清楚,而且临床虽然有发热症状,但不会出现典型皮疹的特点。侵袭性肺真菌病感染,以曲霉菌、隐球菌与白念珠菌较为多见,患者常有免疫缺陷或长期抗生素或激素治疗史,CT表现有"点晕征"结节样改变,但同时合并实变、空洞等特点,较易鉴别。

7.分析思路与拓展

（1）分析思路

1）只有病毒感染引起间质性改变明显时,胸部X线片上才显示,对于细微征象容易漏诊,因此,当结合临床病史怀疑病毒性肺炎时,胸部X线片价值有限。

2）CT检查对识别病毒性肺炎有重要价值,应重点观察肺内是否存在间质性改变,比如网状影、磨玻璃密度影、胸膜下线等,注意病变的分布、形态、密度、边缘,以何种征象为主,有无伴随其他征象。

3）应重点观察病变主要征象及合并征象,从而分析感染为单一感染还是混合感染,还要与非感染性病变相鉴别。

4）结合病史及影像表现排除鉴别诊断,作出诊断结论。若诊断结论不确定,可以给出进一步建议,如穿刺检查。

5）最后对影像描述及结论进行复核:是否针对临床提出的问题进行了解答? 获得此结论的依据是否足够? 例如病毒性肺炎的影像描述、结论中是否提供以下信息:① 是否以两肺分布磨玻璃密度改变为主;② 是否有"点晕征";③ 是否合并空洞及胸腔积液;④ 大面积实变时与肺功能指标对照,是否一致。

（2）拓展　病毒感染大多为间质性改变,但在诊断中也需要结合检验、病理、临床多学科共同诊断。已有研究着眼于临床、实验室和放射学检查方面,以提示肺炎的病因和指导治疗。确诊有赖于病原学检查,而病毒分离是诊断的金标准。但因为检验条件要求高、耗时长等原因,不能广泛应用于临床。病理检查见到病毒包涵体可明确诊断为病毒性肺炎,虽然找到感染细胞内的病毒包涵体是确诊病毒性肺炎形态上最重要的依据,但并非每例都能找到包涵体。不同病毒所形成的包涵体在细胞内的位置、数量、酸碱性也不尽相同。还可进行血清学检测,血清学检测分为免疫学方法和分子生物学方法,分子生物学方法主要包括核酸扩增实验,聚合酶链反应（PCR）、多重PCR、巢式PCR、实时定量PCR、反转录PCR等,PCR检查比传统病毒培养和病毒抗原检测更敏感,且速度快,特异性较高,已成为临床最常用的检测方法。病毒性肺炎合并细菌或真菌感染并不少见,混合感染时,病变更复杂,病毒性肺炎的特征易被掩盖而导致漏诊。呼吸病毒检测的传统方法包括病毒分离培养和呼吸道分泌物抗原检测。采用高敏感度的分子分析法可增加呼吸道病毒的检出率,有利于鉴别病毒亚型,以及发现之前难以检出的新病毒。一种新型的病毒诱导蛋白与常规使用的细菌诱导蛋白相辅,可以快速监测、分类混合感染,并且不受潜在定植微生物的影响,显示出广阔的应用前景。

参考文献

[1] KOO H J, LIM S, CHOE J, et al. Radiographic and CT features of viral pneumonia [J]. Radiographics,2018,38(3):719-739.

[2] ZHENG Q, LU Y, LURE F, et al. Clinical and radiological features of novel coronavirus pneumonia [J]. J Xray Sci Technol,2020,28(3):391-404.

[3]BAI H X,HSIEH B,XIONG Z,et al. Performance of radiologists in differentiating COVID-19 from Non-COVID-19 viral pneumonia at chest CT[J]. Radiology,2020,296(2):E46-E54.

[4]白鹭,陈涔,李园园.病毒性肺炎病原学检测技术研究进展[J].中华医院感染学杂志,2021,31(23):3675-3680.

[5]赵建玉,胥杰,金建敏,等.合并慢性阻塞性肺疾病的病毒性肺炎患者临床特征及预后因素分析[J].中华结核和呼吸杂志,2021,44(2):88-95.

[6]钟文,吴凡,吴建,等.病毒性肺炎治疗新进展[J].中华结核和呼吸杂志,2022,45(1):121-126.

[7]周春霞,孙婧,徐凤琴,等.流感病毒性肺炎治疗研究进展[J].中华医院感染学杂志,2020,30(2):302-307.

六、肺部真菌感染

1. 概述

真菌广泛分布于自然界,多为机会致病菌,真菌感染多为机遇性感染,患者往往有基础疾病,如血液病、肿瘤、糖尿病、结核、慢性阻塞性肺疾病和手术后等,长期激素、抗生素的应用亦可致真菌异常繁殖而发病。少数真菌也可直接感染健康人,如曲霉菌、奴卡菌等。真菌虽然菌群种类广,但是肺部感染主要有曲霉菌、隐球菌、白念珠菌等。虽然都是真菌感染,不同菌群之间有一定的相似之处,但是也存在着不同的表现。因肺部真菌感染缺少特异性临床表现,临床诊断的难度较大,容易出现误诊、漏诊的可能,使患者病情进一步发展。尽早诊断、有效治疗对于肺部真菌感染患者而言意义十分重大,可降低患者的病死率,改善患者的预后。

2. 临床表现

肺部真菌感染通常继发于严重的原发病,没有特异性症状与体征,临床症状主要以隐匿性感染、流感样症状、肺部表现为主,不易察觉。然而,一旦延误治疗,会对患者的生命健康带来不利影响。

3. 影像学检查方法

真菌感染的检查可采用普通 X 线及 CT 检查。

(1)X 线检查　可发现肺内结节、空洞及实变改变,但小病灶易漏诊。

(2)CT 检查　CT 属于一种便利的影像学检查手段,因分辨率比较高,在肺部真菌感染诊断与鉴别中起到不可忽视的作用。与 X 线相比,CT 诊断可以显现病变位置的细节情况,便于临床医师细致观察患者肺部微细病理变化特征、精细结构等情况,保障临床诊断的有效性。螺旋 CT 可在短时间扫描,快速采集患者的数据,在患者屏息过程中即可完成整个肺部的扫描,进一步降低了因患者呼吸活动造成的层面遗漏问题,减少患者呼吸运动导致的异常造影问题。且螺旋 CT 无须重复扫描就可获得高清晰度、高质量的图像,完成任意层面的重建图像,提高诊疗的准确性。

4. 影像学表现

(1)X 线表现　肺内大小不一结节,实变改变。

(2)CT 表现

1)CT 常见基本征象:①磨玻璃影;②晕轮征,即晕征,一般认为是侵袭性真菌病的早期征象,也可以见于炎症、肿瘤与结核病等疾病中;③空气新月征:肺内空洞或空腔内的球形病灶与洞壁之间形成的新月形透亮影。其认为是曲霉菌球的特异征象,特点是随着体位的变动,空洞或空腔内的霉菌球可以移动,但始终位于近地位;④空洞内丝状影:代表曲霉菌病空洞内菌丝及周围组织;⑤空洞内小气泡影:肺内病灶坏死后空洞内的少量气体影,通常较小,无气液平面,常见于曲霉菌感染。

2)不同真菌感染病原体 CT 表现,各有以下特征。①肺曲霉菌:常寄生于肺内原有空洞或空腔中,可表现为霉菌球、肺实变、空洞等,可伴肺门淋巴结增大;其中以霉菌球为其特征性表现,在血管侵袭状态可出现晕征、空气新月征等。在免疫力正常人群可发生变应性支气管肺曲霉菌病(allergic bronchopulmonary aspergillosis,ABPA),以支气管扩张伴黏液栓为表现。②肺隐球菌:孤立性或多肺结节或肿块趋向于多发簇状分布,是最常见的肺部影像学表现,免疫力低下人群,病灶内可出现空洞。③肺念珠菌病:其影像学表现多样,缺乏特异征象。继发性肺念珠菌病最常见的表现为肺内多发结节改变,结节从0.3 cm~3.0 cm。④肺毛霉菌:影像学表现包括肺结节(>10.0 mm)、肿块、实变、空洞、反晕轮征。⑤耶氏肺孢子菌肺炎:两肺对称分布磨玻璃密度影伴囊腔改变。

5. 典型案例

病例1:患者,男,39岁,农民。主诉:体检发现左肺下叶结节。无发热、咳嗽、咳痰。查体:T 36.7 ℃,P 80次/min,R 20次/min,BP 130/80 mmHg,神志清,言语清晰。CT平扫轴位肺窗图像示两肺胸膜下见散在小结节,左肺下叶胸膜下一结节为最大(图2-1-6A~E)。CT平扫纵隔窗平扫示未见胸腔积液(图2-1-6F)。

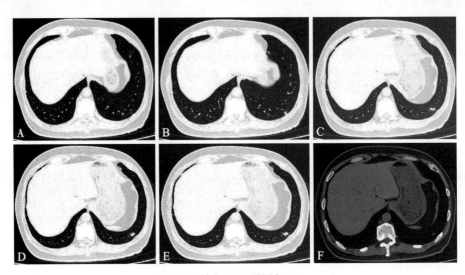

A~E.轴位CT;F.纵隔窗CT

图2-1-6　隐球菌感染CT图像

案例扩展

诊断意见:左肺下叶结节穿刺为隐球菌感染,过碘酸希夫染色(PAS)(+),六铵银染色(+)。

病例2~5:扫码见案例扩展。

6. 鉴别诊断

征象是疾病诊断基础,不同征象表现所需要鉴别的疾病不同。

(1)以结节为主要表现　需要与金黄色葡萄菌感染、结核、转移瘤及肉芽肿性多血管炎鉴别。金黄色葡萄菌感染可有临床高热病史,血象增高表现,结节以胸膜下分布多见。结核为多形性改变,除了结节改变,还可有树芽征、索条及钙化。转移瘤有原发肿瘤病史。肉芽肿性多血管炎有抗中性粒细胞胞质抗体(ANCA)阳性检查表现。

(2)以实变为主要表现　需要与细菌性肺炎、支原体肺炎鉴别。细菌性肺炎有高热、胸痛、血象增高表现。支原体肺炎呈叶段分布,可见腺泡结节及"树雾征",支原体检查阳性。

(3)以空洞为主要表现　需要与金葡菌感染、肺炎克雷伯杆菌感染、结核鉴别。金葡空洞可出现多发薄壁空洞,伴气囊,或气胸/脓气胸;肺炎克雷伯杆菌可有咳砖红色痰,伴实变可有叶间裂下坠。结核空洞周围可见卫星灶。

（4）以支气管扩张及黏液栓为主要表现　需要与卡他格纳三联征、先天性支气管闭锁鉴别。卡他格纳综合征有支气管扩张-内脏转位-鼻窦炎三联症组成。先天性支气管闭锁可看到支气管内黏液栓伴周围肺气肿表现。

7. 分析思路与拓展

（1）分析思路

1）只有较大的结节及空洞才能在胸部 X 线片上显示，因此，当结合临床病史怀疑真菌感染时，胸部 X 线片价值有限。

2）CT 对征象识别意义重大，应重点观察有无结节及肿块，病变的数目、大小、形态、边缘及增强后密度，结节内有无坏死，有无液气平面，如形成空洞，洞壁厚度如何，洞内有无丝状分隔，洞内容物有无强化。结节周围有无晕征，有无多发反晕征表现，随诊复查中注意有无空气新月征。磨玻璃病变观察其分布是否对称，是否有胸膜下正常区域存在，是否伴有气囊，是否伴有气胸及纵隔气肿。分析支气管扩张时，注意观察有无管壁增厚、扩张，有无树芽征，有无支气管内黏液栓，支气管内填充物有无强化，有无伴有鼻窦炎或脏器反位。

3）注意询问病史，有无免疫力低下背景，病人有无低氧，血常规及相关真菌化验指标有无异常，有无特殊接触物病史。结合病史及影像表现排除鉴别诊断，作出诊断结论。若诊断结论不确定，可以给出进一步建议，如穿刺检查或肺泡灌洗。

4）最后对影像描述及结论进行复核：是否针对临床提出的问题进行了解答？获得此结论的依据是否足够？例如真菌感染的影像描述、结论中是否提供以下信息：①是否合胸腔积液；②有无纵隔淋巴结肿大；③有无血管内栓子形成。

（2）拓展　真菌性肺炎发生在机体抵抗力降低的情况下，诊断时应注意到原发疾病及诱因。查痰有其重要价值，但应注意，正常人痰中也可能找到白念珠菌和曲霉菌。若在痰中找到新型隐球菌的圆形厚壁孢子，对于新型隐球菌感染有诊断价值。不同病原的侵袭性肺部真菌感染的 CT 表现各有差异，征象较多，如空气新月征、晕征、反晕征等，都是基于不同的疾病时期及病理变化。

以反晕征为例，反晕征（reversed halo sign，RHS）为 HRCT 上呈现的圆形磨玻璃影周围环绕厚薄不一的实变环。某些情况下 RHS 具有鉴别诊断价值，与临床特点相结合可有效辅助诊断。一种情况为：RHS 为增厚的实变环、磨玻璃影区呈"网格影"或"鸟巢征"，这是侵袭性真菌感染（invasive fungal infection，IFI）的特征影像；另一种为 RHS 伴微结节，为活动性肉芽肿性疾病的特征影像。这也提醒临床医生，除根据具体病史特点、疾病进程、临床表现采取以 CT 为导向的综合诊治为早期经验性治疗提供依据以外，病原学的检查也很重要，早期、及时、准确的病原学鉴定对临床很有指导意义。

总之，在具体的临床实践中，如患者具有免疫功能不全、骨髓抑制因素、器官移植等病史，CT 或 HRCT 影像显示上述相对特异的改变，则提示相关真菌的感染。但真菌感染的诊治极其具有挑战性，需要临床、影像、检验的多科合作，才能进一步推动真菌感染的精准治疗。

参考文献

[1] WU Y, HUANG X. CT features and clinical characteristics of invasive pulmonary aspergillosis complicated with hematopathy[J]. Zhong Nan Da Xue Xue Bao Yi Xue Ban, 2020, 45(8):973-979.

[2] SUWATANAPONGCHED T, VISOOTTIVISETH Y, WATCHARANANAN SP, et al. Clinical characteristics and CT manifestations of invasive pulmonary aspergillosis in hospitalised patients with systemic lupus erythematosus[J]. Clin Radiol, 2021, 76(7):548. e13-548.

[3] OBMANN VC BICKEL F, HOSEK N, EBNER L, et al. Radiological CT patterns and distribution of invasive pulmonry aspergillus, non - aspergillus, cryptococcus and pneumocystis jirovecii mold infections - a multicenter study[J]. Rofo, 2021, 193(11):1304-1314.

[4] YANAGAWA N, SAKAI F, DOKI N, et al. CT of invasive pulmonary aspergillosis(IPA)in cases with hematologic malignancy: comparison of CT features in the group classified by the severity of neutropenia and underlying disease[J]. Eur J Radiol, 2020, 131:109042.

[5] 李亚丹,周志刚,李帅,等.非免疫缺陷患者肺真菌病的CT表现[J].中华放射学杂志,2017,51(2):102-107.

[6] 史红涛.高分辨率多层螺旋CT在诊断新型隐球菌肺炎中的应用价值[J].实用医学影像杂志,2019,20(5):497-499.

[7] 陈立鹏,刘灶松,陈亮,等.儿童白血病继发肺部真菌感染的CT诊断[J].医学影像学杂志,2019,29(1):54-57.

[8] 孙浩,许金卫,陈小宇,等.肺结核空洞合并真菌感染的CT特征分析[J].中华肺部疾病杂志:电子版,2021,14(1):69-72.

[9] 李莹,侯露,凌雪英,等.播散性球孢子菌病^(18)F-FDG PET/CT显像1例[J].中华核医学与分子影像杂志,2022,42(2):112-112.

第二节 胸部外伤

一、肋骨骨折

1.概述

人的肋骨一共有12对,左右对称,连接胸椎和胸骨组成胸廓,具有保护胸部脏器的作用。胸廓骨创伤以肋骨骨折最为常见,其严重性取决于创伤的程度与方式。肋骨骨折可为单发,也可多发,以第3~10肋多见,第1、2肋由于有锁骨、肩胛骨及肩带肌群的保护较少受累,一旦出现第1、2肋骨骨折,常提示为严重胸部外伤,第11、12肋骨前端游离(浮肋),较少发生骨折。

肋软骨是前胸部创伤的保护性减震器,它们柔韧度比较高,并且支持胸腔在呼吸期间的膨胀。第1肋骨的肋软骨附接到胸骨柄,第2~7肋的肋软骨附接到胸骨体。第8~10肋肋软骨通过从第7肋斜向延伸的软骨带间接附接。肋软骨骨折较为少见。

儿童肋骨富有弹性,在外力作用下不易发生骨折。青枝骨折或不全性骨折在急性期有时难以发现,骨痂形成后易于发现。老年人肋骨逐渐失去弹性,肋骨脱钙、脆弱,容易发生骨折。

多根肋骨多处骨折时,骨折区的肋骨前后端均失去连接和支撑,胸廓的完整性受到破坏,骨折区的肋骨和肋间肌不能与胸廓的呼吸运动协调一致,表现为吸气时胸廓向外扩张,而胸壁软化区在胸腔负压增大作用下,反而向内塌陷,纵隔移向健侧;呼气时,胸廓缩小,胸腔内负压减小,而胸壁软化区则向外突出,呈现反常呼吸,即所谓"连枷胸"。

2.临床表现

(1)局部疼痛 骨折处常有明显疼痛,当深呼吸、咳嗽、打喷嚏时加剧,伤者因痛不敢深呼吸,常以手保护骨折部位。伤处局部肿胀或皮下血肿,多发肋骨骨折可有胸廓变形,骨折部位压痛明显,可扪及骨摩擦感。骨折断端刺破肺组织则有痰中带血或少量咳血。

(2)呼吸运动受限 "连枷胸"引起反常呼吸使胸腔无法形成负压,潮气量显著减少,缺氧,二氧化碳潴留,患者表现为呼吸困难、发绀、咳痰无力、痰潴留,甚至出现呼吸窘迫、休克等严重症状。

3.影像学检查方法

常用的检查方法有胸部正位、患侧斜位或双斜位的X线平片,胸部CT平扫及肋骨CT三维重建。隐匿性骨折因无错位、嵌插、成角等征象,X线平片分辨率较低,可造成漏诊。CT具有较高的空间及时间分辨能力,并可进行薄层重建、骨骼三维重建,且扫描时间短,避免不必要的搬动,能够有效显示细微骨折、软骨骨折。

4.影像学表现

(1)X线表现　主要表现为肋骨骨折部位走行不畅、骨皮质断裂、连续性中断,如出现分离、错位可观察到骨折断端相互重叠,粉碎性骨折有时可发现游离骨块。X线诊断肋骨骨折时观察肋骨边缘皮质线走行,注意走行是否连续、自然,要按顺序逐根观察,注意多发肋骨骨折和骨折并发症,如气胸、液气胸、皮下气肿等。

(2)CT表现　肋骨骨折直接征象是骨折线,表现为骨质内线样低密度影,边缘锐利,肋骨骨皮质连续性中断,呈线状、离断或粉碎性骨折,伴或不伴有断端错位;或仅表现为骨皮质不光整,表现为凹陷性骨折,有时可见肋间位置异常或胸廓变形。

肋骨骨折的间接征象包括两类:一类为周围软组织的挫裂伤,另一类为骨折断端刺破周围血管、胸膜导致的继发性改变。常见的继发性改变有气胸、液气胸、血胸、皮下气肿、纵隔气肿等。

5.典型案例

病例1:患者,女,74岁,外伤后双上肢疼痛伴麻木4 d。胸部CT轴位骨窗图像显示右侧多发肋骨局部骨皮质连续性中断,双侧胸腔可见弧形液性低密度影(图2-2-1A);CT三维成像可见右侧肋骨骨折线(图2-2-1B)。

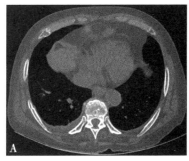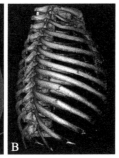

A. CT轴位骨窗;B. CT三维图像

图2-2-1　肋骨骨折

诊断意见:右侧多发肋骨骨折。双侧少量胸腔积液。

病例2:扫码见案例扩展(1)。

病例3:扫码见案例扩展(2)。

6.鉴别诊断

案例扩展(1)

案例扩展(2)

病理性骨折:肋骨肿瘤或其他骨质破坏时,可在较轻外力作用下发生病理性骨折。创伤引起的骨折需要与病理性骨折鉴别,病理性骨折一般有肿瘤病史,无明确外伤史。骨折处骨质常有破坏、骨皮质变薄的表现。

7.分析思路与拓展

（1）分析思路

1）X线观察：视野大，整体感官明显，可以显示肋骨连续性变化，但由于胸腹部脏器结构的复杂性且前后重叠较多，对于前肋骨折、肋骨中段相互重叠处的骨折、隐匿部位或有重叠影的位置如膈下、腋中线、肋软骨骨折及轻微的线样骨折等不能清晰地显示，从而导致漏诊。

2）CT扫描：影像分辨率较高，能够有效显示细微骨折。将多层螺旋CT扫描和三维重建技术结合，可多方位、立体性显示肋骨骨折形态、数量及其他胸廓骨损伤，提高肋骨骨折诊断准确率。CT观察肋骨骨折时，轴位扫描图像有时不易发现沿肋骨走行的细微骨折，常常需要结合冠状位、矢状位重建，多方位多角度观察，避免漏诊。多根肋骨骨折常为连续性肋骨骨折，如发现间隔多根肋骨骨折时，应注意观察细小骨折线，避免漏诊。

（2）拓展   胸壁创伤经常合并软组织损伤，应着重观察软组织损伤的部位有无骨折的存在，以免漏诊隐匿性骨折。软组织损伤表现为软组织肿胀、密度异常及脂肪间隙模糊，部分内含气体影，部分局部血肿形成，表现为皮下团块状高密度影。胸部复合创伤导致的肋骨骨折大多为多根肋骨和/或肋骨多段骨折。此外，不能忽略对胸骨、锁骨及肩胛骨、胸锁关节、胸椎等的观察，在胸椎骨折的观察上，应注意椎管是否受累。

隐匿性肋骨骨折是指肋骨的完整性或连续性已经中断，常规X线或CT检查难以发现模棱两可的轻微骨折，需要经过一段时间随访复查或其他影像学检查方法才能发现。一般情况下，肋骨骨折3周以后，骨折断端可见骨痂形成，较易发现，呈现云雾状稍高密度影，边缘较模糊，在工伤鉴定或司法鉴定中具有重要的实际意义。

参考文献

[1]彭燕,牟莉,马琼英.影像学检查技术在胸部外伤诊断中的应用比较[J].中华肺部疾病杂志(电子版),2018,11(3):351-353.

[2]曾志.肋骨骨折实施多层螺旋CT三维重建与DR胸片诊断的准确性对比分析[J].影像研究与医学应用,2022,6(13):16-18.

二、血气胸

1.概述

创伤性血气胸是指胸部外伤后造成的胸膜腔积血、积气。气胸、血气胸可单独发生，也可合并其他类型的胸部外伤，外伤性血气胸多伴有肋骨骨折，常伴发肺挫裂伤。正常人的胸膜腔内没有血液和气体，只有少量液体。血气胸多继发于多发肋骨骨折、肋骨错位、粉碎性骨折。气胸主要是由于肺组织、支气管破裂，空气进入胸膜腔或伤口穿破胸膜，使胸膜腔与外界沟通所致。血胸主要是胸部损伤引起肺组织破裂出血或肋间血管、胸廓内血管破裂出血所致，可与气胸同时存在。胸腔积血容易导致胸膜腔粘连，引起包裹性积液或包裹性液气胸。另外，血气胸可使胸腔压力增高，肺组织萎陷，将纵隔推向健侧，严重影响呼吸和循环功能，如不及时排出，容易并发感染，形成脓胸。

有的严重胸部钝挫伤，早期并无血气胸的表现，称为迟发性血气胸，迟发性血气胸的诊断标准目前国内尚无统一意见，一般认为伤后2 d发生者即为迟发性血气胸，以1周内占多数，外伤性迟发性血气胸发生原因主要有骨折断端刺破肺组织，胸腔压力骤变导致肺挫伤或肺内血肿出血。

2.临床表现

创伤性血气胸的临床表现取决于出血、积气的量和速度，以及伴发损伤的严重程度。轻者可无明显症状和体征，或表现为气急、胸痛、咳嗽、痰中带血。伴随出血量的增加，病人可有内出血的症状，如面色苍白、呼吸困难、脉细而弱、血压下降等。查体发现伤侧呼吸运动减弱，下胸部叩诊浊音,呼吸音明显减弱,甚至表现为较严重的呼吸与循环功能障碍和休克症状,躁动不安、面色苍白、口渴、出冷汗、呼吸困难、脉搏细数和血压下降等,查体可见伤侧呼吸运动明显减弱,肋间隙变平,胸壁饱满,气管移向对侧,叩诊为浊实音,呼吸音明显减弱甚至消失。

3.影像学检查方法

X线检查可明确气胸的范围、肺萎缩和纵隔移位的程度,但常不能发现少量气胸、血气胸,尤其是危重患者,不能摄立位平片时,胸部 CT 对于少量的气胸和极少量的胸腔积血/液明显优于平片,且由于 CT 对各种组织衰减值不同,通过 CT 值测定可推断是血性还是水性。

4.影像学表现

(1)X线表现　血气胸的 X 线表现因拍摄体位、积气、积血量不同而不同,处于立位时,空气会升至肺尖部,而胸腔积血会由于重力沉积至胸腔底部,但仰卧位拍摄时,积血会位于肺后方胸腔内,气体则可聚集在心膈角和肋膈角处。气胸的主要影像学指征为无肺纹理透亮区并见肺压缩边缘(脏层胸膜);少量血胸时仅见肋膈角变平、变钝,随着积血量的增加,可表现为密度增高影;血气胸可表现为胸腔气液平面,其高低取决于血量的多少。大量血气胸时,肺实质受压迫萎缩,纵隔向健侧偏移。

开放性气胸时在透视下可见吸气时纵隔移向健侧,呼气时纵隔返回原位,甚至移向健侧,引起纵隔摆动;张力性气胸,由于胸腔压力加大,把纵隔推向健侧。液气胸时,可见液面呈水平状,液面上方为透亮的空气影,内侧为受压缩、萎陷的肺组织。

(2)CT表现　气胸的基本 CT 表现为胸膜腔内出现极低密度的气体影,伴有肺组织不同程度的压缩萎陷改变,血气胸则同时合并胸腔积血。血气胸 CT 检查较胸片敏感,气胸表现为带状或半月形无肺纹理透光区,内侧缘可见肺边缘即脏层胸膜线,呈弧形细线样软组织影,与胸壁近乎平行,肺组织的压缩程度与气体量相关,血胸表现为后胸壁弧形或半月形均匀密度增高影,CT 值多在 35 Hu以上。当血气胸量较大时,可观察到患侧胸廓饱满,纵隔可向健侧移位。局限性血气胸往往固定于一处,表现为圆形及梭形的高密度气液平面囊腔样结构,边界清晰,内壁常光滑。

5.典型案例

病例:患者,男,63 岁,车祸致头部外伤、左侧胸痛 6 h。查体左侧胸廓塌陷、压痛,呼吸运动减弱,胸壁气肿。胸部 CT 轴位肺窗图像示左肺可见片状密度增高影,部分实变、膨胀不全,右肺可见稍高密度渗出影;左侧胸腔近纵隔旁可见气体密度影,左侧胸壁可见多发气体密度影(图 2-2-2A);纵隔窗示左侧胸腔近后胸壁可见稍高液性密度影;左侧肋骨局部走行不规则,可见错位(图 2-2-2B)。

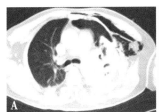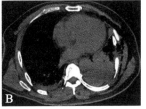

A.胸部 CT 平扫肺窗;B.纵隔窗

图 2-2-2　血气胸 CT 图像

诊断意见:左侧血气胸;左侧胸壁气肿;左侧肋骨骨折;双肺组织挫伤。

6. 鉴别诊断

（1）肺脓肿 肺脓肿通常具有高热,寒战,咳脓臭痰的病史,病灶多位于胸膜下,增强扫描呈环形强化,在 1～2 d 内变化不明显,抗感染治疗后可吸收缩小。

（2）肺大疱 X 线和 CT 上肺大疱边缘呈弧形曲线,囊壁密度均匀,边缘光滑,长时间存在或变化不明显。结合外伤史不难鉴别。

7. 分析思路与拓展

本病有明确的外伤史,影像学表现有一定的特征性,多可作出明确诊断。外伤胸腔大量积气时应注意查找有无支气管断裂,存在范围较大肺大疱时,应避免误诊为气胸。

参考文献

[1] POLIREDDY K, HOFF C, KINGER NP, et al. Blunt thoracic trauma: role of chest radiography and comparison with CT - findings and literature review[J]. Emerg Radiol,2022,29(4):743-755.

[2] BECKER A,DOLA T,BERLIN Y, et al. CT as a first-line modality in elderly patients with stable blunt chest trauma[J]. Chin J Traumatol,2021,24(5):255-260.

三、创伤性湿肺

1. 概述

创伤性湿肺(traumatic wet lung,TWL)是指胸部损伤所引起的肺组织充血、间质水肿或出血的综合性病变,多为迅猛的钝性伤所致,例如撞击、挤压、车祸和坠落等,主要见于受创同侧的肺组织,亦可见于对侧肺组织(即对冲伤)。其主要的病理性特征为肺内小血管的广泛损伤和通透性的增加,最终导致弥漫性肺水肿和肺泡萎陷。

2. 临床表现

由于创伤性湿肺的严重程度和范围大小不同,临床表现有很大的差异,在伤后 12～24 h 呈进行性发展。轻者仅有胸痛、胸闷、气促、咳嗽和血痰等,听诊有散在啰音,血气可正常。严重者则有明显呼吸困难、发绀、血性泡沫痰、心动过速和血压下降等,听诊有广泛啰音、呼吸音减弱或消失,动脉血气分析有低氧血症。严重胸部创伤可导致急性呼吸窘迫综合征,患者出现不能用常规氧疗方式缓解的呼吸窘迫,病情危重者可出现意识障碍,甚至死亡等。

3. 影像学检查方法

影像学检查对创伤性湿肺的损伤部位及损伤程度的早期诊断具有重要价值,X 线及 CT 检查是最常用的影像学检查手段。X 线检查经济、简单、便于复查,是首诊初选最基本的方法,但对创伤的全面诊断准确性不高。CT 具有分辨力高,无前后结构重叠等优点,显示病灶的细节和提供的诊断信息较 X 线胸片丰富。

4. 影像学表现

（1）X 线表现 影像学表现与创伤的严重程度、病变的病理发展阶段有关。病变范围可由小的局限区域到一侧或双侧,程度可由肺纹理增粗模糊,肺野透亮度下降,云雾状病灶到散在斑片状密度影、大片状密度增高阴影。

早期和轻型创伤性湿肺表现为肺血管纹理影增粗、紊乱、模糊网格影等肺间质性病变征象,此为间质型;中期表现为边缘模糊的磨玻璃样改变的云雾状稍高密度影;随着肺内渗出、出血范围的扩大可进展为弥漫实变型;肺组织严重损伤或病变进展时,出现大片状实变,此为节段性实变型。

（2）CT 表现 创伤性湿肺的 CT 表现是由肺间质及肺泡内渗出、出血、水肿及微小肺不张所引起的复合性改变,CT表现可分为以下4型。

1)肺间质型:表现为病变侧肺纹理分布较正常增粗、增多,呈边缘模糊,粗细不均的长条状影,肺纹理间夹杂有斑点状阴影,部分病例外周肺纹理呈网状结构。

2)弥漫实变型:病变沿支气管分布,常侵及一肺或两肺的大部分,表现为肺实质内散在斑点、小片云絮状稍高密度影,密度不均,边缘模糊不清。病灶常很快融合成片或经治疗后吸收消散,与支气管肺炎相似。

3)云雾型:表现为一侧或两侧肺野呈磨玻璃样改变的云雾状稍高密度影,形似肺野蒙上一层"薄纱",透过"薄纱"可见到正常走行的肺纹理,即"面纱征"。

4)节段实变型:表现为成叶、段分布的大片状高密度影,其内密度欠均匀,边界不清、模糊,类似大叶性肺炎或肺段肺炎。

5.典型案例

病例1:患者,男,1岁,车祸伤后6 h。查体胸廓无畸形,双肺呼吸音粗,可闻及痰鸣音。X线胸部正位片示左肺大片状密度增高影(图2-2-3A);胸部CT冠状位及轴位肺窗图像显示左肺成斑片状磨玻璃样渗出及片状实变影(图2-2-3B、C);胸部CT轴位骨窗图像显示左侧肋骨局部骨皮质不连续(图2-2-3D)。

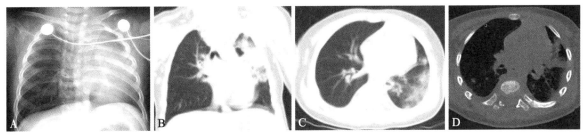

A.X线胸部正位片;B.胸部CT平扫冠状位;C.胸部CT平扫肺窗;D.胸部CT平扫骨窗

图2-2-3　创伤性湿肺X线及CT图像

诊断意见:左肺创伤性湿肺;左侧肋骨骨折。

病例2:扫码见案例扩展(1)。

病例3:扫码见案例扩展(2)。

6.鉴别诊断

案例扩展(1)

案例扩展(2)

(1)感染性肺炎　感染性肺部疾病亦可表现为肺部片絮状、斑片状密度增高影,并可合并有胸腔积液改变,但患者常无明显外伤病史,多伴有咳嗽、发热等症状,查血白细胞计数增高,抗生素治疗有效。

(2)肺水肿　间质性肺水肿起病缓慢,液体主要积聚在肺间质内,特征性表现为肺野透光度降低,肺门影增大、模糊,小叶间隔增厚,可出现克利A、B、C线和胸腔少量积液,可见支气管"袖套征"。肺泡性肺水肿起病急骤,液体主要聚在肺泡内,特征性表现为两肺内、中带对称性大范围渗出性病变,典型者表现为"蝶翼征"。

(3)肺出血　肺出血多是由于肺血管损伤所致血液通过受损伤部位渗透到肺泡和肺间质内。CT表现为小片状或大片状实变影,中心密度较高,边缘较淡,可跨叶分布,消散较慢,肺出血常引起胸腔少量积血,致后胸壁见弧形稍高密度影。而创伤性湿肺密度较淡,发生时间早,消散快。

（4）肺挫裂伤　肺挫裂伤是由于当强大的暴力作用于胸壁时,胸廓受压或挫伤,肺内压力突然增高,使肺组织产生挫裂伤引起出血,常伴湿肺改变,肺挫裂伤的病理损伤较重,一般早于湿肺出现,肺挫裂伤的CT表现为肺内片状、斑点状高密度影,中心密度较高,吸收较慢,一般为1~3周,主要表现为肺内血肿的吸收过程,并常遗留纤维索条影。而创伤性湿肺不一定伴有肺挫裂伤,多表现为薄雾状,随渗液的增多,可融合成大片高密度影,湿肺消散较快,一般3~7 d即可有明显吸收,且不遗留任何痕迹,如不能按期吸收消散,且遗留纤维索条影,则说明创伤性湿肺伴随肺挫裂伤。

7.分析思路与拓展

患者通常有严重的胸部外伤病史,影像检查发现双肺斑片状阴影,可合并胸廓骨骨折,软组织肿胀,皮下积气,胸腔内积气积液等。

参考文献

[1]韦军.胸部X线和螺旋CT诊断创伤性湿肺的价值[J].影像研究与医用应用,2018,2(9): 169-170.

[2]魏贤英,刘兆伟,吕浩轩.螺旋CT多平面重组在创伤性湿肺诊断中的应用价值[J].现代医用影像学,2018,27(6):1850-1851,1854.

[3]时璐,于进洋.创伤性湿肺的CT表现[J].中国中西医结合影像学杂志,2015,13(5):550-552.

第三节　肺部肿瘤

一、肺癌

1.概述

肺癌是起源于肺部支气管黏膜或腺体的恶性肿瘤,男性肺癌发病率和死亡率均占所有恶性肿瘤的第一位,女性发病率占第二位,死亡率占第二位。

（1）肺癌的分类　大体病理形态上,根据肿瘤的发生部位,肺癌分为以下三种类型。

1）中央型肺癌:中央型肺癌是指发生于肺段或肺段以上支气管的肺癌,主要为鳞状上皮癌、小细胞癌、大细胞癌及类癌。部分腺癌也可为中央型。中央型肺癌引起支气管狭窄或梗阻后发生一系列阻塞改变:阻塞性肺炎也较早发生,阻塞性支气管扩张为支气管内的粘液潴留导致内径增宽。阻塞性肺炎与支气管扩张往往同时存在,并合并肺膨胀不全。最终因支气管阻塞、肺内气体完全吸收而发生阻塞性肺不张。

2）周围型肺癌:周围型肺癌是指肿瘤发生于肺段以下支气管的肺癌。可见于各种组织学类型。肿瘤内可形成瘢痕或坏死。肿瘤内坏死物经支气管排出后形成较大空洞者称为空洞型肺癌。肺上沟瘤是指发生在肺尖部的周围型肺癌,并与脏层胸膜接触,目前又称为肺尖癌。

3）弥漫型肺癌:弥漫型肺癌是指肿瘤在肺内弥漫分布。此型一般为细支气管肺泡癌。肿瘤可为多发结节型,表现为一叶、多叶或两肺多发粟粒大小的结节病灶。也可表现肺炎型,即癌组织导致一叶、数叶或两肺多发肺实变,大体病理形态类似大叶性肺炎。

（2）肺癌的播散转移类型,包括以下几种。

1）直接扩散:靠近肺外围的肿瘤可侵犯脏层胸膜,癌细胞脱落进入胸膜腔,形成种植性转移。中央型或靠近纵隔面的肿瘤可侵犯脏壁层胸膜、胸壁组织及纵隔器官。

2）血行转移:癌细胞随肺静脉回流到左心后,可转移到体内任何部位,常见转移部位为肝、脑、肺、骨骼系统、肾上腺、胰等器官。

3）淋巴道转移:淋巴道转移是肺癌最常见的转移途径。癌细胞经支气管和肺血管周围的淋巴管,先侵入邻近的肺段或叶支气管周围淋巴结,然后到达肺门或隆突下淋巴结,再侵入纵隔和气管旁淋巴结,最后累及锁骨上或颈部淋巴结。

2. 临床表现

肺癌的临床表现比较复杂,早期症状常较轻微,甚至可无任何不适。中央型肺癌症状出现早且重,周围型肺癌症状出现晚且较轻,甚至无症状,常在体检时被发现。肺癌的症状大致分为:局部症状、全身症状、肺外症状、浸润和转移症状。

3. 影像学检查方法

（1）X 线检查 主要用于筛查,肺癌在胸片上可显示大体位置及大小。

（2）CT 检查 能够显示许多在 X 线胸片上难以发现的影像信息,可以有效地检出早期肺癌,从CT 图像可以看到肺癌的部位、大小,以及是否已经转移及转移的部位。

4. 影像学表现

（1）中央型肺癌

1）X 线表现 :中央型肺癌的早期 X 线胸片上可能没有任何异常表现。常见的阳性征象为支气管阻塞而引起的斑片及条索状阻塞性肺炎阴影。进展期肺癌有以下表现。①肿瘤瘤体征象:X 线胸片显示肺门肿块阴影,肿块位于一侧肺门,突向肺野,边缘清楚,可有分叶;②支气管阻塞征象:阻塞性肺气肿发生于一个肺叶表现为肺叶体积增大,阻塞性肺炎为局限性斑片状阴影或肺段、肺叶实变阴影。支气管完全阻塞时发生肺不张。阻塞性肺不张可发生于一个肺段、肺叶或一侧肺,其体积缩小、密度增高,周围结构向病变移位,其凹面向下的下缘与肺门肿块下凸的下缘相连,形成反置的或横置的"S"状,称为反"S"或横"S"征。其他各叶的肺不张往往与肺门肿块同时存在,使肺不张的肺门侧密度增高、阴影增宽或有肿块突出。

2）CT 表现 :早期中央型肺癌在常规 CT 检查基础上加用薄层或 HRCT 扫描可发现肺叶支气管内的结节,肺叶及肺段支气管管壁增厚、管腔狭窄或阻塞。进展期中央型肺癌表现肺门肿块和支气管狭窄、阻塞及管壁增厚,也可为支气管腔内结节。支气管阻塞常合并管腔狭窄,或突然截断。阻塞性肺不张的肺体积减小,密度增高。有的可见肺门有肿块影,可为原发灶与肺门转移淋巴结的融合阴影。

（2）周围型肺癌

1）X 线表现:①肿瘤的密度,肿瘤密度一般比较均匀。较大的肿瘤内部可发生坏死液化而形成空洞。肿瘤内的空洞可为多发小空洞或为单发较大的空洞。肺癌空洞的特点为空洞壁多为厚壁,但常厚薄不均,内缘凹凸不平,有的形成结节,空洞内可有液平,但较少见,空洞外缘呈分叶状,少数为薄壁空洞。具有空洞的肺癌以鳞癌多见。X 线上显示内有钙化的肿瘤发生率约为1% ,一般为密度较高的结节或点状钙化。②肿瘤的边缘,多数肺癌的边缘呈凹凸不平的分叶状轮廓,称为分叶征。多数肿瘤的边缘毛糙,具有毛刺征。

2）CT 表现:①肿瘤的密度,为软组织密度,可有厚薄不均的空洞,内壁可有结节,外缘清楚,有分叶。②瘤体边缘,肿瘤分叶征较常见,少数肿瘤边缘光滑或呈多个浅弧形。分叶征与肿瘤各部位生长速度不同有关,并可在支气管、血管进出肿瘤及胸膜陷入的部位形成明显的凹陷。多数肿瘤边缘毛糙、有毛刺。

（3）弥漫型肺癌

1）X线表现：两肺多发弥漫病变累及肺叶、肺段，两肺多发弥漫病变为结节或斑片状影，结节呈粟粒状大小，其密度相似，以两肺中、下部较多。

2）CT表现：对病变的形态、分布及细微病灶的显示优于X线检查。肺叶、肺段的实变在CT上可见"空气支气管征"，为肺泡实变而支气管内仍有气体所致。由于肿瘤的侵犯及肺间质异常，含气的支气管不规则狭窄、扭曲及具有僵硬感，细小分支消失截断。

5.典型案例

病例1：患者，男，57岁，农民。主诉：咳嗽伴胸闷1月余，患者行胸部多层螺旋CT平扫及增强扫描。CT平扫示左肺下叶肺门处见软组织肿块影（图2-3-1A、B），轻度强化（图2-3-1C、D），最大截面大小约70mm×56mm，见分叶，左肺下叶支气管闭塞，周围见片状高密度影，纵隔内及双侧肺门见肿大淋巴结。

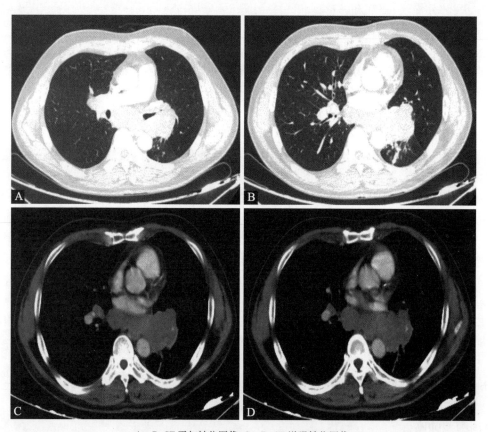

A～B.CT平扫轴位图像；C～D.CT增强轴位图像

图2-3-1　中央型肺癌CT平扫、增强图像

诊断意见：左肺下叶中央型肺CA并阻塞性肺炎。纵隔内及双侧肺门肿大淋巴结。

病例2：扫码见案例扩展（1）。

病例3：扫码见案例扩展（2）。

案例扩展（1）

案例扩展（2）

6. 鉴别诊断

(1) 中央型肺癌的阻塞性肺炎在胸部 X 线片上有时易误认为一般肺炎或继发性肺结核。CT 检查时应注意所属支气管有无狭窄,薄层或 HRCT 扫描可清楚显示支气管腔的狭窄与阻塞。同时应注意有无肺门及纵隔淋巴结肿大。中央型肺癌引起的肺不张应与结核及慢性肺炎的肺叶实变区别。结核性肺不张内常见含气支气管像,并常伴支气管扩张,有钙化,周围有卫星灶,结核、肺炎所致肺不张均无肺门肿块,支气管通畅。中央型肺癌须与支气管结核区别。肺癌的支气管狭窄较局限,而支气管结核的狭窄范围较长,可累及主支气管及叶、段支气管。肺门肿块是诊断肺癌的重要依据。

(2) CT 对于早期周围型肺癌的诊断有重要意义,有助于肺癌与其它肺内小于 2 cm 的孤立结节的鉴别。肺癌的特点是有空泡征,边缘毛糙、有分叶征,周围血管集中和胸膜凹陷等。结核球的特点为边缘光滑清楚,无分叶或分叶较浅,可有点状或斑片状钙化及卫星灶;错构瘤边缘光滑清楚,有浅分叶或无分叶,病变内有脂肪及钙化。CT 引导下经皮穿刺活检对于肺癌诊断的敏感性可高达 93%~96%,此种方法安全,是周围型肺癌定性诊断的可靠方法。

(3) 弥漫型肺癌:两肺多发斑片影及肺叶、肺段实变影,与肺炎鉴别困难。病变经抗感染治疗不吸收,有淋巴结肿大,均有助于与肺炎鉴别。

7. 分析思路与拓展

(1) 分析思路　首选确定肺癌类型,为中央型肺癌、周围型肺癌或弥漫型肺癌。中央型肺癌为肺门区肿块并支气管狭窄或阻塞致阻塞性肺炎或肺不张,周围型肺癌为肺段以下肿块,有分叶、毛刺或胸膜牵拉,弥漫型肺癌为弥漫性病变或斑片影。

(2) 拓展　注意与其他疾病的鉴别诊断,明确是何种肺癌后,要观察有无肺内转移、纵隔转移、远处转移及骨转移,以保证诊断的全面性。

参考文献

[1] 赫捷,李霓,陈万青,等. 中国肺癌筛查与早诊早治指南[J]. 中华肿瘤杂志. 2021,43(3):243-268.

二、错构瘤

1. 概述

错构瘤的概念最早是由德国病理学家 Albrecht 于 1904 年提出,用以描述器官内正常组织可能因发育异常而导致的某种肿瘤样畸形。肺错构瘤以往认为不是真性肿瘤,而是由内胚层和间胚层发育异常而形成,现认为是起源于支气管的未分化间质细胞,是一种真正的间叶性良性肿瘤。

其病理组织成分有软骨、纤维组织、平滑肌、脂肪。依据肿瘤内组织成分的不同,肺错构瘤分为软骨型和纤维型肺错构瘤。根据肿瘤发生部位分为中央型和周围型肺错构瘤,以周围型肺错构瘤多见。典型的错构瘤包含多种间充质成分,从纤维黏液样或软骨连接组织(不成熟软骨)到成熟的软骨和良性支气管上皮细胞,有时也可见脂肪、肌肉、骨髓和骨骼组织。

肺错构瘤好发于男性及中青年患者,平均年龄约为 40 岁以上,发病率为 0.25%,占肺部良性肿瘤的 75%~77% 和肺孤立性结节的 6%~8%,仅次于肺癌和肉芽肿性病变。

2. 临床表现

根据发生的部位,错构瘤可分为周围型及中央型。位于肺段以下支气管和肺内的错构瘤称为周围型错构瘤。发生在肺段和肺段以上支气管者称为中央型错构瘤。周围型错构瘤较多见,在肺内形成结节及肿块。中央型错构瘤阻塞支气管引起阻塞性肺炎和肺不张。在组织学上周围型错构瘤主要由软骨组织构成,并混杂有纤维结缔组织、平滑肌和脂肪等组织。中央型错构瘤脂肪组织较多。

周围型错构瘤较小时无任何症状而在体检时偶然发现。较大的肿瘤可引起咳嗽、咯血,并引起气短等压迫症状。中央型错构瘤主要临床表现为阻塞性肺炎而引起的咳嗽、咳痰、发热及胸痛,其临床及影像学表现类似于肺内炎症,较小的中央型错构瘤很少有临床表现。

3.影像学检查方法

(1)X线检查　X线上表现为均匀致密的阴影,也可为不均匀阴影,可伴有钙化。钙化影呈现爆米花状的图案,周边部密度相对较低,可能为脂肪组织。"爆米花征"是肺错构瘤的特征性表现,但不多见而且不是肺错构瘤所独有。

(2)CT检查　对于肺错构瘤的诊断率更高。病灶边缘光滑,多呈圆形或类圆形,无毛刺征,可有分叶征。病灶多小于5cm。肿块多为软组织密度肿块,其内多有脂肪密度区为其典型CT表现。病灶内钙化为斑点状或斑片状,典型钙化为"爆米花状"。肿块多位于肺内,少数可靠近肺门,亦可位于气管腔内,肺门及纵隔内无肿大淋巴结。增强后肿块无强化或仅轻度强化。

4.影像学表现

(1)X线表现　周围型肺错构瘤以肺内的孤立结节阴影较多见,少数为较大的肿块阴影。病变边缘清楚,无明显分叶,但可有浅分叶表现。部分病变内有钙化,典型的钙化呈"爆米花状"。中央型错构瘤引起的阻塞性肺炎表现为斑片状模糊阴影,阻塞性肺不张表现为肺叶肺段的不张,肺组织体积缩小。

(2)CT表现　周围型肺错构瘤的CT表现为肺内结节,直径多在2.5cm以下,少数肿瘤较大,可达5cm以上。瘤体内有斑点状或爆米花状钙化,部分病变具有脂肪密度,CT值为-90~-40HU。多数病变边缘清楚、光滑,也可有轻度凹凸不平或不规则状。HRCT检查有助于显示小病灶瘤体密度及边缘的形态。CT增强检查绝大多数病灶无明显强化,动态增强扫描的时间-密度曲线无上升的改变。对于中央型肺错构瘤,CT可显示主支气管及肺叶支气管腔内的肿瘤结节,边缘光滑清楚。结节附着处的支气管壁无增厚,肺段支气管的错构瘤仅表现为支气管截断。病变支气管远端肺组织内有阻塞性肺炎或肺不张形成的肺组织实变影。HRCT能够清楚显示支气管内结节及管腔狭窄截断。螺旋CT多平面重建可从支气管长轴方向显示病变与支气管的关系。

5.典型案例

病例1:患者,女,37岁,主诉:体检发现左肺占位5月余,现病史:5月前,于当地医院体检时发现左肺占位,查胸部CT示:左肺下叶见大小约40.2mm×36.2mm×43.3mm的类圆形混杂密度团块(图2-3-2A、B),内见钙化灶,边界清晰,增强扫描可见轻度不均匀强化(图2-3-2C、D)。

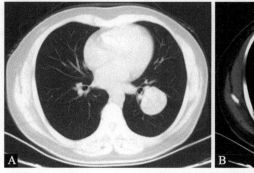
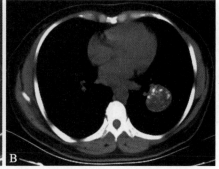

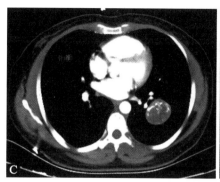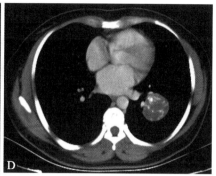

A~B.CT平扫轴位;C~D.CT增强轴位

图2-3-2　肺错构瘤CT平扫及增强图像

诊断意见:左肺下叶占位,考虑错构瘤。

6.鉴别诊断

(1)结核球　结核球由纤维包膜包裹干酪样物质所构成,多位于上叶尖后段及下叶背段,结核球中钙化常见,但多为斑片状或不规则状,病灶内无脂肪成分,瘤内可有裂隙样小空洞存在,瘤体交界面可不光滑。常可见长毛刺及胸膜牵拉,邻近胸膜增厚,周围肺野可见纤维、钙化或增殖等卫星病灶及灶周瘢痕性局灶肺气肿,增强扫描无强化或仅见包膜强化,随访中病灶不增大反而缩小,临床多有结核病史。

(2)周围性肺癌　错构瘤与早期周围性肺癌的临床表现相似,较难鉴别。肺错构瘤X线检查多伴有钙化,无胸膜凹陷征、边缘毛刺及空洞,也不伴有周围性肺癌消瘦、淋巴结增大等特征表现。通过病理检查可明确诊断及鉴别。

(3)肺炎性假瘤　也表现为肺内孤立性结节,但其形态多不规则多呈收缩形态(可有平直征、向心性弓形凹陷征、桃尖征或卷毛征),边缘毛糙、模糊,有长毛刺,内部多无钙化及脂肪,有时可有小空洞,病灶与邻近胸膜广基相贴,周围可见纤维条索状阴影或炎性浸润灶,经抗感染治疗病灶可有缩小。

7.分析思路与拓展

(1)分析思路　先确定病变位于肺内或肺外,再确定肺叶及肺段,较小病变在X线平片显示困难,CT检查能更好地显示病变位置及大小。病变形态光整,无明显分叶,内可见爆米花状钙化,部分内见脂肪密度影。

(2)拓展　肺错构瘤早期多无明显症状,逐渐发展后,由于肺错构瘤的大小及生长部位不同,可具有不同的症状。肺内的错构瘤多无症状,气管腔内的错构瘤发展到一定大小时会引起支气管管腔的狭窄或阻塞,出现咳嗽、咳痰、喘鸣、胸痛、发热、气短及咯血等症状。

参考文献

[1]刘佳琦,洪顺达,姜建,等.不典型肺错构瘤的CT表现及误诊分析[J].实用放射学杂志,2019,
35(5):730-733.

三、肺转移瘤 >>>

1.概述

肺是转移瘤的好发脏器,约30%的恶性肿瘤患者会发生肺部转移。除原发肺癌自身转移外,最常见的原发肿瘤是乳腺癌、胃肠道肿瘤、肾癌、黑色素瘤、肉瘤、淋巴瘤、白血病、卵巢癌。肺转移的途径有血行转移、淋巴道转移和肿瘤直接侵犯。

2.临床表现

咳嗽、痰中带血、呼吸急促,患者出现肺部广泛转移、癌性淋巴管炎、胸膜转移而导致胸腔内液体积聚增多时,可有呼吸困难甚至呼吸衰竭。患者主观上感觉吸气不足,呼吸费力。外观上呼吸较浅,节奏急促。若肿瘤压迫上腔静脉,可导致上腔静脉综合征,患者表现为头面部及上肢水肿、头晕、颈部及上胸部浅表静脉扩张。

3.影像学检查方法

(1)X线检查 检查方便,通过此项检查,可以初步判断肺转移瘤的数目、大小、部位等。

(2)CT检查 为胸部疾病最常见检查之一。通过此项检查,可清晰显示肺部转移瘤的数目、大小、部位、形态等,并可初步鉴别肺原发性肿瘤和转移性肿瘤。

4.影像学表现

(1)X线表现 血行转移表现为两肺多发结节及肿块阴影,以两肺中、下肺野常见,较大的病灶可达10 cm以上,较小的病变为粟粒结节病灶。病变边缘清楚,密度一般均匀。较大的肿块内可有空洞。也可表现为单发的结节和肿块,小结节及粟粒病变多见于肾癌、结肠癌、骨肉瘤及精原细胞瘤等的转移。成骨肉瘤的肺转移可有钙化。淋巴道转移表现为网状及多发细小结节阴影,多见于两肺中、下肺野。

(2)CT表现

1)孤立结节型:病灶多为圆形或椭圆形,双下肺多见,边缘光滑锐利,密度均一,中到高密度,少数可有分叶。

2)多发性的病灶:可表现为多发结节型,多发团块型,以及广泛的粟粒型,成骨肉瘤的肺转移可有钙化。

3)淋巴管炎型:一侧或双侧肺内见不规则增粗、僵硬的线状纹理,自肺门向肺野延伸,可伴有小结节影,肺容量受限,晚期可有肺门淋巴结肿大。

4)空洞型:患者可为薄壁空洞或厚壁空洞,空洞内凹凸不平。

5)中央型:表现为肺门肿大或肺内肿块或者是结节性的肺不张、阻塞性肺炎。

6)胸腔积液:以单侧的胸腔积液为多见,多为肺内有多发的阴影,少部分可不伴有结节影。

5.典型案例

病例:患者,女,49岁,左下肺占位,双肺多发结节影(图2-3-3A、B)。左肺下叶见团块影(图2-3-3B),有分叶及短毛刺,周围胸膜牵拉。

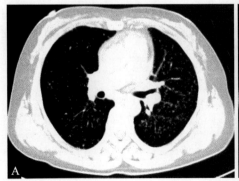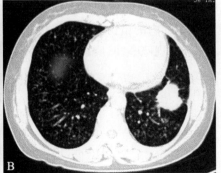

A~B.双肺CT平扫轴位图像

图2-3-3 肺转移瘤CT图像

诊断意见:左肺下叶周围型肺癌并双肺多发转移。

6.鉴别诊断

　　肺转移瘤须与肺结核、肺炎、肺真菌病、胶原病、尘肺、结节病等鉴别。肺结核是最常见的须与肺转移瘤鉴别的疾病。急性血行播散型肺结核的大小、密度、分布均匀,血行转移的结节大小及分布可不均匀。多发的肺结核有时须与转移瘤鉴别,肺结核无卫星灶时鉴别困难,须结合临床及实验室检查诊断。淋巴道转移的支气管血管束均匀增粗须与间质性肺水肿鉴别,而血行转移造成的支气管血管束结节状增粗很少见于肺水肿及肺纤维化。另外,支气管血管束及小叶间隔结节状增粗须与结节病、尘肺鉴别,后者常有小叶结构扭曲变形等肺间质纤维化改变。

7.分析思路与拓展

　　(1)分析思路　明确病史,是否有原发肿瘤,原发肿瘤类型及病理不同,肺转移瘤形态有所不同,并注意与肺内其他弥漫性疾病相鉴别。

　　(2)拓展　肺转移瘤病变较大、数量较多,X线可明确诊断。较小及较少的肺转移瘤通过CT扫描方能明确诊断及判断病变部位、数量、大小、形态及内部结构,为原发肿瘤病因不明确时提供参考。

参考文献

[1]孙元元,张苧之,曹孟儒,等.乳腺癌肺转移机制及治疗进展[J].实用肿瘤学杂志,2022,36(2):173-177.

四、硬化性肺细胞瘤　▶▶▶

1.概述

　　硬化性肺细胞瘤是发病率仅次于肺错构瘤的肺良性肿瘤,由 Liebow 和 Hubbell 首次明确描述并命名,发病率占良性肺肿瘤的 18.1%。多见于女性,男女比例约 1:5,推断发病与雌激素作用有关,中位年龄约为 50 岁,亚裔多见。

2.临床表现

　　多数为体检发现,表现缺乏特异性,如咳嗽、咳痰、痰中带血、胸痛及发热等。组织学结构有血管瘤区、硬化区、乳头状区和实性区,多以不同比例混杂,大多数肺硬化性细胞瘤常出现在肺实质内的周边区域,离肺门结构偏远。形态上多呈圆形或类圆形,单发多见,表现为肿块或结节,一般边缘比较清楚,少数有包膜包绕。

3.影像学检查方法

　　(1)X线检查　检查方便,通过此项检查,可以初步判断硬化性肺细胞瘤的数目、大小、部位等。

　　(2)CT检查　为胸部疾病最常见检查之一。通过此项检查,可清晰显示硬化性肺细胞瘤的大小、部位、形态等。

4.影像学表现

　　(1)X线表现　多数为单发孤立结节或肿块,偶见多发报道,左右肺各叶发病率相仿,圆形或类圆形,境界清晰,无毛刺,部分可见浅分叶,密度均匀,与肌肉相仿,30%可见结节样或点状钙化。

　　(2)CT表现　多数病例明显强化,具有一定特征性,部分结节强化不明显,与肿瘤病理构成有关。注射对比剂后病灶均匀强化,CT值可达 90~110 Hu。

　　具有肺内良性肿瘤的CT特征:类圆形结节或肿块,边缘光滑,边界清晰,部分可见分叶征,无毛刺和卫星灶。密度一般较均匀,肿瘤各种组织成分比例不同决定了CT密度的差异,高密度区为瘤体内血凝块充填的血管瘤区,等密度区为瘤体的实性成分,低密度区为瘤体内充满液体的囊性区。文献报道CT图像上肿瘤钙化发生率约为45.8%,多数呈点状,少数呈不规则索条状、斑片状。少数病灶表现为磨玻璃密度结节或肿瘤边缘出现磨玻璃密度影,无"空气支气管征",无空泡征及胸膜凹陷征等恶性征象,病理证实为肺泡上皮增生及肺泡出血所致。CT强化程度及方式取决于组织成分和病灶大小,小病灶以血管瘤型和乳头型为主,呈均匀明显强化;随着病灶增大,实性型和硬化型成分逐渐增多、分布不均,强化程度较低,呈不均匀强化。

CT特殊征象如下。

1)尾征:肿瘤边缘尾状突起,多位于病灶近端靠近肺门一侧,少数病灶与肺门血管分支相连,可能与肿瘤对肺门血管生长趋向性有关。

2)肺动脉为主征:表现为与健侧相同位置肺动脉比较,患侧病灶近肺门端的肺动脉管径明显增粗,可能与肿瘤需要更多供血有关。

3)贴边血管征:肿瘤边缘可见明显强化的点状血管断面或条状血管影,与良性肿瘤可压迫、推挤周围血管等产生包绕、聚拢等改变有关。有的学者将该征象称为支气管血管束挤压征。

4)空气新月征:肿瘤边缘可见弧形透亮影,好发于近肺门侧,可能与瘤周出现受压支气管单项阀门效应有关。

5)灶周磨玻璃影征:在肺窗上有时病灶的周边可见弧形磨玻璃密度阴影,患者可出现咯血症状。

5.典型案例

病例:患者,女,40岁,体检发现右上肺占位15d。右肺上叶近纵隔处见软组织团块影(图2-3-4A、B),边缘见钙化,最大截面约32 mm×31 mm,周围见血管束贴边通过及磨玻璃样高密度影,边界清楚,增强扫描呈渐进性欠均匀强化(图2-3-4C、D)。

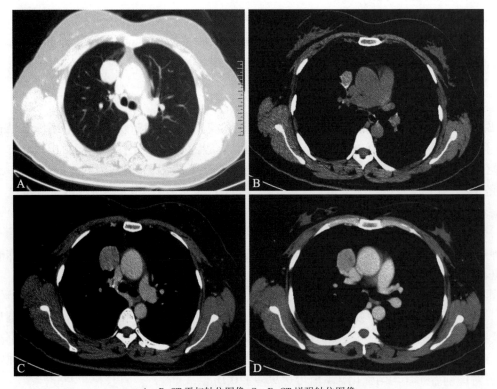

A~B.CT平扫轴位图像;C~D.CT增强轴位图像

图2-3-4　硬化性肺细胞瘤CT平扫、增强图像

诊断意见:右肺上叶占位,考虑硬化性肺细胞瘤。

6.鉴别诊断

(1)周围型肺癌 病灶呈不规则形为主,一般边缘可有细小毛刺、深分叶、胸膜凹陷等,增强扫描明显不均匀广泛强化,强化程度不如肺硬化性细胞瘤;可伴肺门及纵隔淋巴结肿大。

(2)错构瘤 多见于男性,具有典型良性肿瘤的共同特征,病灶内测到脂肪密度是其特征性的征象,典型者钙化呈"爆米花状",增强扫描多不均匀轻度强化;与含有明显钙化的肺硬化性细胞瘤鉴别稍困难,但二者同属良性肿瘤,不影响治疗方案。

(3)结核瘤 密度多不均匀,可有中心坏死、弥漫斑点状或层状钙化,有的可见边缘裂隙样空洞,卫星灶;增强CT扫描示边缘性强化或不强化。可结合临床资料与硬化性肺细胞瘤鉴别。

(4)曲霉菌球 一般位于空洞或空腔最低处,常随体位改变而移动位置,一般无强化。

7.分析思路与拓展

(1)分析思路 硬化性肺细胞瘤边缘光整,无毛刺或卫星灶,边界清晰,部分病变含钙化灶,CT扫描更有优势,尤其是CT增强扫描。病灶体积较小,以血管瘤型和乳头型为主时,呈均匀明显强化;病灶较大,实性型和硬化型成分逐渐增多、分布不均,强化程度较低,呈不均匀强化。

(2)拓展 硬化性肺细胞瘤多见于中年女性,推断发病与雌激素作用有关,常出现在肺实质内的周边区域,离肺门结构偏远。形态上多呈圆形或类圆形,单发多见,表现为肿块或结节,一般边缘比较清楚,少数有包膜包绕,常需要与错构瘤及结核球相鉴别。

参考文献

[1]叶建刚,叶郁红,代组建,等.36例肺硬化性肺细胞瘤的临床病理及免疫表型[J].临床与病理杂志 2022,42(4):785-792.

第四节 弥漫性肺疾病

一、特发性肺纤维化

1.概述

特发性肺纤维化(idiopathic pulmonary fibrosis,IPF)是一种原因不明的慢性进行性加重的肺部纤维化性间质性肺疾病。放射学和组织病理学以普通型间质性肺炎(usual interstitial pneumonia,UIP)为特征。早期症状不明显,病程中主要表现为渐进性呼吸困难,常伴有干咳、消瘦等。IPF好发于长期吸烟的中老年男性,此类患者中位生存期为3~5年,5年生存率仅为20%~40%。IPF是以成纤维细胞大量增生与浸润为特征的肺纤维性炎症病变,其肺组织结构遭炎症破坏后经纤维性修复而形成瘢痕组织,可影响正常心肺功能,甚至可并发肺心病、肺动脉高压、恶性肿瘤等,严重威胁患者生命健康。

2.临床表现

IPF发病年龄多为40~50岁,男性稍多于女性。绝大多数病程为慢性,起病骤急者罕见。肺功能受损以限制性通气障碍、弥散功能障碍为主。主要症状如下。①呼吸困难:劳力性呼吸困难并进行性加重、呼吸浅速可有鼻翼扇动和辅助肌参与呼吸,但大多没有端坐呼吸。②咳嗽、咳痰:早期无咳嗽,后可有干咳或少量黏液痰,易有继发感染。出现黏液脓性痰或脓痰,偶见血痰。③全身症状:可有消瘦、乏力、食欲缺乏、关节酸痛等,一般比较少见,急性型可有发热。常见体征有:①呼吸困难和发绀。②胸廓扩张和膈肌活动度降低。③两肺中下部 Velcro 啰音,具有一定特征性。④杵状指(趾)。⑤终末期呼吸衰竭和右心衰竭相应征象。

3.影像学检查方法

肺间质纤维化的检查可采用普通 X 线及 CT 检查。

(1)X 线检查　胸片摄片技术须注意穿透条件适当,应用中度增感屏,聚焦要小。

(2)CT 检查　近年来影像学发展迅速,HRCT 扫描有既定操作规范、可重复性强,其结合薄层扫描、重建图像细节、骨算法展现等多种技术,并提高矩阵、工作电压电流,从而显著降低扫描层面中局部容积效应,清楚地观察 IPF 患者肺组织的细微组织结构,对于 IPF 的诊断,特别是早期肺泡炎与纤维化鉴别及蜂窝肺的发现极有帮助。同时 HRCT 可捕获整个肺部的纤维化累及范围并分析影像特征的异质性,在临床工作中通常根据 HRCT 所示纤维化范围大致判断患者病情轻重。

4.影像学表现

(1)X 线表现　早期表现可正常或仅见两肺中下野细小网织影。随着病变发展可出现不对称、弥漫性网状、条索状及结节状影,可扩展至上肺野。病变晚期结节影增大,伴广泛厚壁囊状影,形似蜂窝状,称为蜂窝肺。并发阻塞性肺气肿时,可见肺野透亮度增强。若气囊破裂可发生自发性气胸。肺纤维化严重时可发生肺动脉高压和肺源性心脏病。

(2)CT 表现　①磨玻璃样密度及实变影:病变早期,两下肺后外基底段可见小叶状稍高密度影,其内可见含气支气管影,支气管血管束增粗。②线状影:呈与胸膜面垂直的细线影,长 1～2 cm,宽约 1 mm,多见于两肺下叶,也可见于其他部位。两肺中内带小叶间隔增厚则表现为分支状细线影。③胸膜下弧线影:为胸膜下 0.5 cm 以内的与胸膜内面弧度一致的弧线状影,长 5～10 cm,边缘较清,多见于两下肺后部。④蜂窝影:肺泡的毁损,两肺中外带分布为主,多发大小不等囊样透亮影,偶尔呈弥漫性分布,囊腔直径>5 mm,此征象不可逆。

确定 UIP 可总结为:双肺胸膜下基底部为主的网状改变,可见明确蜂窝影,内可见牵拉性支气管扩张,进展期可表现为蜂窝影的增多,并由下向上,由外向内蔓延,造成小支气管的扩张、肺气肿、晚期双肺弥漫分布多发囊状透亮影,呈蜂窝肺的表现。

5.典型案例

病例:患者,男,70 岁,农民。主诉:反复咳嗽、胸闷 1 年,加重 1 个月。咳嗽、咳少量痰,无发热、胸痛。白细胞计数(−),中性粒细胞计数及百分比(−),淋巴细胞计数(−);查体:T 36.7 ℃,P 80 次/min,R 20 次/min,BP 130/80 mmHg。CT 平扫轴位图像示两肺胸膜下可见多发大小不等蜂窝影,两肺底胸膜下为著,多层分布,内可见牵拉性支气管扩张。病变整体边界清,未见明确磨玻璃密度影及结节影(图 2-4-1)。

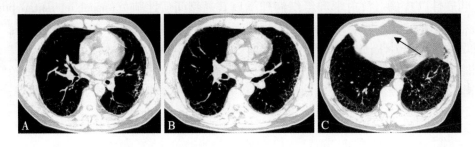

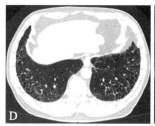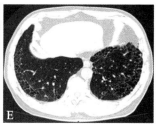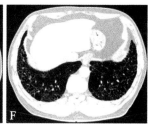

A～F.CT 轴位肺窗图像

图 2-4-1 特发性肺纤维化 CT 轴位图像

诊断意见:两肺内间质性改变,影像表现符合确定型 UIP 型。

6.鉴别诊断

需要与本病鉴别的主要有以下几种疾病。

(1)非特异性间质性肺炎(NSIP) 分为富细胞型及纤维化型。富细胞型以肺内磨玻璃密度影为主要表现,磨玻璃密度可肺内分布,胸膜下可见闲置区,此型比较容易鉴别。纤维化型NSIP 可见多量网状影,牵拉性支气管扩张,并可见少许蜂窝影,部分征象与可能 UIP 有交叉,可从疾病的动态演变并结合病人年龄及肺功能变化来鉴别。

(2)结缔组织病相关间质性肺疾病(ILD)的 UIP 型 结缔组织疾病为一大类疾病,累及肺内形成 ILD 表现是比较常见改变。其中累及肺内最容易表现为 UIP 类型的就是类风湿关节炎。类风湿关节炎相关肺内 ILD 改变以上肺为主分布,也可出现上肺多于下肺,上肺蜂窝及间质改变可出现"直边征"或"刀切样"表现。除了肺内 ILD 累及以外,类风湿还有临床一系列表现,肺内还可出现类风湿结节、小气道累及、胸腔积液等改变。

(3)尘肺及其他病因所导致的 UIP 型改变 导致间质性改变的病因有很多,对 ILD 的分型诊断,影像学与组织病理学一致,病因学的鉴别可结合临床病史排查,有无过敏、职业病、肿瘤治疗等病史,并可结合病变演变及相关实验室检查综合诊断。

7.分析思路与拓展

(1)分析思路

1)X 线检查时应注意鉴别早期表现、进展期表现及终末期表现,留意胸膜下病变改变,有无蜂窝影出现。注意观察伴随征象,有无气胸。早期表现 X 线片价值有限。

2)CT 有多种重建方法,除了常规轴位显示外,还有多平面重建,透明肺重建等多种重建技术,可为病变的具体定位及范围提供重要依据。CT 敏感性强,尤其薄层多平面重建技术的应用,早期病变亦可清晰显示。在观察时,应首先判断肺内病变是否为间质性改变,主要征象及伴随征象都为哪些。在反复对比复查中留意蜂窝影的增大与否及肺内有无合并结节或肿块。

3)应重点明确蜂窝影,蜂窝代表的是肺泡的毁损,各种原因导致的肺泡毁损都可形成蜂窝改变,但特发间质纤维化的蜂窝以两肺下叶基底部胸膜下为首发,再由下向上、由外向内蔓延。

4)结合病史及影像表现排除鉴别诊断,做出诊断结论。若诊断结论不确定,可以给出进一步建议,如穿刺检查。

5)最后对影像描述及结论进行复核:是否针对临床提出的问题进行了解答? 获得此结论的依据是否足够? 结论中是否提供以下信息:①间质性改变具体分型;②是否确定 UIP 型? ③是否合并肺部感染;④有无胸腔积液、有无肺内结节。

(2)拓展 IPF 是肺部疾病的终末期病理学变化,胶原纤维沉积、纤维灶聚集会破坏肺部顺应性,会严重降低生活质量,最终引发呼吸衰竭。病情越严重,HRCT 纤维面积越大,生活质量越差。

根据 2013 年发表的美国胸科学会/欧洲呼吸学会有关特发性间质性肺炎(idiopathic interstitial penumonia,IIPs)的国际多学科分类,IIPs 分为主要的 IIPs、罕见的 IIPs 和不能分类的 IIPs。主要的 IIPs 有 6 种类型,包括 IPF、特发性非特异性间质性肺炎(iNSIP)、呼吸性细支气管炎伴间质性肺疾病(RB-ILD)、脱屑性间质性肺炎(DIP)、隐源性机化性肺炎(COP)、急性间质性肺炎(AIP)。少见的 IIPs 有 2 种类型,包括特发性淋巴细胞性间质性肺炎(iLIP)、特发性胸膜肺实质弹力纤维增生症(iPPFE)。IPF 是主要的特发性间质性肺炎中最为常见的一种类型。

2011 年美国胸科学会(ATS)、欧洲呼吸学会(ERS)、日本呼吸学会(JRS)以及拉丁美洲胸科学会(ALAT)发表《特发性肺纤维化诊治循证指南》,废除原有的非创伤性主要标准和次要标准,强调 HRCT 在诊断 IPF 重要性。2011 年国际指南强调 HRCT 诊断 UIP 条件:确诊 UIP 型(符合 4 项全部)。①病变主要位于胸膜下和肺基底部;②异常的网格状阴影;③蜂窝样改变,伴或不伴牵拉性支气管扩张;④无不符合 UIP 型的任何一条。出现下列任何一项时即为不符合 UIP 型:①病变主要分布于上、中肺;②病变主要沿血管支气管束分布;③广泛的磨玻璃影(范围超过网状影);④丰富的微结节影(两侧,以上叶分布为主);⑤散在的囊状影(多发、双侧、远离蜂窝肺区域);⑥弥漫性马赛克征/空气潴留(双侧、三个肺叶或更多肺叶受累);⑦支气管肺段/肺叶实变。2018 年《ATS/ERS/JRS/ALAT 特发性肺纤维化诊治循证指南》中指出,IPF 诊断标准除维持 2011 年诊断标准外,对 HRCT 改变进一步分层,即 UIP 型;很可能 UIP 型;不确定 UIP 型和其他诊断等四个层面。确定 UIP 型亦是可以不通过病理而由 HRCT 直接确诊的疾病。HRCT 在 IPF 随访中亦起到举足轻重的作用,长期纤维化的刺激,容易导致肺癌的发生,在随访过程中,HRCT 可清晰显示肺内结节样病变的有无,并依据形态学信息对结节样病变进行初步定性诊断,为 IPF 合并早期肺癌的诊断提供了重要的依据。

参考文献

[1] RAGHU G, REMY-JARDIN M, RICHELDI L, et al. Idiopathic pulmonary fibrosis (an update) and progressive pulmonary fibrosis in adults: an official ATS/ERS/JRS/ALAT clinical practice guideline [J]. Am J Respir Crit CareMed, 2022, 205(9):e18-e47.

[2] MORAN-MENDOZA O. Idiopathic pulmonary fibrosis update: reconciliation with hypersensitivity pneumonitis guidelines required? [J]. Am J Respir Crit Care Med,2022, 206(10):1293.

[3] HANDA T, TANIZAWA K, OGUMA T, et al. Novel artificial intelligence-based technology for chest computed tomography analysis of idiopathic pulmonary fibrosis [J]. Ann Am Thorac Soc, 2022,19(3):399-406.

[4] COTTIN V, MARTINEZ FJ, JENKINS RG, et al. Safety and tolerability of nintedanib in patients with progressive fibrosing interstitial lung diseases: data from the randomized controlled INBUILD trial[J]. Respir Res, 2022, 23(1):85.

[5] KOO CW, LARSON NB,PARRIS-SKEETE CT,et al. Prospective machine learning CT quantitative e-valuation of idiopathic pulmonary fibrosis in patients undergoing anti-fibrotic treatment using low- and ultra-low-dose CT[J]. Clin Radiol,2022,77(3):e208-e214.

[6] DE LA ORDEN KETT MORAIS SR, FELDER FN, WALSH SLF. From pixels to prognosis:unlocking the potential of deep learning in fibrotic lung disease imaginganalysis[J]. Br J Radiol, 2024, 97(1161):1517-1525.

[7] TANAKA Y,SUZUKI Y,HASEGAWA H,et al. Standardised 3D-CT lung volumes for patients with idiopathic pulmonary fibrosis[J]. Respir Res,2022,23(1):142.

[8] HUMPHRIES SM, MACKINTOSH JA, JO HE, et al. Quantitative computed tomography predicts outcomes in idiopathic pulmonary fibrosis[J]. Respirology,2022,27(12):1045-1053.

[9] 王莹,曾晓丽,包海荣,等.肺纤维化合并肺气肿综合征肺功能及与高分辨率CT定量相关性分析[J].国际呼吸杂志,2022,42(7):532-539.

[10] 杜开锋,张来,贺红梅,等.3D-胸部CT估算肺纤维化程度在特发性肺纤维化预后分析中的应用[J].复旦学报:医学版,2021,48(2):217-223.

二、肺泡蛋白沉积症

1. 概述

肺泡蛋白沉积症(pulmonary alveolar proteinosis,PAP)是一种特殊类型的弥漫性肺实质性疾病,1958年由Rose等人首先报道,故又称Rosen-Castle-man-Liebow综合征,以肺泡内PAS染色阳性磷脂蛋白质物质异常沉积在末梢气道及肺泡腔内而肺泡间隔正常且少有细胞浸润为特征。PAP分为原发性和继发性,病因不明的称原发性;继发性分为3种类型:①继发于恶性肿瘤及其他导致患者免疫功能严重低下的疾病,最常见于血液系统恶性肿瘤,肺癌也可合并PAP;②肺部感染;③吸入某些无机矿物质或化学物质。发病原因未明,目前有多种假说:①肺泡巨噬细胞功能异常,使肺泡表面活性物质过度分泌或清除减少;②肺泡表面活性物质生成过多或清除减少;③吸入硅、铝等无机粉尘;④结核分枝杆菌、奴卡菌、真菌和卡氏肺孢子虫等感染;⑤免疫缺陷状态;⑥粒细胞-巨噬细胞集落刺激因子(GM-CSF)基因缺陷或机体产生GM-CSF抗体,继之引起Ⅱ型肺泡上皮细胞和肺巨噬细胞活性缺乏,不能有效地清除肺泡表面活性物质。另外,PAP的发病也可能与GM-CSF/白介素-3(IL-3)/白介素-5(IL-5)受体的13链突变、GM-CSFcDNA点突变或肺表面活性物质蛋白-B(SP-B)编码基因发生突变有一定关系。无论是何种原因引起,最终肺表面活性物质(pulmonary surfactant,PS)在肺泡巨噬细胞(alveolar macrophage,AM)和肺泡内积聚,导致气体交换障碍,进而诱发低氧性呼吸衰竭,继发感染与肺纤维化的风险也有所增加。

2. 临床表现

PAP通常隐匿起病,好发年龄为30~50岁,男性发病率高于女性,临床症状常无特异性,患者最常见的临床表现为缓慢进展的活动后气喘、咳嗽和咯痰,部分患者伴有胸闷,胸痛、咯血等症状,临床比较少见。患者肺部体征多为阴性,合并感染时可有湿啰音,呼吸衰竭严重患者可有发绀、杵状指等表现。晚期肺纤维化患者肺部可及捻发音。

3. 影像学检查方法

肺泡蛋白沉积症检查可采用普通X线及CT。

(1)X线检查　可发现肺内密度较高磨玻璃密度改变。但病变累及范围较小时易漏诊。

(2)CT检查　低剂量HRCT扫描,所得图像同样可以清晰显示肺小叶、肺间质等微细结构病变,该扫描方法简单、耗时明显缩短,辐射剂量和对设备的损耗均明显降低,便于临床诊断、复查及随访。胸部HRCT检查对PAP的诊断具有重要意义,能更好地显示和评价肺部病变的形态和分布范围。

4. 影像学表现

(1)X线表现　双侧肺叶可见对称分布的,由肺门区向外周带延续的肺泡实变影,局部可见网状结节,呈不对称浸润改变,呈典型的"蝶翼征",与肺水肿表现相似,但无肺水肿临床表现。肺门结构显示模糊,肺门血管结构不清;肺野外周带透亮度好,中内带肺纹理增粗、增强;心影、双侧横膈面显示清楚,胸膜无增厚、牵拉等异常,极少出现胸腔积液及淋巴结增大征象。

(2)CT表现　HRCT征象主要表现如下:①磨玻璃影或肺实变阴影,主要以磨玻璃影为主,可弥漫分布或局限分布,病灶内肺血管纹理仍可见,当肺泡腔内蛋白样物质少量填充时表现为磨玻璃密度影,当肺泡腔内蛋白样物质大量填充时则表现为实变影。②"地图征"和"铺路石征"分布(特征表现),"地图征"分布,由于肺泡腔内蛋白物质充填密度增高与病变周围代偿性过度充气而密度减低的正常的肺泡腔形成对比,又因病变呈随机分布特点,故形成"地图征"表现;当病变累及小叶间隔,使之因水肿或炎性浸润而增厚时,则呈现多边形、不规则形网状影,形成"铺路石征"表现。③充气支气管征,一般发生于中央区域磨玻璃影或实变影中。④"蝶翼状"分布。⑤无纵隔及肺门淋巴结增大。⑥纤维化表现,可出现在疾病中晚期但临床很少见。

5.典型案例

病例:患者,男,43 岁,工人。主诉:间断胸闷 1 年,1 年前无明显诱因出现胸闷,多于活动后明显,偶感气短,呃逆后症状可缓解。无头痛、头晕,无咳嗽、咳痰,无发热、纳差、乏力,无恶心、呕吐。4 d 前于当地医院体检,胸部 CT:考虑慢性间质性肺水肿可能大。查体:T 36.5 ℃,P 90 次/min,R 20 次/min,BP 130/75 mmHg。血常规、血凝、肿瘤标记物、心肌酶谱正常。CT 平扫轴位图像肺窗示两肺对称沿肺门为中心分布磨玻璃密度影,内可见小网格影,病变边界清晰,呈"地图样"分布,内可见"铺路石"样改变。两肺血管影未见增粗,肺门影不大。肺内未见结节影(图 2-4-2 A~F)。纵隔窗示心影不大,肺动脉未见增宽,未见胸腔积液及心包积液(图 2-4-2 G~I)。

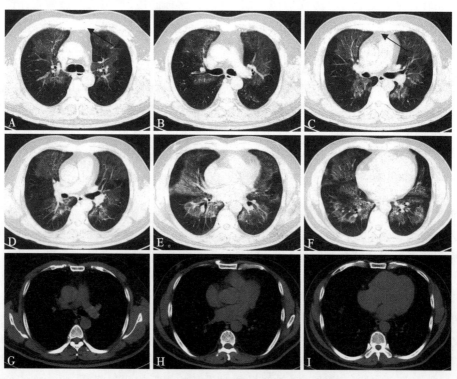

A~F.CT 轴位图像肺窗;G~I.CT 轴位图像纵隔窗

图 2-4-2　肺泡蛋白沉积症 CT 轴位图像

诊断意见:①CT 诊断为两肺磨玻璃密度影,结合临床,综合考虑肺泡蛋白沉积症。②最终诊断,肺泡灌洗,肺泡蛋白沉积症,PAS(+)。

6.鉴别诊断

　　虽然"铺路石症"及"地图样"改变是 PAP 特征表现,但并不是 PAP 所特有,还需要与其他疾病鉴别。

（1）心源性肺水肿　磨玻璃样阴影和蝶翼征改变呈肺门旁对称分布，并有心影增大，血管影增粗，胸腔积液，心包积液，临床上有心脏病症状和体征，病变出现快，随着心功能好转，吸收也快。

（2）弥漫性肺泡出血　与本病影像表现相似，亦可见磨玻璃影，但无小叶间隔增厚及"铺路石征"等表现，临床上病人可有咯血、贫血、血细胞降低，而且疾病短期内随访病变可有明显吸收。

（3）外源性过敏性肺泡炎　因对某种物质过敏引起，分布弥漫，以两肺中下肺叶或肺外区显著，呈不规则斑片状边缘模糊影，也可表现为粟粒状病灶，病变呈游走性；发病与工作和生活环境有一定的关系，变应原接触史是诊断的重要依据，脱离发病环境临床症状消失。

（4）某些特殊感染（如肺孢子菌肺炎、巨细胞病毒性肺炎）　临床常以发热、咳嗽、咳痰为主要症状，患者起病急，短期内症状明显加重，影像学表现以肺部斑片影或片状致密影为主要特征，且随症状加重影像学表现亦加重，临床抗感染治疗后，患者临床症状明显好转，且肺部影像学表现亦明显改善

（5）恶性肿瘤（细支气管肺泡癌和转移性癌性淋巴管炎）　CT征象可见弥漫分布的粟粒性结节影，以中下肺叶明显，结节大小2~3mm，分布对称亦可不对称，无PAP"铺路石"样或"地图"样改变，鉴别并不困难。

（6）间质纤维化　具有典型的劳力性呼吸困难症状，亦常见杵状指等临床体征，听诊出现爆裂音可高度提示肺纤维化可能；CT表现为双侧胸膜下不对称分布的网格状影、蜂窝状低密度影及磨玻璃致密影，此外伴有纵隔及肺门淋巴结增大，结合相关病史和CT征象，与PAP鉴别不难。

7.分析思路与拓展

（1）分析思路

1）"地图征"和"铺路石征"分布是PAP较为特征性的CT征象，有助于PAP的早期诊断，CT准确识别此征象对临床诊断意义重大。

2）观察肺内磨玻璃密度病变时要注意有无合并小叶内间隔增厚，即小网格，还要留意磨玻璃密度病变边界及整体分布趋势，是沿肺门分布、胸膜下肺部还是上肺分布为主。

3）应重点观察病变有无伴随征象：有无胸腔积液、心包积液，有无血管影增粗、有无纵隔肺门淋巴结肿大，有无伴发结节。

4）结合病史及影像表现排除鉴别诊断，仔细询问临床病史及化验，查看心功能指标、血常规、感染及肿瘤相关临床化验结果，作出诊断结论。若诊断结论不确定，可以给出进一步建议，如结合肺泡灌洗。

5）最后对影像描述及结论进行复核：是否针对临床提出的问题进行了解答？获得此结论的依据是否足够？

（2）拓展　"地图征"的形成是由于肺泡表面活性物质填充，致使肺泡密度增高，以及胶原沉积和间隔轻微炎症反应所致，病灶与正常肺组织界限清晰，病变内部蛋白沉积物不溶于水，增厚的小叶间隔限制其随肺泡液流动，也一定程度上限制了病灶的蔓延，使病变周围肺组织相对不受侵犯，随病程进展逐步形成"地图"样改变。虽然特征性胸部HRCT表现结合临床可提示PAP的诊断，但确诊仍需病理学支持，通过不同的肺活检方法，病理检查发现肺泡灌洗液涂片和或肺泡腔内充满主要含磷脂和蛋白质的过碘酸-Schiff（PAS）染色阳性颗料状物质。肺泡蛋白沉积症的主要治疗方法包括肺灌洗治疗和GM-CSF治疗，但是否需要治疗与疾病严重程度有关，对尽管存在明显的影像学病变而无症状、肺功能轻度（弥散功能轻度下降）或无异常的患者可选择定期观察临床症状、

肺功能、影像学变化,对症状较轻、休息时血氧正常、运动时有低氧血症的患者,可建议吸氧或GM-CSF替代治疗,对有严重的呼吸困难和低氧血症的患者,推荐肺灌洗。肺灌洗治疗包括分段支气管肺泡灌洗和全肺灌洗。目前普遍认为全肺灌洗是治疗PAP最有效的方法,多数患者耐受性较好,灌洗后患者氧合指数和肺功能有明显改善,而且全肺灌洗对各种类型PAP均有治疗效果。近年来,中医药疗法在PAP治疗中的潜在应用前景逐渐被发现,其有效性仍有待深入研究。期待未来依据PAP的发病机制,开发出创伤更小、更有效的新型疗法。

参考文献

[1] HAWKINS P, CHAWKE L, CORMICAN L, et al. Autoimmune pulmonary alveolar proteinosis: a discrepancy between symptoms and CT findings[J]. Lancet,2021,398(10296):e7.

[2] BHATIA A, SODHI KS, GAUBA R, et al. Pediatric lung mri in pulmonary alveolar proteinosis: an alternative to ct as a radiation-free modality[J]. Indian J Pediatr,2022,89(6):616-617.

[3] JOUNEAU S, MÉNARD C, LEDERLIN M. Pulmonary alveolar proteinosis[J]. Respirology,2020,25(8):816-826.

[4] KUMAR A, ABDELMALAK B, INOUE Y, et al. Pulmonary alveolar proteinosis in adults: pathophysiology and clinical approach[J]. Lancet Respir Med,2018,6(7):554-565.

[5] Salvaterra E, Campo I. Pulmonary alveolar proteinosis: from classification to therapy[J]. Breathe (Sheff),2020,16(2):200018.

[6] Griese M, Panagiotou P, Manali ED, et al.. Autoimmune pulmonary alveolar proteinosis in children [J]. ERJ Open Res,2022,8(1):00701-2021.

[7] 于芳,冯倩倩,张红雷,等. 特殊染色在诊断和鉴别诊断肺泡蛋白沉积症中的应用[J]. 中日友好医院学报,2019(2):120.

[8] 赵婷婷,蔡后荣,李燕,等. 具有非典型影像改变的肺泡蛋白沉积症3例报道并文献复习[J]. 疑难病杂志,2019,18(8):791-794.

[9] 刘小琴,丁晶晶,赵琪,等.109例肺泡蛋白沉积症临床影像及病理特征分析[J].临床肺科杂志,2020,25(5):649-653.

[10] 陈峥,张炳东,谭志军,等. 全肺灌洗技术治疗遗传性肺泡蛋白沉积症1例[J]. 中华儿科杂志,2022,60(4):350-352.

[11] 王天真,曹孟淑. 肺泡蛋白沉积症的诊治进展[J]. 临床肺科杂志,2022,27(4):598-602.

[12] 杜倩妮,宋伟,隋昕,等.肺泡蛋白沉积症的高分辨率CT定量分析及视觉评分与肺功能的相关性研究[J]. 中华放射学杂志,2018,52(4):267-271.

第五节 纵隔肿瘤

一、胸腺瘤

1. 概述

胸腺上皮肿瘤(thymic epithelial tumor,TET)是前纵隔肿瘤中最常见的类型,占纵隔肿瘤的15%~22%;其中以胸腺瘤最常见,根据其生物学特性分为侵袭性与非侵袭性胸腺瘤。非侵袭性胸腺瘤包括A型,即髓质型或梭形细胞型胸腺瘤;AB型,即上皮细胞、淋巴细胞混合型胸腺瘤。侵袭性胸腺瘤包括 B1 型,即富含淋巴细胞的胸腺瘤、淋巴细胞型胸腺瘤、皮质为主型胸腺瘤或类器官胸腺瘤;B2 型,即皮质型胸腺瘤;B3 型,即上皮型、非典型、类鳞状上皮胸腺瘤或分化好的胸腺癌;C 型即胸腺癌。

病理分期:Ⅰ期即肉眼见完整包膜,镜下无包膜外侵犯。Ⅱ期即侵犯纵隔脂肪组织或胸膜,或在镜下见包膜受累及。Ⅲ期即累及心包、大血管或肺等重要组织。ⅣA 期即胸膜腔播散(胸膜或心包转移)。ⅣB 期即淋巴或血源转移,胸腔外播散(以骨转移最常见)。

2. 临床表现

各年龄段均可发生胸腺瘤,绝大多数患者好发于 50~60 岁,儿童胸腺瘤非常少见。胸腺瘤的发生在性别中无明显差异。多数胸腺瘤患者无任何症状,部分患者因肿瘤压迫或侵犯周围结构而产生相应的症状,部分伴有自身免疫性疾病,其中重症肌无力最为常见。多数胸腺瘤呈膨胀性生长,有完整包膜。30%~60% 的胸腺瘤呈浸润性生长。

3. 影像学检查方法

X 线可发现位于胸骨后间隙体积较大的肿块,有时正位片上可见凸向一侧外缘清晰的肿物。CT 是最佳检查方法,可同时行平扫及增强扫描。MRI 利用血管流空效应,无须对比剂即可显示胸腺瘤与大血管的关系,平扫结合增强扫描能够准确地显示肿瘤的血供特征。

4. 影像学表现

(1)X 线表现 多位于前纵隔中部,小的胸腺瘤多不能显示;较大者可见单侧或双侧纵隔弧形或结节状阴影,外缘清晰,有时可见斑片状或弧形钙化。恶性者体积较大,生长迅速,呈分叶状,外缘毛糙不整。

(2)CT 表现 非侵袭性胸腺瘤多表现为圆形、类圆形实质性肿块,有包膜,边界光滑,密度均匀,肿瘤-心脏-大血管接触面多为突出型、平坦型或凹陷型,增强扫描轻至中度强化,与周围组织结构分界清晰。侵袭性胸腺瘤形态多不规则,呈分叶状,内部密度不均匀,囊变、坏死多见,少数可见钙化,增强扫描呈明显不均匀强化,大血管被挤压、推移或包绕。还可发生胸膜、心包种植,经横膈腹部播散以及肝脏、淋巴结、骨骼、肾脏和脑的淋巴道和血道转移。

(3)MRI 表现 典型者 T1WI 呈均匀等或略低信号影,与邻近肌肉信号相近,约 20% 者可显示包膜信号;T2WI 呈略高信号,如有囊变则呈长 T1 长 T2 信号;侵袭性胸腺瘤在 T1WI 及增强图像上可显示肿块浸润周围结构,并清晰显示肿大淋巴结。

5. 典型案例

病例 1:患者,男,48 岁。主诉:发现左侧上眼睑下垂 4 d。查体:T 36.6 ℃,P 85 次/min,R 21 次/min,BP 121/77 mmHg,神志清,言语清晰,疲劳试验(+)。CT 平扫示前纵隔可见一类圆形软组织密度结节,边界清晰,密度均匀,大小约 23 mm×27 mm(图 2-5-1A)。CT 增强扫描动脉期病灶呈轻度均匀强化,增强扫描静脉期病灶持续均匀轻度强化(图 2-5-1B~D)。

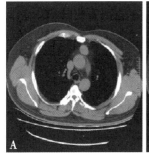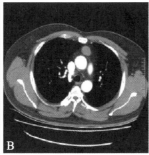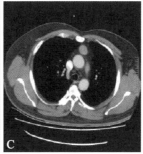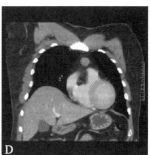

A. CT 平扫轴位;B. CT 增强动脉期;C. CT 增强静脉期;D. CT 增强静脉期冠状位

图 2-5-1 胸腺瘤 CT 图像

案例扩展

诊断意见:前纵隔软组织密度结节,良性可能大,考虑胸腺瘤可能大。

病例2:扫码见案例扩展。

6.鉴别诊断

主要与前纵隔好发肿瘤鉴别。

(1)胸腺增生　是重症肌无力的常见原因之一,多无明确的结节或肿块,50%以上者CT表现为胸腺弥漫增大,形态正常,密度与正常胸腺类似。

(2)胸骨后甲状腺　与颈部甲状腺相连,位于气管前间隙内,也可伸入气管与食管后方,位置多较胸腺瘤稍高,边界清晰,肿物多为实质性,密度不均匀,可伴有点状、环状钙化和不强化的低密度区,体积较大者可压迫推移气管、食管等周围结构。

(3)淋巴瘤　呈融合的软组织块影,形态多不规则,密度均匀或不均匀;增强扫描后病灶呈轻度均匀强化,病变包绕邻近大血管,相应血管明显受压变窄。

7.分析思路与拓展

(1)分析思路

1)只有较大的胸腺瘤才能在胸部X线片上显示,因此,当结合临床病史怀疑胸腺瘤时,胸部X线片价值有限。

2)CT和MRI检查对识别、定位、定性胸腺瘤有重要价值,应重点观察这些图像前纵隔是否存在异常密度/信号及病变的数目、大小、形态、边缘及增强后密度/信号。非侵袭性胸腺瘤多表现为圆形、类圆形实质性肿块,有包膜,边界光滑,密度、强化多均匀;侵袭性胸腺瘤形态多不规则,多呈分叶状,内部密度不均匀,囊变、坏死多见,少数可见钙化,增强扫描呈明显不均匀强化。对于发生在不典型部位的其他纵隔肿瘤也有很大价值。

3)应重点观察病变与相邻结构的关系:周围组织或脏器与之分界是否清楚、是否有包绕、推挤、压迫、浸润等是鉴别是否为侵袭性胸腺的可靠依据,非侵袭性胸腺瘤与周围结构分界清楚;侵袭性胸腺瘤常见纵隔大血管被挤压、推移或包绕。

4)对检查视野内的其他组织和器官均要仔细检视:有无纵隔淋巴结肿大、有无胸腔和心包积液、有无其他脏器的侵犯和转移等征象均是判定胸腺瘤是否为侵袭性的证据,同时对手术可切除性的评估也有重要意义。

5)结合病史及影像表现排除鉴别诊断,作出诊断结论。若诊断结论不确定,可以给出进一步建议,如穿刺检查。

6)最后对影像描述及结论进行复核:是否针对临床提出的问题进行了解答,获得此结论的依据是否足够。

(2)知识拓展　纵隔可以心包为界分为前、中、后纵隔,心包前为前纵隔,心包后为后纵隔,心包为中纵隔。对于纵隔肿瘤,定位信息对诊断非常具有价值,前纵隔好发肿瘤为胸内甲状腺肿、胸腺瘤及畸胎瘤等,中纵隔好发肿瘤为淋巴瘤、支气管囊肿等,后纵隔好发肿瘤为神经源性肿瘤。"好发"仅代表发病率较高,并不代表全部,对于发生在不典型部位的纵隔肿瘤,应从其他影像学征象中(如密度、强化方式与邻近结构关系等)寻找有诊断价值的征象。

由于胸腺的胚胎发育特点,胸腺瘤可发生于自颈部到横膈之间的任何部位,但大部分位于前上纵隔,多位于升主动脉、右心室流出道和肺动脉上方的血管前间隙。典型者位于一叶内,向一侧突出,向两侧生长者较少。可沿血管间隙突入邻近中、后纵隔,少数位于下纵隔,偶可见位于肋膈角处。直径大约10 cm的肿瘤为恶性的可能性明显增大。

参考文献

[1]王加珍,史浩,周永利.胸腺瘤的X线平片、CT诊断(附23例分析)[J].中国中西医结合影像学杂志,2006,4(3):183-185.

[2]王永国,赵永庆.胸腺瘤的诊治进展[J].中国医药指南,2012(31):436-437.

[3]朱全新,王庆荣,姚巧林,等.多排螺旋CT对胸腺癌的诊断价值[J].中国CT和MRI杂志,2018,16(1):58-59,90.

二、淋巴瘤

1.概述

发生于淋巴结或节外淋巴组织的恶性肿瘤,霍奇金病(Hodgkin disease,HD),又称霍奇金淋巴瘤(Hodgkin lymphoma,HL)。非何杰金氏淋巴瘤(non-Hodgkin lymphoma,NHL),又称非霍奇金淋巴瘤。好发于前、中纵隔,多同时侵及多个淋巴结。HD年轻人更常见,常以无痛性淋巴结肿大就医,可造成肿块邻近组织的压迫症状,组织器官浸润出现迟。血嗜酸性细胞升高及乳酸脱氢酶活力增高有助于判断。HD疗效显著预后佳。

病变好发于淋巴结、肝、脾、肾、骨髓、胸部、胃肠道,及发生特异性皮肤损害等。NHL进展相对迅速且预后不良。发生于纵隔的淋巴瘤可以多结节的形态出现,边界多可分辨,较大且圆隆,密度相对低,密度形态具有相似性,分布于大血管等结构间并推移血管等结构,尤以HD更多见。

2.临床表现

最早的表现多是浅表淋巴结呈无痛性进行性肿大,常缺乏全身症状,进展较慢。初起淋巴结柔软,无触痛。后期增大迅速,可粘连成一巨大肿块。其特点为邻近组织无炎症,不能用以解释淋巴结肿大的原因。肿大的淋巴结可以引起局部压迫症状。全身症状可有低热。常有食欲减退、恶心、盗汗和体重减轻,这些症状当病灶局限时常不出现。

3.影像学检查方法

纵隔淋巴瘤的影像学检查方法有很多种,其中X线影像学检查可以帮助确定肿瘤的部位、大小、密度等。增强CT仍然是判断肿瘤性质的最佳影像学方法。而磁共振检查在判定肿瘤有没有侵犯以及区分肿瘤复发、瘢痕方面优于CT。

4.影像学表现

(1)HD　①HD患者伴有肺部结节时,约85%可出现多组淋巴结受累。②部分患者仅可见一组淋巴结增大,但不常见。③异常淋巴结为散在分布、边界易分辨,也可边缘不规则。④HD患者中增大淋巴结表现多种多样,多呈软组织密度。⑤增强扫描可发现淋巴结内低密度坏死,也可表现为密度不均匀,但不伴有明显坏死。⑥纵隔结构如上腔静脉、食管和气管也可受累。⑦钙化很少见。淋巴结钙化点可出现在少数未经治疗而状况好转的患者中,但更多见于治疗后的患者。⑧HD的纵隔淋巴结增大较易累及胸腺;胸腺受侵时,肿块可突向两侧纵隔。

(2)NHL　①NHL患者出现单一淋巴结组受累更常见。②NHL患者后纵隔淋巴结组受累比HD患者更常见。③增大淋巴结或纵隔肿块由于坏死或囊变可形成局部密度减低区。④淋巴结钙化或肿块形成较少见。

5.典型案例

病例:患者,女,21岁。主诉:胸痛2周,咳嗽、胸闷1周。胸痛主要位于前胸部,夜间疼痛加重,疼痛为撕裂痛,持续半小时自行缓解。吸入冷空气咳嗽加重,运动后胸闷加重,活动后自行缓解,伴颈部、眼睑肿胀。查体:T 36.6 ℃,P 121次/min,R 23次/min,BP 108/68 mmHg,眼睑肿胀,颈部肿胀,呼吸运动正常,体重无减轻。门诊以"胸痛"收入科。CT平扫示双侧锁骨上、双侧胸廓入口

处、前上纵隔及右肺门见多发团片状、结节状软组织密度灶,密度均匀,边界清晰(图2-5-2A);CT
增强扫描动脉期病灶轻度均匀强化,病变包绕纵隔大血管、双侧头臂静脉及上腔静脉,相应血管明
显受压变窄(图2-5-2B),增强扫描静脉期,病灶仍呈轻度均匀强化(图2-5-2C~E)。

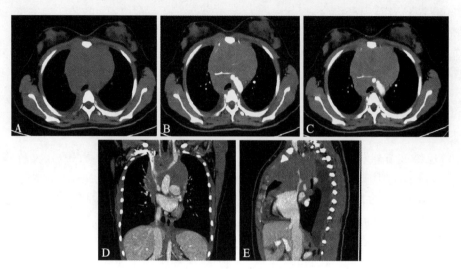

A. CT 平扫轴位;B. CT 增强动脉期;C. CT 增强静脉
期;D. CT 增强静脉期冠状位;E. CT 增强静脉期矢状位

图2-5-2　纵隔淋巴瘤 CT 图像

诊断意见:双侧锁骨上、双侧胸廓入口处、前上纵隔及右肺门多发占位,纵隔大血管受压变
窄,考虑恶性可能大,淋巴瘤? 请结合临床。

6. 鉴别诊断

主要与前纵隔好发肿瘤鉴别。

(1)畸胎瘤　可见脂肪、软组织和钙化等多种组织成分,囊性和脂肪成分是特征性的 CT
表现。

(2)胸内甲状腺肿　密度较高,冠、矢状位图像或在连续层面上观察多可显示病灶起源于
甲状腺;异位的甲状腺组织与甲状腺无关联,但其密度也与正常甲状腺或甲状腺病变的密度
相仿。

(3)胸腺瘤　多为前纵隔圆形、椭圆形或分叶状的肿块,可见囊变,病灶内可伴有钙化。有
时侵袭性胸腺瘤和淋巴瘤鉴别诊断较为困难,两者均可向周围浸润生长,但淋巴瘤多伴有其他
部位的肿大淋巴结。

7. 分析思路与拓展

(1)HD 通常认为是单病灶起源,逐渐向邻近的淋巴结扩散,跳跃性播散极少见。与 HD 相
比,NHL 被认为是多中心起源。NHL 患者必须进行腹部、骨盆及颈部的扫描,因其常见跳跃性播散。
NHL 患者腹部组织器官受累比 HD 常见。

(2)HD 患者出现症状时常已有肺部浸润,通常伴有纵隔和/或同侧肺门淋巴结增大,伴有胸腔
积液常由淋巴管和静脉血管回流不畅引起,而非肿瘤侵犯胸膜所致。全身骨骼的病灶常出现溶骨
和成骨并存(如象牙质脊椎)。

(3)恶性淋巴瘤包括 NHL 和 HD。两者共同的特点是都会累及纵隔淋巴结,但是方式不同。

（4）前纵隔淋巴结、内乳淋巴结、气管旁淋巴结及肺门淋巴结增大是 NHL 和 HD 的共同特征。

（5）NHL 患者多累及上纵隔淋巴结（血管前及气管前淋巴结）增大。隆突下淋巴结、肺门淋巴结和心膈角淋巴结增大较为少见。后纵隔淋巴结的增大多见于 NHL。

参考文献

[1]黄潭玉,崔冰.纵隔内淋巴瘤的 CT 诊断与鉴别研究[J].中国 CT 和 MRI 杂志,2017,(4):68-70.

[2]李文文.纵隔内淋巴瘤的 CT 诊断与鉴别研究[J].影像研究与医学应用,2018,(14):54-55.

[3]莫森林,靳仓正,谭树生.纵隔内淋巴瘤的 CT 诊断鉴别分析[J].心理医生,2017,23(27):174.

[4]杜拯国.纵隔内淋巴瘤的 CT 诊断与鉴别研究[J].内蒙古中医药,2013,32(10):77-78.

三、神经源性肿瘤

1. 概述

神经源性肿瘤是指来源于后纵隔交感神经节、副神经节、末梢神经的肿瘤,是后纵隔最常见的肿瘤。多位于胸椎两侧的椎旁沟内。成人最常见的是神经纤维瘤（neurofibroma）和神经鞘瘤（neurilemmoma）,以 20～30 岁多见,儿童最常见的是神经母细胞瘤（neurobalstoma）。

2. 临床表现

肿瘤圆形或类圆形,表面光滑。生长缓慢,病变范围较小时,常无明显症状。肿瘤较大时,严重时可影响呼吸。肿瘤压迫邻近器官可导致胸背痛、吞咽困难。偶可恶变,表现为短期内肿瘤迅速增大,或伴迷走、舌下神经麻痹等症状。颈交感神经节受累,可出现霍纳综合征（Horner syndrome）。

3. 影像学检查方法

X 线检查可发现后纵隔的占位性病变影像,无论有无脊髓压迫症状均须行 CT 扫描或 MRI 检查,对确定肿瘤是否侵入椎管内有重要帮助。穿刺活检和切除活检对诊断有重要意义。

4. 影像学表现

（1）X 线表现　胸片示后纵隔、胸椎前方或两旁的半圆形影,上下缘与脊柱呈钝角,密度均匀,边缘光整,邻近肋骨皮质受压变薄,椎间孔可扩大。

（2）CT 表现　平扫示脊柱旁沟内类圆形肿块,如果肿块部分位于椎管内,则呈哑铃状肿块,并见椎间孔扩大。肿块内脂质含量较多,平扫等于或略低于软组织密度,中度强化。部分肿块内有囊变区。肿瘤周围的肋骨、胸椎皮质受压变薄。恶性肿瘤如神经母细胞瘤可伴大量钙化、周围骨质破坏、邻近血管被包绕等征象。

（3）MRI 表现　脊柱周围实质性肿块,T1WI 呈等信号,与肌肉相似,T2WI 略高于肌肉,部分信号不均匀,轻至中度强化。

5. 典型案例

病例 1:患者,女,27 岁。主诉:体检发现后纵隔占位 4 月,无咳嗽、咳痰、胸闷、胸痛、发热、盗汗。查体:T 36.6 ℃,P 76 次/min,R 19 次/min,BP 127/65 mmHg,神志清,精神可,食欲正常,睡眠正常,大小便正常,体重无减轻。门诊以"后纵隔占位"收入科。CT 平扫示右后纵隔（约右侧第 3、4 后肋间）可见一扁丘状软组织密度结节,密度均匀,边界清晰,大小约 26 mm×13 mm（图 2-5-3A）;CT 增强扫描动脉期病灶呈轻度均匀强化（图 2-5-3B）,增强扫描静脉期病灶仍呈轻度均匀强化（图 2-5-3C～E）。

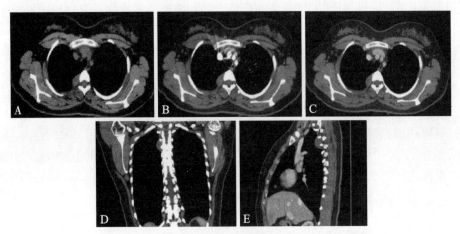

A. CT 平扫轴位；B. CT 增强动脉期；C. CT 增强静脉
期；D. CT 增强静脉期冠状位；E. CT 增强静脉期矢状位

图 2-5-3　神经源性肿瘤 CT 图像

案例扩展

诊断意见：右后纵隔占位，考虑良性可能大，神经源性肿瘤？请结合临床。

病例 2：扫码见案例扩展。

6. 鉴别诊断

　　主要与后纵隔好发肿瘤鉴别。

　　(1) 食管癌　向腔外生长，也会形成后纵隔肿块。食管钡餐检查可见食管黏膜破坏，管壁僵硬，管腔狭窄。

　　(2) 椎旁脓肿　通常位于脊柱两侧，呈现为对称性囊肿，良性病变，有包膜，内含黏液或水样密度的囊腔。

　　(3) 脊髓肿瘤　可以分为原发性和继发性，是发生于脊髓或神经根、硬脊膜、血管及脂肪组织等组织的肿瘤。

7. 分析思路与拓展

　　神经源性肿瘤多边界清晰，脊柱旁多见，邻近椎间孔扩大，病灶可呈哑铃状，向椎管内延伸，密度不均匀，可见钙化，增强扫描可呈边缘强化、不规则强化或显著强化。可以根据 CT 表现初步判断病灶的良恶性。良性者边缘锐利，可在邻近的椎体、椎间孔或肋骨上形成光滑的压迹；恶性者边缘较模糊并侵犯邻近结构。

参考文献

[1] 周成伟，赵晓东，周银杰，等. Ⅰ型神经纤维瘤病伴后纵隔恶性神经鞘瘤 1 例 [J]. 中华胸心血管外科杂志，2011，27(2)：128.

[2] 白汉斌，闫小艳. 巨大纵隔神经纤维瘤病 1 例报告 [J]. 实用放射学杂志，2007，23(4)：575.

[3] 项季华，石麒麟. 神经纤维瘤病 Ⅰ型肉瘤变临床病理分析 [J]. 浙江实用医学，2014(3)：207-208.

[4] 沈明敬，徐忠恒，徐中华，等. Ⅰ型神经纤维瘤病累及颈-前上中纵隔 1 例 [J]. 中华胸心血管外科杂志，2016，32(3)：187.

[5] 王晓波. 神经纤维瘤病合并小肠多发性间质肉瘤 1 例 [J]. 中国综合临床，2001，17(8)：617.

四、胸内甲状腺肿

1. 概述

正常甲状腺位于颈前正中,起自甲状软骨,下至第6气管环。胸内甲状腺瘤的来源:①胚胎时期在纵隔内遗存的甲状腺组织,以后发展成为胸内甲状腺瘤;②原为颈甲状腺瘤,后下坠入胸骨后间隙,一般多见于前上纵隔,亦可见于中、后纵隔。

根据其影像学表现及临床症状,胸内甲状腺肿分为三型。①Ⅰ型:颈部甲状腺肿多于一半位于胸骨后,下极达主动脉弓上缘;②Ⅱ型:肿大的甲状腺几乎全部进入胸骨后方,下极可达主动脉弓后方,或进入后纵隔;③Ⅲ型:巨大的甲状腺肿突入胸腔,或伴有上腔静脉受压综合征。胸骨后甲状腺肿物一般为良性病变,但也有5%~15%为甲状腺恶性肿瘤。

2. 临床表现

常见于50岁左右的人群,以女性为主。患者常伴有不同程度的驼背,颈部粗短,肥胖,部分患者有甲状腺手术史。无症状者约占30%。迷走甲状腺多无临床表现,也可有甲亢表现者。临床主要表现为肿块压迫周围器官引起,若压迫气管可引起呼吸困难、喘鸣,压迫上腔静脉可引起上胸部及颈部表浅静脉怒张,上肢水肿等上腔静脉综合征,压迫食管可引起吞咽困难。

3. 影像学检查方法

胸内甲状腺肿及肿瘤好发于女性。根据病史,临床表现,结合X线、CT、MRI等辅助检查,可作出诊断。放射性核素^{131}碘检查,对诊断及判明有无甲亢有意义。

4. 影像学表现

(1)X线表现　上纵隔增宽,与颈部相延续;密度增高;气管受压、变形移位。

(2)CT表现　多位于气管前方或侧方,密度高、低不等,囊变、出血、钙化;其中钙化灶是胸内甲状腺肿的主要特征。因具有摄碘功能而明显强化并持续较长时间。

(3)MRI表现　长T1长T2信号,不均匀,可见囊变区和坏死;增强后肿块实质部分呈持续性明显强化,囊变与坏死区无强化。

5. 典型案例

病例1:患者,男,73岁。主诉:发现纵隔占位10 d,无咳嗽、咳痰、胸闷、心悸、胸痛、发热、盗汗。查体:T 36.5 ℃,P 72 次/min,R 18 次/min,BP 125/76 mmHg,神志清,精神可,食欲正常,睡眠正常,大小便正常,体重无减轻。门诊以"纵隔占位"收入科。CT平扫示前纵隔内见一不规则状软组织密度灶,与甲状腺左叶相延续,密度不均匀,最大截面大小约86 mm×59 mm(图2-5-4A)。CT增强扫描动脉期病灶呈明显不均匀强化(图2-5-4B),增强扫描静脉期病灶持续不均匀强化,中央可见低密度无强化坏死区,邻近气管及食管受压移位(图2-5-4C~E)。

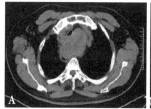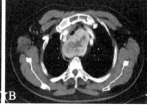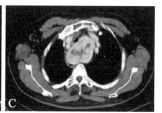

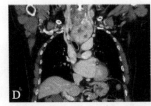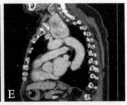

A. CT 平扫轴位;B. CT 增强动脉期;C. CT 增强静脉期;D. CT 增强静脉期冠状位;E. CT 增强静脉期矢状位

图 2-5-4   胸内甲状腺肿 CT 图像

案例扩展

诊断意见:前纵隔占位,考虑胸内甲状腺肿。

病例 2:扫码见案例扩展。

6. 鉴别诊断

(1)血管瘤   胸内甲状腺肿如向右上突出时,应与无名动脉瘤、奇静脉叶鉴别;向左纵隔突出时,应与主动脉瘤相鉴别。

1)无名动脉瘤:在病人做吞咽动作时,无向上移动现象,在透视下有时可见搏动。

2)奇静脉:叶内仍可见肺纹理,在近肺门处可见倒逗点状的奇静脉,气管无受压现象。必要时行气管支气管造影检查。

3)主动脉瘤:常使主动脉弓抬高,向上移位;而胸骨后甲状腺肿则使主动脉弓向下向左移位。主动脉瘤伴有其他部分主动脉扩张和心脏增大。

(2)神经源性肿瘤   胸内甲状腺肿如位于后上纵隔时,应与神经源性肿瘤鉴别。

(3)胸腺瘤   胸腺瘤位于前纵隔,但位置较胸内甲状腺肿偏低,常合并有重症肌无力、纯红细胞再生障碍、低丙种球蛋白血症等伴瘤症状。

7. 分析思路与拓展

胸内甲状腺肿大多表现为单侧不规则肿块,双侧发病者呈对称或不对称马鞍形哑铃状肿块,连续层面上观察,肿块向上与颈部甲状腺相延续,可随吞咽动作上下移动。典型的表现如下:①与颈部甲状腺相连,位于气管前间隙内,也可伸入气管与食管后方。②边界清晰。③伴有点状、环状钙化。④肿物多为实质性阴影,密度不均匀,伴有不增强的低密度区。⑤伴有气管移位、被压、食管受压等。⑥CT 值高于周围肌肉组织。常为 50 ~ 70 Hu,有时可达 110 ~ 300 Hu,囊性区 CT 值 15 ~ 35 Hu。

参考文献

[1]陈勇兵,顾泗荣,钱永跃.14 例巨大纵隔肿瘤的诊断与治疗[J].苏州医学院学报,2001,21(1):84-85.

[2]朱正超,曹新华,奚日泉.少见巨大纵隔肿瘤的 X 线、CT 诊断[J].苏州医学院学报,2001,21(5):606-607.

[3]韦坚灵,步光龙,于仁义,等.21 例巨大纵隔肿瘤的诊治体会[J].实用医药杂志,2002,19(12):909-910.

[4]严琳,吴征平,王小果.纵隔神经源性肿瘤 MRI 平扫及强化特征分析[J].中国临床研究,2019,32(1):27-30.

五、心包囊肿

1. 概述

心包囊肿较少见,属良性病变。占纵隔肿瘤和囊肿总数的 3.85%。囊肿大小不一,一般 3 ~ 7 cm。心包囊肿起源于残存的体腔室壁隐窝,在胚胎发育过程中由于其未与心包腔融合而形成,多位于前纵隔,大多位于右侧心膈角处。囊肿的血供来自心包,多为单房,内壁为间皮细胞,囊肿内为澄清的液体,不与心包腔相通。

2. 临床表现

临床常无症状,大多在体检时被发现。

3. 影像学检查方法

X 线检查、超声心动图及 CT 扫描可确诊,是心包囊肿常用的检查方法。通过肺部放射相关的影像学检查,可以及时地发现心包囊肿,并且还可以准确判断囊肿的大小,并可以了解囊肿和周围组织器官的解剖关系。

4. 影像学表现

(1)X 线表现　①囊肿常发生在心膈角区,右侧多见。②囊肿呈圆形或椭圆形,密度均匀,边缘清楚。③侧位上,囊肿靠前、贴近前胸壁。④透视下,胸腔压力变化可致变形。

(2)CT 表现　①2/3 心包囊肿位于右心膈角区,余见于左心膈角、心后等处。②病变通常与心包相连,但少数带蒂而与心包无明显连接。③呈单房囊性肿块,圆形或卵圆形,水样密度。壁薄而均一,边缘光滑。大小为 2 ~ 16 cm,很少钙化。④增强检查,病变无强化。

(3)MRI 表现　①心包囊肿通常位于右心膈角区,少数见于左心膈角区或其他部位。②病变呈圆形或卵圆形,边缘光滑。③浆液性心包囊肿呈长 T1 低信号和长 T2 高信号,但当囊内蛋白含量高时,则为短 T1 高信号。

5. 典型案例

病例:患者,女 53 岁。主诉:发现右侧纵隔占位 23 d。查体:T 36.5 ℃,P 86 次/min,R 21 次/min,BP 104/74 mmHg,神志清,精神可,食欲正常,睡眠正常,大小便正常,体重无减轻。CT 平扫示右侧心膈角区可见一囊状低密度灶,密度均匀,边界清晰,大小约 33 mm×22 mm(图 2-5-5A)。CT 增强扫描动脉期未见明显强化(图 2-5-5B),增强扫描静脉期病灶仍未见明显强化(图 2-5-5C、D)。

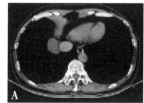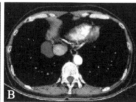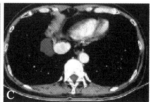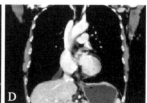

A. CT 平扫轴位;B. CT 增强动脉期;C. CT 增强静脉期;D. CT 增强静脉期冠状位

图 2-5-5　心包囊肿 CT 图像

诊断意见:右侧心膈角区囊性病变,考虑心包囊肿。

6. 鉴别诊断

需要与纵隔其他囊肿性疾病及淋巴结鉴别。

(1)淋巴管囊肿　常为上下纵向分布的囊袋状,儿童多见。

（2）胸腺囊肿　位于前纵隔或颈区异位胸腺内,偶可较大、向心膈角延伸。

（3）心膈角淋巴结　见于肿瘤等,可强化。

（4）皮样囊肿　大多位于前中纵隔,肿块影,边缘锐利,但密度往不均匀,CT 值为-10 ～ 10 Hu,有 1/3 到半数可见钙化与支气管相通,可形成液气腔如咳出毛发等有助于鉴别诊断。

（5）支气管囊肿　好发于支气管和支气管周围,呈圆形或椭圆形,水样密度均匀影,边缘光滑锐利,与支气管相通,可随呼吸大小改变。如含有部分液体时形成气液囊肿。CT 表现为密度均匀,囊壁薄,内缘光整,可造成邻近气管或支气管受压变窄,CT 值为 30 ～ 50 Hu。

（6）食管囊肿　位于后纵隔前部食管旁,呈圆形或椭圆形囊性肿块,轮廓光滑,囊壁较厚> 4 mm,呈肌性软组织密度,CT 值为 50 Hu 左右。

（7）心包脂肪垫　常见于肥胖者,以左心膈角较多,没有完整轮廓,密度相对较心包囊肿更低,侧位片往往显示不清,CT 值呈现负值(-50 Hu 以下)。MRI 对区分脂肪或水样物质很敏感,在 SE 序列 T1WI 图像上脂肪垫表现为高信号。

7. 分析思路与拓展

多位于心膈角区,右侧占 65%,呈圆形或椭圆形,轮廓光整、清楚。平扫为水样密度,多无钙化,增强扫描囊内无强化,囊壁偶见增强。若囊肿与胸壁接触,可通过超声心动图检查确定其囊性性质。MRI 显示紧邻心脏、心包外有泪滴状异常信号,T1 加权像为均匀低信号,T2 加权像呈均匀高信号。

参考文献

[1]张祖贻,李基业.巨大心包囊肿一例报告[J].中华结核和呼吸系疾病杂志,1982,05(2):121-122.

[2]胡峤.胸腺囊肿的临床特点及外科治疗 7 例[J].中国实用医刊,2009,36(14):68-69.

[3]赵锡立.心包囊肿 1 例[J].中国医学影像技术,2002,18(6):600-600.

[4]孙涛.心包囊肿一例[J].中华心血管病杂志,1989,17(5):284.

六、前肠囊肿

1. 概述

先天性前肠囊肿是最常见的纵隔囊肿,其中支气管源性囊肿占 50%～60%,而肠源性囊肿,包括重复食管和神经管的原肠囊肿,分别占 5%～10% 和 2%～5%。20% 以上的纵隔前肠囊肿可能由于曾经有过出血或感染,缺乏特异性的组织学特征,临床上难以进行深入的分类,被称之为"原因不明囊肿"或"非特异性囊肿"。

2. 临床表现

支气管源性的囊肿可见于各年龄段,以成年人居多。其较小时可无明显的症状,常于行体检胸片检查时或胸部 CT 检查时发现。如其增大,会逐渐出现出血、感染,甚至会出现压迫的症状,造成呼吸困难或者吞咽困难等表现。多数的重复食管囊肿在儿童期出现症状,几乎所有的神经管源肠囊肿常常因为食管或气管支气管受压出现体征和症状而在 1 岁左右被发现。当囊肿覆盖层含有胃黏膜或胰腺组织时,消化液分泌可诱发囊肿出血或穿孔。伴有脊柱内扩张的神经管源肠囊肿患者可表现出神经系统症状,前肠囊肿极少发生恶性变。

3. 影像学检查方法

（1）CT 检查　可显示病灶位置、形态、大小及边缘,囊壁有无钙化、纵隔内结构有无受压,行 CT

平扫及增强扫描可有助于该病的诊断和鉴别诊断。

（2）MRI 检查　对密度较高的囊肿有一定意义，T1WI 随囊内容物成分及比例不同而变化，而其 T2WI 高信号具有特征性。

4. 影像学表现

（1）X 线表现　支气管源性的囊肿表现为由纵隔向两侧突出、边缘光滑的圆形或椭圆形肿块，大多数是单房、无分叶状。它们通常与隆突或主支气管相连，但也可见于沿气管和大气道走行的任何位置，往往突向中纵隔。囊壁钙化罕见，偶有重复囊肿可含钙乳成分，在囊内形成一个液钙平面。

（2）CT 表现　支气管源性的囊肿 CT 示薄壁肿块，内容物密度均匀，CT 值与水（0 Hu）相近，从而可做出液性囊肿的诊断，而另一些囊肿 CT 值可类似于肿瘤一样的软组织密度，这种情况下需要鉴别诊断的病变就比较多。少部分囊肿可表现为均匀的高密度，可能是由于囊液内含有高蛋白成分，CT 平扫图像有助于诊断。

（3）MRI 表现　支气管源性的囊肿 T1WI 信号强度随囊内容物成分的不同而表现为由低到高的变化；T2WI 表现为高信号，当囊内见到实质性成分时应考虑恶性肿瘤的可能。食管重复囊肿的影像学特征与支气管囊肿相同，只是前者病变的壁可更厚，形状更可能呈管状，且与食管关系更密切。可发生感染或胃黏膜在囊肿内异位致出血和穿孔。神经管原肠囊肿表现为位于后纵隔食管（经常移位）与脊柱之间的界限清楚的、圆形、椭圆形或分叶状肿块。与其他前肠重复囊肿相似，显示椎管内受侵程度时首选 MRI。

5. 典型案例

病例：患者，女，36 岁。主诉：体检发现纵隔占位 5 d 余，伴后背部疼痛。查体：T 36.3 ℃，P 80 次/min，R 20 次/min，BP 115/75 mmHg，神志清，精神可，食欲正常，睡眠正常，大小便正常，体重无减轻。CT 平扫示右后纵隔可见一类圆形软组织密度灶，密度均匀，边界清晰，大小约 59 mm× 42 mm（图 2-5-6A）。CT 扫描动脉期未见明显强化（图 2-5-6B），增强扫描静脉期病灶仍未见明显强化（图 2-5-6C、D）。

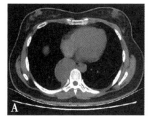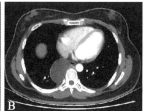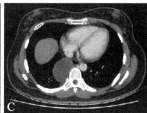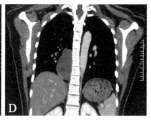

A. CT 平扫轴位；B. CT 增强动脉期；C. CT 增强静脉期；D. CT 增强静脉期冠状位

图 2-5-6　前肠囊肿 CT 图像

诊断意见：右后纵隔占位，考虑良性，囊肿或神经源性囊肿？建议结合病理。

6. 鉴别诊断

该病主要需要与胸腺囊肿、囊性淋巴管瘤、心包囊肿等鉴别。若合并钙化，则需要与囊性畸胎瘤鉴别。

（1）胸腺囊肿　多位于前上纵隔、呈圆形或类圆形、边缘光滑，大多呈水样均匀密度，若伴出血、坏死、胆固醇结晶时，密度增高且不均。

（2）囊性淋巴管瘤　好发于前上纵隔及中上纵隔，形态不一，可单房或呈分叶状，分隔薄，边界清，呈水样密度，单纯淋巴管瘤多密度均匀且无强化。

（3）心包囊肿　发生于心包的任何反折处,以右侧心膈角区多见,常以宽基底或狭蒂附着于心包,呈圆形或类圆形低密度影。

（4）神经源性肿瘤　后纵隔最常见的占位性病变,以脊柱旁后外侧多见,可向椎管内生长呈"哑铃状",椎间孔扩大,邻近骨质吸收、破坏,密度均或不均,常伴坏死,增强扫描明显强化。

（5）囊性畸胎瘤　常见于前纵隔前下部,多位于胸骨与心脏大血管之间,囊内容物多呈水样密度,增强扫描后无强化,囊壁可呈环形强化,可伴脂肪密度及骨化密度,若伴脂液平面易诊断,囊壁可有钙化且亦少见。

7.分析思路与拓展

膈脚后间隙(retrocrural space,RCS)是后纵隔最下方的三角形空间,以膈肌脚为边界,与后内侧胸腔无真实界限,其内的正常解剖结构包括:主动脉、神经、奇静脉、半奇静脉、乳糜池、脂肪、淋巴结等。RCS内可出现多种病变,包括良性肿瘤(脂肪瘤、神经纤维瘤、淋巴管瘤)、恶性肿瘤(肉瘤、神经母细胞瘤、转移瘤)、血管异常(主动脉瘤、血肿、奇静脉与半奇静脉解剖变异)、膈肌脚变异及膈肌病变、脓肿等。前肠囊肿是RCS内较少见的病变,病理上包括支气管源性囊肿和食管源性囊肿,两者在影像学上表现一致,其平扫密度取决于内容物成分,常可呈软组织密度,增强后无强化是其特点,借助这一特点有助于鉴别诊断。

参考文献

[1]MARTINOD E,PONS F,AZORIN J,et al. Thoracoscopic excision of mediastinal bronchogenic cysts:results in 20 cases[J]. Ann Thor Surg,2000,69(5):1525-1528.

[2]MCADAMS H P,KIREJCZYK W M,ROSADO-DE-CHRISTENSON M L,et al. Bronchogenic cyst:imaging features with clinical and histopathologic correlation[J]. Radiology,2000,217(2):441-446.

[3]沈训泽,王华.纵隔支气管囊肿的CT表现[J].中国医学影像学杂志,2014,22(11):820-823.

七、畸胎瘤

1.概述

畸胎瘤是由2~3个胚层的多种组织构成的肿瘤。畸胎瘤分为囊性和实质性两类。囊性畸胎瘤又称为皮样囊肿,含外胚层及中胚层结构,囊内为皮脂样液体。实性畸胎瘤组织成分复杂,含外、中、内三胚层结构。畸胎瘤病理分为:①成熟型畸胎瘤,即良性畸胎瘤,由已分化成熟的组织构成。②未成熟型畸胎瘤,即恶性畸胎瘤,由胚胎发生期的未成熟组织结构构成,多为神经胶质或神经管样结构,常有未分化、有丝分裂增多的恶性病理表现。

2.临床表现

本病20~40岁多见,80%为良性,常位于前纵隔中部,良性畸胎瘤病人无任何症状,即使肿瘤巨大仍可无任何不适。症状主要有胸痛、咳嗽和呼吸困难。偶尔肿瘤破裂穿入气管支气管树,囊内容物可咳出,常为豆渣样皮脂甚至有毛发及牙齿。肿瘤穿破心包可造成急性心脏压塞。穿破纵隔胸膜造成胸腔积液。肿瘤巨大会产生对周围组织的压迫症状,如压迫气管和支气管,除造成咳嗽和呼吸困难外,也容易出现肺不张、肺炎等症状。肿瘤压迫喉返神经出现声音嘶哑、肿块压迫上腔静脉会出现上腔静脉综合征。恶性肿瘤大部分会出现不同的症状,仍以胸痛、咳嗽和呼吸困难为主,同时出现体重下降及发热。如肿瘤生长快速,并向周围器官侵犯或转移会出现相应的症状和体征。

3.影像学检查方法

X线、CT检查显示前纵隔心底部水平有质地浓密的圆形、类圆形或"结节状"块影,如见到骨质或牙齿有诊断意义。肿瘤穿破至肺或支气管,病人咳出皮脂腺分泌物或毛发具有特征性诊断价值。

4.影像学表现

(1)X线表现　胸片示圆形或椭圆形肿块突出于肺野,边缘清晰;侧位位于前中纵隔。如密度不均匀,发现致密的骨骼影或牙齿影可明确诊断。包壳样钙化可提示肿块为囊状。

(2)CT表现　前纵隔内边缘光滑的厚壁囊性肿块,囊壁常有钙化,病灶内密度不均匀,囊内出现脂肪、脂液平面、骨骼、牙齿等为特征性表现。少数病灶以软组织成分为主,形成实性畸胎瘤。如出现周围脂肪层不清、邻近结构受累,则提示恶性畸胎瘤可能。

(3)MRI表现　肿瘤内出现脂肪、水、软组织的混杂信号,钙化、骨骼、牙齿等呈低或无信号。

5.典型案例

病例:患者,男,8岁。主诉:发现纵隔肿物3年余,呼吸困难4月,伴夜间突发心脏异物感,胸闷,持续约1 min后自行缓解。查体:T 36.6 ℃,P 84次/min,R 21次/min,BP 103/62 mmHg,神志清,精神可,食欲正常,睡眠正常,大小便正常,体重无减轻。CT平扫示右前纵隔内可见一混杂低密度肿块影,界清,大小约60 mm×50 mm,内见条片状脂肪密度影及点状高密度影(图2-5-7A)。CT增强扫描病灶动脉期未见明显强化(图2-5-7B),静脉期病灶仍未见明显强化(图2-5-7C、D)。

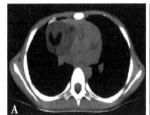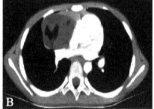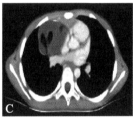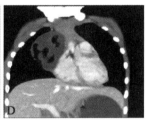

A.CT平扫轴位;B.CT增强动脉期;C.CT增强静脉期;D.CT增强静脉期冠状位

图2-5-7　前纵隔畸胎瘤CT图像

诊断意见:右前纵隔病变,考虑成熟型畸胎瘤。

6.鉴别诊断

主要与前纵隔好发肿瘤鉴别。

(1)胸腺瘤　多为前纵隔圆形、椭圆形或分叶状的肿块,可见囊变,病灶内可伴有钙化。有时侵袭性胸腺瘤和淋巴瘤鉴别诊断较为困难,两者均可向周围浸润生长,但淋巴瘤多伴有其他部位的肿大淋巴结。

(2)胸骨后甲状腺　与颈部甲状腺相连,位于气管前间隙内,也可伸入气管与食管后方,位置多较胸腺瘤稍高,边界清晰,肿物多为实质性,密度不均匀,可伴有点状、环状钙化和不强化的低密度区,体积较大者可压迫推移气管、食管等周围结构。

(3)淋巴瘤　呈融合的软组织块影,形态多不规则,密度均匀或不均匀;增强扫描后病灶呈轻度均匀强化,病变包绕邻近大血管,相应血管明显受压变窄。

7.分析思路与拓展

纵隔囊性畸胎瘤好发于前纵隔中部,左侧多于右侧,常呈类圆形,囊壁在纵隔囊性病变中偏厚,囊内密度多样,CT值可由脂肪的-50 Hu,甚至小于-100 Hu到骨骼的数百亨氏单位,可见液液平面、脂液平面及蛋壳样钙化,偶见子囊,边界清晰,如呈浸润性生长,多提示恶变。MRI可见囊内长T1长T2的脂肪信号。CT及MRI增强扫描可见包膜、分隔及实性成分轻度强化或无强化。肿瘤破裂可引起胸腔积液或心包积液。

参考文献

[1]任广成,孟淑春,初继栋.小儿纵隔畸胎瘤的 X 线诊断[J].医用放射技术杂志,2004(10):49-50.

[2]林高阳,赵洪林,王一旭,等.纵隔巨大成熟畸胎瘤手术完整切除 1 例[J].实用医学杂志,2015(11):1774-1774.

[3]徐碧军,舒强,朱雄凯,等.巨大纵隔畸胎瘤一例[J].中华小儿外科杂志,2012,33(2):156.

[4]韩秀娟,李艳红,巩丽,等.以肝组织为主要成分的纵隔畸胎瘤 1 例报道及文献回顾[J].现代肿瘤医学,2010,18(11):2179-2181.

第六节　气道病变

一、支气管扩张

1. 概述

支气管扩张为较常见的一种慢性支气管疾病,由支气管及其周围肺组织的慢性炎症所致的支气管管壁肌肉和弹性组织破坏,管腔不可逆性扩张、变形。可发生于任何年龄,以 50～60 岁常见,女性多于男性。根据支气管扩张的形态可分为:柱状支气管扩张、囊状支气管扩张、曲张型支气管扩张和混合型。可为先天性和后天性,先天性支气管扩张较少见,由于支气管壁弹性纤维不足或发育不全所致;后天性多由于慢性感染或肿瘤、异物引起支气管阻塞所致支气管管壁破坏、扩张。

2. 临床表现

慢性咳嗽、咳脓痰、咳血为支气管扩张的主要症状。咳血多见于老年患者,儿童少见。支气管扩张是气道永久性的不可逆扩张,发生于多种病理过程中。多见于右肺中叶、左肺上叶舌段及两肺下叶,常伴有肺部炎症。

3. 影像学检查方法

支气管扩张最常采用普通 X 线、CT 检查,MRI 检查应用价值有限。其中 CT 检查为最佳检查方法,CT 图像能够直接看到支气管壁及管腔的情况,更易早期发现扩大支气管管腔。

4. 影像学表现

(1)X 线表现　因密度分辨率低,早期支气管扩张改变易漏诊,可为阴性。较严重支气管扩张可见肺纹理增多、增粗、排列紊乱。囊状支气管扩张可见多发圆形或卵圆形的薄壁透亮区,囊壁内可见气液平面。继发感染时表现为斑片状、大片状高密度影。

(2)CT 表现　直接征象是支气管壁增厚,管腔扩张。征象的识别包括:支气管内径大于伴行肺动脉管径;正常支气管管径由粗变细,远端支气管管径大于或等于其近端 2 cm 以上范围的支气管管径;支气管管腔直径大于对侧肺同级支气管管径 2 倍以上;距肋胸膜 1 cm 内见到支气管管腔;可见支气管贴近纵隔胸膜,以上情况均视为支气管扩张。

柱状型支气管扩张支气管与 CT 层面平行时可见"轨道征";扩张支气管与 CT 层面垂直时,扩张支气管与伴行血管形成"印戒征"。静脉曲张型支气管扩张表现为管壁不规则,管腔粗细不均、串珠状扩张。囊状支气管扩张表现呈簇状囊状扩张,形成葡萄串状、蜂窝状,合并感染时囊壁增厚并可见气液平面。

(3)MRI 表现　主要表现为肺野内结构紊乱,可见条索状或蜂窝状信号影,囊状支气管扩张可见多发环状异常信号影,合并感染时可见气液平面。

5.典型案例

病例:患者,男,55 岁。有高血压病史。主诉:反复咳嗽、咳痰、胸闷 9 年余,近 1 月余劳累后胸闷加重,伴咳黄色脓痰,发热 37.5 ℃。查体:桶状胸、两侧肋间隙增宽,双下肺干、湿啰音。X 线平片示,双肺纹理增粗、紊乱,排列紊乱,双肺下野为著并可见不规则粗细不均管状透亮影(图 2-6-1A)。CT 重建冠状位图像示双肺下叶柱状、曲张型扩张支气管腔及管壁(图 2-6-1B、C),并可见“印戒征”(图 2-6-1C)。CT 轴位图像示左肺上叶支气管扩张呈“轨道征”(图 2-6-1D),CT 轴位图像示双肺下叶局部支气管呈囊状、葡萄串样扩张,并扩张支气管周围呈密度增高影(图 2-6-1E、F)。

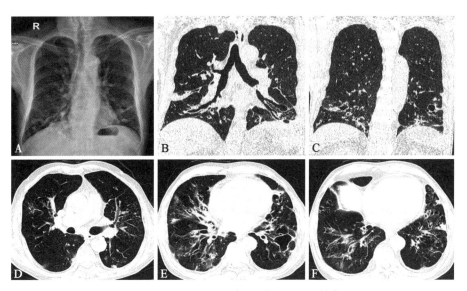

A.X 线平片;B、C.CT 重建冠状位;D~F.CT 轴位

图 2-6-1 支气管扩张普通 X 平片、CT 图像

诊断意见:考虑双肺支气管扩张并周围炎症,双肺下叶为著。

6.鉴别诊断

CT 诊断支气管扩张首先应注意区分运动伪影。呼吸运动可形成“双重血管影”,可误认为“轨道征”,仔细观察支气管管壁是否连续,若发现双重膈肌或双重斜裂胸膜影可予以鉴别。

(1)肺囊肿 囊状支气管扩张需要与肺囊肿及肺气囊鉴别。肺囊肿为孤立性含液或含气的囊性病灶,壁薄且较光滑,但当继发感染时管壁也可增厚,此时应与囊状支气管扩张相鉴别。囊状支气管扩张多较局限,且囊状影与支气管相通。

(2)肺气囊 多见于金黄色葡萄球菌肺炎,呈多个类圆形薄壁空腔,其变化快,常伴有肺内浸润病灶或脓肿,且常随炎症吸收而消失。

(3)囊性纤维化 是一种多器官受累的遗传性疾病。为欧美国家支气管扩张的常见原因,我国罕见。在肺部主要表现为广泛的支气管壁增厚及支气管扩张。支气管扩张以上肺为主或呈弥漫性。同时可伴有肺实变、节段性肺不张等。

(4)肺气囊 多见于金黄色葡萄球菌肺炎,呈多个类圆形的薄壁空腔,影像学上变化很快,抗感染治疗后可吸收、消失。肺内常伴有浸润病灶或脓肿。

(5)变应性支气管肺曲菌病(allergic bronchopulmonary aspergillosis,ABPA) 是一种支气管、肺泡和肺间质对曲菌抗原产生的变态反应性疾病。临床表现为哮喘、发热、咳痰。实验室检查可见嗜酸性粒细胞增多。影像学上急性期表现为肺内实变影,实变影吸收后常残留支气管扩张,多可见支气管内的黏液嵌塞。以两肺上叶分布为主。慢性期表现为近端支气管扩张,以曲张型和囊状支气管扩张为主,两侧对称,但远端支气管常不扩张。

(6)卡塔格内(Kartagener)综合征是常染色体隐性病。属于原发性纤毛运动不良的一种,由纤毛动力蛋白缺如导致纤维运动障碍所致。以"支气管扩张、内脏转位、慢性鼻窦旁炎或息肉"为三联征。其中内脏转位必包括右位心。支气管扩张多发生于右肺中叶,多为柱状支气管扩张。若行胸部 CT 检查时发现右肺中叶支气管扩张及内脏转位,应想到此病的可能性,进行进一步鼻旁窦检查。

7.分析思路与拓展

(1)分析思路 胸部 X 线片对支气管扩张的检出相对不敏感、特异性不高,因此当结合临床病史怀疑支气管扩张,但 X 线片阴性时,需进一步 CT 检查。CT 诊断支气管扩张并不困难,是诊断支气管扩张的主要检查方法,尤其是 HRCT 检出率非常高。主要需要鉴别是囊性支气管扩张,需要与肺内其他囊性病变鉴别。

(2)拓展 需要注意的是支气管扩张是气道永久性的不可逆的扩张,其本质是慢性炎症性疾病,气道重塑、气道扩张,可有多种病因,最常见的如反复的感染、误吸,也有遗传性、先天免疫缺陷和软骨发育不全等疾病。支气管扩张的治疗目标是治疗潜在病因以延缓疾病进展、减少急性加重,改善患者症状和肺功能,提高患者的生活质量。HRCT 联合多平面重建是支气管扩张的最优检查,不仅提高支气管扩张的检出率,还可评估支气管扩张的分布和范围。但 CT 区分支气管扩张病因方法的可靠性目前尚存在一些争议,半数以上的病例无法寻找道支气管扩张的致病因素,单独依赖 CT 表现通常也不能区分特发性和已知病因的支气管扩张。

参考文献

[1]DAVID A LYNCH,JOHN H M AUSTIN,JAMES CHOGG,et al. CT-definable subtypes of chronic obstructive pulmonary disase:a statement of the Fleischner Society[J]. Radiology,2015,277(1):192-205.

[2] 支气管扩张症专家共识撰写协作组,中华医学会呼吸病学分会感染学组.中国成人支气管扩张症诊断与治疗专家共识[J].中华结核和呼吸杂志,2021,44(4):311-321.

二、支气管异物

1.概述

支气管异物(foreign body)吸入,可发生于任何年龄,临床常见于儿童,严重者有死亡风险,是儿科常见急症。异物停留的位置常见于左、右主支气管,其次为气管,叶或段支气管少见,因异物吸入的位置和梗阻程度不同,临床表现也多样。异物按照是否透 X 线,可分为不透 X 线异物和可透 X 线异物。不透 X 线异物常见为金属、石块、玻璃球、义齿等,可透 X 线异物常见为食物颗粒、木质制品、塑料制品,更容易漏诊。

根据气道梗阻机制,分为三种。①双向通气型:体积较小,吸气和呼气时气流均可通过;②完全梗阻型:异物将气道口完全堵塞,吸气和呼气时气流均不能通过,气体吸收后发生肺不张。③不完全阻塞型即单向通气型,又分为呼气性阻塞型和吸气性阻塞型。呼气性阻塞型,吸气时由于胸廓内负压影响使吸气时气流可进入,而呼气时直径变小,导致阻塞性肺气肿。吸气性阻塞型,吸气时异物随气流向下移动阻塞气道,呼气时异物上移,吸气时气流不能进入、呼气时气流可排出,导致阻塞性肺不张。

2.临床表现

大多数患者有明确的异物吸入史,吸入时出现呛咳。当异物停留在支气管内时,随着末梢神经及呼吸中枢的疲劳,会出现一段时间的无症状期,之后临床出现咳嗽、咳痰、痰中带血、呼吸困难等症状,并反复发作。并发症有阻塞性肺气肿、肺炎、肺不张和支气管扩张等。因幼儿不能准确表达病史,给临床诊断带来一定困难。

气管起自环状软骨下缘,上平第 6 颈椎下缘,下平第 4 胸椎下缘。自隆突以下分为左右主支气管,左主支气管细而长,与气管中线延长线呈角 40°~55°;右主支气管粗短,与气管中线延长线呈角 20°~30°,故气管异物右侧多见。

3.影像学检查方法

支气管异物的检查可采用普通 X 线、CT 检查,一般不用 MRI。各种检查方法的优势与限度如下。

(1)X 线检查 为基本的检查方法,吸气-呼气双相 X 线是最基本的筛查方法。

(2)CT 检查 结合多种后处理方法能够清楚的显示异物,敏感性和特异性均高于普通 X 线检查。尤其适合对异物病史表达不清楚的儿童,可清楚显示完整气道形态、避免漏诊、误诊。

4.影像学表现

(1)X 线表现 不透 X 线异物如金属、义齿等,在胸部透视或胸片上容易发现。可透 X 线异物如花生、瓜子及木质玩具等,仅能通过间接 X 线征象来推断。

(2)CT 表现 可直接显示不透 X 线及可透 X 线异物及伴随征象,如阻塞性肺气肿、肺不张、感染等。

5.典型案例

病例:患儿,男,2 岁。主诉:咳喘 8 d。8 d 前患儿于哭闹时误咽瓜子仁,呛后出现剧烈咳嗽,后逐渐出现喘息。X 线片基本未见明确异常(图 2-6-2A)。CT 冠状位纵隔窗、肺窗图,CT 轴位纵隔窗、肺窗直接示右侧支气管内可见密度增高影、管腔不通畅,右肺下叶伴阻塞性肺气肿(图 2-6-2B~E)。CT 三维处理图像示右肺下叶支气管截断、远端未见显示(图 2-6-2F)。

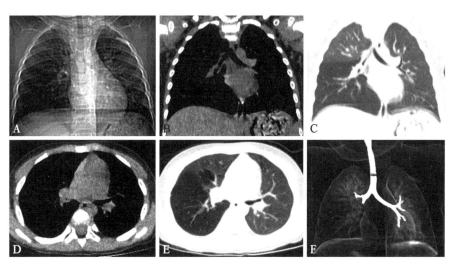

A.X 线平片;B.CT 重建冠状位纵隔窗;C.CT 重建冠状位肺窗;D.CT 轴位纵隔窗;E.CT 轴位肺窗;F.CT 三维后处理

图 2-6-2 支气管异物普通 X 线平片、CT 图像

诊断意见:考虑右肺下叶支气管异物并阻塞性肺气肿。

6. 鉴别诊断

> (1)高密度异物　需要与气道结石、气道软骨环钙化鉴别。气道结石常见于老年人,右侧多见;气道软骨环的钙化多见于老年人,呈半环状,多发,位于黏膜下;而气道异物位于管腔内,部分与气管壁之间有一定的间隙。
>
> (2)软组织异物　需要与气管、支气管内黏液和大气道内占位病变相鉴别。①气管、支气管内黏液栓:见于老年患者,水样密度影,其内可见点状含气影或气泡;②气管、支气管内占位:无吸入史,增强扫描可见强化。

7. 分析思路与拓展

(1)分析思路　多数患者有明确的病史,结合病史调整窗宽、窗位及后处理图像,异物可见直接征象和间接征象。

(2)拓展　支气管异物是儿科常见急症,婴幼儿牙齿发育尚未完全,咀嚼功能差且喉部反射不健全,容易造成食物呛入气道,其次婴幼儿喜抓食或口含食物玩耍,跌倒或突然哭笑造成异物吸入气管及支气管。因婴幼儿不能表述异物病史,或家长没有目击早期异物吸入后剧烈的呛咳,对于慢性咳嗽患儿,特别是患儿有迁延不愈的肺炎、单侧肺气肿、肺不张时,需要重点排除支气管异物。不透 X 线异物一般可以明确诊断,在普通 X 线平片上需要与食管异物鉴别,在侧位胸片上气管异物位于气道透亮影内,而食管异物则在其后。透 X 线异物可考虑直接行 CT 检查,明确异物有无,异物的部位、大小、形态、边缘,观察有无异物阻塞导致肺部改变,有助于支气管镜下取出异物。透 X 线异物应与呼吸道分泌物、占位鉴别,尤其是老年人、异物病史缺乏的患者必要时需要结合增强扫描观察强化方式。影像阴性,不能排除完全透 X 线异物,有明确病史及症状者需要进一步行纤维支气管镜。此外,低剂量扫描及 CT 仿真内镜在小儿支气管异物诊断中有一定应用价值和意义。

参考文献

[1]LENA G,PATRIK N,SHAHLA M K,et al. Diagnosis of foreign body aspiration with ultralow-dose CT using a tin filter:a comparison study[J]. Emerg Radiol,2020,27(4):399-404.

[2]MITHAT H,ARBAY O C,AYTEKIN O,et al. CT virtual bronchoscopy in the evaluation of children with suspected foreign body aspiration[J]. Eur J Radiol,2003,48(2):188-192.

三、COPD

1. 概述

慢性阻塞性肺疾病(chronic obstructive pulmonary disease,COPD)是一种缓慢发展的慢性疾病,以持续气流受限为特征,其特点为可逆性较差的小气道阻塞(慢性阻塞性细支气管炎,简称老慢支)和/或肺气肿,导致在体力活动时空气滞留和呼吸气促。高危因素有吸烟、空气污染、工作环境、遗传因素、反复呼吸道感染等。COPD 的患病率和死亡率均很高,易发生于老年人,但随着环境污染及生活方式的不断变化等,其患病人群也趋于年轻化,发病率逐年增长。

COPD 与慢性支气管炎和肺气肿密切相关。慢性支气管炎是指支气管壁慢性、非特异性的炎症,如患者每年咳嗽、咳痰 3 个月以上,连续 2 年或更长,并可除外其他已知原因的慢性咳嗽,可以诊断为慢性支气管炎。肺气肿则指肺部终末细支气管远端气腔出现异常持久的扩张,并伴有肺泡壁和细支气管的"破坏"而无明显的肺纤维化,"破坏"是指呼吸性气腔扩大且形态不均匀一致,肺泡及其组成部分的正常形态被破坏和丧失,当慢性支气管炎和/或肺气肿患者肺功能检查出现气流受限并且不能完全可逆时,则诊断为 COPD。如患者只有慢性支气管炎和/或肺气肿,而无气流受限的症状,则不能诊断为 COPD,而视为 COPD 的高危期。支气管哮喘也具有气流受限的症状,但支气管哮喘是一种特殊的气道炎症性疾病,其气流受限具有可逆性,也不属于 COPD。COPD 可能会出现间歇性呼吸系统症状加剧、急性恶化,称为慢性阻塞性肺疾病急性加重(acute exacerbation of chronic obstructive pulmonary disease,AECOPD)。

COPD 的发生是一个复杂病理生理过程。但其具体的机制尚未明确,其中占主导地位的包括:慢性炎症和氧化应激等。病理生理变化是持续气流受限致肺通气功能障碍。肺功能检查是是 COPD 诊断的金标准。早期诊断非常重要,可以及早开始治疗并减缓肺部受损的速度。

2. 临床表现

慢性咳嗽、咳痰、气短或呼吸困难、喘息和胸闷是最常见的症状,这些症状容易被患者忽视。任何有上述症状,有反复下呼吸道感染史的患者均需要考虑到 COPD 这一诊断。持续性气流受限肺功能检查标准是在吸入支气管扩张剂后,第一秒用力呼气容积(FEV1)/用力肺活量(FCV)小于 0.70。慢性阻塞性肺病全球倡议组织(GOLD)发表的 2022 版慢性阻塞性肺疾病诊断、治疗和预防全球策略(GOLD 2022)将气流受限严重程度分为轻度、中度、重度和极重度,更有利于临床分类管理与治疗。

3. 影像学检查方法

普通 X 线、CT 及 MRI 均可用于疾病的诊断,首选经济最优的普通 X 线检查,常用于初诊及病例随访。CT 检查优于 X 线胸片。可用于鉴别表现类似的疾病、评估分型及严重程度。气道病变 MRI 较少用到。

4. 影像学表现

(1)X 线表现　支气管炎主要表现为肺纹理增粗、紊乱,可伴有肺气肿的改变。肺气肿主要表现有桶状胸、两侧肋间隙增宽,肺周围纹理减少,心脏呈垂直型,两侧膈肌低平。出现肺动脉高压时因肺动脉增粗可见肺门影增重,而相对外周肺动脉影减少,肺门呈"残根状"。

(2)CT 表现　慢性支气管炎 CT 显示支气管壁增厚、近中央区支气管壁易显示"轨道征",合并肺气肿可显示肺透亮度增高且不均匀,血管影稀疏、狭小,气管可呈"刀鞘样"改变。出现肺动脉高压时可观察到肺动脉增粗。

CT 可直接观察到肺气肿的严重程度和分型。肺气肿可分为四种亚型:全小叶型肺气肿,小叶中叶型肺气肿,间隔旁型肺气肿,混合型肺气肿。全小叶型肺气肿早期影像学缺乏特异性,仅表现为肺组织密度减低、体积增大,如果没有仔细观察,可能会漏诊,有些区域只有 HRCT 上才能看到透亮影;进展期全小叶型肺气肿影像表现比较明显,肺部结构进行性弥漫性破坏及密度减低,血管数量及分支减少,肺小叶结构缺失并可见囊状透亮影。小叶中央型肺气肿早期改变为小叶中心呼吸细支气管扩张,一般上肺部最明显,常规 CT 常不被发现,HRCT 上为几毫米的无壁低密度区,位于小叶中央动脉旁。间隔旁型肺气肿累及肺小叶远侧,位于胸膜下,一般为直径小于 1 cm 的透亮影,在青年人中可伴发自发性气胸。有 2 种或 2 种以上肺气肿类型,称为混合型。

(3)MRI 表现　有些研究者用 MRI 成像进行研究,严重肺气肿患者 T2 加权成像显示两下肺信号缺失,MR 超极化 3He 通气成像、MRI 灌注成像可以看到缺损区域与肺气肿区域相对应等,但和 CT 相比分辨率还是很差。

5. 典型案例

病例 1:患者,男,68 岁。主诉:反复咳嗽、咳痰、活动后气短 10 年。1 个月前受凉后症状加重,静息状态下感气短、进行性加重。查体:呼吸运动正常,肋间隙正常,双肺呼吸音粗糙,未闻及明显干、湿啰音。X 线片示双侧胸廓增大、肋间隙增宽,双肺容量增加;双肺野透亮度增高,外带纹理稀少(图 2-6-3A)。CT 冠状位肺窗,CT 轴位肺窗示双肺气肿、上肺较重,气管呈"刀鞘样"改变;双侧支气管壁轻度增厚,双肺内条索状、片絮状高密度影(图2-6-3B~D)。

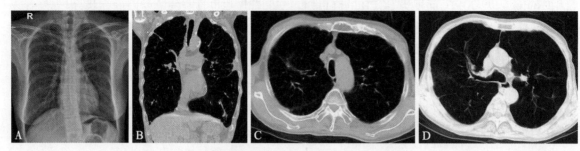

A. X线平片;B. CT重建冠状位肺窗;C、D. CT轴位

图2-6-3　COPD普通X平片、CT图像

诊断意见:考虑COPD并双肺慢性炎症。

6.鉴别诊断

> (1)支气管哮喘　早年发病(通常在儿童期),每日症状变化快,夜间和清晨症状加重,可合并过敏、鼻炎和/或湿疹,有哮喘家族史。
>
> (2)闭塞性细支气管炎　发病年龄较轻,非吸烟者,很多患者有风湿性关节炎或急性烟雾暴露病史;部分发生于肺或骨髓移植后;呼气相CT提示低密度影。
>
> (3)弥漫性泛细支气管炎　主要发生于亚裔人群中,大多数为男性非吸烟者;几乎所有患者均有慢性鼻窦炎;胸片或HRCT显示为弥漫性小叶中心,结节、树芽征,细支气管扩张和空气潴留。

7.分析思路与拓展

(1)分析思路　COPD主要是临床诊断,是一组疾病的总称,影像主要表现的是解剖结构,而非功能改变,放射科医生不能直接诊断COPD,而用有无肺气肿、支气管炎等来解释影像所见。中年起病,症状缓慢进展,长期吸烟史或其他烟雾接触史,反复咳嗽、咳痰数年或数十年+过清音、桶状胸+X线肺纹理增多、紊乱+肺功能气流受限,临床可诊断为COPD。COPD影像学在确诊COPD中的价值不大,主要作用是确定严重程度及与其他疾病的鉴别。

(2)拓展　肺功能是呼吸系统功能诊断的一项重要的鉴定指标,对于早期检出肺、气道病变,评估疾病的严重程度及预后,评定药物或其他治疗方法的疗效起到非常重要的作用。放射科医生也使用影像方法评估COPD肺功能受损的严重程度,然而视觉评分与肺功能的相关性分析缺乏客观性,目前出现很多后处理定量分析软件,可以在深吸气、深呼气时通过计算机软件检测肺功能,其参数包括全肺容积、平均密度、像素指数等,可客观评估COPD的严重程度。因受扫描条件不统一等客观因素的影响,这种客观定量的方法目前还没有应用于临床,而且没有像肺功能那样制定客观公认的指标。

参考文献

[1]DAVID A LYNCH,JOHN H M AUSTIN,JAMES C HOGG,et al. CT-definable subtypes of chronic obstructive pulmonary disease:a statement of the Fleischner Society[J]. Radiology,2015,277(1):192-205.

[2]中华医学会放射学分会心胸学组.慢性阻塞性肺疾病胸部CT检查及评价中国专家共识[J].中华放射学杂志,2023,57(6):600-607.

四、复发性多软骨炎

1. 概述

复发性多软骨炎(relapsing polychondritis, RPC)是以软骨和其他结缔组织广泛炎性破坏为特征的全身多系统疾病;病情多反复发作、缓慢进展;软骨受累的典型临床表现是外耳轮红肿热痛、鼻软骨肿痛或鞍鼻畸形、喉及气管及支气管狭窄,关节炎。各年龄阶段均可发病,好发年龄 30~60 岁;好发于白种人,发病无性别倾向,女性以呼吸道受累较多而重;病初常为急性炎症,经数周至数月好转,以后呈慢性反复发作,晚期因起支撑作用的软骨组织遭破坏,出现松软耳、鞍鼻以及嗅觉、视觉、听觉和前庭功能障碍。

诊断标准:①满足其中 3 条 McAdam 征或者更多(McAdam 征:双耳软骨炎;非侵蚀性多关节炎;鼻软骨炎;眼炎,其中包括结膜炎、角膜炎、巩膜炎、浅层巩膜炎及葡萄膜炎等;喉和/或气管软骨炎;耳蜗和/或前庭受损,表现为听力丧失、耳鸣和眩晕)。②一条 McAdam 征加上病理证实,如耳、鼻呼吸道软骨活检。③病变累及 2 个或 2 个以上的解剖部位,激素或氨苯砜治疗有效。

2. 临床表现

软骨受累的典型临床表现是外耳轮红肿热痛、鼻软骨肿痛或鞍鼻畸形、喉及气管支气管腔狭窄、关节炎等。病情反复发作、缓慢进展。

肺功能测定显示阻塞性通气障碍。纤维支气管镜检查可发现气管、支气管普遍狭窄,软骨环消失、黏膜增厚、充血水肿及坏死,内有肉芽肿样改变或黏膜苍白萎缩。

3. 影像学检查方法

最常采用普通 X 线、CT 检查。首选经济最优的普通 X 线检查,但起提示作用、鉴别困难,CT 检查实用性最强。

4. 影像学表现

(1)X 线表现 气管及支气管壁不光滑、形态欠规则。双肺野内透亮度不均,可伴炎性反应。

(2)CT 表现 气管、主支气管前壁及侧壁增厚、管腔狭窄变形,气管壁增厚多呈平缓性,膜部后壁受累不明显,气管、支气管软骨破坏,可伴有软骨区的钙化。呼气相有半数发生气道塌陷和肺叶气体潴留,肺内呈马赛克样改变。合并感染时,肺内出现斑片状、结节状等感染征象。喉软骨、甲状软骨、环状软骨及肋软骨等也可发生骨质破坏、肿胀及钙化。

5. 典型案例

病例:患者,男,59 岁,吸烟 30 余年、已戒烟 2 年。主诉:咳嗽、胸闷、气促 2 年余,咳嗽、流涕 6 d。实验室检查及风湿免疫相关抗体检测阴性。医院支气管镜提示气管、支气管黏膜增厚,呈"鳞片状"改变,管腔变窄;气管黏膜病理提示黏膜慢性炎症伴中性粒细胞及嗜酸性粒细胞浸润。征象分析:CT 轴位肺窗和纵隔窗示气管及双侧支气管壁增厚、管腔狭窄,双侧腋窝可见增大淋巴结(图 2-6-4A~D)。CT 冠状位肺窗示气道壁弥漫增厚、累及范围较广,管腔狭窄(图 2-6-4E、F)。CT 矢状位骨窗和纵隔窗示正常的气管软骨环形态消失(图 2-6-4G、H)。

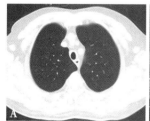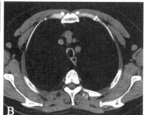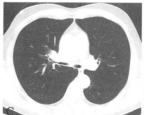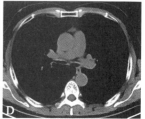

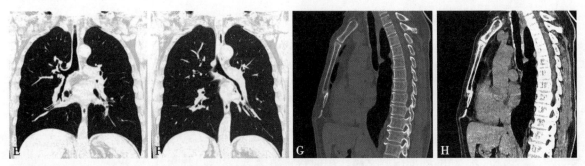

A、C. CT轴位肺窗；B、D. CT轴位纵隔窗；E、F. CT重建冠状位肺窗；G. CT重建矢状位骨窗；H. CT重建矢状位纵隔窗

图2-6-4 复发性多软骨炎CT图像

　　诊断意见：结合入院后支气管镜检病理结果，激素治疗后患者症状明显好转，经多学科会诊，双侧气管及双侧主支气管壁增厚、软骨破坏并管腔狭窄，考虑复发性多软骨炎呼吸道受累。

　　6. 鉴别诊断

　　（1）韦格纳肉芽肿　原因不明的中小血管坏死性、肉芽肿性血管炎。CT示：声门下狭窄，气管环状不对称增厚，增厚比较明显，内膜光滑或不规则；气管支气管受累，膜部可见增厚，可伴钙化，管腔狭窄明显；肺内常有空洞性肺病变。

　　（2）淀粉样变性　多器官、系统或单个脏器细胞外淀粉样蛋白沉积引起的一组疾病；气道淀粉样变性，男性多见，多发生于50～60岁；气管镜见黏膜下不规则、较硬结节，刚果红染色阳性。CT示：气管支气管狭窄，管壁增厚，膜部受累，内缘不光滑，见局灶或弥漫结节状软组织；管壁密度比较高，钙化多为点状、颗粒状、结节状。

　　（3）先天性气道狭窄　先天发育所致，多于婴儿期发现；部分患者合并心血管畸形。CT示：气管支气管管腔呈局限或弥漫狭窄，狭窄处壁不厚、无钙化，内外缘光滑；部分同时伴有心血管畸形，如左肺动脉吊带，右位主动脉弓等。

　　（4）支气管内膜结核　儿童及青少年多见，相对慢性病程；结核菌素纯蛋白衍生物（PPD）阳性、痰培养或灌洗液结核分枝杆菌阳性。CT示：气管支气管内膜结核，主要累及气管远端和主支气管，管壁环周增厚；纵隔淋巴结肿大压迫气道引起狭窄；肺内可伴有小气道播散。

　　7. 分析思路与拓展

　　（1）分析思路　复发性多软骨炎是以软骨和其他结缔组织广泛炎性破坏为主要特征的全身多系统疾病；病情多反复发作、缓慢进展；软骨受累的典型临床表现是外耳轮红肿热痛、鼻软骨肿痛、喉及气管支气管束狭窄、关节炎。CT提示弥漫气管、支气管软骨病变，管腔狭窄，膜部不受累。

　　（2）拓展　弥漫性气管狭窄包括同时累及气管软骨部和膜部病变，和仅累及气管软骨类病变两种，前者主要是肉芽肿性多血管炎、淀粉样变性等，后者主要是气管软骨类病变，复发性多软骨炎、骨软骨沉着性气管支气管病变等。复发性多软骨炎是一种罕见的自身免疫性疾病，进行性破坏软骨，破坏的软骨被纤维化和肉芽肿组织取代，属于上述气管软骨类病变。故CT可显示气管和主支气管管壁的弥漫性增厚或并伴钙化，有时累及节段性和亚节段性气道，特征表现是不累及气道的膜部。需要提醒的是，风湿科是一个少见病比较集中的学科，但相对风湿科其他疾病，RPC还是一个较少见的疾病。RPC是一个不断进行鉴别诊断的过程，除非临床诊断十分明确，否则除了临床外还需与组织学活检（耳、鼻、呼吸道）结果相符。RPC的病因目前尚不清楚，主要累及富含软骨成分的耳、鼻、喉、气管等，并不是一定有气道受累，但有研究认为我国呼吸道受累RPC患者较国外更为常见,而且发病年龄早、病程持续时间长。影像上气道相对有特征的表现有助于临床尽早诊断,其次呼吸道受累也被认为是 RPC 预后不良的影响因素,也有利于临床对病情的评估。

参考文献

［1］KAREN S L，ARMIN E，DAVID E T，et al. Relapsing polychondritis：prevalence of expiratory CT airway abnormalities［J］. Radiology，2006，240（2）：565-573.

［2］CAROLE J，XAVIER P，INES S，et al. Differentiating tracheobronchial involvement in granulomatosis with polyangiitis and relapsing polychondritis on chest CT：a cohort study［J］. Arthritis Res Ther，2022，24（1）：241.

第七节 胸膜病变

一、气胸、胸腔积液、液气胸

1. 概述

胸膜是一薄层浆膜,覆盖在肺表面、胸廓内面、纵隔侧面、膈上面,可分为脏层胸膜、壁层胸膜。脏层胸膜覆盖并紧贴肺表面,并伸入肺内形成肺裂。壁层胸膜附贴在胸廓内面、纵隔侧面、膈上面。脏层胸膜与壁层胸膜形成的一个封闭的潜在的浆膜腔间隙——胸膜腔。胸膜腔呈负压,其内含少量浆液,减少呼吸运动引起的摩擦。任何原因引起胸膜破裂、气体进入胸膜腔,称为气胸。

任何原因引起胸膜腔内液体量异常增多,称为胸腔积液。胸膜腔内异常积气、积液并存,即液气胸。

2. 临床表现

患者会出现低氧血症的表现,如胸闷、气急;体格检查患侧胸廓饱满,膈肌低平,肋间隙增宽,气管及纵隔被压向健侧,呼吸运动减弱。气胸叩诊呈鼓音,胸腔积液叩诊呈浊音。

3. 影像学检查

气胸、胸腔积液及液气胸的明确诊断可采用普通 X 线、CT 及 MRI 三种检查方法。

（1）X 线检查 是最常用、最简便易行、最廉价的检查方法。不仅可以很好地显示肺受压的程度,还可以显示有无胸膜粘连、肺部病变等情况。

（2）CT 检查 最佳检查方法,敏感性高、易定性、有助于发现原因。在少量气胸、气胸与肺大疱的鉴别、诊断局限性包裹性气胸等方面,CT 更具有优势。

（3）MRI 检查 在气胸方面,MRI 检查无意义。在胸腔积液方面,MRI 有助于显示积液的成分。非血性积液在 T1WI 图像呈低信号,含有血液细胞或蛋白的积液在 T1WI 图像呈中、高信号,T2WI 图像均呈高信号。另外,MRI 冠状面、矢状面成像,有助于积液的显示。但 MRI 仍存在一定限制,由于受呼吸运动、心脏大血管波动的影响,图像存在一定伪影。

4. 影像学表现

（1）X 线表现 典型的气胸存在明确的气胸线,即萎缩肺组织与胸膜腔内气体的交界面,为外凸弧形线条影。胸腔积液的 X 线表现因积液量、积液位置的不同而异。游离性胸腔积液表现为外高内低弧形面。包裹性胸腔积液因包裹的位置及形态不同而异。纵隔积液,即纵隔胸膜腔的积液,表现为沿心脏及大血管的条形影。液气胸亦分为游离性和包裹性,表现为积液、积气及气液平面,多房液气胸常伴有胸膜粘连,表现为大小不一、高低不同的气液平面。

（2）CT表现　气胸的直接征象为弧形的气体密度影,气胸线仍是诊断气胸的直接征象。气胸线内被压缩的肺组织亦显示清晰,CT值有助于帮助积液的定性。液气胸亦分为游离性和包裹性,表现为积液、积气及气液平面,多房液气胸常伴有胸膜粘连,表现为大小不一、高低不同的气液平面。

（3）MRI表现　非血性积液在T1WI图像呈低信号,含有血液细胞或蛋白的积液在T1WI图像呈中、高信号,T2WI图像均呈高信号。

5. 典型案例

病例1:患者,男,20岁,学生。主诉:突发胸闷1 h。查体:T 36.2 ℃,P 77 次/min,R 20次/min,BP 125/70 mmHg,神志清,既往体健,无外伤及手术史。患者入院后行胸部X线检查(图2-7-1A)右侧肺野见典型的气胸线影,呈弧形外凸细线影,其外缘见条形气体密度影,内无肺纹理,右肺稍压缩。CT检查(图2-7-1B)右侧肺野见典型的气胸线影,呈弧形外凸细线影,右侧胸腔少量积气,右肺稍压缩。

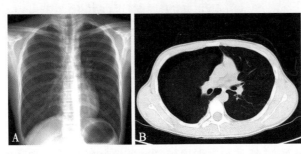

A. X线;B. CT肺窗
图2-7-1　气胸X线、CT图像

案例扩展

诊断意见:右侧自发性气胸。
病例2～10:扫码见案例扩展。

6. 鉴别诊断

　　局限性气胸,需要与肺大疱进行鉴别诊断,两者均表现为局限性透亮区。在X线平片上,肺大疱的局限性透亮区内部周边见少量肺纹理,边缘呈弧线形,向四周膨胀,压迫周边肺组织至肺尖区、心膈角区和肋膈角区。在CT图像上,肺大疱的壁极薄,小于1 mm,周围可见受压的肺组织。而局限性气胸的局限性透亮区局限于某一区域,多发生在因炎症或手术所致的胸膜粘连基础上。X线平片上局限性透亮区内无肺纹理,有时可见胸壁与萎陷的肺组织间的几条粘连带,气胸与肺组织交界处可见气胸线表现,受压的肺组织边缘凸面向外或边缘平直。在CT图像上,可见到胸腔内局限性透亮影,肺门处可见被压缩肺组织。

　　胸腔积液的病因多种多样,X线对于引起积液的病因可提供鉴别诊断依据。结核性胸腔积液单侧、包裹性胸腔积液多见,近胸壁见包裹性水样密度影,可伴有胸廓缩小,胸膜增厚、钙化,常可见到肺内结核病变,肺内或纵隔可见环形强化病灶,多有肺门及纵隔淋巴结肿大;非特异性炎症性胸腔积液呈单侧弧形水样密度影,进入慢性期或亚急性期或有粘连可形成包裹性胸腔积液,常伴有胸膜增厚粘连,肺部可合并或不合并肺炎改变,单侧大量胸腔积液可压迫纵隔移向健侧,压迫膈肌下移;外伤性胸腔积液表现为单侧弧形密度增高影,常合并肋骨骨折或气胸,CT上积液的密度可呈中等或略高密度,骨折可引起胸廓塌陷、变形,胸膜粘连、增厚,肺部可伴有肺挫伤的表现;系统性疾病引起的胸腔积液多为双侧性,弧形水样密度,可能伴有心影增大或心包积液,肺部、胸膜及纵隔常无异常表现;肿瘤引起的胸腔积液多为单侧性,弧形水样密度,肺内、纵隔或胸膜可能显示肿瘤病变。胸腔积液,尤其是包裹性胸腔积液在 X 线平片上需要与肺炎、肺实变、肺不张鉴别,积液、炎症、实变患侧体积增大,但病变形态不一。肺不张患侧体积缩小,膈肌及纵隔受牵拉改变。在 CT 上胸腔积液较易鉴别,表现为密度较均匀的液性或稍高密度影,内无肺纹理及强化。

7. 分析思路与拓展

(1)气胸、液气胸的影像学诊断思路　观察胸腔内有无积气、积液及气液平面;观察气体量及肺受压程度;观察纵隔有无移位;注意观察邻近组织和器官,查找引起气胸或液气胸的病因,如有无肺大疱、肋骨骨折;观察并描述气胸或液气胸引起的并发影像学表现,如纵隔移位;结合上述表现及病史,作出诊断及鉴别诊断;X 线平片不能明确诊断者,可考虑进一步 CT 检查。

(2)胸腔积液的影像学诊断思路　判断胸腔积液是单侧还是双侧,是游离积液还是包裹性积液,有无气液平面;观察积液密度高低,是否均匀;增强扫描后积液的内部或与之相邻的胸膜是否有异常强化;相邻结构的改变,观察胸膜有无增厚,是否为结节样增厚,邻近肋骨和椎体有无骨质破坏;观察心、肺、纵隔情况,双肺有无病灶,病灶的大小、形态、密度、强化特征等,气管支气管有无狭窄,心影有无增大,纵隔有无淋巴结肿大,肿大淋巴结的分布与强化特征。结合上述表现及病史,作出诊断及鉴别诊断。

(3)拓展　胸腔积液的影像学表现,主要从积液的形态、密度及增强扫描后有无异常强化灶、邻近胸膜胸壁及骨质结构改变、双肺病变、心影改变、纵隔及膈肌的改变等几方面进行影像描述、诊断及鉴别诊断。

二、胸膜炎 ▸▸▸

1. 概述

胸膜正常情况下在 X 线胸片及 CT 上不能显示。当胸膜炎性改变时,常常可见到胸膜增厚、胸膜粘连、胸膜钙化、胸腔积液等征象。胸膜粘连是指脏层胸膜与壁层胸膜纤维素渗出、增生,发生粘连。胸膜钙化,胸膜腔内有机化的血块、干酪样坏死物等存在时,可有钙盐沉着,形成胸膜钙化。

2. 临床表现

结核性胸膜炎在中青年患者多见,患者咳嗽、咳痰、盗汗、午后低热、胸痛,严重者可并发皮肤窦道形成。非特异性炎症引起的胸膜炎多为渗出性,常伴有胸痛及发热,体格检查可有胸膜摩擦感和摩擦音,形成胸腔积液后,摩擦感及摩擦音消失,随着胸腔积液量的增加,出现胸腔积液的症状及体征。

3. 影像学检查方法

(1)X 线检查　胸膜增厚、粘连常同时存在,当两者比较明显时,X 线胸片可明确诊断。

(2)CT 检查　最佳检查方法,敏感性高,能检出胸片难以显示的病变,有助于更好地显示肺部病变或原发病变。能很好地显示胸膜增厚的形态及强化方式,有利于诊断。

(3)MRI 检查　胸膜增厚明显时,良性与恶性难以鉴别时,MRI 可提供一些有用信息。

4. 影像学表现

(1)X 线表现　胸膜炎表现为胸膜增厚、粘连,胸膜钙化,胸腔积液。胸膜增厚粘连分为局限性和广泛性。局限性胸膜增厚粘连常位于肋膈角处,表现为肋膈角变钝、变浅、变平,透视下此处活动度减弱,可鉴别胸腔积液和胸膜增厚粘连。广泛的壁层胸膜增厚粘连可导致肋间隙狭窄、胸廓塌陷、纵隔向患侧移位、膈肌抬高、肺门偏移。胸膜钙化在胸片上表现为点状、片状或条形致密影。包裹性胸腔积液合并的胸膜钙化呈弧形或环形,较小的或密度比较浅淡的钙化在平片上可能漏诊。

伴胸腔积液者,可伴有不同形态及部位的积液表现。

（2）CT 表现　胸膜增厚、粘连、钙化及胸腔积液等表现在 CT 上更易显示及鉴别。结核性胸膜炎胸膜增厚厚度≤1 mm,单侧分布,较少累及纵隔胸膜,胸膜广泛弧形或带状增厚,增厚的胸膜密度稍高,伴点状或弧形钙化灶。肺内或胸膜病灶不均匀轻中度强化,慢性者可引起广泛胸膜增厚、胸廓缩小,可合并明显的胸膜粘连。部分患者可看到肺部结核的表现。纵隔、肺门淋巴结肿大,环形或分隔强化。并见胸腔积液。非结核性胸膜炎胸膜增厚厚度≤1 mm,单侧分布,较少累及纵隔胸膜,胸膜均匀增厚,伴有胸膜粘连时形态不规则。脓胸常见包裹性积液,增厚的胸膜密度呈软组织密度,少数引起纵隔及肺门淋巴结肿大。

（3）MRI 表现　胸膜增厚明显,良性、恶性难以鉴别时,可行 MRI 检查。纤维化和钙化在 MRI 上呈低信号。如增厚的胸膜中有肿瘤、肿瘤靠近增厚的胸膜,或良恶性的鉴别,MRI 能提供更多的影像信息。

5. 典型案例

病例 1：患者,男,67 岁,农民。主诉:呼吸困难、胸闷、胸痛、气急、咳嗽 1 年余,加重 1 个月。30 年前曾患肺结核。查体:T 37 ℃,P 80 次/min,R 23 次/min,BP 165/95 mmHg,神志清。患者入院后行胸部 X 线检查(图 2-7-2),双侧胸廓不对称,双肺纹理紊乱,并见条索影,双肺门上移,双下肺纹理受牵拉,呈"倒垂柳"征。右侧胸膜增厚粘连,右侧膈面胸膜幕状粘连,右侧增厚的胸膜见条形钙化灶,右侧肋骨角消失。右侧肋骨受牵拉,肋间隙狭窄,右胸廓塌陷,胸腔体积缩小,纵隔右移。

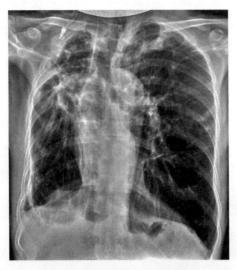

图 2-7-2　胸膜炎 X 线图像

案例扩展

诊断意见:右侧陈旧性胸膜炎。

病例 2~5:扫码见案例扩展。

6. 鉴别诊断

> 胸膜炎引起的胸膜增厚主要与胸膜肿瘤鉴别。胸膜肿瘤见胸膜肿块或结节,或增厚的胸膜呈结节样突起,结节大小不一,良性病变常单发,强化尚均匀;恶性肿瘤形态不规则,大小不等,强化不均,并伴恶性胸腔积液,一般为游离性胸腔积液;恶性肿瘤亦可侵犯胸壁结构,导致骨质破坏等征象。而胸膜炎性增厚,范围较广泛,密度均一,厚薄相对均匀,增强扫描强化较均匀。另外,MRI 是鉴别胸膜良恶性病变的较好的检查方法之一。

脓胸需要与周围型肺脓肿鉴别,肺脓肿急性期边缘模糊,并常伴肺内渗出性改变,壁可薄可厚。脓胸壁略厚,强化明显且均匀,肺组织呈受压改变。

7.分析思路与拓展

(1)分析思路　观察X线平片肋膈角有无变化,透视下膈肌有无活动度减弱;观察有无胸膜增厚,增厚的范围、厚度、分布、形态、增厚的胸膜表面是否光整、密度是否均匀;增强扫描后,增厚的胸膜有无异常强化灶;观察肺、纵隔的情况:双肺有无病灶,病灶的大小、分布、形态、密度、强化特征;纵隔有无增宽,有无淋巴结肿大,肿大淋巴结的分布及强化特征;相邻结构的改变,邻近肋骨、胸椎、胸壁有无肿块及结构破坏;临床病史亦是鉴别诊断的关键;若诊断不明确,需要进一步行 PET-CT、胸腔积液细胞学检查、胸膜穿刺等检查。

(2)拓展　胸膜粘连在肺部炎症、脓胸、结核性胸膜炎中常见,多伴有胸膜增厚。诊断时需与胸膜凹陷征鉴别。胸膜凹陷征常见于原发性肺癌,肿瘤内部纤维瘢痕收缩,将脏层胸膜向肺部病灶牵拉,在脏层胸膜、壁层胸膜间形成空隙,呈"三角形"或"喇叭口"样,尖端指向病灶,其内为生理性液体充填。胸膜增厚粘连也可呈"三角形"或"喇叭口"样,尖端指向肺内,但三角形内为增厚的胸膜。两者的 CT 值不同,可以鉴别。

三、胸膜转移瘤 ▶▶▶

1.概述

胸膜转移瘤是其他部位肿瘤沿血行或淋巴途径转移至胸膜所致。全身很多部位的肿瘤均可转移至胸膜,常见于肺癌、乳腺癌及胃肠道肿瘤等。主要病理变化为胸膜散在多发的转移性结节,且多伴有血性胸腔积液,积液的进展速度较快。胸膜转移瘤占胸膜恶性肿瘤的95%。

2.临床表现

胸膜转移瘤以中老年患者多见,临床表现主要为持续性胸痛,进行性加重,通常为钝性疼痛。约50%患者伴有恶性胸腔积液,而感胸闷及进行性呼吸困难。

3.影像学检查方法

(1)X 线检查　对于胸膜较小的转移瘤易漏诊;当伴有胸腔积液时,肿瘤被积液掩盖,亦可造成漏诊。另外,在 X 线胸片上胸膜炎性增厚及肿瘤性增厚很难鉴别诊断。因此,在胸膜转移瘤方面,X线检查尚有不足。

(2)CT 检查　是诊断胸膜病变的最佳检查方法,敏感性高、易定性、有助于明确病变范围以及对周围结构的侵犯情况,如对肋骨的破坏。CT 增强扫描显示病灶的强化方式、强化程度,能更清晰地提示病灶的性质、范围、边界、与周围组织结构的关系。在对纵隔结构的显示方面亦具有很大优势,如有无肿大淋巴结,淋巴结的强化方式、对纵隔内结构的侵犯。另外,在显示肺部病变方面,CT明显优于 X 线平片,为提示病变的性质提供更多更有意义的影像信息。

(3)MRI 检查　对于胸膜结节、肿块的显示更优,尤其是在胸腔积液的背景下,更易显示胸膜病灶。

4.影像学表现

(1)X 线表现　胸膜结节、肿块在 X 线胸片上,切线位上表现为丘样凸起的均匀致密影,边缘清晰;前胸壁或后胸壁的胸膜肿块,在胸片上表现为团块状均匀致密影。不易与包裹性胸腔积液鉴别。伴胸腔积液时,胸膜结节、肿块被掩盖,更不易显示。另外,胸膜增厚是炎性还是肿瘤性在 X 线平片上一般不能鉴别。

(2)CT 表现　胸膜转移瘤胸膜不规则增厚或散在多发结节、肿块,多较大,软组织密度,多伴胸腔积液。增强扫描可见胸膜转移瘤明显不均匀强化,可侵犯胸壁其他结构,如肋骨。胸膜转移瘤可位于一侧或双侧,中下部多见。一般无胸膜粘连,胸廓形态无变化,只有当伴有大量胸腔积液时,可见到肋间隙增宽,纵隔向健侧移位。部分病例纵隔内可见转移肿大的淋巴结,部分病例肺内可见到原发或转移灶。

(3)MRI 表现　胸膜转移瘤在 MRI 上的信号因原发病的不同而有差异,在 T2WI 上更易显示,并区分转移瘤与胸腔积液。增强扫描可见胸膜转移瘤明显强化。

5.典型案例

病例1:患者,男,70 岁,退休职员。主诉:发现右肺癌 3 年余,规律治疗 3 年,胸闷、咳嗽、咳痰、咯血 3 年,加重 1 月余,伴右侧胸痛,不伴发热。查体:T 37.0 ℃,P 78 次/min,R 21 次/min,BP 150/95 mmHg,神志清,体重明显减轻。患者入院后行胸部多层螺旋 CT 平扫及增强扫描(图 2-7-3),右侧胸膜见多发结节及片状软组织密度影,明显均匀强化,边缘尚清。右侧胸腔积液,在胸腔积液的衬托下,胸膜结节显示更佳。另可见原发病灶,右肺门肿块,并右肺上叶局限性肺不张,纵隔淋巴结转移及肝脏右叶转移灶。

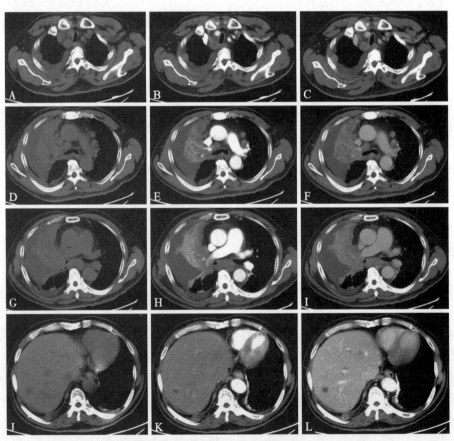

A、D、G、J.CT 平扫纵隔窗;B、E、H、K.CT 增强动脉期;C、F、I、L.CT 增强静脉期

图 2-7-3　胸膜转移瘤 CT 平扫及增强图像

案例扩展(1)

诊断意见:右肺癌并右肺上叶肺不张,右侧胸膜转移并胸腔积液,纵隔淋巴结转移。

病例2:扫码见案例扩展(1)。

病例3:扫码见案例扩展(2)。

案例扩展(2)

6.鉴别诊断

胸膜转移瘤主要需与恶性胸膜间皮瘤、良性胸膜间皮瘤及胸膜炎鉴别。

恶性胸膜间皮瘤表现为胸膜较广泛的结节状及不规则状增厚,胸腔下部受累多见,多累及纵隔胸膜及叶间胸膜,常伴有胸腔积液。肿块密度可均匀或不均匀,增强扫描明显均匀强化,较大肿块内部可见囊变坏死区。恶性胸膜间皮瘤可使胸膜痂皮样包裹肺组织,使胸廓缩小,可伴有邻近肋骨骨质破坏。常伴纵隔增宽,纵隔胸膜多发结节。肺内病变不明确。

良性胸膜间皮瘤多单侧、单发,边缘光整,可有蒂或分叶,密度均匀,少数伴钙化。一般无相关肺部病变。

胸膜炎的胸膜增厚,相对较均匀,厚度大多在 1 cm 以下,可伴有胸膜粘连。较少累及纵隔胸膜。病变可较广泛或局限,慢性者密度稍高,部分伴钙化。慢性胸膜炎可有广泛的胸膜增厚粘连,胸廓塌陷,胸腔缩小。肺部可见炎性或结核性等相关感染性病变。

7.分析思路与拓展

(1)分析思路　观察有无胸膜增厚,增厚的范围、厚度、分布、形态、增厚的胸膜表面是否光整、密度是否均匀;增强扫描后增厚的胸膜有无异常强化灶;观察肺、纵隔的情况:双肺有无病灶,病灶的大小、分布、形态、密度、强化特征;纵隔有无增宽,有无淋巴结肿大,肿大淋巴结的分布及强化特征;相邻结构的改变,邻近肋骨、胸椎、胸壁有无肿块及结构破坏;临床病史有无原发病灶;若诊断不明确,需要进一步行 PET-CT、胸膜穿刺等检查。

(2)拓展　近几年,一些新的设备及成像技术的出现也为胸膜转移瘤的诊断提供了更多的影像信息,提高了诊断准确性。胸部的数字 X 线断层技术(digital tomosynthesis,DTS),其基本组成部分与数字 X 线成像相似,但也能提供一些类似 CT 断层的图像,更容易显现胸壁胸膜病变。

四、胸膜间皮瘤

1.概述

胸膜间皮瘤为胸膜原发性肿瘤,是来源于脏层、壁层、纵隔和横膈四部分胸膜的肿瘤,50 岁以上多见,男女比例 2∶1。良性胸膜间皮瘤(局限型)多呈局限性生长,瘤体常为圆形肿块,有包膜,基底部可较小,以蒂与胸膜相连,或广基底与胸膜相连,有的瘤体可呈分叶状,质实。多数瘤体较小,直径 1~3 cm,较大者直径可在 12 cm 以上。恶性胸膜间皮瘤(弥漫型)高度恶性,该肿瘤沿胸膜表面弥漫浸润扩展。

2.临床表现

恶性胸膜间皮瘤中老年多见,患者可出现剧烈胸痛,活动后呼吸困难、咳嗽等症状。良性胸膜间皮瘤患者多无症状,偶然发现。

3.影像学检查方法

(1)X 线检查　对于胸膜较小的肿瘤易漏诊;当伴有胸腔积液时,肿瘤被积液掩盖,亦可造成漏诊。另外,在 X 线胸片上胸膜炎性增厚及肿瘤性增厚很难鉴别诊断。因此,在胸膜间皮瘤方面,X线检查尚有不足。

(2)CT 检查　是诊断胸膜间皮瘤的最佳检查方法之一,敏感性高、易定性、有助于明确病变范围以及对周围结构的侵犯情况,如对肋骨的破坏。CT 增强扫描显示病灶的强化方式、强化程度,能更清晰地提示病灶的性质、范围、边界、与周围组织结构的关系。在对纵隔结构的显示方面亦具有很大优势,如有无肿大淋巴结,淋巴结的强化方式、对纵隔内结构的侵犯。

(3)MRI 检查　对于胸膜结节、肿块的显示更优,尤其是在胸腔积液的背景下,更易显示胸膜病灶。病灶的信号及强化方式对转移瘤的诊断提供更有价值的影像信息。

4.影像学表现

（1）X线表现　良性胸膜间皮瘤可见边缘清晰的肿块凸向肺野，与胸膜有蒂相连或宽基底与胸膜相连。恶性胸膜间皮瘤范围较广泛，在X线胸片切线位上表现为丘样凸起的均匀致密影，边缘清晰；前胸壁或后胸壁的胸膜肿块，在后前位胸片上表现为团块状均匀致密影。

（2）CT表现　良性胸膜间皮瘤多为单发，边缘光整、清晰锐利，可有蒂或分叶，或附贴于胸膜，与胸膜成锐角或钝角相交，肿块密度较均匀，少数伴有钙化，强化均匀。多无胸腔积液、肺部及纵隔改变。恶性胸膜间皮瘤表现为胸膜较广泛的结节状及不规则状增厚，胸腔下部受累多见，多累及纵隔胸膜及叶间胸膜，常伴有胸腔积液。肿块密度可均匀或不均匀，增强扫描明显均匀强化，较大肿块内部可见囊变坏死区。恶性胸膜间皮瘤可使胸膜痂皮样包裹肺组织，表现为冷冻征，使胸廓缩小，可伴有邻近肋骨骨质破坏。常伴纵隔增宽，纵隔胸膜多发结节。肺内病变不明确。有些患者可伴有纵隔淋巴结增大或椎体、肋骨等骨质破坏征象。

（3）MRI表现　良性者形态规则、信号均匀。恶性胸膜间皮瘤呈不规则大片状或不规则锯齿状，T1WI上略高信号，T2WI上高信号。血性胸腔积液T1WI和T2WI上均呈高信号。

5.典型案例

病例1：患者，女，59岁，职员。主诉：胸闷、胸痛、呼吸困难、气急2月余，加重2周，不伴咳嗽、咳痰、咯血、发热。查体：T 37.2 ℃，P 77次/min，R 22次/min，BP 135/75 mmHg，神志清，体重明显减轻。患者入院后行胸部多层螺旋CT平扫及增强扫描（图2-7-4），左侧胸膜见弥漫不均匀增厚，明显不均匀强化，边缘尚清。左侧胸腔体积缩小，左肋间隙缩窄。

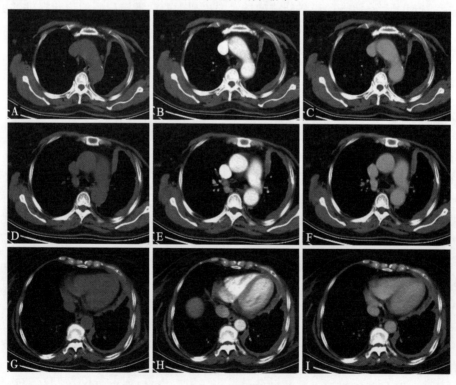

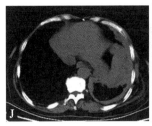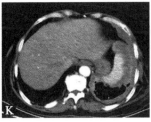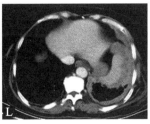

A、D、G、J. CT平扫纵隔窗；B、E、H、K. CT增强动脉期；C、F、I、L. CT增强静脉期

图2-7-4 胸膜间皮瘤CT图像

诊断意见：左侧恶性胸膜间皮瘤。

病例2：扫码见案例扩展。

案例扩展

6.鉴别诊断

胸膜间皮瘤需要与转移瘤、胸膜炎、石棉肺鉴别。

胸膜转移瘤胸膜多为不规则增厚或散在多发结节、肿块，多较大，软组织密度，多伴胸腔积液，增强扫描显示，胸膜转移瘤明显不均匀强化，可侵犯胸壁其他结构，如肋骨。胸膜转移瘤可位于一侧或双侧，中下部多见。一般无胸膜粘连，胸廓形态无变化，只有当伴有大量胸腔积液时，可见到肋间隙增宽，纵隔向健侧移位。部分病例纵隔内可见转移肿大的淋巴结，部分病例肺内可见到原发或转移灶。

胸膜炎的胸膜增厚，相对较均匀，厚度大多在1 cm以下，可伴有胸膜粘连。较少累及纵隔胸膜。病变可较广泛或局限，慢性者密度稍高，部分伴钙化。慢性胸膜炎可有广泛的胸膜增厚粘连，胸廓塌陷，胸腔缩小。肺部可见炎性或结核性等相关感染性病变。

石棉肺，常双侧对称分布，胸膜内缘向肺内凸出，界限清楚，呈宽2～3 cm光滑的条状或斑块状影，早期约10%出现胸膜钙化，晚期钙化明显，有时会出现横膈钙化。增厚的胸膜强化均匀。广泛胸膜增厚钙化可引起胸廓缩小，心包膜与壁层胸膜增厚粘连可形成"蓬发样心影"，多不引起肺门淋巴结肿大，多不伴有胸腔积液。可伴有不同程度的肺间质纤维化。

7.分析思路与拓展

（1）分析思路 观察有无胸膜增厚，增厚的范围、厚度、分布、形态、增厚的胸膜表面是否光整、密度是否均匀；增强扫描后增厚的胸膜有无异常强化灶；观察肺、纵隔的情况：双肺有无病灶，病灶的大小、分布、形态、密度、强化特征；纵隔有无增宽，有无淋巴结肿大，肿大淋巴结的分布及强化特征；相邻结构的改变，邻近肋骨、胸椎、胸壁有无肿块及结构破坏；临床病史有无原发病灶；若诊断不明确，需要进一步行PET-CT、胸膜穿刺等检查。

（2）拓展 恶性胸膜间皮瘤的TNM分期如下。

T1a，肿瘤局限于同侧壁层胸膜，包括纵隔胸膜以及膈肌胸膜，脏层胸膜未受累。

T1b，肿瘤局限于同侧壁层胸膜，包括纵隔胸膜以及膈肌胸膜，脏层胸膜有散在病灶。

T2，同侧胸膜的所有这些部位均可见到肿瘤侵犯，脏层、壁层、纵隔、横膈。并至少有以下一项：膈肌受侵、脏层胸膜肿瘤彼此融合（含叶间裂）或脏层胸膜肿瘤直接侵犯到肺。

T3，局部进展但潜在可切除的肿瘤——同侧胸膜的所有这些部位均可见到肿瘤侵犯：脏层、壁层、纵隔、横膈。并至少有以下一项：胸内筋膜受侵、纵隔脂肪受侵、伴有孤立的可完全切除的胸壁软组织病灶、非透壁性心包受侵。

T4，局部进展，不可切除的肿瘤——同侧胸膜的所有这些部位均可见到肿瘤侵犯：脏层、壁层、纵隔、横膈。并至少有以下一项:胸壁的弥漫多发病变,伴或不伴有直接的肋骨破坏;肿瘤穿透膈肌侵犯到腹膜;肿瘤直接侵犯对此胸膜;肿瘤直接侵犯到一个或多个纵隔器官;肿瘤直接侵犯椎体;肿瘤直接侵犯到脏层心包,伴或不伴有心包积液,或肿瘤侵犯心肌。

Nx,区域淋巴结无法评估。

N0,无区域淋巴结受侵。

N1,同侧肺门淋巴结受侵。

N2,隆突下或同侧纵隔淋巴结受侵,包括同侧内乳淋巴结。

N3,对侧纵隔、对侧内乳、同侧或对侧锁骨上淋巴结受侵。

Mx,远处转移无法评估。

M0,无远处转移。

M1,伴有远处转移。

Ⅰa期,T1aN0M0。

Ⅰb期,T1bN0M0。

Ⅱ期,T2N0M0。

Ⅲ期,T3N0-3M0,T1-4N1-2M0

Ⅳ期,T4N0-3M0-1,T1-4N3M0-1,M1。

参考文献

[1] CHOU SH, KICSKA GA, PIPAVATH SN, et al. Digital tomosynthesis of the chest: current and emerging applications[J]. Radiographics,2014,34(2):359-372.

[2] GILL R R, GERBAUDO V H, SUGARBAKER D J, et al. Current trends in radiologic management of malignant pleural mesothelioma[J]. Semin Thorac Cardiovasc Surg,2009,21(2):111-120.

[3] AMERICAN JOINT COMMITTEE ON CANCER. Pleural mesothelioma. AJCC Cancer Staging Handbook[M]. New York:Springer-Verlag,2002.

第八节　心脏病变

一、房间隔缺损

1. 概述

房间隔缺损(atrial septal defect,ASD)是指胚胎发育过程中,房间隔的发育、吸收和融合出现异常,导致左右心房之间残留未闭的缺损。病因目前尚不明确,多认为与遗传因素和环境因素有关,发病率占先心病12%~22%,是先天性心脏病中最常见的类型之一,仅次于室间隔缺损。临床上最常见的是中央型ASD,约占76%,其他还有下腔型、上腔型和混合型。应用手术治疗、药物治疗等方法治疗此疾病,各有不同的治疗效果。介入治疗是最常用的治疗方式,临床效果较好,不同的检查方式检查效果有所差异。

2. 临床表现

主要表现为劳力性呼吸困难、乏力、心悸、易疲惫、运动能力较差等症状。若未及时发现进行治疗,有合并充血性心力衰竭、肺动脉高压等并发症风险,危及生命安全。

3.影像学检查方法

房间隔缺损的影像检查方法主要有 X 线平片、心脏超声、CT、MRI、心导管检查,每种检查方法各有其优劣势。

(1)X 线平片:是最基本的检查方法。对分流较大的房间隔缺损具有诊断价值。但当缺损较小时 X 线平片往往无变化或仅有轻度变化。

(2)心脏超声检查:无辐射,二维超声可以显示房间隔缺损的位置及大小,结合彩色多普勒超声可以提高诊断的可靠性并能判断分流的方向,估测分流量的大小,估测右心室收缩压及肺动脉压力,但是超声检查相对主观,对操作者水平依赖性大,空间分辨率低,对年龄较大的肥胖患者显示欠佳。

(3)CT 检查:CT 可以多平面、多角度显示房间隔中断。左、右心房间可见有造影剂相通,可在轴位图像上测量房间隔缺损的前后径,在冠状位图像上测量上下径,同时对其进行分型,从而为房间隔修补术或者介入封堵术治疗提供影像学信息。辐射危害是其主要缺点。

(4)MRI 检查:磁共振可以清晰地显示缺损的位置、大小及肺静脉回流情况而确立诊断。优点是无辐射、无创伤,不足是其空间分辨率不如 CT,检查时间较长,对小儿均需要镇静用药,同时评估肺组织的能力欠缺。

(5)心导管检查:是诊断房间隔缺损的金标准。不过一般不需要做心导管检查,当合并肺动脉高压、肺动脉瓣狭窄或肺静脉异位引流时可行右心导管检查,主要缺点是有创。

4.影像学表现

(1)X 线表现 肺血增多,肺动脉段隆凸,右心房、右心室增大,左心房、左心室缩小,主动脉结正常或缩小。

(2)CT 表现 自上腔静脉入口水平至下腔静脉膈水平,逐层进行分析诊断,当发现房间隔 2 个层面以上连续性中断,提示房间隔缺损。主要表现为右心房及右心室增大,左心房及左心室缩小,中央肺动脉增粗,外围分支增粗;腔静脉增宽。小房间隔缺损心肺改变不明显;大房间隔缺损常存在肺动脉高压征象。

(3)MRI 表现 黑血序列显示房间隔连续性中断;电影序列可见过隔血流;相位对比法(PC-MRI)可显示心房水平分流方向及大小;增强扫描显示肺动脉增粗。

5.典型案例

病例1:患者,男,1 岁。主诉:体检发现心脏杂音 1 年余,突发晕厥 4 h。胸部 X 线正位像示,双肺纹理增粗,肺血管边缘清晰,提示肺血增多,右心房及右心室增大,肺动脉段膨隆(图 2-8-1)。多层螺旋 CT 平扫示房间隔缺损直接征象:房间隔局部可见不连续,轴位宽约 15.9 mm,冠状位宽约 18.7 mm。为上腔+下腔型。间接征象:右心房及右心室增大,肺动脉增宽,肺动脉干管径约为 13.0 mm(图 2-8-2)。

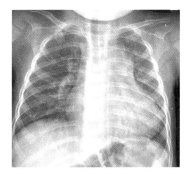

图 2-8-1 房间隔缺损 X 线

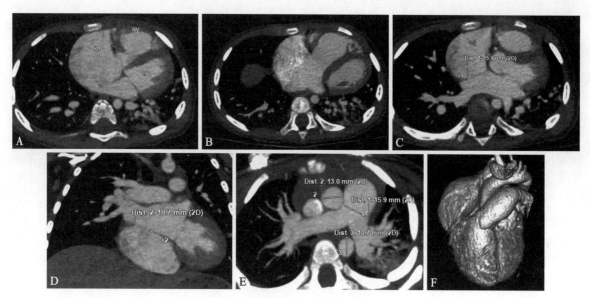

A～E.增强扫描；F.VR重建

图2-8-2 房间隔缺损CT图像

案例扩展

诊断意见：先天性心脏病——房间隔缺损合并肺动脉高压。

病例2：图2-8-3、图2-8-4请扫码见病例扩展。

6.鉴别诊断

> CT直接征象的存在可作诊断，一般无须鉴别，但当图像质量较差或缺损小时，CT容易漏诊，此时需要参考心脏B超。房间隔瘤样扩张时也可以存在破口，形成左向右分流；房间隔缺损也可以与其他畸形并存或存在于复杂性先天性心脏病中，此时应全面评价。

7.分析思路与拓展

（1）分析思路

1）影像学分析前的准备：①临床症状，轻度房间隔缺损可能没有明显症状，通常只能在体格检查中发现。而重度房间隔缺损的患者可能会表现出一系列症状，包括劳累后的心悸、气急、乏力和咳嗽等症状；②体格检查：如触诊、听诊杂音等；③辅助检查，如心脏超声、X线平片等。

2）肺血增多，在X线片上表现为肺动脉段突出，肺门动脉扩张，外围分支增多增粗。心影增大，呈"二尖瓣"心脏，右房、室增大为其突出表现，尤其右房增大是房间隔缺损的重要征象。

3）CT/MR可显示房间隔缺损的部位和大小，为诊断提供直接征象，同时还可显示间接征象，比如肺动脉高压改变，表现为主肺动脉横径超过同水平升主动脉横径。观察房间隔缺损的同时，还应注意有无合并冠状动脉起源和走行异常，有无合并肺静脉异位引流，主动脉弓、主动脉降部有无缩窄等。

4）根据典型的体征和影像检查结果，诊断房间隔缺损并不困难。诊断明确后才能进行下一步治疗，若检查结果不典型，可以结合心导管检查或随诊复查。

（2）拓展

房间隔缺损与卵圆孔未闭。卵圆孔是指人体心脏左右心房之间的一个小孔，胚胎时期卵圆孔的存在可以让胎儿的血液不经过未发育完全的肺部，直接流至下半身以提供胎儿生长发育所需要的营养。在正常情况下，胎儿出生后随着出生时的啼哭，正常的肺循环建立，左心房压力升高大于右心房,此时卵圆孔形成功能性闭合,原发隔与继发隔相互贴近、融合,使卵圆孔关闭;如果原发隔与继发隔未完全贴合关闭,则为卵圆孔未闭(patent foramen ovale,PFO)。

卵圆孔一般在生后第 1 年闭合,若大于 3 岁的幼儿卵圆孔仍不闭合称卵圆孔未闭。成年人中有20%～25%的卵圆孔不完全闭合。可视为有别于房间隔缺损的一种常见的先天性心脏异常。有学者将卵圆孔未闭当做是房间隔缺损的一种类型;也学者将卵圆孔未闭单独列为一种畸形,不计在房间隔缺损之内。

参考文献

[1]宋会军,刘琼,金敬琳.房间隔缺损大小二维经胸超声心动图、二维及三维 CT 血管造影测量对比研究[J].中国介入心脏病学杂志,2021,29(6):318-323.

[2]钱勇,王夕富,匡元勋.320 排 CT 对中央型房间隔缺损和卵圆孔未闭的鉴别诊断价值[J].临床放射学杂志,2021,40(9):1731-1735.

[3]周继海.复杂性先天性心脏病进行多层螺旋 CT 诊断的临床价值[J].健康之友,2020,(14):31.

二、法洛四联症

1.概述

法洛四联症(tetralogy of Fallot,TOF)是一种小儿常见的复杂心脏畸形,简称四联症,占所有先天性心脏病的10%左右,发病率居最常见发绀型复杂先心病的首位,包括右室流出道梗阻和/或肺动脉狭窄(pulmonary artery stenosis)、对位不良室间隔缺损(ventricular septal defect,VSD)、主动脉骑跨及继发的右心室肥厚,而且还常可伴有多种心内及心外大血管复杂变化的畸形。约占先心病的10%,占发绀型先心病的50%。主要病理改变是肺动脉狭窄、室间隔缺损、主动脉骑跨及右心室肥厚,病理生理改变主要取决于肺动脉狭窄及高位室间隔缺损这两种主要畸形,主动脉骑跨和右心室肥厚为继发性改变。

(1)肺动脉狭窄　发生于漏斗部、肺动脉瓣膜、主肺动脉和/或分支。以漏斗部狭窄及肺动脉瓣狭窄最常见,两者约占75%,可有一侧肺动脉缺如或闭锁。

(2)室间隔缺损　主要位于膜周部、主动脉瓣下,上缘达漏斗部间隔,下缘达三尖瓣环。少数为嵴上型室间隔缺损或肌部室间隔缺损。

(3)主动脉骑跨　主动脉骑跨程度在25%～75%。骑跨以主动脉窦与室间隔相对位置关系分为三度。Ⅰ°:1 个窦骑跨于室间隔右侧为骑跨1/3;Ⅱ°:1.5 个窦骑跨为骑跨1/2;Ⅲ°:2 个窦骑跨为2/3。主动脉骑跨率≥75%为右心室双出口。

(4)右心室肥厚　右心室肥厚表现为心肌壁增厚、肌小梁粗大,右心室腔可扩。除漏斗部肥厚为原发外,其余多为继发性改变。

(5)合并其他畸形　如多发性室间隔缺损、外周肺动脉异常、冠脉畸形、右位主动脉弓、房间隔缺损、永存左上腔静脉、心内膜垫缺损等。

根据肺动脉狭窄程度及室间隔缺损大小,四联症可分为三型。

(1)轻型四联症　有两种情况:①肺动脉狭窄合并室间隔缺损,又称瓣膜型;②轻度右心室漏斗部狭窄合并室间隔缺损。血流动力学改变以左向右分流为主,可无发绀或仅为轻度。

(2)典型四联症　肺动脉狭窄、室间隔缺损、主动脉骑跨和右心室肥厚均为典型改变

(3)重型四联症　严重肺动脉发育不全-严重狭窄-闭锁,大量体-肺侧支循环,此时主动脉骑跨为中重度。

2. 临床表现

临床症状与肺动脉狭窄、缺氧程度有关,患儿常于生后 6 个月至 1 岁出现发绀,活动后心慌气促,伴杵状指,喜蹲踞;于胸骨左缘 3 ~ 4 肋间可闻及收缩期杂音伴震颤,肺动脉第二心音减弱。其他可有发育不良、体格生长落后,年长儿常诉头痛、头昏,可能发生脑血栓形成和脑栓塞;年龄较大,发绀较重的法洛四联症患者,导致继发性心肌肥大和心力衰竭,支气管侧支循环丰富者可因破裂而致大出血而死亡。

3. 影像学检查方法

法洛四联症常用的影像检查方法有 X 线平片、心脏超声 CT、MRI、心导管检查等,选择适当的检查方法尤为重要,也是进行临床诊断的最重要环节之一。各种检查方法的优势与限度如下。

(1)X 线平片 是最基本的检查方法。可观察心脏整体大小和肺血改变,同时显示合并的肺内病变,对术后随访复查亦有帮助。但因结构重叠,无法直视心内结构,对心脏-大血管连接及心外大血管的判断也是间接性的。

(2)心脏超声检查 无辐射,时间分辨率较高,对心内结构可以很好显示,且可同时测量心功能及估测肺动脉压力。但对操作者依赖性大,空间分辨率低,且由于超声不能穿透肺组织,对心外大血管结构显示不佳(尤其是年龄偏大的患者)。

(3)CT 检查 多层螺旋 CT 时间及空间分辨率高,可任意层面重组图像,可显示心内、心外畸形的直接及间接征象,并可同时评估肺组织,对冠状动脉等细微结构的显示亦有帮助。但对评价血流动力学仍有局限,同时辐射问题(尤其对婴幼儿)应引起重视。

(4)MRI 检查 无辐射、无创伤,可准确显示解剖结构,并同时测量心功能及血流动力学参数。不足是其空间分辨率不如 CT,检查时间较长,对小儿均需要镇静用药,同时评估肺组织的能力欠缺。

(5)心导管检查 是诊断先心病的金标准。心导管检查可以测量血流动力学参数,通过造影显示解剖结构改变,诊断的同时可进行介入治疗;有创及存在辐射为其不足。

4. 影像学表现

(1)X 线表现 心脏大小一般正常或稍增大,典型者前后位心影呈"木靴状",即心尖圆钝上翘,肺动脉段凹陷,上纵隔较宽,肺门血管影缩小,两侧肺纹理减少,透亮度增加,年长儿可因侧支循环形成肺野呈网状纹理,25% 的患儿可见到右位主动脉弓阴影。①木靴形心:肺少血,心腰凹陷,右心室增大,升主动脉增宽。②非木靴形心:肺少血,心腰平直,升主动脉增宽,肺动脉干稍细小。

(2)CT 表现 横断位图像为诊断的主要依据如下。

1)肺动脉狭窄:于肺动脉瓣层面可以显示主肺动脉及其左右分支发育情况及管径、可显示漏斗部的发育、狭窄程度、壁肥厚情况;Mcgoon 值指测量左右肺动脉横径之和,其与过膈降主动脉管径比值≥1 为手术指征。

2)室间隔缺损:室间隔层面显示膜周型室间隔缺损多较大,均在主动脉瓣下,表现为室间隔连续性中断,断端可清楚显示。

3)主动脉骑跨:主动脉根部层面显示主动脉不同程度骑跨于室间隔之上,能明确显示室间隔及主动脉窦的几何位置关系,从而判断主动脉的骑跨程度,骑跨程度一般在 25% ~ 75%。

4)右心室壁增厚:于心室层面显示肌小梁粗大造成的腔内充盈缺损,右室壁增厚可达 1 cm

5)并发畸形:四联症可合并右位主动脉弓、房间隔缺损、永存左上腔静脉、动脉导管未闭等畸形。在主动脉根部层面能够明确冠状动脉起源,右室流出道层面能够明确是否有粗大冠状动脉(圆锥支)走行其上。

CT 的 MPR 可以不同层厚不同角度的重建图像,较好地显示肺动脉狭窄部位及程度,室间隔缺损位置及范围,主动脉骑跨率,右心增大及室壁肌肥厚,体-肺侧支循环及有无冠状动脉或其他并发畸形等。容积再现(VR)对肺动脉瓣、室间隔缺损及心室与两大动脉的空间位置关系及解剖、教学有一定的价值。

（3）MRI 表现　①肺动脉狭窄；②室间隔缺损；③主动脉骑跨；④右心室壁增厚，右心室腔可扩大；⑤可有粗大主动脉侧支血管。

5. 典型案例

病例1：患者，女，3 岁。主诉：发现心脏杂音 3 年余，加重 1 月余。胸部 X 线片示双肺纹理增粗，心影饱满（图 2-8-3）。多层螺旋 CT 示心脏位置正常，房室连接关系正常，大动脉起源异常。室间隔膜周部可见一缺损影，缺口大小约 6.0 mm。主动脉弓骑跨于室间隔之上，骑跨率 50% 左右，主动脉起始处管径约为 10.6 mm。右室流出道狭窄，内径约 10.0 mm。肺动脉主干最宽处管径约为 14.6 mm。右室壁增厚，右位主动脉弓（图 2-8-4）。

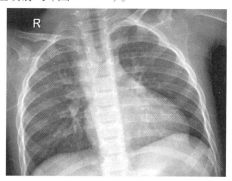

图 2-8-3　法洛四联症 X 线图像

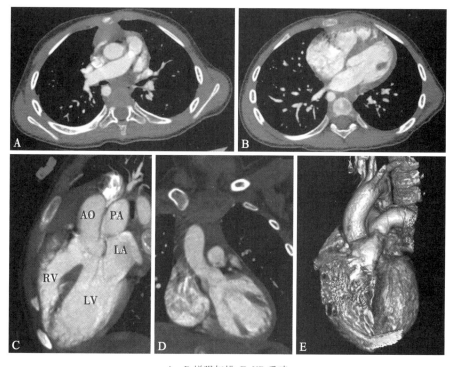

A ~ D 增强扫描；E. VR 重建

图 2-8-4　法洛四联症 CT 图像

诊断意见：①胸部 X 线片双肺纹理增粗，心影饱满。②先天性心脏病：符合法洛四联症表现（室间隔缺损、主动脉骑跨、右室流出道狭窄、肺动脉狭窄、右室壁增粗）；右位主动脉弓。

病例2：扫码见案例扩展。

案例扩展

6. 鉴别诊断

法洛四联症需与下列畸形鉴别：①右心室双出口合并肺动脉狭窄，鉴别点是其主动脉骑跨度大于75%；②室间隔缺损合并肺动脉狭窄，鉴别点是其主动脉起自左心室、无骑跨；③室间隔缺损合并肺动脉闭锁，鉴别点是右心室与肺动脉流出道间单或多处闭锁。

7. 分析思路与拓展

(1) 分析思路

1) 影像学分析前的准备：①临床症状，如有无心悸气急、心力衰竭；有无发绀及其出现年龄等，幼儿和儿童多喜蹲踞位，气促，活动受限。生长发育迟缓，智力下降。重者常有缺氧性昏厥或惊厥；②体格检查：如触诊、听诊杂音等；③辅助检查，如心电图、心脏超声结果等。

2) X线平片：肺血减少，双肺内血管纹理纤细、稀疏，以中外野更著。双肺门阴影细小，或一侧正常、另一侧细小，是肺血流量减少的重要X线征象。

3) CT/MRI：可显示畸形的直接征象，如缺损、分流管的位置、大小形态，狭窄的部位、程度，血管的骑跨程度等；同时还可显示间接征象，包括各房室的大小、侧支血管；MRI还可以测量血流方向、流速、流量及心功能，观察室壁及瓣膜的运动情况。法洛四联症CT/MRI检查的主要价值在于显示外周肺动脉、侧支血管和冠状动脉。增强磁共振血管成像序列和多层螺旋CT则对法洛四联症的外周肺动脉狭窄显示好，对肺动脉主干狭窄，肺动脉分叉部狭窄，左右肺动脉起始部狭窄及肺内周围肺动脉狭窄均可很好地显示，可自由选择任意角度来显示肺动脉及侧支循环血管。横断位CT对于判断异常的冠状动脉是否横过右室流出道更直观、更可靠。

4) 若诊断不确定，可以给出进一步建议，如心导管检查或随诊复查。

(2) 拓展

通过病史及体格检查中发现胸前区特定部位的杂音，提示先天性心脏病。左向右分流先心病X线平片多表现为肺血增多，右向左分流或梗阻型先心病多表现为肺血减少，房室大小依分流部位不同而不同。心脏超声可准确显示心内畸形，对心外大血管畸形的显示欠佳。CT或MRI可显示畸形的直接及间接征象。

参考文献

[1] 吴倩,陆然,熊飞. 宽体探测器CT对法洛四联症患儿冠状动脉成像效果研究[J]. 放射学实践, 2023,38(3):332-337.

[2] 艾雪. 超声心动图与多层螺旋CT在儿童先天性法洛四联症中的诊断价值[J]. 当代医学, 2022,28(10):158-160.

[3] 白文伟,刘小勇,朱敏. 超声心动图联合256排CT心血管造影在法洛四联症诊断中的应用价值[J]. 实用临床医药杂志,2018,22(3):96-98.

三、风湿性二尖瓣狭窄

1. 概述

风湿性二尖瓣狭窄(rheumatic mitral stenosis)是风湿性心脏瓣膜病中最常见的类型，可单发，也可合并其他瓣膜疾病。病因主要是A族乙型溶血性链球菌感染后发生的风湿热反复发作，侵害心脏，致使瓣膜交界处粘连增厚，进而形成二尖瓣狭窄。其血流动力学表现为二尖瓣口面积减小，舒张期左心房压力增加，致使左心房增大，左心房压力持续增高，引起肺静脉压升高，导致肺淤血；与此同时肺动脉压也相应增高，右心室负荷增加，导致右心室增大。按狭窄程度分级如表2-8-1。

表 2-8-1　二尖瓣狭窄程度分级

狭窄程度	二尖瓣口面积/cm²	平均跨瓣压差/mmHg	肺动脉收缩压/mmHg
轻度狭窄	1.5~2.0	<5	<30
中度狭窄	1.0~1.5	5~10	30~50
重度狭窄	<1.0	>10	>50

风湿性二尖瓣损害是瓣膜炎的后果,包括二尖瓣狭窄及关闭不全。

二尖瓣狭窄病理分为两型:①膈膜型狭窄,主要累及瓣叶、前后交界粘连,瓣口缩小,瓣下结构累及较轻;②漏斗型狭窄:在前者基础上,瓣下腱索及乳头肌受累、短缩、粘连,牵引着增厚的瓣叶下移,并固定成漏斗状。二尖瓣狭窄血流动力学改变,致使发生左房右室增大,肺动脉高压。

二尖瓣关闭不全是由于瓣叶收缩变形,增厚钙化僵硬,致使收缩期瓣叶关闭不全。二尖瓣关闭不全导致血流动力学改变,致使发生左心房、左心室增大,肺静脉高压,重症者出现肺循环高压。

风湿性二尖瓣损害早期阶段,狭窄或关闭不全可单独发生或同时发生;晚期阶段,二者多同时发生。

2. 临床表现

风湿性二尖瓣狭窄好发于青年及老年,女多于男。大多数患者会出现胸闷和心悸等症状,特别是活动后症状更加明显。其中青年患者起病急、临床表现重,能使受累的各瓣膜较迅速地形成瘢痕,出现二尖瓣口狭窄;老年患者发病较缓,多为中等程度风湿性心脏瓣膜病,病情逐渐发展,加重瓣膜的钙化、增厚或变形。病程历时较久的病人常呈现颧颊部潮红,口唇轻度发绀,称为二尖瓣面容。心前区可隆起,胸骨左缘可扪到右心室收缩期抬举性搏动,心浊音界可能向左扩大,听诊心尖部可闻及低调隆隆样舒张中、晚期杂音,出现肺动脉高压时可在胸骨左缘第 2 肋间闻及舒张早期吹风样杂音(Graham Steel 杂音)。诊断二尖瓣狭窄一般没有困难,典型的单纯二尖瓣狭窄根据病史及体征即可明确诊断。

3. 影像学检查方法

风湿性二尖瓣狭窄的检查可采用普通 X 线、超声,各种检查方法的优势与限度如下。

(1)X 线检查　可整体观察心脏形态及大小变化,是否有瓣膜钙化,可发现心影呈"二尖瓣"型,轻-中度增大,有不同程度肺循环高压。但有时难以与其他疾病鉴别。

(2)心脏超声检查　是确诊二尖瓣狭窄的首选检查,能确诊并提示病因,可直接观察到瓣叶活动、测量瓣口面积及跨瓣压差,也可测量心肌厚度、心腔大小,同时评估心功能及肺动脉压力。超声是诊断二尖瓣狭窄和评估病情严重的可靠方法,缺点是不能评价肺内情况。

(3)CT 检查　一般不作为瓣膜病常规检查方法,多在冠状动脉 CTA 时同时对瓣膜病变进行分析和诊断;能准确测量心肌厚度及心腔大血管直径,显示瓣膜钙化敏感,可同时观察心腔内有无血栓形成,但对瓣膜运动显示欠佳。是目前显示肺内情况的最佳影像手段。冠状动脉 CT 成像(coronary artery CT angiogram,CCTA)可判断是否合并冠状动脉病变,为瓣膜置换术决策提供参考。

(4)MRI 检查　能准确测量心肌厚度及心腔大血管直径,可准确评估心肌病变;能观察心脏瓣膜运动及结构,估算瓣膜狭窄程度及反流量,但检查时间长,有禁忌证。

MRI 不仅能对房室和大血管形态、结构进行全面准确的判断,还能对心脏瓣膜功能进行定性与定量分析。电影序列可以直接观察瓣膜开放程度、测量瓣口最大开放面积,还可定性/半定量评价狭窄程度。通过平面的流速编码电影,可进一步获得准确的峰值流速,计算跨瓣压力阶差。通过流速编码的电影序列计算反流量与心室舒张末期容积的比值,可计算反流指数,定量评估反流程度。MRI 是目前唯一能够准确定量评估瓣膜反流的影像学方法。

4.影像学表现

(1)X 线表现　心脏增大,尤其是左心房增大,左心缘变直,右心缘双房影。当肺动脉干、左心耳和右心室均增大时,后前位心影呈梨形,称"二尖瓣型心";肺循环高压表现为肺淤血和间质性肺水肿(Kerley B 线、肺门蝴蝶征);二尖瓣叶钙化呈星状、小斑点状钙化影,有时左心房钙化为壳状沿左心房外缘分布。

(2)超声表现　M 型超声:①二尖瓣"城墙样"改变(EF 斜率降低,A 峰消失),二尖瓣回声增强变宽,前后瓣同向运动;②二维超声:显示狭窄瓣膜活动受限及其形态、瓣口缩小,开放呈"鱼嘴状",可直接测量二尖瓣口面积;③多普勒超声:测算血流速度、瓣口面积、肺动脉压和跨瓣压差。

(3)CT 表现　①心脏和肺内改变:二尖瓣增厚、钙化,舒张期可见开放受限;以左心房、右心室大为主,相应心肌增厚;左心房内可合并血栓。肺水肿导致小叶间隔增厚,可发现胸腔积液。②CT 平扫时多可见二尖瓣区钙化,钙化形状不规则或呈星状、小片状,同时可观察主动脉是否增粗,左心房是否增大。CT 增强扫描,在舒张末期重建图像,二尖瓣层面显示瓣叶开放受限,瓣叶增厚,以瓣尖为著,并可见钙化;可显示各房室大小、主动脉及肺动脉的内径、有无肺动脉高压,从而判断有无二尖瓣狭窄。在收缩末期有时候会看到二尖瓣瓣叶关闭时呈球形凸向左心房,称为二尖瓣脱垂。风湿性二尖瓣狭窄合并房颤者亦可见到左心房血栓形成。MDCT 电影序列可多方位重建瓣膜运动,按运动周期实现连续性动态观察瓣膜活动。

(4)MRI 表现　平扫 T1WI、T2WI 显示二尖瓣增厚,表现为等或低信号;电影序列可观察瓣膜运动、开放受限程度;增强延时扫描可判断心肌存活情况。

自旋回波黑血序列,可清楚显示左心房增大,如心腔内局部出现少量混杂信号,提示血流缓慢;如左心房内出现异常团块状信号,提示血栓形成,左心耳为血栓的好发部位。

常规电影序列,可以直接观察二尖瓣的最大开放程度,并可进行面积测量,进行定性及半定量分析。

流速编码电影序列,可以计算跨瓣压力阶差,进一步定量评估狭窄程度。

VEC-Cine MRI 可以通过后处理获得压力减半时间,间接推断瓣口面积,通常压力减半时间为 110～220 ms 提示二尖瓣口面积 1.5～2.0 cm^2,220～440 ms 提示二尖瓣口面积 1.0～1.5 cm^2,大于 440 ms 提示瓣口面积小于 0.5 cm^2。经胸超声心动图会因声束与喷射血流夹角大于20°而低估跨瓣压力阶差,MRI 则不受此因素影响。

当合并肺循环高压时,可出现右心室肥厚和扩张,严重者可出现三尖瓣相对关闭不全,右心房扩大。

5.典型案例

病例:患者,女,54 岁。主诉:发作性胸闷、胸痛伴气喘 1 周。胸部 X 线片示心影增大,左心房为著(图像 2-8-5A)。CT 平扫示二尖瓣钙化,左房增大。增强扫描及重建显示二尖瓣瓣膜钙化,左心房增大,左心房内可见低密度充盈缺损影,肺动脉主干管径增粗(图像 2-8-5 B～E)。

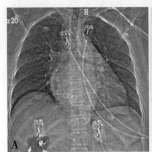
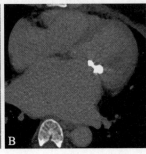
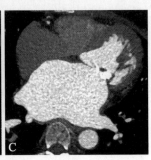

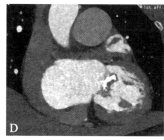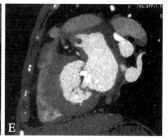

A. X线平片;B. CT平扫;C. CT增强;D. CT增强冠状位重建;E. CT增强矢状位重建

图2-8-5 风湿性二尖瓣狭窄伴钙化X线和CT图像

诊断意见:二尖瓣狭窄及钙化,考虑左心房血栓形成,肺动脉高压。

6. 鉴别诊断

在X线片上,风湿性二尖瓣狭窄需要与肺源性心脏病、先天性心脏病、慢性肺动脉栓塞等疾病鉴别,这些疾病均可引起肺动脉段突出表现。肺源性心脏病的肺部胸廓或胸腔有相应病理改变,如慢性炎症、肺气肿等,一般无左心房增大。某些成人先心病(如房间隔缺损)可有相似心房、心室增大及肺血改变,此时须结合临床资料,进一步进行超声检查。慢性肺动脉栓塞多为继发,左房一般无增大。

CT、MRI可以显示瓣膜变形、增厚、钙化等,尤其MRI能观察瓣膜运动情况。瓣膜病变较明显的病例无须鉴别诊断,且同时可以诊断是否有合并症,如心肌缺血、冠脉病变等。对于瓣膜病变轻微者,需要与多种心肌病鉴别,如限制型心肌病表现为心室缩小、瓣膜增厚、心房扩张,且有特异的心内膜异常延时强化(心肌内呈颗粒样的钆延迟显像)。

7. 分析思路与拓展

(1)分析思路

1)典型者在X线上看到左心房增大呈二尖瓣型心,左心耳、右心室及肺总动脉扩大,主动脉弓缩小,肺动脉圆锥突出,肺动脉分支增宽,肺门阴影加深,左心室及主动脉球之间的正常凹陷消失,心影左缘平直;尤其是有肺淤血表现时要考虑此病,长期肺淤血呈现的密度增高的细短的水平横线(Kerley B线),食管钡餐侧位或斜位X线检查可显示扩大的左心房压迫食管产生的切迹并使食管移向后方,扩大的左心房也可将左主支气管抬高,少数病例可见瓣膜区钙化,是诊断瓣膜病的直接征象。当病变较轻时,往往不能发现异常X线改变。

2)超声检查对识别、诊断二尖瓣狭窄有重要价值,M型超声心动图显示左心房、右心室增大,二尖瓣前瓣叶曲线舒张期E峰后缓慢下降,BE波下降速度减慢,呈现城墙垛样图像,由于瓣膜交界融合,前瓣叶与后瓣叶呈同向运动,切面超声心动图可显示瓣膜增厚,活动度受限制,形态不规则,瓣口狭小,开放呈“鱼嘴样”时,结合彩色多普勒测算的瓣口面积、跨瓣压差和肺动脉压可基本诊断为二尖瓣狭窄。

3)CT、MRI能直接观察瓣膜、心腔、心肌情况。心脏瓣膜病早期时心肌会代偿,表现为心肌肥厚;当进一步进展后,心腔逐渐扩大,心功能失代偿。

4)不管是X线平片,还是CT、MRI,甚至心脏超声都没有特异的诊断心脏瓣膜病病因的影像学表现,病因诊断必须结合临床综合检查结果。例如:淀粉样变性累及心脏时,表现为心肌增厚、瓣膜瓣环增厚、心房扩大,需要结合实验室检查与风湿性心脏病鉴别。老年人的退行性瓣膜钙化也需要与风湿性心脏病钙化鉴别。

5)结合病史及影像表现排除鉴别诊断,作出诊断结论。若诊断结论不确定,可以给出进一步建议,如核医学、心导管检查。

6)最后对影像描述及结论进行复核:是否针对临床提出的问题进行了解答?获得此结论的依据是否足够?例如风湿性二尖瓣狭窄的影像描述、结论中是否提供以下信息:①狭窄部位和程度的说明,二尖瓣环是否有钙化;②是否合并左心耳及左心房内血栓;③是否合并冠状动脉、心肌或纵隔、肺内异常表现(例如合并冠状动脉狭窄、心肌病变、纵隔肿瘤、肺癌等)。

(2)拓展   A族乙型溶血性链球菌感染后发生的全身结缔组织的非化脓性炎性疾病,是常见的风湿性疾病。主要表现为风湿性心肌炎、关节炎、舞蹈病、环形红斑及皮下小结,以心脏损害最为严重和多见,反复发作可导致永久性心脏瓣膜病变,是心脏瓣膜病最主要的病因,其余还有先天性和老年退行性等病因。

普通X线检查是诊断风湿性心脏病的首选检查方法,可以显示心脏轮廓、大小及肺循环异常,但不能直接显示二尖瓣及其血流动力学改变。超声心动图可实时观察心腔结构、瓣膜厚度和运动、有无钙化、估测心脏功能、血流动力学改变,是风心病最重要的影像学检查方法,但是其空间分辨力不足。MRI和MSCT的空间分辨力高,已达到显示心脏瓣膜及其病变的能力,临床中逐步受到重视、起到至关重要作用。X线心血管造影检查的应用则大为减少。

参考文献

[1]王舒颜.实时三维超声心动图在诊断风湿性心脏病二尖瓣狭窄中的应用[J].山东医学高等专科学校学报,2022,44(5):350-351.

[2]柴彤辉,师晓娜.心律失常及瓣膜介入术中64层螺旋CT的应用[J].实用医学影像杂志,2020,21(6):657-659.

四、冠心病

1.概述

冠心病(coronary artery disease,CAD)是多种原因引起冠状动脉管腔狭窄或闭塞,导致心肌缺血、梗死、室壁瘤形成、心室破裂、室间隔穿孔以及乳头肌断裂等一系列临床改变的心脏病。冠状动脉粥样硬化是冠心病最主要的病因之一。冠心病分型包括,①慢性冠脉病:稳定型心绞痛、缺血性心肌病、隐匿性冠心病;②急性冠脉综合征:不稳定型心绞痛、非ST段抬高型心肌梗死、ST段抬高型心肌梗死、猝死。心血管病的发病率和致死率均为人类疾病的第一位,而冠心病是心血管病中最常见的疾病。

病理基础:内膜损伤;脂质沉积和粥样斑块形成;纤维斑块及钙化;复合斑块(脂质坏死、溃疡形成、血栓等),导致管腔狭窄和管壁硬化。

冠心病狭窄程度分级如下。Ⅰ级:狭窄度在25%以下;Ⅱ级:狭窄度在25%~50%;Ⅲ级:狭窄度在51%~75%;Ⅳ级:狭窄度在76%以上。

2.临床表现

主要表现为心绞痛。劳力性心绞痛多由体力活动、情绪激动等诱发的心前区压榨痛,由心前区开始向上放射至左肩、臂,甚至小指及无名指,休息或含服硝酸甘油可缓解,可伴面色苍白、出冷汗、血压升高、心率增快。也有发生在安静或夜间情况下的胸痛,称之为变异型心绞痛。有些老年患者症状较轻,仅仅表现为心前区不适、心悸或乏力。部分患者伴有发热、出汗、恶心呕吐等症状,该病早期无明显不适,严重可引发心肌梗死及相应并发症。

急性心肌梗死最常见的并发症是心律失常、心力衰竭、心源性休克等,主要包括室壁瘤、室间隔穿孔、左心室乳头肌梗死、心脏破裂。

3.影像学检查方法

冠心病的检查可采用普通 X 线、超声、CT、MRI、核素检查及冠脉造影,各种检查方法的优势与限度如下。

(1)X 线检查 可观察心脏大血管及肺血改变的整体情况,少数病例可见冠脉内支架形态或钙化影,不能显示冠脉狭窄程度及部位。

(2)超声心动图 可测量心肌厚度、心腔大小、瓣膜运动情况,同时检查因心肌缺血引起的心室壁运动异常,节段性室壁运动异常是诊断冠心病的重要依据。超声具有简便、快捷的优势,但是容易漏诊或误诊。

(3)CT 检查 冠状动脉钙化积分检查可以反映冠状动脉钙总量,钙化积分同粥样斑块的总重量密切相关,又同狭窄的动脉节段数目及管径狭窄超过75%的动脉数和节段数密切相关,与冠心病发生事件密切相关。一般来说,高龄患者钙化积分敏感性高而特异性低,年轻患者钙化积分敏感性低而特异性高。

CCTA 及后处理技术能准确评估冠脉斑块的性质、管腔狭窄程度以及术后随访等,目前是冠心病影像检查的首选方法。但是 CCTA 往往会高估狭窄程度,而且辐射剂量较 X 线大,应用对比剂应注意不良反应。

(4)MRI 检查 冠状动脉 MR 血管成像(MR coronary angiography,MRCA)可以无创、无辐射地评估冠脉血管。在评估心心肌缺血、心肌活性、心肌再灌注损伤方面具有一定优势。但成像时间较长,部分患者无法耐受,目前其检查成功率及诊断准确性仍然低于 CCTA。

(5)核素心肌显像 心肌灌注显像(myocardial perfusion imaging,MPI)是核医学常用的心肌显像方法,包括 PET 及 SPECT。MPI 在诊断和管理冠心病上具有重要作用,但是显影剂具有辐射,而且价格昂贵,限制了其临床常规使用的可能性。

(6)冠脉造影检查 可显示冠脉病变的部位、范围、程度、性质等,为手术和预后提供可靠依据。冠脉造影仍被视为诊断冠心病的"金标准"。但冠脉造影作为一项有创检查在临床应用中有一定局限性。

4.影像学表现

(1)X 线表现 肺血多正常,心功能不全时可有肺淤血及少量心包积液征象;部分患者左室增大,大部分患者心影大小及形态无异常改变;有心梗或室壁瘤形成者透视下可见心室壁运动降低或矛盾运动。

(2)超声心动图表现 心肌缺血部位心肌结构发生变化会导致室壁向心运动出现异常,射血分数减低,发生心肌梗死后超声能看到胸腔积液等梗死后综合征。

(3)CT 表现 肺血多无改变,心功能不全时可出现肺淤血、肺水肿及少量胸腔积液征象。冠脉病变区可见管壁增厚、斑块,管腔不同程度狭窄。心脏结构可正常,或心肌缺血区/心肌梗死区出现低灌注、低密度改变;心肌梗死室壁瘤形成者,瘤壁可呈低、高或混杂密度,并向外突出。

(4)MRI 表现 心脏大血管磁共振成像(cardiovascular magnetic resonance imaging,CMR)具有超声心动图和 CT 等类似的层面成像技术,同时还具有其他很多优点。像超声心动图一样,CMR 能够在任意层面成像,且视野大、空间分辨率高、无死角、不受声窗等限制,亦没有操作者依赖性。同时,MRI 以无辐射、优良的软组织分辨力、任意层面扫描以及多参数成像等优点超越 CT 成像。MRI 丰富的成像序列,良好的软组织对比,大视野、多角度扫描等优势,能够全面评价心脏的形态、功能、心肌灌注和心肌活性等,可对冠心病患者进行"一站式"(one-stop shop)检查。

过去曾认为当左心室舒张末期室壁厚度<5.5 mm 时,基本上属于无活力节段。近年来临床观察这种界定并不可靠,主要是因为无法直接观察存活心肌数量和客观判断心肌收缩储备,而延迟增强磁共振成像(DE-MRI)则被认为是更加准确且安全可靠的方法。

DE-MRI 识别心肌梗死(MI)或瘢痕组织具有高度的组织特异性,几乎达到"组织学"标准。有病理对照研究表明 MI 节段与延迟强化节段具有高度一致性。更为重要的是,DE-MRI 能够全面反映心内膜下以及透壁性 MI 等不同程度病变,克服了 PET 的不足。

一系列临床研究显示 DE-MRI 能够较好地预测血运重建术后心功能改善。一般认为,延迟强化低于室壁厚度 25% 时,成功的血运重建术后,绝大多数节段收缩功能明显改善或恢复;当延迟强化范围高于 75% 时,收缩运动多无明显改善;当延迟强化范围在 25%～75% 时,部分节段功能改善,部分则无改善。一组对比研究报道显示,在总共 294 个运动障碍节段中,DE-MRI 强化的程度和范围与 ^{18}F-FDG PET 代谢显像呈明显的负相关。而在其中 252 个成功再血管化节段中, ^{18}F-FDG PET 代谢显像结合 ^{201}TI SPECT 灌注显像预测心肌收缩功能恢复能力的敏感性、特异性、阳性预测值和阴性预测值分别为 60.2%、98.7%、76.6% 和 96.7%;如果以 50% 延迟强化为阈值,DE-MRI 则分别为 92.2%、44.9%、72.4% 和 78.6%,两者准确性相当。

(5)核素显像表现　心肌缺血坏死部位显影剂表现为充盈延迟或缺损。由于冠脉具有一定的储备能力,在静息状态下心肌缺血状态可无异常,通过负荷试验增加心肌耗氧,诱使心肌缺血,使显影剂在相应区域显示分布稀疏或缺损,从而检出部分机体在正常情况下能够代偿的冠心病患者。

(6)冠脉造影表现　管腔不规则或充盈缺损,存在不同程度狭窄,重度狭窄可见逆向充盈的侧支循环。造影还能直观地看到室壁瘤形成、室间隔穿孔等表现。

5.典型案例

病例:患者,男,73 岁。主诉:左侧鼻腔恶性黑色素瘤术后 4 个月。CCTA 及重建图像示整体呈右冠优势型。前降支近中段管壁见多发钙斑影,管腔约重度狭窄(图 2-8-6A、B、D、E)。左旋支近中段管壁见多发钙斑影,管腔约中重度狭窄(图 2-8-6F),重建的 VR 图像完整地显示冠脉三主与及其分支(图 2-8-6C、F)。DSA 影显示左前降支 LAD 内膜不光滑,近段重度闭塞,最重处约 95%;LCX 内膜不光滑,远段弥漫性动脉硬化伴狭窄,最重处约 75%(图 2-8-6 G)。CMR 长轴四腔心舒张末期和长轴四腔心收缩末期显示室间隔运动幅度减弱;短轴两腔心 T2WI 压脂像显示室间隔及左室前壁及下壁弥漫性高信号,呈水肿改变;N 短轴两腔心 LGE 和 F 长轴三腔心 LGE 显示室间隔心内膜下透壁性强化,另可见高信号背景下斑点状低信号微循环障碍(图 2-8-6 H、I)。

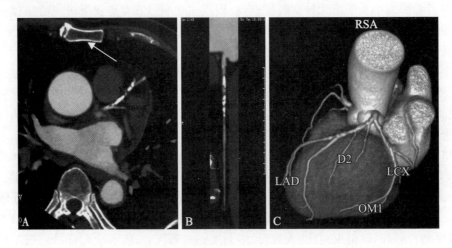

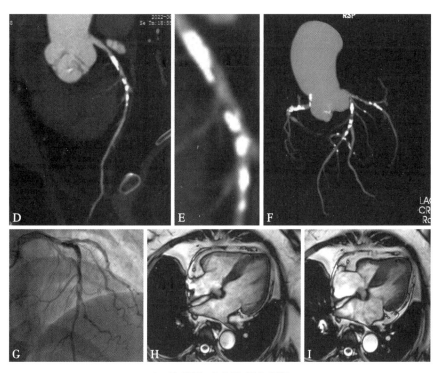

A ~ F. CCTA；G. DSA；H、I. CMR

图 2-8-6　冠心病 CCTA、DSA、CMR 图像

诊断意见：冠心病，三支病变（中重度狭窄）伴部分心肌梗死。

6. 鉴别诊断

主要与其他引起心前区疼痛的疾病鉴别。

（1）肋间神经痛　肋间神经痛是指一个或几个肋间部位从背部沿肋间向胸腹前壁放射，特点是疼痛呈条带状分布，当疼痛位于心前区部位时注意与冠心病鉴别。

（2）心脏神经官能症　症状多样，常见有心悸、心前区疼痛、胸闷气短、呼吸困难等，难以与冠心病鉴别。不过本病无明显器质性病变，检查通常提示正常。

（3）消化系统疾病　反流性食管炎、食管裂孔疝和重症胰腺炎等都可以引起胸痛，病人胸痛来诊时注意排除这些疾病。

7. 分析思路与拓展

（1）分析思路

1）节段性室壁运动异常是超声心动图诊断冠心病的重要依据，在排除心脏瓣膜病、心肌病等常见病可能后，应建议行冠脉 CTA 或造影检查。

2）CT 和 MRI 检查对斑块性质和冠脉狭窄程度有重要价值，应重点观察这些图像，作出对斑块性质成分的分析以及对血管狭窄程度进行分级。当发生心肌梗死时注意心肌坏死区域的判定，做好运动减弱区与无活性区的鉴别。

3）应重点观察是否有并发症。冠心病发病后如果未及时处理，可能会发生一些并发症如室壁瘤、血栓、心律失常和心衰等。室壁瘤的形成会让患者发生心脏破裂的风险大幅增加。如果发现了这些并发症一定要重视。

4）结合病史及影像表现排除鉴别诊断，作出诊断结论。若诊断结论不确定，可以给出进一步建议,如冠脉造影检查。

5)最后对影像描述及结论进行复核:是否针对临床提出的问题进行了解答?获得此结论的依据是否足够?例如冠心病的影像描述、结论中是否提供以下信息:①狭窄部位和程度的说明;②判断斑块性质为钙化斑块,混合斑块或非钙化斑块;③是否合并心肌缺血/梗死;④心肌存活情况;⑤是否合并心脏瓣膜、主动脉或肺动脉病变。

(2)拓展　急性或亚急性心肌梗死,在 T2WI 像上表现为水肿权重像(Edema-weighted),因为水肿等原因,即使不应用任何对比剂,亦可表现为高信号,但实际梗死面积小于信号增强区域。过去由于 T2WI 扫描时间长,图像质量欠佳,加之急性 MI 患者耐受性差,综合考虑安全等因素,临床实际较少应用这种序列。近年来开发的 T_2 - weighted STIR TSE(T_2 - weighted, short - tau inversion - recovery)序列,不仅抑制了心外膜下脂肪信号,而且无运动或矛盾运动区域缓慢血流信号的干扰也大幅减少,成像质量进一步提高,其应用价值也得到相应提升。

急性 MI 区域会出现灌注缺损,且在应用对比剂延迟扫描时呈现高信号强化,后者甚至被认为是急性 MI 预后的预测因子。目前多认为真正可逆性损害心肌,在 DE-MRI 上并不表现为持久性强化;但梗死区周围缺血损害心肌有时也会呈现一过性的强化。不过随着时间延长,这种现象会逐渐消失。

1)心肌灌注异常:梗死区瘢痕组织大多表现为灌注减低、延迟或缺损。这主要是由于纤维化组织毛细血管密度比正常心肌低所致。

2)室壁节段性运动异常:根据梗死范围与程度不同,受累心肌节段表现为运动减弱、无运动或矛盾运动。应注意的是受累节段对应冠状动脉分布区域。

3)室壁区域性变薄:小面积 MI 或心内膜下 MI 时,受累节段以及心脏各房室腔多无明显变化。反之,大面积透壁性 MI 时,逐渐形成心肌瘢痕化,梗死区心肌萎缩变薄。进一步伴随心室重塑形成室壁瘤,左心腔渐进性扩大,左心功能逐渐降低。乳头肌受累可直接引起二尖瓣关闭不全。

过去认为若厚度<5.5 mm,提示该区域为透壁性陈旧性 MI。近年来,结合正性肌力药物负荷试验以及通过血运重建术后对比分析观察发现,即使室壁厚度<5.5 mm,部分节段仍然能够恢复收缩功能,提示有活力心肌残存。

4)钆对比剂延迟强化:早期的动物实验病理对照研究以及近 10 年来临床实践均认为,对比剂延迟增强扫描时梗死区瘢痕组织表现为异常强化,即"亮的就是死的(bright is dead)"。MRI 以其良好的空间分辨力、高度的组织特定性、大视野以及任意角度成像保证能够识别任何部位和不同程度的 MI,基本能将心内膜下 25%、50%、75%、100%的梗死逐一区别出来。这种通过在体(in vivo)显像将 MI 大小、范围、程度等准确显示的技术能够有效地指导临床治疗,也是迄今为止其他任何无创性技术都无法比拟的。

5)室壁瘤:室壁瘤是 MI 常见的并发症之一,分为真性和假性室壁瘤。真性室壁瘤瘤壁以纤维瘢痕组织为主;假性室壁瘤是左心室壁破裂后被心包粘连包裹所致。根据病理解剖学特点,可将真性室壁瘤分为功能性室壁瘤和解剖性室壁瘤。功能性室壁瘤的影像学表现为在舒张末期没有局部的外形膨凸,收缩期才出现局部的无运动或矛盾运动。解剖性室壁瘤则在舒张期与收缩期都向外膨凸,呈明显的矛盾运动。

真性室壁瘤与假性室壁瘤的本质区别是瘤壁成分不同,鉴别要点是瘤壁与左心室连续性有无中断。实际上,真性室壁瘤瘤壁仍是室壁的一部分,只不过心肌组织被纤维瘢痕组织代替;而假性室壁瘤瘤壁是室壁穿孔后形成的血肿。

6)附壁血栓:附壁血栓易发生在室壁瘤或室壁运动严重障碍的毗邻心腔内,特别是在心尖部或深陷在肌小梁中,超声心动图易漏诊。CMR 电影和 DE-MRI 很容易识别附壁血栓,特别是 DE-MRI 高信号血池内出现无或低信号血块,二者呈良好的对比。需要强调的是附壁血栓与无复流或低复流的心肌均表现为无信号,因此需要进行鉴别。二者的鉴别要点为无复流是在心肌内,而附壁血栓位于心腔内。其他鉴别点包括:①无复流多位于室间隔心内膜下,血栓多位于室壁瘤腔内,特别是心尖部;②无复流边缘规则与周围心肌连续呈光滑弧形,血栓表面多不规则,体积大;③无复流仅见于急性或亚急性 MI,血栓多发生在慢性 MI 的患者中。

陈旧性 MI 延迟强化具有两个重要特点:①从心内膜下向心外膜方向扩散,即所谓的缺血性增强;②延迟强化与"肇事血管"供血区域相对应,且沿血管纵轴方向延伸。

参考文献

[1]凌佳,阚丽虹.动态心电图联合冠状动脉 CT 血管成像对冠心病心肌缺血的诊断效能[J].中国医疗器械信息,2023,29(4):137-139.

[2]郑伊丹,刘国晓.CT 冠脉成像、超声心动图对冠心病患者左心室功能、冠脉斑块稳定性的评估价值[J].临床研究,2023,31(6):118-121.

[3]徐学东,史广龙,柴娜,等.Force CT 一站式扫描对冠心病的诊断及冠脉粥样硬化斑块性质的鉴别价值[J].中国 CT 和 MRI 杂志,2023,21(5):55-57.

[4]黄程辉.冠脉 CT 成像技术对冠心病患者病变程度的诊断分析[J].中外医学研究,2023,21(6):70-73.

[5]万书友,杜灵艳,郑琦.CTA 与 DSA 评估冠心病冠状动脉狭窄程度的临床价值[J].医学影像学杂志,2023,33(1):135-138.

[6]王晓楠.冠状动脉 CT 成像诊断冠心病意义分析[J].中国保健营养,2020,30(2):297-298.

五、肺源性心脏病

1. 概述

肺源性心脏病是由支气管-肺组织、胸廓或肺血管病变致肺血管阻力增加,产生肺动脉高压,继而右心室结构和/或功能改变的疾病,简称肺心病。根据起病缓急和病程长短,可分为急、慢性肺源性心脏病两类,慢性者多见,原发病常为慢性支气管炎。

病因可分为胸肺疾患和肺血管疾患,主要指胸廓畸形、慢性阻塞性肺疾病和肺动脉血栓栓塞,其中肺血管性肺心病发病率逐年上升。

肺心病的病理生理改变主要为肺动脉硬化伴肺动脉主支管腔扩大和管壁增厚,其心脏病变特征是肺动脉高压作用于右心系统,引起右心室肥厚,一般以右室流出道壁厚>5 mm 为诊断。肺心病引起肺动脉高压的形成,进而导致心脏病变和心力衰竭,以及其他重要器官的损害。

2. 临床表现

(1)肺、心功能代偿期　多具有 10 年以上的病史,慢性咳嗽、咳痰、气促、活动后胸闷、呼吸困难、乏力、劳动耐力下降等临床表现;体征有肺气肿体征、肺动脉高压和右心室肥厚的体征等。

(2)肺、心功能失代偿期　①呼吸衰竭:呼吸困难、发绀、精神神经症状;②右心衰竭:主要有颈静脉怒张、肝颈静脉回流征阳性、肝大压痛、下肢水肿、腹水等临床表现及体征。

3. 影像学检查方法

肺心病的检查可采用普通 X 线、超声和 CT 检查等,各种检查方法的优势与限度如下。

(1)X 线检查　可发现肺胸疾病及急性肺部感染的特征及肺动脉高压征象,能初步筛查肺心病患者。

(2)超声检查　可以测定患者右心室流出道内径、右心室内径、右心室前壁的厚度及肺动脉内径,为诊断肺动脉高压提供依据。

(3)CT/MR 检查　胸部 CT 肺窗可观察到肺气肿、慢支等表现,一般心影增大,有可能出现肺淤血等情况;纵隔窗可观察到肺动脉高压征象;增强扫描可见右心室壁增厚。

4.影像学表现

(1)X线表现

1)肺部慢性病变:支气管病变、肺纤维化。肺气肿,胸廓增大、膈肌低平、透亮度增高。肺动脉高压表现为肺动脉段凸出,左右肺动脉及其分支气管扩张张,周围肺野动脉骤然变细,形成"残根征"。右心室增大是诊断肺心病的主要依据。右心室肥厚表现为左心缘下段圆隆上翘,但因常合并肺气肿,故心胸比例不大。晚期可见右心缘向右凸。我国最常见的肺心病主要是慢性支气管炎和肺气肿,其次是肺结核、支气管扩张、肺纤维化、硅沉着病及胸廓畸形。这些疾病在X线胸片上都有比较典型的表现。肺动脉血栓栓塞继发肺心病的X线胸片则表现为肺纹理显著减少、稀疏纤细。

2)肺心病的心血管改变:主要是肺动脉高压。X线表现为右下肺动脉增粗扩张,通常以右下肺动脉横径>15 mm或以右下肺动脉横径与气管横径比值≥1.07为判断右下肺动脉扩张标准。肺心病出现右心房、右心室增大(特别是右心室增大)为其特征性X线改变。少数病例出现左心室增大、肺血增多的左心功能受损症状。阻塞性肺气肿继发肺心病时心脏体积不大,甚至可能缩小,但可伴有轻度右心室增大,主要变现为心尖圆隆上翘。

(2)超声表现　超声心动图能准确测量右心室大小和肺动脉管径,应用多普勒技术也能测量肺动脉压力,对肺心病有较大的诊断价值。

慢性肺心病的超声心动图诊断标准:①右心室流出道内径≥30.0 mm;②舒张末期右心室内径≥20.0 mm;③右心室前壁的厚度≥5.0 mm;④左、右心室内径的比值<2.0;⑤右肺动脉内径≥18.0 mm或肺动脉干≥20.0 mm;⑥右室流出道/左房内径>1.4;⑦肺动脉瓣曲线出现肺动脉高压征象。

(3)CT/MR表现　胸部CT肺窗示肺纹理稀疏、紊乱,肺部密度降低,并可合并肺气肿、肺大疱,胸廓前后径增大。纵隔窗示肺动脉主干和左右肺动脉主支明显增粗,肺动脉主干直径大30.0 mm;可见右心室壁和室间隔增厚,大于左心室壁厚度的1/2。增强扫描检查可显示肺血管疾病的异常改变,有助于肺动脉血栓栓塞性肺心病的诊断。

MRI可显示肺心病以下征象:主动脉和左右肺动脉主干管腔增粗扩大,主肺动脉与升主动脉内径之比>1.0;右心室壁厚度>5.0 mm或≥左心室壁厚度。MR电影显示三尖瓣和肺动脉瓣区有无反流性信号;右心房扩大,肺静脉扩张,室间隔向左心室凸起;对于肺血管源性肺心病,MR可显示高信号肺动脉内的低信号血栓栓子,对比增强MRA可显示肺动脉内充盈缺损或肺动脉截断征象。

(4)肺X线血管造影　慢性胸肺疾病导致的肺心病无须肺血管造影,对于肺血管源性肺心病,肺X线血管造影变现为肺动脉血栓栓塞征象。

5.典型案例

病例:患者,女,56岁。主诉:间断咯血、胸闷10年,胸痛1年,加重3 h。胸部X线示两肺纹理增粗,心影增大,肺动脉段突出(图2-8-7A)。超声示右心房增大,右心房内血流呈淤滞状态;肺动脉增宽。左室内径偏小。三尖瓣口可见少-中量反流信号,反流面积约5.3 cm^2,反流速度4.3 m/s,估测肺动脉压89 mmHg(图2-8-7 E、F)。胸部CT示肺动脉主干增宽,管径约43 mm,同层面降主动脉管径约33 mm(图2-8-7 B~D)。

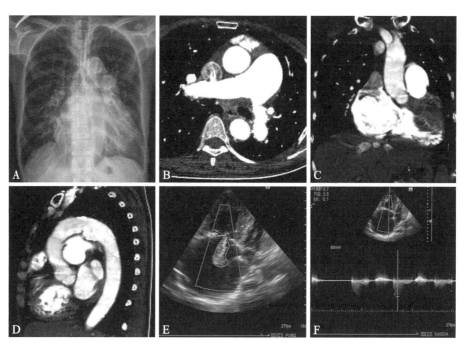

A.X线平片；B.CT增强横轴位；C.CT增强冠状位重建；D. CT增强矢状位重建；E.超声右心房及三尖瓣层面；F.超声心动图三尖瓣反流

图2-8-7　肺源性心脏病图像

诊断意见：①两肺慢支、肺气肿改变；心影增大。②肺动脉高压（重度）；三尖瓣轻-中度关闭不全。

6.鉴别诊断

主要与冠心病、风湿性心脏病及原发性心肌病等鉴别。

（1）冠心病　慢性肺心病与冠心病均多见于老年人。冠心病多有典型的心绞痛、心肌梗死病史，多伴有高血压、高血脂、高血糖病史。冠脉造影可以鉴别。两病并存时鉴别困难。

（2）风湿性心脏病　风心病多有风湿性关节炎和心肌炎病史，风心病累及三尖瓣时注意与慢性肺心病的相对三尖瓣关闭不全相鉴别。

（3）原发性心肌病　无明显的呼吸道症状、无肺气肿体征、无肺动脉高压的临床证据，以反复心力衰竭、心律失常为常见表现，通常表现为全心增大。

7.分析思路与拓展

（1）分析思路

1）肺心病分为代偿期和失代偿期，病情进展到失代偿期时X线有明显的肺动脉高压表现。

2）超声和CT检查对肺动脉高压诊断有重要价值。超声可以测量右心室流出道、右心室及肺动脉内径等以诊断肺动脉高压。CT更能直观地观察到肺动脉与主动脉内径大小之比。

3）注意有没有慢支、肺气肿等肺部基础病变，发展到肺心病通常需要10~20年的时间。

4）结合病史及影像表现排除鉴别诊断，作出诊断结论。若诊断结论不确定，可以给出进一步建议，如肺动脉造影检查。

5）最后对影像描述及结论进行复核：是否针对临床提出的问题进行了解答？获得此结论的依据是否足够？例如肺源性心脏病的影像描述、结论中是否提供以下信息：①是否具有肺部感染、慢支征象;②是否有肺动脉高压征象,证据是否充分;③是否有右心室肥大症,右心衰征象。

(2)拓展 肺源性心脏病根据起病缓急和病程长短,可分为急性和慢性肺心病两类。急性肺心病常见于急性大面积肺栓塞,X线表现为区域性肺血管纹理稀疏,区域性缺血,有肺动脉高压征象,右心房室增大。X线片仅可以提示肺血管病变存在的可能。肺动脉造影是肺血管源性肺心病诊断的"金标准",但肺动脉造影是一种有创性检查,现已很少用到,临床中急查肺动脉CTA或MRA即可做出肺血栓诊断,主要表现为肺动脉内充盈缺损,管壁不规则、狭窄,排空延迟;肺动脉有完全梗阻、缺支、截断现象,纹理分布不均;未受累部肺动脉代偿增粗、扭曲;同时具有肺动脉高压征象,右心扩大。

普通X线检查是本病最基础的重要的诊断方法,既可显示肺内疾病,又可显示肺血管征象,结合超声心动图对肺血流及心脏运动功能改变的检测,优势互补、相互结合就可作出肺心病的诊断。MRI和CT、特别是MRI能准确显示本病的解剖结构改变及心功能改变,临床应用较多,联合MRA和CTA对肺心病的诊断及鉴别诊断起到很大的作用,亦逐步代替肺X线血管造影。

参考文献

[1]郭幸.心电图及X线胸片与CT综合诊断肺源性心脏病的临床价值分析[J].临床研究,2021,29(5):135-137.

[2]陈秋智,胡杉杉,陈松,等.慢性肺源性心脏病影像学研究进展[J].实用放射学杂志,2018,34(12):1970-1972,1980.

[3]李裕丹,王文斌,胡杉杉.CT肺动脉成像在COPD中的应用[J].国际医学放射学杂志,2017,40(3):291-293,303.

六、扩张型心肌病

1.概述

扩张型心肌病(dilated cardiomyo-pathy,DCM)以左心室收缩功能障碍为主要特征,伴心室腔扩大和心肌质量增加,自然病史的发展过程中会出现进行性心力衰竭和心源性猝死。DCM可分为原发性和继发性。继发性指全身性系统性疾病累及心肌,心肌病变仅是系统性疾病的一部分。原发性DCM分为3类:家族性、获得性、特发性。

2.临床表现

表现主要包括心脏逐渐扩大、心室收缩功能降低、心衰、室性和室上性心律失常、传导系统异常、血栓栓塞和猝死。

3.影像学检查方法

DCM的检查可采用普通X线、超声、CT和磁共振检查等,目前无创诊断的金标准为彩超及磁共振。各种检查方法的优势与限度如下。

(1)X线检查 可观察心脏大血管及肺血改变的整体情况,但对心脏扩张情况的程度评估不足。

(2)超声心动图 可测量心肌厚度、心腔大小、瓣膜运动情况,同时也可评估心脏瓣膜情况。超声具有简便、快捷的优势,但是对心室肌的评估不如CMR。

(3)CT检查 须行全心动周期扫描,辐射剂量较大,一般不作为心肌病的常规检查方法。当需要排除冠心病时,可行此检查。

(4)MRI检查 能准确测量心肌厚度及心腔大血管直径,可准确评估心肌病变,是心肌疾病诊断的金标准。

(5)核素心肌显像 MPI是核医学常用的心肌显像方法,包括PET及SPECT。在心肌疾病的诊断中基本被 CMR 取代。

4. 影像学表现

（1）X 线表现　心影通常增大,心胸比>50%,透视下可见心脏搏动明显减弱,疾病晚期常有胸腔积液、心包积液、肺水肿及肺栓塞等征象。缺血性心肌病主要表现为心影显著增大,但是大部分心影呈现主动脉型心脏,并伴有升主动脉增宽及主动脉结钙化等。

（2）超声表现　疾病早期仅表现为左心室轻度扩大,后期各个心腔显著扩大,以左心室扩大为主,室壁运动均减弱,心肌收缩力下降,左心室射血分数显著降低等;缺血性心肌病主要以左心房及左心室扩大为主,并常伴主动脉瓣增厚、钙化及二尖瓣口反流。虽然缺血性心肌病也存在左心室射血分数降低,但是其程度与扩张型心肌病相比较轻。

（3）CT 表现　心脏扩大,心室内径增大,腱索延长、增粗。早期室壁厚度多为正常,晚期室壁普遍变薄或厚薄不均,心肌运动幅度减小。由于瓣环扩大导致关闭不全,可见瓣膜口反流。

（4）MRI 表现　①形态学异常:左心房室腔扩大,左心室舒张末期横径>55 mm,部分可达 80 mm以上;晚期右心房室腔亦扩大。早期左心室壁可正常,典型者一般普遍变薄(<8 mm)。多数患者左心室侧壁可以出现不同程度的小梁化;部分患者室间隔心肌壁内出现脂肪沉积。继发性二尖瓣环扩大可导致相对性关闭不全。②心肌纤维化:DCM 患者有 26%~42% 会出现延迟强化,其中以室间隔壁间细线状强化最常见,也可呈点片状或弥散状强化,多呈沿外膜下或中膜内分布。延迟强化与左心室壁所受应力及心肌质量密切相关,提示更严重的左心室重塑。③室壁运动异常:左心室收缩功能显著降低,各节段弥漫性收缩运动降低,左室射血分数(LVEF)值常低于 40%,严重者可低于20%。左心室各节段心肌收缩增厚率梯度消失。正常人左心室各节段的心肌收缩增厚率不同,表现为从基底段至心尖室壁增厚率逐渐增强,而 DCM 患者则丧失了该特点。

5. 典型案例

病例:患者,男,57 岁。主诉:进行性胸闷伴乏力 10 年,加重 5 h。查体:T 36.6 ℃,P 80次/min,R 20 次/min,BP 156/97 mmHg。急诊以"心功能不全?"为诊断收入科。MR 平扫轴位HASTE 序列自上而下顺序扫描,可见左心房(LA)、左心室(LV),右心房(RA)及右心室(RV)明显扩张。心包下高信号脂肪组织与中等信号的心肌组织呈明显的对比(图 2-8-8A~C)。四腔位(图2-8-8D~F)和左室短轴位(图 2-8-8G~I)电影序列舒张期、收缩期和 DE-MRI 序列,可见全心扩大、左心室壁普遍变薄,心室整体收缩功能下降,二尖瓣环扩大,继发性二尖瓣关闭不全,左心室收缩末期左房区可见反流(E 图白箭头所示)信号。在 DE-MRI 序列上,室间隔壁间线状强化(F 图黑箭头、I 图白箭头所示)。

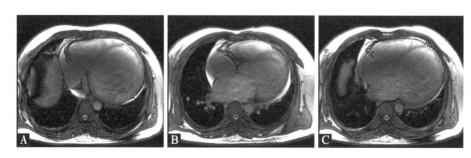

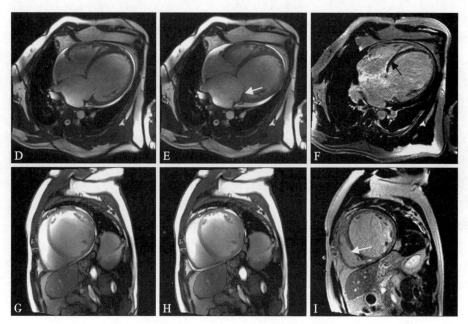

A～C. MR 平扫 HASTE 序列轴位；D～F. 四腔心位 MR 平扫 HASTE 序列（舒张期、收缩期）、四
腔心位 DE-MR；G～I. 短轴位 MR 平扫 HASTE 序列（舒张期、收缩期）、短轴位 DE-MR

图 2-8-8　扩张型心肌病 MRI 图像

诊断意见：扩张型心肌病。

6. 鉴别诊断

　　主要与冠心病、器质性心脏瓣膜病或先天性心脏病鉴别。

　　（1）冠心病　冠心病常见于老年人。冠心病多有典型的心绞痛、心肌梗死病史，多伴有高血压、高血脂、高血糖病史。冠脉造影可以鉴别。两病并存时鉴别困难。

　　（2）器质性心脏瓣膜病或先天性心脏病　瓣膜病变（主动脉瓣反流，二尖瓣反流）也可导致心脏扩大，应寻找瓣膜器质性病变，如增厚、纤维化、钙化、脱垂、腱索断裂，瓣叶穿孔等。先天性心脏病（动脉导管未闭，室间隔缺损，房间隔缺损）也可导致心脏扩大，此时应寻找原发结构性病变。

7. 分析思路与拓展

　　（1）分析思路　①以心室扩大和心肌收缩功能降低为特征。②发病时排除高血压、心脏瓣膜病、先天性心脏病或缺血性心脏病等。

　　（2）拓展　随着各种检测技术的进步，越来越多的扩张型心肌病被发现与基因相关，包括原先因为诊断手段受限所分类的特发性 DCM，遗传标记物和免疫标记物目前被用来明确诊断原发性及继发性扩张型心肌病，扩张型心肌病的诊断不再仅依赖影像学特征的描述。

七、肥厚型心肌病 >>>

1. 概述

　　肥厚型心肌病（hypertrophic cardiomyopathy，HCM）是以左心室心肌异常肥厚、舒张功能受损、心肌纤维化以及可能伴随左心室流出道梗阻为主要特征的一种常染色体显性遗传性疾病。

2. 临床表现

HCM 患者多无症状或者症状轻微,90% 以上的患者表现为劳力性呼吸困难,25%～30% 患者出现胸痛,另外,常见的症状还包括心悸、晕厥或先兆晕厥,甚至有些患者首发症状就是猝死。

3. 影像学检查方法

HCM 的检查可采用普通 X 线、超声、CT 和 MRI 检查等。首选超声检查,如果需要进一步评估心肌功能,可行磁共振检查。各种检查方法的优势与限度如下。

(1)X 线检查　可观察心脏大血管及肺血改变的整体情况,对肥厚型心肌病诊断效果欠佳。

(2)超声心动图　可测量心肌厚度、心腔大小、瓣膜运动情况,同时也可对心脏瓣膜情况进行评估。超声具有简便、快捷的优势,是肥厚型心肌病首选检查方式。

(3)CT 检查　须行全心动周期扫描,辐射剂量较大,一般不作为心肌病的常规检查方法。

(4)MRI 检查　能准确测量心肌厚度及心腔大血管直径,可准确评估心肌病变;是心肌疾病诊断的金标准。

(5)核素心肌显像　MPI 是核医学常用的心肌显像方法,包括 PET 及 SPECT。在心肌疾病的诊断中基本被 CMR 取代。

4. 影像学表现

(1)X 线表现　HCM 患者 X 线胸片可见左心室增大,亦可在正常范围,可见肺部淤血,但严重肺水肿少见。

(2)超声表现　成人 HCM 超声心动图诊断标准:左心室心肌任何节段或多个节段室壁厚度≥15 mm,并排除引起心脏负荷增加的其他疾病,如高血压、瓣膜病等。

(3)CT 表现　心肌肥厚多累及左心室,病变可侵犯心室的任何部位,但以肌部室间隔最常见,诊断标准为室间隔/左心室后壁>1.3。心腔缩小变形,室间隔非对称性肥厚时心室腔呈"倒锥形",心尖肥厚时心室腔可呈"铲形"。心室功能的改变,舒张期顺应性降低。梗阻性 HCM 可见左心室流出道梗阻和二尖瓣前移。

(4)MRI 表现　与超声心动图相比,心脏磁共振成像在形态学、组织学及容量评估方面可提供更多信息。梗阻性 HCM 在 CMR 电影序列上显示最佳,表现为收缩末期左心室流出道变窄、流出道喷射性血流以及二尖瓣前叶收缩期前向运动(SAM 征)。心肌延迟强化(LGE)是识别心肌纤维化最有效的方法,LGE 与死亡、心源性猝死等风险成正相关。约 65% 的 HCM 患者出现 LGE,多表现为肥厚心肌内局灶性或斑片状强化,以室间隔与右心室游离壁交界处局灶状强化最为典型。

5. 典型案例

病例:患者,男,42 岁。主诉:胸闷 5 年。查体:T 36.6 ℃,P 77 次/min,R 14 次/min,BP 135/77 mmHg。急诊以"冠心病?"为诊断收入科。HASTE 黑血序列横断位(2-8-9A)、电影序列四腔心舒张期(2-8-9B)、左心室短轴位舒张期(2-8-9C)示室间隔非对称性高度肥厚,呈梭形(箭头),心尖部和侧壁厚度正常。左心室流出道电影收缩期末期(2-8-9D)较舒张期(2-8-9E)可见因肌块凸向左心室流出道以及二尖瓣前叶前向异常运动(白箭头)导致流出道明显狭窄;DE-MRI 扫描(2-8-9F)肥厚心肌内可见斑片状不均匀强化(白箭头)。

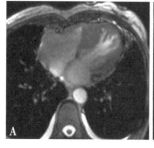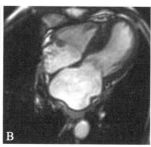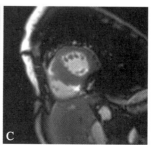

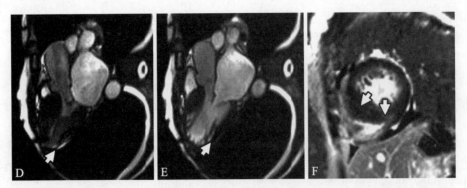

A. HASTE 黑血序列轴位；B. 电影序列（cine）四腔心舒张期；C. 左心室短轴位舒张期；D、E. 左
心室流出道电影收缩期末期、舒张期；F. DE-MRI

图 2-8-9　梗阻性肥厚型心肌病 CMR 表现

诊断意见：肥厚型心肌病。

6. 鉴别诊断

高血压心肌肥厚和主动脉瓣狭窄是获得性左心室肥厚的最常见的病因。高血压心肌肥厚多为左心室对称性肥厚，根据病史及临床特征多可鉴别。而主动脉瓣狭窄在收缩期杂音位置较高，超声心动图检查可发现主动脉瓣病变。在怀疑肥厚型心肌病时应注意排除这两种疾病。

另外，还有其他原因造成的心肌肥厚，比如糖原贮积病、法布里病（Anderson-Fobry disease）、线粒体疾病等，可结合临床特征、实验室检查和其他影像学检查结果，必要时行基因检测进一步明确诊断。

7. 分析思路与拓展

（1）分析思路　HCM 成人诊断标准为左心室任何一个或多个节段室壁厚度≥15 mm 并且排除其他继发原因即可诊断。HCM 患者超声心动图声像图主要表现以心肌肥厚为特征，伴或不伴有左心室流出道或心室腔内梗阻及二尖瓣反流。心脏功能以舒张功能异常为主，早期可出现局部心肌亚临床收缩功能异常。

根据受累部位可将 HCM 分为若干亚型，其中以室间隔 HCM 最常见，其次为心尖 HCM 和心室中部 HCM。疑诊或已确诊的 HCM 患者，如有以下情况时，建议行 CMR 检查：①可疑 HCM，但超声诊断不明确；②可疑心尖部或侧壁肥厚以及非缺血性心尖室壁瘤；③需要进一步评估左心室结构（乳头肌病变等）以及心肌纤维化；④与其他类型左室肥厚表现的心肌病（心肌淀粉样变等）相鉴别；⑤室间隔化学消融及切除术术前指导与预后评估。

（2）拓展　HCM 作为分类中一直存在的代表，早期依靠病理解剖和影像学特征，其确诊较为简单。分子遗传学研究，加深了人们对 HCM 提供病因学认识，但在临床中，却很难做到所有患者均进行基因检测，若仅仅根据遗传背景和分子机制，临床中满足影像学标准的 HCM 患者，可能仅仅是"HCM 表型"，其背后病因可能是 Anderson-Fabry 病、糖原贮积病、弗里德赖希型共济失调（Friedreich ataxia）、线粒体疾病等。这与肌小节蛋白编码基因突变所致的典型 HCM 在治疗上存在本质的区别。

第九节　心包与肺动脉病变

一、心包积液

1. 概述

心包积液是指心包腔的积液。正常情况腔内含有少许浆液,起着润滑作用。一旦病理情况导致腔内积液增多,则称为心包积液。

2. 临床表现

本病患者以女性多见,发病年龄以更年期为多。患者常能参加日常工作而无自觉不适。出现症状时多表现为气短、胸痛。部分患者在病程早期出现心包堵塞症状,又随着病程的进展逐渐减轻乃至消失。本病由于几乎不存在急性心包炎的病史,因而无法确定发生时间。当心包积液突然急剧增长时,心包的适应性扩张低下导致积液的增加,表现为限制性的心包积液,有可能出现心包堵塞。

3. 影像学检查方法

心包积液的检查可采用普通 X 线、CT、超声及 MRI 等影像学检查。

(1)X 线检查　常用,透视可见心尖冲动减弱、消失;少量心包积液平片可无异常表现;大量积液心包心影增大,呈"烧瓶形",心弓消失。

(2)CT 检查　为诊断心包积液的常用辅助方法,可显示位于左室后侧壁或右方、外方的少量心包积液,增强扫描更加清晰。

(3)超声心动图检查　超声心动图为诊断心包积液最敏感的方法,小于 15 ml 的少量心包积液即可诊断。

(4)MRI 检查　与 CT 相仿,为诊断心包积液的常用辅助方法,较为敏感,定位准确。CT、MRI 能够直接观察心包积液的部位及积液量,根据积液的信号及密度,可大致判断积液的性质;此外心脏 MRI 还可观察心脏的收缩及舒张功能。

4. 影像学表现

(1)X 线表现　少量心包积液平片可无异常表现;大量积液时心影呈"烧瓶状",各心弓消失,心膈角变钝;肺淤血;上腔静脉影增宽,透视下心脏搏动弱。肺野清晰可与心力衰竭相鉴别。

(2)CT 表现　少量心包积液多位于左心室后侧壁或右心房外方;平扫可见沿心脏轮廓分布的环形低密度带,增强扫描无强化。

(3)超声表现　M 型超声在心前壁之间和心后壁之后均见有液性暗区,即当心包膜和心外膜之间最大舒张期暗区(<10 mm 时,则积液为小量;如在 10～19 mm 之间则为中等量;如>20 mm,则为大量)。

(4)MRI 表现　心包脏、壁层间距增宽,内可见异常信号影。根据液体性质不同:积液 T2WI 呈高信号;积血 T1WI 及 T2WI 均呈高信号。

5. 典型案例

病例 1:患者,女,46 岁。主诉:间断咯血 1 个月,再发 2 d。1 个月前无明显诱因出现咯血,色鲜红色,量约 5 mL,无胸闷、气喘、胸痛不适。给予抗感染、止血药物治疗后好转。2 d 前出现发热,伴咳嗽、咳少量黄痰。既往有纵隔淋巴瘤,化疗后病情稳定。查体:T 37.5 ℃,P 110 次/min,R 20 次/min,BP 121/65 mmHg,神志清,体重无明显变化。胸部 X 线片正位、左侧位图像示右下肺纹理紊乱,伴有小片状影。心影增大,呈"烧瓶状",双侧肋膈角欠锐利。胸膜局部增厚(图2-9-1A、B)。CT平扫轴位、冠状位、矢状位图像示心影大,心包内见大量积液,心包可见少许高密度影(图2-9-1C~F)。

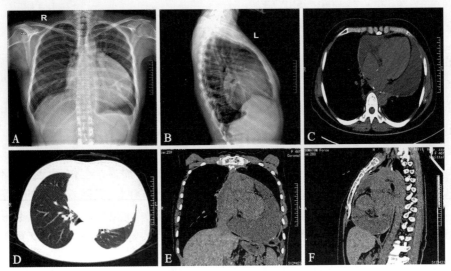

A. X线后前位;B. X线侧位;C. CT纵隔窗;D. CT肺窗;E. CT冠状位;F. CT矢状位

图2-9-1　心包积液X线、CT图像

诊断意见:心包大量积液;心包钙化。

6. 鉴别诊断

主要与心肌病鉴别。

(1)扩张型心肌病　以左心室扩张为主,常见左心缘延长,心缘各弓存在。

(2)心肌炎　心肌炎常伴发心包积液,鉴别须结合临床。

7. 分析思路与拓展

(1)分析思路

1)定位信息:少量心包积液平片可无异常表现;大量积液时心影呈烧瓶状,因此,单纯凭胸部X线片诊断心包积液价值有限。

2)CT和MRI检查:是诊断心包积液的常用辅助方法,较为敏感,定位准确,可以观察心脏结构。有助于显示心包积液的部位、量,有无心包增厚,排除心脏疾病及明确心包病变的病因。

3)对检查视野内的其他组织和器官均要仔细检视:根据积液的密度及信号可大致判断积液的性质;此外,可观察是否伴有心包增厚、缩窄及强化,心脏结构是否改变及是否伴有胸部或纵隔肿瘤、胸腔积液、腹水等。应密切观察有无胸部肿块、乳腺或纵隔占位。

4)结合病史及影像表现排除鉴别诊断,作出诊断结论。

(2)拓展　心包由壁层与脏层组成。正常心包腔内约含50 mL液体。急性炎症反应时,在壁层与脏层之间产生由纤维蛋白、白细胞及少许内皮细胞组成的渗出物。这种渗出物可仅局限于一处或布满整个心脏的表面,有时可堆积很厚,呈不规则、质稠的毛发蓬松状。如果此后渗出物中的液体增加,则转成浆液纤维蛋白性渗液,液量可由100 mL至2~3 L,通常呈草黄色而质清,可因含有白细胞及脱落的内皮细胞而混浊不清,亦可混有很多的红细胞而呈红色,成为浆液血性。化脓性细菌引起的心包炎渗液可为纯粹的新稠脓液。渗液可在2~3周或短的时间被吸收。结核性心包炎渗液存在时间较长,可长达数月之久,偶可见局限性的渗液积聚。通常心外膜下心肌有不同程度和范围的炎性变化。炎症还可累及纵隔和胸膜,也可发生壁层与脏层粘连、增厚,而逐渐形成慢性心包病变。

二、缩窄性心包炎

1. 概述

缩窄性心包炎是由于心包慢性炎症导致心包增厚、粘连甚至钙化,使心脏舒张、收缩受限,心功能减退,引起全身血液循环障碍的疾病。其类型在我国仍以结核性为最常见,其次为化脓性和创伤性心包炎演变而来。少数与心包肿瘤、急性非特异性心包炎及放射性心包炎等有关。也有部分患者其病因不明。

2. 临床表现

患者主要症状与心输出量下降和体循环淤血有关,表现为劳力性呼吸困难、活动耐力下降、疲乏、消瘦等以及肝大、腹腔积液、胸腔积液和周围水肿等。心率常较快。

3. 影像学检查方法

缩窄性心包炎的检查可采用普通 X 线、CT、超声心动图及 MRI 等影像学检查。

(1)X 线检查 X 线胸片对本病的诊断阳性率不高,主要表现为心影边缘不规则、变直,各心弓分界不清,心底部横径增宽,典型病例呈"盔甲心",透视下心脏搏动明显减弱或消失,心包钙化是 X 线平片诊断缩窄性心包炎的特征性征象。

(2)CT 检查 为诊断缩窄性心包炎的常用辅助方法,对缩窄性心包炎的钙化检测敏感,同时显示心脏结构。

(3)超声心动图检查 是诊断缩窄性心包炎的重要方法,可同时显示心包增厚及评价心功能。超声检查时可见右心室前壁或左心室后壁振幅变小。心包增厚,钙化部位见强回声。

(4)MRI 表现 与 CT 相仿,为诊断缩窄性心包炎的辅助方法,较为敏感,定位准确。可以观察心脏结构及其运动功能,可鉴别缩窄性心包炎及限制型心肌病。

4. 影像学表现

(1)X 线表现 心脏大小正常或轻度增大,一侧或双侧心缘僵直,各弓分界不清,外形怪异;部分病例可见特异性心包钙化,多位于右室前缘、膈面及房室沟区,呈蛋壳状、带状稍高密度;多数伴有上腔静脉扩张,可伴有奇静脉扩张;肺淤血及间质性肺水肿,肺血正常者少见。

(2)CT 表现 心包不规则增厚,常>4 mm,脏壁层分界不清,可见钙化;两心室内径缩小,心室壁外缘僵直,心室舒张功能受限;心房扩大;部分病例可见腔静脉扩张及继发肝大、腹水及胸腔积液等。

(3)超声表现 心包明显增厚、回声增强,有时可见强回声;心包厚度>3 mm 或钙化提示缩窄性心包炎。可有心包积液。双房明显扩大,左室腔正常或缩小,有时可呈"葫芦征";心脏轮廓亦可僵硬、扭曲变形。室间隔异常运动——室间隔弹跳征。

(4)MRI 表现 心包增厚,心室壁外缘僵直,可见心室舒张功能受限,钙化诊断较困难。

5. 典型案例

病例:患者,女,45 岁。主诉:活动后闷气 2 年。2 年前无明显诱因出现活动后闷气,无胸痛、发热、咳嗽、咳痰、乏力等症状,休息后缓解,患者不适间断发作。查体:T 36.6 ℃,P 76 次/min,R 19 次/min,BP 124/77 mmHg,神志清,言语清晰,对答切题。门诊以"重症肌无力"收入科。胸部 X 线片示心影周边见弧形高密度影;双侧膈面光整(图 2-9-2A)。CT 轴位、冠状位、矢状位平扫示右侧胸腔内可见少许游离气体影。心影增大,心包广泛钙化。右侧胸腔可见少量积液影。可见胸骨术后改变,前纵隔内脂肪间隙模糊(图 2-9-2B ~ E)。

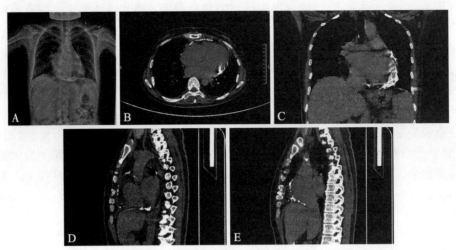

A. X 线;B. CT 平扫轴位;C. CT 平扫冠状位;D. CT 平扫矢状位;E. CT 平扫矢状位;

图 2-9-2 缩窄性心包炎 X 线、CT 图像

诊断意见:胸部 X 线片可见心影周边弧形钙化,结合 CT 可见心包广泛钙化,考虑缩窄性心包炎。

6. 鉴别诊断

> 主要与限制型心肌病鉴别。
>
> 限制型心肌病:为各种原因导致的心室壁顺应性下降,心脏舒张功能受限,从而引起一系列临床症状的心肌疾病。二者的临床表现均为静脉压增高和心排血量降低。限制性心肌病常累及右心室,右心室内膜纤维化,心室腔不规则,尤以心尖部明显,表面可有血栓形成,附壁血栓及心内膜增厚可致心尖闭塞,右房增大,上/下腔静脉扩张。与缩窄性心包炎重要鉴别点:心包无增厚及钙化。

7. 分析思路与拓展

(1)分析思路　①缩窄性心包炎 X 线平片心影呈怪异型,有时可见心包钙化。可以提供心包积液或增厚引起的肺血及心脏大小及形态改变,同时可观察有无肺部、纵隔病变。②CT 和 MRI 检查有助于显示有无心包增厚、排除心脏病变及明确心包病变的病因。③对检查视野内的其他组织和器官均要仔细检视:有无心包增厚、缩窄及强化,心脏结构改变及是否伴有胸部、纵隔肿瘤、胸腔积液及腹水等。④结合病史及影像表现排除鉴别诊断,作出诊断结论。

(2)拓展　心电门控心脏磁共振成像(GatedCMR)可直接显示正常心包膜,其由纤维组织构成,在 CMR 上表现为线条样低信号影。缩窄性心包炎患者特征性的 CMR 表现包括心包膜增厚(>4 mm),间接征象包括右心室舒张期充盈受损及右心室充盈压升高。CMR 可显示局灶性、结节样纤维钙化性改变,但在显示钙化方面 CT 优于 CMR,而 CMR 在鉴别少量心包积液及心包增厚方面却优于 CT。文献显示,如以>4 mm 作为心包膜增厚阈值,CMR 鉴别缩窄性心包炎和限制型心肌病的诊断准确率为93%,但需要强调的是缩窄性心包炎的诊断需要结合临床和血流动力学改变。此外,CMR 也具备解析血流动力学事件(如间隔反弹)的潜力;与超声心动图类似,CMR 可显示缩窄性心包炎的血流动力学特征,包括舒张期充盈突然停止,间隔反弹,或在实时电影序列上间隔运动的呼吸变异。

三、肺动脉栓塞

1. 概述

肺动脉栓塞(pulmonary embolism,PTE)是以肺循环和呼吸功能障碍为主要临床表现的一组复杂临床综合征。随着影像学技术的不断进步,CT、MRI等检查方法在肺动脉栓塞诊断中的应用十分广泛,为肺动脉栓塞诊断提供了途径。

2. 临床表现

肺动脉栓塞临床表现复杂多样,缺乏特异性,可以表现为无症状或症状轻微,也可严重甚至直接猝死,主要取决于栓子的大小、数量、栓塞的部位及范围,是否合并心肺疾病等。临床表现主要包括呼吸困难、呼吸急促、胸痛、咳嗽、咯血、烦躁不安、发热、晕厥等。其中,呼吸困难是最常见的症状。典型的肺梗死三联征为呼吸困难、胸痛、咯血,但出现率低。

3. 影像学检查方法

肺动脉栓塞的检查可采用胸部平片、X线肺动脉造影、CT、双源CT双能量成像、MRI、肺通气/灌注显像,各种检查方法的优势与限度如下。

(1)胸部平片　该检查具有经济、方便和实用的特征。可以显示出区域性肺血管纹理变细、稀疏或消失、肺野透亮度增加、胸腔积液、肺梗死征等,但因敏感性及特异性较低,不能作为独立的诊断依据。

(2)X线肺动脉造影　为诊断肺动脉栓塞的"金标准",可以显示肺栓塞的部位及范围,从而对肺栓塞作出定性和定量的诊断。同时还可以通过测定肺动脉和右心室压力而检测肺栓塞治疗效果,但该检查是一种有创检查。

(3)多层螺旋CT　多层螺旋CT肺血管造影已经成为诊断肺栓塞的首选影像学检查方法,其敏感性和特异性较高,并且薄层重建及各种后处理技术可以多角度、多方位显示肺段以下栓子的大小、数量、分布及范围,使肺段以下栓子的检出率大大增加。CT诊断有无栓子的同时可以显示肺实质以及纵隔病变,有利于排除临床表现和急性肺动脉栓塞相似的其他胸部病变。

(4)MRI　该检查无辐射损伤、无肾毒性、无造影剂过敏等特点。并且对肺段以上急性肺动脉栓塞敏感性、特异性较高,但对肺段以下急性动脉栓塞诊断价值受限。且MRI检查时间较长,费用较高,对装有支架、起搏器的心脏病患者禁用,危重病人也不适合行此检查。

(5)肺通气/灌注显像　该检查是一种功能性成像,为确诊急性肺动脉栓塞的重要方法之一。敏感性高,但特异性低。主要用于排除其他病变。

4. 影像学表现

(1)X线表现　如引起肺动脉高压或肺梗死,可出现肺缺血征象,如肺纹理稀疏、纤细,肺动脉段突出或瘤样扩张,右下肺动脉干增宽或伴截断征,右心室扩大征。也可出现肺叶局部浸润阴影、尖端指向肺门的楔形阴影、盘状肺不张、患侧膈肌抬高、少量胸腔积液、胸膜增厚粘连等。

(2)CT肺动脉造影表现　可见肺动脉内低密度充盈缺损,部分或完全包围在不透光的血流之内的"轨道征",或者呈完全充盈缺损,远端血管不显影;间接征象可见肺叶楔形条带状的高密度区或者盘状肺不张,中心肺动脉扩张及远端血管分布减少或者消失。

(3)MRI表现　可以显示肺动脉内的血栓。肺叶及叶以上的肺栓塞MRI较易诊断,血栓在SE序列上呈现中等-高信号,MRA或CE-MRA显示肺动脉血管与肺栓塞效果更好。

5. 典型案例

患者,男,18岁,学生。主诉:间断胸闷7月余。7个月前活动时突发胸闷,伴咳嗽、咳白痰,伴左下肢疼痛。查体:T 36.6 ℃,P 84 次/min,R 21 次/min,BP 138/82 mmHg,神志清,言语清晰,对答切题。CTPA轴位、冠状位、矢状位图像示主肺动脉显影可,未见明显充盈缺损影;左右肺动脉主干远

端及双肺多发肺动脉分支管腔内可见低密度充盈缺损影,管腔不同程度狭窄(图2-9-3A～D)

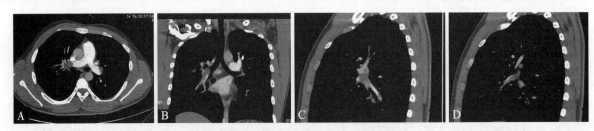

A. CT肺动脉造影轴位;B. CT肺动脉造影冠状位;C. CT肺动脉造影矢状位;D. CT肺动脉造影矢状位

图2-9-3   肺动脉栓塞CTPA图像

诊断意见:肺动脉血管造影显示多发充盈缺损,考虑肺动脉栓塞。

6. 鉴别诊断

该病急性期在临床上需要和急性冠脉综合征、急性主动脉综合征鉴别。

(1)急性冠脉综合征   大部分冠心病患者的胸片没有异常,但如果冠心病患者伴有心肌损伤,可能其胸片上会显示肺部淤血改变,但是这种征象与急性肺栓塞诱发的肺部供血减少和分布区域存在很大差别。肺栓塞的X线典型阴影表现为截断的椎体阴影。

(2)急性主动脉夹层   增强扫描CT可显示内膜片,将血管分割成双腔或多腔,也可显示与周围器官的关系,鉴别并不困难。

7. 分析思路与拓展

(1)分析思路   ①肺动脉栓塞早期在X线检查没有特殊表现。在发病12～36 h后出现X线征象,可观察到肺动脉段突出,肺动脉扩张,外围分支变细呈截断征。②CT和MRI检查对识别、定位肺栓塞有重要价值。可看到肺动脉内低密度充盈缺损或者呈完全充盈缺损,远端血管不显影。③应重点观察病变与相邻结构的关系:可观察到心影增大,以右心影增大为主。可合并心肌梗死,表现为肺外周胸膜下密度均匀的楔形病灶,尖端指向肺门。④结合病史及影像表现排除鉴别诊断,作出诊断结论。

(2)拓展   CT双能量成像:该扫描可获得CT肺动脉图像(CTPA)以及双能量肺灌注图像(CEPI),在显示肺的解剖结构的同时还可以评价肺的功能状态,具有CT肺动脉图像的高特异性和双能量肺灌注成像的高敏感性。该检查还具有扫描速度快、空间分辨率高、辐射剂量低等特点。

四、肺动脉高压 ▶▶▶

1. 概述

肺动脉高压(pulmonary hypertension,PH)是指由于多种异源性疾病和不同发病机制所致肺血管结构或功能发生改变,从而引起肺血管阻力和肺动脉压力升高的临床和病理生理综合征,继而可发展成右心衰竭甚至死亡。肺动脉高压病因复杂,可来源于肺血管的自身病变,也可继发于心肺疾病或者系统性疾病,该病的预后和不同的病因有关。

2. 临床表现

肺动脉高压主要表现为进行性右心功能不全的相关症状,表现为疲劳、呼吸困难、胸闷、胸痛和晕厥,部分患者还可以表现为干咳和运动诱发的恶心、呕吐。晚期患者静息状态下可有症状发作。随着右心功能不全的加重,患者可出现踝部、下肢甚至腹部、全身水肿。部分患者的临床表现和肺动脉高压的并发症以及肺血流异常分布有关,如咯血、声音嘶哑、胸痛等。

3.影像学检查方法

肺动脉高压的检查可采用普通 X 线、CT 及 MRI。

（1）X 线检查　是目前临床应用最广泛、最常规的检查方法。主要用来观察心脏的轮廓、大小及肺纹理,有助于筛查肺动脉高压的病因,如左心疾病、肺部疾病、先天性心脏病和栓塞性疾病等在 X 线胸片上具有相应的影像学特征。肺动脉高压的严重程度与胸片异常程度并无相关,正常的 X 线胸片不能排除肺动脉高压。

（2）CT 检查　是临床应用最广泛的无创检查。CT 可显示右心室和右心房扩大、主肺动脉扩张,并且可通过测量主肺动脉与升主动脉直径比来评估肺动脉高压的可能性。CTPA 是诊断肺血管病的重要检查手段,其敏感性和特异性越来越高,其最大优势在于注入造影剂后心腔、血管腔与心肌形成鲜明对比,可以更准确地测量心腔大小、室壁厚度。

（3）肺动脉造影　该检查主要用于了解肺血管形态和血流灌注情况,是肺动脉高压的金标准,也常用于肺血管堵塞、狭窄、闭塞和肺动静脉畸形等其他肺血管病变的鉴别。

（4）心血管磁共振　该检查无创、可重复,软组织分辨率高,可直接评估右心室大小、形态和功能,并可无创评估血流量,包括心输出量、每搏输出量和右心室质量。MR 血管造影对导致肺血管堵塞的病因鉴别可能有帮助,特别适用于孕妇或对碘造影剂过敏者。

4.影像学表现

（1）X 线表现　可见肺动脉段凸出,中心肺动脉扩张,外周肺动脉纤细、稀疏,右心增大。

（2）CT 表现　肺动脉高压的直接征象是肺动脉增粗、外围分支纤细,呈残根状。右心房室扩大。CT 能同时明确有无左向右分流先天性心脏病、先天性肺动脉狭窄、肺动脉血栓栓塞、肺血管炎,以及左心系统和肺静脉病变等。

（3）MRI 表现　可见主肺动脉和/或左、右肺动脉主干增粗,管腔扩大。主肺动脉与升主动脉内径之比大于 1;右心室壁增厚,其厚度等于甚至大于左室壁厚度;右心房扩大,上、下腔静脉扩大,室间隔向左心室侧凸出,晚期左心室、左心房亦可扩大;SE 序列 T1WI 在心室收缩期,肺主动脉内出现血流高信号,提示有肺动脉高压。

5.典型案例

患者,女,55 岁,农民。主诉:间断胸闷、气喘 16 年,加重 2 d。查体:T 36.5 ℃,P 87 次/min,R 17 次/min,BP 132/89 mmHg,神志清,体重无明显变化。X 线示心影增大,肺动脉段膨出(图 2-9-4A)。CT 增强示心影增大;肺动脉主干增粗,宽径约 36 mm(图 2-9-4B)。MRI 示升主动脉内径约为 31 mm,同水平肺主动脉内径约 35 mm(图 2-9-4C)。

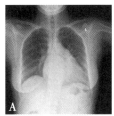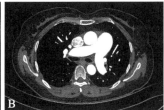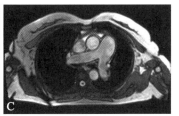

A. X 线;B. CT 平扫轴位;C. MRI 增强

图 2-9-4　肺动脉高压 X 线、CT、MRI 图像

诊断意见:心影增大,肺动脉段膨出结合 CT 上肺动脉主干增宽,考虑肺动脉高压。

6. 鉴别诊断

本病的鉴别核心是肺动脉高压的病因学诊断,找到导致肺动脉高压的病因即是该病的鉴别诊断。超声的优势是能够间接测量肺动脉压力;MRI 有类似的能力,但是对肺部病变的显示不佳而较少应用;CT 的优势是能够明确导致肺动脉高压的多数病变。

7. 分析思路与拓展

(1)分析思路　①X 线胸片有助于筛查肺动脉高压的病因,如左心疾病、肺部疾病、先天性心脏病和栓塞性疾病等在 X 线胸片上具有相应的影像学特征。②CT 和 MRI 检查对识别肺动脉高压有重要意义。CTPA 是诊断肺血管病的重要检查手段,对制定治疗方案也非常重要。MRI 可直接评价右心室大小、形态和功能,并可无创评估血流量,包括心输出量、每搏输出量和右心室质量。③应重点观察病变与相邻结构的关系。④对检查视野内的其他组织和器官均要仔细检视。

(2)拓展　肺动脉高压的病理改变主要累及远端肺小动脉,其特征性表现为肺动脉内膜增殖伴炎症反应、内皮间质化,甚至形成向心性或偏心性改变,中膜肥厚及持续的收缩、外膜纤维化、基质重塑以及肺小血管周围炎症浸润而导致其增厚、滋养血管屈曲增生形成丛状病变;还可见病变远端扩张和原位血栓形成,从而导致肺动脉管腔进行性狭窄、闭塞。近年来研究还发现肺静脉也会出现血管重塑,出现"动脉化"表现,参与肺动脉高压的发生。

参考文献

[1] BOGAERT J, FRANCONE M. Pericardial disease: value of CT and MR imaging [M]. Radiology, 2013, 267(2): 340-356.

[2] HAHN LD, PAPAMATHEAKIS DG, FERNANDES TM, et al. Multidisciplinary approach to chronic thromboembolic pulmonary hypertension: role of radiologists [J]. Radiographics, 2023, 43 (2): e220078.

[3] RUOPP NF, COCKRILL BA. Diagnosis and treatment of pulmonary arterial hypertension: a review [J]. JAMA, 2022, 327(14): 1379-1391.

第十节　主动脉、下肢及其他血管病变

一、动脉粥样硬化

1. 概述

动脉粥样硬化(atherosclerosis, AS)是严重心血管事件的主要原因,多见于 40 岁以上的中老年人。动脉粥样硬化作为一种慢性进展性疾病,其病因也多样化,如血脂异常,高血压,糖尿病,遗传因素等。

2. 临床表现

动脉粥样硬化主要发生在大、中动脉,早期可无症状;随着血管狭窄程度加重,引起相应器官缺血,出现头晕、头痛、胸闷、胸腹痛、下肢坏疽等。

(1)主动脉粥样硬化　好发于主动脉后壁及其分支开口处。主动脉管腔粗大,多不会引起缺血症状。病变严重者易受血压压力作用形成动脉瘤,动脉瘤破裂可发生致命性大出血。

（2）下肢动脉粥样硬化　下肢血管管腔较纤细,多发动脉粥样硬化时易出现管腔狭窄,可表现为下肢发凉、麻木和间歇性跛行。

3.影像学检查方法

动脉粥样硬化的检查可采用普通 X 线、CT、超声及 DSA。

（1）X 线检查　可发现主动脉粥样硬化导致的血管增宽影和钙化,但小病灶易漏诊。

（2）CT 检查　常规 CT 平扫可显示部分钙化斑块,但对非钙化斑块易漏诊。CTA 为无创检查中的首选,通过后处理进行容积重建(VR)、最大密度投影(MIP)及冠、矢状位图像重建有助于对斑块定性、定位及血管狭窄程度整体观察。但需要注意辐射剂量和对比剂不良反应。

（3）超声检查　动脉粥样硬化斑块可以经体表超声检测到,并可显示病变处的血流。

（4）DSA 检查　属于有创检查并且辐射剂量大,可显示管腔狭窄以及病变所在部位、范围及程度,在观察到病变的同时可以辅助治疗。

4.影像学表现

（1）X 线表现　主动脉粥样硬化者可见主动脉伸长、扩张和扭曲,有时可见钙质沉着。

（2）CT 表现　平扫可清晰显示动脉壁的钙化,表现为动脉壁弧形或环形高密度影,可伴动脉走行迂曲。CTA 可显示管腔不光整,管壁多发钙化及非钙化斑块,管壁不规则增厚,管腔不同程度狭窄或闭塞。

（3）超声表现　①二维超声:表现为内膜增厚,并凸入血管腔内;当颈动脉内-中膜厚度>1.0 mm 时即认为动脉粥样硬化斑块形成;②彩色多普勒:可显示斑块处彩色血流充盈缺损,当狭窄段较长时,彩色多普勒显示狭窄处细小血流束;动脉闭塞时,则无血流信号显示或闭塞近端出现反向血流。

（4）DSA 表现　动脉粥样硬化表现为不规则偏心性充盈缺损,严重者可闭塞。

5.典型案例

（1）病例 1:患者,女,80 岁,无业。主诉:胸闷、胸痛 2 月余。查体:BP 179/88 mmHg。余无异常。主动脉 CTA 后处理 VR 图像示主动脉走行迂曲,管腔粗细不均,管壁不光滑;最大密度投影(MIP)图像可见主动脉管壁多发钙化斑块(图 2-10-1A、B),曲面图和拉直图可见主动脉全程管壁可见弥漫性多发钙斑、软斑及混合斑,管腔轻度狭窄(图 2-10-1C、D)。

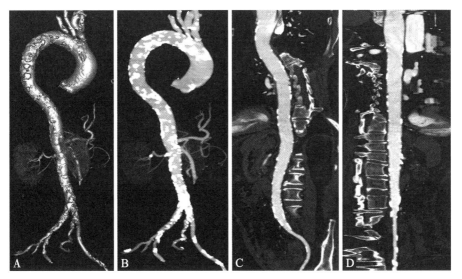

A. 主动脉 VR;B. 主动脉 MIP;C. 主动脉曲面;D. 主动脉拉直

图 2-10-1　主动脉粥样硬化 CTA 图像

诊断意见:主动脉全段多发钙化斑块、软斑块及混合密度斑块形成,考虑主动脉粥样硬化。

(2)病例2:患者,男,64 岁,农民。主诉:双下肢疼痛、发凉 2 年余,加重半年余。查体:BP 169/94 mmHg,余无异常。双下肢动脉 CTA 后处理重建 VR 图像和 MIP 图像可见自腹主动脉下段至双足水平双下肢动脉管壁多发钙化斑块、软斑块及混合斑块,管腔不同程度狭窄甚至闭塞,右侧股动脉近中段管腔未见显影提示管腔闭塞(图 2-10-2A、B);左侧股动脉拉直图像可直观显示管壁多发钙斑及软斑,并可评估管腔狭窄情况(图 2-10-2C);右侧股动脉拉直图像可见该段闭塞血管走行区多发钙斑(图 2-10-2D);左侧胫后动脉拉直图可见其管腔内显影良好,管壁未见明显斑块形成(图 2-10-2E)。

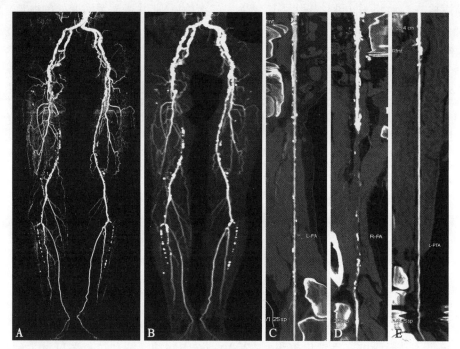

A. 双下肢动脉 VR;B. 双下肢动脉 MIP;C. 左侧股动脉拉直;D. 右侧股动脉的拉直;E. 左侧胫后动脉拉直

图 2-10-2　双下肢动脉粥样硬化 CTA 图像

诊断意见:双下肢动脉多发动脉粥样硬化改变,并相应管腔多发狭窄,右股动脉局段闭塞。

6. 鉴别诊断

动脉粥样硬化需要与大动脉炎进行鉴别,二者都属于常见血管疾病,且都可造成管腔狭窄,这两种病可同时发生。但在病因、症状及治疗上均有较大不同。

(1)病因　大动脉炎可能与遗传缺陷、自身免疫异常、雌激素水平异常等有关,好发于青年女性群体,尤其是长期服用雌激素药物的女性。动脉粥样硬化常与高血压、高血糖、高血脂、长期抽烟等有关,与肥胖、炎症刺激、情绪紧张等诱因有关。

(2)症状　大动脉炎可以出现发热、头痛、关节、肌肉疼痛、肢体麻木、酸痛不适等。主动脉粥样硬化通常无特异症状,当出现广泛性硬化时,患者会出现血压增高的现象。下肢动脉粥样硬化可表现为下肢发凉、麻木和间歇性跛行。

(3)治疗　大动脉炎以控制炎症为主,主要使用糖皮质激素及免疫抑制剂治疗,必要时须联合抗凝及血管扩张药物。动脉粥样硬化以稳定斑块为主,可以使用调节血脂药物及抗血小板药物。

7. 分析思路与拓展

（1）分析思路　①动脉粥样硬化的 X 线片价值有限；②CTA 对识别、定位、定性有重要价值,应重点观察粥样硬化的部位、管腔狭窄程度及有无伴发动脉瘤。

（2）拓展　大动脉炎是一种以大中动脉壁中膜损害为主的非特异性全层动脉炎,主要累及主动脉及其主要分支,多见于育龄期女性。根据受累动脉分布不同,可分为头臂动脉型、胸-腹主动脉型、主-肾动脉型、混合型和肺动脉型 5 种类型。CTA 表现为血管管壁环形增厚,管腔狭窄甚至闭塞,狭窄范围较广,呈节段性,主动脉累及长度>1.5 cm,其他血管累及长度>1 cm,同时可伴有管壁钙化,管腔扩张或动脉瘤,侧支循环开放。

参考文献

[1]薛俊莉,司艳红,秦树存. 老年动脉粥样硬化性心血管疾病患者长期使用他汀类药物和阿司匹林的安全隐患[J]. 山东第一医科大学(山东省医学科学院)学报,2022,43(11):870-875.

[2]中国心血管健康与疾病报告编写组. 中国心血管健康与疾病报告 2020 概要[J]. 中国循环杂志,2021,36(6):521-545.

[3]王卓,孙世毅,李红光. 640 层螺旋 CT 对主动脉粥样硬化性溃疡的研究[J]. 世界最新医学信息文摘(连续型电子期刊),2020,20(29):150,152.

[4]詹松华,毛新清,杨振燕,等. 主动脉粥样硬化斑块的 CT 仿真显示研究[J]. 中国医学影像技术,2002,18(11):1095-1097.

[5]张娟娟. 分析高频彩色超声诊断糖尿病老年患者下肢动脉粥样硬化斑块的价值[J]. 糖尿病新世界,2022,25(7):164-167.

[6]刘艳东. CT 血管造影诊断糖尿病下肢动脉临床分期及下肢动脉粥样硬化的应用价值分析[J]. 影像研究与医学应用,2022,6(7):125-127.

[7]于丽娜. 彩色多普勒超声在下肢动脉粥样硬化诊断中的应用[J]. 甘肃科技,2022,38(14):137-139.

二、真性及假性动脉瘤

1. 概述

动脉瘤是最常见的可致死的血管疾病之一,老年人多见,并且具有家族倾向,可多发。

（1）真性动脉瘤　仍是动脉的一部分,是动脉壁较薄弱的位置发生局部膨出,而形成的搏动性表现。动脉瘤具有正常的动脉结构,具有外膜、内膜和中央纤维弹力层三层结构。

（2）假性动脉瘤　通常由于创伤引起,动脉受损后,血液从动脉壁流出,在动脉壁局部形成血肿,局部纤维组织对其进行包裹而形成假腔,此时将其称作假性动脉瘤。假性动脉瘤的内壁是正常血管内膜,外壁是增生纤维组织。假性动脉瘤如果能够修复,血管还能够基本恢复到正常结构。

2. 临床表现

动脉瘤通常没有明显症状,当动脉瘤的膨出导致牵拉、压迫周围组织时会引起胸痛、呼吸困难、腹痛、背痛等症状。当动脉瘤内形成附壁血栓时管腔狭窄,血供减少;当血栓脱落时可能引起远端动脉栓塞,进而引起相应器官的急慢性缺血症状。

3. 影像学检查方法

动脉瘤的检查可采用普通 X 线、CT、超声等各种检查。

（1）X 线检查　正、侧位片可以显示动脉瘤瘤壁线状钙化影,检查简单方便,但无法分辨真假性动脉瘤。

（2）CT 检查　可以清晰显示动脉瘤部位、大小以及比邻关系,可获得比较精细和清晰的血管重建图像,但需要打造影剂并且辐射剂量大。

（3）超声检查　可以确定有无动脉瘤,除大小、范围以外还可以检测搏动和杂音,有利于术后随访,操作简单、无辐射。

4.影像学表现

（1）X线表现　动脉瘤X线片会表现出血管增宽或者出现局限型团块,瘤体压迫到脊椎时可产生受压。

（2）CT表现　真性动脉瘤和假性动脉瘤在CT上主要是看血管形态以及造影剂外溢的情况进行鉴别。真性动脉瘤CT表现为椭圆形或者正圆形的向外瘤样扩张的血管形态,而假性动脉瘤表现为突出载瘤动脉腔之外的类圆形或不规则形瘤体,并可见一小破口与载瘤动脉相通,部分患者瘤壁可见钙化,部分患者邻近载瘤动脉可有受压变细、扩张等表现,部分患者因瘤体较大、可造成破口显示不清。真性动脉瘤造影剂较均匀,而假性动脉瘤的造影剂有外溢的倾向。

（3）超声表现　超声检查可观察动脉瘤壁。真性动脉瘤是由于强度和弹性下降的动脉在血流的冲击下发生局限性的扩张,超声检查可以发现瘤腔内有正常的动脉血流信号,瘤壁为正常的血管壁。假性动脉瘤是由于动脉出现破口,血液涌出,被周围结缔组织包裹附于动脉壁上,超声可见瘤壁为周围结缔组织,与周围组织分界不清,瘤腔内可能会有大量的血栓,有时还可以发现正常动脉壁上的破口与假性动脉瘤腔有血流信号相通。

5.典型案例

（1）病例1:患者,男,65岁,司机。主诉:气喘、咳嗽、咳痰5月余。查体:R 20次/min,BP 130/90 mmHg,余无异常。主动脉CTA的后处理VR图像可见胸主动脉上段管腔明显增粗,呈瘤样扩张,MIP图像可见其管壁多发钙化斑块(图2-10-3A、B);胸主动脉曲面图并结合后处理测量软件可测得较宽处管径约41 mm,累及长度约103 mm,远段正常管径约20 mm,壁周低密度环绕(图2-10-3C);CTA轴位图像显示胸主动脉瘤壁可明确显示半月形的低密度影环绕,为壁周血栓(图2-10-3D)。

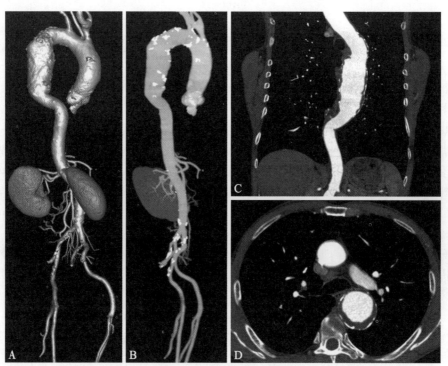

A.主动脉VR;B.主动脉MIP;C.胸主动脉曲面图;D.主动脉CTA轴位

图2-10-3　胸主动脉真性动脉瘤伴附壁血栓CTA图像

诊断意见:胸主动脉真性动脉瘤,主动脉管壁粥样硬化并壁周血栓形成。

(2)病例2:患者,男,70岁,农民。主诉:间断腹痛2个月,加重3 d。查体无异常。主动脉CTA后处理VR图像示胸主动脉下端左侧壁可见不规则瘤样凸起,瘤径约28.7 mm,瘤高约33.7 mm,瘤体形态不规则(图2-10-4A);曲面图可清晰显示动脉瘤及载瘤位置,并瘤周可见片状混杂稍低密度影,同时还见主动脉全程、双侧髂总及髂内外动脉管壁可见多发钙斑及软斑,管腔轻度狭窄(图2-10-4B);轴位图像可见不规则瘤体及其周围环绕的低密度影(图2-10-4C)。

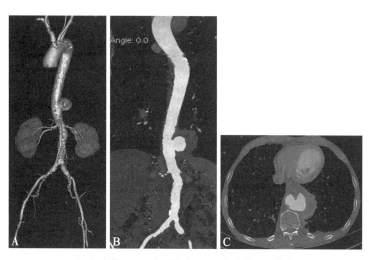

A. 主动脉VR;B. 主动脉曲面;C. 主动脉CTA轴位

图2-10-4　胸主动脉假性动脉瘤伴壁周血肿CTA图像

诊断意见:CTA示胸主动脉可见突出载瘤动脉腔之外的不规则形瘤体,周围可见低密度影围绕,考虑假性动脉瘤并壁周血肿。

(3)病例3:患者,女,50岁,农民。主诉:间断胸闷2月余。查体无异常。主动脉CTA后处理VR图像、MIP图像及曲面图像均可见主动脉走行迂曲,腹主动脉下段局段管腔呈瘤样扩张,瘤体规整且瘤壁清晰无斑块,并通过后处理软件测得最大横截面大小约56.72 mm×61.29 mm(图2-10-5A～C)。

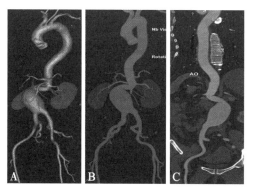

A. 主动脉VR;B. 主动脉MIP;C. 主动脉曲面

图2-10-5　腹主动脉真性动脉瘤CTA图像

诊断意见:考虑腹主动脉真性动脉瘤。

6.鉴别诊断

（1）肺癌   X 线胸片上突出的主动脉瘤易被误认是肺部肿块。从痰液中分离癌细胞、肿瘤标志物检查以及 CT 检查可以轻松分辨二者。

（2）腹膜后肿瘤   腹膜后肿块可将主动脉前推，可在体表扪及搏动的腹主动脉。CT 及腹部超声可鉴别。

7.分析思路与拓展

（1）分析思路   ①患者因动脉瘤的压迫出现胸痛、腹痛症状；②首选 CTA 检查排除夹层病变，根据血管形态及管腔密度确定真性或假性动脉瘤。

（2）拓展   内脏动脉瘤发生于内脏动脉血管，影像学表现与主动脉瘤类似，亦可分为真性及假性动脉瘤，好发于妊娠妇女及老年患者。对于有症状但未破裂的患者，其最常见的症状是全身乏力、腹痛、恶心、呕吐。当动脉瘤破裂造成大出血，可引起缺血性休克等严重后果。

参考文献

[1]王运兰,王淑颖,陈耀康.探讨腹主动脉瘤的 CT 诊断价值[J].影像研究与医学应用,2021,5(15):221-222.

[2]刘兴霞.探讨彩色多普勒超声检查在腹主动脉瘤诊断中的应用价值[J].当代医学,2019,25(26):3-6.

[2]滕佳岐,郭龙军,陈玉昆,等.3D 磁共振成像与 CT 诊断腹主动脉瘤的临床价值研究[J].中国医疗设备,2020,35(2):98-101,114.

[4]李军,刘余民,毛椿平.64 排螺旋 CT 对腹主动脉瘤弹性值的稳定性及相关因素分析[J].中国 CT 和 MRI 杂志,2021,19(5):109-111.

[5]李有成.探讨 CT 血管成像(CTA)联合数字减影血管造影(DSA)技术在胸腹主动脉瘤诊治中的应用价值[J].养生大世界,2021,(6):92.

[6]袁丁,赵纪春,王家嵘,等.2018 年美国血管外科学会(ASVS)腹主动脉瘤诊治临床实践指南解读[J].中国循证医学杂志,2018,18(12):1273-1280.

三、主动脉夹层

1.概述

主动脉夹层(aortic dissection,AD)是最为凶险的一种急性主动脉疾病。主动脉腔内的血液通过破裂的内膜撕裂口进入主动脉壁,并沿主动脉纵向长轴撕裂主动脉内膜结构,将主动脉腔分离为真假两个腔,还可沿长轴方向进一步扩大范围。按解剖部位可分为 DeBakey Ⅰ、Ⅱ、Ⅲ型或 Stanford A、B 型。DeBakey Ⅰ 型指原发内膜撕裂口位于升主动脉,夹层由升主动脉延伸至降主动脉;Ⅱ型指原发内膜撕裂口位于升主动脉,但夹层仅累及升主动脉;Ⅲ型指原发内膜撕裂口位于胸降主动脉,夹层范围可仅限于膈上胸主动脉(Ⅲa 型)或延伸至腹主动脉(Ⅲb 型)。Stanford A 型指夹层病变累及升主动脉;B 型指累及左锁骨下动脉以及远降主动脉。

2.临床表现

急性主动脉夹层首发症状多样,除胸痛、背痛等典型症状外,还会出现腹痛、肩痛、四肢乏力、晕厥、心悸、呼吸困难等非典型症状。

3.影像学检查方法

AD 的检查可采用普通 X 线、CT、超声、MRI 及 DSA。CTA 为首选的检查手段,检查快速,适用于危重患者。超声常用于 AD 筛查,对升主动脉 AD 敏感性较高。MRI 检查对直观显示真假腔、破口及比邻关系均有较大优势,但检查时间过长且无法监护,故不作为常用检查手段。DSA 既往为"金标准",是有创检查。

4.影像学表现

(1)X 线表现　仅可见主动脉增宽、外轮廓不规则、扭曲及内膜钙斑移位。

(2)CT 表现　典型的 AD 主要征象有双腔影、内膜瓣、破口。钙化内膜向内移位与主动脉外缘距离为 5 mm 可诊断为主动脉夹层。内膜破裂口在 CT 增强薄层中可清晰显示,其表现为内膜的中断、尖角样突起及龛影。CTA 可清晰显示真假两腔。

(3)超声表现　直接征象为主动脉真假腔形成,二者之间见随心动周期摆动的带状回声。

(4)MRI 表现　SE 序列可清晰显示线状内膜片及内膜撕裂口的位置,而磁共振影像可动态显示内膜片的运动和真假腔血流信号的变化;磁共振增强可鉴别真假腔。

(5)DSA 表现　可直接显示撕裂的内膜片及真假腔,但假腔完全血栓化时仅显示真腔而无法显示内膜撕裂口及假腔,若仅单腔显影且管腔明显小于主动脉影者,需要考虑假腔血栓化。

5.典型案例

(1)病例 1:患者,男,29 岁,歌手。主诉:胸痛 10 h 余。查体:BP 200/105 mmHg。主动脉 CTA 后处理 VR、MIP 和曲面图像均可见升主动脉增粗,升主动脉至右侧髂动脉、股动脉近端可见血管内膜呈螺旋状撕裂,累及升主动脉根部,第一破口位于升主动脉,管腔呈真假腔改变(图 2-10-6),真腔小于假腔,假腔显影较淡(图 2-10-6A ~ C)。

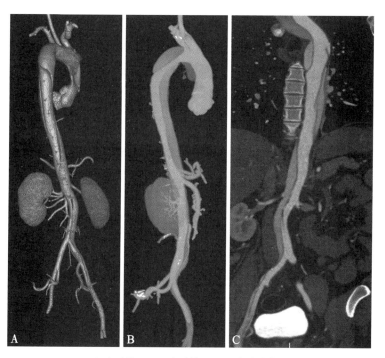

A.主动脉 VR;B.主动脉 MIP;C.主动脉曲面

图 2-10-6　DeBakey Ⅰ型主动脉夹层 CTA 图像

诊断意见:夹层起始部位位于升主动脉并累及降主动脉至股动脉近端,符合 DeBakey Ⅰ型主动脉夹层。

(2)病例2:患者,女,55 岁,农民。主诉:活动后胸闷、呼吸困难 3 月余,加重 20 d。查体:R 23 次/min,BP 95/61 mmHg。主动脉 CTA 后处理 VR 图像可见升主动脉增宽,降主动脉相对管腔较纤细,管壁粗糙并多发斑块,软件测得升主动脉最宽处管径约 59 mm(图 2-10-7A);拉直图像除显示主动脉全段管壁多发粥样斑块并管腔轻微狭窄之外,还可见主动脉根部近冠窦处破口影,并测得破口距离冠窦约 18 mm,破口轴位测量宽度约 11 mm,该段管腔呈双腔改变,真假腔强度一致(图 2-10-7B);主动脉弓层面 CTA 轴位图像显示真假腔之间破口,为低密度内膜片中断的位置(图 2-10-7C);升主动脉层间 CTA 轴位图像显示升主动脉管腔内线状低密度内膜片(图 2-10-7D)。

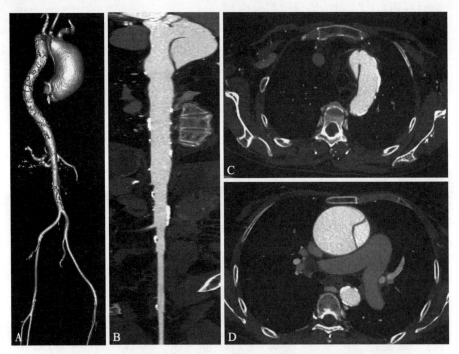

A. 主动脉 VR;B. 主动脉拉直图;C. 主动脉弓层面 CTA 轴位;D. 升主动脉层面 CTA 轴位

图 2-10-7　DeBakey Ⅱ型主动脉夹层 CTA 图像

诊断意见:夹层起始部位位于升主动脉并仅累及升主动脉,符合 DeBakey Ⅱ型主动脉夹层。

(3)病例3:患者,男,33 岁,农民。主诉:突发胸痛 12 h。查体:R 20 次/min,BP 180/110 mmHg。主动脉 CTA 后处理 VR 和拉直图像可见自主动脉弓至左侧髂总动脉呈双腔样改变,假腔大于真腔,可见撕裂内膜及多发内膜破口影,假腔近段显影与真腔一致,远端显影比真腔淡,第一破口位于主动脉弓移行处(图 2-10-8A、B);轴位图像可显示第一破口情况,可见夹层未累及升主动脉(图 2-10-8C);肠系膜上动脉起自真假腔,呈双腔显影(图 2-10-8D)。

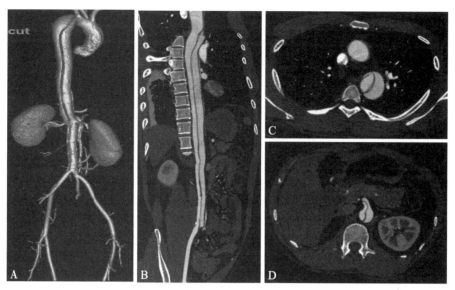

A. 主动脉 VR；B. 主动脉拉直；C. 第一破口位置 CTA 轴位；D. 肠系膜上动脉起始层面 CTA 轴位

图 2-10-8　（A~D）DeBakey Ⅲb 型主动脉夹层 CTA 图像

诊断意见：夹层起始部位于胸主动脉并累及腹主动脉上端,符合 DeBakey Ⅲb 型主动脉夹层。

6.鉴别诊断

（1）急性心肌梗死　二者都可出现面色苍白、出汗等类似休克的表现。心肌梗死常具有典型的心电图表现,心肌酶标记物升高。

（2）急腹症　腹主动脉夹层可出现类似急腹症的临床表现,类似胰腺炎、胆囊炎等。CT 可鉴别。

7.分析思路与拓展

（1）分析思路　患者出现胸痛或腹痛的症状并伴血压降低,CTA 可以快速筛查有无主动脉夹层并确定分型。

（2）拓展

1）主动脉壁内血肿：主动脉壁内血肿(aortic intramural hematoma,AIH)是指主动脉壁中层滋养血管破裂出血而不伴内膜撕裂,血肿与主动脉管腔之间不存在"真、假腔"交通。症状与典型的主动脉夹层类似,亦称为不典型主动脉夹层;CT 扫描显示主动脉管壁呈现环形或者新月形低密度增厚,且增厚程度大于 5 mm,部分可见钙斑内移,增强扫描病灶无强化,无内膜片及主动脉真假双腔影像形成。

2）主动脉穿透性溃疡：主动脉穿透性溃疡(penetrating atherosclerotic ulcer,PAU)为主动脉内膜粥样硬化斑块破裂形成溃疡,并破坏主动脉内弹力层所致。PAU 可进展为急性主动脉夹层。PAU 常见于广泛钙化性动脉粥样硬化患者,典型 CT 表现为主动脉壁局限性向外凸起,内见造影剂充盈,周围被壁间血肿或血栓包绕。

参考文献

[1]曾凤龙.主动脉夹层 CT 与 MRI 临床价值[J].吉林医学,2015,36(5):876.

[2]王进.主动脉夹层 CT 成像的研究进展[J].西部医学,2017,29(7):1028-1031.

[3]陈远泉,梁丽丽,许健恩,等.主动脉夹层动脉瘤 CT、超声表现及其诊断价值研究[J].现代医用影像学,2021,30(3):512-514.

[4]车友谊,许江兵,邓文明,等.CT 三维重建对 DeBakey Ⅰ-Ⅲ型主动脉夹层的诊断价值分析[J].中国 CT 和 MRI 杂志,2016,14(7):47-48,83.

[5]郭永梅,谢琦,江新青.全程 CTA 扫描方法在诊断主动脉夹层中的应用[J].中国 CT 和 MRI 杂志,2009,7(2):64-66.

[6]尹所,白洁,祁佩红,等.联合应用主动脉夹层诊断标准的临床价值(附 42 例分析)[J].江苏医药,2015,(14):1671-1673.

[7]罗艳红,吴昊,祝明华,等.急诊主动脉夹层超声心动图和多层螺旋 CT 诊断对比分析[J].中国超声医学杂志,2015,31(2):123-125.

[8]严涛.CT 与 MRI 在主动脉夹层诊断中的临床应用价值[J].中国 CT 和 MRI 杂志,2022,20(1):186-188.

[9]CICCONE, MARCO MATTEO, DENTAMARO, et al. Advances in the diagnosis of acute aortic syndromes:role of imaging techniques[J]. Vascular medicine,2016,21(3):239-250.

[10]陈向烨.多层螺旋 CT 对主动脉壁内血肿的诊断价值研究[J].影像研究与医学应用,2021,5(23):121-122.

[11]王潇,徐勋华.多层螺旋 CT 血管成像在急慢性主动脉夹层鉴别诊断中的应用[J].浙江医学,2020,42(13):1430-1432.

[12]祁俊仙,张志强,周铁楠,等.胸主动脉腔内修复术治疗急性主动脉穿透性溃疡伴壁内血肿与急性 Stanford B 型主动脉夹层临床效果比较[J].临床军医杂志,2022,50(10):1023-1029.

[13]马坤松,林小凤.多层螺旋 CT 对主动脉夹层动脉瘤的诊断价值[J].影像研究与医学应用,2022,6(3):143-145.

四、肾动脉狭窄

1. 概述

肾动脉狭窄(renal artery stenosis,RAS)是指多种原因所导致的肾动脉管腔狭窄或阻塞性疾病。引起肾动脉狭窄最常见的原因是动脉粥样硬化,其次为纤维肌性发育不良及大动脉炎。

2. 临床表现

肾动脉狭窄的症状通常是继发性改变,包括肾性高血压和血管性肾功能衰竭。

3. 影像学检查方法

肾动脉狭窄的检查可采用超声、CT 及 MRI、DSA 等。超声为首选诊断方式。CT 可直观血管狭窄及斑块、血管周围比邻关系及肾脏灌注情况,但不适用于肾功能不全患者。MRA 可辅助用于肾功能不全患者。经皮肾动脉造影术或者 DSA 是诊断肾动脉解剖狭窄的金标准。

4. 影像学表现

(1)超声表现　正常成人肾动脉内径 4～7 mm,动脉壁光滑,其内为无回声。肾动脉狭窄患者,超声可见管壁毛糙伴斑块形成,肾动脉内径变窄或粗细不均,狭窄率≥60% 时可诊断肾动脉狭窄。频谱超声通过测量流速及血流加速情况直接或间接反映肾动脉狭窄情况,狭窄可致收缩早期切迹消失,频谱呈现"毛刺状"或"锯齿样",结合流速加快可诊断。

(2)CT 表现　为筛选检查,平扫可显示肾脏形态,多期动态增强早期有时可见肾皮质边缘强化,提示有肾缺血后肾包膜侧支循环供血现象,多期评估可观察肾脏血供及代谢,简单评估肾功能;CTA 可直观显示肾动脉狭窄情况,测量狭窄程度。

动脉粥样硬化性狭窄多位于肾动脉起始部或近端 1/3,斑块突入管腔表现为充盈缺损,狭窄段之后可出现梭形扩张,腹主动脉常伴发动脉粥样硬化表现;纤维肌性发育不良所致的肾动脉狭窄多位于肾动脉中或者远端 1/3,呈长或短段向心性狭窄,常伴有狭窄后扩张,呈"串珠状"表现,主动脉或其他动脉无类似异常表现;大动脉炎所致狭窄多位于肾动脉起始段,狭窄段光滑呈管状,可观察到环形增厚的动脉壁,主动脉同时会有相似的表现。此外,肾动脉急性血栓也可导致肾动脉狭窄甚至闭塞,表现为动脉腔内的充盈缺损或管腔截断,同侧肾强化强度降低或者不强化。

（3）MRI表现　MRI从冠状和矢状位可显示缺血性肾萎缩的全貌,有时可显示狭窄的肾动脉,确诊需要进行MRA检查;MRA可显示肾动脉狭窄程度及管壁改变。

（4）DSA表现　确诊肾动脉狭窄的决定性方法,可动态评估肾功能和测量肾动脉压。

5. 典型案例

（1）病例1:患者,女,68岁,无业。主诉:间断胸闷2年余,再发1 d,加重2 h。查体无其他异常。双肾动脉CTA轴位图像可见双肾动脉起始段管壁见条状钙化斑,同层面主动脉管壁亦可见多发混合斑块(图2-10-9A、B)。

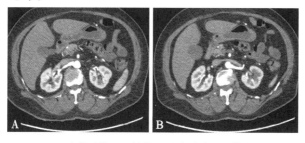

A. 右肾动脉CTA轴位;B.左肾动脉CTA轴位

图2-10-9　双侧肾动脉粥样硬化CTA图像

诊断意见:双侧肾动脉管壁多发粥样硬化改变,管腔轻-中度狭窄。

（2）病例2:患者,男,12岁,学生。主诉:纳差、呕吐5 d,水肿、呼吸费力2 d。主动脉后处理VR图像可见主动脉全程走行迂曲,管腔粗细不均,最狭窄处位于胸主动脉约平胸11椎体水平,管径约11.2 mm,并可见弓上部分分支(左侧颈总动脉及左侧锁骨下动脉)近端管腔异常纤细,双肾动脉亦较纤细,且可见双肾显影程度不一致,左肾显影较淡(图2-10-10A);矢状位图像可见该段主动脉管腔粗细不均,管壁增厚(图2-10-10B);另外,轴位图像可见右肾动脉起始段管腔纤细、显影浅淡(图2-10-10C);结合双肾层面轴位图像可见双肾灌注程度减低(图2-10-10C、D);增宽的主动脉及其外周环绕的低密度,为增厚的血管壁(图2-10-10D)。

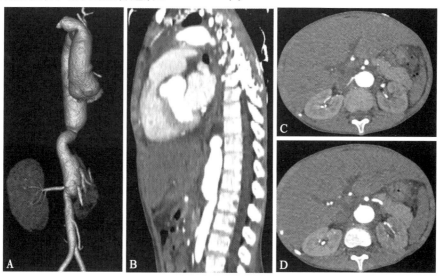

A. 主动脉VR;B. 主动脉矢状位;C、D. 主动脉CTA轴位

图2-10-10　多发性大动脉炎CTA图像

诊断意见:考虑多发性大动脉炎,并多分支(弓上分支、双侧肾动脉)受累。

(3)病例3:患者,男,37岁,农民。主诉:血压增高2年,发现肾动脉狭窄4个月。患者2年前发现血压升高,最高达240/140 mmHg。双肾动脉CTA轴位图像可显示右侧副肾动脉管腔纤细,主干局段可见动脉瘤,局部管径约3.7 mm,邻近正常管径约2.2 mm,瘤体内见低密度血栓填充,同时还可见左肾动脉管腔粗细不均,未见明确钙化斑块(图2-10-11A);右副肾动脉血管重建拉直图像可见其管腔纤细且粗细不均,远段动脉瘤显示(图2-10-11B)。左肾动脉血管重建拉直图像可见管腔粗细不均呈串珠样改变(图2-10-11C)。

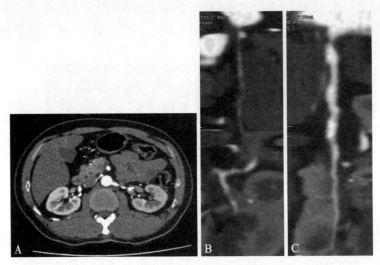

A. 肾动脉CTA轴位;B. 右副肾动脉血管重建拉直;C. 左肾动脉血管重建拉直

图2-10-11　肾动脉肌纤维发育不良CTA图像

诊断意见:考虑肾动脉肌纤维发育不良可能大,需要结合实验室检查。

6. 鉴别诊断

主要与不同原因引起的肾动脉狭窄相鉴别。动脉粥样硬化所致肾动脉狭窄多见于老年人,常发生于肾动脉开口处,多伴有腹主动脉粥样硬化。纤维肌性发育不良常见于中青年女性,典型表现为串珠样狭窄。大动脉炎多见于年轻女性,常有其他大血管受累表现,如管壁环形增厚、管腔狭窄甚至闭塞,继发侧支循环形成等。

7. 分析思路与拓展

(1)分析思路　①多普勒超声应用最广泛,可观察肾脏及肾动脉起始部和主干是否狭窄。②肾动脉CTA可作为无创评价肾动脉狭窄的金标准,可清晰显示肾动脉主干及一、二级分支管腔、管壁、肾实质及肾动脉支架,并根据肾实质显影时间及程度评估肾功能。③MRA无电离辐射,可测量肾动脉血流、肾脏灌注,MRA的血管成像效果更好。④当临床上高度怀疑而无创检查不能得出可靠结论时,可应用DSA来确诊肾动脉狭窄。

(2)拓展　肾动脉狭窄的合理治疗应该基于完善的诊断,就其病因、解剖和病理生理基础进行针对性的治疗,目标是中断病因的作用,显著降低高血压程度及其并发症,防止或延缓形成缺血性肾病,避免演变成终末期肾病。

参考文献

[1]李黎,庄舜久,毛定彪,等.多层CT血管成像在老年肾动脉狭窄相关疾病中的应用价值[J].中国

医学计算机成像杂志,2015,21(3):264-268.

[2]王建军,马大庆,高宗辉,等.动脉粥样硬化性肾动脉狭窄的 SCTA 与 DSA 对比研究[J].中国临床医学影像杂志,2008,19(8):577-580.

[3]刘荣成.对比分析三维动态增强磁共振血管造影(CE-MRA)和 CT 血管成像(CTA)在肾动脉狭窄中的价值分析[J].现代医用影像学,2019,28(3):559-560.

[4]耿立杰,李蕊,刘文,等.无对比增强 MRA 血管成像与对比增强 CT 血管成像诊断肾动脉狭窄的效果比较[J].中国实用医刊,2019,46(20):116-118.

[5]才·孟更图亚,张慧敏,徐樱,等.巨大腹主动脉瘤为特征的大动脉炎一例[J].中国循环杂志,2014,(6):439.

[6]罗松,周长圣,张龙江,等.双源 CT 血管成像在大动脉炎诊断与随访中的价值[J].医学研究生学报,2011,24(12):1249-1253.

[7]廖云杰,裴贻刚,李利丰,等.对照 CTA 评价 SLEEK 序列显示高血压患者肾动脉及其病变的能力[J].磁共振成像,2017,8(10):760-766.

[8]陈阳.国人肾动脉肌纤维发育不良的临床研究[D].中国医学科学院北京协和医学院,2020.

[9]马立公.肾动脉瘤 1 例[C].第四届中国西部医学影像学术大会暨新疆第七届放射学、第四届影像技术学术会议论文集.2006:205-206.

[10]马静,王淑敏,崔立刚.超声诊断肌纤维发育不良 1 例[J].中国超声医学杂志,2019,35(12):1119.

[11]王博,吴忠隐,郭伟,等.肌纤维发育不良型肾动脉狭窄腔内治疗临床分析[J].中华实用诊断与治疗杂志,2014,28(5):490-491,493.

五、胡桃夹综合征

1. 概述

胡桃夹综合征(nutcracker syndrome,NCS),是由于左肾静脉受到外源性挤压而引起一系列临床症状的综合征。正常情况下左肾静脉经过腹主动脉与肠系膜上动脉之间的夹角跨过腹主动脉前方注入下腔静脉,此夹角为 45°~60°,被肠系膜脂肪、淋巴结、腹膜等填充,使左肾静脉不致受压;当该夹角过小或左肾静脉走行异常,均会造成左肾静脉受压,引起胡桃夹综合征;可分为前位胡桃夹综合征、后位胡桃夹综合征以及其他更为罕见的类型。

2. 临床表现

胡桃夹综合征好发于青春期到 40 岁男性,主要表现为无症状血尿和蛋白尿,可伴有腰腹疼痛、男性左侧精索静脉曲张等,偶可伴发十二指肠淤滞症。

3. 影像学检查方法

胡桃夹综合征的检查可采用多普勒超声、CT 和 CTA、MRI 和 MRA、静脉造影与血管内超声。

(1)超声多普勒 不仅可评估左肾静脉的形态学特点,还可测量血流动力学,为首选的筛查方案。

(2)CT 和 CTA 可清晰显示出病变部位的形态学特点,还可以为有手术指征的患者提供重要的影像学数据。

(3)MRI 和 MR 血管造影 MRA 表现与 CTA 相似,但 MRA 能提供更多肾静脉受压部位软组织的信息,同时无辐射。在儿童胡桃夹综合征患者、存在造影剂过敏或肾功能不全的患者中更具有优势。但 MRA 检查时间太长。

(4)静脉造影与血管内超声 如上述方式均无法确诊,可通过左肾静脉造影以及测量左肾静脉和下腔静脉之间的静脉压力梯度确诊。血管内超声可以进行腔内和透壁血管成像,可测量二维腔内血管直径和病变长度并评估支架的位置,同时血管内超声更少的造影剂剂量以及更少射线暴露使其在儿童患者诊治中具有更大的优势。

4. 影像学表现

(1)多普勒超声表现　腹主动脉和肠系膜上动脉之间的夹角变小(<35°),左肾静脉受压变窄、远心段增宽;仰卧位左肾静脉扩张处和狭窄处管径比值>3。

(2)CT 表现　可见肠系膜上动脉和腹主动脉之间的夹角变小,左肾静脉受压,远端扩张的左肾静脉及下腔静脉与狭窄受压的肾静脉形成哑铃样改变;左侧卵巢(或睾丸)静脉扩张迂曲。

(3)MRI 表现　与 CT 表现类似。

(4)静脉造影表现　可见左肾静脉造影剂充盈中断,左肾静脉远端及其属支气管扩张张,重者可见同侧卵巢静脉或精索静脉逆行显影、盆腔静脉增粗迂曲。造影还可测定左肾静脉内压力,一般认为左肾静脉与下腔静脉压力差>5 mmHg 可以高度提示。

5. 典型案例

(1)病例 1:患者,男,16 岁,学生,主诉:间断睾丸疼痛半年余。尿常规示:尿蛋白(++)。CT 增强扫描静脉期轴位图像显示左肾静脉走行于腹主动脉-肠系膜上动脉之间,该段管腔明显狭窄,呈哑铃状改变,最窄处管径约 3.0 mm,远端较宽处管径约 11.0 mm(轴位测量),计算其比值<1∶3(图 2-10-12A);矢状位图像及 3D-MIP 侧位图像,二者均可显示腹主动脉-肠系膜上动脉夹角过小,约为 20.6°(图 2-10-12B、C)。

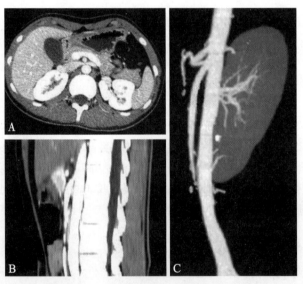

A. 静脉期轴位;B. 静脉期矢状位;C. 3D-MIP 侧位

图 2-10-12　胡桃夹综合征 CT 图像

诊断意见:符合胡桃夹综合征。

(2)病例 2:患者,女,68 岁,无业。主诉:间断性腹部坠胀感 6 年。左肾静脉走行于腹主动脉与脊柱之间,测量可得局部管腔最窄处管径约 4.0 mm,与左肾静脉较宽处管径比值<1∶3(图 2-10-13)。

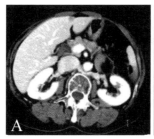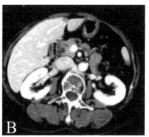

A、B.CT 增强静脉期轴位图像

图 2-10-13 后胡桃夹综合征 CT 图像

诊断意见:后胡桃夹综合征。

6. 鉴别诊断

　　胡桃夹综合征主要与原发性肾脏疾病相鉴别:①若为单纯血尿、单纯蛋白尿或者血尿蛋白尿并存,尤其是瘦高体型,可行左肾静脉彩色多普勒超声以确定有无胡桃夹现象;②胡桃夹综合征多是发作性血尿、直立性蛋白尿,而原发性肾脏疾病多是持续性;③根据尿红细胞位相检查结果进行分析,胡桃夹综合征血尿以正常形态红细胞为主;④胡桃夹综合征合并原发性肾脏疾病亦较常见,此种需要结合实验室检查及影像学检查进行鉴别。

7. 分析思路与拓展

　　(1)分析思路　血尿、蛋白尿患者除肿瘤、感染、结石和急、慢性肾炎等之外,还应该想到左肾静脉压迫的可能,尤其是儿童。对于盆腔静脉淤血引起的慢性盆腔炎症和左侧精索静脉曲张的患者也应考虑到本症的可能。该病主要是排除性诊断,确诊必须经过实验室检查和影像学检查,同时还要排除其他病因导致患者出现类似症状的可能性。

　　彩色多普勒超声是目前诊断胡桃夹综合征的首选检查,CT 和 MRI 可显示左肾静脉受压情况。左肾静脉造影是诊断金标准,还可以同时进行介入治疗。

　　(2)拓展　对于临床症状不严重,仅表现为镜下血尿或间断肉眼血尿者,尤其是年龄小于 18 岁的,可暂时保守治疗。随着年龄增长以及腹腔内脂肪增加,左肾静脉受压可得到缓解。对于临床症状与影像学表现的严重程度不相符、保守治疗半年以上效果不佳的患儿,须警惕胡桃夹综合征和肾脏器质性病变并存的可能。对于反复发作肉眼血尿伴贫血、严重腰痛、肾功能损害、经保守治疗观察 2 年症状无缓解或者加重者须考虑外科手术治疗。

参考文献

[1]张梅.前胡桃夹综合征 CT 表现一例[J].实用医学影像杂志,2015,(2):183-184.

[2]王忍,王美秋,夏正坤,等.磁共振成像在儿童胡桃夹综合征中的诊断价值[J].中华实用儿科临床杂志,2023,38(6):448-451.

[3]张平,王浩然.左侧下腔静脉畸形致胡桃夹综合征 1 例报告[J].中国实用外科杂志,2022,42(9):1079-1080.

[4]TAKAHASHI Y,OHTA S,SANO A,et al. Does severe nutcracker phenomenon cause pediatric chronic fatigue? [J]. Clinical nephrology,2000,53(3):174-181.

[5]范治国,曹俊华.后胡桃夹综合征 CT 表现 1 例报告[J].实用医学影像杂志,2011,12(4):267-268.

[6]何庆建,赵芳.双源CT仪器70 kV低剂量CT血管成像在儿童胡桃夹综合征中的应用[J].中国医疗器械信息,2021,27(16):127-129.

[7]翟波,袁亚南.64排螺旋CT血管成像技术在胡桃夹综合征诊断中的价值[J].中国保健营养,2020,30(25):267-268.

[8]孙大勇.胡桃夹综合征CT诊断分析[J].中国冶金工业医学杂志,2010,27(4):421-422.

[9]刘星彤.探讨多层螺旋CT(MSCT)对胡桃夹综合征(NCS)的诊断价值[J].中西医结合心血管病电子杂志,2019,7(31):77-78.

[10]罗新民,李强.胡桃夹综合征的CT诊断[J].医药前沿,2018,8(13):75-76.

六、布-加综合征

1. 概述

布-加综合征(Budd-Chiari syndrome,BCS)是指由于肝静脉和/或邻近下腔静脉部分或完全阻塞引起的以肝静脉回流障碍为主要表现的临床综合征,其阻塞部位可发生在肝内小静脉、肝主静脉和下腔静脉。按照病变部位的不同,该病可分为:肝静脉型,下腔静脉型和混合型。

2. 临床表现

布-加综合征以中青年多见。常见临床表现为消化不良、顽固性腹水、肝大、脾大、下肢静脉曲张等门静脉高压和下腔静脉阻塞的症状和体征。临床可分为急性型、亚急性型和慢性型。急性型起病急骤,暴发性者可迅速出现肝性脑病,多数迅速死亡。亚急性型起病隐匿,最常见。慢性型病程可长达数年以上,多见于隔膜阻塞型,病情多较轻。

3. 影像学检查方法

布-加综合征的检查可采用超声、CT、MRI及DSA(下腔静脉、肝静脉造影)等方法。

腹部超声为首选检查,对肝静脉病变分级情况显示优于下腔静脉,并可观察隔膜。CTV检查亦较常用,但扫描期相不好把握,对肝内侧支血管的显示不如超声和MRI。MRI多期动态增强扫描有利于区分急性、亚急性和慢性病变。DSA常见方法:①下腔静脉造影及测压;②经皮肝穿刺肝静脉造影(percutaneous transhepaticc hepatic venography,PTHV);③经皮脾穿刺门静脉造影(PTSP);④动脉造影。

4. 影像学表现

(1)超声表现　下腔静脉型布-加综合征表现为下腔静脉狭窄处血流束变细,杂色血流信号,持续的高速湍流频谱,闭塞段管腔内无血流信号;远端下腔静脉扩张,甚至静脉瘤形成;下腔静脉隔膜者可探及下腔静脉管腔内近右心房处的膜状回声。肝静脉型超声可见肝静脉阻塞、肝静脉回流受阻,肝静脉之间交通支形成,肝周和包膜下侧支开放,血流流向肝外。混合型两种表现均有。

(2)CT表现　急性期,CT平扫肝大伴大量腹水;可伴有肝脏形态的改变,以尾状叶增大为主要特征。CT增强扫描表现为肝脏强化模式改变,呈"花斑状"或"马赛克状"强化(最典型)、周边强化或中央强化及侧支循环开放。CTV表现为下腔静脉肝后段和/或主肝静脉内出现充盈缺损或不显影;部分可以间接观察到下腔静脉隔膜,表现为下腔静脉右心房下方1.5~3.5 cm范围内狭窄部位线状或半圆弧状充盈缺损,可伴钙化。

(3)MRI表现　急性期增强扫描显示肝脏呈中心性强化,周边部信号减低;亚急性期显示肝脏周边部强化不均匀;慢性期显示肝脏信号不均匀程度较轻。MRI还可显示肝内侧支循环呈现的蛛网样变化。磁共振静脉成像(MRV)可显示下腔静脉及(或)肝静脉的狭窄、梗阻或阻塞。

(4)DSA(下腔静脉、肝静脉造影)表现　表现为下腔静脉和/或肝静脉阻塞或狭窄,门静脉高压相关表现;同时还可以进行介入治疗。

5. 典型案例

(1)病例 1：患者，女，44 岁，农民。主诉：发现布-加综合征 6 d。超声图像显示下腔静脉膈肌段管腔纤细，测量得到该段内径约 4.0 mm，肝后段内径约 7.0 mm，远端内径约 12.6 mm，肝后段内可见低回声充填，长约 55.0 mm（图 2-10-14A）。CT 增强轴位图像可见下腔静脉管腔内可见条状低密度充盈缺损，局部管腔闭塞（图 2-10-14B～D）；另可见三支肝静脉正常显影。

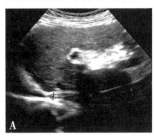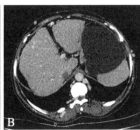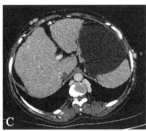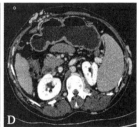

A. 超声；B～D. CT 增强轴位

图 2-10-14　布-加综合征（下腔静脉型）超声及 CT 增强图像

诊断意见：布-加综合征（下腔静脉型）。

(2)病例 2：患者，男，48 岁，农民。主诉：食欲减退，胃灼热感 1 月余，加重 10 d。CT 增强扫描轴位图像及 2D-MIP 图像可见肝右静脉闭塞不显影，肝左、中静脉远端显影可，近端共干经侧支血管汇入下腔静脉肝后端；肝右叶、尾状叶副肝静脉开放显影（图 2-10-15A、C）；CT 增强轴位图像及斜位 MPR 图像可见下腔静脉第二肝门段、肝后段管腔内低密度充盈缺损，管腔明显狭窄，并第二肝门段下腔静脉管腔闭塞，管壁伴钙化（图 2-10-15B、D）。

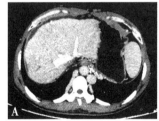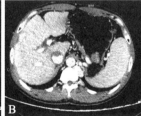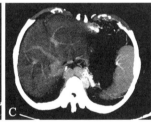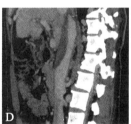

A、B. CT 增强轴位；C. 2D-MIP；D. 斜位 MPR

图 2-10-15　布-加综合征（混合型）CTV 图像

诊断意见：布-加综合征（混合型）。

6. 鉴别诊断

布-加综合征可继发肝硬化、肝萎缩、脾大、腹水等相关改变，需要与其他原因的肝硬化鉴别。

(1)门静脉海绵样变　是指门静脉压力增高导致肝门部大量静脉侧支开放，呈团状、蜂窝状、海绵状显影。布-加综合征患者门静脉系统管腔结构正常。

(2)肝小静脉闭塞症（罕见病）　临床表现与布-加综合征类似。主要见于大剂量放化疗或摄入含有毒性生物碱物质的患者，影像检查中肝静脉和下腔静脉通畅。

布-加综合征血管病变在前，肝硬化发生在后，因此当门静脉高压与肝功能损害不相符时应考虑此病。

肝静脉阻塞型布-加综合征以肝实质斑片状强化为主时，需要与弥漫性肝癌鉴别，鉴别要点是肝癌有快进快出的强化特点，肝静脉阻塞性布-加综合征随时间进展强化趋于均匀一致。

7.分析思路与拓展

（1）分析思路　对于怀疑布-加综合征者,多普勒超声是首选检查方法,可作为初步筛查,超声提示异常者,进一步 CT、MRI 检查可观察有无肝内基础病变、肿瘤,增强扫描可显示下腔静脉及肝静脉通畅情况、肝脏强化情况和侧支循环是否开放,并对门静脉高压进行评估。

（2）拓展　研究数据表明,79%～84% 的原发性布-加综合征患者至少罹患一种血栓性疾病,25%～46% 的患者存在 2 种或以上的血栓性疾病,故所有布-加综合征患者均应进行获得性和遗传性血栓形成疾病的筛查。布-加综合征临床表现多样,故所有急慢性肝病患者,尤其是新发腹水和/或腹痛的患者,都应检查肝静脉流出道,排除布-加综合征的可能。布-加综合征患者治疗主要包括两个方面:终身抗凝和肝静脉流出道减压。

参考文献

[1]邓玉婷,周俊英.布加综合征诊治研究进展[J].实用肝脏病杂志,2023,26(2):156-159.

[2]任坚.肝尾状叶静脉在 Budd-Chiari 综合征中的 CT 影像解剖研究[D].大连医科大学,2022.

[3]鲍吉庆,吴亚.肝小静脉闭塞症与布加综合征的疾病和手术编码探讨[J].中国病案,2022,23(4):20-22.

[4]尚亚男,徐浩,郭潇,等.土三七致肝窦阻塞综合征的临床及 CT 特征研究[J].医学影像学杂志,2022,32(8):1317-1322.

[5]夏绍萱,刘浩,李佳林,等.下腔静脉阻塞型布加综合征介入下再通失败 1 例[J].肝脏,2022,27(9):1050-1052.

[6]韩田,常庆尧,高明,等.布加综合征合并或不合并门静脉血栓患者的特征及差异[J].中国普通外科杂志,2022,31(12):1686-1690.

[7]侯建荣,任庆芹.彩色多普勒超声对布加综合征下腔静脉阻塞病变诊断的应用价值[J].蚌埠医学院学报,2019,44(11):1530-1532.

[8]王春霞,蒋荷娟,刘海涛,等.彩色多普勒超声影像对布加综合征的诊断价值[J].中国医疗器械信息,2019,25(9):72-73.

[9]徐双武,王海燕.CT 三维重建结合高浓度碘对比剂对布加综合征的诊断价值[J].医学理论与实践,2021,34(24):4347-4349.

[10]祁冬,乔晓春,姚木子,等.CT 静脉造影与彩色多普勒超声在布加综合征图像质量及诊断效能的对比研究[J].实用医学影像杂志,2020,21(5):492-494.

[11]吴文娟,王成达.布加综合征 MRI 肝脏容积加速采集序列特征分析[J].实用医学杂志,2011,27(17):3260-3261.

[12]王学清,贺晓.超声与 MRI 对布加综合征下腔静脉病变的诊断价值[J].郑州大学学报(医学版),2010,(6):1050-1051.

[13]蔡莉,蒋元明,黄建强,等.布加综合征的 MRI 影像学表现[J].中国普外基础与临床杂志,2015,22(6):737-739.

[14]朱玉松.布加综合征的超声、MP 及 DSA 诊断比较研究[D].徐州医学院,2010.

[15]吴磊,张雪,陈启鸿,张涛,徐凯.磁共振成像与数字减影造影诊断布加综合征下腔静脉病变的比较[J].中华肝胆外科杂志,2017,23(6):361-364.

[16]张小明.布加综合征治疗方式的选择[J].中国普外基础与临床杂志,2014,21(12):1479-1481.

[17]李震,汪忠镐.布加综合征治疗现状[J].中国血管外科杂志(电子版),2017,9(1):1-3.

七、下肢静脉曲张

1. 概述

下肢静脉曲张是一种常见疾病,指下肢浅静脉系统呈伸长、扩张、蜿蜒曲张改变,多发生于大隐静脉。单纯性下肢浅静脉曲张,好发于长期站立人群,主要病因为瓣膜功能不全。下肢深静脉血栓形成后综合征、下肢动静脉瘘、静脉畸形骨肥大综合征也可有下肢静脉曲张表现;下腔静脉回流受阻,如布-加综合征,也可导致下肢静脉曲张。

2. 临床表现

临床上一般分为原发性静脉曲张和继发性下肢静脉曲张。

(1)原发性下肢静脉曲张　早期多无症状,可逐渐出现患肢酸、沉、胀痛、易疲劳、乏力;患肢浅静脉隆起、扩张,甚至迂曲或团块状,站立时明显;足踝部轻微水肿,严重者小腿下段轻度水肿;并发症包括皮肤的营养变化(皮肤脱屑、瘙痒,色素沉着,湿疹样皮炎和溃疡)、血栓性浅静脉炎、出血和继发感染。

(2)继发性下肢静脉曲张　除表现为下肢静脉曲张的症状之外,还合并原发病的表现。

3. 影像学检查方法

可采用普通 X 线造影,CTV、超声、MRV 及 DSA 检查。超声多普勒是首选检查。顺行下肢深静脉 X 线造影检查,临床应用较广泛。CTV 应用较少;MRV 无需对比剂即可显示下肢静脉,但成像时间较长,易出现伪影和假阳性。DSA 为有创检查。

4. 影像学表现

(1)超声表现　下肢深静脉管径增宽,流速减慢,瓣膜不能汇合于中线,Valsalva 试验甚至平静呼吸时可见瓣膜处持续一定时间的反流。合并血栓者,管腔内充盈缺损,并局段血管壁搏动可及压闭性消失,静脉瓣不运动,瓦尔萨尔 (Valsalva)试验后静脉内径变化不明显;慢性血栓时管腔显示不清并可见侧枝形成。

(2)X 线造影表现　下肢深静脉管径增宽,交通静脉明显扩张扭曲,甚至呈局限性囊状扩张,并与曲张的浅静脉互相连接(小腿内侧中下段多见,股静脉下段亦可见),且常与曲张的大隐静脉连接。深静脉瓣膜功能部分或完全丧失,表现为 Valsalva 试验时,造影剂逆流。合并血栓时,可见充盈缺损及瓣膜功能丧失,并周围多发侧支开发。当合并血栓再通后遗症时,下肢深静脉缓慢线状显影,静脉管壁毛糙。

(3)CTV 表现　无法显示瓣膜功能,其余表现与 X 线造影类似。

(4)DSA 表现　与 X 线造影表现类似。

5. 典型案例

(1)病例 1:患者,男,70 岁,农民。主诉:双下肢浅静脉迂曲、扩张 2 年,加重伴色素沉着 20 d余。专科检查:双下肢小腿段及大腿内可见明显迂曲扩张浅静脉突出皮肤表面,双下肢呈轻度肿胀,双下肢可见大片色素沉着区。左下肢深静脉顺行 X 线造影图像可见左侧胫前静脉显影良好,周围交通支开放,浅静脉曲张(图 2-10-16A);左侧髂静脉显影良好(图 2-10-16B);左侧股静脉管腔通畅,Valsalva 试验部分瓣膜存在,可见血液反流征象,大隐静脉可见逆向充盈(图 2-10-16C)。

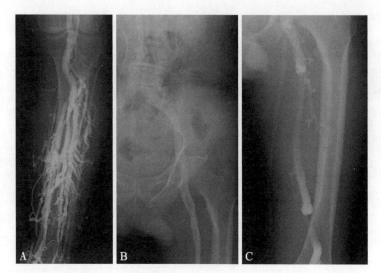

A. 左小腿深静脉顺行 X 线造影；B. 左侧髂静脉顺行 X 线造影；C. Valsalva 试验下左侧股静脉顺行 X 线造影

图 2-10-16　原发性下肢静脉曲张 X 线造影图像

诊断意见：左下肢深静脉瓣膜功能不全并交通支开放、浅静脉曲张。

（2）病例 2：患者，男，63 岁，农民。主诉：左下肢浅静脉迁曲扩张 10 年余，加重伴溃烂 6 个月。专科检查：左下肢小腿段及大腿内可见明显迁曲扩张浅静脉突出皮肤表面，左下肢呈轻度肿胀，左下肢可见大片色素沉着区，左踝部可见一 3 cm×2 cm 溃烂。左下肢顺行深静脉造影图像可见左侧胫前静脉、胫后静脉显影良好，周围交通支开放并迁曲扩张，小腿浅静脉曲张（图 2-10-17A）；左侧股静脉及腘静脉显影良好，瓣膜消失，Valsalva 试验见血液反流，大隐静脉见反向充盈（图 2-10-17B）；左侧髂静脉充盈欠佳，局部杂乱侧支显影，对比剂进入右侧髂静脉回流（图 2-10-17C）。超声检查可见左侧髂静脉内径偏细，血流通畅（图 2-10-18A、B）。髂静脉支架置入前 DSA 造影图像可见转子及以上髂静脉主干显影欠佳，造影剂经侧支循环流入对侧髂静脉后汇入下腔静脉（图 2-10-19A）；髂静脉支架置入后 DSA 造影图像见髂股静脉支架内血流通畅，无造影剂外渗（图 2-10-19B）。

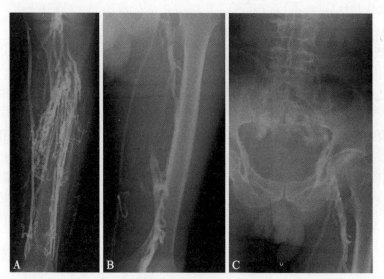

A. 左小腿深静脉顺行 X 线造影；B. 左侧股静脉顺行 X 线造影；C. 左侧髂静脉顺行 X 线造影

图 2-10-17　继发性下肢静脉曲张 X 线造影图像

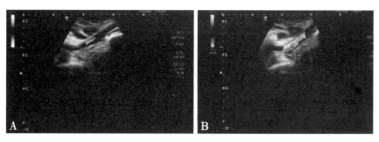

A.左侧髂静脉彩色多普勒图像;B.左侧髂静脉能量多普勒图像

图2-10-18 左侧髂静脉超声检查图像

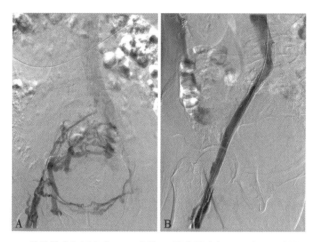

A.髂静脉支架置入前 DSA 造影;B.髂静脉支架置入后 DSA 造影

图2-10-19 左侧髂静脉支架置入前后 DSA 检查图像

诊断意见:左侧髂静脉内径偏细,考虑左髂静脉压迫综合征。

6.鉴别诊断

(1)与下肢静脉血栓形成后综合征鉴别 突发下肢肿胀并症状较原发性下肢静脉曲张严重,卧床休息后不能完全缓解。超声和 X 线造影可观察到血栓。

(2)与髂静脉受压综合征鉴别 超声和 X 线造影可观察到髂静脉管腔狭窄和盆底侧支开放。

(3)与布-加综合征引起的下肢静脉曲张鉴别 患者合并肝静脉和/或肝段下腔静脉部分或完全阻塞,多伴门静脉高压,根据病史、体格检查以及 B 超、CTV 检查可鉴别。

7.分析思路与拓展

(1)分析思路 下肢静脉曲张通过临床专科检查即可初步诊断,但需明确原发性和继发性,找到病因,以明确治疗方案。超声检查为首选,无创快捷可重复。下肢深静脉 X 线造影对整体交通支、浅静脉曲张的评估优于超声,二者可互相辅助评估血管情况。

(2)拓展 下肢静脉曲张是静脉系统重要的疾病,如治疗不及时,可能引起小腿溃疡、静脉血栓等严重后果。外科手术仍然是主要的治疗手段,但各种术式都有优势和不足,采用多术式联合应用个体化治疗,针对原发病积极处理原发病,早期发现和及时治疗,改变生活方式或加强保护,能有效减缓下肢静脉曲张的进展,避免发生溃疡经久不愈的情况。

参考文献

[1]下肢浅静脉曲张诊治共识微循环专家组.下肢浅静脉曲张诊治微循环专家共识[J].中华老年多器官疾病杂志,2020,19(1):1-6.

[2]张杰,赵堂海.下肢顺行深静脉造影对静脉曲张患者术前检查的临床意义[J].血管与腔内血管外科杂志,2020,6(3):279-281.

[3]田卓平,蒋米尔,张伯津,等.下肢深静脉造影临床应用的评价(7908 条患肢造影资料分析)[J].中国现代普通外科进展,2001,4(1):51-53.

[4]GARCIA R,LABROPOULOS N. Duplex ultrasound for the diagnosis of acute and chronic venous diseases[J]. Surg Clin North Am,2018,98(2):201-218.

[5]GLOVICZKI P,COMEROTA AJ,DALSING MC,et al. The care of patients with varicose veins and associated chronic venous diseases:clinical practice guidelines of the Society for Vascular Surgery and the American Venous Forum[J]. J Vasc Surg,2011,53(5):2S-48S.

[6]中华医学会外科学分会血管外科学组.深静脉血栓形成的诊断和治疗指南(第三版)[J].中国血管外科杂志(电子版),2017,9(4):250-257.

[7]NEEDLEMAN L,CRONAN JJ,LILLY MP,et al. Ultrasound for lower extremity deep venous thrombosis:multidisciplinary recommendations from the society of radiologists in ultrasound consensus conference[J]. Circulation,2018,137(14):1505-1515.

[8]刘晓,许团新,朱刚明,等.MR 心电触发非对比增强血管造影在下肢静脉病变中的应用价值研究[J].现代医用影像学,2022,31(4):624-628.

[9]ESPOSITO A,CHARISIS N,KANTAROVSKY A,et al. A comprehensive review of the pathophysiology and clinical importance of iliac vein obstruction[J]. Eur J Vasc Endovasc Surg,2020,60(1):118-125.

[10]NAIDU SG,HARA AK,BRANDIS AR,et al. Incidence of highly important extravascular findings detected on CT angiography of the abdominal aorta and the lower extremities[J]. AJR Am J Roentgenol,2010,194(6):1630-1634.

[11]GOODACRE S,SAMPSON F,THOMAS S,et al. Systematic review and meta-analysis of the diagnostic accuracy of ultrasonography for deep vein thrombosis[J]. BMC Med Imaging,2005,5:6.

[12]WHITE JM,COMEROTA AJ. Venous compression syndromes[J]. Vasc Endovascular Surg,2017,51:155-168.

[13]李晓强,钱爱民.髂静脉受压综合征的诊断和治疗[J].中国血管外科杂志(电子版),2013,5(1):6-8.

[14]刘明,林鸿国,何宜斌,等.下肢静脉曲张的外科治疗进展[J].中国当代医药,2022,29(1):27-32.

第十一节　乳腺病变

一、乳腺纤维腺瘤

1. 概述

乳腺纤维腺瘤是最常见的乳腺良性肿瘤,多发生在 40 岁以下妇女,可单发,也可多发,多发者约占 15%。乳腺 X 线、超声检查是乳腺纤维腺瘤的主要影像学检查方法,MRI 检查有助于进一步确诊及鉴别诊断。

2. 临床表现

患者一般无自觉症状,常为偶然发现的乳腺肿块,少数有轻度阵发性或偶发性疼痛。触诊时多为类圆形肿块,质地实韧,表面光滑,边界清,活动度好,与皮肤无粘连。

3. 影像学检查方法

乳腺 B 超为首选检查方法,无创、无电离辐射,妊娠期可做。能显示乳腺各层次组织结构及肿块大小、形态及回声状况。乳腺 MRI 检查由于检查费用较高、扫描时间较长,目前临床中对于乳腺纤维瘤的磁共振检查并不常见,但其优势却是显而易见的,能检出 B 超和乳腺机不能查出的病变,同时能进行立体测量及功能诊断,提高诊断准确率。

4. 影像学表现

(1)超声表现　多表现为圆形或椭圆形低回声区,边界清晰整齐,内部回声分布均匀,呈弱光点,后壁线完整,有侧方声影。肿瘤后方回声增强,如有钙化时,钙化点后方可出现声影。

(2)乳腺 X 线摄影表现　对于脂肪型乳腺,数字乳腺 X 线摄影上纤维瘤表现为边缘光整、锐利的类圆形阴影,密度均匀,有的在瘤体周围见一层薄的透亮晕。少数肿瘤发生钙化,可为片状或轮廓不规则的粗颗粒钙化灶,与乳腺癌的细砂粒样钙化完全不同。

(3)乳腺 MRI 表现　①平扫:T1WI 多呈低信号或中等信号,边缘清晰,圆形、卵圆形或分叶状。T2WI 依肿瘤内细胞、纤维成分及水的含量不同而表现为不同的信号强度。纤维成分含量多则信号强度低,多见于老年女性;而细胞和水含量多则信号强度高,多见于年轻女性。其内部结构均匀,信号一致。②增强扫描:注射造影剂有利于观测肿块内部的信号强度。良性病变造影剂分布均匀,病灶内造影剂的分布曲线为持续上升型。

5. 典型案例

患者,女,39 岁,主诉:发现左乳肿块半年。专科检查:左乳可及一肿物,约 1.7 cm×1.3 cm,表面光滑,边界清,活动度可。乳腺 X 线摄影头尾位、内外侧斜位图像示左乳外侧可见一卵圆形稍高密度肿块影,边缘光滑,边界较清(图 2-11-1A、B)。乳腺超声图像示左乳 4 点钟可探及低回声结节,呈椭圆形,边缘光整,内部回声均匀,彩色多普勒血流成像(CDFI):未见明显血流信号(图 2-11-1C)。

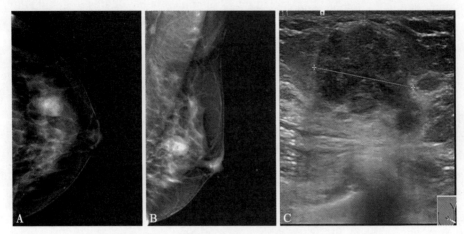

A.乳腺 X 线摄影头尾位;B.乳腺 X 线摄影内外侧斜位;C.乳腺超声

图 2-11-1　乳腺纤维腺瘤乳腺 X 腺摄影、乳腺超声图像

诊断意见:左乳外侧肿块,BI-RADS 分类 3 类。

6.鉴别诊断

(1)乳腺癌　X 线上乳腺癌表现为形态不规则,边缘不光滑,可见毛刺,密度较高,伴有钙化时多呈细小多形性。MRI 增强扫描显示肿块信号呈快速升高且快速降低,向心性强化,DWI 上 ADC 值较低。

(2)乳腺脂肪瘤　X 线上表现为卵圆形或分叶状脂肪样密度的透亮影,周围围以较纤细而致密的包膜,在透亮影内有时可见纤细的纤维分隔;超声上脂肪瘤多呈扁平状,边界清晰,内部为均匀中低回声,无后方回声增强及侧方声影,具有可压缩性;MRI T1WI 及 T2WI 图像上均呈高信号,在脂肪抑制序列上呈低信号,增强扫描后无强化。

(3)乳腺错构瘤　X 线上典型表现为混杂密度影,包括低密度的脂肪组织及较高密度的纤维腺样组织,且多以低密度的脂肪组织为主,具有明确的边界,据此特征性表现即可明确诊断。

7.分析思路与拓展

(1)分析思路

1)定位信息:乳腺纤维腺瘤可发生于各年龄段妇女,可见于一侧或两侧,也可多发。

2)病变形态:呈圆形或卵圆形,亦可分叶,边缘光滑整齐。

3)X 线表现:密度近似正常腺体密度,肿块周围可见晕圈征,部分可见钙化,钙化多呈粗颗粒状。

4)超声表现:圆形或卵圆形轮廓清楚的肿块,有光滑清晰的包膜回声,内部呈均匀低回声。

5)MRI 表现:双乳内多发强化结节影,类圆形或分叶状,边缘光滑,内部见无强化的分隔,TIC 曲线呈渐进性强化,为较典型的纤维腺瘤表现。

(2)拓展　乳腺纤维腺瘤是乳腺最常见的良性肿瘤,多好发于 20 ~ 30 岁女性。本病可能与体内雌激素水平升高、局部乳腺组织雌激素受体灵敏度增高、高糖高脂饮食和遗传因素等有关。临床上,乳腺纤维腺瘤大小不一、生长缓慢、与周围组织分界清、活动度良好、恶变率极低。目前治疗方法以随访观察与手术治疗为主。

对于 25 岁以下的纤维腺瘤患者,推荐的观察频率为每 6 个月一次,推荐的检查手段为体检联合乳房超声。对于 35 岁以上的患者,推荐加入钼钯作为随访检查手段。手术指征:①有乳腺癌家族史者;②超声下肿块内原无血流信号现可见大量血流信号,或随访过程中发现纤维腺瘤有增大倾向者;③青少年巨大纤维腺瘤(幼年性纤维腺瘤),因肿瘤生长快,体积大,对正常乳腺组织产生挤压,可能对以后的妊娠、哺乳产生不良影响者;④怀孕期间体内雌孕激素长期显著升高,在此刺激下,绝大多数纤维腺瘤会增大,故准备怀孕之前,应进行纤维腺瘤手术治疗。

参考文献

[1]王颖,王斌杰,周依.多模态MR成像在乳腺良恶性病变的诊断价值及其与乳腺癌预后的相关性分析[J].河南大学学报(医学版),2023,42(2):128-134.

[2]刘园园,夏子强,邓先琴,等.乳腺纤维瘤病的X线、磁共振影像表现及特征[J].实用临床医药杂志,2021,25(13):32-35.

[3]张晓瑜.乳腺彩超在早期诊断乳腺癌中的临床应用价值研究[J].基层医学论坛,2023,27(13):145-147.

二、浸润性乳腺癌

1. 概述

乳腺恶性肿瘤中约98%为乳腺癌,我国乳腺癌发病率近年来正呈逐渐上升趋势。乳腺癌的早期发现、早期诊断和早期治疗是改善预后的重要因素,而影像学检查是早期检出、早期诊断的重中之重。乳腺癌好发于绝经期前后的40~60岁妇女,偶有男性乳腺癌发生。病理学上通常将乳腺癌分为浸润性乳腺癌和非浸润性乳腺癌,后者被认为是浸润性乳腺癌的前驱病变。

2. 临床表现

临床症状常为乳房肿块、伴或不伴疼痛,也可有乳头回缩、乳头溢血。肿瘤广泛浸润时可出现整个乳腺质地坚硬、固定,腋窝及锁骨上可触及肿大的淋巴结。

3. 影像学检查方法

乳腺X线摄影是最常用的乳腺癌筛查和诊断方法,尤其对乳腺癌的微小钙化检出敏感,但对致密型非钙化癌灶检出存在一定的局限性。故常推荐与其他影像学方法联合应用,超声对致密型乳腺病灶的检出灵敏度高于乳腺X线摄影,但对钙化不敏感,二者对乳腺癌的诊断具有明显的优势互补效果,建议二者联合应用,可提高检出率,降低漏诊率。乳腺MRI具有多参数,多序列及功能成像的优势,可评估肿瘤的形态学、血流动力学及组织功能代谢等改变,MRI应用动态增强各参数以及扩散加权成像中获得的ADC值有助于乳腺良恶性病变的鉴别诊断。

4. 影像学表现

(1)X线表现　肿块是乳腺癌常见的征象。形状多呈不规则。边缘多呈毛刺。肿块密度多较高,通常高于同等大小的良性肿块。肿块内可伴或不伴有多发细小钙化。钙化是乳腺癌另一常见的X线征象。钙化形态多呈细小砂粒状、线样分支状,大小不等,浓淡不一。分布上常成簇或呈线性或段性沿导管方向走行。钙化的形态和分布是鉴别良、恶性病变的重要依据。部分乳腺癌亦可表现为结构扭曲、局限性不对称致密,可伴或不伴有钙化。

(2)超声表现　肿瘤形态不规则,边缘不光滑,常呈蟹足样生长,与正常组织分界不清,纵径通常大于横径。无包膜回声,肿瘤内部多为不均匀的低回声,可有强回声光点,部分有声影,较大肿块内部可见液性暗区,肿块后方回声衰减,侧方声影少。部分患者可探及患侧腋窝处回声较低的肿大淋巴结。彩色超声多普勒血流成像(CDFI)显示肿块内有较丰富的高阻血流。

(3)MRI表现　乳腺癌在平扫T1WI上表现为低信号,当病变周围有高信号脂肪组织围绕时,则轮廓清楚;若病变周围为与之信号强度类似的腺体组织,则轮廓不清楚。肿块形态不规则,呈"星芒状",边缘可见毛刺。动态增强MRI检查,乳腺癌信号强度趋于快速明显增高而后快速减低,即时间-信号强度曲线呈流出型,表现为肿块型病变的乳腺癌强化多不均匀或呈边缘强化,部分病变强化方式可由边缘强化向中心渗透而呈向心样强化。而表现为非肿块型病变的乳腺癌,可呈导管或段性分布强化,特别是见于导管原位癌。对于 X 线上表现为钙化型的乳腺癌,尽管 MRI 检查不能直接显示乳腺癌的微小钙化,但可显示肿瘤组织的情况,根据其形态学、内部信号特征、强化特点,通常也可对其作出正确判断。

5. 典型案例

病例1:患者,女,57 岁,主诉:右乳肿块 2 年余。专科检查:于右乳内侧可及一肿块,约 4 cm×4 cm,质硬,活动度差,边界不清,无压痛。右腋下可触及肿大淋巴结。乳腺 X 线摄影头尾位、内外侧斜位图像示右乳乳头后方见高密度肿块,边缘分叶状,可见毛刺,边界模糊,右侧乳头见凹陷,乳晕周围皮肤增厚(图 2-11-2A、B)。MRI T2WI 图像及 DWI 图像示右乳 3 点钟方向可见团块状长 T2 信号影,DWI 高 b 值呈扩散受限信号,ADC 呈低信号。增强扫描示右乳 3 点钟方向异常信号呈明显强化,边缘不光整,边界不清(图 2-11-2C～E)。病理图像示右乳浸润性癌(图 2-11-2F)。

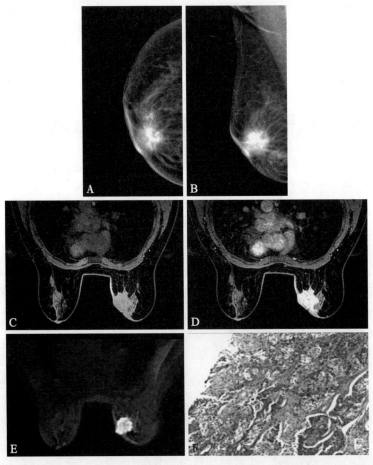

A.乳腺 X 线摄影头尾位;B.乳腺 X 线摄影内外侧斜位;C、D.乳腺 MRI T2WI 平扫及增强;E.乳腺 MRI DWI;F.病理

图2-11-2　浸润性乳腺癌乳腺 X 线、MRI 及病理图像

诊断意见:右乳肿块,BI-RADS 分类 4C 类。

病例2:扫码见案例扩展。

案例扩展

6. 鉴别诊断

(1)纤维腺瘤 纤维腺瘤多发生在40岁以下,无明显症状,多为偶然发现;影像学表现类圆形肿块,边缘光滑、锐利,密度均匀且近似正常腺体密度,部分可见粗颗粒状钙化;MRI动态增强查,大多数纤维腺瘤表现为缓慢渐进性的均匀强化或由中心向外围扩散的离心样强化,DWI上ADC值较高。

(2)肉芽肿性乳腺炎 临床可触诊到形态不规则肿块、有痛感或不适感,抗生素治疗无效。X线表现为边界不清肿块或不对称密度,多呈等密度、内部可见乳腺结构,与邻近腺体之间无过渡,增强CT扫描动脉期即可见明显强化,部分可见脓腔形成。

7. 分析思路与拓展

(1)分析思路 ①定位信息:可发生在任一乳房,多为40~60岁妇女。②病变形态:肿块边缘不光滑,多有小分叶或毛刺。钙化形态上常表现为细小砂粒状、线样或线样分支状,大小不等,浓淡不一,分布上常成簇或呈线性走行,也可呈段性分布。③X线表现:病变边缘不光滑,密度较高,多有毛刺,钙化常较细小,可伴有皮肤增厚、乳头内陷。④MRI表现:病变信号强度趋向快速明显增高且快速减低,MRI动态增强检查时间-信号强度曲线常为流出型,强化方式多由边缘强化向中心渗透,呈向心样强化。

(2)拓展 针对适应证女性进行乳腺癌筛查已经获得广泛共识。文献报道,乳腺X线摄影是唯一可以降低乳腺癌死亡率的筛查手段。Meta分析显示,乳腺超声筛查的灵敏度高于乳腺X线摄影。尽管尚缺乏超声筛查可以降低乳腺癌死亡率的高级别证据,但是基于亚裔女性乳房结构特点,乳腺X线摄影检查的优势可能有别于西方国家。因此,亚洲的研究都体现了乳腺超声筛查的临床价值,专家组根据中国国情特点,推荐乳腺超声检查作为中国女性乳腺癌筛查的优选手段。

参考文献

[1]PIZZATO M,CARIOLI G,ROSSO S,et al. Mammographic breast density and survival in women with invasive breast cancer[J]. Cancer Causes & Control,2022,33(9):1207-1213.

[2]YANHNG C,LIJUN W,RAN L,et al. Focal breast edema and breast edema score on T2-weighted images provides valuable biological information for invasive breast cancer [J]. Insights into Imaging,2023,14(1):73.

[3]MYERS E R,MOORMAN P,GIERISCH J M,et al. Benefits and harms of breast cancer screening:a systematic review[J]. JAMA,2015,314(15):1615-1634.

第三章　消化系统

一、胃肠道穿孔

1. 概述

胃肠道穿孔通常继发于胃肠道溃疡、肿瘤和炎症,以胃十二指肠溃疡穿孔最常见。肿瘤穿孔多是由于肿瘤坏死或继发性肠梗阻所致。腹部外伤引起的胃肠道破裂也可引起穿孔。

2. 临床表现

临床特点为起病急,突发性、持续性腹部疼痛,可波及全腹,伴有腹肌紧张、压痛、反跳痛等腹膜刺激症状。

3. 影像学检查方法

(1)X线检查　腹部X线平片检查是胃肠道穿孔的首选检查方法。一般采取常规站立位水平投照,侧卧位主要用于不能站立的患者。

(2)CT检查　CT检查较X线平片可提供更多信息,已成为临床中急腹症的常规检查方法。对腹腔内游离气体的显示更为敏感。

4. 影像学表现

(1)X线检查　立位腹部平片显示膈下游离气体是胃肠道穿孔的典型X线征象,表现为膈下线状或新月形的透光区,边界清楚。

(2)CT检查　CT可清晰显示腹腔内游离积气,一般前腹壁与脏器之间有条带状低密度气体影,此外CT还能显示原发疾病的征象,提示胃肠道穿孔的病因和位置。

5. 典型案例

病例1:男,56岁。主诉:腹痛6 h,加重3 h。腹部立位X线图像示双侧膈下弧形低密度透亮积气影(图3-1-1A)。肝脏层面CT平扫图像示肝周弧形游离积气和积液(图3-1-1B)。十二指肠层面CT平扫图像示十二指肠降部管壁增厚毛糙,肠壁周围伴絮片状渗出影(图3-1-1C)。

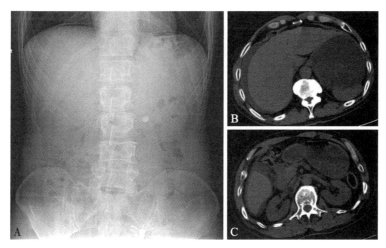

A.腹部立位X线;B.肝脏CT平扫;C.十二指肠CT平扫

图3-1-1 十二指肠穿孔X线图像和CT图像

（1）诊断意见　消化道穿孔考虑,十二指肠可能。

（2）最终诊断　十二指肠降部穿孔。患者腹腔探查术中见腹腔内大量黄绿色混浊液体,横结肠粘连于十二指肠降部,十二指肠降部有一大小约4 cm×3 cm的穿孔,约占十二指肠2/3。最终行十二指肠破裂修补、胃大部切除和R-Y吻合术。

病例2:扫码见案例扩展(1)。

病例3:扫码见案例扩展(2)

案例扩展(1)　　　案例扩展(2)

6.鉴别诊断

腹部手术后患者短期内腹腔可见游离气体,特别是腹腔镜人工气腹手术,结合患者病史可予以鉴别。

7.分析思路与拓展

（1）分析思路　①腹部X线平片显示膈下游离气体,排除近期腹部手术史引起的气腹,可直接提示胃肠道穿孔的诊断。②CT检查对识别、定位腹腔内游离积气有重要价值,应重点观察前腹壁与脏器间隙有无胃肠道管腔以外的气体密度,通过调整合适的窗宽和窗位技术,结合薄层和多平面重建图像,可更清晰地显示腹腔内胃肠道结构及肠腔外脂肪间隙病变与相邻结构的关系,更利于显示肠壁结构进而区分气体是位于胃肠道内还是胃肠道外,从而做出有无消化道穿孔的诊断。

（2）拓展　当在CT上观察到游离积气时,应仔细重点观察积气的位置和量,除前腹壁与脏器间隙的气体,还需观察腹腔、肠系膜区、肠管间隙等部位有无其他气体;如胃十二指肠后壁穿孔可能积气在小网膜囊内,小肠穿孔可能会有少量积气在相应肠系膜区。结肠积气一般会引起腹腔大量积气。除了位置,还需观察可能引起胃肠道穿孔的病因,胃十二指肠溃疡有时CT显示可能不够明确,但胃肠道肿瘤、肠壁炎症、憩室引起的穿孔一般可通过CT征象观察到直接的病因。结合病史及影像表现排除鉴别诊断,作出诊断结论,以及有无腹腔积液、腹膜炎等相关继发征象,详细准确的诊断对于临床治疗方案的选择有重要提示意义。

二、肠梗阻

1. 概述

肠梗阻是指肠内容物不能正常运行、顺利通过肠道,是临床常见急腹症之一。分为机械性、动力性和血运性。机械性肠梗阻是最常见类型,指各种原因引起的肠腔变窄使肠内容物堵塞所致;根据有无肠壁血运障碍可分为单纯性和绞窄性,绞窄性肠梗阻是梗阻继发肠壁血运障碍。动力性肠梗阻是指肠管蠕动功能失常所致的肠梗阻,分为麻痹性和痉挛性,是由于交感神经或副交感神经过度兴奋所致。血运性肠梗阻是指肠系膜血管堵塞使肠管血运障碍导致的肠梗阻,如肠系膜上动脉血栓或栓塞,肠系膜上动脉硬化狭窄等。

2. 临床表现

机械性肠梗阻主要临床症状为腹痛、腹胀、呕吐及停止排气、排便。腹部体征包括腹部膨隆,听诊肠鸣音增强,可有气过水声。肠绞窄表现为持续性腹痛伴阵发性加剧,可有压痛性包块和腹膜刺激征。麻痹性肠梗阻主要表现为腹胀,听诊肠鸣音减弱或消失。

3. 影像学检查方法

(1)X线检查　腹部X线平片检查是肠梗阻的首选检查方法。站立位片可以确定肠腔内有无积气、积液,观察气液平面的宽度和分布。

(2)CT检查　CT检查可显示肠管扩张、积气积液等征象,对判断梗阻部位和梗阻原因可提供直接征象依据;CT增强检查可评估有无合并肠绞窄,对临床中肠梗阻的诊断提供更详细的信息。

4. 影像学表现

(1)X线表现　①单纯性肠梗阻:表现为梗阻近端肠内有高低不等的阶梯状气液平面。②绞窄性肠梗阻:可表现出小跨度蜷曲肠襻;闭袢性肠梗阻肠腔内充满液体,表现为类圆形肿块征象,称为"假肿瘤征",如果闭袢肠管充满液体呈C形或U形,形态上类似"咖啡豆",称为"咖啡豆征"。③麻痹性肠梗阻:小肠和大肠均呈普遍性扩张积气,可伴气液平面形成;以大肠扩张最为显著,全部大肠充气是麻痹性肠梗阻的重要诊断依据。

(2)CT线表现　①单纯性肠梗阻:CT可直接显示肠管扩张、积气积液等征象,判断扩张肠段位置,评估肠梗阻程度;还可显示扩张肠管与正常肠管之间移行点的梗阻病因,如肿瘤性病变可见移行点处肿块影,粪石可显示移行点处粪石密度团块,还能显示肠扭转和腹内疝等梗阻病因。②绞窄性肠梗阻:绞窄性肠梗阻相关CT征象包括肠壁增厚、肠系膜区渗出、平扫肠壁密度增高、增强扫描肠壁强化减低或无强化、腹腔渗出积液、肠壁内积气、门脉系统积气、腹腔积气等。③麻痹性肠梗阻:CT显示小肠、大肠均呈扩张积气、积液状态。

5. 典型案例

病例1:男,46岁。主诉:上腹部疼痛伴呕吐1d。查体腹部膨隆。腹部立位X线图像示上中腹部肠腔扩张伴积气、积液及多发气液平面(图3-1-2A)。CT平扫轴位图像示腹腔内小肠管腔扩张积气、积液,左侧中腹部局部肠管内可见混杂稍高密度影堵塞肠腔(图3-1-2B、C)。冠状位和矢状位图像示肠管内粪石堵塞肠腔范围,粪石近端肠管扩张,而远肠壁无扩张,肠壁无增厚,肠系膜区无渗出征象(图3-1-2D、E)。

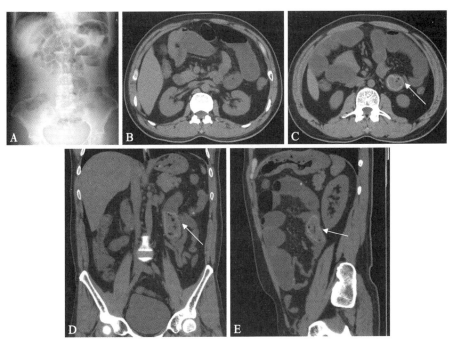

A. 腹部立位 X 线；B、C. CT 平扫轴位；D. CT 平扫冠状位；E. CT 平扫矢状位

图3-1-2 单纯性肠梗阻 X 线和 CT 图像

（1）诊断意见 肠管扩张伴气液平面，考虑小肠梗阻；CT 诊断考虑粪石所致肠梗阻。

（2）最终诊断 粪石所致单纯性小肠梗阻。腹腔探查术中见距十二指肠悬韧带约 80 cm 处小肠内粪石形成，近端肠管扩张。按压肠管粪石质软，行开腹排粪石术。

病例2：女,66 岁。主诉：腹痛 1 d 余,伴血便 6 h。CT 平扫轴位图像示左侧中腹部局部小肠扩张积液,伴局部肠系膜区絮片渗出（图 3-1-3A）；CT 增强轴位图像示左中腹扩张肠壁强化降低（图 3-1-3B）；CT 增强矢状位图像示子宫形态失常,宫底与前腹壁粘连,下缘可见系膜及肠管结构（图 3-1-3C）；CT 增强冠状位图像示左中腹部肠壁强化降低伴肠系膜渗出、腹腔积液（图 3-1-3D）。

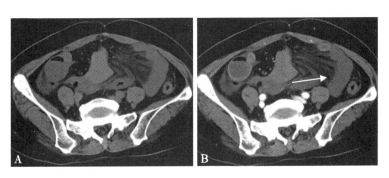

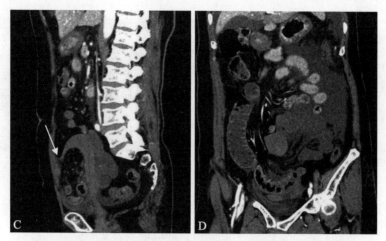

A. CT 平扫轴位；B. CT 增强轴位；C. CT 增强矢状位；D. CT 增强冠状位

图 3-1-3   绞窄性肠梗阻 CT 图像

（1）诊断意见   左侧中腹部局限性肠梗阻伴肠壁强化降低，合并肠绞窄考虑。

（2）最终诊断   腹内疝所致绞窄性肠梗阻。患者腹腔探查术中见子宫与下腹壁粘连，部分小肠疝入子宫与腹壁粘连处。距十二指肠悬韧带 170 cm 处见部分小肠肠管呈暗红色，卡压处肠壁发黑坏死，坏死肠管约 150 cm。行小肠部分切除术。

6. 鉴别诊断

> 肠梗阻的及时诊断很重要，一般可根据小肠管腔扩张、积气、积液，结肠内无气体的征象确诊。临床实际工作中需要鉴别扩张的是小肠还是结肠，更重要的是鉴别有无合并肠绞窄。

7. 分析思路与拓展

（1）分析思路   ①腹部 X 线立位平片观察到肠管扩张积气、积液及典型气液平面，可直接提示肠梗阻的诊断。②CT 可直观显示小肠管腔扩张状态、程度及位置，当拟诊肠梗阻时，需要结合多平面重建图像，连续仔细观察腹腔内胃肠道管腔的结构，寻找扩张肠腔与梗阻部位移行点，提示梗阻位置。③确定梗阻部位后需仔细评估引起梗阻的原因，常见的肠壁病变包括肠壁炎症、肿瘤、肠套叠、壁内血肿、放射性肠炎、先天性肠道闭锁等，肠壁外病变包括肠粘连、腹内疝、肠扭转、肿瘤（肠壁外肿瘤压迫）等，肠腔内病变包括粪石、异物和胆石脱落等，一般排除了其他确切原因所致的机械性肠梗阻，即可诊断为粘连性肠梗阻，也是临床中最常见的梗阻病因。

（2）拓展   肠梗阻是常见急腹症之一，据梗阻的程度可分为完全性梗阻和不完全性梗阻，不完全梗阻病程进展较缓，结肠内通常仍可见到气体存在，可经过临床支持治疗好转。肠绞窄是肠梗阻的急性并发症，通常需要急诊手术切除坏死肠段，治疗不及时易引发肠壁穿孔、腹膜炎、感染性休克等致命并发症。临床中大部分肠梗阻患者没有合并肠绞窄，通常采取以一线保守治疗加密切监测的综合治疗方法。早期准确诊断有无发生肠绞窄，对患者临床治疗方案的选择和预后意义重大。

三、腹部外伤

（一）脾外伤

1. 概述

脾外伤是最常见的腹腔脏器损伤，多发生于左侧下胸部或左侧上腹部受到外力撞击而产生的闭合性损伤,也可见于暴力或刀枪直接所致的开放性损伤。根据损伤程度和范围可分为脾包膜下血肿、脾挫裂伤、脾撕裂伤、脾内血肿、脾破裂。

2.临床表现

临床表现为左上腹部或全腹部疼痛。体征通常为血液外溢后所致的腹膜刺激征象,出血量大会引起失血性休克。

3.影像学检查方法

CT是腹部闭合性损伤的首选检查方法,可显示脾脏轮廓、包膜及密度的异常,并可显示脾周渗出情况;增强检查可观察脾实质的强化状态,对发现隐匿性挫裂伤意义重大。

4.影像学表现

(1)脾包膜下血肿　表现为脾外围新月形、半月形或双凸透镜状高密度影,随时间延长,变为等密度或低密度;增强扫描血肿无强化。

(2)脾挫裂伤　脾实质内条状或不规则状低密度区,增强扫描强化不均匀降低。

(3)脾撕裂伤　脾实质分离,分离处呈低密度,可局限在脾实质内,也可延伸至脾包膜;增强扫描显示为条带状无强化低密度。

(4)脾内血肿　脾实质内圆形或不规则形的稍高密度或等密度影,增强扫描血肿无强化。

(5)脾破裂　脾内多发不规则低密度影,增强扫描显示更清晰,一般累及脾包膜,伴有腹腔积血渗出。

5.典型案例

男,58 岁。主诉:高处坠落伤后 3 d,突发腹痛、腹胀伴呼吸困难 10 h。CT 平扫轴位图像示脾实质密度不均匀,内可见不规则片状低密度影伴斑片状稍高密度影,脾周可见弧形稍低密度影、条状稍高密度影(图 3-1-4A、B)。冠状位和矢状位图像示肝周低密度积液和脾病变范围(图 3-1-4C、D)。

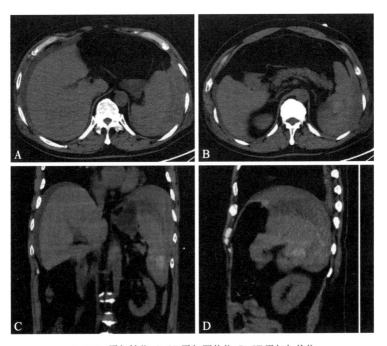

A、B.CT 平扫轴位;C.CT 平扫冠状位;D.CT 平扫矢状位

图 3-1-4　脾破裂伤 CT 图像

(1)诊断意见　脾脏破裂伤伴脾周积血、腹腔积液。

(2)最终诊断　脾脏破裂伤。患者腹腔探查见腹腔内大量血性液及血凝块,探查脾脏下极及脾门明显挫裂出血,脾周粘连严重。行全脾切除术。

6.鉴别诊断

根据明确的外伤史和典型的症状、体征,一般可明确诊断;脾外伤所致脾内血肿需与脾自发性破裂出血鉴别,需要结合外伤史。另外须注意邻近脏器如肝脏、肾脏、胰腺等有没有复合伤存在。

7.分析思路与拓展

(1)分析思路　①脾位于左上腹部,质地较脆,易破裂;左上腹部外伤或下胸部外伤时,需谨慎排除有无脾外伤。②CT是脾外伤的首选检查方法,评估脾外伤时要根据其部位和程度区分具体类型;此外,须注意有时CT平扫可能会遗漏某些类型的脾外伤,诊断不确切时要建议行增强CT检查。脾包膜下血肿和脾内血肿随时间演变有时CT平扫图像上呈等密度时,可能会遗漏,需要调整窗宽窗位或结合增强图像评估。③脾破裂伤合并活动性出血时CT增强检查可显示活动性出血部位对比剂外漏征象,须及时采取紧急处理措施,以防失血性休克。

(2)拓展　脾破裂分为四级:一级,脾被膜下破裂或被膜及实质轻度损伤,脾裂伤长度不超过5.0 cm,深度不超过1.0 cm;二级,脾裂伤总长度超过5.0 cm,深度超过1.0 cm,但脾门未累及,或脾段血管受累;三级,脾破裂伤及脾门部或脾部分离断,或脾叶血管受损;四级,脾广泛破裂,或脾蒂、脾动静脉主干受损。

(二)肝外伤

1.概述

肝外伤是仅次于脾外伤的常见腹腔脏器损伤。上腹部开放性和闭合性外伤为常见直接原因。

2.临床表现

临床表现为右上腹部或全腹部疼痛。体征通常为血液外溢后所致的腹膜刺激征象,出血量大会引起失血性休克。

3.影像学检查方法

CT是腹部闭合性损伤的首选检查方法,可显示肝脏形态、包膜及密度的异常,并可显示肝周渗出情况;增强检查可观察肝实质的强化状态,并显示肝脏血管走行,对发现隐匿性挫裂伤及血管损伤意义重大。

4.影像学表现

(1)肝包膜下血肿　表现为肝外围新月形、半月形高密度影,随时间延长,变为等密度或低密度影;增强扫描血肿无强化。

(2)肝挫裂伤　肝实质内条状或不规则状低密度区,增强扫描强化不均匀降低。

(3)肝撕裂伤　肝实质分离,分离处呈低密度,可局限在肝实质内,也可延伸至包膜;增强扫描显示为更清晰的条带状无强化低密度。

(4)肝内血肿　肝实质内圆形或不规则形的稍高密度或等密度影,增强扫描无强化。

(5)肝破裂　肝内多发不规则低密度影,增强扫描显示更清晰,一般累及包膜,可伴有肝内血管断裂损伤、腹腔积血渗出等。

5.典型案例

男,33岁。主诉:车祸伤后2 d。CT平扫轴位图像示肝右叶密度不均匀,可见不规则片状混杂低密度影,内伴斑片状稍高密度影及点片状积气(图3-1-5A);CT增强轴位图像示增强后肝实质强化不均匀,右叶可见对比剂漏出显影(图3-1-5B)及肝静脉局部离断征象(图3-1-5C);CT增强矢状位图像,显示肝右叶病灶范围及肝周积液、积血(图 3-1-5D)。

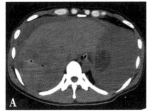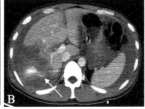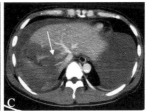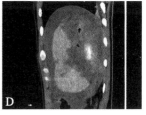

A. CT 平扫轴位;B、C. CT 增强轴位;D. CT 增强矢状位

图 3-1-5 肝破裂伤 CT 图像

(1)诊断意见 肝破裂伤伴右叶活动性出血考虑,肝周积液、积血。

(2)最终诊断 肝脏破裂伤合并活动性出血。患者腹腔探查见腹腔大量积血及血凝块,探查肝脏右叶挫裂伤伴包膜撕裂,肝右静脉局部损伤离断,局部活动性出血。行肝部分切除术。

6. 鉴别诊断

根据明确的外伤史和典型的症状、体征,一般可明确诊断;肝外伤所致肝内血肿需与肝肿瘤破裂出血鉴别,如肝癌、肝囊肿等破裂出血。另外须注意邻近脏器如脾、肾上腺、肾脏、胰腺等有没有复合伤存在。

7. 分析思路与拓展

(1)分析思路 ①肝脏位于上腹部、右侧居多,是由肝动脉和门静脉双重供血的富血供实质性脏器,质地较脆易破裂。②CT 是肝外伤的首选检查方法,评估肝外伤时要根据其部位和程度区分具体类型,增强检查有助于诊断和鉴别;肝包膜下血肿和肝内血肿随时间演变,有时 CT 平扫图像上呈等密度时,需要调整窗宽窗位或结合增强图像评估。③肝破裂伤损伤血管时,可合并活动性出血,CT 增强检查可显示活动性出血部位对比剂外漏征象,并可显示受累血管,明确诊断可为临床手术提供更多信息。

(2)拓展 肝破裂可以分为五级:一级,肝实质裂伤深小于 1 cm,范围小,含小的包膜下血肿;二级,肝实质裂伤深 1~3 cm,范围局限性,含周围性穿透伤;三级,肝实质裂伤深大于 3 cm,范围广,含中央型穿透伤;四级,肝叶离断、损毁,含巨大中央型血肿;五级,肝门或肝内大血管或下腔静脉损伤。

(三)肠系膜挫裂伤

1. 概述

小肠及其系膜在腹腔内所占体积大、分布广、又缺乏骨骼的保护,易受损伤,约占腹部脏器伤的 1/4。肠系膜挫裂伤是由直接暴力和间接暴力引起的,主要见于腹部钝性伤、从高处坠落或突然减速引起。钝性伤由暴力将小肠及其系膜挤压于腰椎体造成。一般可分为闭合性肠系膜裂伤、开放性肠系膜裂伤和医源性肠系膜裂伤。

2. 临床表现

小肠系膜损伤的临床表现主要取决于损伤的程度以及有无脏器伤。主要表现为腹膜炎的压痛、反跳痛、腹肌紧张和休克,中毒现象可不明显。部分患者可表现为腹腔内出血,尤其在系膜血管断裂时可发生失血性休克。

3. 影像学检查方法

CT 是腹部闭合性损伤的首选检查方法,可显示肠系膜区渗出、积血及邻近肠壁增厚情况;增强检查可观察肠系膜血管走行,对发现肠系膜血管损伤意义重大。

4. 影像学表现

肠系膜区积血表现为腹腔肠系膜区不规则片状高密度影,随时间延长,变为等密度或低密度影,积血在腹腔内是游离的,可位于肠系膜区,也可位于腹盆腔其他间隙,盆腔多见;肠系膜裂伤时可直接显示肠系膜区组织离断征象;增强扫描可显示肠系膜血管情况,当发现对比剂外漏时提示活动性出血。

5. 典型案例

男,60 岁。主诉:车祸伤后腹痛 7 h。查体腹肌紧张、反跳痛。CT 平扫轴位图像示左下腹部肠系膜区条片状及类圆形稍高密度影(图 3-1-6A);CT 增强轴位图像示左下腹部团块病灶内少许对比剂漏出显影(图 3-1-6B);CT 平扫冠状位图像示肝周积液、中腹部肠系膜区多发片状高密度影(图 3-1-6C);CT 增强冠状位图像示,左下腹部团块病灶内对比剂漏出显影(图 3-1-6D)。

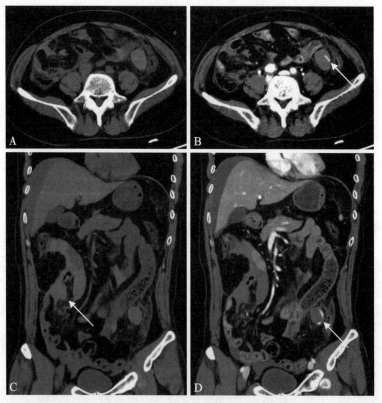

A. CT 平扫轴位;B. CT 增强轴位;C. CT 平扫冠状位;D. CT 增强冠状位

图 3-1-6　肠系膜挫裂伤 CT 图像

(1)诊断意见　肠系膜挫裂伤考虑,伴左侧下腹部系膜区活动性出血可能;腹盆腔积液。

(2)最终诊断　肠系膜挫裂伤合并活动性出血。患者腹腔探查术见腹腔内大量血性积液,给予清除,距回盲部约 5 cm 处至 150 cm 处区间小肠系膜可见三处破裂孔,伴活动性出血,损伤系膜相关肠管呈节段性缺血样改变;小肠系膜根部可见撕裂性损伤,乙状结肠系膜挫伤并血肿形成。遂行"回肠切除术+小肠造瘘术+肠粘连松解术"。

6.鉴别诊断

　　肠系膜挫裂伤引起的肠系膜区渗出及肠壁增厚的表现需与肠壁炎症鉴别,明确的外伤史对鉴别诊断至关重要;此外肠系膜区积血还需要与腹腔其他脏器损伤引起的腹腔积血鉴别,同时需要观察有无其他脏器复合损伤。

7.分析思路与拓展

　　(1)分析思路　①CT是肠系膜挫裂伤的首选检查方法,增加窗宽有利于显示肠系膜的细腻结构,观察有无密度增高、渗出、出血等异常征象。②肠系膜挫裂伤损伤血管时,可合并活动性出血,CT增强检查可显示活动性出血部位对比剂外漏征象,并可显示受累血管,明确诊断可为临床手术提供更多信息。

　　(2)拓展　肠系膜挫裂伤的处理取决于其程度和范围,准确的诊断对临床治疗措施的选择至关重要。肠系膜轻度挫伤表现为肠系膜区密度增高,无其他脏器和肠道损伤时,此时一般采取保守治疗、密切随访。肠系膜裂伤一般引起腹腔肠系膜区严重血肿,累及血管者会合并活动性出血,应立即手术寻找出血灶。处理措施包括妥善止血,切除循环不良肠段;修复系膜裂孔,防止内疝发生;伴有肠系膜动脉主干损伤时,需行血管修补或吻合等重建术。

参考文献

[1]金征宇.医学影像学[M].2版.北京:人民卫生出版社,2010.

[2]白人驹,张雪林.医学影像诊断学[M].3版.北京:人民卫生出版社,2010.

[3]李果珍.临床CT诊断学[M].北京:中国科学技术出版社,1994.

[4]郭俊渊.现代腹部影像诊断学[M].北京:科学出版社,2001.

[5]尚克中.中华影像医学·消化系统卷[M].北京:人民卫生出版社,2002.

[6]TEN BROEK RPG, KRIELEN P, DI SAVERIO S, et al. Bologna guidelines for diagnosis and management of adhesive small bowel obstruction(ASBO):2017 update of the evidence-based guidelines from the world society of emergency surgery ASBO working group[J]. World J Emerg Surg,2018,13:24.

四、阑尾炎

1.概述

　　阑尾是弯曲、细小的盲管状结构组织,在正常情况下管壁是光滑的,口位置处于回盲瓣下2～3 cm的盲肠内侧壁。阑尾位置有着多变性特点,这也就为阑尾炎的诊断增加了难度。急性阑尾炎常分为急性单纯性阑尾炎、坏疽及穿孔性阑尾炎、急性化脓性阑尾炎以及阑尾周围脓肿等4种类型。急性单纯性阑尾炎为早期病变,多发于黏膜以及黏膜下方,从外观而言,具有轻微的肿胀,浆膜面充血,伴随着少量的纤维素性渗出,显微镜下显示水肿,临床症状较轻。坏疽及穿孔性阑尾炎属于重症阑尾炎,管壁坏死,颜色为黑色或紫色,腔内积脓,阑尾穿孔可能引发急性弥漫性腹膜炎。急性化脓性阑尾炎,阑尾肿胀增大,浆膜充血,表面具有脓性渗出物,腔中积脓。阑尾周围脓肿,阑尾化脓穿孔,若病情发展较慢,可被肠管包围粘连,产生炎性包块以及阑尾周围脓肿。

2.临床表现

　　急性阑尾炎病症属于临床常见急腹症状,临床表现症状主要是腹泻、腹胀、心率加快与恶心呕吐等,并且会有转移性右下腹部疼痛,有时会出现右下腹部包块情况,也会导致腹膜刺激征的出现。急性阑尾炎是临床最常见的急腹症之一,转移性右下腹痛和局限性右下腹麦氏点压痛是急性阑尾炎典型的临床表现,多数急性阑尾炎患者的白细胞计数和中性粒细胞比例增高。但20%~30%的患者临床表现不典型,需要借助影像学检查明确诊断。

3.影像学检查方法

阑尾炎的检查可采用普通 X 线、CT 及 MRI,各种检查方法的优势与限度如下。

(1)X 线检查:阑尾炎时,平片不能发现异常,钡疑造影可见显影。

(2)CT 检查:CT 检查在诊断阑尾炎具有一定优势,可显示阑尾结构,冠、矢状位能帮助诊断周围渗出情况。

(3)MRI 检查:MRI 检查可多序列显示阑尾并明确诊断,T2WI 可显示积液情况,对阑尾炎分期提供重要信息。

4.影像学表现

(1)X 线检查   X 线分析诊断方法,即通过钡餐造影观察阑尾腔内情况、阑尾显影情况、阑尾扭曲情况。

(2)CT 检查   查辅助鉴别的优势更加明显,常用多层螺旋 CT 以及相应的图像重建技术,具有较好的诊断效果。CT 扫描成像分辨率高,可以清晰显示阑尾的结构,呈现出典型的 CT 征象,包括:①阑尾发炎表现为阑尾增粗,外径超过6 mm 是急性阑尾炎的 CT 典型特征。阑尾的外径越大,合并穿孔、坏疽的可能性越高。②阑尾粪石表现为阑尾腔内环状的高密度影。③阑尾周围炎性改变表现为阑尾周围条纹状或点片状模糊影。④阑尾周围积液、脓肿表现为盲肠周围低密度积液区或软组织肿块内混有积液、积气,边界不清晰,周围常有条纹状渗出影,增强扫描脓肿壁成呈现出明显强化。⑤回盲部肠壁增厚表现为局限性增厚以及分层状强化。然而 CT 扫描也存在一定的假阳性和假阴性结果。腹部复杂的解剖结构容易将 Mekel 憩室、回肠末端等结构误认为阑尾。而假阴性主要与早期阑尾炎炎症局限,阑尾周围缺乏脂肪对比等有关。

(3)MRI 检查   急性单纯性阑尾炎 MRI 主要表现为阑尾壁 T2WI 信号增高和无阑尾周局部积液;化脓性阑尾炎主要表现为阑尾腔扩张、阑尾腔 T2WI 信号增高、阑尾壁增厚、阑尾壁 T2 信号增高或有阑尾周局部积液;坏疽性阑尾炎表现与化脓性阑尾炎相似;阑尾脓肿则表现为阑尾消失和回盲部包裹性高信号。

5.典型案例

病例1:男,36 岁,工人。主诉:腹痛13 h,13 h 前无明显诱因出现右下腹部疼痛,呈持续性钝痛,不可耐受。查体右下腹压痛、反跳痛,墨菲征(Murphy sign)阳性。CT 平扫轴位、冠状位、矢状位图像示阑尾增粗(白箭头),周围脂肪间隙渗出,阑尾较宽处管腔约15 mm,周围肠系膜区见多发稍肿大淋巴结影(图3-1-7)。

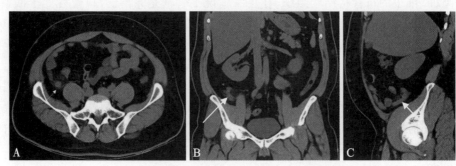

A. CT 平扫轴位;B. CT 平扫冠状位;C. CT 平扫矢状位

图 3-1-7   急性单纯性阑尾炎 CT 平扫图像

诊断意见:考虑急性单纯性阑尾炎。

病例2:扫码见案例扩展(1)。

病例3:扫码见案例扩展(2)。

案例扩展(1)

6.鉴别诊断

案例扩展(2)

(1)盲肠憩室炎 临床表现为突发性右下腹痛、麦氏点压痛,急性阑尾炎的典型表现是转移性右下腹痛及反跳痛等,两者临床症状、体征十分相似,极易出现误诊、漏诊,引起阑尾穿孔、腹膜炎等不良事件,相较于盲肠憩室炎患者,急性阑尾炎患者阑尾直径更大,腔内积气、腔内积液、腔内结石、局灶盲肠顶端增厚、右下象限渗出情况更明显,急性阑尾炎患者主要存在阑尾周围渗出,不存在盲肠周围渗出,而盲肠憩室炎患者主要存在盲肠周围渗出,不存在阑尾周围渗出。

(2)右侧输尿管结石 表现为突然发生的右下腹剧烈绞痛,右下腹压痛不明显,肾区叩痛明显,尿常规检查可见红细胞,可选B超和CT检查。

(3)妇科疾病 ①宫外孕破裂:停经史,血人绒毛膜促性腺激素升高,一般腹痛位置低,病人可有贫血表现,甚至出现休克及阴道不规则流血;妇科检查可见宫颈举痛、附件肿块、阴道后穹隆穿刺有血。②滤泡或黄体囊肿破裂临床症状与宫外孕相似,但病情较轻。③卵巢囊肿蒂扭转:患者出现明显而剧烈腹痛,腹部或盆腔检查可有压痛性肿块。B超检查有助于鉴别。④女性急性输卵管炎和急性盆腔炎时,下腹痛逐渐发生,可伴有腰痛,压痛点较低;直肠指诊可有对称性压痛;常有脓性白带,阴道后穹隆穿刺可获脓液。

(4)急性肠系膜淋巴结炎 儿童多见,一般先有上呼吸道感染。腹部压痛部位偏内侧,范围不太固定且较广,可随体位变更。

7.分析思路与拓展

(1)分析思路

1)阑尾炎合并肠梗阻才能在腹部X线片上显示,因此,当结合临床病史怀疑急性阑尾炎时,腹部X线片价值有限。

2)CT和MRI检查对识别、定位、定性急性阑尾炎有重要价值,应重点观察阑尾是否存在异常密度/信号,以及病变周围及增强后密度/信号。急性单纯性阑尾炎多表现为阑尾增粗,周围脂肪间隙可见渗出及增大淋巴结;当合并阑尾周围脓肿时阑尾多显示不清,阑尾区可见低密度影,多有壁,增强后壁可见强化。

3)应重点观察病变与相邻结构的关系,阑尾周围是否有渗出及肿大淋巴结,是否形成脓肿。

4)对检查视野内的其他组织和器官均要仔细检视,有无肠系膜根部淋巴结肿大、有无腹盆腔积液、有无盲肠憩室,有无脓肿形成,同时对手术可切除性的评估也有重要意义。

5)结合病史及影像表现排除鉴别诊断,作出诊断结论。

6)最后对影像描述及结论进行复核,是否针对临床提出的问题进行了解答?获得此结论的依据是否足够?阑尾周围脓肿的影像描述、结论中是否提供以下信息:①是否形成脓肿;②是否周围渗出;③是否肿大淋巴结;④有无与周围结构分界不清,作出明确诊断后应立即及外科手术切除。

(2)拓展 急性阑尾炎是急诊常见多发病,典型表现为转移性右下腹痛。然而,部分腹痛病例临床症状不典型,鉴别诊断困难,影响临床诊断和治疗。急性阑尾炎是临床常见急腹症,可以合并出血、穿孔等严重并发症,致患者死亡风险升高。急性阑尾炎发病人群较广,各个年龄层的人群都可能发生急性阑尾炎,起病急骤,进展迅速,对于儿童、孕妇等特殊人群尤为凶险。临床上根据典型的病史、症状、体征可以做出一定的判断,但部分急性阑尾炎病例不典型,阑尾的尖端位置存在变异,临床医生不容易与急性胰腺炎、胃肠炎以及女性妇科疾病相鉴别,要借助 CT 检查进行诊断。

急性阑尾炎可引起腹膜炎,脓肿形成,化脓性门静脉炎以及内外瘘等并发症的发生。腹膜炎的发生多与阑尾穿孔有关,脓肿形成多为治疗不及时所导致,若阑尾周围脓肿未及时引流便可导致各种内瘘及外瘘的产生。患者多具有恶心、呕吐以及右下腹痛等临床表现,大部分患者的白细胞和嗜酸性粒细胞计数增高,此病主要是因阑尾腔阻塞所引起的一种疾病。在阑尾腔阻塞后,分泌物难以排除,细菌增多,管腔粗厚,若未及时采取有效的治疗措施,可导致患者出现穿孔、坏死等情况,发展成弥漫性腹膜炎,因此尽早对此类患者进行诊断是提高治疗效果的关键。据统计,约有 30% 的患者因性别或年龄的差异,阑尾以及尖端的位置存在差异,导致将其急性阑尾炎误诊为其他疾病,耽误患者的最佳治疗时机。

阑尾炎 CT 分级见下表。

表 3-1-1   阑尾炎 CT 分级表

分级	病理改变	CT 印象	CT 表现
0 级	正常	正常	阑尾腔呈实性状,管腔直径<6.0 mm;或有气体充盈,壁不厚,管腔直径<8.0 mm
1 级	可疑阑尾炎	阑尾炎不能除外	阑尾腔呈实性状,管腔直径 6.0～7.9 mm,周围脂肪间隙清晰
2 级	单纯性阑尾炎	单纯性阑尾炎	阑尾腔呈实性状,管腔直径>6.0 mm,壁增厚水肿,周围脂肪间隙清晰
3 级	阑尾炎伴阑尾周围炎	阑尾炎伴阑尾周围炎	阑尾腔呈实性状,管腔直径>6.0 mm,壁增厚,周围脂肪间隙呈纤维条索样改变
4 级	坏疽性或出血性阑尾炎	阑尾炎伴穿孔	阑尾腔呈实性状,管腔直径>6.0 mm,壁增厚,部分阑尾与周围结构分界不清,阑尾周围积液
5 级	阑尾脓肿或炎性包块	复杂性阑尾炎	阑尾周围脓肿或炎性包块形成

参考文献

[1] 张雪辉,韩春蕾,王钦习. 急性阑尾炎患者临床诊断中多层螺旋 CT 的应用及其准确性研究[J]. 中国 CT 和 MRI 杂志,2021,19(10):163-166.

[2] 覃晨斌,潘石宏,刘杰明,等. 多排螺旋 CT 扫描重建技术在急腹症影像诊断中的应用价值[J]. 深圳中西医结合杂志,2019,29(5):58-59.

[3] 刘杨波,安红俭. 多层螺旋 CT 检查鉴别诊断急性阑尾炎各病理类型的价值[J]. 临床医学研究与实践,2019,4(25):10-12.

五、肠系膜血管栓塞 ▶▶▶

1. 概述

急性肠系膜血管栓塞(AMVO)是由于各种原因引起的一种肠系膜血管栓塞、肠管血流循环及运动功能障碍综合征,为临床中一种较为少见的急腹症,因栓子进入肠系膜血管所致。

根据病因肠系膜缺血可分为以下几类。①动脉栓塞(arterial embolism):是急性肠系膜缺血最常见的诱因,占 40%～50%,此类病人既往常有心脏疾病,如房颤、附壁血栓形成、心肌梗死、左心房黏液瘤,以及人工瓣膜等;大动脉疾病如动脉瘤或动脉粥样硬化。医源性操作如动脉造影术等也可导致动脉栓塞,肠系膜上动脉最易受累及。②动脉血栓形成(arterial thrombosis):占急性肠缺血患者的25%~30%,此类患者既往常有肠系膜动脉粥样硬化,常因肠系膜上动脉起始段的动脉粥样硬化引起栓塞,故急性动脉血栓形成缺血比栓子栓塞缺血更严重。③非闭塞性肠系膜缺血(non-occlusive mesentericischemia):占急性肠缺血的15%~20%,此类患者既往常有低灌注情况,如休克、药物(洋地黄类、血管升压药等),当诱因去除后血管痉挛仍会继续存在,导致该类缺血患者预后极差。④静脉血栓形成(venous thrombosis):占急性肠系膜缺血的5%~10%,此类病人既往常有遗传性凝血功能亢进,如补体蛋白C和抗凝血酶Ⅲ缺乏,获得性凝血功能亢进,恶性肿瘤,口服避孕药,门静脉高压,腹腔感染和腹部大手术后等。本病多发生于肠系膜上动脉或静脉的主干或其分支。血管栓塞后,肠壁缺血缺氧,引起痉挛,而后产生充血水肿、出血和坏死以及肠壁穿孔,临床上表现为血运性肠梗阻。肠腔内有气体和液体积滞,多为血性积液。除了肠系膜动脉栓塞外,常合并脾动脉、肾动脉等栓塞。

2. 临床表现

急性肠系膜栓塞的发病率在男女比例为2∶1,病人常主诉类似疝气样的严重腹痛,伴随恶心、呕吐,而腹膜炎的体征如肌紧张、反跳痛相对较少,只有15%的病人出现黑便或便血,但隐血试验在近50%的患者中为阳性。如果存在广泛的急性肠缺血,腹部听诊肠鸣音可消失。这种"症状和体征不符或分离"的现象是肠系膜缺血性疾病早期的一个重要线索。大约50%的肠系膜栓塞的病人在之前曾有过栓塞病史,常常累及股、腘动脉。腹肌强直、腹部压痛及其他腹膜炎的体征出现时,提示肠梗死形成或穿孔。腹痛、胃肠道倾倒和栓子的"三联征"是急性肠系膜栓塞的特有症状,一旦出现需要立即治疗。急性肠系膜动脉血栓形成的高危因素为肠系膜动脉粥样硬化,因粥样硬化后血管阻塞过程缓慢,侧支循环建立充分,故病人常能耐受大动脉阻塞。此类典型病人常常为60~70岁老年女性,主诉症状为隐匿且逐渐加重的腹痛。肠系膜动脉粥样硬化导致慢性肠系膜缺血的症状,如餐后痛,畏食和体重丢失,有研究表明只有19%的肠系膜血栓形成的患者会出现上述症状,大多肠系膜粥样硬化的病人是无症状的。非闭塞性肠系膜缺血的病因不明,目前认为与心排血量降低和肠系膜血管痉挛相关,其他因素包括低灌注状态时缺氧、弥散性血管内凝血和再灌注损伤。诊断此病十分困难,因为其发病隐匿而且偶尔不出现腹痛,即使出现腹痛,腹痛性质、严重程度和部位常常有变化。其他能提示本病的症状包括不能解释的腹胀、发热、胃肠道出血或难处理的脓毒症等。

3. 影像学检查方法

肠系膜血栓的检查可采用X线、CTA及DSA检查,各种检查方法的优势与限度如下。

(1)X线检查　发病开始往往缺少明显影像学征象,依据闭塞的部位和范围不同,其表现也有所不同,合并肠梗阻X线可显示。

(2)CT检查　最佳检查方法,行肠系膜CTA检查,冠、矢状位重建图像有助于对肠系膜栓塞的定位及整体观察;CTA检查能够清晰观察到肠系膜血管中有无出现栓子、闭塞以及累及长度及分支是否受累,有助于评估缺血肠袢,继而分析缺血病因;检查过程中还可以观察到肠缺血有无并发症以及其他脏器情况,有助于排除因其他脏器疾病引起的急腹症,继而达到鉴别诊断的目的。腹部CT检查过程中,通过二维多平面重建与三维血管重建技术,能够充分显示肠缺血情况,因此大大提高了诊断结果的准确率。腹部CT间接征象的特异性较差,与肠梗阻、肠炎等肠道疾病存在明显的相似性,所以,临床诊断时一般以直接征象为主、间接征象为辅进行分析判断,对于未出现直接征象的患者而言,则以间接征象为主并结合患者的症状表现、既往病史、实验室检查结果等进行综合判断。

(3)DSA检查　金标准,肠系膜血管造影检查在急性肠系膜血管栓塞的诊断中也能发挥一定的应用优势,但该检查项目是一种有创性操作,因此其临床应用受限。

4. 影像学表现

(1) X 线表现 ①肠曲充气扩张:肠曲扩张的范围与闭塞肠系膜上动脉的分布相一致,即从小肠至近端结肠。还可出现脾曲截断征,即脾曲以上的大、小肠积气、积液和扩张,结肠脾曲以下的大肠无积气、积液。②受累肠管改变:受累肠曲管壁增厚、僵直、管腔扩张、黏膜皱襞增粗,造影检查可见肠管外形呈锯齿状。也可出现肠壁坏死征象和门静脉积气,即肠系膜血管闭塞引起肠坏死后,黏膜层破溃,肠腔内气体可通过破口进入肠壁,并可进入血管顺流至门静脉内。肠壁积气在腹部平片上为小肠肠腔之外沿肠道分布的弧形线状透明影,门静脉积气只有在气体进入肝脏之后才易于显示。③腹腔内积液:可见结肠旁沟变宽、肝三角消失及肠间隙增宽等征象。

(2) CT 表现 主要分为间接征象与直接征象两种,直接征象中,平扫时显示的血栓 CT 值明显高于健康人群的血液密度,增强扫描动脉期肠系膜血管内常表现出不同形态的充盈缺损状态,血管成像中可观察到血管堵塞具体位置以及堵塞的严重程度。间接征象以肠腔扩张、肠壁增厚、纸样肠壁变化、肠系膜积液等非特异表现为主。急性肠系膜血管栓塞患者通常存在明显的肠壁气肿、门静脉积气、肠系膜静脉内积气等症状,肠壁黏膜内的积气主要表现是沿肠壁邻近区域分布的囊状或线状积气,因此积气被视为急性肠系膜血管栓塞的一种特异性表现,而分析造成积气的原因,主要在于细菌感染、腔内气体进入脆弱的肠壁中。如果 CT 影像图表现为肠壁、门静脉内同时积气,则应考虑患者是否出现不可逆的肠壁坏死或肠壁全层坏死,如果只是出现肠壁积气,则应考虑患者是否出现肠壁部分缺血。

(3) DSA 表现 可清楚显示肠系膜血管闭塞情况,远端分支显影情况以及邻近其他血管是否有栓塞;DSA 下球囊扩张及取栓术对于确诊患者是非常重要治疗手段。

5. 典型案例

女,72 岁,农民。主诉:腹部胀痛不适 1 d。患者因胸闷憋喘于当地住院治疗,1 d 前患者住院期间无明显诱因出现腹部胀痛不适,伴腹泻。患者自发病以来精神状态一般,食欲一般,睡眠良好,体力情况较差。查体腹部膨隆,无腹壁静脉曲张,无皮疹、色素、蜘蛛痣,无胃肠型及蠕动波,全腹轻压痛,无反跳痛,无肌紧张,肠鸣音正常。多层螺旋肠系膜 CTA 扫描示肠系膜上动脉起源及走行未见明显异常,肠系膜上动脉远段及部分分支管腔内见低密度充盈缺损影(白箭头)(图 3-1-8A)。VR、MIP、增强扫描动脉期矢状位、VR 矢状位、MIP 矢状位示局部管腔重度狭窄、闭塞,远端管腔显影可(图 3-1-8B ~ G)。DSA 示:肠系膜上动脉中段管腔闭塞,以远未见显影;经球囊扩张成形术、血栓抽吸术后造影复查显示肠系膜上动脉及分支通畅,远端可见显影(图 3-1-8H ~ J)

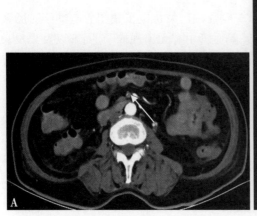
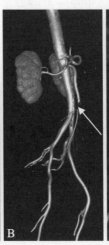
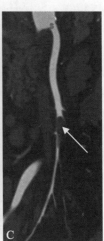

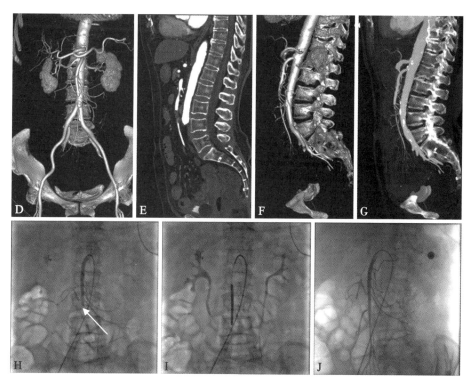

A.增强扫描动脉期轴位;B、D.VR;C.MIP;E.增强扫描动脉期矢状位;F.VR 矢状位;G.MIP 矢状位;H.DSA 造影;I.球囊扩张;J.DSA 复查

图 3-1-8　肠系膜上动脉栓塞 CTA 图像

诊断意见:肠系膜上动脉主干及部分分支栓子形成,局部管腔栓塞。

6. 鉴别诊断

(1)肠梗阻　是常见外科急腹症,需与肠系膜血管缺血性疾病鉴别。腹痛性质由阵发性转为持续性,或呈持续性伴阵发性加剧,如经胃肠减压等手术措施后,腹胀减轻而依然持续性腹痛,同时出现休克和腹膜炎体征,呕吐血性物或便血,提示肠缺血可能。

(2)肠源性脂肪代谢障碍　是一种影响成年人的慢性多系统疾患,由革兰氏阳性杆菌引起。组织学发现在小肠黏膜和黏膜下层有特征性过碘酸希夫反应阳性糖蛋白的泡沫状巨噬细胞。临床表现包括吸收不良综合征和慢性腹泻。影像学检查包括空肠增厚,无肠膨胀或运输时间异常。大量脂肪密度的肠系膜和腹膜后淋巴结特征性地提示该诊断。其余能辅助诊断的还包括肝脾大和腹水。

(3)克罗恩病　是一种透壁的肠道炎性疾病,好发于回肠末端。CT 的特征性改变为小肠壁增厚,肠壁厚度可超过 1 cm,同时增厚可呈均匀或离心型。肠壁偶尔有一低密度的中间层,称双晕轮或晕轮,提示黏膜下水肿或脂肪沉积。晕轮征在各种炎症疾病中可能会出现,如放射性肠炎、移植物抗宿主病和慢性小肠缺血,需要进行鉴别。克罗恩病其他特征性的病变包括纤维脂肪增殖,在腹部平片和钡餐检查中类似团块状或脓肿,以及因小肠节段充血导致的直小血管突出,称鸡冠征。这些不会出现在肠系膜缺血中,可与之鉴别。

(4)肠壁出血　缺血、创伤、血管炎、凝血紊乱和抗凝治疗是肠道出血的一些诱因,出血主要出现在黏膜下层。CT 表现为皱襞有规则增厚,在对比 X 线透视检查中又称"栅栏样"表现。这种表现可能是弥漫性也可以是节段性的,取决于出血病因。出血沿着黏膜下间隙,在 CT 上表现为肠壁内团块,使肠腔狭窄,易与肠道肿瘤混淆。如果出血为急性,血肿在无对比 CT 上显示为高密度影。肠壁出血累及肠管常常<15 cm,而肠缺血累及肠管常>30 cm。同时,CT 表现为出血肠壁增厚>1 cm,而肠缺血常<1 cm。

7.分析思路与拓展

(1)分析思路

1)合并肠梗阻时立位腹平片可显示液平面。

2)CTA 对诊断肠系膜血栓有重要价值,应重点观察肠系膜血管内充盈缺损表现,间接征象以肠腔扩张、肠壁增厚、纸样肠壁变化、肠系膜积液等非特异表现为主。

3)对检查视野内的其他组织和器官均要仔细检视,有无肠梗阻、有无门脉及肠壁积气。

4)结合病史及影像表现排除鉴别诊断,作出诊断结论。经确诊后可进行介入取栓治疗。

5)最后对影像描述及结论进行复核,是否针对临床提出的问题进行了解答? 获得此结论的依据是否足够? 例如肠系膜血栓的影像描述、结论中是否提供以下信息:①是否肠壁缺血坏死,肠壁合并积气;②是否合并肠梗阻;③是否合并脾、肾动脉栓塞;④有无腹盆腔积液。

(2)拓展　肠系膜血管病变是指小肠或结肠因供血不足而发生的缺血性损害。肠系膜血管闭塞可因血栓形成、血栓栓塞和损伤引起,急性肠系膜血管缺血性病变主要包括肠系膜上动脉栓塞、肠系膜上动脉血栓形成和肠系膜上静脉血栓形成。因肠系膜血管急性血循环障碍,可导致肠管缺血坏死。肠系膜动脉栓塞多发生于风湿性心脏病、动脉粥样硬化斑块脱落等,肠系膜静脉血栓形成多继发腹腔感染所造成的血栓性静脉炎及静脉回流受阻等疾病。临床具有起病急、病情进展快、死亡率高等特点,因此早期明确诊断对于争取救治时间,改善患者预后具有重要意义。临床上患者多主诉腹痛,体征多不明显,病情继续发展可出现持续性腹痛、呕吐血性物、腹泻及血便,还可引起休克症状和体征。该病的患病率虽不高,但具有发病急、病情进展快的特点,患者临床症状常表现出一定程度的腹胀、恶心呕吐、发热畏寒、便血等症状,会严重影响身心健康,病情严重者会出现绞窄性肠梗阻、中毒性休克,继而威胁其生命安全。

参考文献

[1]STEFANO S, GUIDO C, CAROLINA G, et al. Duplexultrasound in the early diagnosis of acute mesenteric ischemia: a longitudinal cohort multicentric study[J]. European Journalof Emergency Medicine Official Journal of the European Societyfor Emergency Medicine,2016,24(6):21-26.

[2]WYERS M,SHUJA F. Difficult decisions in vascular surgery[M]. Switzerland:Springer,2017.

[3]王海波.急诊腹部 CT 对急性肠系膜血管栓塞的诊断作用及价值分析[J].中国保健营养, 2021,31(1):265-266.

[4]PAWE L,MARIAN S,TOMASZ M. Endovascularembolectomy of the superior mesenteric artery using the Rotarexsystem for the treatment of acute mesenteric ischemia[J]. Polsk-ie Archiwum Medycyny Wewnetrznej,2016,126(3):196-197.

[5]王瑞军. 肠系膜上动脉栓塞的多层螺旋 CT 诊断探讨[J]. 影像研究与医学应用,2017,1(12): 114-115.

[6]胡迪聪.腹部 CT 对急性肠系膜血管栓塞的诊断价值分析[J].现代诊断与治疗,2018,29(12): 1955-1957.

[7]范杰.急诊腹部 CT 用于诊断急性肠系膜血管栓塞的临床探究[J].饮食保健,2021,29(3): 258-259.

六、肠扭转

1. 概述

肠扭转是一种较为严重的临床急腹症,是指肠袢一段或全部因各种原因围绕一个固定点发生旋转或移位,并引发肠系膜及其内部脉管也出现扭转而形成闭袢形肠梗阻、扭转与压迫,影响肠管血液供应,短时间内造成肠管缺血、坏死、穿孔、肠绞窄等,起病急、进展快,致死率较高,是一种严重的急腹症。

2. 临床表现

肠扭转是急性机械性梗阻,初步表现为常规的肠梗阻症状,比如痛、吐、胀、闭,痛就是腹痛,吐是恶心、呕吐,胀是腹胀,闭就是停止排气、排便,是肠梗阻的表现。肠扭转的病人腹痛是绞痛,而且是剧烈的腹痛,经常发生于脐周或者小腹部,如果遇上乙状结肠扭转的病人,表现为不对称性腹胀,腹部有压痛性、弹性包块,就是肠扭转的常见症状。小肠扭转呕吐频繁、腹胀、肠鸣音减弱,可闻及气过水声。乙状结肠扭转左腹部膨胀,可见肠型,叩诊鼓音。急性盲肠扭转右下腹有肿块、压痛,可产生盲肠坏死或穿孔,可出现毒血症和感染中毒性休克。亚急性盲肠扭转病情可持续数天。

3. 影像学检查方法

肠扭转的检查可采用普通 X 线、CT,各种检查方法的优势与限度如下。

(1)X 线检查　腹部立位片作为常规腹部急腹症常规检查,早期肠扭转缺乏特异性影像学表现,对于鉴别肠穿孔、泌尿系及胆囊结石具有一定意义。

(2)CT 检查　多层螺旋 CT(MSCT)因其高分辨率、快速扫描、丰富的图像后处理能力,成为目前肠扭转临床检查的主要手段。轴位 CT 图像追踪肠管、血管"漩涡征"特异性不高,血管沿人体纵轴的向上反折或空、回肠血管转位常规 CT 轴位常显示不佳,常规轴位结合 MPR 分析追踪肠管和血管的异常走行更利于肠扭转的准确快速诊断。

(3)CTA 检查　CTA 更清晰地显示肠系膜血管走向情况及肠管扭转情况及部位,同时可显示肠系膜上动脉血管是否因扭转致使供血中断及判定有无血栓形成,矢状面和冠状面、MIP 及 VR 图像能够清楚地显示血管分布及肠管走行及扭转情况。

4. 影像学表现

(1)X 线表现　肠扭转 X 线腹部平片病情不同表现也不同,具体如下。①全小肠扭转:十二指肠充气扩张,小肠普遍充气并有多个液平面。②部分小肠扭转:可见巨大的充气肠襻固定在腹部某一部位,有很长的液平面形成。③乙状结肠扭转:可见巨大的双腔充气肠襻自盆腔达膈下,立位时可见两个液平面,晚期时,近端结肠逐渐过度充气扩张,必要时可做小剂量的钡灌肠,若发现钡剂受阻,尖端成锥形或鸟嘴样可确诊。④盲肠扭转:可见巨大的充气样肠襻,左上腹出现液平面,会误认为扩大的胃,伴有多个小肠充气液平面,钡灌肠可见在横结肠肝区处受阻。

(2)CT 表现　肠扭转 CT 征象主要有以下表现。①漩涡征:即肠管、肠系膜血管以一固定点为中心呈螺旋状盘绕或聚集,进而产生漩涡状改变,是肠扭转的主要征象。CT 检查提示该固定点有排列清晰的带状影与血管影,血管造影提示肠系膜血管有动脉漩涡样改变、血管移位转折、血管变细、血管突然中断等血管走行异常征象。但漩涡征非肠扭转特异性征象,不伴有肠扭转的单纯肠粘连性肠梗阻等肠管与肠系膜其他疾病也可能显示为漩涡征。②鸟喙征:即紧邻漩涡边缘的肠管显示为鸟嘴样变尖,与未呈现漩涡征的积气、积液、扩张肠管之间有清晰的边界,是肠扭转的常见征象。③靶环征:即肠壁以环形对称性增厚显示分层改变,其原因在于肠扭转后,局部肠壁出现血液循环障碍,静脉回流受到阻碍,增加了黏膜下肠壁水肿与增厚程度,在对称性增厚的同时显示为分层状改变。④倒 U 形征或 S 形征:在乙状结肠患者中多见,表现为扭转肠襻出现 U 形或 S 形变化,肠管位于血管外周环绕旋转,判断有无"漩涡征"要结合薄层轴位图像与 MPR、MIP 图像综合分析。

（3）CTA 表现　肠扭转时肠系膜血管的异常，如漩涡样改变、血管变细或突然中断、血管移位跨越中线等。通过本组病例肠扭转后肠系膜血管形态的观察，本研究对肠系膜血管扭转的形态初步可分为旋转形、反折形、空回肠血管转位形。肠系膜血管旋转形，CTA 表现为肠系膜血管沿轴心顺时针或逆时针旋转，肠管及血管沿着旋转轴心呈圆周样旋转，可出现典型肠管、血管漩涡征及肠管"鸟喙征"。

5. 典型案例

男,64 岁,退休。主诉:持续性脐周疼痛 1 d。1 d 前于进食午饭后出现脐周部疼痛,呈持续性绞痛,伴腹胀,无恶心、呕吐、发热、腹泻等症状,未排气排便。查体:腹胀,腹壁紧张,全腹压痛,无反跳痛,未触及包块,无腹壁静脉曲张,肝、脾未触及,肠鸣音减弱、2 次/min,无过水声,无血管杂音。CT 轴位平扫加增强示:中腹部肠管及肠系膜血管沿着旋转轴心呈圆周样旋转,可出现典型肠管、血管"漩涡征"及肠管"鸟喙征"（白箭头）（图 3-1-9A～F）;静脉期冠矢位（图 3-1-9G、H）;MIP 冠失位（图 3-1-9I、J）。系膜区见多发增大淋巴结影;腹腔部分肠管扩张积液,局部见气液平面;腹腔脂肪间隙模糊,腹盆腔见少量积液影。

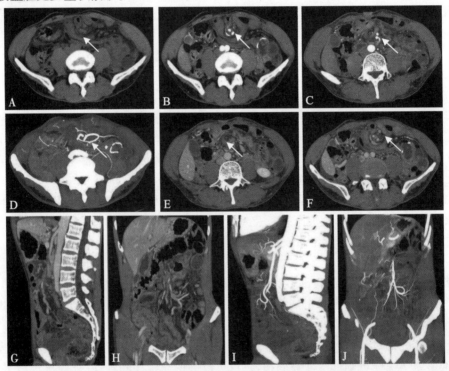

A. 平扫轴位;B、C. 增强扫描动脉期轴位;D. MIP;E、F. 增强扫描静脉期轴;G. 静脉期矢状位;
H. 静脉期冠状位;I. MIP 矢状位;J. MIP 冠状位

图 3-1-9　肠扭转 CT 平扫+增强图像

诊断意见:考虑肠扭转并梗阻;系膜区肠系膜淋巴结多发增大;腹盆腔少量积液。

6. 鉴别诊断

（1）缺血性结肠炎　大部分坏疽型缺血性结肠炎起病急,腹痛剧烈,伴有严重的腹泻,便血和呕吐。临床表现与乙状结肠扭转相似。早期即可出现明显的腹膜刺激征。病变广泛的患者还可伴明显的麻痹性肠梗阻。结肠镜检查是诊断缺血性结肠炎最有效的检查方式,影像学上无肠扭转征象。

(2)急性阑尾炎　急性阑尾炎一般有转移性右下腹痛,右下腹压痛较局限、固定,白细胞计数增加较显著。影像学提示阑尾增粗,管壁增厚,周围渗出伴或不伴有脓肿形成。

(3)急性胃扩张　盲肠扭转X线腹平片显示单个卵圆形胀大肠襻,有气液平面,其部位及形状提示有可能为张大盲肠。位于上腹的游离盲肠当胀气积液重时,X线影像有可能被误认为是急性胃扩张。但经鼻胃管抽吸后,影像无改变。

(4)肠穿孔　临床症状变现为急性腹痛,行腹部立位片示:膈下游离气体,CT示:腹腔感染渗出、伴腹腔内积气,严重时伴腹腔脓肿及积液形成。

7.分析思路与拓展

(1)分析思路　①临床病史提供:早期疾病较急,不对称腹痛,伴腹胀、无排气、排便,早期肠鸣音明显,晚期表现为弥漫性腹膜炎及休克状态。②X线:腹部立位片表现为双腔充气肠襻及气液平面改变,消化道造影可表现为鸟嘴样改变。③增强CT及CTA显示:在不同时期具有不同影像学征象,通过多角度及重建技术可更直观显示病变部位、程度及血管情况,进而评判患者肠道血供情况及坏死情况进而指导临床诊疗方式。④结合病史及影像表现排除鉴别诊断,作出诊断结论。

(2)拓展　肠扭转易导致肠梗阻,是机械性梗阻中危险性最高的一种类型,小肠扭转比例最高,其次为乙状结肠扭转,少数为其他部位肠扭转。

肠扭转可压迫肠腔及血管,引起血液供应障碍,导致肠管缺血坏死。病理上大致有以下改变可反映在CT表现上。①肠淤血水肿期:淤血水肿致肠壁增厚,肠壁增厚不论边缘清楚或边缘毛糙,均可视为肠壁水肿,通常此型偶有可逆性,绞窄减轻或排除淤血水肿也可减轻。本期多为静脉受阻,动脉供血正常或略减。②肠缺血期:本期多为动静脉供血同时受阻,CT增强扫描肠壁多呈弱强化或延迟强化或不强化。③肠坏死期:肠缺血进一步加重,导致肠壁组织缺氧、变性,黏膜糜烂坏死,肠壁积气或肠系膜积气。

肠扭转应注意与胃十二指肠溃疡穿孔等其他急腹症鉴别。还需与其他原因如粘连性肠梗阻、肠套叠等病情进展所致的绞窄性肠梗阻鉴别。另外,应注意与结肠扭转如乙状结肠扭转和盲肠扭转鉴别。一般来讲,不论是全小肠扭转或部分小肠扭转,术前往往只能做出绞窄性肠梗阻的诊断,它的确切病因只有在剖腹探查时始能明确。

参考文献

[1]龙腾河,崔惠勤,罗焕江,等. 成人肠扭转 MSCT 的诊断价值[J]. 临床放射学杂志,2015,34(5):756-758.

[2]张晔锋. CT 在肠扭转诊断中的应用[J]. 医疗装备,2016,29(18):16-17.

[3]苏杨. 128 层螺旋 CT 对小肠扭转及结肠扭转的诊断价值分析[J]. 医药前沿,2016,6(11):64-65.

第二节　肝脏病变

一、脂肪肝

1. 概述

脂肪肝,是指由于各种原因引起的肝细胞内脂肪堆积过多的病变。脂肪肝是一种常见的临床现象,而非一种独立的疾病。其临床表现轻者无症状,重者病情凶猛。一般而言,脂肪肝属可逆性疾病,早期诊断并及时治疗常可恢复正常。

2. 临床表现

脂肪肝的临床表现多样,轻度脂肪肝多无临床症状。脂肪肝病人多于体检时偶然发现。中、重度脂肪肝有类似慢性肝炎的表现,可有食欲缺乏、疲倦乏力、恶心、呕吐、肝区或右上腹隐痛等。肝轻度肿大可有触痛,质地稍韧、边缘钝、表面光滑,少数病人可有脾大和肝掌。当肝内脂肪沉积过多时,可使肝被膜膨胀、肝韧带牵拉,而引起右上腹剧烈疼痛或压痛、发热、白细胞计数增多,误诊为急腹症而做剖腹手术。重度脂肪肝患者可以有腹腔积液和下肢水肿、电解质紊乱如低钠、低钾血症等。

3. 影像学检查方法

脂肪肝的检查可采用 X 线,CT 及 MRI,各种检查方法的优势与限度如下。

(1)X 线检查　脂肪肝时,X 线检查不能发现异常,临床价值有限。

(2)CT 检查　CT 检查在脂肪肝的形态学及半定量诊断方面有一定的价值。

(3)MRI 检查　应用常规的 T1WI 和 T2WI 技术均不能很好地显示脂肪肝并明确诊断。而应用化学位移成像的同相和反相位成像,可以显示肝脂肪浸润。

4. 影像学表现

(1)CT 表现　平扫显示肝的密度降低,弥漫性脂肪浸润表现为全肝密度降低。局灶性浸润则出现肝叶、肝段或亚段的肝局部密度降低。肝/脾 CT 值之比<0.85,则可诊断脂肪肝。增强后 CT 扫描,脂肪肝的肝内血管影显示得非常清楚,其形态、走向均无异常,有时血管可变细、变窄,但无推移、包绕现象,有助于鉴别肝癌与脂肪肝内的灶性非累及区(正常"肝岛")。

(2)MRI 表现　在 MRI 的同-反相位成像中,在反相位图像上,脂肪浸润的信号比同相位图像的信号强度明显下降,为其特征。MRI 的化学位移新技术及 MRS 等技术也可进行肝脏脂肪含量的定量诊断。

5. 典型案例

病例1:患者,男,74 岁,主诉:双上肢无力伴言语不利 17 h 余。门诊以"急性脑梗死"收入我科。入院后行 CT 扫描。CT 平扫图像显示肝脏密度弥漫性降低(图 3-2-1A),增强扫描动脉期(图 3-2-1B)及静脉期(图 3-2-1C)扫描后肝实质未见明显强化,冠状位(图 3-2-1D)图像显示肝均匀强化。

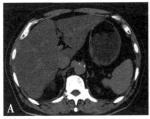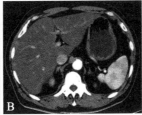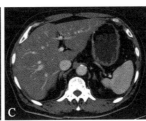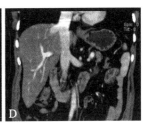

A. CT 平扫；B. CT 增强扫描动脉期；C. CT 增强扫描静脉期；D. CT 增强扫描静脉期冠状位

图 3-2-1　脂肪肝 CT 图像

案例扩展

诊断意见：弥漫性脂肪肝。

病例2：扫码见案例扩展。

6. 鉴别诊断

（1）肝癌　局限性脂肪肝改变需与之相鉴别。通常情况下小细胞肝癌多呈衰减，常有包膜影和门静脉侵犯，CT 显示肝癌多呈边界较清楚的密度降低区，增强后扫描组织对比增强。

（2）病毒性肝炎　脂肪肝患者肝内脂肪变性呈弥漫性分布，常需与病毒性肝炎等鉴别。病毒性肝炎患者除具有乏力、纳差、发热、恶心、呕吐、黄疸、尿黄等表现外，流行病学、病原学检查也有助于确诊。

7. 分析思路与拓展

（1）分析思路　①病变形态：肝脏弥漫性病变及局灶性改变。②CT 表现：平扫肝脏呈低密度，增强扫描肝脏脂肪浸润区均匀强化，但仍低于强化后的正常肝脏和脾脏密度，无占位效应。肝内血管走行分布正常，可有受压变细。③MRI 表现：在反相位图像上，其特征为脂肪浸润的信号比同相位图像的信号强度明显下降。增强扫描弥漫性脂肪肝肝实质强化均匀一致，局灶性脂肪浸润其强化不及周围正常肝实质，边缘较平扫时清楚，呈片状或者楔形低信号区，多位于肝裂周围、肝脏边缘部分。

（2）拓展　正常肝脏 CT 表现轮廓光滑整齐，其形状和显示的结构依扫描面不同而有差异。肝实质平扫显示为均匀一致的软组织密度影，CT 值 40～70 Hu，密度高于同层脾脏和胰腺，肝/脾 CT 值之比<0.85，则可诊断为脂肪肝。当肝脏的密度显著减低时，衬托之下的肝内血管呈相对高密度而清楚显示，但走向、排列、大小和分支正常，没有受压移位或者侵犯征象。

参考文献

［1］王雁翔，王灵台，高月求，等.脂肪肝中医证型流行病学调查及其中医病因病机初探［J］.中国中西医结合杂志，2005，25（2）：126-130.

［2］方春，王立章，王延春，等.脂肪肝 MRI 同反相位定量测量与 CT 值相关分析［J］.中国临床医学影像杂志，2012，23（2）：81-84.

［3］Katsutoshi，Sugimoto. Development of US- and CT/MRI-based quantification of liver steatosis［J］. Journal of Medical Ultrasonics，2021，48（4）：463.

［4］韩萍，于春水.医学影像诊断学［M］.4 版.北京：人民卫生出版社，2017.

二、肝硬化

1. 概述

肝硬化发病缓慢,由一种或多种病因长期或反复作用形成的弥漫性肝损害。在我国大多数为肝炎后肝硬化,少部分为酒精性肝硬化和血吸虫性肝硬化。病理组织学上有广泛的肝细胞坏死、残存肝细胞结节性再生、结缔组织增生与纤维隔形成,导致肝小叶结构破坏和假小叶形成,肝脏逐渐变形、变硬而发展为肝硬化。

2. 临床表现

肝硬化的起病与病程发展一般均较缓慢,早期由于肝脏代偿功能较强可无明显症状,后期则以肝功能损害和门静脉高压为主要表现,门静脉高压表现主要有脾大、侧支循环的建立和开放、腹水、在临床上均有重要意义。晚期常出现上消化道出血、肝性脑病、继发感染、脾功能亢进、腹水、癌变等并发症。

3. 影像学检查方法

肝硬化的检查可采用 X 线、CT 及 MRI,各种检查方法的优势与限度如下。

(1)X 线检查　胃肠道造影检查具有一定的价值。

(2)CT 检查　CT 检查可反映肝硬化的病理形态学样改变,包括肝脏大小、形态、密度的改变,肝裂增宽及一些继发性改变。

(3)MRI 检查　在显示肝脏大小、形态改变和脾大、门静脉高压征象方面与 CT 相同。

4. 影像学表现

(1)X 线表现　胃肠道造影可显示胃底、食管静脉曲张。血管造影可见肝动脉分支变细变少、扭曲,门静脉及脾静脉扩张。

(2)CT 表现　早期肝脏正常或增大,晚期萎缩,各叶比例失调。肝脏边缘显示凹凸不平,部分肝段正常形态消失。肝裂增宽,左叶萎缩,肝密度普遍降低或灶状分布,略高密度再生结节。可有继发性改变,如脾大,门静脉及脾静脉增宽,腹水。

(3)MRI 表现　硬化结节一般 T1WI 呈稍高或等信号,T2WI 呈低或等信号,信号均匀,无包膜,对比增强硬化结节无明显强化,延迟期可见结节周围网格样强化,即结节周围纤维包膜延迟强化。

5. 典型案例

病例1:患者,男,54 岁,主诉:双下肢蚯蚓状物 10 余年。乙肝病史 20 余年,以"门静脉血栓、右下肢静脉曲张"收入院。入院后行 CT 扫描。CT 平扫(图 3-2-2A)示肝脏体积减小,肝叶比例失调,增强扫描轴位(图 3-2-2B、C)及冠状位(图 3-2-2D)门静脉主干、左支及脾静脉增粗,门静脉左支可见侧支与腹壁静脉相交通,门静脉主干、左支及肠系膜上静脉近端管腔内可见低密度充盈缺损影,左肾静脉增粗,左肾静脉与脾静脉交通。

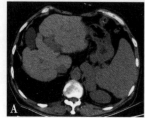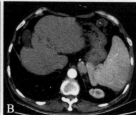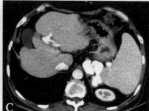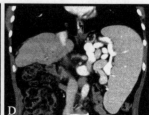

A. CT 平扫;B. CT 强扫描动脉期;C. CT 增强扫描静脉期;D. CT 增强扫描静脉期冠状位

图 3-2-2　肝硬化 CT 图像

案例扩展

诊断意见:肝硬化、脾大、门静脉高压,脾肾分流。门静脉主干、左支及肠系膜上静脉近端栓子形成。脾动脉迂曲增粗。脾周少许积液。

病例2:扫码见案例扩展。

6.鉴别诊断

肝硬化的临床表现比较复杂,需与有类似表现的疾病相鉴别,腹水需与下列疾病鉴别。

(1)结核性腹膜炎　有结核中毒症状,腹部可有柔韧感,压痛及反跳痛,症状及体征持续不退,腹水性质为渗出液。

(2)癌性腹膜炎　腹腔脏器的癌瘤可转移至腹膜而产生腹水,年龄在40岁以上,腹水可呈血性,腹水中可找到癌细胞。

7.分析思路与拓展

(1)分析思路　①病变形态:肝脏边缘凹凸不平,肝叶增大和萎缩,也可表现为全肝萎缩。②CT表现:早期肝硬化肝实质密度均匀,中晚期肝脏密度不均匀,为高低密度相间的稍高密度结节样增生和不同程度的低密度脂肪浸润改变。③MRI表现:肝硬化时肝脏信号可均匀或不均匀。肝硬化伴有肝炎或脂肪沉积时肝内信号不均匀,在T1WI上表现为斑片状高信号区。另外肝硬化时可伴有铁的沉积,导致肝脏信号的下降。MRI对于肝硬化的重要意义在于能显示再生结节,再生结节在T1WI上呈等信号或者高信号,在T2WI上低信号或者稍低信号,结节内部信号均匀,无包膜。

(2)拓展　肝实质平扫显示为均匀一致的软组织密度影,早期病变的时候肝可能表现增大,中晚期病变时可出现肝叶比例失调。由于肝硬化后肝纤维组织增生,肝叶萎缩,致肝裂和肝门增宽,胆囊也可因此而外移,合并脾增大;门静脉扩展,侧支循环形成,脾门、胃底、食管下段及腰旁静脉血管增粗扭曲。如出现海绵样变,在肝门的门静脉主干及左右分支周围出现大量扭曲、扩张的静脉血管丛。

参考文献

[1]韩萍,于春水.医学影像诊断学[M].4版.北京:人民卫生出版社,2017.

[2]张笑,宗照炎,曹国臣,等.肝硬化腹部影像学诊断在临床中的应用观察[J].影像研究与医学应用,2021,5(21):18-19.

[3]秦雪青.CT检查与病理诊断早期肝炎后肝硬化的价值观察[J].实用医技杂志,2019,26(1):30-31.

三、肝囊肿

1.概述

肝囊肿为先天性肝囊肿,不包括创伤性、炎症性、寄生虫性和肿瘤性肝囊肿。先天性肝囊肿病因不清楚,可能是胆管在胚胎期发育异常形成小胆管丛,出生后逐渐扩大、融合而形成的囊性病变。临床上分为单纯性肝囊肿和多囊肝,前者包括单发、多发性肝囊肿,或者为常染色体显性遗传性病变,常合并多囊肾。

2.临床表现

临床多见于30~50岁,常偶然体检发现。肝囊肿较小者一般无症状。囊肿增大后,可出现肝大、右上腹不适、腹胀、腹部钝痛及腹部包块。如果合并感染者可出现发热、疼痛。如果囊肿出血或扭转可出现急性腹部剧痛。

3. 影像学检查方法

肝囊肿的检查可采用 X 线、CT 及 MRI，各种检查方法的优势与限度如下。

（1）X 线检查　X 线检查应用价值有限。

（2）CT 检查　CT 检查可行平扫及增强扫描，增强扫描后可清晰显示病灶的边缘。

（3）MRI 检查　病灶强化方式与 CT 相同。

4. 影像学表现

（1）X 线表现　囊肿巨大时可见膈肌升高，胃受压移位。

（2）CT 表现　肝实质内圆形低密度区，边缘锐利，境界清楚，密度均匀，CT 值为 0～20 Hu，增强扫描囊肿不强化，在周围强化的肝实质的衬托下，囊肿边缘更加清楚。

（3）MRI 表现　表现为边缘光滑、锐利，T1WI 呈低信号，T2WI 呈均匀高信号的圆形病灶，对比增强扫描病灶无强化，边界更清楚。

5. 典型案例

病例 1：患者，男，74 岁，主诉：双上肢无力伴言语不利 17 h 余。门诊以"急性脑梗死"收入我科。入院后行 CT 扫描。平扫（图 3-2-3A）示肝右叶类圆形低密度灶，病灶边界清晰，胃癌根治术后，食管空肠吻合，术区见线状高密度影。增强（图 3-2-3B、C）及冠状位图像（图 3-2-3D）显示术区病灶未见明显异常强化，肝右叶低密度灶增强扫描后未见明显异常强化。

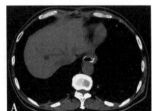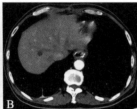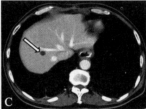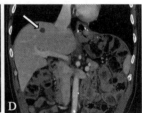

A. CT 平扫；B. CT 增强扫描动脉期；C. CT 增强扫描静脉期；D. CT 增强扫描静脉期冠状位

图 3-2-3　肝囊肿 CT 图像

案例扩展

诊断意见：胃癌根治术后，肝囊肿。

病例 2：扫码见案例扩展。

6. 鉴别诊断

（1）肝内占位病变　肝肿瘤、肝脓肿、肝结核等易与本病混淆。但通过详细询问病史及体格检查，结合实验室及影像检查结果，一般不难鉴别。

（2）肝棘球囊肿（寄生虫性肝囊肿）　患者多来自牧区，有羊、犬等动物接触史，表现为囊肿张力较大，触之硬韧，叩之有震颤，多数患者实验室检查嗜酸性粒细胞增高，补体结合试验阳性，间接免疫荧光检查及被动血凝集试验均有助于鉴别。

7. 分析思路与拓展

（1）分析思路　①病变形态：单发或者多发的类圆形低密度灶。②CT 表现：肝囊肿呈边界光滑、锐利的单发或者多发的类圆形水样密度病灶，密度均匀，CT 值 0～20 Hu，合并出血时，囊内密度增高。增强扫描病灶无强化，伴感染时囊壁可有强化。③MRI 表现：平扫时肝囊肿信号均匀，边界清晰，在 T1WI 上为低信号，在 T2WI 上为明确高信号。囊内伴有出血时，在 T2WI 上可呈高信号，囊肿伴感染时，其信号与肝脓肿类似。增强扫描囊肿无强化表现，边界显示更清楚。

（2）拓展　正常肝脏 CT 表现轮廓光滑整齐，其形状和显示的结构依扫描面不同而有差异。增强扫描后囊肿未见强化,对于直径小于 1 mm 的囊肿,CT 扫描可能产生部分容积效应而容易误认为实质性占位病变,可行 3 ~ 5 mm 以下薄层扫描,并进行对比增强扫描,以更好地显示囊肿的特征。如果发现弥漫分布的肝囊肿时,应注意有无多囊肾的存在。如果囊肿内有出血,则囊肿的密度增高,如果囊肿再合并有感染时,囊肿壁强化。

参考文献

[1]吴少平.单纯性肝囊肿的患病率调查与危险因素分析[D].海军军医大学,2020.
[2]陈馨.胸部 CT 体检人群中偶发胰腺囊性病变的患病率及危险因素分析[D].蚌埠医学院,2020.
[3]徐康赫.肝囊肿的临床特点及疗效分析[D].延边大学,2019.
[4]韩萍,于春水.医学影像诊断学[M].4 版.北京:人民卫生出版社,2017.

四、肝血管瘤

1.概述

肝血管瘤大多数属海绵状血管瘤,是一种常见的肝良性肿瘤,肝血管瘤是肝内最常见的良性肿瘤,术前大多数病例都能得到确诊,绝大多数无症状,少数因肿瘤较大而出现肝区不适。

2.临床表现

小的病变多无症状,经体检超声发现,较大的病变可造成上腹不适或触及包块,巨大血管瘤可使肝脏显著增大,临床表现,<4 cm 者多无症状,常于体格检查做腹部超声时偶然发现;4 cm 以上者约 40% 伴腹部不适,肝大,食欲不振,消化不良等症状,肝血管瘤常含机化血栓可能反复血栓形成造成肿瘤肿胀,引起 Glisson's 包膜牵拉胀痛,肿块软硬不一,有不同程度的可压缩感,少数呈坚硬结节感,肿块很少自发破裂,肝功能一般正常,大血管瘤罕见的综合征为消耗性凝血障碍,血小板减少及低纤维蛋白血症。

3.影像学检查方法

肝血管瘤的检查可采用 X 线、CT 及 MRI,各种检查方法的优势与限度如下。

(1)X 线检查　可进行肝动脉血管造影,价值有限。

(2)CT 检查　可行平扫及增强扫描,增强扫描后可清晰显示病灶的强化方式。

(3)MRI 检查　病灶强化方式与 CT 相同。

4.影像学表现

(1)X 线表现　肝动脉造影显示,供血动脉增粗,巨大肿瘤压迫周围血管弧形移位,早期动脉相肿瘤边缘出现斑点、棉花团状显影,静脉期,肿瘤显影逐渐向中央扩散,肿瘤染色持续到肝实质后期不退。

(2)CT 表现　平扫显示肝内低密度区,轮廓清楚,密度均匀或病变区内有更低密度区,代表血栓机化或纤维分隔,少数可见到钙化。增强扫描显示早期病变边缘显著强化呈结节状或"岛屿状",密度与邻近腹主动脉相近,明显高于周围肝实质密度,持续时间超过 2 min。随着时间延长,增强幅度向病变中央推进,而病变的低密度区相对变小。延时扫描病变呈等密度或略高密度(平扫时病变内更低密度无变化)。

(3)MRI 表现　肿瘤 T1WI 图像呈低信号强度,T2WI 表现为均匀高信号,随着回波时间延长,信号强度增高,在肝实质低信号背景的衬托下,肿瘤表现为边缘锐利的明显高信号灶。对比增强扫描,肿瘤从边缘增强,逐渐向中央扩展,最后充盈整个肿瘤,形成高信号的肿块。

5.典型案例

病例1:患者,男,57 岁。体检发现右肺下叶结节 4 年。门诊以"右肺下叶结节"为诊断收入院。入院后行 CT 扫描。平扫(图 3-2-4A)示肝大小、形态未见明显异常,实质可见多发片状低密度影,增强(图 3-2-4B、C)及冠状位(图 3-2-4D)显示边缘结节样强化(白箭头),肝血管充盈可。

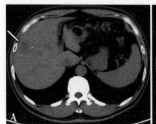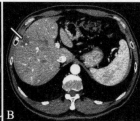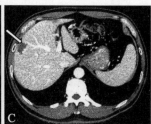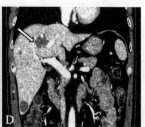

A.CT平扫;B.CT增强扫描动脉期;C.CT增强扫描静脉期;D.CT增强扫描静脉期冠状位

图3-2-4　肝血管瘤CT图像

案例扩展

诊断意见:肝多发血管瘤。

病例2:扫码见案例扩展。

6.鉴别诊断

> (1)原发性肝癌　多合并肝硬化,病情进展快,病程短,AFP常阳性。
> (2)肝转移癌　常有胃肠道肿瘤等原发病史,不难作出鉴别诊断。
> (3)先天性肝囊肿　病程长,病灶多数为多个,1/3～1/2伴有多囊肾,影像学检查可进一步鉴别。

7.分析思路与拓展

(1)分析思路　①病变形态:单发/多发圆形、类圆形病变。②CT表现:肝内圆形或者类圆形低密度占位性病变,境界较清楚,直径大于4 cm的病灶中央多见裂隙状、星状不规则状更低密度区,病灶内偶见钙化。增强扫描表现为"早出晚归征",较大病灶中心可无强化,个别不典型病例病灶无强化。③MRI表现:T1WI上血管瘤多表现为圆形或类圆形的低信号,边界清楚、锐利,T2WI上呈高信号,增强扫描可呈周边环形或者结节样强化,逐渐向中心扩展,也可整个病灶早期均匀强化,门脉期和延迟期始终为高信号。

(2)拓展　正常肝脏CT表现轮廓光滑整齐,其形状和显示的结构依扫描面不同而有差异。血管造影一般只在计划同时进行介入治疗时选用,90%的海绵状血管瘤可以通过CT确诊,如果同时发现MRI的"灯泡征"则可以提高该病的诊断正确率。增强扫描后肝血管瘤呈渐进性强化,随着扫描时间的延长,肿瘤病灶内逐渐填充,但是也有一部分的海绵状血管瘤,延迟扫描时肿瘤中心可有无强化的不规则低密度区,代表纤维化或者血栓部分,而肿瘤周围部分强化仍显示"早出晚归"的特征表现。

参考文献

[1]田小梅.肝海绵状血管瘤的CT征象分析[C].中国超声医学工程学会第八届超声治疗专委会学术会议、第六届仪器工程开发专委会学术会议、第五届超声生物效应专委会学术会、重庆超声医学工程学会学术会议论文集.2013.

[2]李啸天.自动管电流调节低剂量扫描在肝血管瘤患者多期增强检查中的应用研究[D].桂林医学院,2016.

[3]韩铮.DWI不同指数模型在肝细胞癌及肝血管瘤鉴别诊断中的应用价值[D].大连医科大学,2016.

[4]韩萍,于春水.医学影像诊断学[M].4版.北京:人民卫生出版社,2017.

五、肝细胞癌

1. 概述

原发性肝癌中,90%以上为肝细胞肝癌(hepatocellular carcinoma,HCC),常简称为肝癌。男性多见,好发于 30~60 岁。发病与乙型、丙型肝炎和肝硬化密切相关。

病理学上分三型:巨块型,肿块直径≥5 cm,最多见;结节型,每个癌结节<5 cm;弥漫型,<1 cm 的小结节弥漫分布全肝。直径不超过 3 cm 的单发结节,或 2 个结节直径之和不超过 3 cm 的结节为小肝癌。肝细胞癌主要由肝动脉供血,90% 的病例血供丰富。

肝细胞癌易侵犯门静脉和肝静脉引起血管内癌栓或肝内外血行转移;侵犯胆道引起阻塞性黄疸;淋巴转移可引起肝门及腹主动脉或腔静脉旁等处淋巴结增大;晚期可发生肺、骨骼、肾上腺和肾等远处转移。

2. 临床表现

早期多无明显症状。出现症状时多已属中晚期,可有肝区疼痛、腹胀、食欲减退、乏力等,肝脾大、腹水、黄疸为晚期症状。大部分患者甲胎蛋白(AFP)检测阳性。除 AFP 检测外,影像学检查是最重要的早期发现和诊断手段。

3. 影像学检查方法

(1)CT 检查　对肝癌的诊断准确率为93%,最小分辨显示为 1.5 cm,其优点是可直接观察肿瘤的大小、位置和肝静脉门静脉的关系,并可诊断门静脉或肝静脉有无癌栓。

(2)MRI 检查　与 CT 基本一致,但对一些难以鉴别的肝肿块有帮助,T1、T2 图像能较明确地分辨肝癌、硬化结节、肝血管瘤、肝脓肿、囊肿等。

(3)血管造影检查　肝动脉造影可了解病变的血运情况以判断手术的可能性及指征。在明确诊断的同时,还可了解肝动脉有无变异,对肝切除手术有很重要的帮助;如为中晚期肝癌,不能手术治疗时,可给以栓塞和/或化疗。

4. 影像学表现

(1)CT 表现　平扫常见肝硬化表现;肝轮廓局限性突起,肝实质内出现单发或多发、圆形或类圆形边界清楚或模糊的肿块。肿块多为低密度,巨块型肝癌中央可发生坏死而出现更低密度区;周围可见更低密度的线状影,为肿瘤假包膜。动脉期,主要由门静脉供血的正常肝实质尚未出现对比增强,而以肝动脉供血的肿瘤很快出现明显的斑片状、结节状强化,CT 值迅速达到峰值;门静脉期,正常肝实质密度开始升高,而肿瘤密度迅速下降;平衡期,肿块密度继续下降,而在明显强化肝实质的对比下,又表现为低密度。整个对比增强过程呈"快进快出"征象。胆道系统受侵犯,可引起胆道扩张;肝门部或腹主动脉旁、腔静脉旁淋巴结增大提示淋巴结转移。CTA 可清楚显示邻近血管的受压移位,肿瘤内出现的病理血管以及门、腔静脉内出现的充盈缺损。

(2)MRI 表现　小肝癌的典型 MRI 表现为 T1WI 稍低信号、T2WI 稍高信号。动脉期大部分小肝癌显著强化,部分小肝癌可表现为"结中结",即在不典型增生结节中合并小的肝癌病灶。T1WI 上,这种病变可表现为低信号的大结节中包含等或较高信号的中心。

大肝癌的 MRI 特征性表现包括"镶嵌征"、假包膜、包膜外生长和卫星性结节形成、血管侵犯(特别是门静脉)、淋巴结及远处转移。"镶嵌征"是指肿瘤实体内多数大小不等的结节,伴有结节间纤维分隔和坏死区,在 T2WI 上形成信号不均匀的马赛克样表现。大肝癌一般 T1WI 为低信号,T2WI 为混杂性稍高信号,增强扫描各期呈不均匀强化。肝癌假包膜在 T1WI 和 T2WI 均显示为低信号,增强延迟期可强化。门静脉、肝静脉受侵表现为 T1WI 和 T2WI 缺乏正常血管的流空效应,增强时动脉期癌栓强化,延迟期则表现为充盈缺损。门静脉主干阻塞后可发生门静脉"海绵样"改变。

(3)血管造影表现　肝动脉造影可出现以下改变。供血的肝动脉分支气管扩张张:肿瘤内显示病理血管;肿瘤染色,勾画出肿瘤的大小;邻近肝血管受压拉直、移位或被肿瘤包绕;动静脉瘘;肿瘤湖征。

5.典型案例

病例1:男,44岁,主诉:反复发热1月余,腹痛1周,发现肝占位4 d。近期体重下降7 kg。CT平扫轴位图像示肝右叶见一不规则形稍低密度肿块影,密度欠均匀,边界尚清(图3-2-5A),多期增强CT动脉期示病灶强化较明显、周围见明显强化包膜,中心见斑片状未强化区,内见小血管穿行(图3-2-5B),静脉期强化减弱,病变周围可见稍低密度斑片影,强化程度低于周围肝实质(图3-2-5C);静脉期冠状位图像示肝静脉血管显示清楚,肝右静脉主干内见条形充盈缺损(图3-2-5D)。

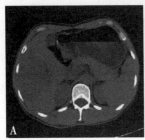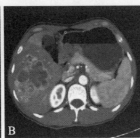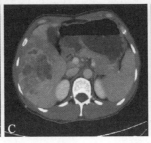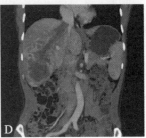

A. CT平扫轴位;B. CT增强扫描动脉期轴位;C. CT增强扫描静脉期轴位;D. CT增强扫描静脉期冠状位

图3-2-5   肝癌CT图像

案例扩展

诊断意见:①肝右叶占位,考虑HCC;②肝右静脉癌栓形成。

病例2:扫码见案例扩展。

6.鉴别诊断

> 应注意与肝硬化再生结节、增生结节、肝实质一过性异常强化、血管瘤、肝腺瘤、肝脏局灶性结节性增生(FNH)等相鉴别。肝硬化的背景下病变显示出包膜可高度提示肝癌,因为除肝腺瘤可有包膜外,血管瘤、转移性肿瘤、FNH等一般无包膜形成。肝腺瘤与肝癌的病变本身影像难以鉴别,可借助病灶外的影像征象鉴别,如对邻近血管有无侵犯,有无淋巴结转移等。

7.分析思路与拓展

(1)分析思路

1)定位:当发现肝脏占位时,应首先进行病变定位,当病变位于肝脏边缘或凸向肝被膜外生长时需要与来源于肝周腹膜、胃、胰腺、肾上腺、肾的病变鉴别。当肝左外叶向左后方突起,形成獭尾肝时,发生在此处的病变易误诊为其他脏器来源,需仔细观察。

2)定性:肝细胞肝癌多有肝硬化背景,再结合病灶是否有特征性的包膜以及结合病灶的强化特征,HCC不难诊断。

3)血管情况:如果肝脏占位同时出现门静脉癌栓,则为肝细胞肝癌可能性极大。动脉期扫描发现肿物有异常的供血动脉,亦提示肝细胞肝癌的可能性极大。

4)同时应该观察周围有无淋巴结转移,周围脏器的转移以及骨转移。

(2)拓展   目前对HCC的诊断难点在于在肝硬化的背景中早期发现小HCC病灶。HCC的诊断标准包括病理学和临床诊断标准。诊断方法包括血清肿瘤标志物(如AFP)检测,影像学检查(包括US、CT、MRI和DSA等)以及病理组织学检查(主要是肝组织活检)。近年来MRI技术的快速发展,特别是各种功能性MR成像技术以及反映肝细胞膜及肝胆功能状态的特异性MR对比剂的应用,使之成为对肝硬化结节演变过程的监控、早期小肝癌的诊断以及肝癌靶向药物与局部区域治疗后疗效评价的重要影像手段。

参考文献

[1] 张春雨,付宇,李晓东,等. 肝癌的影像学诊断进展[J]. 临床肝胆病杂志,2017,33(7):1266-1269.

[2] 周纯武,欧阳汉. 肝癌在 MR 平扫与增强扫描上的影像特点与手术病理结果对比分析[J]. 中国医学影像技术,2001(9):847-850.

[3] 原发性肝癌诊疗指南(2022年版)[J]. 中国实用外科杂志,2022,42(3):241-273.

六、肝脓肿

1. 概述

肝脓肿为肝组织局限性化脓性炎。临床上以细菌性和阿米巴性肝脓肿常见。脓肿常为单房,部分为多房,可单发或多发。

2. 临床表现

(1)细菌性肝脓肿 肝区疼痛和叩击痛,肝大,全身寒战、高热等,白细胞计数和中性粒细胞升高。晚期可出现黄疸。

(2)阿米巴性肝脓肿 有痢疾或腹泻史,后出现发热和肝区疼痛,白细胞计数和中性粒细胞不高,大便可找到阿米巴滋养体。

3. 影像学检查方法

肝脓肿首选 CT 检查,MRI 可反映肝脓肿各时期的病理改变,对诊断和疗效观察有较高价值。

4. 影像学表现

(1)CT 表现 平扫示肝实质内圆形或类圆形低密度区,中央为脓腔,CT 值高于水而低于肝实质,部分病例内出现小气泡或液平面。环绕脓腔可见密度低于肝而高于脓腔的环状影为脓肿壁。急性期脓肿壁外周可出现环状低密度水肿带。对比增强检查,脓肿壁呈环形明显强化,脓腔无强化,而周围水肿带发生延迟强化。低密度的脓腔、环形强化的脓肿壁以及周围早期无强化的低密度水肿带构成了"环征"。"环征"和脓肿内的小气泡为肝脓肿的特征性表现。

(2)MRI 表现 肝脓肿的脓腔在 T1WI 呈均匀或不均匀的低信号,T2WI 呈高信号。脓肿壁 T1WI 的信号强度高于脓腔而低于肝实质,T2WI 上的信号强度则低于脓腔并略高于肝实质。周围的水肿带 T2WI 上呈明显高信号。Gd-DTPA 对比增强后,脓肿壁呈环形强化。

5. 典型案例

病例1:女,44岁,间断发热3d,3d前无明显诱因出现头痛、发热、寒战、恶心、呕吐、伴胸闷、气喘、纳差,最高体温达40℃,查血常规:白细胞计数 13.82↑×10⁹/L;中性粒细胞百分数 84.3%↑;给予对症支持治疗,仍有间断发热。CT 平扫轴位图像示肝右叶见大片低密度区,边界欠清(图3-2-6A);增强 CT 轴位及冠状位图像示病变环形强化,内见多发强化分隔及多发不强化区,周围见低密度水肿带(图3-2-6B~D)。

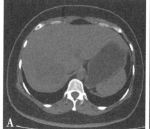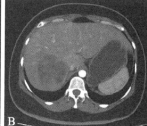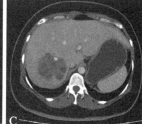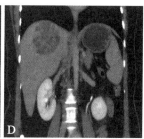

A. CT 平扫轴位;B. CT 增强扫描动脉期轴位;C. CT 增强扫描静脉期轴位;D. CT 增强扫描静脉期冠状位

图 3-2-6 肝脓肿 CT 图像

案例扩展

诊断意见:肝右后叶上段占位,考虑肝脓肿。

病例2:扫码见案例扩展。

6.鉴别诊断

(1)原发性肝癌及转移癌 早期肝脓肿及部分慢性脓肿,由于抗生素的不规范使用导致临床症状及影像表现不典型,需与原发性及转移性肝癌相鉴别。后二者是实体肿瘤,中央坏死范围相对较小,周围无水肿,原发性肝癌动态增强通常表现为早期强化、迅速消退;转移性肝癌常表现为边缘不规则轻度强化,此外肝硬化的背景及原发肿瘤的病史均有助于鉴别诊断。

(2)肝血管瘤 少数血管瘤中央因大量血栓形成故增强扫描显示为大片无强化区,且内缘较光滑,而少数肝脓肿晚期或大量纤维肉芽肿形成的修复期,增强扫描呈现由边缘向中央的渐进性强化,两者有时易混淆。血管瘤增强扫描多表现为肿瘤"早出晚归"特点,少数有大量血栓形成的血管瘤,边缘结节样强化可非常显著,延迟期可显示供血动脉及引流静脉共存现象。

(3)肝囊肿 少数脓肿壁薄而均匀,脓腔较大,脓液密度及信号均接近于水,周围又无水肿带,此时应注意与肝囊肿鉴别。通常脓肿壁的强化是鉴别诊断的重要依据。部分边缘模糊也是重要佐证之一。如囊肿继发感染,则两者酷似,无法鉴别。

7.分析思路与拓展

(1)分析思路 ①首先应结合临床病史,肝脓肿病人多有反复发热、肝区痛等特征性病史。②其次应着重观察病灶的强化方式,肝脓肿的典型表现为肝内出现圆形或类圆形低密度区伴环状强化,壁外围可有低密度环形"双靶征"或"双环征",若病灶呈现多房或蜂窝状低密度区,增强扫描时病灶内房隔及细小脓肿壁均可有强化,可呈"簇状征"或"花瓣征"。

(2)拓展 肝脓肿增强扫描动脉期病灶轻度强化或无明显强化,而病灶周围片状或楔形一过性强化,反映了脓肿周围肝组织炎症充血,局部灌注增多,此征为肝脓肿在动脉期的重要征象。门脉期表现"簇状征"、"蜂窝征"或"花瓣状"征有相似的病理基础,见于肝脓肿形成初期,病变肝组织充血水肿伴不完全坏死,低密度区的边缘及房隔明显强化。边缘强化征系脓肿壁肉芽组织有丰富的新生血管所致。病灶缩小征反映了化脓性炎症期或脓肿不完全液化残存肝组织的炎症反应,表现为增强扫描后病灶较平扫缩小,甚至不能明显显示。延时期强化表现系肝脓肿炎性肉芽组织内造影剂缓慢向外渗透而廓清较慢所致。

参考文献

[1]李妙玲,孙兴旺,王秋萍,等.肝脓肿的CT诊断[J].实用放射学杂志,2007,214(4):472-474.
[2]康素海,张辉,刘起旺,等.早期肝脓肿CT动态增强与MR影像分析[J].中国CT和MRI杂志,2013,11(4):53-57.
[3]邹建华,陈磊,郑起,等.肝脓肿的诊断和治疗[J].肝胆胰外科杂志,2009,21(5):379-380,385.

七、胆管细胞癌

1.概述

胆管细胞性肝癌是指发生在肝内二级胆管以及远的末梢小胆管的上皮性腺癌,又称周围型肝内胆管癌(peripheral intrahepatic cholangio-carcinoma,PICC)。多见于中老年,男性高于女性,常与华支睾吸虫感染、慢性胆管炎及胆管结石、胆总管囊肿、先天性肝内胆管扩张(Caroli病)及原发性硬化性胆管炎等合并存在。

2. 临床表现

起病隐匿,缺乏特异性表现,病人多无乙肝、肝硬化病史;常见右上腹痛、体重减轻、食量减少、贫血、疲劳。很少或很晚出现黄疸。CA19-9 可升高,AFP 多正常。

3. 影像学检查方法

CT 增强多期扫描在显示有无血管受累、肝门的细微解剖结构、肝外转移(淋巴转移、腹腔种植等)以及肿瘤分期方面优于动态增强 MR 成像,后者组织分辨率高于 CT,在反映肿瘤质地、内部成分、勾画范围以及综合评价胆道系统状况方面优于前者,特别是在显示累及肝门部胆管的细节方面。

4. 影像学表现

(1)CT 表现

1)平扫:肝内周边分叶状、融合的低密度或密度不均区域,边缘不清。肿瘤周边肝被膜回缩征象是其特征性征象之一;部分病灶周围肝内胆管扩张,是 PICC 区别于肝脏其他肿瘤的重要征象。

2)增强扫描:PICC 是相对少血供、多纤维的肿瘤,肝动脉期及门静脉期肿块边缘出现淡薄、不连续的环形强化,中央低密度区内混有不规则略高密度区,约 60% 的 PICC 出现延迟强化;增强图像病灶周围肝内胆管扩张显示更佳。

(2)MRI 表现 平扫为 T1WI 低信号,T2WI 高或稍高信号。增强早期淡薄、边缘性强化,并伴随时间推移缓慢向心性增强,是 PICC 较有特征性的 MRI 征象。肿瘤周围肝内胆管局部扩张是 PICC 诊断的重要特征之一,MR 胆胰管成像(MR cholangiopancre atography,MRCP)技术能提高对肿瘤周围轻度扩张胆管的显示率。

5. 典型案例

病例1:男,73 岁,主诉:进食后呕吐 20 d;20 d 前口服中药后出现呕吐,8 d 前患者进食油腻硬食后症状加重,自行口服药物后症状不缓解。患者入院后行查肿瘤标志物:肿瘤相关抗原 19-9>20000 U/ml↑,癌胚抗原 34.2 ng/ml。CT 平扫轴位图像示肝左叶可见团状低密度影,边界不清,与邻近胃壁分界不清,肿块远端肝内胆管明显扩张(图 3-2-7A);增强扫描轻度不均匀强化,局部呈边缘强化,门脉左支近端未见显影、截断(图 3-2-7B～D)。

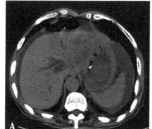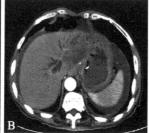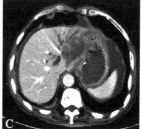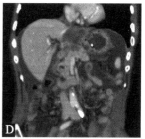

A. CT 平扫轴位;B. CT 增强扫描动脉期轴位;C. CT 增强扫描静脉期轴位;D. CT 增强扫描静脉期冠状位

图 3-2-7 胆管细胞癌 CT 图像

诊断意见:肝左叶占位,考虑肝左叶胆管癌并肝内胆管扩张、侵及胃小弯。

病例2:扫码见案例扩展。

6. 鉴别诊断

(1)肝细胞癌 HCC 与慢性肝炎、肝炎后肝硬化关系密切,PICC 与慢性胆管系统疾病有关;HCC 可伴 AFP 升高,PICC 常伴有 CA19-9 升高;PICC 较 HCC 更易转移至肝门及腹膜后淋

案例扩展

巴结,而 HCC 更易侵犯肝脏的静脉系统。由于血供特点的差别,两者在强化方式、程度和强化演变等方面存在较大不同。

(2)肝血管瘤   虽具有"早出晚归"、向心性推进的强化模式,但肝血管瘤动脉期强化程度更明显,延迟期造影剂向病灶内部充填更均匀,病灶的强化程度与动脉血管类似,而 PICC 一般呈周边淡薄、环状强化。

7.分析思路与拓展

(1)分析思路   ①首先应结合临床病史,胆管细胞癌初发时症状无特异性,当出现腹痛、体重下降、乏力、黄疸等,病变多已发展至中晚期,常伴有 CA19-9 升高。②分析影像图像时,应观察肿瘤有无特征性的影像改变,胆管细胞癌以肝左叶相对多见,易侵犯周围组织,多见淋巴结转移,门静脉癌栓少见。

(2)拓展   肝门部胆管走行部位出现不规则肿块或强化结节为肝门型胆管细胞癌的直接征象;多数可伴有肝内胆管不同程度的扩张,多以某叶或某段改变为著;增强扫描病灶处不规则增厚的胆管壁可显示出来,胆管管腔可呈局限性的偏心变窄或锥形狭窄,肿块型可见乳头状明显强化结节。伴随肝叶萎缩时可见肝脏体积缩小、局限性包膜内陷;病灶肝内转移则可见肝实质内单或多发低密度病灶,门静脉变窄或腔内发现充盈缺损提示门脉受侵,远处转移则可见腹膜后或胰头区等部位出现肿大淋巴结。

参考文献

[1]李绍林,张雪林,陈燕萍,等.肝内周围型胆管细胞癌 CT 和 MRI 诊断及病理基础研究[J].中华放射学杂志,2004(10):64-66.

[2]肖运平,肖恩华,梁斌,等.周围型肝内胆管细胞癌的影像学表现与病理对照分析[J].实用放射学杂志,2006(8):952-955.

[3]郭琪,袁知东.肝内胆管细胞癌的 MSCT 诊断价值[J].中国 CT 和 MRI 杂志,2010,8(2):25-27.

八、肝转移瘤

1.概述

肝转移瘤又称继发性肝癌或转移性肝癌,是肝脏最常见的恶性肿瘤之一,在我国发病率仅次于肝细胞癌。在恶性肿瘤发展过程中,25%~50% 原发性肿瘤可转移至肝。肿瘤转移至肝脏常有四条途径:①邻近器官肿瘤的直接侵犯,如胃癌、胆囊癌;②经肝门部淋巴性转移,如胆囊癌;③经门静脉转移,常为消化道及盆腔肿瘤;④经肝动脉转移,如肺癌、乳腺癌、鼻咽癌。最常见的原发灶为结肠癌、胃癌、胰腺癌、乳腺癌和肺癌,其次为食管癌、胆囊癌、肝外胆管癌、恶性黑色素瘤等。前列腺癌和卵巢癌转移到肝的少见,大多数的肝转移瘤是多发的。

病理:见肝内多发结节,易坏死、囊变、出血和钙化。肿瘤大小从数毫米到 10 cm 以上不等。来自肾癌、恶性间质瘤、绒毛膜癌、胰岛细胞癌、甲状腺癌、类癌、肉瘤、黑色素瘤的转移多血供丰富;而来自胃肠道、胰腺、食管、肺、乳腺和头颈部肿瘤等的转移瘤多为少血供。结肠黏液癌、胃癌、卵巢囊腺癌、肾癌、乳腺黑色素瘤的转移瘤有钙化倾向;恶性间质瘤、黑色素瘤、结肠癌和类癌的转移常有囊变;恶性畸胎瘤转移到肝脏可出现脂肪密度;绒毛膜癌易出血。

2.临床表现

肝转移瘤的临床症状包括原发性肿瘤的症状和肝脏恶性肿瘤的表现,多为在原恶性肿瘤的基础上出现肝大、肝区疼痛、消瘦、黄疸、腹水等。AFP 多为阴性,癌胚抗原(CEA)升高有一定意义。

3.影像学检查方法

检查可采用普通 X 线、CT 及 MRI。

(1)X 线检查:动脉造影可清晰显示病变供血血管。

(2)CT 检查:应同时行平扫及增强检查,可清晰显示肿瘤的大小数量,是术前必要的检查手段。

(3)MRI 检查:软组织分辨率高,更清晰显示肿瘤的边界肿瘤内囊变坏死区域。

4.影像学表现

(1)X 线表现 动脉造影时血供丰富的转移瘤可有供血血管增粗,病理血管,肿瘤染色、动静脉瘘等类似肝细胞癌的表现。转移性肿瘤血管造影大多血供不丰富,少血供的转移瘤表现灶内可见病理血管,并出现轻度肿瘤染色等,周围血管受压弯曲,典型者呈手握球征,肿瘤血管不明显,静脉期可见肝实质内大小不等的充盈缺损区。

(2)CT 表现 肝转移瘤的 CT 检出率为 77%~96%。平扫可见肝实质内多发、大小不等、圆形或类圆形的低密度肿块,少数也可为单发。肿块密度均匀,发生钙化或出血可见肿瘤内有高密度灶,肿瘤液化坏死、囊变则肿瘤中央呈水样低密度。对比增强扫描动脉期出现不规则边缘强化,门静脉期可出现整个瘤灶均匀或不均匀强化,平衡期强化程度降低。少数肿瘤中央见无增强的低密度,边缘强化呈高密度,外周有一稍低于肝实质的水肿带,构成所谓"牛眼征"。有时肿瘤很小也发生囊变,表现边缘增强、壁厚薄不一的囊状瘤灶,这与肝细胞癌不同。

(3)MRI 表现 肝内单发或多发病灶,边界一般清晰。T1WI 序列上呈均匀稍低信号,T2WI 上呈稍高信号,25% 肿瘤中心在 T2WI 上呈高信号,T1WI 呈低信号,称为"环靶征"。约 30% 肿瘤在 T2WI 上由于肿瘤周围水肿以及血管丰富,可出现高信号,称为"亮环征"或"晕征"。磁共振动态增强,动脉期、门脉期及延时期多呈环形强化,但强化程度一般小于肝实质。

5.典型案例

病例 1:女,52 岁,农民。主诉:体检发现肝占位 2 月余。2 月余前患者于当地医院体检行彩超发现肝占位。CA19-9 23.36 U/mL,CEA 0.17 ng/mL,糖链抗原 CA724 2.61 U/mL,糖类抗原 CA50 7.93 U/mL,AFP 1.50 ng/mL。CT 平扫肝右叶可见类圆形低密度肿块,密度不均匀,中心液化坏死、囊变呈水样密度(图 3-2-8A)。对比增强扫描动脉期呈不规则边缘强化(图 3-2-8B),门静脉期整个瘤灶不均匀强化(图 3-2-8C、D)。

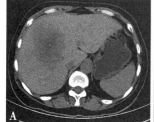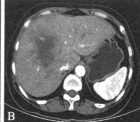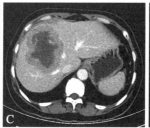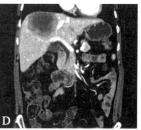

A.CT 平扫轴位;B.CT 增强扫描动脉期;C.CT 增强扫描门静脉期;D.CT 增强扫描门静脉期冠状位

图 3-2-8 肝转移瘤 CT 图像

诊断意见:肝脏占位,考虑转移瘤。

病例 2:扫码见案例扩展。

6.鉴别诊断

案例扩展

其他部位的原发恶性肿瘤诊断明确,一旦发现肝内多发结节,肝转移瘤的诊断比较容易。

（1）原发性肝癌　多有肝硬化病史，单发或者是巨块型，有包膜，动态增强扫描肿瘤呈"快进快出"征象。

（2）肝血管瘤　肝脏良性肿瘤，病程长，症状不明显，CT表现为圆形或卵圆形低密度灶，可单发或多发，绝大多数密度均匀，边界清楚。增强扫描早期病灶边缘呈高密度强化与同层腹主动脉一致，增强区域呈进行性向心性扩展，延迟扫描病灶呈等密度充填；T2WI上呈明显高信号，即所谓的"灯泡征"。

（3）肝脓肿　常表现为感染的症状和体征，CT平扫表现为圆形或类圆形的低密度灶，中央为脓腔，可有分隔，增强扫描呈环形强化。DWI上可见明显的高信号。

（4）肝局灶性结节增生　多发于女性，一般无临床症状，典型表现为肿块内可见"星状瘢痕征"，以及呈长T1、长T2的放射状分隔。

7. 分析思路与拓展

肝外原发恶性肿瘤诊断明确，一旦发现肝内多发结节，肝转移瘤的诊断比较容易。影像学检查可以清楚判断病灶的性质和肝段受累情况。

参考文献

[1]刘娜娜,吕培杰,刘星,等.深度学习图像重建算法对低辐射剂量下乏血供肝转移瘤CT图像质量及检出效能的影响[J].中华放射学杂志,2022,56(11):1175-1181.

九、肝局灶性结节性增生

1. 概述

局灶性结节性增生（focal nodular hyperplasia，FNH）于1958年首次由Edmondson进行了病例报道，为肝内少见的良性病变，发病率0.3%~3%，是继肝血管瘤后第二常见的肝脏实性良性非肿瘤性病变，可与肝血管瘤（23%）、肝腺瘤等同时发现，20%~25%为多发FNH。发病机制不明，可能与血管畸形或损伤引起的肝细胞增生性反应有关。

病理：FNH由正常肝细胞、血管、胆管和库普弗（Kupffer）细胞组成，但无正常肝小叶结构，内可有小胆管，但不与大胆管相通，可有Kupffer细胞，但常没有功能。病灶中央为星状纤维瘢痕，向周围形成放射状分隔，肿块无包膜，但与周围肝实质分界清楚，大小一般为4~7cm，也可大至20cm。约84%直径小于5cm，较少出现坏死、出血。

2. 临床表现

年轻女性多见，也可见于儿童。一般无临床症状，多于体检偶然发现，肿物较大可出现腹部包块，偶有肿块破裂出血等。肝动脉供血，肝静脉引流，无门脉供血。通常无恶变倾向，可缩小或消失。外源性雌激素不会引起FNH，但可影响肿块大小。通常无恶变倾向，可缩小或消失。预后一般较好，个案报道FNH肿块背景中存在纤维板层肝癌。

3. 影像学检查方法

可采用普通X线、CT及MRI。

（1）X线检查：动脉造影可清晰显示肿瘤的供血血管周围血管受压情况。

（2）CT检查：应同时行平扫及增强检查，可清晰显示病灶形态大小、血供情况。

（3）MRI检查：软组织分辨率高，能更清晰显示病变范围。

4. 影像学表现

（1）X线表现　肝动脉造影表现与肝细胞腺瘤相似，也表现为血供丰富的肿瘤，大的肿瘤可致周围血管受压移位,静脉期肿瘤在显影的肝实质内呈充盈缺损。

（2）CT表现　大多数FNH CT无特异性表现。平扫通常表现为类圆形、分叶状等密度或稍低密度的肿块,对比增强后行动态CT或螺旋CT多期扫描,动脉期肿块表现明显强化,门静脉期及延迟期强化程度逐渐下降,最终呈较低密度。中央的星状纤维瘢痕组织,临床上也称为流槽,呈不规则低密度,星芒状、点状、条纹、不规则形,动脉期不强化,但随着增强时间的延长,瘤巢的低密度区逐渐强化而呈等或高密度,为FNH的CT特征。FNH无包膜,出血、坏死、脂肪变性及钙化罕见。

（3）MRI表现　肝内单发或多发肿块,肿块在T1WI等、T2WI呈等或略高信号,边缘模糊,但多数能与正常肝分辨。动脉期明显强化,快进慢出、快进同出、快进快出;门脉期通常较周围肝实质信号等或略低,也可略高;如肿块内出现瘤巢,即T1WI为低信号,T2WI为高信号区,增强扫描表现延迟强化,则提示本病的可能性。

5. 典型案例

病例1:男,19岁,学生。主诉:体检发现肝占位2年余。CT平扫示肝右叶见一稍低密度肿块,边界不清(图3-2-9A);增强扫描动脉瘤体明显强化,其大小约31.9 mm×45.9 mm,中央见条状低密度影(图3-2-9B、D);增强扫描静脉期瘤体强化程度下降,呈较低密度,中央的纤维瘢痕逐渐强化呈等密度(图3-2-9C)。

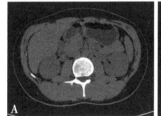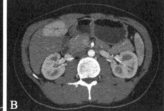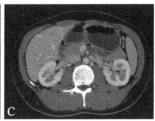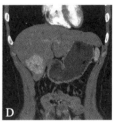

A. CT轴位平扫;B. CT增强扫描动脉期;C. CT增强扫描静脉期;D. CT增强扫描动脉期冠状位

图3-2-9　肝局灶性结节性增生CT图像

诊断意见:肝右叶占位,考虑FNH。

病例2:扫码见案例扩展。

案例扩展

6. 鉴别诊断

（1）海绵状血管瘤　最常见的肝脏实性良性占位性病变。强化特征慢进慢出、向心性强化,强化从边缘开始,呈结节状或环状强化,随时间向中央填充,无包膜;大的血管瘤可见纤维瘢痕形成,延迟期无明显强化,较小的血管瘤动脉期均匀强化,一直延迟到延迟期。

（2）肝细胞腺瘤　多见于中青年女性,长期口服避孕药、过度肥胖、血色病等,有出血和恶变倾向,密度/信号较FNH更不均匀(脂肪、坏死、钙化、出血);富血供,强化方式与FNH相似,无中央瘢痕,可有纤维包膜,FNH在T2WI边界模糊,增强边界清晰。

（3）肝癌　大多数患者AFP升高,肝硬化背景,强化特征快进快出、中央坏死,无强化,部分病灶有假包膜,边界清楚,常见门静脉癌栓及淋巴结转移等恶性肿瘤的表现。纤维板层型肝癌罕见,青少年好发,体积相对较FNH更大,无肝硬化基础,平扫低或等密度/信号,动脉期、门脉期明显不均匀强化,延迟期强化较均匀,可有纤维包膜,易伴血管、胆管侵犯、淋巴结转移,易钙化。

7.分析思路与拓展

CT、MRI检查较容易发现FNH的肿块,无包膜,偶见假包膜,平扫与肝实质密度/信号相近。富血供,动脉期显著强化、边界清。延迟密度/信号等或略低于周围肝脏。星芒状中央瘢痕延迟强化、轮辐样供血动脉,为本病的特征性表现。

参考文献

[1]胡望,朱继生,付诚超,等.肝脏局灶性结节性增生36例临床分析[J].中华普通外科杂志,2022,37(9):641-645.

[2]刘剑鸣,钟振东,刘苏来,等.孕妇肝脏多发局灶性结节性增生破裂出血一例[J].中华普通外科杂志,2020,35(12):979.

十、肝血管平滑肌脂肪瘤

1.概述

肝血管平滑肌脂肪瘤(hepatic angiomyolipoma,HAML)是一种罕见的、错构瘤性的良性肝肿瘤性病变,包含血管、平滑肌和成熟脂肪成分,与结节性硬化症相关,但关系不如与肾血管平滑肌脂肪瘤关系密切。肝是仅次于肾的第二大血管平滑肌脂肪瘤的好发部位。

病理:血管平滑肌脂肪瘤由血管、平滑肌和成熟脂肪按不同比例构成,多数以脂肪成分为主,少数以平滑肌为主。其脂肪含量从少于10%到超过95%不等,脂肪成分由成熟的脂肪细胞组成,显微镜检查可见上皮样平滑肌细胞和增生的血管。根据脂肪含量的多少在组织学上可以分为几个亚型:混合型(最常见),脂肪型(>70%脂肪),平滑肌型(<10%脂肪),血管瘤型。10%的肝血管平滑肌脂肪瘤与肾血管平滑肌脂肪瘤同时发生并可伴结节硬化。肿瘤细胞的免疫组织化学染色显示HMB-45和Melan-A阳性,在肝肿瘤中,肝血管平滑肌脂肪瘤是唯一HMB-45和Melan-A同时表达阳性的肿瘤,具有特异性。

2.临床表现

大多数都是偶然发现的,也有表现为急性腹痛,主要与肿瘤内出血和腹腔内出血相关。

3.影像学检查方法

CT和MRI均有,其中MRI稍有优势,总之两者互补,同时应用则有助于提高诊断准确性。

(1)CT检查:应同时行平扫及增强检查,可清晰显示肿瘤内的脂肪钙化及肿瘤血管。

(2)MRI检查:软组织分辨率高,显示血管、脂肪成分较CT更可靠。

4.影像学表现

(1)CT表现　血管平滑肌脂肪瘤可以单发或多发、圆形或分叶状含脂肪肿块病变,多见于右肝叶。典型表现是病变内含有脂肪、血管、平滑肌成分。病变成分比例不同则表现形式也有所不同,HAML的引流静脉是肝静脉。CT平扫可有脂肪样低密度、不均匀性低密度至软组织密度,偶尔肿瘤出血、钙化表现为高密度,部分肿瘤可见假包膜。动态增强扫描表现为动脉期中度或明显增强,门脉期中度或轻度强化,延迟期轻度或明显强化;可见肿瘤内血管和围绕的平滑肌构成洋葱皮样或类似漩涡状强化,具有一定特征性。

(2)MRI表现　MR在显示血管方面优于CT,显示脂肪成分亦较US、CT更可靠。典型的MR表现:肝内边界清楚含脂肪和血管的肿块,T1WI以低信号为主,伴局灶高信号,或以高信号为主伴斑点状低信号,用脂肪抑制技术后高信号消失,T2WI肿块呈不均匀或均匀高信号。肿瘤血管呈网状、结节状或线管状结构。动态增强类似CT。化学位移成像技术有助于肿块内少量和微量脂肪组织的检出。

5. 典型案例

病例1:患者,男,66岁,农民。主诉:体检彩超发现肝占位性病变15 d。患者于15 d前体检发现肝右叶占位,无腹痛,无腹泻,无恶心呕吐,无发热。CT平扫肝右叶见混杂密度肿块影,大小约62.3 mm×80.9 mm,内见有脂肪样低密度、不均匀性低密度至软组织密度(图3-2-10A),动态增强扫描表现为动脉期明显增强(图3-2-10B),静脉期中度强化(图3-2-10C、D)。

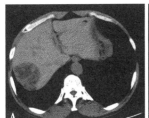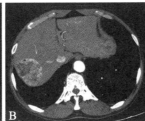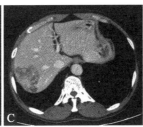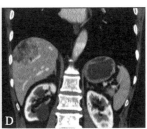

A. CT平扫轴位;B. CT增强扫描动脉期;C. CT增强扫描静脉期;D. CT增强扫描静脉期冠状位

图3-2-10 肝脏血管平滑肌脂肪瘤CT图像

诊断意见:肝右叶占位,考虑肝血管平滑肌脂肪瘤。

6. 鉴别诊断

HAML临床病史多无肝炎史,AFP阴性。如发现病灶内脂肪成分诊断明确,须与含脂肪成分的肝癌鉴别,两者影像征象有重叠,应引起高度重视。

(1)肝细胞癌 主要与具有脂肪成分的肝细胞癌鉴别,HCC内脂肪含量较少、分布较分散。患者一般有肝炎或肝硬化的病史,AFP往往很高,边缘经常有假包膜。

(2)局灶性脂肪浸润 病灶边界不清晰,对相邻血管没有侵犯征象。

(3)肝脂肪瘤 比较罕见,不包含软组织成分,且在增强后无强化。

7. 分析思路与拓展

结合CT平扫和增强表现,病灶为富血供肿瘤,并可能含有多种成分,造成强化程度不均匀,病灶中未见明确瘢痕或坏死区形成,未见明确包膜。另患者无肝炎及其他恶性肿瘤史,AFP阴性,肝无硬化,肝内胆管无扩张,可先排除常见的富血供肿瘤(肿瘤样)病变:如肝癌、胆管细胞癌、转移瘤、FNH、腺瘤等。由于肿瘤巨大,未见坏死区域,同时门脉期仍有强化并有类似漩涡状血管强化,应联想到肝血管平滑肌脂肪瘤可能,但由于病灶内未发现明确脂肪成分,诊断难度较大,如果结合MRI表现,有血管流空和脂肪组织存在,则更有提示或确诊帮助。

参考文献

[1]陈凯,杨光,韩克强,等.巨大肝脏血管平滑肌脂肪瘤自发性破裂一例[J].肝胆胰外科杂志2021,33(7):448-448.

[2]于洋力,曾蒙苏,杨春,等.133例肝血管平滑肌脂肪瘤的MRI特征及分析[J].复旦学报(医学版),2020,47(5):660-668.

第三节 胆系病变

一、胆系炎症与结石

1. 概述

胆系炎症是肝内外胆管和胆囊感染性病变的统称。胆道系统起源于肝内毛细胆管,逐渐汇合形成肝内各级胆管分支,最后形成肝总管。肝总管与胆囊管汇合形成胆总管,胆总管下段走行于胰腺头部内及十二指肠降部的内侧,大部分开口于十二指肠乳头内。胆管以肝总管为界分为肝内胆管和肝外胆管。

胆系炎症主要分为急性和慢性两种。急性胆系炎症的病因包括胆汁淤滞和细菌感染,以及胆系内结石的损伤和感染。慢性胆系炎症的病因主要是急性炎症反复发作和长期结石损伤引起的胆管壁纤维化和胆汁分泌排泄受阻。阳性和阴性结石是根据 X 射线下的观察来定义的,阳性结石含钙量多,主要为草酸钙和磷酸钙,而阴性结石含钙量少,主要是尿酸、胱氨酸和草酸结石。

胆系炎症大体病理为急性期显示为壁充血水肿、白细胞浸润和脓腔形成。严重情况下可导致壁坏死、穿孔和腹膜炎。慢性期表现为壁纤维增生和萎缩,胆系结石严重者可引起感染坏疽、穿孔和腹膜炎。少数患者可能发生癌变。

2. 临床表现

急性胆系炎症多发于有结石的胆囊、胆管结石以及胆道蛔虫等疾病,绝大多数患者好发于 40 岁以上。急性胆囊炎的主要症状是右上腹持续性疼痛和阵发性绞痛,常伴有右肩放射痛、恶心和呕吐,以及胆囊区触痛。慢性胆囊炎多为急性胆囊炎控制不佳的反复发作引起的后遗症,也可能是由于结石长期反复刺激所致,有些没有任何症状,有些则会感到右上腹的隐痛、嗳气和厌食,在进食高脂肪饮食后症状更明显。

3. 影像学检查方法

胆系的检查可采用普通 X 线平片、CT 及 MRI,各种检查方法的优势与限度如下。

(1)X 线检查   常规 X 线平片可显示较大阳性结石并粗略定位。经内镜逆行胆胰管成像(ERCP)及经脾穿刺肝胆道成像(PTC)属于侵入性检查,可以很好地显示胆道结石梗阻的位置及其所引起的胆管扩张的形态及狭窄程度。

(2)CT 检查   属于无创伤性检查,对于胆系结石的大小、数量和部位显示明确。

(3)MRI 检查   腹部 MRI 的成像技术磁共振胰胆管造影(magnetic resonance cholangio pancreatography,MRCP)是一种重 T2 加权序列,不需要造影剂,可显示(包括梗阻部位)胆管的形态。

4. 影像学表现

(1)X 线表现   平片显示腹腔内可见阳性结石,形态多样。ERCP 及 PTC 可以很好地显示胆道结石的位置,表现为管腔内充盈缺损,梗阻端呈倒杯口表现,梗阻以上胆管扩张。

(2)CT 表现   正常胆囊壁直径 1～2 mm,当胆囊壁厚度大于 3 mm 则认为异常。急性胆囊炎周围可见低密度水肿带或胆囊窝内积液,而慢性胆囊炎周围脂肪清晰。正常胆总管的直径 3～6 mm,超过 10 mm 则考虑为扩张。胆系结石密度多样,高密度结石在周围低密度胆汁的衬托下呈现"靶征"或"新月征"特征性表现,而等低密度结石不易表现。

(3)MRI 表现   结石梗阻部位充盈缺损呈现低信号,梗阻上端可显示高信号的扩张的肝内胆管的程度及形态等。若胆管有炎症可显示管壁的浸润情况及管腔狭窄程度。

5.典型案例

患者,男,43岁,司机。主诉:右上腹痛2年余。2年前无明显诱因出现右上腹痛,偶有绞痛,无发热、腹泻、胸痛。CT平扫轴位显示胆囊内见一类圆形低密度影(箭头所示),周围伴有环形稍高密度影,增强动脉及静脉期扫描未见明显强化(图3-3-1A~C)。冠状位和矢状位动脉期增强图像显示肝内外胆管未见扩张(图3-3-1D、E)。腹部超声(图3-3-1F)示胆囊大小70 mm×30 mm,形态正常,壁不厚,不光滑,内透声差,可及弱回声光点充填,另有数个强回声,较大者大小约9.7 mm×7.2 mm,后伴声影,肝内外胆管未见增宽(图3-3-1F)。MRI示胆囊显示可,壁稍厚,腔内可见T1低信号,T2低信号(图3-3-1G、H)。

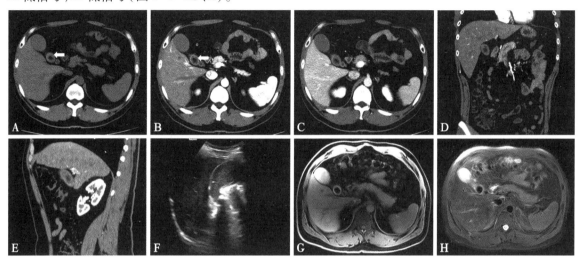

A.CT平扫轴位;B.CT增强扫描动脉期轴位;C.CT增强扫描静脉期轴位;D.CT增强扫描动脉期冠状位;E.CT增强扫描动脉期矢状位;F.超声图;G.MRI T1WI;H.MRI T2WI

图3-3-1　胆囊内结石的CT、超声和MRI图像

诊断意见:胆囊内占位,考虑阴性结石。

6.鉴别诊断

原发性硬化性胆管炎需要和浸润型胆管癌相鉴别,前者胆管壁多呈现均匀一致的增厚,但是后者胆管壁呈现不规则或者结节状增厚。若腹腔内有其他脏器或淋巴结转移有助于鉴别诊断。

7.分析思路与拓展

(1)分析思路

1)只有较大的阳性结石才能在腹部X线片上显示,因此,当结合临床病史怀疑胆系结石时,X线片诊断价值有限。

2)CT和MRI检查对胆系梗阻部位(结石)的定位,梗阻所导致的胆管扩张的形态变化及程度评估,以及管腔外组织结构的变化有重要价值。

3)应重点观察结石的位置、数量及是否合并炎症,以及炎症累及的范围。若未发现结石只显示胆管炎症,需要警惕胆囊或胆管炎症是否合并恶性肿瘤。

4)结合病史选择合适的影像学检查方法,结合影像表现排除鉴别诊断,作出准确的诊断结论。若诊断结论不确定,可以给出进一步建议。

5)最后对影像描述及结论进行复核,是否针对临床提出的问题进行了解答?获得此结论的依据是否足够？例如胆石症的影像描述、结论中是否提供以下信息：是否准确定位和定量；是否合并胆系炎症；是否合并恶变可能。

（2）拓展   由胆总管结石所致的胆道系统梗阻可能会造成逆行性胆管炎，临床表现为沙尔科三联征（Charcot triad），即发热、腹痛和黄疸。最关键的影像学表现为胆管壁增厚和强化，以及胆总管结石。保守治疗方法为抗生素和液体补充，若无效可采用胆管内镜介入干预。

参考文献

[1]胡超.胆系结石的影像学鉴别诊断与分析[J].现代医用影像学,2022,31(10):1868-1871.

[2]钟晓,姚秋英,李磊,等.胰胆系疾病的影像学诊断对照研究[J].诊断学理论与实践,2002,1(3):161-164.

[3]尚新芳,李金亭.胆系泥沙样结石的影像学诊断[J].中国介入影像与治疗学,2010,7(6):691-694.

[4]国云波,荣阳.磁共振胰胆管成像在胆系结石诊断中的价值与影像学研究[J].中国医药指南,2017,15(5):62-63.

[5]郑玉娥,张旭峰.胆系结石症的CT诊断及影像学分析[J].现代医用影像学,2008,17(6):311-312.

[6]娄立志,刘红玲,任锦程.70例胆系结石患者行磁共振胰胆管成像和CT诊断的临床价值分析[J].中国医药指南,2017,15(16):97-98.

[7]杨邦明,方曙.磁共振平扫结合MRCP对胆系结石的应用价值[J].肝胆外科杂志,2021,29(4):286-288.

[8]余小忠,方金洲,李岳兴.MRCP在胆系结石中的应用价值及与CT、B超对比研究[J].医学影像学杂志,2011,21(3):367-369.

二、胆囊癌

1.概述

胆囊癌（gallbladder cancer）是胆道系统中最常见的恶性肿瘤。早期发现困难，常多合并胆囊炎和/或胆囊结石，因此常被误认为是胆囊炎。胆囊癌所引起的壁增厚明显且厚薄常不均匀或高低不平，多发生在胆囊底部或颈部，容易扩散转移，常直接侵犯邻近的肝左内叶或右叶前段、十二指肠、结肠或胃等，造成这些器官的压迫、侵蚀，甚至形成瘘管，晚期可通过肝动脉或门静脉血道转移至肝脏或经淋巴转移至肝门或腹膜后淋巴结。

胆囊癌的组织病理学类型中腺癌占比高达70%～90%，其又可分为浸润型、黏液型和乳头型，其中以浸润型最常见，乳头状型腺癌次之。浸润型腺癌的早期表现为肿瘤局限性不规则增厚，而晚期显著增厚导致胆囊完全闭塞。乳头状型腺癌的肿瘤呈"菜花样"向腔内生长。少见的黏液型腺癌表现为胆囊壁广泛浸润性生长。胆囊癌的其他少见组织学类型为鳞癌。

2.临床表现

常见于女性患者，50岁以上。早期无特异性，有时因伴发结石而出现右上腹部腹痛症状，晚期因癌症所致患者的健康情况恶化出现进行性体重减轻，腹部的持续性疼痛，还会出现发热、腹水和黄疸。早期诊断不易，转移时间早，确诊时多已属晚期。

3.影像学检查方法

胆囊癌的检查可采用CT及MRI，各种检查方法的优势与限度如下。

（1）CT检查   属于无创伤性检查，可明确显示胆囊壁是否增厚，胆囊是否合并结石或合并炎症。通过增强检查判断病灶是否有强化，是否侵犯或转移周围脏器。

（2）MRI 检查　MRCP 是一种无创,无辐射的检查方法,通过利用胆道内胆汁的 T2 高信号与周围组织形成对比,可以清晰显示胆囊及胆管的形表和病变。

4. 影像学表现

（1）CT 表现　根据肿瘤形态,胆囊癌分为胆囊壁增厚型、腔内型和肿块型。①增厚型:表现为囊壁局限性或不规则的增厚,增强扫描显示囊壁不均匀强化。②腔内型:表现为向胆囊腔内突出的单发或多发的"乳头"状肿块,常发生在胆囊基底部。③肿块型:多发在胆囊癌的晚期,表现为胆囊窝内胆囊腔变窄或消失,被不规则软组织肿块所取代。肿瘤强化较明显,且持续时间较长,且病变强化的显示范围往往大于平扫。

（2）MRI 表现　病灶在 T1WI 上稍低信号,T2WI 上为高信号。MRCP 显示为胆囊腔内充盈缺损且形态不规则。MRI 动态增强与螺旋 CT 动态增强表现相仿,若病灶出现局部黏膜层破坏,早期强化可不显著。

5. 典型案例

患者,女,68 岁,农民。主诉:上腹痛 1 月余,伴向腰背部放射痛;伴恶性、呕吐,呕吐物为正常胃内容物,伴胸闷气短;无腹胀,无发热,无厌油腻。今为求进一步诊治,门诊以"胆囊癌"收入院。CT 轴位、冠状位和矢状位示胆囊底壁不规则增厚,增强后动脉期轻度强化,静脉期持续性不均匀强化（图 3-3-2A ~ D）。MRI 增强示胆囊底部壁动脉期呈不均匀强化,T2WI 呈条片状混杂稍短信号（图 3-3-2E、F）。超声示胆囊底部可及大小约29 mm×26 mm 低回声,边界不清,回声不均匀,CDFI 显示内可及点状血流信号（图 3-3-2G）。病理结果示胆囊癌（图 3-3-2H）。

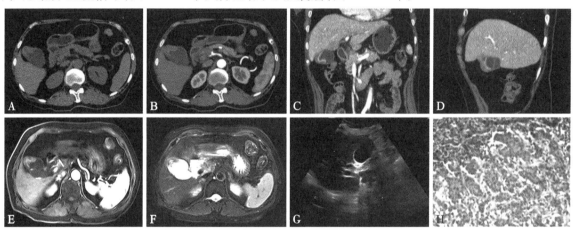

A. CT 平扫轴位图像;B. CT 动脉期轴位图像;C. CT 静脉期冠状位图像;D. CT 静脉期矢状位;E. MRI 动脉期轴位图像;F. MRI T2WI 图像;G. 超声图像;H. 病理图像

图 3-3-2　胆囊癌的 CT、MRI、超声和病理学图像

诊断意见:胆囊底部占位,考虑胆囊癌。

6. 鉴别诊断

（1）慢性胆囊炎　胆囊炎的壁增厚多为均匀一致性,程度较轻;而增厚型胆囊癌为不规则或局限性增厚,且壁僵硬。应当警惕胆囊炎基础上合并胆囊癌。

（2）肝细胞肝癌　胆囊癌的强化显著且持续时间长,但是肝细胞肝癌的强化呈现"快进快出"的特点,动脉期强化显著,静脉期迅速退出。此外,临床肿瘤学标志物如 AFP 的检测以及肝炎、肝硬化的病史也有助于鉴别诊断。

7. 分析思路与拓展

（1）分析思路

1）腹部 X 线片：一般不用于本病的诊断。

2）CT 和 MRI 检查：胆囊癌的诊断价值高。胆囊癌分为胆囊壁增厚型、腔内型和肿块型三种类型，可表现为胆囊基底部或侧壁局限性、不规则增厚，以及胆囊腔内或胆囊窝内的软组织肿块。因为本病与胆囊炎和胆囊结石相关，因此常合并出现，所以当出现胆囊周围结构不清时，应进一步检查明确。

3）应重点观察胆囊癌的类型，以及肿瘤是否累及周围脏器，是否合并淋巴结转移或远处转移。

4）结合病史，实验室检查，临床表现及影像表现进行诊断和鉴别诊断。若诊断结论不确定，特别是炎症的基础上怀疑恶变时，应给出进一步检查建议。

5）最后对影像描述及结论进行复核，是否针对临床提出的问题进行了解答？获得此结论的依据是否足够？例如胆囊癌的影像描述、结论中是否提供以下信息：是否准确定位和分型；是否侵犯邻近肝脏；是否合并淋巴结或远处转移。

（2）拓展　虽然手术根治切除是胆囊癌目前的唯一治愈原则，但是由于临床见到时多属晚期，因此根治切除率低，术后生存率低，5 年生存率小于 5%。因此，对于具有可能癌变的胆囊炎或胆囊息肉，应当及时尽早切除，以此预防癌变的发生。

参考文献

[1]朱艳哲，郝吉庆，卜丽佳，等. 晚期胆系肿瘤患者预后因素分析[J]. 肝胆外科杂志，2020（4）：270-274.

[2]李青薛. MRI、CT 对原发性胆囊癌分期和手术可切除性评价[J]. 中国 CT 和 MRI 杂志，2022，20（10）：87-88.

[3]朱永东，刘荣峰，李合照，等. CT 和 MRI 对中晚期胆囊癌周围脏器侵袭和转移的诊断价值观察[J]. 影像研究与医学应用，2022，6（20）：176-178.

[4]曾祥军，李全，李金龙，等. 螺旋 CT 在厚壁型胆囊癌与慢性胆囊炎鉴别诊断中的价值研究[J]. 中文科技期刊数据库（全文版）医药卫生，2022，（9）：214-216.

[5]孙莉，胡学军，刘艳，等. MSCT、MRI 对原发性胆囊癌的诊断价值[J]. 山东医药，2013，53（4）：60-62.

[6]刘雪松，李凤华. 胆囊癌影像学研究进展[J]. 临床超声医学杂志，2014，16（12）：830-833.

三、肝外胆管癌

1. 概述

肝外胆管癌（extrahepatic cholangiocarcinoma，eCCA）是指从左右肝管 2 级分支开口之间至胆总管末端范围的胆管的恶性肿瘤，以胆囊管在肝外胆管的开口处为分界，以上称为肝门胆管癌，以下称为远端胆管癌。发病年龄以 50～70 岁中老年多见。其发病原因与胆管先天发育异常、炎症或感染性疾病、肿瘤性病变相关，其中常见的高危因素为原发性硬化性胆管炎。

肝外胆管癌的大体病理类型为腺癌，具有神经浸润倾向。癌细胞呈柱状或立方状，组织呈腺样或索条状，肿瘤中心区域细胞密度低，周边区域癌细胞活跃。肿瘤质韧且实性，可侵犯血管，沿淋巴道转移。生长方式分为肿块型、壁周浸润型和管内生长型，以浸润型多见。

2. 临床表现

临床表现取决于肿瘤的生长方式、发病部位及是否合并胆道狭窄或梗阻。最常见的症状为腹部轻微疼痛、全身不适等。肿瘤早期病灶较小，临床表现常不典型，肿瘤较大侵犯胆管壁导致胆道狭窄、梗阻可引起大小便的异常及黄疸,表现为大便陶土色,小便色深黄,皮肤、巩膜及黏膜等组织和体内液体发生黄染的异常现象。

3. 影像学检查方法

胆系的检查可采用 ERCP、CT 及 MRI,各种检查方法的优势与限度如下。

(1) X 线检查 常规 X 线平片无诊断价值。ERCP 在存在胆管扩张但 CT 或 MRI 未见肿物时,可能有助于显示病变,同时可进行组织取样及解除胆道梗阻,但此检查具有侵入性。

(2) CT 检查 CT 平扫和多期增强 CT 有助于评估肿瘤的位置、受累范围及是否侵犯动脉和静脉血管,是否存在淋巴结转移或周围组织侵犯,是否合并远处转移等多方面的诊断信息,有助于对肿瘤进行术前 TNM 分期。

(3) MRI 检查 增强 MRI 薄层扫描及 MRCP 检查能够清晰、完整地评价胆管系统,显示胆管树的形态,评估肿瘤与周围血管的关系,尤其适用于评估管周浸润型胆管癌。

4. 影像学表现

(1) X 线表现 ERCP 根据胆管癌的不同生长方式呈现出不同特征。胆管壁浸润增厚,管腔狭窄,边缘不规则,胆道造影剂排空延迟;胆管壁内生长型及小胆管肿块呈局限性充盈缺损,表面不规则,胆道偏心性狭窄;大胆管肿块导致胆道完全梗阻,造影剂无法排空。梗阻部位远端胆管扩张,呈"软藤状"。

(2) CT 表现 ①肝门型:肿块位于肝总管或主肝管,引起肝内胆管扩张。肿块型多见,CT 显示低密度,动态增强扫描呈缓慢而持续性中度强化。典型征象是近侧端胆管呈弥漫性扩张或局部肝叶胆管扩张,但远端胆总管通常不扩张。②远端型:胆总管突然中断和低位胆道梗阻,伴有异常扩张或狭窄的胆总管。管内生长型增强后呈等低密度,轻中度强化,延迟性强化几乎没有;管壁浸润型显示胆总管壁弥漫性增厚和延迟性强化。

(3) MRI 表现 主要表现与 CT 类似,为胆管壁的增厚、结节肿块,合并为不同程度和范围的胆管系统的扩张。T1WI 多表现为等低信号,T2WI 多表现为稍高信号,动脉期肿瘤表现为早期中等度强化和延迟期强化特点。MRCP 显示胆管不同程度不同形状狭窄,梗阻部位上方多呈"鼠尾"或"圆锥状",而远端扩张的胆管则多呈"软藤状"。

5. 典型案例

患者,男,66 岁,农民。主诉:发现皮肤、巩膜黄染 1 周。查体:T 36.3 ℃,P 66 次/min,神志清,言语清晰,对答切题。腹部超声示胆总管内可见低回声充填,宽约 8.7 mm,可显示段内长 56 mm,肝内胆管普遍增宽,右胆管宽约 11 mm,左胆管宽约 10 mm,内透声可(图 3-3-3A、B)。CT 平扫轴位示肝门部见一结节状软组织低密度灶,边界清晰,动脉期轴位示病灶轻度强化,静脉期轴位及冠状位示病灶持续均匀强化。肝门部及腹膜后未见明显肿大淋巴结(图 3-3-3C～F)。MRCP 示肝内胆管明显扩张,肝门部胆管、肝总管梗阻,梗阻段以下胆管未显影(图 3-3-3G)。病理结果示右半肝及胆囊腺癌,中-低分化,可见神经侵犯及脉管癌栓,浸润胆管壁全层,并侵犯肝组织(图 3-3-3H)。

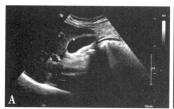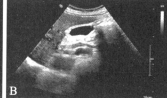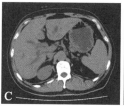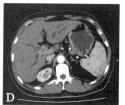

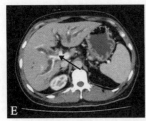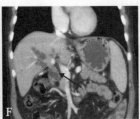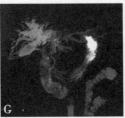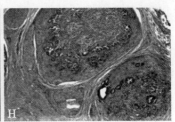

A、B. 超声图;C. CT 平扫轴位;D. CT 动脉期轴位;E. CT 静脉期轴位;F. CT 静脉期冠状位;G. MRCP;H. 病理结果

图 3-3-3   肝门部胆管癌的超声、CT、MRCP 和病理学图像

诊断意见:肝门部胆管占位,肝内胆管明显扩张,周围组织未见明显侵犯,考虑肝门部胆管癌。

6. 鉴别诊断

　　需与肝外胆管良性和恶性疾病进行鉴别。

　　(1)胆管良性病变　原发性硬化性胆管炎多见于中年男性,阵发性腹痛和间歇加重性黄疸,影像呈现为胆管壁局限或弥漫性增厚,管腔狭窄且僵硬,与胆管癌管壁浸润型的影像学表现类似,鉴别不易,需要依靠组织病理学确诊。

　　(2)胆管恶性病变　肝细胞肝癌需要与肝门胆管癌鉴别。前者表现为"快进快出"的强化特征且肝内胆管常不扩张,而后者表现为延迟性强化,肝内胆管壁增厚及胆管扩张的特点,有助于两者之间进行鉴别诊断。

7. 分析思路与拓展

　　(1)分析思路　患者常无肝炎或肝硬化史,临床以腹痛或黄疸为主症状就医。影像学发现胆管壁明显增厚,呈不同生长方式,增强早期中度强化,门脉期和延迟期持续强化,胆管壁病变导致管腔狭窄或阻塞,引起远端胆管扩张。肝门型位于肝门区,肝内外胆管呈"软藤样"扩张,胆总管几乎不扩张;远端型引起低位胆道梗阻,肝外胆管显著扩张,肝内胆管轻度扩张或不扩张。

　　(2)拓展　肝门胆管癌侵犯胆囊管可导致胆囊增大,壁增厚。肝门胆管癌有时合并肝叶萎缩,尤以左叶常见。肝门型侵犯周围肝组织或结构时可被误诊为肝癌,强化特点可鉴别。肝门周围肝癌动态增强表现为速升速降型,而肝门胆管癌呈缓升缓降型。

参考文献

[1]秦兴雷,王作仁,强永乾,等.肝外胆管癌术前影像学检查及 CA19-9 测定的诊断价值[J].第四军医大学学报,2005,26(1):45-49.

[2]刘素丽,王利娜,樊建平,等.肝外胆管癌内镜逆行胰胆管造影影像学特点分析[J].临床荟萃,2009,24(24):2138-2140.

[3]陈文娟,李澄,焦志云.肝外胆管癌影像学诊断进展[J].实用临床医药杂志,2009,13(6):115-118.

[4]李拓.肝外胆管癌超声造影和增强 MRI 影像学特征及诊断价值比较[J].中国 CT 和 MRI 杂志,2017,15(6):76-79.

[5]王伟,徐伟,孟凡然,等.早期胆管癌与肝外胆管炎性病变 MR 影像分析[J].中文科技期刊数据库(引文版)医药卫生,2021,(6):106-107.

[6]段天鹏,尹建军.肝外胆管癌 ERCP 检查及 X 线影像学特征[J].肝脏,2015,20(8):650-651.

四、梗阻性黄疸

1. 概述

梗阻性黄疸是各种原因引起的肝内或肝外部分或完全性梗阻,导致胆管内的胆汁排入肠道受阻,胆管内压力过高,小胆管和毛细胆管破裂,胆汁流入组织间隙和血窦,引起体内胆红素过高,导致皮肤及巩膜发黄或发绿。严重时,粪胆原排出减少,可产生陶土色粪便。任何导致胆管受阻的原因都可引起梗阻性黄疸,主要原因是胆管结石或肿瘤,其他原因包括胰头部肿瘤压迫胆管、胆管周围肿大淋巴结压迫胆管、胆管炎等。胆管梗阻可导致胆汁淤积和胆管内压力增高,特别是完全性梗阻,可引起肝血流改变和肝组织发炎,也可引起生化、免疫或其他脏器功能改变。

2. 临床表现

原因较多,临床表现也各有不同。

(1)结石原因 黄疸程度会随着结石的大小、位置以及周围伴发炎症的变化而变化。当结石完全嵌顿引起胆道梗阻时,常会引起右上腹的持续性的钝痛、隐痛,有时还会引起剧烈的绞痛,难以缓解,伴发感染时,会有发热。

(2)肿瘤原因 患者年龄常较大,身体消瘦、贫血、乏力,当肿瘤较大时可触诊到形状不规则且质地硬的肿块。腹部出现隐痛或钝痛。黄疸存在时间较长且为进行性加重。

(3)胆管炎原因 胆管炎常见为急性化脓性胆管炎和硬化性胆管炎,表现为高热、体温波动幅度大。若持续低热数天不退者常是硬化性胆管炎,若表现为寒战者多为急性化脓性胆管炎。

(4)其他原因 胆道蛔虫引起的梗阻常表现为上腹部绞痛。梗阻性黄疸时间过长会引起恶心、呕吐和食欲减退,出现的胆汁淤积性肝硬化,甚至是肝衰竭。

3. 影像学检查方法

胆系的检查可采用普通 X 线平片、CT 及 MRI,各种检查方法的优势与限度如下。

(1)X 线检查 常规 X 线平片可显示较大的阳性结石。ERCP 可显示胆管梗阻部位的位置和阻塞的程度、胆管和胰管显影情况,还可进行取活检、治疗等。

(2)CT 检查 属于无创伤性检查,对胆道梗阻的定位和定性诊断意义较大,有助于确定梗阻的原因是结石、肿瘤或压迫所致,对于伴发的严重性疾病诊断也具有一定的价值。

(3)MRI 检查 MRCP 没有创伤性,不仅可以观察肝内外胆管和胰管的形态,还有助于确定梗阻的部位,对于手术方式的确定有重要意义。

4. 影像学表现

(1)X 线表现 若梗阻原因为结石,ERCP 表现为管腔内充盈缺损,梗阻以上胆管扩张,若合并炎性病变则会出现由粗变细的移行性狭窄;若梗阻原因为肿瘤,梗阻部位表现为偏心性或完全性狭窄,梗阻部位远端胆管不同程度扩张,肝内胆管扩张常呈"软藤状"。

(2)CT 表现 若梗阻的原因是阳性结石,表现为平扫高密度,增强未见强化,梗阻远端胆管扩张,伴有或不伴有胆管壁的炎性水肿增厚。若梗阻的原因为胆管癌,CT 表现为胆管壁增厚或肿块影,动脉期显著强化,静脉期持续性强化,梗阻部位管腔狭窄或消失,梗阻上方胆管扩张呈弥漫性"软藤状"扩张或管状扩张。

(3)MRI 表现 结石性梗阻 MRCP 显示充盈缺损呈现低信号,梗阻上端可显示高信号的扩张的肝内胆管的程度及形态等。肿瘤性梗阻 MRI 主要表现与 CT 类似,增厚或肿块样胆管壁显著强化,合并为不同程度和范围的胆管系统的扩张。

5. 典型案例

患者,男,56 岁,司机。主诉:右上腹疼痛、皮肤黄染 1 周。查体:T 36.1 ℃,P 94 次/min,R 21 次/min,BP 108/76 mmHg;全身皮肤黏膜黄染,巩膜黄染。CT 平扫轴位、动脉期轴位和静脉期轴位示胆总管胰内段可见结节状致密影;冠状位示胆总管明显扩张,远端见多发结节状致密影(图3-3-4A~D)。胆道造影可见肝内胆管扩张,胆总管扩张,壶腹部可见充盈缺损(图3-3-4E、F)。

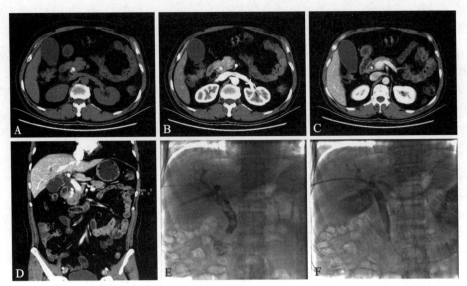

A. CT平扫轴位;B. CT动脉期轴位;C. CT静脉期轴位;D. CT静脉期冠状位;E. 胆道造影;F. 胆道造影

图3-3-4　胆总管结石梗阻性黄疸的CT和胆道造影图像

诊断意见:肝内胆管及胆总管明显扩张,远端多发结石,考虑胆总管结石致梗阻性黄疸。

6. 鉴别诊断

假性黄疸:由胡萝卜素摄入太多或甲状腺功能不足导致的胡萝卜素血症会使皮肤发黄。另外,海边居民由于生活条件原因(如日照与风吹)导致眼白部有黄红眼翳,出现巩膜黄疸。

7. 分析思路与拓展

(1)分析思路　①腹部X线片上显示阳性结石但无法显示肿瘤,因此,当结合临床病史怀疑肿瘤性梗阻时,应该选择CT或MRI检查。②CT和MRI对梗阻原因、位置以及胆管扩张形态和程度有重要价值。CT平扫可检查胆管扩张和阳性结石,增强CT可评估胆管壁增厚或肿块,肿瘤呈持续性强化,合并炎症表现为胆管周围水肿。MRCP可显示肿瘤和结石为低信号充盈缺损,需结合MRI增强扫描评估胆管肿瘤。增强早期中度强化,门脉期和延迟期持续强化,部分或完全性梗阻引起远端胆管扩张。肝门区肿块导致肝内外胆管"软藤状"扩张,胆总管几乎不扩张;远端胆管肿块导致低位胆道梗阻,肝外胆管显著扩张,肝内胆管轻度扩张或不扩张。

(2)拓展　不管何种原因引起的梗阻性黄疸,需要及时明确病因、解除梗阻、减轻黄疸,避免出现更加严重的肝硬化、肝衰竭或其他全身脏器的疾病。若条件允许,应及时手术或置管引流,改善患者生存质量,降低术后并发症和死亡率。

第四节 胰腺及脾疾病

一、胰腺炎

(一)急性胰腺炎

1. 概述

急性胰腺炎(acute pancreatitis,AP)是因胰酶异常激活对胰腺自身及周围器官产生消化作用引起的。胆石症是我国急性胰腺炎的主要病因。其他较少见原因包括药物、内镜逆行胰胆管造影(endoscopic retrograde cholangiopancreatography,ERCP)术后等。

2. 临床表现

典型症状为急性发作的持续性上腹部剧烈疼痛,常向背部放射,伴有腹胀、恶心、呕吐。实验室检查见血清淀粉酶及脂肪酶升高。

3. 影像学检查方法

CT检查是诊断急性胰腺炎的重要影像学方法,发病初始的影像学特征不能反映疾病的严重程度。增强CT可准确反映是否存在胰腺坏死及其范围。MRI检查可用于碘造影剂过敏、肾功能不全、年轻或怀孕患者,亦可用于判断局部是否存在并发症及隐匿性胆道系统结石。X线检查不能显示胰腺。

4. 影像学表现

(1)CT表现 急性水肿性胰腺炎:多数病例有胰腺体积增大,密度正常或为均匀、不均匀轻度下降,轮廓清楚或模糊,渗出明显者除胰腺轮廓模糊外,还有胰周积液。增强扫描实质均匀强化。急性坏死性胰腺炎:①弥漫性体积增大;②密度改变与病理变化密切相关,增强扫描坏死区无强化而对比更明显;③周围脂肪间隙消失;④胰周积液;⑤假性囊肿表现为大小不一的囊性病变,多数为单房,囊壁均匀。

(2)MRI表现 胰腺肿大、外形不规则,T1WI、T2WI分别为低、高信号,边缘模糊不清。胰腺炎产生的胰腺内、外积液,假性囊肿形成则表现为圆形、边界清楚、光滑锐利的病灶,均为T1WI低信号、T2WI高信号。

5. 典型案例

患者,男,48岁,主诉:腹胀、腹痛4 d。专科检查:腹部膨隆,右上腹压痛,无反跳痛。血淀粉酶37 U/L,脂肪酶61.7 U/L。CT平扫轴位图像示胰腺体积增大,密度减低,边缘模糊,周围脂肪间隙见渗出影,局部密度增高,双肾前方见条索影,腹腔见液性低密度影(图3-4-1A)。增强扫描胰腺实质不均匀强化,脾静脉变细(图3-4-1B、C)。

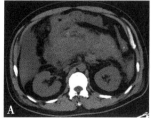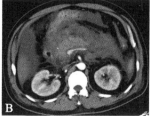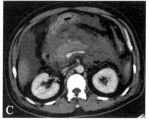

A.CT平扫轴位;B.CT增强扫描动脉期轴位;C.CT增强扫描静脉期轴位

图3-4-1 急性胰腺炎CT图像

诊断意见:符合急性胰腺炎 CT 表现。腹腔积液。

6.鉴别诊断

> 根据病史、体征及实验室检查结果,诊断并不困难。影像学检查的目的主要是明确其类型、炎性渗出的范围及有无并发症。在轻型急性水肿性胰腺炎时,影像学检查可无明显阳性发现,此时诊断需依据临床资料而非影像学检查结果。

7.分析思路与拓展

(1)分析思路　①上腹部持续性疼痛;②血清淀粉酶和/或脂肪酶浓度高于正常上限值 3 倍;③腹部影像学检查结果显示符合急性胰腺炎影像学改变者,上述 3 项标准中符合 2 项即可诊断为急性胰腺炎。

(2)拓展　改良 CT 严重指数有助于评估急性胰腺炎的严重程度,其评分为胰腺炎症反应(正常胰腺:0 分,胰腺和或胰腺周围炎性改变:2 分,单发或多个积液区或胰周脂肪坏死:4 分)、胰腺坏死(无胰腺坏死:0 分,坏死范围≤30% :2 分,坏死范围>30% :4 分)与胰外并发症(包括胸腔积液、腹水、血管或胃肠道受累等:2 分)评分之和。

(二)慢性胰腺炎

1.概述

慢性胰腺炎(chronic pancreatitis)是指由各种病因造成的胰腺局限性或弥漫性的慢性进行性炎症,并导致胰腺实质和胰管的不可逆性损害。

2.临床表现

①上中腹部疼痛;②体重减轻;③胰腺功能不全:由于胰岛细胞和腺体大量破坏,前者可并发糖尿病,后者引起消化不良、脂肪痢。

3.影像学检查方法

CT 检查可明确胰腺大小、轮廓、形态及有无并发症或排除其他病变;与胰腺肿瘤等病变进行鉴别,增强检查有助于与胰腺肿瘤鉴别。MRI 检查可用于碘造影剂过敏、肾功能不全、年轻或怀孕患者。X 线检查价值有限。

4.影像学表现

(1)CT 表现　表现多样,变化不一。轻型病例 CT 可完全正常,主要阳性表现为:①平扫大小、形态可正常、也可弥漫或局限性增大或萎缩,胰管内径粗细不均,呈串珠状或管状扩张;沿胰管分布和/或位于胰腺实质内钙化或结石;胰周可有索条影,肾周筋膜可增厚。②增强实质可强化不均。

(2)MRI 表现　扩张的胰管和假性囊肿表现为 T1WI 低信号、T2WI 高信号,其余表现同 CT。

5.典型案例

患者,男,31 岁。主诉:间断腹痛 2 年。CT 平扫轴位图像示胰腺弥漫萎缩,内见多发钙化灶(图3-4-2A)。增强扫描强化程度有所减低,未见明显异常团块,胰管不规则状扩张(图3-4-2B、C)。

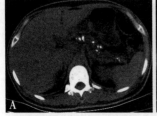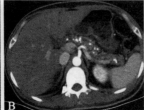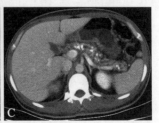

A.CT 平扫轴位;B.CT 增强扫描动脉期轴位;C.CT 增强扫描静脉期轴位

图 3-4-2　慢性胰腺炎 CT 图像

诊断意见:慢性胰腺炎。

6.鉴别诊断

弥漫性胰腺萎缩是慢性胰腺炎诊断依据之一,若萎缩仅局限于胰体、尾部时,应高度警惕,同时有胰头增大或肿块,需考虑胰腺癌可能性,必要时采用 CT 穿刺活检进一步检查确定。

7.分析思路与拓展

(1)分析思路　当胰腺区出现钙化或结石,优先考虑慢性胰腺炎。约30%的慢性胰腺炎可表现为肿块型,胰腺癌和肿块型胰腺炎的危险因素、临床表现、影像学特征和实验室检查部分存在重叠,必要时需结合穿刺病理评估。

(2)拓展　儿童胰腺炎发病率较低,但病因多。若存在以下任意一种情况,建议进行胰腺炎相关基因筛查:存在不明原因胰腺炎家族史的;已知家属中存在基因突变所引起的胰腺炎的;25 岁前发生的不明原因慢性胰腺炎;不明原因的儿童复发性胰腺炎。

参考文献

[1]MEDEROS MA,REBER HA,GIRGIS MD. Acute pancreatitis:a review[J]. JAMA,2021,325(4): 382-390.

[2]中华医学会外科学分会胰腺外科学组. 中国急性胰腺炎诊治指南(2021)[J]. 中华消化外科杂志,2021,20(7):730-739.

[3]张浩,朱蒙蒙,周健,等. 基于 CT 影像特征用于鉴别具有慢性胰腺炎病史的胰腺癌与肿块型慢性胰腺炎的列线图构建[J]. 中华胰腺病杂志,2021,21(6):441-447.

二、胰腺癌

1.概述

胰腺癌是恶性程度较高的肿瘤之一。因胰腺特殊的解剖位置,早期多无症状,不易被察觉。面向高危人群的定期筛查是实现胰腺癌早期诊断的主要手段。目前公认的胰腺癌高危人群包括:遗传性胰腺癌高危个体,新发糖尿病,慢性胰腺炎及胰腺囊性肿瘤。

2.临床表现

首发症状取决于肿瘤的部位和范围,如肿瘤在胰头部位,早期便可出现梗阻性黄疸。常见症状包括腹部不适或腹痛、消瘦和乏力、消化道症状、黄疸和腰背部疼痛。

3.影像学检查方法

超声检查是胰腺癌诊断的初筛方法。CT 检查是目前检查胰腺最佳的无创性影像检查方法,主要用于诊断、鉴别诊断和分期。MRI 检查不作为诊断胰腺癌的首选方法,胰腺病变鉴别诊断困难时或无法使用 CT 增强时,可作为有效补充。ERCP 对胆道下端和胰管阻塞有一定价值,可进行胰胆管内细胞刷检或钳夹活检组织,然后行胰液及胆汁相关脱落细胞学检查或病理学诊断。

4.影像学表现

(1)超声表现　①直接征象:胰腺局限性增大,内见边界不清呈"蟹足样"的低回声肿块,较大者为混合回声,彩色多普勒血流成像(CDFI):肿块内无明显血流信号。②间接征象:肿块上游胰管常扩张,胰头癌可致肝内外胆管扩张和胆囊增大,周围脏器或血管受压。③淋巴结转移时,胰周、腹膜后大血管周围见多发低回声结节。④若同时肝内见异常低回声病灶,常提示肝转移。

(2)X 线表现　平片没有价值,钡餐检查部分患者可见邻近十二指肠黏膜破坏、肠管狭窄、僵硬。ERCP 很少应用,表现为胰管的不规则狭窄、扩张。

（3）CT表现　①直接征象:平扫肿块密度常与邻近胰腺组织相似,较大者则表现为胰腺局部增大,形态饱满,少数肿块内有坏死性灶;强化不明显,呈相对低密度,可有一定程度延迟强化。②间接征象:肿块上游胰管常扩张;胰头癌多同时并有胰管和胆总管扩张,形成所谓"双管征",胰腺体、尾部萎缩;肿瘤向胰外侵犯,可致胰周低密度脂肪层消失;胰周血管受累,被包绕、狭窄甚至中断;胰周、肝门和腹膜后淋巴结转移时,相应部位见多发结节,还可检出低密度的肝转移灶。

（4）MRI表现　常用于胰腺癌的鉴别诊断。①直接征象:T1WI上肿块信号强度稍低于正常胰腺,T2WI信号多呈等或稍高,DWI呈明显高信号。②间接征象:扩张的胆、胰管内富含游离水,在T2WI和MRCP均可清晰显示,其余表现同CT。

5.典型案例

患者,男,46岁。主诉:腹痛1月余。CT平扫轴位图像示胰腺体尾部形态饱满,见团片状低密度影,密度不均,边界不清,胰腺周围脂肪间隙欠清(图3-4-3A)。增强扫描病变呈轻度不均匀强化,邻近脾动脉管腔变窄,管壁僵硬,脾静脉显示不清,远端胰管轻度扩张;门腔静脉间见肿大淋巴结(图3-4-3B、C),所示肝右叶见斑片状稍低强化灶(图3-4-3C)。

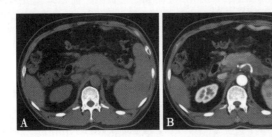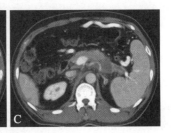

A.CT平扫轴位;B.CT增强扫描动脉期轴位;C.CT增强扫描静脉期轴位

图3-4-3　胰腺癌CT图像

诊断意见:考虑胰腺癌并肝内转移,脾血管受侵。

6.鉴别诊断

（1）慢性胰腺炎　①发病缓慢,病史长,常反复发作,急性发作可出现淀粉酶升高,且极少出现黄疸症状;②CT检查见胰腺轮廓不规整,结节状隆起,胰腺实质密度不均,可见钙化。

（2）壶腹癌　①因肿瘤坏死脱落,胆道梗阻缓解,可出现间歇性黄疸;②十二指肠低张造影显示十二指肠乳头部充盈缺损,黏膜破坏双边征;③超声、CT、MRI、ERCP等检查可显示胰管和胆管扩张,胆道梗阻部位较低,出现"双管征"。

（3）胰腺其他占位性病变　主要包括胰腺假性囊肿、胰岛素瘤、实性假乳头状瘤等,临床上肿物生长一般较缓慢,病程较长,同时可有特定的临床表现:如胰岛素瘤可表现发作性低血糖症状,胰腺假性囊肿患者多有急性胰腺炎病史,结合CT等影像学检查一般不难鉴别。

7.分析思路与拓展

（1）分析思路　①对临床拟诊或胰腺癌高危人群,结合超声检查和CA19-9指标,若均为阴性,建议随访,半年后复查,若发现可疑肿瘤或超声检查不确定,建议进一步增强CT和/或MRI检查。②CT和MRI检查对识别、定位、定性胰腺癌有重要价值,应重点观察胰腺区是否存在异常密度/信号及病变的数目、大小、形态、边缘及增强后密度/信号。③应重点观察病变与相邻结构的关系是否清楚,是否有包绕、推挤、压迫、浸润等。④仔细检视有无肝门区、腹膜后淋巴结肿大、融合,有无肠系膜血管、其他脏器的侵犯、转移等征象。

（2）拓展　胰腺肿块分为实性和囊性。部分实性肿块易发生囊变和部分囊性肿块因实性成分的增多而外观表现为囊实混合型肿块，这些都会增加胰腺肿块的诊断难度。我们要结合其病理学基础来深刻了解胰腺肿块内各种成分所对应的影像学表现。

1）实性表现为主的胰腺肿瘤：胰腺导管上皮癌的两种主要成分是肿瘤细胞和纤维组织，均为实性，缺乏血供，极少囊变。

2）囊实混合表现的胰腺肿瘤：易囊变的胰腺实性肿瘤有胰腺神经内分泌肿瘤、胰腺实性假乳头状瘤，其次还见于胰腺腺泡细胞癌和胰腺腺鳞癌。

3）囊性肿块因实性成分的增多而表现为囊实混合型肿块：包括微囊型浆液性囊腺瘤、嗜酸细胞型导管内乳头状黏液瘤、胰腺导管内管状乳头状肿瘤。

4）囊性表现为主的胰腺肿瘤：主要有浆液性囊腺瘤、黏液性囊腺瘤和胰腺导管内管状乳头状肿瘤。

参考文献

[1]邹晓平.重视胰腺癌的早期筛查[J].中华消化内镜杂志,2022,39(8):589-592.

[2]俞亦奇,黄华,张太平.胰腺癌的早期诊断[J].中华胰腺病杂志,2022,22(1):14-21.

三、胰岛细胞瘤

1. 概述

胰岛细胞瘤又称胰岛素瘤、胰岛 β 细胞瘤，是最常见的功能性胰腺神经内分泌肿瘤（pancreatic neuroendocrine neoplasm，pNEN）。多数为单发、散发；90% 以上原发于胰腺内，且肿瘤体积较小（最大径<2 cm）。恶性程度普遍较低，局部侵犯或远处转移的发生率仅为 5%~10%。但转移性胰岛素瘤的恶性程度明显升高，病人预后并不优于无功能性 pNEN 和其他功能性 pNEN。

2. 临床表现

胰岛素瘤以分泌大量胰岛素，进而引起发作性低血糖综合征为特征，具体包括一系列自主神经症状（包括心悸、震颤、出汗、饥饿、感觉异常等）和中枢神经症状（意识模糊、焦虑、视物模糊、癫痫发作等）。胰岛素瘤较为典型的临床表现是"Whipple 三联征"。若患者表现为发作性低血糖症状（如昏迷及精神神经症状等）、发作时血糖低于 2.8 mmol/L、口服或静脉补充葡萄糖后症状可立即消失，应高度怀疑为胰岛素瘤，并行进一步检查以明确诊断。

3. 影像学检查方法

约有 24.9% 的胰岛素瘤在常规增强 CT 图像中表现为等强化。相比之下，灌注 CT 检查可捕捉到一过性高强化的肿瘤并为等强化的肿瘤提供定位信息，灌注 CT+常规 CT 检查诊断胰岛素瘤的灵敏度和特异度分别为 94.6% 和 94.7%，优于单独使用常规 CT 检查。肌酐清除率低（<30 mL/min）、对造影剂过敏等患者，可行其他影像学检查协助诊断。MRI 对胰岛素瘤的检出率与灌注 CT 检查相当，但对肿瘤显示更佳，且能较好地反映肿瘤与主胰管的关系；小视野 DWI 的图像质量及对胰岛素瘤的检出率相较常规全视野 DWI 又有进一步提高。X 线检查价值不大，胰岛细胞瘤是富血供肿瘤，DSA 检查对该肿瘤的检出有较高的价值。

4. 影像学表现

（1）X 线表现　平片诊断价值不大，DSA 检查表现为圆形、边缘清楚的肿瘤染色，其密度明显高于周围正常胰腺。

（2）CT 表现　①功能性胰岛细胞瘤：平扫多数肿瘤较小，不造成胰腺形态和轮廓改变，且密度类似正常胰腺，仅少数肿瘤较大，出现局限性肿块，绝大多数功能性肿瘤都是富血供性，动脉期肿瘤强化明显高于正常胰腺，但静脉期肿瘤密度与正常胰腺密度接近，故灌注 CT 检查有利于发现这种强化特征，恶性胰岛细胞瘤除显示上述胰腺肿瘤本身病变外，还可发现肝或胰周淋巴结转移；②非功能性胰岛细胞瘤:胰腺内较大肿块直径可达 3~24 cm,平均 10 cm,多发生在胰体、尾部,肿块密度可不均匀,可出现液化坏死,1/5 病变内有结节状钙化,增强 CT 肿瘤实质部分表现较明显强化,坏死部分仍呈低密度,若发现肝转移、局部淋巴结肿大,则提示为恶性。

(3)MRI 表现 胰腺细胞瘤多为圆形、卵圆形,边界清楚,T1WI 为低信号,T2WI 为高信号。脂肪抑制 T1WI 增强动态 MRI 扫描可明显提高肿瘤的检出率。恶性肿瘤发生转移时,病灶 T2WI 表现为高信号,增强扫描呈富血供肿瘤表现。

5. 典型案例

患者,女,24 岁。主诉:体检发现血糖低 2 d。CT 平扫轴位图像胰腺形态可,密度均匀(图 3-4-4A),动脉期轴位图像示胰腺体部动脉期显著强化结节影,直径约 12 mm(图 3-4-4B)。CT 灌注图像示血流量(BF)、血容量(BV)增加,平均通过时间(MTT)、达峰时间(TTP)降低(图 3-4-4C~F)。

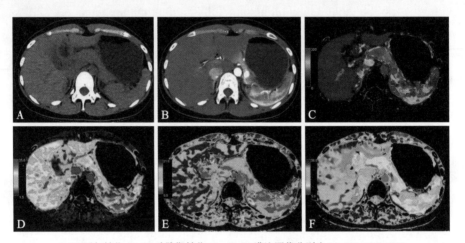

A. CT 平扫轴位;B. CT 动脉期轴位;C~F. CT 灌注图像分别为 BF、BV、MTT、TTP

图 3-4-4 胰岛细胞瘤 CT 图像

诊断意见:胰腺体部异常灌注结节,考虑胰岛细胞瘤。

6. 鉴别诊断

(1)胰腺富血供转移瘤 有原发肿瘤病史,如肾透明细胞癌,呈明显富血供,与原发肿瘤血供一致,强化常较胰岛细胞瘤更明显。

(2)胰腺内副脾 几乎都在胰尾,CT 平扫密度及 MRI 平扫各序列信号和 DWI 扩散受限程度均与脾实质一致,增强动脉期明显强化,各期强化程度与脾相似。

(3)无功能性胰岛细胞瘤 发现时多已较大,有时需与邻近肠道来源的间质瘤相鉴别,后者常有消化道出血等症状。

7. 分析思路与拓展

(1)分析思路 当患者临床出现反复发作性低血糖时,CT、MRI 动脉期检查胰腺内见明显强化且可持续强化灶,应考虑到功能性胰岛细胞瘤的可能。如胰腺发现富血供肿块,临床表现无特异性,应考虑到无功能性胰岛细胞瘤的可能。

(2)拓展 胰腺神经内分泌肿瘤(pancreatic neuroendocrine neoplasm,pNEN)起病隐匿,生物学行为呈高度异质性,pNEN 可表现为散发性或遗传相关性,亦可因肿瘤的激素分泌功能导致相应的激素相关症状或综合征,且不同分级、分期的 pNEN 在预后上存在较大差异。胰岛素瘤是最常见的功能性 pNEN,胃泌素瘤次之。其他功能性 pNEN 常被统称为罕见功能性胰腺神经内分泌肿瘤(rare functional pancreatic neuroendocrine tumor,RFT),主要包括生长抑素瘤、胰高血糖素瘤、血管活性肠肽瘤、产生促肾上腺皮质激素的神经内分泌瘤等。

参考文献

[1]吴文铭,陈洁,白春梅,等,中华医学会外科学分会胰腺外科学组.中国胰腺神经内分泌肿瘤诊疗指南(2020)[J].中华外科杂志,2021,59(6):401-421.

四、胰腺浆液性囊腺瘤

1.概述

浆液性囊腺瘤(serous cystadenoma,SCA)是一种少见的胰腺外分泌腺良性肿瘤,起源于胰腺腺泡的中心细胞,肿块常由多个子囊构成;囊壁可分泌一种类似浆液的清亮液体,充斥于囊腔内。好发于体尾部,多单发,呈圆形,与胰管无沟通。好发于女性,约占75%,发病中位年龄为61.5岁,故称奶奶瘤。肿瘤边界清楚,直径2~25 cm。世界卫生组织2010年新的病理分类将SCA分为微囊型(子囊数大于6个,最大囊直径小于2 cm)、寡囊型(子囊数小于等于6个,最大囊直径大于2 cm)、实性型、VHL相关型、混合性浆液-内分泌型共5个亚型,其中浆液性微囊型囊腺瘤(serous micro-cystic cystadenoma,SMCA)是最常见的一种亚型。

2.临床表现

腹部不适或腹痛,体重减轻和黄疸为最常见的症状,也可无症状。

3.影像学检查方法

CT检查应同时行平扫及增强检查,冠、矢状位重建图像有助于对浆液性囊腺瘤的定位及整体观察,增强后可显示病变内部有无分隔及实性成分。MRI检查平扫结合增强扫描能够准确地显示肿瘤内部特征,矢状面和冠状面图像能够清楚的显示囊腺瘤和邻近结构的解剖。但成像时间较长,部分患者年龄较大,无法耐受。X线检查价值不大,胃肠道钡餐造影可间接提示腹部占位病变。

4.影像学表现

(1)X线表现 价值不大,胃肠道钡餐造影可显示胃肠道被肿瘤推移的情况。

(2)CT表现 肿瘤为分叶形,肿块密度多与水的密度相近,中心纤维瘢痕和纤维间隔使病变呈蜂窝样,囊内含低密度液体。中央纤维瘢痕和分隔有时可见条状不规则钙化或特征性日光放射状钙化,则高度提示为浆液性囊腺瘤。增强扫描后蜂窝状结构更清晰。

(3)MRI表现 边界清楚的T1WI低信号、T2WI高信号的肿瘤,呈"蜂窝状",T2WI肿瘤包膜和瘤内纤维间隔、中央纤维瘢痕及钙化表现为低信号。

5.典型案例

患者,女,55岁。主诉:上腹部刺痛15 d余。专科检查:腹部压痛、反跳痛。CT平扫轴位图像示胰头部体积大,见不规则囊性低密度影,边界清楚,大小约37 mm×32 mm,囊壁光滑,囊内密度均匀(图3-4-5A)。增强扫描囊内未见明显强化(图3-4-5B、C)。

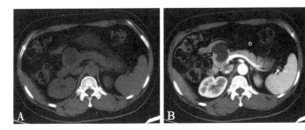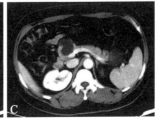

A.CT平扫轴位;B.CT增强扫描动脉期轴位;C.CT增强扫描静脉期轴位

图3-4-5 胰腺浆液性囊腺瘤CT图像

诊断意见:胰头部囊性占位,考虑囊腺瘤。

6.鉴别诊断

　　(1)胰腺囊肿　　胰腺假性囊肿患者有胰腺炎病史,影像学表现囊壁薄而均匀,没有壁结节,增强扫描囊壁光滑锐利,囊内液体无强化、无分隔。真性囊肿为先天性囊肿,壁菲薄、无强化。

　　(2)胰腺黏液性囊腺瘤　　肿瘤可为大单囊,也可由几个大囊组成。囊壁厚薄不均、囊内有线状菲薄分隔。囊壁有时可见壳状或不规则钙化,有时可见乳头状结节突入腔内。恶性者囊壁常较厚。增强扫描见囊壁、分隔、壁结节强化。依据影像学表现确定肿瘤的良恶性有一定的难度。不规则厚壁及突入腔内的壁结节提示恶性可能大,有转移病灶则为恶性的可靠证据。

　　(3)胰腺导管内乳头状黏液性肿瘤　　浆液性囊腺瘤与分支胰管型导管内乳头状黏液性肿瘤都可表现为成簇的多发小囊状结构,但前者囊内液体密度更低,且病变不与主胰管相通。

7.分析思路与拓展

　　(1)分析思路　　胰腺囊性肿瘤临床比较少见,大多数囊性病变是被偶然发现,<3 cm 的囊性病变定性困难,无症状且没有高风险因素的(强化的实性成分、胰管扩张>1 cm、淋巴结增大等)可建议密切观察。

　　CT、MRI 检查评估胰腺囊性肿瘤,需要细致观察肿瘤的边界是否清楚、是否侵犯周围血管,观察肿瘤的内部结构、囊与胰腺导管是否相通,从而判断囊性肿瘤属于真性囊肿、导管内肿瘤或是退变性肿瘤;观察实性区域的强化情况以及出血等辅助征象等,同时结合患者的临床资料如年龄、性别及临床症状,综合分析作出准确的影像学诊断。

　　(2)拓展　　胰腺导管内乳头状黏液性肿瘤(intraductal papillary mucinous neoplasms,IPMN):好发于老年人,发病年龄 60~70 岁,男女发病率无差异,临床表现包括腹痛、体重减轻、黄疸、低血糖等症状,或临床无症状。根据病变累及胰腺导管的位置分为主胰管型、分支胰管型及混合型,由于混合型的临床生物学行为与主胰管型相似,临床上将混合型归入主胰管型。有症状的患者多为主胰管型或混合型 IPMN,且多为顽固性反复发作胰腺炎。随着生活水平的提高及体检意识的增强,越来越多的无症状患者被发现,这其中大部分为分支胰管型 IPMN。

　　1)发生在主胰管的 IPMN 表现为部分或广泛的主胰管明显扩张,扩张的导管内见壁结节或乳头状突起,有强化,薄层 CT 能更清晰地显示,肿瘤可有钙化,常伴有十二指肠乳头增大。

　　2)分支胰管型好发于胰腺钩突部,主要表现为分叶状或葡萄串样囊性病变,也可融合呈单一大囊样肿块,主胰管可轻度扩张。

　　3)混合型表现为胰腺钩突部分支胰管扩张合并主胰管扩张,也可表现为体尾部分支胰管和主胰管扩张的组合。

　　4)如肿瘤内出现>10 mm 的实性结节、主胰管扩张>10 mm、弥漫性或多中心起源、壁内钙化及糖尿病临床症状,应高度警惕,提示为恶性。

参考文献

[1]田锋,孙孝伟,贾丛伟,等.胰腺浆液性微囊腺瘤的不典型临床影像特点[J].中华肝胆外科杂志,2021,27(2):124-127.

[2]叶枫,张红梅,赵心明.胰腺囊性肿瘤的影像诊断思路[J].中华放射学杂志,2020,54(7):723-726.

五、胰腺实性假乳头状瘤

1. 概述

胰腺实性假乳头状瘤(solid pseudopapillary neoplasms,SPN)是一种少见的具有低度恶性潜能的肿瘤,由低黏附性的上皮细胞构成实性和假乳头状结构,可发生于胰腺任何部位,以胰腺头部及尾部多见。肿瘤外周有厚薄不一的纤维包膜。镜下可分为实性区、假乳头区及囊变区,实性瘤细胞呈片状或巢状分布,核分裂象少见,间质稀少;假乳头状结构由纤维血管轴心及其外周单层或复层肿瘤细胞构成。可伴有不同程度的硬化透明变性纤维间质,偶伴有钙化。病理诊断主要依靠其病理形态学特征。

2. 临床表现

本病多见于年轻女性,平均发病年龄为 23～30 岁,男女比例约为 1∶10,本病缺乏特异性的临床症状,多为体检偶然发现,少数患者可有腹部肿块、腹部不适、腹痛等症状。

3. 影像学检查方法

(1)超声检查 方便快捷,受胃肠道气体影响,胰腺病变显示不够清晰,与操作者水平有关。

(2)CT 检查 最佳检查方法,应同时行平扫及增强检查,可清晰显示肿瘤的大小、与周围组织脏器的关系,是术前必要的检查手段。

(3)MRI 检查 软组织分辨率高,能更清晰显示肿瘤内囊变坏死区域,但空间分辨率较低,不能清晰显示肿瘤与周围组织结构的关系。

4. 影像学表现

(1)超声检查 实性区声像图表现为均匀的低回声,囊性区表现为囊性内分隔厚度不一,分布杂乱,隔上无血流信号。

(2)CT 检查 呈外生性生长,肿瘤边界清晰,可见包膜,密度不均,病变内出现斑点及斑片状钙化,多见于肿瘤周边,增强扫描示实性成分呈渐进性强化,程度略低于正常胰腺,囊性成分无强化,瘤内可有出血。CT 表现可分为 3 种类型。①实性为主型:单纯实性软组织肿块;②囊实型:多见,常表现为囊实性混杂密度;③囊性为主型:囊性密度为主,可出现"浮云征",即实性部分呈小片状,飘浮在低密度的囊性部分中。

(3)MRI 检查 实性部分呈稍长 T1 稍长 T2 信号,DWI 呈高信号,DAC 图呈低信号,增强后渐进性强化,强化程度低于胰腺。囊性部分呈长 T1 长 T2 信号,无强化。

5. 典型案例

病例1:女,21 岁,体检发现上腹部肿物 7 d 余,查体:T 36.6 ℃,P 76 次/min,R 19 次/min,BP 90/60 mmHg。CT 平扫示胰头外生性肿物,边界清晰,有包膜,内密度不均,可见囊实性成分,边缘可见点状钙化(图 3-4-6A),增强实性成分渐进性中度强化(图 3-4-6B、C)。

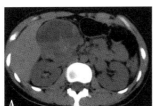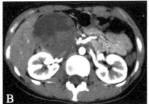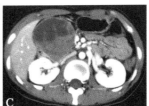

A. CT 平扫;B. CT 增强扫描动脉期;C. CT 增强扫描静脉期

图 3-4-6 胰腺实性假乳头状瘤 CT 图像

案例扩展

诊断意见:患者为年轻女性,胰头囊实性占位,边界清晰,有钙化,考虑为胰腺实性假乳头状瘤。

病例2:扫码见案例扩展。

6.鉴别诊断

(1)胰腺囊腺瘤　①浆液性囊腺瘤:分微囊型和寡囊型,囊壁菲薄,以微囊型多见,有多个微小囊腔,寡囊型由单囊或少数大囊构成;②黏液性囊腺瘤(癌),单一大囊或几个大囊组成,瘤壁厚薄不均,囊内有线状菲薄分隔,可见壁结节突向囊腔内,肿瘤>5 cm考虑恶性可能,>8 cm则多为恶性。

(2)胰腺神经内分泌肿瘤　①功能性神经内分泌肿瘤表现:体积较小,多呈实性,增强扫描动脉期明显均匀强化,强化程度高于正常胰腺组织,可类似于血管强化,表现为"纽扣征";②无功能性神经内分泌肿瘤表现:常较大,瘤内常有坏死囊性,偶见不规则团块状钙化或微小钙化小球,渐进性强化,强化程度稍高于胰腺组织。

(3)胰腺假性囊肿　常有胰腺炎病史,病灶位于胰腺内或外,多呈圆形,囊壁薄而均匀且常伴钙化,没有壁结节,囊内无间隔,无分叶状改变。

7.分析思路与拓展

(1)分析思路　胰腺实性假乳头状瘤常发生于年轻女性,常表现为囊实性肿块,具有假包膜及钙化特点,增强扫描呈渐进性强化。CT和MRI检查对识别、定位、定性有重要价值,应重点关注周围组织脏器的分界是否清楚、是否有包绕、推压,结合病史及影像表现排除鉴别诊断,作出诊断结论。若诊断结论不确定,可以给出进一步建议,如CT引导下行穿刺检查。

(2)拓展　胰腺实性假乳头状瘤85%为良性,15%为低度恶性,预后较好,5年生存率95%,手术切除为首选治疗方法。体积常较大,长径多>5 cm,瘤体常位于胰腺边缘,多呈外生性生长,因肿瘤外向性生长的特性,位于胰头部的肿瘤很少引起胆总管和胰管扩张,偶见轻度扩张,与胰腺分界清晰,边缘光整,包膜完整,厚2~4 mm。肿瘤延迟强化病理基础为实性区及假乳头区间质内血管纤细,对比剂渗入及廓清缓慢。恶性实性假乳头状瘤的诊断标准:肿瘤突破包膜并浸润胰腺实质,直接侵犯门静脉等邻近大血管和邻近脏器,胰周淋巴结肿大,出现远处转移如肝、腹膜、卵巢等。实性为主型须与神经内分泌肿瘤相鉴别,囊实型须与胰腺癌、胰母细胞瘤相鉴别,囊性为主型须与囊腺瘤(癌)、假性囊肿相鉴别。

六、脾梗死

1.概述

脾梗死(splenic infarction)为脾动脉或其分支栓塞所造成的局部脾组织缺血坏死。病因主要包括动脉粥样硬化、血栓形成、慢性白血病所致脾动脉内皮细胞下白细胞浸润、左心房附壁血栓脱落等。

2.临床表现

脾梗死可无症状,偶可有脾大、左上腹疼痛、胸腔积液、腹腔积液、发热等表现。

3.影像学检查方法

(1)超声检查　方便快捷、价格低廉,无辐射,检查前患者无须特殊准备。

(2)CT检查　最佳检查方法,应同时行平扫及增强检查,可清晰显示梗死范围的大小以及脾动脉是否闭塞,是术前必要的检查手段。

(3)MRI检查　软组织分辨率高,能更清晰显示病变范围,但空间分辨率较低。

4.影像学表现

(1)超声检查　①脾实质内有单发或多发楔形或不规则形低回声区,底部朝向脾外侧缘,尖端指向脾门;内部有高回声光点或呈蜂窝状回声;②CDFI 检查,显示病变区内无血流信号。梗死灶坏死液化后可形成假囊肿,出现液性无回声区;陈旧性梗死灶纤维化、钙化时,回声明显增强,后方可伴有声影。

（2）CT 检查　①平扫检查,典型表现为尖端朝向脾门、边界清楚的楔形低密度区;②增强检查,低密度区无强化,与周围正常强化的脾实质对比更加清楚。

（3）MRI 检查　①平扫检查,梗死区信号依梗死时间而不同,急性和亚急性梗死区在 T1WI 和 T2WI 上分别为低信号和高信号影;而慢性期由于梗死区有瘢痕组织和钙化形成,在 MRI 各种序列上均呈较低信号改变。②增强扫描,病灶无强化。

5. 典型案例

女,43 岁,发热 10 d 余,查体:T 38.6 ℃,P 88 次/min,R 22 次/min,BP 126/76 mmHg。CT 平扫示脾体积增大,内可见多发片状低密度影(图 3-4-7A),增强见低密度无强化,且边界清晰,较大病灶呈三角形,尖端指向脾门(图 3-4-7B～D),结合患者发热病史。

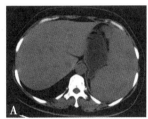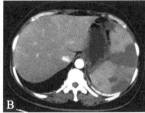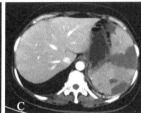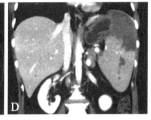

A. CT 平扫;B. CT 增强扫描动脉期;C. CT 增强扫描静脉期;D. CT 增强扫描静脉期冠状位

图 3-4-7　脾梗死 CT 图像

诊断意见:脾三角形无强化低密度影,尖端指向脾门,考虑为脾梗死。

6. 鉴别诊断

（1）脾脓肿　典型表现为脾内圆形或椭圆形低密度影,边界清晰,单发或多发,偶可见脓肿内气体影,增强脓肿壁呈环状强化,液化坏死区无强化,与脾梗死较易鉴别。

（2）脾破裂　在 CT 平扫表现为脾脏增大、形态不规则,脾内密度混杂,可见包膜下新月形高密度血肿,CT 增强血肿无强化。

7. 分析思路与拓展

（1）分析思路　脾楔形低密度影,增强无强化,可诊断为脾梗死。

（2）拓展　脾血液循环较为丰富,其实质是脾静脉与脾动脉间的血窦,质地较为脆弱,诊断脾梗死的思路应先观察脾脏整体形态、实质密度、信号是否均匀、增强后是否强化。脾梗死除了典型的影像表现之外,常伴有脾大、肝硬化等其他基础病。超声 CDFI 检查无血流,CT 和 MRI 增强检查病灶无强化是脾梗死的特征表现,是鉴别诊断的主要依据。

七、脾血管瘤

1. 概述

脾血管瘤是脾最常见的良性肿瘤,病理类型可分为毛细血管瘤、海绵状血管瘤和混合性血管瘤,临床上以海绵状血管瘤多见,好发于 30～80 岁成年人,发病无性别差异,稍多见于男性。可单或多发,生长缓慢。

2.临床表现

大部分病灶较小,多数脾血管瘤患者就诊时无自觉症状,多因体检或患其他疾病辅助检查时偶然发现,血管瘤生长缓慢,长大后可扪及左上腹肿块,引起脾大及其他并发症,如自发性破裂、脾亢及恶变,但实验室检查通常正常。

3.影像学检查方法

(1)超声检查　方便快捷,安全性高,但诊断准确性与操作者水平有关。

(2)CT检查　最佳检查方法,应同时行平扫及增强检查,可清晰显示病灶大小、数目及血供情况,是术前必要的检查手段。

(3)MRI检查　软组织分辨率高,能更清晰显示病变范围,但空间分辨率较低。

4.影像学表现

(1)超声表现　典型的声像图表现为"高回声斑",多为单发、体积较小、边界多较清晰,回声分布稍不均匀,常呈"筛窦样",可有圆点状及短管状无回区。

(2)CT表现　CT平扫多表现为边界清楚的圆形或类圆形低密度肿块,增强扫描早期边缘结节样强化,随着时间的延长,病灶自边缘向中心渐进式填充,延迟期高于或等于脾脏密度,少数较大的海绵状血管瘤有时可以见到中央瘢痕,或合并出血、坏死和钙化。

(3)MRI表现　T1WI为等或稍低信号,但边界欠清楚;T2WI为稍高信号影,中央可见斑点状及短条状低信号影,边缘可见环形低信号,增强动脉期病灶周边轻度强化,门脉期病灶渐进性强化,延迟期显示周边继续渐进性强化,增强三期病灶强化程度较周围脾组织均稍高,中央均可见斑点状及短条状无强化区。

5.典型案例

男,11岁,体积发现脾占位2月余,查体:T 36.5 ℃,P 87次/min,R 23次/min,BP 102/65 mmHg。CT平扫示脾一类圆形低密度影,边界清晰(图3-4-8A),增强动脉期呈明显强化,静脉期对比剂进一步填充,强化程度高于脾,病灶中央可见低密度无强化瘢痕(图3-4-8B~D)。

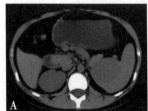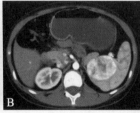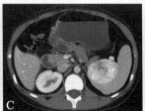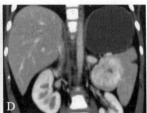

A.CT平扫;B.CT增强扫描动脉期轴位;C.CT增强扫描静脉期轴位;D.CT增强扫描静脉期冠状位

图3-4-8　脾血管瘤CT图像

诊断意见:病灶边界清晰,呈渐进性填充式强化,考虑脾脏血管瘤。

6.鉴别诊断

(1)错构瘤　部分可见钙化及脂肪密度,当错构瘤缺少钙化及脂肪成分时,其强化方式亦可为渐进性强化,这时单纯利用影像学检查较难与血管瘤鉴别。

(2)脾淋巴管瘤　主要包括囊性淋巴管瘤和海绵状淋巴管瘤,前者多见,表现为囊性或囊性为主型病灶,而海绵状淋巴管瘤可表现为高回声,不易与血管瘤鉴别。

(3)脾囊肿　是脾最常见的良性病变,一般呈无回声、囊性密度/信号,增强无强化。脾淋巴瘤局限性浸润时,多为多发病灶,融合成团,或呈弥漫分布,可伴有脾大,结合临床资料等有助于诊断。

7. 分析思路与拓展

（1）分析思路　病灶边界清晰，自边缘向中心渐进性填充式强化是脾血管瘤的典型的强化方式。

（2）拓展　脾血管瘤为先天性病变，由血窦构成，可为实性或囊性，可伴血栓形成、梗死、纤维变性、坏死囊变及钙化，因此其CT密度可不均，可伴中央瘢痕及不同形式的钙化，病理类型以海绵状血管瘤最常见，且具有较为典型的渐进性填充式强化方式，而毛细血管瘤及混合性血管瘤强化方式表现不一，常较难与脾其他肿瘤相鉴别。

八、脾淋巴瘤

1. 概述

脾淋巴瘤是一组发生于淋巴结和/或结外部分淋巴组织及单核巨噬细胞系统的恶性肿瘤。根据组织结构和病理成分分为霍奇金淋巴瘤（HL）和非霍奇金淋巴瘤（NHL）两大类，有原发性和继发性两种，继发性较原发性常见，常为血型播散。主要包括：①均匀弥漫型，脾均匀弥漫增大，无明显肿块形成，病变呈弥漫或小结节状分布，直径<1 mm；②粟粒结节型，病灶1～5mm；③多发肿块型，肿块直径2～10 cm；④单发肿块型，脾巨大单发低密度灶，病灶直径>3cm，边缘可规则或不规则。

2. 临床表现

早期无明显症状或仅有左上腹不适、乏力等，典型临床表现为腹痛、发热、肝脾大。

3. 影像学检查方法

（1）超声检查　方便快捷，无辐射，是脾病变常用的检查手段之一。

（2）CT检查　最佳检查方法，应同时行平扫及增强检查，可清晰显示肿瘤的大小、形态及血供情况，是术前必要的检查手段。

（3）MRI检查　软组织分辨率高，更清晰显示肿瘤内部范围，但空间分辨率较低，不能清晰显示肿瘤与周围组织结构的关系。

4. 影像学表现

（1）超声　表现与其病理类型相关。①原发性脾淋巴瘤常表现为脾弥漫性肿大，脾实质回声减低或正常，一般光点分布较均匀；②继发性脾淋巴瘤常表现为脾实质内单发或多发散在、边界清晰的圆形低回声结节或肿块，其内部回声均或不均，多个病灶可相互融合而呈分叶状团块，病灶之间隔以线状高回声带。

（2）CT　原发性脾淋巴瘤常表现为脾不均匀性增大，病灶边界不清，边缘地图样强化具有特征性。继发性脾淋巴瘤常表现为脾明显不均匀性肿大伴肿块，具有特征性脾内局灶性病变表现为：①平扫，可见脾内单发或多发稍低密度灶，边界不清；②增强扫描，肿块呈轻度不均匀或斑片状强化，与正常强化脾实质分界清楚。在全身淋巴瘤浸润至脾时，可发现其他部位淋巴结肿大。

（3）MRI　①平扫检查，可仅表现为脾弥漫性增大，也可发现脾内单个或多个大小不等的长T1、长T2或混杂信号圆形结节或肿块，边界清或不清；②增强检查，脾内肿块呈轻度强化，信号较正常脾微低，典型者呈"地图样"分布，可伴其他部位淋巴结肿大。

5. 典型案例

病例1：男，46岁，发现颈部淋巴结肿大1月余，查体：颈部、腋下可触及多枚肿大淋巴结，T 36.9 ℃，P 79 次/min，R 20 次/min，BP 122/72 mmHg。脾体积增大，内见多发类圆形低密度影，CT平扫病灶边界显示不清，增强呈轻度强化，腹膜后可见多发肿大淋巴结（图3-4-9）。

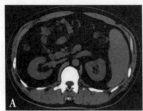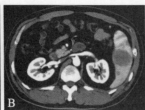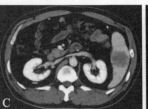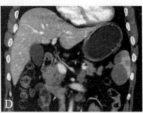

A. CT平扫轴位；B. CT增强扫描动脉期轴位；C. CT增强扫描静脉期轴位；D. CT增强扫描静脉期冠状位

图3-4-9　脾淋巴瘤CT图像

案例扩展

诊断意见：脾大并多发占位，颈部、腋下、腹膜后多发肿大淋巴结，考虑淋巴瘤浸润脾脏。

病例2：扫码见案例扩展。

6. 鉴别诊断

脾转移瘤：较少见，有原发肿瘤病史，CT平扫主要表现脾内多发圆形、类圆形结节状低密度肿块，增强扫描可见"牛眼征"。

7. 分析思路与拓展

（1）分析思路　观察脾外形、密度及轮廓，脾病变数目、大小、边界、与周围组织脏器之间的关系，观察增强扫描病灶的强化特点，淋巴瘤常为多发，增强扫描呈轻中度强化，可伴有腹膜后及其他部位淋巴结肿大。

（2）拓展　由于淋巴瘤成分结构相对单一，影像检查对于脾内微小浸润仅表现为均质性脾增大，单凭此点无法确定脾是否受侵，多排螺旋CT可发现较小的结节，由于动脉期脾的花斑样强化不利于病灶的显示，应侧重观察增强静脉期和延迟期，结合体表、体内肿大淋巴结和其他临床资料，诊断多无困难。脾是否受侵会影响淋巴瘤临床分期，可指导临床治疗，同时脾淋巴瘤对化疗反应敏感，有效治疗后病变常缩小或消失，恶化时又出现，超声、CT及MRI对于病变的治疗效果及复发具有较高的诊断价值。当脾明显不均匀性肿大伴弥漫性脾密度降低者，应做CT增强进一步检查，高度怀疑脾淋巴结的患者，可进一步行PET/CT检查。

参考文献

[1]林少春，黄斯韵，黄丽，等.胰腺实性假乳头状瘤的CT诊断要点[J].中山大学学报（医学科学版），2017,38(6):916-920.

[2]钱民，李小荣，邓杰航，等.动态CT增强扫描对脾血管瘤的诊断价值分析[J].临床放射学杂志，2014,33(11):1683-1686.

[3]詹勇，向子云，王静波，等.脾淋巴瘤的CT影像学特征[J].中国医学影像学杂志，2011,19(2):139-142.

第五节 消化道病变

一、胃溃疡及十二指肠溃疡

（一）胃溃疡

1. 概述

胃溃疡是常见疾病,好发年龄为 20~50 岁。可分为良性与恶性。良性胃溃疡是消化道的常见疾病,胃良性溃疡形态多样,但一般多为圆形、类圆形和线状。其病理改变主要是胃壁的溃烂缺损,形成壁龛,常常可导致慢性穿孔、急腹症等并发症。胃溃疡常单发,多发生在胃小弯、胃角处,其次发生在胃窦部,其他部位比较少见。恶性胃溃疡通常是指胃内恶性肿瘤表面的溃疡。最常见的恶性肿瘤是胃癌,其次是胃黏膜相关淋巴瘤和胃神经内分泌肿瘤。胃镜下恶性胃溃疡通常较大但较浅,形状不规则,边缘不整齐,胃黏膜皱襞可见中断,溃疡口部呈"火山口"状,底部不平且污秽。

2. 临床表现

主要是上腹部疼痛,具有反复性、周期性和节律性的特点,此外尚有恶心、呕吐、嗳气与反酸等症状,若有出血则有呕血或黑便,严重者可有幽门梗阻。良性胃溃疡也可发生恶变。溃疡型胃癌临床表现通常为胃癌的一般临床表现,患者表现为恶心呕吐、腹部疼痛、食欲下降、呕血等,查体可见腹部包块。

3. 影像学检查方法

胃溃疡的检查可采用普通 X 线、CT、超声及内镜,各种检查方法的优势与限度如下。

（1）X 线检查 首选检查方法,X 线检查在胃疾病检查中应用钡剂造影,能够显示位置、轮廓、大小及黏膜皱襞的情况,但对于病变内部结构、恶性胃溃疡浸润程度和外壁侵犯及转移等存在弊端,还需结合其他影像检查。

（2）CT 检查 最佳检查方法,应同时行平扫及增强检查,冠、矢状位重建图像有助于对病变进行整体观察;能够观察病变内部结构、胃溃疡浸润程度、外壁侵犯及转移等,帮助进行良恶性胃溃疡之间的鉴别。但辐射剂量较 X 线大,应用对比剂应注意不良反应。

（3）超声检查 胃超声检查能清晰显示溃疡位置、大小范围及胃壁层次结构改变等情况,可检出小至 3~5 mm 溃疡灶。消化性溃疡超声诊断符合率在 90% 左右,是胃镜有价值的补充检查方法,可作为良性胃溃疡药物治疗疗效评估手段。不足之处是超声检查不能作出定性诊断,需依赖活检。

（4）内镜检查 为金标准方法,也是临床胃疾病主要影像学诊断方法,可以对病灶某一点或多点可疑病变进行活检。但是,胃镜检查为有创检查,患者依从性尚不够理想。

4. 影像学表现

（1）良性溃疡

1）X 线表现:因溃疡的形状、大小、数目、部位及病程不同,X 线上表现各异。归纳起来可分为两类:①直接征象,是溃疡本身的改变;②间接征象,是溃疡所致的功能性与瘢痕性的改变。

直接征象:胃溃疡的直接征象是龛影,是钡剂充填胃壁缺损的直接投影。切线位表现为突入胃壁的乳头状、半圆形、锥状或其他形状龛影,位于胃腔轮廓线之外,龛影的边缘光滑锐利、整齐。溃疡的底部,无论正面观还是侧位观,大部分光滑、整齐。溃疡口部常有一圈黏膜水肿形成的透明带,一般认为是良性溃疡的特征,依据其范围与位置的不同而有如下表现。①黏膜线(Hampton line):为龛影口部一条宽1~2 mm的光滑整齐的透明线;②"项圈征"(collar sign):为龛影口部的透明带,宽0.5~1 cm,形如项圈;③"狭颈征":龛影口部明显狭小,龛影犹如具有一个狭长的颈;④慢性溃疡周围的瘢痕收缩而形成的黏膜皱襞均匀性纠集,皱襞向龛影口部集中且达口部边缘并逐渐变窄。

间接征象:胃溃疡引起的功能性改变可有如下表现。①痉挛性改变:其特征为胃壁上的切迹,小弯溃疡在大弯侧的相对应处出现深的痉挛切迹,犹如一个手指指向龛影;②胃液分泌增多;③胃蠕动的变化。此外,龛影部位常有不同程度的压痛及不适感。胃溃疡引起的瘢痕性改变可导致胃变形或狭窄,形成"葫芦样"胃或"哑铃样"胃,发生在幽门处的溃疡则可引起幽门狭窄或梗阻。

2)CT表现:良性溃疡缺损有时可以穿透肌层达浆膜下,甚至穿透浆膜层,周围胃壁可见不同程度增厚,溃疡口部的胃壁可形成环周隆起,并向溃疡口轻度翻入,造成溃疡口部相对较窄。增强扫描周围强化的胃壁黏膜层于溃疡边缘中断,可与胃癌相鉴别。胃腔在充盈适当的条件下,溃疡周围胃壁增强后可见2~3层的分层结构,最内层(即黏膜层)强化明显,黏膜下层(中层)呈相对低密度,肌肉浆膜层(最外层)较黏膜层强化略弱。

3)超声表现:局部胃壁结构的缺损、破坏,表现为胃壁不同深度的超声回声层缺失,回声紊乱以及溃疡底部和周围隆起部位表层下的低回声影,有时可累及胃壁全层,但无胃外侵犯粘连。

4)内镜表现:良性胃溃疡的胃腔形态是规则的,除非溃疡巨大,局部的病灶一般不会使胃壁变形,黏液湖是清晰的,即使是急性胃溃疡或活动期胃溃疡也仅少部分患者有血染,黏液湖血染即意味着出血;溃疡的基底部凹陷,呈"锅底状"改变,表面附着白苔,边缘整齐,并与胃壁相平,胃蠕动较强,触感胃壁及病灶区较松软。

(2)恶性溃疡

1)X线表现:龛影形状多不规则呈半月形,外缘平直,内缘不整齐且有多个尖角;龛影位于胃轮廓内;龛影周围绕以宽窄不等的透明带,即环堤,轮廓不规则而锐利,常见结节状或指压迹状充盈缺损,以上表现被称为"半月综合征"。

2)CT表现:胃溃疡癌变多起源于溃疡边缘,逐渐向底部蔓延,溃疡底部及边缘增厚,底部可凹凸不平,增强扫描强化明显。早期胃壁黏膜层增厚,黏膜下层-肌层及浆膜层结构正常,如肌层结构中断,局部出现与病变强化一致的表现,表明病变为进展期胃癌。进展期溃疡型胃癌可表现为从内侧黏膜层到外侧浆膜层的逐渐强化,肿瘤最终于平衡期达到完全强化。胃癌病变进一步进展可穿透浆膜层,致浆膜层外缘不光整,周围脂肪间隙密度不均匀,局部可见转移所致的肿大淋巴结。

3)超声表现:低回声病灶,且边缘不规则,同时边界为浸润状,可有胃壁的全层破坏甚至造成周围器官的侵犯,周围可见圆形或类圆形淋巴结,直径超过10 mm,且回声低;个别患者可见胃壁增厚。

4)内镜表现:恶性胃溃疡内镜直视下胃腔形态多不规则,可能是癌组织浸润损害胃壁,以致胃腔变形;溃疡的基底部多不规则,边缘不整齐,呈"堤坝状",胃蠕动弱或消失,触感胃壁较僵硬。

5.典型案例

病例1:患者,男,50岁,农民。主诉:腹痛半年余,加重伴恶心、呕吐3 d。查体:上腹部有压痛,无反跳痛。腹平坦,无腹壁静脉曲张,无胃肠型,无蠕动波,腹式呼吸存在。自发病以来近体重减轻约10 kg。患者入院后行上消化道造影、多层螺旋CT平扫及增强扫描。上消化道造影示胃蠕动减慢,胃窦黏膜紊乱破坏,胃腔狭窄(图3-5-1A)。CT示胃窦壁增厚,增强局部前壁黏膜连续中断,壁内见低密度(图3-5-1B)。胃镜示胃窦大弯侧可见一巨大溃疡,上覆白苔,周围黏膜"围堤样"隆起(图3-5-2A)。

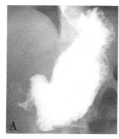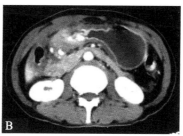

A. 上消化道造影；B. CT 增强静脉期横断位图像

图 3-5-1 胃溃疡上消化道造影及 CT 图像

后行胃镜检查（图 3-5-2A）、病理活检（图 3-5-2B），如下。

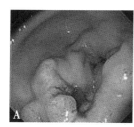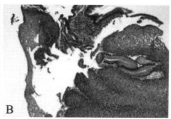

A. 胃镜；B. HE 染色

图 3-5-2 胃溃疡胃镜及病理图像

诊断意见：上消化道造影胃窦占位待排。CT 考虑为胃窦壁增厚，胃窦前壁深大溃疡。

胃窦活检：黏膜慢性活动性炎伴糜烂及淋巴组织增生。

病例2：扫码见案例扩展

案例扩展

6. 鉴别诊断

胃溃疡根据其典型表现，一般不难诊断，但有时因为瘢痕组织的不典型增生或者溃疡比较扁平者易与恶性溃疡混淆。良性溃疡与恶性溃疡的鉴别应从龛影的形状、龛影口部的充钡状态及周围黏膜皱襞情况、邻近胃壁的柔软性与蠕动等方面综合分析，详见表 3-5-1。

表 3-5-1 良、恶性胃溃疡的鉴别要点

鉴别要点	良性	恶性
龛影形状	正面观呈圆形或椭圆形，边缘光滑整齐	不规则，星芒状
龛影位置	突出于胃轮廓外	位于胃轮廓之外
龛影周围与口部	黏膜水肿的表现与黏膜线，"项圈征""狭颈征"等，黏膜皱襞向龛影集中直达龛影口部	指压迹状充盈缺损，有不规则环堤，皱襞中断、破坏
附近胃壁	柔软有蠕动波	僵直、陡直、蠕动消失

7.分析思路与拓展

(1)分析思路

1)胃溃疡患者的首选检查为X线检查,但对于胃溃疡合并穿孔、出血者,消化道造影检查为禁忌,因此,当结合临床病史怀疑胃溃疡合并穿孔时,应结合其他影像检查手段进行疾病评估。

2)X线及CT检查对识别、定位、定性胃溃疡有重要价值,应重点观察这些图像胃壁是否存在异常密度及病变的数目、大小、形态、边缘及增强后密度。同时不仅能观察形态学改变,还能观察功能性与瘢痕性改变。

3)对检查视野内的其他组织和器官均要仔细检视,有无周围淋巴结肿大、有无其他脏器的侵犯和转移等征象均是判定胃溃疡性质的证据,同时对恶性胃溃疡的手术可切除性评估也有重要意义。

4)结合病史及影像表现排除鉴别诊断,作出诊断结论。若诊断结论不确定,可以给出进一步建议。

5)最后对影像描述及结论进行复核,是否针对临床提出的问题进行了解答? 获得此结论的依据是否足够? 如胃溃疡的影像描述、结论中是否提供以下信息:①是否描述病变的大小、位置、形状等基本信息;②溃疡的边缘、密度及底部是否平整;③是否描述黏膜皱襞的改变;④功能性改变:痉挛性改变、有无胃液分泌增多、胃蠕动的变化等。

(2)拓展　应警惕慢性胃溃疡发生恶变,即病变发展到一定阶段,可在良性溃疡的基础上出现恶性表现:①龛影周围出现小结节状充盈缺损,犹如指压迹;②周围黏膜皱襞呈杵状增粗或中断;③龛影出现不规则或边缘见尖角征;④经治疗,龛影增大。

(二)十二指肠溃疡

1.概述

十二指肠溃疡为常见病,较胃溃疡更为多见。最好发于十二指肠球部,其次为十二指肠降部,其他部位少见。发病多为青壮年。

2.临床表现

多为慢性周期性节律性上腹痛,多在两餐之间,进食后可缓解,伴有反酸、嗳气,当有并发症时可呕吐咖啡样物、黑便、梗阻、穿孔等相应的临床表现。

3.影像学检查方法

十二指肠溃疡的检查类似于胃溃疡,可采用普通X线、CT及内镜,各种检查方法的优势与限度与胃溃疡类似。

4.影像学表现

(1)X线表现　有直接征象和间接征象。

直接征象:十二指肠溃疡的直接征象是龛影和球部变形。①龛影:切线位一般为锥状或乳头状改变,正面观可显示为类圆形或米粒状钡斑,边缘大多光滑整齐,周围有一圈透明带,或有放射状黏膜皱襞纠集,可以是单个或多个。②球部变形:球部因痉挛和瘢痕收缩而变形,是球部溃疡常见而重要的征象,常为球部一侧壁的切迹样凹陷,以大弯侧多见;也可为"山字形""三叶形"或"葫芦形"等畸变。

间接征象:①激惹征;②幽门痉挛;③胃分泌液增多;④球部固定压痛;⑤常伴有胃炎的一些表现及胃黏膜皱襞的增粗迂曲。

(2)CT表现　良性溃疡缺损有时可以穿透肌层达浆膜下,甚至穿透浆膜层,周围胃壁可见不同程度增厚,溃疡口部的胃壁可形成环周隆起,并向溃疡口轻度翻入,造成溃疡口部相对较窄。增强扫描周围强化的胃壁黏膜层于溃疡边缘中断,可与胃癌相鉴别。胃腔在充盈适当的条件下,溃疡周围胃壁增强后可见2~3层的分层结构,最内层(即黏膜层)强化明显,黏膜下层(中层)呈相对低密度,肌肉浆膜层(最外层)较黏膜层强化略弱。

(3)内镜表现 十二指肠溃疡的肠腔形态尚规则,较大溃疡还需与恶性肿瘤鉴别,前者无黏膜中断破坏,亦无向腔外蔓延的软组织肿块形成。

5. 典型案例

患者1月余前无明显诱因出现腹痛,为中上腹胀痛,腹痛程度不可耐受,多于夜间发作,难以入睡,伴恶心、便秘、腹胀、食欲缺乏、口干、口苦,2 d前上述症状再次发作并加重,患者入院后行上消化道造影、多层螺旋CT平扫及增强扫描。上消化道造影示胃蠕动减慢,胃窦黏膜紊乱破坏,胃腔狭窄(图3-5-3A)。CT示胃窦壁增厚,增强局部前壁黏膜连续中断,壁内见低密度(图3-5-3B)。胃镜示胃窦大弯侧可见一巨大溃疡,上覆白苔,周围黏膜"围堤样"隆起(图3-5-4A)。

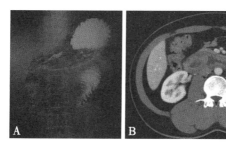

A. 上消化道造影;B. CT增强静脉期横断位图像

图3-5-3 十二指肠溃疡消化道造影、CT

后行胃镜检查(图3-5-4A)、病理活检(图3-5-4B),如下。

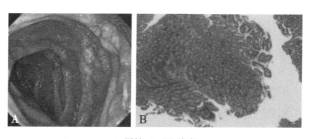

A. 胃镜;B. HE 染色

图3-5-4 胃镜及病理图像

诊断意见:①上消化道造影胃窦占位待排。CT考虑为胃窦壁增厚,胃窦前壁深大溃疡。②胃窦活检:黏膜慢性活动性炎伴糜烂及淋巴组织增生。

6. 鉴别诊断

十二指肠溃疡根据其典型表现,一般不难诊断,但有时因为瘢痕组织的不典型增生或者溃疡比较扁平者易与恶性溃疡混淆。良性溃疡与恶性溃疡的鉴别应从龛影的形状、龛影口部的充钡状态及周围黏膜皱襞情况、邻近胃壁的柔软性与蠕动等方面综合分析。

7. 分析思路与拓展

十二指肠溃疡的诊断思路与胃溃疡类似,需着重拓展。

参考文献

[1]魏宇,邓茗中,邱巍. 多层螺旋 CT 扫描诊断恶性胃溃疡的临床价值[J]. 医疗装备,2021,34

(18):20-21.

[2]吴治国.CT在胃、十二指肠溃疡穿孔早期诊断的征象及临床价值[J].影像研究与医学应用,2020,4(5):117-119.

[3]许双海.螺旋CT诊断十二指肠溃疡的价值[J].中西医结合心血管病电子杂志,2018,6(14):64.

[4]李雪丹,关丽明,高思佳.十二指肠溃疡的螺旋CT诊断价值[J].中国医学影像学杂志,2006,14(6):456-458.

[5]黄泽林,王晓谧.胃、十二指肠溃疡患者影像学诊断与治疗[J].中外健康文摘,2012,9(18):238-238.

二、食管癌

1.概述

食管癌是全球死亡率高、预后差的恶性肿瘤之一,也是我国最常见的恶性肿瘤之一,约占全消化道癌的53.6%,是食管最常见的疾病。病理上,以鳞状上皮癌多见,腺癌或未分化癌少见,偶见鳞癌与腺癌并存的鳞腺癌,腺癌的恶性度高、易转移,小细胞癌罕见。癌组织易穿透肌层侵及邻近脏器,常见转移途径为淋巴道转移与血行转移。

癌仅浸润至食管被膜、被膜下层,不论有无淋巴结转移者统称为浅表食管癌,其中无淋巴结转移者为早期食管癌。大体可以分为平坦型、隆起型、凹陷型。

中晚期食管癌是指癌肿已累及肌层或达外膜层或外膜以外,有局部或远处淋巴结转移。目前国内常采用以下分型。

(1)髓质型 肿瘤向腔内外生长,管壁明显增厚,多累及周径大部或全部,肿瘤在腔内呈坡状隆起,表面有深浅不等的溃疡形成。

(2)蕈伞型 肿瘤似蕈伞状或菜花状突入腔内,边界清,表面多有溃疡呈浅表性,伴坏死或炎性渗出物覆盖,管壁周径一部分或大部分受累。

(3)溃疡型 指累及肌层或穿透肌层的深大溃疡,边缘不规则并隆起,食管狭窄不显著。

(4)缩窄型(又名硬化型) 癌肿在食管壁内浸润,常累及食管全周,管腔呈环形狭窄,壁硬,狭窄近端食管显著扩张。

(5)腔内型 少见,病变处见管腔内较大的息肉状充盈缺损,并浸润食管壁,肿瘤表面有糜烂或浅溃疡所致的斑片状的钡剂残留,局部管腔增宽膨大。钡流受阻不明显。

2.临床表现

食管癌多发生在40岁以上人群,50~70岁占多数,男性多于女性,农村多于城市。食管癌的病因与多种因素有关,如饮酒过量、吸烟、亚硝酸、遗传因素等。食管癌在早期很少有症状,或仅出现食管内异物感,如胸骨后不适、消化不良或一过性的吞咽不畅,咽部干燥与紧缩感,或者由于肿瘤引起食管的局部痉挛,患者可以表现为定期的食物通过缓慢和停滞感,也可以出现剑突下或上腹部疼痛。当肿瘤逐渐增大后才有明显的持续性与进行性的吞咽困难,出现咽下哽噎感、咽下困难,并出现疼痛感;当肿物侵及或压迫喉返神经,出现声带麻痹,患者出现声音嘶哑甚至失音。

3.影像学检查方法

(1)X射线 是最基本的影像学检查方法,对食管病变的患者进行X射线气钡双重造影,是对食管病变最有效及最基本的检查方法,X射线下食管黏膜病变、肿瘤长度均能较好地显示出来,同时可以进行动态观察食管壁运动状态,及显示食管周围的其他相关组织。

(2)CT诊断 可以从解剖的角度进行对肿瘤周围各脏器的观察,在浆膜外浸润的诊断上效果较好,同时还可能发现是否出现肝、肺的远处转移情况。但CT造影没有X射线气钡双重造影直观,对食管内微小病变及观察食管的运动等情况不能做出明确地显示。CT 增强扫描能进一步明确肿瘤的浸润程度及更准确地判断是否出现淋巴转移,但不同部位的淋巴结的灵活性也不同,所以淋巴结的大小也会影响灵敏度的因素,当淋巴结小于一定值后,就需要结合其他检查进行定论。

（3）MRI 检查　对食管癌病灶局部组织结构显示优于 CT。特别是对病变侵犯范围、与周围器官的关系及淋巴结的检出率均有提高。另外,功能成像技术(如弥散加权成像、灌注加权成像和波谱分析)均可为病变的检出和定性提供有价值的补充信息。

4.影像学表现

（1）早期食管癌的食管造影检查表现　因分期和肿瘤大体病理类型而异。

1）早期食管癌的 X 线表现:分为平坦型、隆起型和凹陷型。

平坦型:可见食管管壁边缘欠规则,钡剂涂布不连续;食管黏膜粗糙,出现颗粒状。病灶附近黏膜粗细不均、扭曲、聚拢或中断。

隆起型:病变处出现不规则状扁平隆起,有的边缘出现分叶或花边状,表面呈颗粒状或结节状的充盈缺损。

凹陷型:切线位示管壁边缘轻微不规则,正位像可为单个或数个不规则浅坝斑,可见多数小颗粒状隆起或黏膜皱襞集中现象。

2）中晚期食管癌:有明显的管腔狭窄,出现环形影;气钡双重造影下典型的特征为充盈缺损、出现龛影,并结合黏膜皱襞出现紊乱,食管黏膜中断等症状。

髓质型:占中晚期食管癌的一半以上,出现范围较长的不规则充盈缺损,伴有表面大小不等的龛影,管腔变窄,病变处有软组织密度影。

蕈伞型:占中晚期食管癌的 30% 左右,食管管腔内偏心性的菜花状或蘑菇状充盈缺损,边缘锐利,有小溃疡形成为其特征。

溃疡型:食管内表现出现较大不规则的长形龛影,其长径与食管的纵轴一致,管腔有轻或中度狭窄。

缩窄型(硬化型):管腔呈环形狭窄,范围较局限,与正常区分界清楚,钡餐通过受阻,其上方食管扩张。

腔内型:肿瘤表面有糜烂或浅溃疡所致的斑片状的钡剂残留,局部管腔增宽膨大。钡流受阻不明显。

（2）CT 表现

1）平扫:食管壁出现环形、不规则状增厚或局部增厚,相应平面管腔变窄;食管腔内出现圆形或卵圆形肿块,多呈广基底状;食管周围脂肪层模糊、消失,提示食管癌已外侵;周围组织器官受累,最多见者为气管和支气管,常形成食管气管瘘,其次为心包、主动脉等;出现纵隔、肺门及颈部淋巴结转移。

2）增强扫描:瘤体呈轻度强化,较小瘤体强化较均匀,当瘤体较大时,出现强化不均匀,可合并低密度的坏死灶。

（3）MRI 表现　与 CT 表现相似,平扫时瘤体呈等 T1、长 T2 信号;增强扫描时肿瘤明显强化。

5.典型案例

男,69 岁,患者 1 月余前无明显诱因出现进食哽噎感,现能进软食,无恶心、呕吐、反酸、胃灼热、声嘶、心悸。至当地医院行胃镜检查示:距门齿 33～37 cm 处可见不规则溃疡型增生隆起,表面糜烂坏死,污苔及血痂附着。镜下诊断:食管癌。病理报告示:(食管活检 33～37 cm)鳞状细胞癌。来院后完成上消化道造影示食管中下段偏心性充盈缺损,边缘毛糙,局部管壁僵硬,黏膜破坏中断(图 3-5-5)。胸部 CT 示:CT 平扫示食管中下段管壁增厚,密度均匀,增强扫描动脉期,明显均匀强化,增强扫描静脉期及冠状位,病灶持续均匀强化(图 3-5-6)。

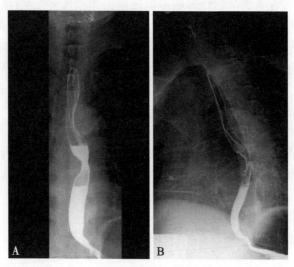

A. 上消化道造影正位;B. 上消化道造影左前斜位

图3-5-5　上消化道造影图像

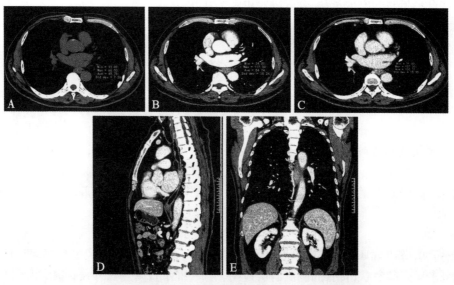

A. CT 平扫;B. CT 增强扫描动脉期;C. CT 增强扫描
静脉期轴位;D. CT 增强扫描静脉期矢状位;E. CT 增强扫
描静脉期冠状位

图3-5-6　食管癌 CT 图像

诊断意见:食管中下段占位,考虑符合食管癌影像表现。

6. 诊断与鉴别诊断

对于中晚期的食管癌,食管造影典型特征为充盈缺损、龛影,结合管壁僵硬、黏膜中断、管腔变窄,诊断相对容易,而早期食管癌则有一定难度,须仔细分辨各种影像征象。食管癌的 X 线影像常需与食管良性肿瘤、贲门失弛缓症、食管静脉曲张等相鉴别。

(1)食管良性肿瘤 表现为向腔内凸出的偏心性充盈缺损。切线位肿瘤上下端与正常食管分界清楚,钡剂通过肿瘤时呈偏流或分流,肿物一般不造成梗阻,上方食管无扩张。肿瘤局部食管黏膜皱襞展平消失,无破坏改变,附近食管壁柔软光滑。

(2)贲门失弛缓症 贲门失弛缓症的狭窄段是胃食管前庭段两侧对称性狭窄,管壁光滑呈漏斗状或鸟嘴状,食管黏膜无破坏。用解痉药后贲门暂时舒张,可缓解梗阻症状,可使钡剂顺利通过。

(3)食管静脉曲张 食管静脉曲张管壁柔软,没有梗阻的征象,严重的食管静脉曲张,管腔张力虽低,但仍有收缩或扩张功能,而癌的食管管壁僵硬,不能扩张或收缩,局部蠕动消失。

7. 分析思路与拓展

(1)分析思路 X 射线造影检查是对食管病变最有效及最基本的检查方法,X 射线下食管黏膜病变、肿瘤长度均能较好地显示出来,要动态观察食管管壁的运动情况,注意观察食管黏膜的完整性及连续性,注意肿块表面是否出现龛影(溃疡)以及钡剂的通过情况,注意病变以上食管是否出现扩张等。CT 和 MRI 检查对识别、定位、定性食管癌有重要价值,应重点观察食管管壁是否增厚,有无肿块,以及病变的大小、形态、边缘及增强后密度/信号。应重点观察病变与相邻结构的关系:周围组织或脏器与之分界是否清楚、是否有包绕、推挤、压迫、浸润等对确定食管癌的分期有较大价值,对患者的治疗方法具有指导意义,对预后的评估具有较大价值。对检查视野内的其他组织和器官均要仔细检视:有无纵隔淋巴结肿大、有无其他脏器的侵犯和转移等征象,对手术可切除性的评估也有重要意义。

(2)拓展 食管的分段具体如下。①颈段食管:上自下咽,下达胸廓入口即胸骨上切迹水平。周围毗邻气管、颈血管鞘和脊椎。内镜下测量距上切牙 15 ~ 20 cm。②胸上段食管:上起胸廓入口,下至奇静脉弓下缘(即肺门水平之上)。其前面被气管、主动脉弓的 3 个分支及头臂静脉包围,后面毗邻脊椎。内镜下测量距上切牙 20 ~ 25 cm。③胸中段食管:上起奇静脉弓下缘,下至下肺静脉下缘(即肺门水平之间)。其前方夹在两肺门之间,左侧与胸降主动脉为邻,后方毗邻脊椎,右侧游离直接与胸膜相贴。内镜下测量距上切牙 25 ~ 30 cm。④胸下段食管:上起自下肺静脉下缘,下至食管胃结合部(即肺门水平之下)。内镜下测量距上切牙 30 ~ 40 cm。

参考文献

[1] LIAN J, LIU S, YUE Y, et al. Eomes promotes esophageal carcinoma progression by recruiting Treg cells through the CCL20—CCR6 pathway[J]. Cancer Sci,2021,112(1):144-154.

[2] KAWADA S,IMAI Y. Diagnosis of esophageal cancer and metastatic lymph node using CT and MRI [J]. Nihon Rinsho,2011,69(6):174- 181.

[3]国家卫生健康委员会. 食管癌诊疗规范(2018 年版)[J/CD]. 中华消化病与影像杂志(电子版),2019,9(4):158- 192.

[4]胡超月,李建彬,王金之,等. 基于增强三维 CT、四维 CT 及锥形束 CT 确定食管癌原发肿瘤大体肿瘤体积的比较[J]. 中华放射医学与防护杂志,2017,37(6):430-436.

[5]SUN NN, LIU C, GE XL, et al. Dynamic contrast—enhanced MRI for advanced esophageal cancer

response assessment after concurrent chemoradiotherapy[J]. Diagn Interv Radiol, 2018, 24(4): 195-202.

[6] GOENSE L, BORGGREVE AS, HEETHUIS SE, et al. Patient perspectives on repeated MRI and PET/CT examinations during neoadjuvant treatment of esophageal cancer[J]. Br J Radiol, 2018, 91 (1086):1-6.

三、胃癌

1. 概述

胃癌(gastric carcinoma)是我国最常见的恶性肿瘤之一。起源于胃黏膜上皮细胞。根据传统病理,可分为腺癌、腺鳞癌、鳞癌、小细胞胃癌及未分化癌,其中胃腺癌最为多见。根据其发展的程度通常可以分为早期胃癌和进展期胃癌。

(1)早期胃癌　常采用日本内镜学会提出的早期胃癌的定义及分型,是指癌局限于黏膜或黏膜下层,不论病灶大小或有无转移。根据其肉眼下形态可分为三型。①Ⅰ型:隆起型,癌肿隆起高度>5 mm,形态为息肉状、菜花状外观;②Ⅱ型:表浅型,癌灶较平坦,无明显隆起或凹陷。依照癌灶凹凸程度不同又分为3个亚型:Ⅱa型,表浅隆起型,癌灶隆起高度≤5 mm;Ⅱb型,表浅平坦型,高度与周围黏膜几乎一致,无明显的隆起及凹陷;Ⅱc型,表浅凹陷型,小溃疡形成,癌灶凹陷深度≤5 mm;③Ⅲ型:凹陷型,癌灶深度>5 mm,溃疡形成,癌组织可突破黏膜层但不超过黏膜下层。此外,还有混合型,即包含上述两种形态,如Ⅱc+Ⅲ、Ⅱa+Ⅱc等。

(2)进展期胃癌　指癌组织超过黏膜下层已侵及肌层以下,亦称之为中晚期胃癌,通常有远处转移或近处的癌细胞浸润。进展期胃癌通常按照Borrmann分型可分为四个类型,Ⅰ型为息肉型,Ⅱ型为局限溃疡型,Ⅲ型是浸润溃疡型,Ⅳ型是弥漫浸润型。①Borrmann Ⅰ型(蕈伞型):此时肿瘤呈蕈伞状、结节状或息肉状,表面可有溃疡或小糜烂,溃疡较浅,外形不整,主要向腔内突起,切面界限较清楚。②Borrmann Ⅱ型(局部溃疡型):胃癌向壁内生长,中央形成大溃疡,溃疡较深,边缘隆起,呈火山口样,底部不平,肿瘤较局限,与正常邻近胃壁境界清楚,周围浸润不明显。③Borrmann Ⅲ型(浸润溃疡型):溃疡底部较大,外缘不光整,病灶与正常的胃壁分界不清,周围及深部浸润明显,较早出现浆膜侵及或淋巴结转移,此型最为多见。④Borrmann Ⅳ型(弥漫浸润型):癌组织在胃壁内弥漫浸润性生长,浸润的胃壁增厚变硬,皱襞消失,黏膜变平。根据病变累及范围,又可分为局限型和弥漫型两个亚型。局限型:癌组织只限于胃窦及幽门管,造成幽门管狭窄;弥漫型:癌组织侵及胃的大部或全部,造成整个胃壁弥漫性增厚,胃壁僵硬,胃腔缩窄,形态固定,称"皮革胃"。

2. 临床表现

胃癌好发于40~60岁,男性多见。可以发生在胃的任何部位,但多见于胃窦、小弯以及贲门区。早期患者多无明显症状,少数患者可有饱胀不适、消化不良等轻微不适,亦可无任何自觉症状。进展期胃癌可出现上腹痛、食欲减退与体重下降等不适,亦可有恶心、呕血或黑便。晚期患者还会出现贫血、严重消瘦与恶病质。出现转移后有相应的症状和体征。

3. 影像学检查方法

胃癌的检查可采用胃镜、X线钡剂造影、内镜超声及增强CT,各种检查方法的优势与限度如下。

(1)胃镜检查　是胃癌最重要的检查方法。胃镜可以确定胃癌的类型、特点以及病灶浸润的范围,并且可以通过活检来进行病理诊断,对癌前期病变患者进行定期的胃镜随访检查和监视具有一定的意义。因此几乎所有胃癌病人都需做胃镜检查。

(2)X线钡剂造影　X线钡剂造影可以看到胃的形态,间接显示胃部病灶真相,结合胃镜检查可对早期胃癌的检测具有很大的价值。进展期胃癌的X线钡剂造影表现与大体病理分型有密切关系。

（3）内镜超声检查 同时融合胃镜技术和超声技术。是临床上对胃癌检查常用的一种方法，可以了解肿瘤的全貌，直接地探测到肿瘤对胃壁的浸润深度，以及胃周的淋巴结有无肿大，有助于胃癌的诊断和 TNM 分期。是胃癌分期以及指导胃癌手术较好的检查手段。

（4）增强 CT 检查 可清晰显示胃癌位置、形态、大小，以及与邻近器官之间关系，为胃癌提供更为全面的影像学信息。另外，配合 CT 后处理软件，可明显提高胃癌的正确诊断率和术前分期的准确性，并对胃癌的术前评估切除及选择合理治疗方法具有重要意义。

4. 影像学表现

（1）X 线表现 钡剂造影可发现黏膜及黏膜下层的微小病变。

1）早期胃癌：分为隆起型、表浅型和凹陷型。

隆起型（Ⅰ型）：肿瘤呈类圆形向胃腔内突出，分界清，基底较宽，表面粗糙。所在部位显示为大小不等的充盈缺损，形态不规则，境界锐利清楚，表层局部坏死可形成大小不等、不规则的钡斑。

表浅型（Ⅱ型）：肿瘤病灶表浅、较平坦，形态欠规则，表面凹凸不平，多数病变界限较清晰，少数病变边界不清。此外，三个亚型的隆起高度或凹陷深度均不超过 5 mm。胃小区及胃小沟破坏，圆形或不规则的钡斑，有轻微的指压状凹陷与胃壁僵直，大多病灶界限清。

凹陷型（Ⅲ型）：溃疡凹陷较深，形态不规则，可形成龛影，溃疡凹陷较深，深度超过 5 mm，形状不规则。可表现为形态不整、边界明显的龛影，邻近黏膜皱襞僵硬、截断，可见小结节，不易与溃疡的龛影鉴别。

2）进展期胃癌：不同类型与不同部位的肿瘤，X 线造影表现各不相同。

蕈伞型（Ⅰ型）：局限性充盈缺损，外形呈"蕈伞状"，表面欠光整，形成小龛影，与邻近胃壁分界清楚。

溃疡型（Ⅱ型）：不规则龛影，外形多呈半月形，外缘锐利清晰，内缘不光整而有多个尖角；龛影位于胃轮廓之内，外围有宽窄不等的透明带即环堤，轮廓不规则但锐利，其中常见结节状或颗粒状隆起形成的透亮影，即指压迹及裂隙征，以上表现称之为半月综合征。周围黏膜纠集且终止于环堤外。

浸润型溃疡（Ⅲ型）：溃疡形状与Ⅱ型相似，然而其外缘不光整，环堤外缘呈斜坡状隆起，有破坏且宽窄不等，周围黏膜皱襞破坏消失，病灶与正常胃壁之间无界限。肿瘤浸润性生长易引起胃角变形，胃小弯缩短，胃腔狭窄。

浸润型（Ⅳ型）：分为局限型和弥漫型。局限型表现为胃壁不规则增厚且胃壁僵硬，蠕动消失，局限性胃腔狭窄、变形；弥漫型表现为典型的皮革胃，即胃壁弹性消失、僵硬，胃腔缩小，形态固定，与正常胃壁间无明确界限之分。

3）特殊位置胃癌：分为贲门胃底癌和胃窦癌。

贲门胃底癌：指位于贲门附近的软组织肿块，呈结节状、分叶状或半球形。X 线表现：所在部位不规则充盈缺损，易累及胃底，造成胃壁僵硬，胃腔变形，易侵犯食管下端引起狭窄、僵直，黏膜破坏。在进行吞钡检查时，可见到钡剂受阻、分流、抬高呈角度等改变。

胃窦癌：由于胃窦部较窄小，癌组织生长极易引起管腔狭窄，胃窦可呈漏斗状或管状狭窄，或呈锥形，局部黏膜破坏，胃壁僵硬，蠕动消失，狭窄近端与正常胃分界尚清，常呈肩胛征或袖口征，狭窄严重时可引起幽门梗阻。

（2）CT 表现

1）平扫：附着于胃壁的大小不等的软组织肿块影，呈结节状，或胃壁局限性或弥漫性增厚、僵硬、柔韧性消失，且增厚胃壁多凹凸不平，并可见溃疡形成，胃腔狭窄。

2）增强扫描：肿瘤呈延迟性强化。注射造影剂后 30～35 s，黏膜表面肿瘤可出现明显强化。若肿瘤侵犯肌层，则其强化峰值出现在黏膜表面强化后，一般在 60～70 s 之后出现，并且较正常胃壁强化明显且时间延长。

5. 典型案例

病例1:患者,女,29岁,农民。主诉:无明显诱因出现进食后饱胀半月余。实验室检查:甲胎蛋白13.90 ng/mL,糖类抗原125 58.10 U/mL,糖类抗原72-4 25.00 U/mL。随后,患者行多层螺旋CT平扫及增强扫描(图3-5-7),CT图像示胃腔缩窄,胃壁弥漫性增厚,增强扫描动脉期胃壁黏膜层明显强化,静脉期胃壁全层强化;胃周、肝胃间隙及脾胃间隙见肿大淋巴结影。腹盆腔内见大量积液影。大网膜、腹膜增厚,局部可见强化。

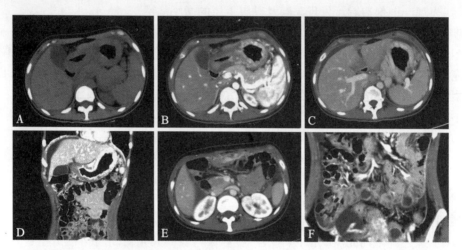

A. CT平扫;B. CT增强扫描动脉期;C. CT增强扫描静脉期;D. CT增强扫描静脉期冠状位;
E. CT增强扫描静脉期;F. CT增强扫描静脉期冠状位

图3-5-7 胃癌患者CT图像

案例扩展

诊断意见:胃壁弥漫性增厚,异常强化,考虑胃癌(皮革胃)。腹膜及大网膜增厚并强化,考虑转移。胃周、肝胃间隙及脾胃间隙肿大淋巴结,考虑淋巴结转移。

病例2:扫码见案例扩展。

6. 鉴别诊断

胃癌在CT上的表现需和以下病变鉴别。

(1)**胃淋巴瘤** 多为胃壁全层普遍明显增厚,平均厚度4 cm,且无钙化及坏死。胃淋巴瘤引起的胃壁增厚范围常超过胃周径的50%,并常累及一个以上的区域。与胃癌相比,胃淋巴瘤病灶与邻近器官或组织之间有多有较清晰的低密度脂肪层,此脂肪层的消失更可能由胃癌引起;肾蒂平面以下有淋巴结肿大而胃周围无淋巴结肿大则胃淋巴瘤可能性较大。胃癌,多为局限性胃壁肿块或伴溃疡,亦可范围较广,其胃壁僵硬,蠕动减弱,黏膜破坏;淋巴瘤起源于黏膜下层淋巴组织,黏膜常不被破坏,胃壁的柔软性及扩张性好。

(2)**胃平滑肌肉瘤** 瘤体呈球形或半球形,好发于胃底及胃体部,境界清晰,增强扫描强化明显是其特点。胃腺癌常发生在胃的远端并易产生梗阻,而平滑肌肉瘤则胃体和贲门多见,通常不产生梗阻;平滑肌肉瘤的淋巴结转移明显少于胃癌;最重要的鉴别点是胃癌肿块邻近胃壁增厚表示有癌浸润,但平滑肌肉瘤肿块邻近胃壁多无增厚。此外,X线造影检查可见黏膜下型胃平滑肌肉瘤呈半透明状,周围黏膜呈现皱襞,这也是与胃癌的鉴别点之一。

7. 分析思路与拓展

（1）分析思路

1）CT 应着重于观察病变的位置、大小、形态及增强后强化特点。胃壁增厚型：胃壁局限性或弥漫性增厚，常超过 1 cm，胃壁内缘常凹凸不平；在胃腔充分充盈的情况下，正常胃壁厚度小于 2 ～ 6 mm，胃食管结合部部厚度也可超过 10 mm；增强 CT 上正常胃壁显示 2 ～ 3 层结构，明显增强的内层胃黏膜层，低度增强的黏膜下层，中度增强的肌浆层；早期胃癌多表现为黏膜层明显强化，密度等于或超过邻近正常的胃壁内膜层。进展期胃癌三层结构破坏。肿块型：癌肿形成向胃腔内、外突出的肿块，肿块可为孤立的隆起，也可为增厚胃壁胃腔内明显突出的一部分，有时与邻近增大的淋巴结融合在一起形成软组织肿块；肿块的表面不光滑，可呈结节状、分叶状或菜花状，表面可有溃疡形成。

2）应重点观察病变与相邻结构的关系。病变部位胃壁增厚，胃壁外面的脂肪层模糊不清或出现条索状密度影表示肿瘤浸润至胃的浆膜层或胃周脂肪层。若胃邻近的器官受到侵犯，则表现为胃肿块与相应脏器分界不清，其之间的脂肪界面消失。

3）仔细观察检查视野内的其他组织和器官。有无局部或远处淋巴结肿大、有无腹水、有无其他脏器的侵犯和转移等征象，这些对肿瘤手术的治疗选择、可切除性的评估有重要意义。

4）结合临床症状及影像表现排除鉴别诊断，得出诊断结论。若诊断结论不定，则可进一步检查，如胃镜活检。

5）最后对影像描述及结论进行回顾，获得此结论的依据是否充分？是否获取对临床有指导意义的诊断信息？例如胃癌的影像描述、结论中是否提供以下信息：①是否达到进展期；②是否有周围淋巴结转移；③是否合并腹水；④有无左锁骨下淋巴结转移、有无邻近结构浸润、远处转移以及外科可切除性的评估。

（2）拓展 胃癌的分型是临床实践重要的依据，以下胃癌的不同分型。

1）传统的胃癌病理分型：主要依据大体及组织学形态和细胞生物学特性进行分型，包括 Borrmann 分型、Lauren 分型和 WHO 分型。①Borrmann 分型（1923 年）：息肉型、局限溃疡型、浸润溃疡型、弥漫浸润型。②Lauren 分型（1965 年）：肠型、弥漫型、混合型。③WHO 分型（1990 年）：乳头状腺癌、管状腺癌、黏液腺癌、印戒细胞癌、鳞腺癌、鳞状细胞癌、小细胞癌和未分化癌。

2）胃癌分子病理分型：传统胃癌分型对临床指导价值有限，无法有效指导个体化治疗靶向药物的筛选。近年来，分子诊断技术不断发展，尤其是高通量测序和基因芯片技术的发展，使得未来基于分子分型的个体化精准治疗成为可能。根据分子病理，胃癌可分为 EB 病毒感染的 EBV 型、微卫星不稳定型（MSI）、染色体不稳定型（CIN），以及基因组稳定型（GS）。

参考文献

[1]李国安. 胃癌的 CT 诊断及分析[J]. 临床和实验医学杂志,2009,8(6):134-135.

[2]白少君. 胃癌螺旋 CT 三期增强表现特征及诊断价值分析[J]. 中国 CT 和 MRI 杂志,2018,16(4):128-130.

[3]高剑波,杨学华,李荫太,等. 进展期与早期胃癌螺旋 CT 三期增强的诊断价值[J]. 中华放射学杂志,2001,35(4):253-257.

[4] Cancer Genome Atlas Research Network. Comprehensive molecular characterization of gastric adenocarcinoma[J]. *Nature*,2014,513(7517):202-209.

四、结肠癌

1. 概述

结肠癌是消化道常见的恶性肿瘤,多见于老年人,常发生于50岁以上者。结肠癌发病呈现出城市高于农村、高收入地区高于低收入地区、男性高于女性、老年人高发的特征。近20年来尤其在大城市,发病率明显上升。好发部位依次为乙状结肠、升结肠、盲肠、横结肠、降结肠。

大体分型:溃疡型、隆起型、浸润型。

2. 临床表现

早期结肠癌可无明显症状,发展到一定程度可出现排便习惯和粪便性状改变,如排便次数增多、腹泻、便秘、大便变细、血便、黏液便等。

3. 影像学检查方法

结肠癌的检查可采用普通X线、CT及MRI,各种检查方法的优势与限度如下。

(1)X线检查　气钡双重能够清楚地显示肿瘤的部位、大小、形态,但不能应用于结肠癌的分期诊断。如疑有肠梗阻的患者应谨慎选择。

(2)CT检查　是临床最常用的评估结肠癌的影像检查,可判定癌肿是否穿透肠壁、是否侵及邻近器官、有无并发症、有无淋巴结和远处转移。

(3)MRI检查　MRI相对CT有更高的软组织分辨率,在判断结肠癌T分期、壁外血管侵犯(EMVI)方面优于CT检查。

4. 影像学表现

(1)X线表现

1)溃疡型:最常见,肠腔内可见伴有溃疡的癌性肿块,其两端为环堤,环堤完整时边界清晰,环堤破溃时,与周围肠壁分界不清。

2)隆起型:突向肠腔内的不规则状、分叶状充盈缺损,边界清楚,多发生于肠壁的一侧,黏膜皱襞破坏消失,基底部与周围肠壁分界清楚,无周围浸润征象,局部肠壁僵硬平直,结肠袋消失,肿瘤较大时可使钡剂通过困难,可引起肠套叠。

3)浸润型:多位于降结肠、乙状结肠。病变区肠管狭窄,常累及一小段肠管,狭窄可偏于一侧或形成向心性狭窄,其轮廓可光滑整齐,也可呈不规则状,肠壁僵硬,黏膜破坏消失。本型常可引起肠梗阻,甚至钡剂不能通过肿瘤部位。

(2)CT表现

1)肠壁增厚:正常结肠肠壁在充分扩张的情况下厚度<3 mm,通常厚度>5 mm认为肠壁增厚。

2)腔内肿块:多为偏心性生长,分叶状或不规则形,增强扫描明显强化,较大瘤体内可见低密度坏死区。表面可有小溃疡,肿块与周围肠壁分界较清楚,周围肠壁厚度正常。肿块内出现钙化较为少见,当其出现时是诊断黏液腺癌较为可靠的征象。

3)肠腔狭窄:癌肿引起的肠壁增厚侵及肠壁的3/4或环周时,可表现为肠腔的不规则狭窄、肠壁的非对称性增厚,失去正常的结肠袋形态。

5. 典型案例

病例1:女,71岁,主诉:下腹部不适伴黏液便4月余。X线气钡双重造影示乙状结肠局部管腔变窄,黏膜破坏中断,结肠袋消失,呈"苹果核样"改变(图3-5-8)。CT平扫示乙状结肠局部管壁增厚(图3-5-9A),动脉期,明显强化,病灶内可见小溃疡影(图3-5-9B),静脉期及冠状位,病灶持续均匀强化,肠周脂肪间隙清楚,未见明显肿大淋巴结影(图3-5-9C、D)。

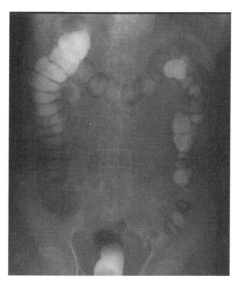

图 3-5-8 结肠癌 X 线钡灌肠图像

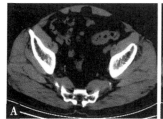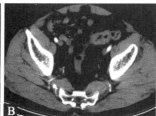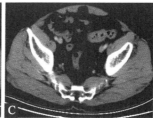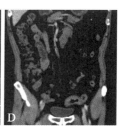

A. CT 平扫轴位；B. CT 动脉期；C. CT 静脉期；D. CT 冠状位

图 3-5-9 结肠癌 CT 图像

诊断意见:乙状结肠占位,周围组织未见明显侵犯,考虑乙状结肠癌。

病例2:扫码见案例扩展。

6. 鉴别诊断

(1)淋巴瘤、间质瘤 淋巴瘤、间质瘤为黏膜下肿瘤,与结肠癌相比,隆起边缘较平缓,表面较光滑;当病变出现溃疡时,溃疡的范围相对较癌肿小,而且病变部位的肠壁相对较为柔软。

(2)肠结核 肠结核好发于回肠末段与盲肠,二者常同时受累。肠结核病变与正常肠管移行段较长,境界不清,而结肠癌黏膜破坏明显,与正常肠管移行段较短,分界较明显。

7. 分析思路与拓展

(1)分析思路

1)X 线双重造影可以很直观地显示整个结肠轮廓,应注意观察是否有黏膜中断破坏、溃疡、管腔狭窄、充盈缺损、肠壁僵硬等征象。

2)CT 检查对结肠癌的识别、定位、定性及分期有重要价值,应重点观察是否有肠壁增厚,与正常肠壁分界是否清晰,肠壁浆膜面是否光整;若发现肿块突入肠腔,应观察肿块的形态、基底部与肠壁的关系、肿块内是否有坏死区、钙化等。

3)应重点观察病变与相邻结构的关系,与周围脏器关系应重点观察脂肪间隙是否存在,若脏器

案例扩展

间脂肪间隙消失,是脏器受侵的征象。

4)对检查视野内的其他组织和器官均要仔细检视,结肠旁、系膜区、腹主动脉旁是否有增大淋巴结,肝、肺是否有转移灶。

(2)拓展   ①浆膜及邻近器官受侵的判断:肠壁外缘光滑锐利,表明癌肿仍局限于肠壁之内;肠壁外缘模糊不清,或伴有浆膜外的条索状影,表明癌肿已穿透壁外;邻近脏器间脂肪层消失,表明周围脏器受侵。②对转移淋巴结的判断:以淋巴结大小判断是否转移尚无统一标准,淋巴结边缘模糊、内部信号不均强烈提示转移,具有较高的特异性。

参考文献

[1]孙应实,卢巧媛,管真,等.结直肠肿瘤的影像学诊断及评价[J].外科理论与实践,2021,26(4):
    318-324.
[2]于春水,郑传胜,王振常.医学影像诊断学[M].5版.北京:人民卫生出版社,2022:390-393.
[3]梁长虹,胡道予.中华影像医学·消化道卷[M].3版.北京.人民卫生出版社,2019.
[4]中华人民共和国国家卫生健康委.中国结直肠癌诊疗规范(2020版)[J].中华消化外科杂志,
    2020,19(6):563-588.

五、食管静脉曲张与食管异物

(一)食管静脉曲张

1.概述

食管静脉曲张是指食管黏膜下静脉丛的迂曲扩张,是食管任何部位的静脉血量增加和/或回流障碍所致的疾病,表现为沿食管纵轴的迂曲扩张静脉,直接凸起于黏膜下或食管周围组织。根据曲张血管的位置可以分为上行性静脉曲张和下行性静脉曲张。前者较常见,指发生于食管远端1/3或1/2的静脉曲张,后者较少见,指发生于食管上中1/3的静脉曲张,故一般所讲的食管静脉曲张是指前者,常见于肝硬化患者,为门静脉高压的重要并发症。下行性食管静脉曲张常由上腔静脉阻塞而引起。

2.临床表现

本病好发生于中老年人,男女无差异。临床上,早期一般无症状,晚期患者由于食管黏膜下静脉由于曲张而变薄,易被粗糙的食物损伤或黏膜面发生溃疡或糜烂而破裂,导致呕血或柏油样大便。门静脉高压所致者可伴脾大、脾功能亢进、肝功能异常及腹腔积液等表现,严重出血者致休克甚至死亡。据研究表明约60%肝硬化失代偿期患者和30%肝硬化代偿期患者存在食管胃静脉曲张。

食管胃静脉曲张破裂出血所致的急性上消化道出血,具有出血量大,病情危急的特点,可诱发肝性脑病,导致失血性休克等严重并发症,甚至危及患者生命。

3.影像学检查方法

(1)X线   主要依靠消化道钡餐的造影,对食管静脉曲张诊断具有较高的价值,虽然其可靠性不如胃镜检查,但其价廉易行,痛苦小,适合初诊患者的筛查,在社区医疗卫生机构也较实用。

(2)CT   增强CT扫描可通过一次扫描即可清晰全面地观察患者食管胃底静脉曲张程度及门体间的侧支循环,具备较高的诊断率。另外,增强CT扫描还可对患者的门、脾静脉的内径宽度进行测量,以判断患者食管胃底静脉的曲张程度。

(3)食管镜或胃镜检查   是最准确、最直接的检查的方法,为食管胃底静脉曲张检查的金标准,可形象、直观地观测到食管静脉有无曲张、曲张程度、曲张条数,预测出血风险。超声胃镜检查可观测到黏膜下食管外的侧支循环情况。

4.影像学表现

(1)X线表现　食管造影表现为：早期见食管下段黏膜皱襞稍增粗或略迂出，有时黏膜皱襞呈虚线状，边缘不整齐，管壁软，钡剂通过良好。进一步发展后表现为食管中下段黏膜皱襞呈"串珠状"或"蚯蚓状"的充盈缺损，管壁边缘不规则，呈锯齿状；食管张力降低，管腔扩张，蠕动减弱，钡剂排空延迟。

(2)CT表现　平扫表现为食管中下段管壁增厚，轮廓呈"结节样"改变，可表现为类圆形食管壁肿块，食管中下段周围多发软组织肿块影。增强检查可见边界清晰圆形、结节状或光滑的串珠样改变，密度均匀，和邻近静脉强化程度一样。依据发生部位，大多发生在食管静脉、冠状静脉、脐旁静脉，也可出现腹壁、脾周、胃周、腹膜后、网膜及肠系膜静脉的曲张。可以出现迂曲静脉与体循环之间自然关闭的再开通，如脾静脉与左肾静脉交通支的出现。

5.典型案例

男，48岁，肝硬化病史5年，口服恩替卡韦5年。患者于4年前大量饮酒后出现上腹痛，不剧烈可忍受，无他处放射痛，伴腹胀、呕血，呕血量大，约2 000 mL，无发热、恶心、呕吐、腹泻、尿频、尿急、尿痛等伴随症状，无全身皮肤及巩膜黄染，于当地市医院住院保守治疗，消化道出血渐止。3年前，患者腹痛伴呕血再发，约2 000 mL，于浙江医院保守治疗，消化道出血渐止。1周前患者出现便血，量不大，100 mL/次，今为求进一步诊治来院，完善上消化道造影示服用钡剂见通过食管中下段黏膜增粗、紊乱，边缘稍呈"蚯蚓状"，钡剂通过欠佳（图3-5-10）。CT检查静脉期可见食管胃底增粗迂曲血管影。肝叶比例失调，表面欠光整，门脉主干及分支增粗，脾大（图3-5-11）。

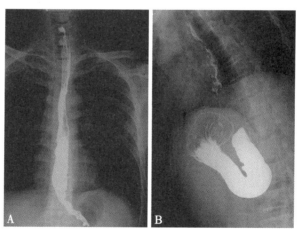

A.上消化道造影正位；B.上消化道造影侧位

图3-5-10　上消化道钡餐造影

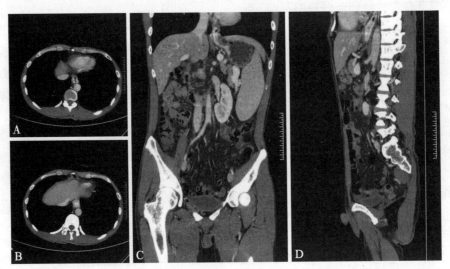

A、B. CT 增强扫描静脉期；C. CT 增强扫描静脉期冠状位；D. CT 增强扫描静脉期矢状位

图 3-5-11　CT 增强图片

诊断意见：上消化道造影考虑食管静脉曲张；CT 检查考虑肝硬化，脾大，门静脉高压，食管胃底静脉曲张。

6. 诊断与鉴别诊断

有明确的肝硬化病史及典型的消化道食管造影表现者较易明确诊断。本病最主要的须与如下情况鉴别。

（1）食管裂孔疝　膈上的疝囊也会出现粗大迂曲或颗粒状胃黏膜皱襞形成的充盈缺损，但当胃内充盈钡剂后则较易区别。

（2）食管下段癌　如静脉曲张样食管癌，但由于肿瘤的黏膜下扩散，可以导致食管管壁增厚及扭曲、褶皱，出现管壁僵硬、黏膜连续性中断、边界清晰，管腔狭窄不能扩张，易与静脉曲张区别。

并且还应注意区别检查过程中唾液内的气泡，也可以表现多发结节样的充盈缺损，但其多随钡剂的下移而消失，而食管静脉曲张的充盈缺损持续存在且不会移位。

7. 分析思路与拓展

（1）分析思路　首先根据患者临床表现，如出现消化道出血，并且患者有肝硬化病史时应考虑到本病，当 X 射线造影检查出现食管中下段黏膜皱襞呈"串珠状"或"蚯蚓状"充盈缺损，管壁边缘不规则，呈"锯齿状"时，可以诊断本病。并且 X 线可以观察食管管壁的运动情况，注意观察食管黏膜的完整性及连续性，这是本病与食管下段癌的鉴别点。并且可以结合 CT 增强扫描，注意观察静脉期食管下段是否出现迂曲静脉的强化，还可以观察肝脏、脾脏的形态改变，并且注意门静脉及下腔静脉的影像表现，如是否出现栓子等，以及门脉其他属支是否迂曲扩张，脾肾静脉间是否有交通支的显影等，结合病史及影像表现排除鉴别诊断，作出诊断结论。

（2）拓展　食管胃底静脉曲张（EGV）是门静脉高压症（PH）的并发症，可危及患者生命。食管静脉曲张的解剖原理为食管黏膜下静脉丛的血液通过穿支静脉引流进入沿食管纵行分布并相互连接的食管周围侧支静脉，而颈段食管侧支静脉回流入甲状腺下静脉，胸段回流入奇静脉、肋间静脉和支气管静脉等；腹段回流入胃左静脉，最后胃左静脉回流门静脉入肝，门静脉高压最终导致血液回流受阻,血液从门脉循环分流到这些低压薄壁黏膜下静脉系统,造成静脉曲张及内压和壁张力升高。由上所述得知,PH 是导致上述症状出现的重要环节;临床上通过肝静脉压力梯度(HVPG)对门静脉压力进行测量,如 HVPG 大于 5 mmHg 则被定义为 PH。胃镜是诊断 EV 的金标准,但其缺点包括镇静相关风险、较高的成本、出血和误吸等。小静脉曲张以每年 10%~12% 的速度发展为大静脉曲张,小静脉曲张和大静脉曲张的出血风险分别为 5% 和 15% 左右。

参考文献

[1]BOREGOWDA U, UMAPATHY C, HALIM N, et al. Update on the management of gastrointestinal varices[J]. World J Gastroin-test Pharmacol Ther,2019,10(1):1–21.

[2]SANYAL AJ, BOSCH J, BLEI A, et al. Portal hypertension and its com - plications[J]. Gastroenterology,2008,134(6):1715–1728.

[3]中华医学会肝病学分会,中华医学会消化病学分会,中华医学会消化内镜学分会.肝硬化门静脉高压食管胃静脉曲张出血的防治指南[J].中华内科杂志,2016,55(1):57–72.

[4]STOKKELAND K, BRANDT L, EKBOM A, et al. Improved prognosis for patients hospitalized with esophageal varices in Sweden 1969–2002[J]. Hepatology,2006,43(3):500–505.

[5]DAGHER L, BURROUGHS A, Variceal bleeding and portal hypertensive gastropathy[J]. Eur J Gastroenterol Hepatol,2001,13(1):81–88.

[6]蒋波涛,苏杨,李荣华,等.胃镜与多层螺旋 CT 对肝硬化食管胃底静脉曲张诊断与治疗价值的临床研究[J].中华消化病与影像杂志(电子版),2015,5(1):25–27.

(二)食管异物

1. 概述

食管异物(esopeal foreign body)指嵌留于食管内不能通过的外来物质,分为透 X 线异物和不透 X 线异物。常由于患者饮食不慎引起的各种异物的误咽、好奇含入口中不慎吞服某些异物、义齿脱落进入食管、食管先天性狭窄如贲门失弛缓症、后天狭窄如晚期食管癌等引起管腔狭窄、神经精神原因如脑血管意外后遗症致吞咽困难和异食癖等引起暂时性停留或嵌顿于食管某个生理或病理性狭窄附近。

2. 临床表现

食管异物可发生于任何年龄阶段,以儿童多见,高风险成人包括精神障碍,食管运动障碍或形态学异常患者,嘴边习惯性含有钉子或大头针的人。食管异物在临床急诊常见,大多采用食管镜取出或手术治疗,尽早明确有无异物,异物的部位、形态和有无并发症对治疗十分重要。

多有吞食异物病史,可出现拒食、流涎、吞咽困难、刺激性咳嗽、异物感、咽喉部疼痛、恶心、呕吐、胸痛、哮喘或窒息等临床表现;如异物刺破食管黏膜,可有血性唾液;若并发咽喉脓肿,可有发热、吞咽及呼吸困难等表现。临床上无症状食管异物患儿比较少见。钝性异物常引起吞咽梗阻感、作呕或因异物刺激致频繁做吞咽动作。而尖锐状异物常引起刺痛感,疼痛位置明确,刺破食管可致出血。

3. 影像学检查方法

(1)X 线 可以帮助医生观察到硬币、磁性物体、纽扣电池等金属类异物,但可能无法识别鱼刺、食物团块、果核、塑料玩具等非金属异物。使用钡棉检查时,当异物较小时较难悬挂,部分患者异物刺入食管壁较深,不出现钡棉悬挂导致漏诊,而且钡棉检查对于儿童患者较难接受。此外,传统 X 线检查即使发现异物,对异物与食道壁的关系,有无并发症都不清楚,会对临床医生选择合适治疗方法造成困扰。

(2)CT 多层螺旋CT(MSCT)较常规X线检查的优势在于:CT检查属非侵入性检查,方便容易,患者无痛苦,无须任何特殊准备即可扫描,特别适合儿童患者;对异物的检出率高,尤其是较小及密度较低异物;对异物的形态、大小、位置,与食管壁、周围气管支气管、胸主动脉的关系显示更加清楚;能够显示食道异物并发症,如脓肿、食管穿孔、异物刺入大血管等;不会发生因钡剂扰动异物导致的食管穿孔及大血管出血等并发症。

4.影像学表现

(1)X线表现 根据异物的不同,会有不同的临床表现。不透X线异物多为金属性异物,呈特殊形态的高密度影,如硬币、电池、大头针、钉子等,正位像表现为纵隔重叠影内的高密度影,侧位像高密度影位于气管影后方。如摄入骨碎片,表现为边界清晰的线性或者轻度弧形高密度影,须注意食管内硬币样不透X线的异物常呈冠状位,而滞留于气管内的异物常呈矢状位,这是区分食管异物与气管异物的关键点。对于较小异物或透X线异物(食物、塑料、木头、药物等),X线片可以阴性,但应注意一些间接征象,如纵隔气肿、出现肿块或气液平等。

(2)钡餐或钡棉检查 对于怀疑穿孔患者禁止行此检查。该检查对于较小异物(较小鱼刺)或透X线异物(如大食团、肉块等),可以早期发现,但有一些异物,可被钡餐遮盖。并且不同形态的食管异物会有不同的X线表现。

1)圆钝形异物:因异物表面涂抹钡剂而易于显示。当异物较大,可能会引起完全性的食管梗阻,梗阻下段可表现为新月形充盈缺损,钡餐可勾勒出异物上缘。较小的异物可见钡餐或钡棉偏侧通过或绕流;较大嵌顿异物显示钡剂或钡棉通过受阻。

2)尖锐状或条状异物:常见钡棉勾挂征象,口服钡剂可见分流。若细小尖刺一端刺入食管壁,另一端斜行向下,口服钡剂或钡棉检查可无任何异常表现。

(3)CT表现 可以发现X线发现不了的较小异物或部分透X线异物,如较小鱼刺,表现为食管内短线状高密度影,周围食管管壁增厚;枣核异物常表现为食管内边界清楚、梭形高密度影,其内中空、两端尖锐,尖端刺入食管壁,横行嵌顿于管腔内,食管壁浆膜面及周围脂肪间隙模糊;当出现穿孔者时表现为周围间隙散在点状、条状游离积气。CT常用于了解食管壁损伤、穿孔及其周围情况。食管壁损伤时表现为局部食管壁肿胀、增厚,严重者管腔狭窄。食管穿孔及周围炎症表现为邻近纵隔内边缘模糊的肿块,周围器官受压,食管周围脂肪层薄时,纵隔可局限性增宽。如果出现气体则提示急性化脓性纵隔炎或脓肿形成,增强时脓肿壁强化明显。当合并血肿时,CT可显示食管腔内及邻近纵隔内密度较高的血肿。当怀疑食管-气管及食管纵隔瘘的患者可咽下稀释的碘海醇造影剂后行CT检查发现造影剂进入气管或纵隔内而确诊;食管异物刺入胸主动脉时可见异物的一部分进入胸主动脉,此种情况为危重情况须紧急处理。

5.典型案例

病例1:男,6岁,怀疑误服硬币30 min,胸片示上纵隔脊柱重叠影内见圆形高密度影,结合病史,考虑异物(硬币)(图3-5-12)。

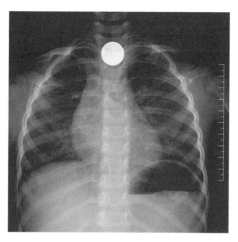

图 3-5-12　胸部正位片

病例 2：女，28 岁，自述误服鱼刺，完善颈胸部 CT 检查食管上段可见线状高密度异物影，结合病史考虑食管异物（鱼刺）（图 3-5-13）。

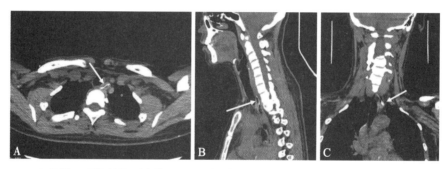

A. 胸部 CT 平扫轴位，示食管上段可见线状高密度影，周围食管管壁增厚；B. CT 平扫矢状位；C. CT 平扫冠状位

图 3-5-13　胸部 CT 平扫及三维重建图像

6. 诊断与鉴别诊断

详细准确的病史为食管异物诊断的首要条件，患儿监护人、患者本人或家属提供准确的异物摄入史可直接缩短诊断花费时间，为患者及时的治疗提供保障。但因患儿无法描述或者异物摄入史不详，监护人未亲眼见到其摄入异物，成人患者因食管异物症状不典型、不在意或就诊时间距异物摄入时间过长而遗忘等，各种检查成为确诊的补充；结合典型的影像表现，不难诊断。

食管异物常需与气管异物鉴别，气管异物常表现为咳嗽、声嘶、呼吸困难等，而食管异物常表现为呕吐、吞咽困难、吞咽疼痛等。影像上如食管内硬币样不透 X 线的异物常呈冠状位，而滞留于气管内的异物常呈矢状位，这是区分食管异物与气管异物的关键点。CT 可以明确显示异物的位置及与周围组织结构的关系。

食管肿瘤：如食管内较大食团或未咀嚼肉块等，须与食管肿瘤鉴别，食管肿瘤表现为食管管壁的增厚或肿块，良性者可以表现为食管腔内的充盈缺损，恶性者常合并食管管壁的僵硬、管腔狭窄及黏膜的紊乱中断等，通过影像表现不难做出鉴别。

7. 分析思路与拓展

（1）分析思路　对于怀疑食管异物的患者，详细准确的病史为食管异物诊断的首要条件，根据病人或家属提供准确的异物摄入史作出诊断。首先要考虑异物的性质，根据患者提供的异物性质选择合适的检查，如怀疑儿童误服硬币，首选X线检查，包括胸部正位和侧位，注意观察异物的位置，侧位像是区别异物位于食管和气管的鉴别点。对于较小异物或透X线异物可以选择CT检查，注意观察食管内是否有异常密度影，如鱼刺表现为线状高密度影，枣核表现为中空的梭形稍高密度影，未咀嚼肉块表现为食管内团块状软组织密度影（但需与食管肿瘤鉴别）等，并且一定要注意观察食管壁损伤、穿孔及其周围情况。食管壁损伤时表现为局部食管壁肿胀、增厚，严重者出现管腔狭窄。食道穿孔及周围炎症表现为邻近纵隔内边缘模糊的肿块，周围器官受压，食管周围脂肪层薄时，纵隔可局限性增宽。如果出现气体则提示急性化脓性纵隔炎或脓肿形成，增强时脓肿壁强化明显。当合并血肿时，CT可显示食管腔内及邻近纵隔内密度较高的血肿。

（2）拓展　食管解剖：食管上端起自咽下缘，相当于环状软骨或第6颈椎下缘，下端止于胃贲门，相当于第11胸椎水平。儿童时期，食管长度随年龄增长而变化，新生儿长8～10 cm，1岁约长12 cm，5岁约16 cm，15岁约19 cm。成人时期，食管由于人体身高的差别全长23～28 cm，平均25 cm。成人门齿到食管入口约为15 cm，食管入口到贲门约为25 cm，故从门齿到贲门全长约为40 cm。食道有4个生理性狭窄，第1狭窄部位于咽与食管交接处，即食管入口处；第2狭窄部位于主动脉弓处，由主动脉压迫食管所致；第3狭窄为左主支气管狭窄，为左主支气管横越食管前壁压迫食管所致；第4狭窄部为食管通过膈食管裂孔处。食管生理性狭窄部位为异物好发部位，以咽部及食管入口处最多见，其次为食管第2、3狭窄处，发生于下段者最少见。

参考文献

[1]Al-REESI A，ASHOUR M. Foreign body（pen）in the stomach and lower esophagus[J]. Journal of Emergency Medicine，2013，44（1）：173-174.

[2]杨春雷.64排螺旋CT在食道中段异物中的应用价值[J].黑龙江医药，2014，27（5）：1146-1148.

[3]朱永高.16层螺旋CT诊断咽-食道异物的临床应用[J].影像研究与医学应用，2019，3（10）：41-42.

[4]严理，田芳，刘黎明，等. MSCT重建技术在消化道异物综合评估中的应用[J]. 实用放射学杂志，2016，32：466-468.

[5]许冰弦，陆建东，茅旭平，等.腹部消化道刺状异物的MSCT诊断及临床应用价值[J].临床放射学杂志，2017，36：1663-1666.

[6]KIM E Y，MIN Y G，BISTA A B，et al. Usefulness of ultralow-dose（submillisievert）chest ct using iterative reconstruction for initial evaluation of sharp fish bone esophageal foreign body[J]. American Journal of Roentgenology，2015，205（5）：985-990.

六、贲门失弛缓症

1. 概述

贲门失弛缓症（achalasia of the cardia）又称贲门痉挛、巨食管，是由于食管贲门部的神经肌肉功能障碍所致的食管功能障碍引起食管下端括约肌弛缓不全，食物无法顺利通过而滞留，从而逐渐使食管张力、蠕动降低及食管扩张的一种疾病。目前最认可的病因是由于病毒以及自身免疫因素引起炎症变化和肌间神经丛损伤而导致贲门失弛缓症。本病有原发性和继发性之分，原发性一般认为是神经源性疾病，主要原因是Auerbach肠肌神经丛节后抑制性神经元缺失，从而血管活性肠多肽及一氧化氮释放缺失，引起食管下括约肌（lower esophageal sphincter，LES）松弛功能障碍。然而释放乙酰胆碱的节后兴奋性神经元较少受到损伤,乙酰胆碱的释放无明显影响,仍能执行收缩功能,吞咽时食管下括约肌松弛障碍无法使食物进入胃内。继发性可由迷走神经切断术、重症肌无力等引起。

2. 临床表现

贲门失弛缓症临床较为少见,发病率较低,国外报道贲门失弛缓症的年发病率为1/10万,男女发病率相仿,可发生于任何年龄,但最常见于20～40岁,儿童很少发病,5%的患者在成年之前发病,发病率与性别和种族无明显关系。早期症状不明显。临床表现主要为吞咽困难、反食、呕吐以及食管外症状等。

3. 影像学检查方法

贲门失弛缓症主要依靠的检查为X线钡餐造影,敏感性较差;可借助食管测压法及胃镜检查辅助诊断,目前认为食管测压法是诊断贲门失弛缓症最敏感的方法。CT检查可以作为X线的主要辅助诊断,可以从解剖的角度对食管进行观察,包括矢状位重建,显示食管下段的突然狭窄。

4. 影像学表现

(1)X线平片　当食管扩张明显时,可见纵隔增宽,纵隔边界双重轮廓,突出在主动脉和心影外边界代表扩张的食管,有时可见液平面。

X线造影检查可有如下表现:①食管下端逐渐狭窄呈"漏斗状"或"鸟嘴状",狭窄段边缘光滑,质地柔软,黏膜皱襞正常,呈光滑的细条影状;②钡剂通过贲门受阻,呈间歇性流入胃内;③狭窄段以上食管不同程度扩张,扩张程度与贲门狭窄程度相关;④食管蠕动减弱或消失,有第三收缩波频繁出现;⑤并发炎症及溃疡时,则黏膜皱襞紊乱,可出现溃疡龛影。

(2)CT表现　可表现为纵隔内食管不同程度扩张,中重度贲门失弛缓症可见狭窄上方食管明显扩张,直径>4cm,其内积气积液,并气液平,并可见食物残渣;食管壁变薄或正常,末端食管在邻近贲门处突然狭窄,管壁及黏膜光滑。

5. 典型案例

女53岁,3年余前无明显诱因出现吞咽困难,伴反酸、胃灼热、恶心、呕吐,进流食有吞咽困难,伴便秘。1年半之前到医院门诊查胃镜(2020年11月4日)示:①慢性食管炎;②糜烂性胃炎;③十二指肠霜斑样溃疡。给予口服药物对症治疗,效果欠佳。今来院复查,完善上消化道钡餐造影示食管全程扩张,贲门狭窄呈"鸟嘴样",内可见钡剂滞留,钡剂间隙少量通过贲门(图3-5-14)和CT检查示胸段食管增宽、扩张,管腔见液平,管壁未见异常增厚(图3-5-15)。

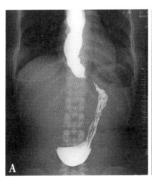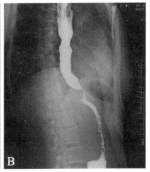

A. 上消化道造影正位;B. 上消化道造影侧位

图3-5-14　上消化道钡餐造影图像

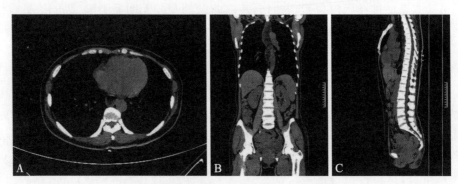

A. CT平扫轴位；B. CT平扫冠状位；C. CT平扫矢状位

图 3-5-15　胸腹部 CT 平扫及三维重建图像

诊断意见：考虑贲门失弛缓症。

6. 诊断与鉴别诊断

　　贲门失弛缓症的诊断基于病史及临床表现，根据典型临床表现，通过钡剂食管造影，食管下段呈"漏斗状"或"鸟嘴状"狭窄，边缘光滑整齐，黏膜规整呈细线状，不难诊断本病。常须与食管下段的恶性肿瘤以及胃癌浸润食管下段相鉴别。食管下段恶性肿瘤的主要特点为病灶与正常食管分界不清，狭窄段管壁僵硬，走行不自然，黏膜紊乱、中断，狭窄段并不随钡餐量的多少而改变，服用解痉药后狭窄不缓解；胃癌浸润食管下段时，可出现食管下段平滑或不规则锥形狭窄，蠕动消失，类似贲门失弛缓，但胃底部及贲门处可见软组织肿块。

7. 分析思路与拓展

（1）分析思路

　　1）X 射线造影检查是对本病最有效及最基本的检查方法，X 线钡餐造影可显示食管中上段管腔扩张，下段呈漏斗状或鸟嘴状狭窄，边缘光滑整齐，黏膜规整呈细线状，并且可以观察食管管壁的运动情况和食管黏膜的完整性及连续性，同时可以动态观察服用解痉药后钡剂的通过情况，这是本病与食管下段浸润性肿瘤的鉴别点。结合病史及影像表现排除鉴别诊断，作出诊断结论。

　　2）CT 检查可以作为 X 线的主要辅助诊断，可以从解剖的角度对食管进行观察，包括矢状位重建，显示食管下段的突然狭窄。当食管下段突然狭窄，又能排除手术或癌症所致狭窄，并结合胃镜排除严重的胃食管反流病后，可考虑本病。

　　（2）拓展　贲门失弛缓症食管测压的 4 个特点：①食管下括约肌静息压力升高（一般 >45 mmHg，正常静息压为 13.6～20.8 mmHg）；②LES 松弛不完全；③食管体部平滑肌蠕动停止；④食管的静息压较胃内压稍高。根据高分辨率食管测压结果可将其分为 3 型：Ⅰ型经典贲门失弛缓，食管体部压力增加不多并且食管下括约肌松弛异常；Ⅱ型压力升高的贲门失弛缓；Ⅲ型伴有食管痉挛的贲门失弛缓。研究显示对明确诊断为贲门失弛缓的不同分型进行随访分析其治疗效果，发现Ⅱ型患者治疗效果较Ⅰ型和Ⅲ型好。

　　贲门失弛缓症患者胃镜检查显示食管腔扩大，并且食管腔内有食物残存，食管黏膜正常，尽管 LES 呈收缩状态，但稍用力内镜也可经贲门进入胃内，在疾病早期胃镜检查可正常。超声胃镜下 LES 纵行与环形平滑肌层增宽，食管肌层较正常人的肌层厚。

参考文献

[1] RICHTER J E. Achalasia-An Update[J]. J Neurogastroenterol Motil,2010,16(3):232-242.

[2] CHUAH S K,HSU P I,WU K L,et al. 2011 update on esophageal achala-sia[J]. World J Gastroenterol,2012,18(14):1573-1578.

[3] GHOSHAL UC,DASCHAKRABORTY SB,SINGH R. Pathogenesis of achalasia cardia[J]. World J Gastroenterol,2012,18(24):3050-3057.

[4] EL-TAKLI I,O'BRIEN P,PATERSON W G. Clinical diagnosis of achalasia:how reliable is the barium x-ray?[J]. Can J Gastroenterol,2006,20(5):335-337

[5] PANDOLFINO JE,KWIATEK MA,NEALIS T,et al. Achalasia:a new clini-cally relevant classification by high-resolution manometry[J]. Gastro-enterology,2008,135(5):1526-1533.

[6] PRATAP N,KALAPALA R,DARISETTY S,et al. Achalasia cardia subtyping by high-resolution manometry predicts the therapeutic outcome of pneu-matic balloon dilatation[J]. J Neuro-gastroenterol Motil,2011,17(1):48-53.

[7] MIKAELI J,ISLAMI F,MALEKZADEH R. Achalasia:a review of Western and Iranian experiences [J]. World J Gastroenterol,2009,15(40):5000-5009.

七、十二指肠憩室

1.概述

十二指肠憩室是十二指肠壁层局部向外膨出形成的囊袋状病变,比较常见,可发生于十二指肠各段,可单发或多发,60%~70%发生在十二指肠降段的内侧壁,其次是十二指肠水平段及十二指肠空肠曲交界处,十二指肠上部很少见。十二指肠乳头旁憩室(juxtapapillary diverticulum,JPD)或壶腹周围憩室(periampullary diverticula,PAD)是指发生于十二指肠乳头开口以及壶腹周围2~3 cm处的憩室。十二指肠憩室可发生在任何年龄,发生率为2%~22%,多见于中年以上人群,且随年龄的增长而增高,女性更为多见。

十二指肠憩室有真性憩室和假性憩室两种,真性憩室包含肠壁各层构造,属于先天性发育异常;假性憩室为十二指肠黏膜和黏膜下层组织穿过肠壁肌层、向外膨出而成,属于获得性异常,较常见。

在憩室形成的初期,憩室壁可能还含有肌层;往往随着憩室的增大,憩室壁大多没有肌层。憩室多数单发,多发者也不少见;有时还可伴发空肠、回肠和食管憩室。与其他消化道憩室不同,十二指肠腔内憩室内外都为肠黏膜,上皮下只能见到很薄的纤维肌层,血运很差。在十二指肠乳头区的憩室,有时可以有胰管或胆总管开口于其内。憩室炎症扩散到乳头,可引起乳头水肿。憩室可以发生炎症,使憩室内壁黏膜充血、水肿、糜烂,甚至有溃疡形成。少数憩室内有异位胰腺组织。

2.临床表现

大多数十二指肠憩室患者无临床症状,憩室常常在X线钡剂检查、纤维内镜检查或外科剖腹探查时被偶然发现,约10%的患者可有以下临床症状:①上腹部疼痛或不适,局部压痛,可能源于憩室内食物潴留引起的炎症反应;②上消化道出血或憩室穿孔,一般由憩室破裂引起,以上表现可见于任何部位的十二指肠憩室;③胆管炎或胰腺炎表现,可能源于憩室炎症或结石导致的胆管或胰管引流不畅,该表现仅见于JPD。

3.影像学检查方法

诊断十二指肠憩室主要的影像学检查方法为消化道钡剂造影,能够显示憩室的位置、数目、大小、形态。近年来螺旋CT和MRCP也被用于该病诊断,可显示憩室和胆胰管开口的位置关系。

4.影像学表现

(1)X线表现　显示憩室的最好位置应取卧位(俯卧或仰卧)。十二指肠降部憩室表现为突向腔外的圆形或椭圆形囊袋状影,轮廓光滑,有狭颈,并可见十二指肠黏膜伸进憩室内。憩室大小不一,直径可仅数毫米大小,但也可大至数厘米以上。当憩室颈部较狭窄时,立位可见其内有液平面;巨大憩室还可以见到造影剂、滞留液、气体三层密度影。有时由于憩室颈狭窄,食物进入憩室内排出困难,在胃肠钡餐检查中有时可见憩室内充盈缺损影,此时应与肿瘤鉴别。十二指肠乳头区憩室在行低张造影时,有时可见钡餐进入憩室后,又进入胆总管和胰管。在合并憩室炎症时可显示黏膜纹增粗,乳头水肿增大,并有刺激征象;此时钡餐造影憩室由于"激惹征"往往充盈不甚满意,加上乳头扩大,临床上也可有黄疸表现,不要误诊为胰头癌所致十二指肠异常改变。

(2)CT表现　平扫为十二指肠管腔旁的囊袋状影,常可见气液平面。当液体完全填充憩室时可误认为是胰头囊性肿块。十二指肠腔内憩室内可见对比剂及气体,增强可见周围包绕强化的十二指肠黏膜。

十二指肠憩室的典型CT表现提示病变处于稳定期,表明憩室并未继发感染、穿孔等并发症。当表现为憩室壁增厚及显著强化、肿块形成及其周围组织或间隙液性渗出或积气,是憩室继发感染或穿孔的重要CT征象,具有十分重要的临床意义。

(3)MRI及MRCP表现　在MRI横断面T2WI上,可以很容易看见憩室内的气液平面。冠状面T2WI可以更好地显示憩室的位置。

MRCP检查可清晰显示胆胰管解剖及其Oddi括约肌的功能改变,还可同时显示十二指肠内部形态,后者往往形成类似十二指肠钡剂造影的效果。在正常情况下,十二指肠管腔内可存在一定量的生理性液体,这是MRCP显示十二指肠及其憩室的基础。

憩室在MRCP表现为于十二指肠环内侧突出的囊袋状气体或液体信号,在轴面及冠状面T2WI表现为位于十二指肠环内侧与胰头之间的类圆形或囊袋状高信号,其内可有气液平面或全部为液体信号填充。憩室体积较大时可悬垂于十二指肠后外侧,憩室口常见与十二指肠黏膜相延续的低信号带。

5.典型案例

患者,女,53岁。主诉:间断上腹痛2年余。查体:腹平坦,无胃肠型,无蠕动波,无压痛、反跳痛,腹部柔软,无包块。X线图像示十二指肠降部可见突向腔外囊袋状影,轮廓光滑,有狭颈,并可见十二指肠黏膜伸进憩室内(图3-5-16A)。CT平扫和增强轴位及冠状位图像示十二指肠旁见含气囊袋状突出影,边界清晰,增强可见周围包绕强化的十二指肠黏膜(图3-5-16B~D)。

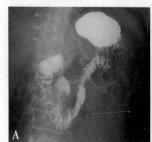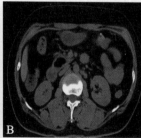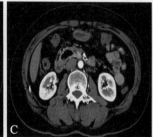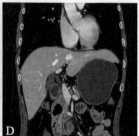

A.X线图像;B.CT平扫轴位;C.CT增强扫描轴位;D.CT增强扫描冠状位

图3-5-16　十二指肠憩室X线、CT图像

诊断意见:十二指肠旁囊袋状突出影,考虑十二指肠憩室。

6. 鉴别诊断

十二指肠憩室应与胰头囊性肿瘤以及腹膜后局限性积气相鉴别。胰头囊性肿瘤通常表现为胰头部囊性肿块，边界清晰，增强扫描其内可见条状分隔，不含气体及气液平改变。腹膜后局限性积气发生于十二指肠溃疡穿孔或外伤导致十二指肠腹膜后段破裂，该病临床病史典型，症状明显，容易鉴别。胆总管开口附近憩室还需与胆总管下段积气鉴别。胆总管下段积气常合并肝内外胆管积气。

7. 分析思路与拓展

（1）分析思路　十二指肠憩室在 X 线钡餐检查时表现为突出腔外的囊袋影，如见到憩室内黏膜，尤其是颈部黏膜伸入其中，则憩室诊断成立，表现典型、明确，一般无须与其他疾病鉴别，除非合并憩室炎或者与肿瘤鉴别困难，一般不用 CT 或 MRI 检查。

由于十二指肠的特殊走行，尤其是降部的走行，所以 CT 或 MRI 检查诊断十二指肠憩室时，应首先连续层面观察确定十二指肠肠管，然后判断是否是凸出于肠外的囊袋状灶，判断憩室内容物为气体、液体或气液混杂（MR T2WI 更适合发现含液的憩室，T1WI 脂肪抑制像及 CT 更适合发现含气的憩室）。大的憩室，CT、MRI 均容易发现；比较小的憩室，MRI 容易漏诊；小的含液无气憩室，CT 容易漏诊。

（2）拓展　十二指肠乳头旁憩室综合征（Lemmel's syndrome），十二指肠乳头旁憩室压迫胆总管末端及胰管，使胆汁及胰液的排出受阻，从而导致梗阻性黄疸、胆管炎及胰腺炎，Lemmel 首次于 1934 年报道，故又称 Lemmel 综合征。

Lemmel 综合征与胆囊结石、原发性胆总管结石、胆囊切除术后胆管结石复发有关，憩室压迫胆总管下段可引起梗阻性黄疸，胆总管直径与憩室大小和压迫程度有关。

参考文献

[1] 于磊,张琳,姜相森,等. MSCT 多平面重建对十二指肠憩室及其主要合并症的诊断价值[J]. 中国辐射卫生,2020,29(4):430-432.

[2] 李丽,杨幼林. 影像学检查对 Lemmel 综合征的诊断价值[J]. 胃肠病学和肝病学杂志,2018,27(8):947-949.

[3] 石晓红. 十二指肠憩室影像诊断及评估[J]. 现代医用影像学,2018,27(2):437-438,440.

[4] 李洪义,刘鹤,杨景尧,等. 磁共振平扫及 MRCP 成像对十二指肠憩室诊断的临床价值分析研究[J]. 中国当代医药,2018,25(10):130-132.

[5] ERDEM Y,OSMAN K,SAVAS H,et al. Assessment of duodenal diverticula:computed tomography findings[J]. Current Medical Imaging,2019,15(10):948-955.

八、胃肠间质瘤

1. 概述

胃肠道间质瘤（gastrointestinal stromal tumors,GIST）是消化道最常见的原发性间叶组织来源肿瘤,发病率为 1~2/10 万。可见于消化系统的任何部位,最常见于胃（50%~60%）、其次是小肠（30%~35%）、结肠和直肠（5%）、食管（<1%）,以及少部分消化道外如肠系膜、大网膜和腹膜后（<5%）。可发生于所有年龄段的人群中,不过 20 岁以下的患者非常少见,多见于 50 岁以上中老年人,男女发病率相近。

病理:①GIST起源于原始间叶组织,多数学者认为起源于胃肠道卡哈尔间质细胞(ICC)或幼稚细胞向ICC分化。②切开后肿瘤表面呈粉红色、棕褐色或灰白色。较大病变出现局灶性出血、囊变或坏死,大量出血或坏死可形成空腔,有时与胃肠道相通。③细胞多样形态,主要为梭形细胞、上皮细胞或梭形上皮样细胞混合。④免疫组织化学,CD117阳性表达率81%~100%。

2. 临床表现

临床症状多变,从无症状到非特异性的胃肠道不适、腹痛或触及包块等。临床表现与肿瘤大小、发生部位、与胃肠壁关系及良恶性有关。可有以下常见症状:吞咽困难、腹部不适、进食梗阻、腹痛、排便习惯改变等。

3. 影像学检查方法

(1)X线检查 胃肠道造影检查对腔内型及腔内外混合型胃肠道间质瘤具有很大诊断价值,但是对腔外型胃肠道间质瘤的诊断有限,难以显示肿瘤的全貌以及评价肿瘤的良恶性。

(2)CT检查 能够对胃肠造影无法有效诊断的生长向腔外的肿瘤及小肠肿瘤进行有效弥补,还能够观察肿瘤内部构成,平扫及增强检查、冠状位和矢状位重建图像有助于对间质瘤的定位及整体观察。

(3)MRI检查 MRI的组织对比度好,多方位成像和化学位移正、反相位成像有助于判断肿瘤原发灶与邻近器官、大血管的关系。对特殊部位如直肠、盆底区域或肝转移GIST的评估具有重要意义。

4. 影像学表现

(1)X线表现 胃肠间质瘤钡餐检查时显示黏膜下肿瘤的特点,即黏膜展平,但无黏膜僵硬、破坏,局部胃壁柔软,钡剂通过顺畅。如有溃疡或窦道形成,可表现为钡剂外溢至胃轮廓之外。向腔外生长且肿瘤较大时,显示周围肠管受压。

(2)CT表现 肿瘤呈软组织密度,圆形或类圆形,少数呈不规则或分叶状,向腔内、腔外或同时向腔内外突出生长。良性者,肿块直径多小于5 cm,密度均匀,与周围结构界限清楚,偶可见小点状钙化;恶性者,直径多大于5 cm,形态欠规则,可呈分叶状,密度多不均匀,可出现坏死、囊变及陈旧出血形成的低密度灶,中心可见,与周围结构分界欠清楚,有时可见邻近结构受侵及肝等实质脏器转移表现。增强扫描多呈中等或明显强化,有坏死囊变者肿瘤周边实体部分强化明显,有时可见索条状细小血管影,肿块表面有时可见强化明显、完整的黏膜面。

(3)MRI表现 与CT相似,MRI对肿块的坏死、囊变、出血,邻近结构的侵犯范围,肝脏等脏器的转移显示要明显优于CT。

5. 典型案例

病例1:患者,女,55岁。主诉:剑突下疼痛半年,可耐受,饥饿时加重,进食后可缓解。查体:腹部平坦,无压痛、反跳痛,肠鸣音正常。CT平扫轴位图像示胃体小弯侧见类圆形软组织团块影,边界尚清,向胃腔内突出生长,密度不均匀(图3-5-17A),CT多期增强轴位及冠状图像示胃体小弯侧肿块呈轻中度不均匀强化(图3-5-17B~D)。

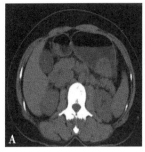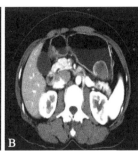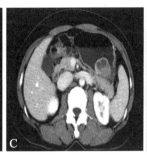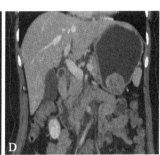

A. CT 平扫轴位;B ~ D. CT 多期增强轴位及冠状位
图 3-5-17　胃肠间质瘤 CT 图像

诊断意见:胃体小弯侧占位,考虑间质瘤。

病例2:扫码见案例扩展。

案例扩展

6. 鉴别诊断

鉴别诊断包括胃肠道其他间叶性肿瘤,如真性平滑肌瘤、平滑肌肉瘤、神经鞘瘤、神经纤维瘤,以及其他黏膜下病变如类癌等,上述病变影像学表现与胃肠道间质瘤可相似,但发生率却较低,病理免疫组织化学检查明显不同;消化道腺癌多起源于黏膜层,腔内型多见,不规则肿块,管壁增厚、僵硬,较早出现淋巴结转移;淋巴瘤时胃肠道管壁明显不规则增厚,最厚处>25 cm,而且范围广泛,向黏膜下浸润,常伴有其他部位淋巴结肿大。

7. 分析思路与拓展

(1)分析思路

第一步为定位:应结合 CT、MRI 薄层及三维重建多角度观察,明确病变来源、位置及侵及范围。准确定位直接影响后续的定性诊断,包括区分病变来源胃肠道还是其他器官病变累及胃肠道,以及确定是结肠或小肠病变。

第二步是定性:可根据病变形态、生长方式,瘤内密度/信号强度、管腔及周围淋巴结等情况判别病灶的性质,这对临床治疗方案的选择具有重要意义。GIST 通常涉及肌层,常表现为外生性生长,最常见的外观是由胃肠道壁延伸至腹腔的软组织肿块,GIST 无论肿瘤大小,中心区域常出现坏死及出血,可伴钙化,形成较大囊腔,可与管腔相通,增强扫描多呈中等或明显强化,GIST 罕有淋巴结转移,常伴消化道出血。

(2)拓展　GIST 恶性多于良性,易发生血行和种植广泛转移,且有恶变倾向。通常认为 GIST 恶性指标有:①肿瘤具有浸润性,出现局部黏膜及肌层浸润和邻近器官的侵犯;②肿瘤出现远近脏器的转移。

GIST 潜在恶性指标有:①肿瘤体积,胃间质瘤直径大于 5.5 cm,肠间质瘤大于 4 cm;②核分裂象,以高倍视野观察,胃间质瘤大于 5/50HPF,肠间质瘤大于等于 1/50HPF;③肿瘤出现坏死;④肿瘤细胞有明显异型性;⑤肿瘤细胞生长活跃,排列密集。

当肿瘤具备上述一项恶性指标及以上,或两项潜在恶性指标时,则为恶性 GIST。仅有一项潜在恶性指标时,则为潜在恶性 GIST(或称交界性 GIST)。没有上述指标者,则为良性 GIST。

参考文献

[1]林晨,张再重,王烈.胃肠间质瘤诊断和治疗进展[J].肿瘤防治研究,2022,49(1):1-4.

[2]刘海龙,刘金丰,黄培楷,等.胃部胃肠间质瘤的CT征象与恶性程度的关系[J].广州医科大学学报,2017,45(1):36-40.

[3]赵春临,李鹏辉,叶延伟,等.胃肠间质瘤95例临床病理特点及预后分析[J].郑州大学学报(医学版),2017,52(6):769-771.

[4]李玉舟,金红瑞,李春荣,等.34例胃肠间质瘤患者128层螺旋CT影像表现特点及诊断价值[J].中国CT和MRI杂志,2017,15(11):102-105.

[5]周志刚,高剑波,杨学华,等.胃间质瘤螺旋CT征象与病理对照分析[J].实用放射学杂志,2008(7):912-915.

九、壶腹癌

1.概述

壶腹周围癌(periampullar carcinoma,PAC)简称壶腹癌,是指发生于被Oddi括约肌包绕的胆总管末端、主胰管末端、胆胰共同管部及十二指肠乳头黏膜的癌,故有学者提出可称为胆胰管十二指肠连接区癌。组织细胞学以腺癌和乳头状腺癌为主,黏液腺癌占极少数。大体病理形态依据癌的不同来源有所不同。来自胆总管末端者,大多呈浸润性生长,可累及十二指肠壁;来自十二指肠黏膜者,常呈菜花样肿块突入肠腔内;来自胰管者则往往在壶腹部周围形成隆起。一旦到病变后期,三者在大体形态上就无法区分。

2.临床表现

壶腹癌发病率较低,发病年龄分布较广,但以60~80岁的男性多见。由于壶腹癌解剖结构比较特殊,尽管这些肿瘤的来源和组织类型可能不一样,但它们在临床进程中却有着相似的临床表现,典型症状如下。

(1)黄疸 最常见,出现较早,进行性加重,亦可呈波动性黄疸。主要表现为皮肤、巩膜黄染,小便颜色加深,陶土样便。

(2)腹痛 中上腹胀痛较多见。可与黄疸同时或先后出现。常于进食后明显,并向肩背部放射。

(3)其他 中晚期可出现食欲缺乏、消瘦、乏力、体重下降、贫血等。

3.影像学检查方法

(1)超声检查 可以判断胆总管、肝内胆管及胰管是否有扩张,胆囊有无肿大,但对早期病变检出率较低。

(2)CT检查 能够明确壶腹部有无肿瘤,还可以显示肿瘤的大小、胆胰管扩张程度以及周围淋巴结、组织是否转移等情况。普通CT平扫对壶腹癌的间接征象(肝内外胆管扩张、胆囊增大、双管征、胰腺体尾部萎缩等)显示尚理想,然而对于较小的壶腹癌显示效果欠佳。

(3)MRI及MRCP检查 与CT相比,MRI在显示肿瘤及与周围结构关系上更清晰,而MRCP对于胆系的全貌及胰管都能清楚地显示,对梗阻部位的判断也更为直观。

4.影像学表现

(1)超声表现 壶腹区实性肿物,大多表现为不规则低回声,常伴有胆管及胰管的扩张,因壶腹部位置较深,超声易受肠道气体因素干扰,难以清楚显示肿块结构。

(2)CT表现 直接征象:CT平扫上表现为胆胰管十二指肠连接区不规则软组织影,多数呈等密度,较大肿块常合并坏死、囊变及脂肪变性等呈低密度,合并出血则为稍高密度,增强扫描可见均匀或不均匀强化。间接征象:肝内外胆管扩张、胰管扩张、胆囊增大,以及胆管扩张同时可见胰管扩张,形成所谓的"双管征",而这些间接征象的出现往往早于直接征象的出现,壶腹癌的梗阻是渐进性的,肝内胆管多呈"软藤状"扩张。

(3)MRI 及 MRCP 表现 壶腹癌在 T1WI 呈等或稍低信号,T2WI 呈中等或稍高信号,以脂肪抑制系列显示更佳,弥散成像呈高信号,增强可见均匀或不均匀强化。MRCP 显示肝内外胆管扩张,胰管扩张,"双管"呈聚拢趋势,胆总管下端可出现突然截断或偏心性、不规则狭窄。

5. 典型案例

病例1:患者,男,68 岁。主诉:发热半月余,皮肤黄染加重 3 d。查体:全身皮肤黏膜黄染,巩膜黄染。CT 平扫及增强轴位、冠状位图像(图 3-5-18A ~ D)示壶腹部见不规则软组织密度影,与十二指肠及胰头部分界不清,增强扫描呈不均匀强化。肝内外胆管及胆总管可见扩张。MRCP(图 3-5-18E)示肝内外胆管扩张,胆总管明显扩张,最宽处约 16 mm。胰管未见明显扩张。胆囊饱满。

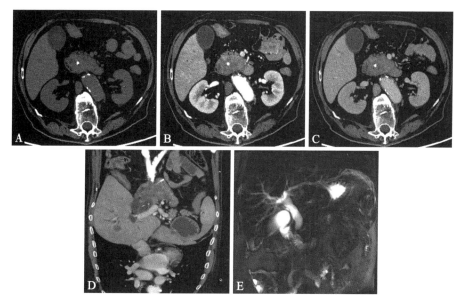

A. CT 平扫轴位;B ~ D. CT 多期增强轴位及冠状位;E. MRCP

图 3-5-18 壶腹癌 CT 和 MRCP 图像

诊断意见:壶腹部占位,伴肝内外胆管扩张,考虑壶腹部癌。

病例2:扫码见案例扩展。

6. 鉴别诊断

①胰头癌累及壶腹部,胰头部低密度、浸润性肿块,合并胆总管和胰管的梗阻扩张,并累及腹膜后脉管系统,常见远端胰腺组织萎缩样改变。②壶腹腺瘤属于良性病变,可能是壶腹癌的癌前病变,影像学很难鉴别其与壶腹癌;合并胆管梗阻的概率略低于壶腹癌。③下段胆管癌约占全部胆管细胞癌的 20%;在 CECT 和 MRI 上,动脉期明显强化,延迟期持续性强化,表现为胆管壁非对称性增厚,亦可呈多个离散的小病灶,预后较壶腹癌差。④壶腹周围十二指肠癌,十二指肠癌是最常见的小肠恶性肿瘤,体积较大的十二指肠癌常常累及壶腹部和胰腺,但其合并胆管或胰管梗阻的概率低于壶腹癌。⑤壶腹类癌,罕见,动脉期呈显著强化;当原发灶很小时,即可发生淋巴结和远处转移。

案例扩展

7.分析思路与拓展

(1)分析思路　壶腹部体积小,结构复杂,应结合 CT、MRI 薄层及三维重建多角度观察,明确壶腹部是否存在异常密度/信号,以及病变的大小、形态、边缘及增强后密度/信号。应重点观察病变与相邻结构的关系,周围组织或脏器与之分界是否清楚、是否有包绕、推挤、压迫、浸润等,周围淋巴结以及远处转移情况。结合病史及影像表现排除鉴别诊断,作出诊断结论。若诊断结论不确定,可以给出进一步建议,如穿刺检查。

(2)拓展　壶腹区包括胆总管下端、胰管下端及十二指肠乳头部(一般指乳头开口为中心直径 2 cm 的范围),胆管、胰管与十二指肠连接有三种形式:① 胰胆管汇合成共同管后与十二指肠连接(占 74%);② 胰管胆管单独与十二指肠连接(占 19%);③ 胰胆管并行进入十二指肠中间仅以隔膜分开(占 7%)。此处为多个器官的共同通道,所以也可称为十二指肠壶腹部、肝胰壶腹部、胆囊壶腹部。

参考文献

[1]戴少明.多层螺旋 CT 联合 MRI 在壶腹周围癌术前诊断中的应用价值及影像学特点研究[J].中外医学研究,2021,19(5):89-92.

[2]牛应林,王拥军,李鹏,等.超声内镜、腹部 CT 及 MRCP 对壶腹部病变检出率的比较研究[J].临床和实验医学杂志,2017,16(12):1230-1232.

[3]赵静,宋彬.壶腹周围癌影像学诊断方法的研究现状与进展[J].中国普外基础与临床杂志,2022,29(2):239-242.

[4]严陈晨,何健,张冰.CT 和 MRI 在壶腹周围癌诊断中的研究进展[J].南京医科大学学报(自然科学版),2020,40(4):607-612.

[5]WIRANA A,KRAN J,KAAN T. Differentiation of benign and malignant ampullary obstruction by multi-row detector CT[J]. Japanese Journal of Radiology,2018,36(8):477-488.

[6]ARNE W,EWA P,F P O C,et al. Intestinal-type and pancreatobiliary-type adenocarcinomas:how does ampullary carcinoma differ from other periampullary malignancies? [J]. Annals of Surgical Oncology,2013,20(2):430-439.

十、克罗恩病

1.概述

克罗恩病(Crohn's disease,CD)又称局限性肠炎、局限性回肠炎、节段性肠炎和肉芽肿性肠炎。多发于末端回肠和右半结肠。多见于 20~30 岁的青年人。病变肠段以多节分布为特点。可出现典型的纵行裂隙状溃疡,肉芽组织增生表现为"铺路石"状黏膜,炎性浸润常表现为肠壁全层的炎症,肠壁纤维化可致肠壁增厚及管腔狭窄。溃疡穿通肠壁可形成脓肿和窦道。

2.临床表现

克罗恩病多见于青年人,起病隐匿,早期无症状或症状较轻。常见的消化道表现如下。

(1)腹痛　最常见,多在右下腹,间歇发作,当病变发展出现肠梗阻、脓肿和内瘘时,疼痛加剧并持续。

(2)腹泻　每日 2~3 次,多为间歇发作,为软便或稀便,结肠受累时可有黏液脓血便。

(3)肠梗阻症状　肠壁增厚明显、肠腔狭窄时出现,部分克罗恩病以肠梗阻为首发症状,而无其他病史。

(4)脓肿、窦道和瘘管　肛门或直肠周围常见,其他还有腹腔脓肿,肠管与肠管、膀胱、阴道、腹壁间瘘管。

（5）全身症状　有发热,多为中度,后期出现贫血、消瘦,可伴有多发性关节炎及肾、眼、皮肤黏膜等损害。

（6）其他　右下腹肿块、压痛。

3.影像学检查方法

（1）小肠钡剂造影X线检查　可以观察病变肠管的功能性改变,观察肠管病变形态,如非对称性狭窄及节段性狭窄。

（2）CT检查　CT检查的优势在于能明确显示胃肠道壁增厚和病变对腔外结构的侵犯。增厚肠壁多位于回肠,并且呈节段性,较X线钡剂造影具有更多的优势。

（3）MRI检查　MR软组织对比度好,无电离辐射,在显示正常和病变肠壁方面,增强后的MR比CT更具有优势。

4.影像学表现

（1）小肠钡剂造影X线检查　纵行线状溃疡是克罗恩病特征性表现,其长轴与肠管纵轴一致,"铺路石"征是克罗恩病相对特征性表现,肠腔狭窄,病变呈节段性分布。

（2）CT表现　CT能显示肠壁改变和肠管外并发症,判断病变的活动度、病变范围和程度。肠壁增厚为克罗恩病的主要CT表现,急性期肠壁可显示分层现象,表现为靶征或双晕征,慢性期肠壁纤维化、增厚可以引起肠腔狭窄,导致不全性肠梗阻。病变肠襻所属肠系膜血管增多、扩张、扭曲,称为"梳样征"。

（3）MRI表现　在TTW1上,肠壁表现为高信号,提示病变处于活动期。肠管外病变表现,肠管周围的蜂窝织炎和脂肪纤维增生在脂肪抑制T2WI上表现为信号增高,边缘模糊,提示病变处于活动期。

5.典型案例

病例1:患者,男,35岁,主诉:间断腹痛数年,近期消瘦。查体:右侧腹部轻度压痛、反跳痛。实验室检查:白细胞计数11.08×10⁹/L,血红蛋白94 g/L,C反应蛋白42.34 mg/L。右下腹、盆腔内肠管管壁呈节段性增厚(图3-5-19A),肠周见炎性渗出影;增厚的管壁呈中度强化,局部肠腔狭窄、变形,肠系膜血管沿肠壁梳妆排列,"梳样征"改变(图3-5-19B~D);病理符合炎性肠病改变。

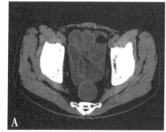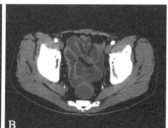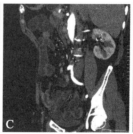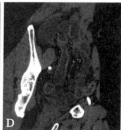

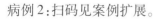
A.CT轴位平扫;B.CT轴位增强动脉期;C~D.斜位增强CT动脉期

图3-5-19　克罗恩病CT增强图像

诊断意见:青年男性,查体发现右下腹部轻度压痛、反跳痛。CT小肠造影显示回肠远段管壁呈节段性增厚,中度强化,管腔变窄,肠周少许渗出,系膜血管见"梳样征"改变,拟诊断为小肠克罗恩病。

病例2:扫码见案例扩展。

案例扩展

6. 鉴别诊断

(1) 小肠结核　发病年龄较轻,既往多有其他器官结核史,增生型肠结核,肠壁变厚、变硬,易与盲肠癌混淆,须做病理活检才能明确诊断,X 线钡餐检查,可发现激惹现象或跳跃现象,对诊断有帮助。

(2) 淋巴瘤　肠壁广泛增厚,多超过 1 cm,肠道黏膜连续,密度均匀,偶见坏死,周围脂肪间隙清晰,腹腔及腹膜后淋巴结肿大,包绕血管,呈"三明治征"。

(3) 缺血性肠病　多发于中老年患者,起病突然,腹痛剧烈,常伴有血便,X 线小肠造影无"卵石征"和线形溃疡,CT 和 MRI 可见肠系膜血管狭窄或闭塞,合并腹水多见。

7. 分析思路与拓展

(1) 分析思路　X 线小肠造影通过显示多发于回肠的、节段性、偏心性病变及卵石征和多发的纵行线形溃疡,对克罗恩病的初次诊断具有重要价值。CT 和 MRI 通过显示多发生于回肠的多个节段的肠壁增厚、肠外渗出、肠管窦道形成,对确定克罗恩病的治疗方案、手术方式和复查疗效均具有重要价值。

(2) 拓展　克罗恩病的活动期影像学表现:①X 线小肠钡剂造影,肠管功能改变、多发线形溃疡、瘘管和窦道形成。②CT 和 MRI 小肠造影,肠壁明显增厚、强化显著增加或分层强化、明显强化的蜂窝织炎和炎性肿块、瘘管及病变肠段的肠系膜血管增多充血,均与克罗恩病的活动指数显著相关。MRI 小肠图像中,肠壁厚度>4 mm,抑脂 T2WI 肠壁信号强度和纤维脂肪增生的信号强度与克罗恩病的活动指数显著相关。③克罗恩病治疗有效的 CT 和 MRI 表现包括增厚的肠壁明显变薄,强化程度降低,MRI 上肠壁 T1WI 信号及脂肪抑制序列的脂肪 T2WI 信号降低,瘘管缩小或消失。

参考文献

[1] 刘得超,郭添弟,吴耿兴,等. MR 及 CT 小肠造影在克罗恩病诊断及疗效评估中的价值[J]. 中国 CT 和 MRI 杂志,2022,20(9):141-143.

十一、肠结核

1. 概述

肠结核(intestinal tuberculosis)是结核分枝杆菌引起的肠道慢性特异性感染,绝大多数继发于肺结核。常见于青少年,女性多于男性。回盲部是肠结核的好发部位,其次是回肠、空肠,单纯结肠结核少见。

2. 临床表现

肠结核好发于青壮年,一般起病缓慢,病程较长。除结核病的全身表现外,肠结核的主要表现如下。

(1) 腹痛　多在右下腹,隐痛或钝痛,继发肠梗阻时可有绞痛。

(2) 腹泻　每日 2~4 次,多者可 10 余次,为糊状或水样便,不伴里急后重,或者出现腹泻与便秘交替现象。

(3) 腹部肿块　多在右下腹部,境界不清,较固定,多见于增殖型肠结核,也见于溃疡型肠结核伴发局限性腹膜炎或肠系膜淋巴结结核。

(4) 肠外结核与并发症　肠结核患者多有肠外结核,因此会有相应的临床表现,如腹膜结核、肺结核和生殖系统结核。

3.影像学检查方法

（1）小肠钡剂造影 X 线检查 可以观察回盲部病变,并具有特征性。可观察小肠和结肠形态改变,但对肠内外结构显示有限。

（2）CT 检查 展示肠管增厚的部位、分布特点,对肠系膜、网膜、腹膜等富含脂肪组织的炎性渗出、软组织密度的结核结节、腹腔积液形成等改变敏感,有助于对淋巴结结核的诊断、分期、疗效观察及鉴别诊断。

（3）MRI 检查 MRI 检查除了具有 CT 检查的上述优点之外,无论平扫还是增强扫描,均较 CT 检查更敏感,同时还兼有无电离辐射的优点。

4.影像学表现

（1）小肠钡剂造影 X 线表现 溃疡型肠结核病变肠袢激惹现象明显,钡剂排空快,可见"跳跃征",增生型肠结核钡剂造影主要表现为回肠末段、盲肠和升结肠变形、狭窄、缩短和僵直,常形成多发结节状充盈缺损。

（2）CT 表现 表现为向心性或偏心性肠壁增厚,有时可见较大结节突向肠腔,病变累及范围较长,呈不同程度强化,病变活动期强化较明显。继发肠梗阻时可显示近端肠管扩张、积液积气征象。如同时显示腹膜系膜增厚、腹腔积液和系膜淋巴结增大则有利于肠结核诊断。

（3）MRI 表现 MRI 对小肠肠壁增厚和肠管周围的继发改变显示较好。肠壁增厚,在 T1WI 上病变肠壁增厚呈等、低信号,在 T2WI 上,病变肠壁呈明显高信号,增厚肠壁呈分层样。

5.典型案例

病例1:患者,女,19 岁,主诉:间断腹痛、恶心、呕吐 5 月余。查体:脐周及下腹部压痛。实验室检查:血红蛋白 87 g/L。回盲瓣受累变直呈开放状,邻近盲肠及升结肠受累变形、狭窄(图 3-5-20A),消化内镜黏膜像可见横行和全周性溃疡,其间可见多发大小不等、形态不一的息肉样影,肠段狭窄(图 3-5-20B)。

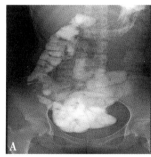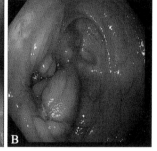

A. 胃肠造影;B. 内镜

图 3-5-20 肠结核造影、内镜图像

诊断意见:回盲部形态不规则,可见充盈缺损影,回盲瓣变形,回盲部四壁见不规则隆起、溃疡性改变,管腔狭窄,患者为年轻女性,考虑回盲部炎性肠病,肠结核可能。

病例2:扫码见案例扩展。

案例扩展

6.鉴别诊断

（1）克罗恩病 好发于回肠及右半结肠,病变呈节段性、跳跃性是其特点,易发生窦道及肠梗阻;鉴别困难时需依靠病理,无干酪样病变为其区别于结核的要点;另外两者黏膜溃疡不同,克罗恩病典型的钡餐造影征象为"铺路石"样改变,肠结核则以横行的、全周性的带状溃疡和星状溃疡为特点。

（2）小肠腺癌　小肠腺癌是小肠恶性肿瘤中最常见的类型,好发十二指肠,尤其是壶腹附近,其次是空肠和回肠。回肠腺癌则以末端回肠多见,肠梗阻症状出现较早,而肠结核所致肠梗阻多为间歇发作的部分梗阻,表现为间歇性腹部绞痛。

（3）阿米巴病或血吸虫病性肉芽肿　患者既往有相应感染史,脓血便常见,粪便常规或孵化检查可发现有关病原体,结肠镜检查有助于鉴别诊断,相应特效治疗有效。

7.分析思路与拓展

（1）分析思路　肠结核典型的 X 线征象有回盲瓣呈开放状,回结肠相连,肠管环形、对称性狭窄,病变多呈连续性;CT 和 MRI 显示回盲瓣增厚,回盲部肠壁及病变肠壁环形、对称性增厚,增强后呈分层状明显强化,周围可见大片强化的炎性组织,结合临床和实验室检查,诊断不难。

（2）拓展　小肠结核病理上分为溃疡型、增殖型和溃疡增殖混合型,以混合型多见。

溃疡型者以溃疡形成为主,溃疡大小不一,表浅多发,边缘不规则,线状或星状,常沿肠壁淋巴管扩展成横形或环形,溃疡向下发展侵及黏膜下层、肌层及浆膜层。

增殖型结核以肠壁结核性肉芽组织和纤维组织增生为主,形成多个大小不等的结节,肠内形成大量结节和肿块,肠壁增厚,肠腔狭窄,肠管挛缩,可继发肠梗阻。

混合型肠结核病理改变为多个溃疡形成伴大量结核性肉芽组织和纤维组织增生。

参考文献

[1]贾庆元.小肠 CT 成像评估肠结核的临床分析[J].辽宁医学杂志,2022,36(5):1-3.

[2]刘得超,郭添弟,吴耿兴,等.MR 及 CT 小肠造影在克罗恩病诊断及疗效评估中的价值[J].中国 CT 和 MRI 杂志,2022,20(9):141-143.

[3]郑广平,罗杰棋,鲍晓慧,等.肠结核的临床影像诊断及与克罗恩病的鉴别诊断[J].新发传染病电子杂志,2022,7(3):90-94.

[4]赵雪松,缪飞,徐嘉旭,等.克罗恩病和肠结核的 CT 小肠造影鉴别指标筛选[J].中国医学计算机成像杂志,2022,28(3):276-280.

十二、小肠腺癌 ▸▸▸

1.概述

小肠腺癌(adenocarcinoma)是小肠恶性肿瘤中最常见的类型,约占小肠恶性肿瘤的 40%,好发于十二指肠,尤其是壶腹附近,其次是空肠和回肠。小肠腺癌的病理分型主要分为肿块型和浸润狭窄型,以浸润狭窄型多见,转移多见于局部淋巴结,肝、腹膜或腹腔其他脏器转移也较常见。小肠癌多见于 40 岁以上,性别无明显差异。

2.临床表现

空回肠腺癌占小肠腺癌的 50%～60%,腹痛、乏力、食欲减退、体重减轻、贫血、发热等全身症状外,主要临床表现如下。

（1）梗阻　由于空肠、回肠癌中的 60% 以上为缩窄型癌,故约有 2/3 的患者首先出现梗阻症状。空肠癌常呈现高位梗阻症状,患者腹部平坦甚呈舟状腹,无肠形可见,但呕吐频繁。回肠癌引起的梗阻则呈典型的小肠梗阻症状,包括阵发性腹痛、恶心、呕吐。

（2）出血　约有 95% 的患者大便隐血试验阳性,肉眼可见的出血或黑便占 20%。

（3）排便习惯改变　部分患者有便秘和腹泻交替出现,有时伴有黏液便,易被误诊为慢性结肠炎。

（4）腹块 有20%～25%的患者出现质地坚硬、可推动的腹部肿块。

（5）穿孔 浸润溃疡型癌可穿孔而引起急性腹膜炎，慢性穿孔累及邻近腔道脏器时可引起内瘘。

（6）其他 当病灶浸润邻近器官可引起一系列压迫症状，如压迫输尿管导致肾盂积水，晚期患者发生肝、肺等转移时可出现相应的症状和体征。

3. 影像学检查方法

（1）常规 X 线造影检查 可显示肠腔内不规则充盈缺损，显示沿管壁浸润生长的溃疡型肠腔缩窄，肠管局部黏膜破坏，肠壁僵硬，蠕动消失。

（2）CT 检查 CT 小肠造影检查能清楚地显示正常及病变小肠的肠腔、肠壁及肠外情况，能准确地判定小肠肿瘤的数目，清楚显示黏膜或黏膜下结节。

（3）MRI 检查 与 CT 相比，MRI 的优点在于软组织对比度好，能直接多平面成像，无射线辐射。

4. 影像学表现

（1）常规 X 线造影检查

1）肿块型腺癌：肠腔内不规则的"分叶状"或"菜花状"充盈缺损，并且常可引起套叠。

2）浸润狭窄型腺癌：肠腔呈环形向心性狭窄，狭窄段的近、远侧两端有病变突出于肠腔内，使病变段肠腔呈"苹果核"样形态，核心则为癌溃疡。

（2）CT 表现 ①局部肠管内软组织肿块，大小不等，呈类圆形或分叶状。肿块较大时，易坏死，显示肿块内斑片状低密度区，增强后呈不规则轻度强化，少数明显强化。②肠壁呈环形或不规则增厚，肠壁厚度 1～2 cm 不等、局部肠腔狭窄、变形，有时可同时伴有局部软组织肿块。③肿块直接向周围侵犯，累及肠系膜及血管，可引起腹腔内种植转移或有腹膜后淋巴结转移，晚期出现远处脏器转移灶。

（3）MRI 表现 小肠癌在 T1WI 呈等或稍低信号，T2WI 呈中等或稍高信号，增强扫描可见均匀或不均匀强化。

5. 典型案例

病例 1：患者，男，59 岁，主诉：腹痛腹胀半年，恶心呕吐 3 d。实验室检查：生化检查总蛋白 58.1 g/L；肿瘤标志物癌胚抗原 36.325 ng/mL、糖类抗原 50>180 U/mL。上消化道造影显示十二指肠局部管腔扩张（图 3-5-21A）；CT 显示第 2 组小肠管壁局限性增厚、僵硬，并可见结节状隆起突向管腔内生长，管腔狭窄，增厚肠壁及结节状隆起明显强化；MRI T1WI 冠状位显示病变呈稍高信号；CT 及 MRI T2WI 冠状位显示病变呈低信号（图 3-5-21B～D）；胃镜所示第 2 组小肠腔内可见结节样隆起；小肠活检病理提示腺癌（图 3-5-21E、F）。

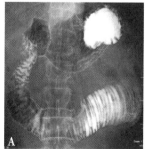 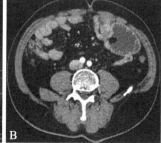 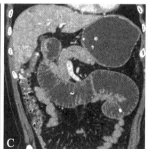

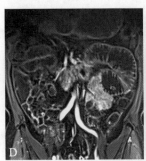
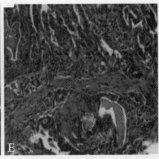
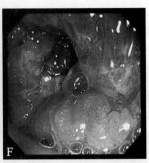

A. 胃肠造影;B、C. 静脉期增强 CT 轴位、冠状位;D. MRI T2WI 冠状位;E. 病理;F. 内镜

图 3-5-21　小肠腺癌影像及病理图像

诊断意见:老年男性,腹痛腹胀半年,消化道肿瘤标志物明显升高。CT 发现第 2 组小肠管壁局限性增厚、僵硬,结节状隆起突向管腔内生长,增强不均匀明显强化,MRI 见团片状稍短 T1,短 T2 信号影。拟诊为小肠腺癌。

病例 2:扫码见案例扩展。

6.鉴别诊断

案例扩展

　　(1)小肠淋巴瘤　淋巴瘤好发于远端小肠,特征性表现为受累肠管腔呈动脉瘤样扩张,累及肠壁可明显增厚,病灶边界较光滑,肠周脂肪层常存在。

　　(2)小肠恶性间质瘤　小肠恶性间质瘤病灶密度不均匀,中央多见坏死囊变,病变常侵犯周围脏器及组织,但淋巴结转移罕见。

　　(3)克罗恩　管腔狭窄呈偏心性、节段性,可有卵石征、纵行溃疡、假憩室、瘘管等征象。

　　(4)腺瘤及息肉等良性肿瘤及肿瘤样病变　呈向腔内生长的软组织肿块,体积较小,边界清楚,密度均匀,无邻近肠壁增厚。

7.分析思路与拓展

　　(1)分析思路　小肠腺癌 CT 表现为肠壁不规则或环形增厚,黏膜面不光整,肠腔狭窄,或可见局限性突入肠腔内的软组织肿块,增强后呈轻中度不均匀强化。继发肠梗阻时可见近端肠管扩张。

　　(2)拓展　空回肠癌的诊断以小肠钡灌肠效果最为理想,但对于肠壁及肠管外的病变,其效果则远远不及 CT 和 MRI。因此,将两者相结合可诊断绝大多数空回肠肿瘤。新近使用的胶囊内镜对小肠癌诊断帮助较大,其具有直观、无创性的优点,且具有活检装置的胶囊内镜对肿瘤有确诊意义,但对肠梗阻患者为禁忌证。同时费用较高,目前尚难普及。

参考文献

[1]MELLNICK M V. Invited commentary on "spectral ct imaging in the differential diagnosis of small bowel adenocarcinoma from primary small intestinal lymphoma"[J]. Academic Radiology,2019,26(7):e131-e133.

[2]王春辉,雷志毅.小肠间质瘤与原发小肠腺癌的口服钡剂造影与 CT 诊断与鉴别诊断[J].影像研究与医学应用,2018,2(5):153-155.

[3]李国鸿,胡剑波.小肠腺癌的螺旋 CT 诊断[J].罕少疾病杂志,2013,20(3):33-36.

十三、直肠癌

1. 概述

直肠癌以腹膜反折为界,分为上段直肠癌和下段直肠癌,也可分为低位直肠癌(距肛缘 5 cm 以内)、中位直肠癌(距肛缘 5~10 cm)和高位直肠癌(距肛缘 10 cm 以上),以肿瘤下缘确定位置。中国人直肠癌发病特点:①约占整个大肠癌的 50%;②低位直肠癌所占比例高。

直肠癌的大体分型与结肠癌相同,详见本节第四小节。

2. 临床表现

早期无明显症状,癌肿影响排便或破溃出血时才出现症状。可出现便意频繁、排便习惯改变,便前肛门有下坠感、里急后重、排便不尽感,晚期有下腹痛;大便表面带血及黏液,甚至有脓血便;癌肿侵犯致肠管狭窄,初时大便进行性变细,狭窄严重时可出现不全性肠梗阻表现。

3. 影像学检查方法

(1)X 线检查　直肠癌的检查可采用普通 X 线气钡双重造影法,但对于低位直肠癌不易发现,不能应用于直肠癌的分期诊断。

(2)MRI 检查　MRI 有良好的软组织分辨率,能较好地显示肠壁各层结构,推荐作为直肠癌常规检查项目,不但能评估肿瘤浸润肠壁深度、淋巴结是否转移,更重要的是能准确分辨直肠系膜筋膜是否受累。

(3)CT 检查　有 MRI 禁忌证的患者,可行 CT 增强检查;胸腹部 CT 主要用于评估多发于肝、肺的远处转移。

4. 影像学表现

(1)X 线、CT 表现　与结肠癌表现相似,详见本节第四小节。

(2)MRI 表现　MRI 可较好地显示直肠壁各层结构,在轴位 T2WI 上,黏膜层为短 T2 信号,黑色;黏膜下层为等或稍长 T2 信号,灰色或灰白色;肌层为短或稍短 T2 信号,黑色或黑灰色。因此高分辨 MRI 可观察到肿瘤浸润深度从而判断直肠癌的 T 分期:T1 期,肿瘤侵犯黏膜下层;T2 期,肿瘤侵犯固有肌层;T3 期,肿瘤突破固有肌层侵入直肠周脂肪组织;T4a,肿瘤侵透脏层腹膜;T4b,肿瘤直接侵犯或粘连邻近器官或结构。

淋巴结转移常表现为直肠周围及双侧髂血管旁淋巴结肿大,边缘毛糙、形态不规则、T2WI 信号不均,以及不均匀结节样或环形强化等特点。

5. 典型案例

病例1:患者,女,77 岁。主诉:排便困难、便血 3 月余。患者 3 个月前无明显诱因出现排便困难、大便细,伴便血。X 线钡灌肠示直肠中上段见一充盈缺损,黏膜破坏,肠壁僵硬(图 3-5-22)。MRI 高分辨 T2WI 示直肠管壁增厚,管腔变窄,局部与肠周脂肪分界不清,直肠系膜内可见增大淋巴结,直肠系膜筋膜完整(图 3-5-23A、B),增强扫描明显强化,弥散受限(图 3-5-23C、D)。

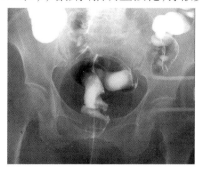

图 3-5-22　直肠癌 X 线钡灌肠图像

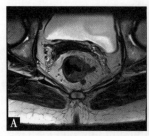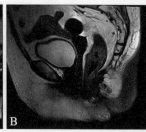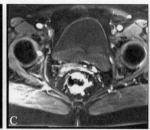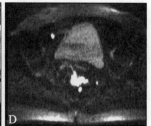

A. MRI T2WI；B. MRI 矢状位；C. MRI 增强；D. DWI

图 3-5-23　直肠癌 MRI 图像

案例扩展

诊断意见：直肠中上段占位，考虑直肠癌。

病例2：扫码见案例扩展。

6. 鉴别诊断

> 良性肿瘤及息肉：充盈缺损光滑整齐，黏膜规则，蠕动正常，直肠癌充盈缺损不规则，黏膜破坏中断，肠壁僵硬。

7. 分析思路与拓展

（1）分析思路

1）X 线气钡双重造影：可以很直观地显示直肠上段占位，应注意观察是否有黏膜中断破坏、溃疡、管腔狭窄、充盈缺损、肠壁僵硬等征象，直肠下段占位不易显示，应注意观察。

2）MRI、CT 检查：对直肠癌的识别、定位、定性及分期有重要价值，应重点观察是否有肠壁增厚，增强扫描是否强化，肿块距肛缘距离，直肠周围脂肪是否受侵，直肠系膜筋膜是否受侵，肿块与腹膜反折的关系；观察直肠系膜内是否有增大淋巴结，增大淋巴结密度是否均匀，形态是否规则；癌肿周围是否有迂曲增粗血管；还应观察肿块以上肠腔是否扩张，是否有肠梗阻征象，是否有瘘道形成。

3）应重点观察病变与相邻结构的关系：与周围脏器如子宫、前列腺、精囊腺等关系应重点观察脂肪间隙是否存在，若脏器间脂肪间隙消失，表明是脏器受侵的征象。

4）对检查视野内的其他组织和器官均要仔细检视：腹股沟区、髂动脉旁是否有增大淋巴结，肝脏、肺是否有转移灶。

5）结合病史及影像表现排除鉴别诊断，作出诊断结论。若诊断结论不确定，可以给出进一步建议，如肠镜活检、穿刺活检等。

6）最后对影像描述及结论进行复核，是否针对临床提出的问题进行了解答？获得此结论的依据是否足够？例如直肠癌的影像描述、结论中是否提供以下信息：①是否描述癌肿侵犯至直肠壁哪一层；②是否侵犯腹膜反折、直肠系膜筋膜；③是否有淋巴结转移；④是否侵犯相邻脏器；⑤是否合并远处脏器转移。

（2）拓展　对浆膜及邻近器官受侵的判断、对转移淋巴结的判断、对壁外血管侵犯的判断详见结肠癌。

关于直肠癌术后复发的诊断，吻合口复发时可见吻合口处结节或肠壁增厚，肠腔狭窄，增强扫描明显强化，与原肿瘤表现相似，应注意诊断时与术后基准片对比，勿把吻合口手术折叠造成的局部增厚误认为肿瘤。

参考文献

[1]孙应实,卢巧媛,管真,等.结直肠肿瘤的影像学诊断及评价[J].外科理论与实践,2021,26(4):
318-324.

[2]陈孝平,汪建平,赵继宗.外科学[M].9版.北京:人民卫生出版社,2021.

[3]于春水,郑传胜,王振常.医学影像诊断学[M].5版.北京:人民卫生出版社,2022.

[4]梁长虹,胡道予.中华影像医学·消化道卷[M].3版.北京.人民卫生出版社,2019.

[5]中华人民共和国国家卫生健康委.中国结直肠癌诊疗规范(2020版)[J].中华消化外科杂志,
2020,19(6):563-588

十四、溃疡性结肠炎

1. 概述

溃疡性结肠炎(ulcerative colitis,UC)是一种慢性非特异性肠道炎症性疾病,多自直肠开始,逆行向近段发展,可累及全结肠甚至末段回肠。可发生在任何年龄,多见青壮年,亦可见于儿童或老年人。男女发病率无明显差别。近年来我国 UC 患病率明显增加,以轻中度患者为主,但重症患者也不少见。

病变主要局限于大肠黏膜与黏膜下层,呈连续性弥漫分布,很少深入肌层,并发结肠穿孔、瘘管或腹腔脓肿少见。少数重症病人病变累及结肠全层,可发生中毒性巨结肠。表现为肠壁重度充血、肠腔膨大、肠壁变薄,溃疡累及肌层甚至浆膜层,可致急性穿孔。病程超过 20 年的病人发生结肠癌的风险较正常人增高 10～15 倍。

2. 临床表现

主要症状为持续或反复发作的腹泻、黏液脓血便及腹痛。起病多为亚急性,少数急性起病。病程呈慢性经过,发作与缓解交替,少数症状持续并逐渐加重。

3. 影像学检查方法

(1)X 线检查　X 线钡灌肠不作为首选检查手段,可作为结肠镜检查有禁忌证或不能完成全结肠检查时的补充。疑有结肠中毒性扩张时,不可行钡灌肠检查,以免穿孔。

(2)CT 检查　溃疡性结肠炎早期病变在 CT 上难以显示;当病变进展到一定程度时,CT 可显示肠壁相应的异常改变。

4. 影像学表现

(1)X 线表现　①黏膜粗乱和/或颗粒状改变。②多发性浅溃疡,表现为管壁边缘毛糙呈"毛刺状"或"锯齿状"以及见小龛影,亦可有炎症性息肉而表现为多个小的圆形或卵圆形充盈缺损。③肠管缩短,结肠袋消失,肠壁变硬,可呈铅管状。

(2)CT 表现　慢性溃疡性结肠炎患者的主要 CT 表现为肠壁增厚以及管腔狭窄,典型的表现为"靶征",由三层结构组成,内层为明显强化的黏膜层,外层为轻度强化的固有肌层,中间密度最低,为水肿或者脂肪变性的黏膜下层,应注意的是"靶征"也可见于克罗恩病、缺血性或放射性肠病等,并非溃疡性结肠炎所特有。由于溃疡性结肠炎很少累及肌层及浆膜层,故肠壁浆膜面常完整、光滑,此为诊断溃疡性结肠炎较为重要的征象之一。

5. 典型案例

病例1:女,51 岁。主诉:排便异常 1 年余。1 年前患者无明显诱因出现腹痛,伴黏液便,每日3～4 次,伴里急后重感,左下腹烧灼感。X 线钡灌肠示降结肠、乙状结肠黏膜皱襞增粗紊乱,肠壁外缘可见小尖刺状突起,降结肠部分肠管僵直,管腔狭窄(图 3-5-24)。CT 示降结肠、乙状结肠壁连续、均匀增厚,增强扫描黏膜层明显强化,肌层轻度强化,浆膜面光整(图 3-5-25A～D)。

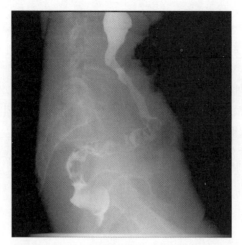

图3-5-24　溃疡性结肠炎X线钡灌肠图像

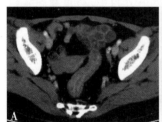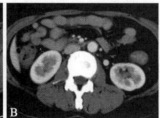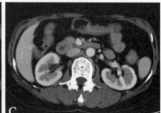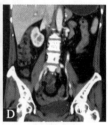

A～C. CT增强轴位；D. CT增强冠状位

图3-5-25　溃疡性结肠炎CT图像

案例扩展

诊断意见：结合临床拟诊为溃疡性结肠炎。

病例2：扫码见案例扩展。

6.鉴别诊断

（1）急性感染性肠炎　常有不洁食物史、疫区接触史等病史，急性起病常伴发热或腹痛，具有自限性，抗菌药物治疗有效，粪便检出病原体可确诊。

（2）肠结核　肠结核好发部位为回盲部及盲升结肠，左侧结肠尤其是直肠、乙状结肠很少受累；病变发展趋向与溃疡性结肠炎相反，由回盲部向下发展；肠结核病变范围是不连续的，溃疡性结肠炎病变范围是连续的；肠结核可见肠管环形狭窄、黏膜集中、瘢痕收缩，溃疡性结肠炎则肠管逐渐变细短缩、结肠袋消失、僵硬如管状，有炎性假息肉形成。

（3）家族性息肉综合征　为遗传性疾病，无结肠炎改变，除多发大小不一的息肉，肠管管径、结肠袋、结肠外形均正常。

（4）克罗恩病　克罗恩病较少见脓血便，病变呈节段性分布，直肠受累少见，肠腔狭窄多见，多为偏心性狭窄，形成的溃疡多为纵行溃疡，黏膜呈卵石样，病变间的黏膜正常，晚期可有瘘道形成。

7.分析思路与拓展

（1）分析思路　UC缺乏诊断的"金标准"，主要结合临床表现、实验室检查、影像学检查、内镜和病理组织学表现进行综合分析。在排除细菌性痢疾、阿米巴痢疾、慢性血吸虫病、肠结核等感染性肠炎，以及克罗恩病、缺血性肠炎、放射性肠炎等基础上，具有持续或反复腹泻和黏液血便、腹痛，伴或不伴不同程度的全身症状者，并具有至少1项结肠镜检查特征性改变及黏膜活检，或具有典型X线钡剂灌肠检查表现者可诊断本病。

（2）拓展　溃疡性结肠炎的并发症有中毒性巨结肠、肠穿孔、结肠癌变等，诊断时应注意有无并发症。

参考文献

［1］中华医学会消化病学分会炎症性肠病学组.炎症性肠病诊断与治疗的共识意见［J］.中华炎性肠病杂志,2018,2(3):173-181.

［2］郭启勇.实用放射学［M］.4版.北京:人民卫生出版社,2020.

［3］周杰,李彪,孔德灿,等.结肠型克罗恩病与溃疡性结肠炎的临床影像特征对比分析［J］.中华炎性肠病杂志,2021,5(4):308-313.

第四章　泌尿生殖系统

第一节　泌尿系先天性异常

一、马蹄肾

1. 概述

马蹄肾(horseshoe kidney)是先天性肾融合畸形中最常见和具有重要临床意义的疾病,为两肾的上极或下极相互融合,90%的患者表现为下极融合,融合部称为峡部,多为肾实质,少数为纤维组织。

2. 临床表现

多见于男性,可无症状,可合并结石、感染、梗阻、积水等表现出相应的临床症状,但这些症状无特异性。

3. 影像学检查方法

CT、MRI、静脉肾盂造影(intravenous pyelography,IVP)、核医学及超声等影像学检查均可用于马蹄肾的诊断。

CT 与 MRI 是诊断马蹄肾的可靠影像学检查方法,不仅可以观察到融合的峡部,还可以发现结石、积水、感染、肿瘤等并发症,同时还能观察马蹄肾与周围脏器的关系。增强扫描可以辅助判断肾功能、观察峡部的组成及血供,帮助制订外科手术方案及评估手术风险。

IVP 及核医学可用于观察肾脏轮廓及辅助评估肾功能。对于肥胖、有较多肠气干扰、峡部较小或者峡部是由纤维结缔组织组成的马蹄肾患者,超声检查容易漏诊或误诊。

4. 影像学表现

(1)X 线　马蹄肾患者存在不同程度向前向内旋转,平片及 IVP 可见肾轴或肾脊角改变,双肾下极内旋,肾影位置较低。

(2)CT 和 MRI　均可于脊柱前方发现连接两肾下极或上极(少见)的肾实质,其密度、信号强度及强化表现均同于正常肾实质,并能显示并发的肾积水等表现。

5. 典型案例

男,32 岁,剧烈运动后左侧腰部酸痛 3 d,加重 1 d,入院后行 IVP 及增强 CT(图 4-1-1)检查。IVP 示双侧肾盂及肾盏显影良好,左侧肾盂内可见充盈缺损影,双侧肾盏轻度扩张积水,双肾下极距离缩短、融合。增强 CT 示双肾下极融合,呈"马蹄形",融合部由肾实质构成;左侧肾盂见结节样高密度影,左侧肾盂扩张积液。

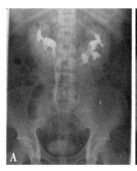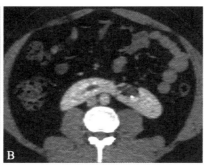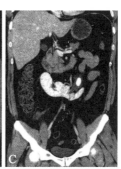

A. IVP；B. CT 增强扫描轴位；C. CT 增强扫描冠状位

图 4-1-1 马蹄肾 IVP 及增强 CT 图像

诊断意见：马蹄肾；左肾结石并左肾轻度积水。

6. 分析思路与拓展

（1）分析思路 正常肾脏在冠状位观察常表现为上极向内、下极向外的正"八"字，马蹄肾多为上极向外、下极向内的倒"八"字（或称为 U 形）。CT 和 MRI 检查能直接显示融合的双肾上极或下极，易于诊断。

（2）拓展 部分马蹄肾患者无临床症状，但马蹄肾形态及输尿管走行异常、尿液反流、肾盂输尿管连接处畸形等是马蹄肾患者出现结石、感染、梗阻及肿瘤等合并症的综合因素。马蹄肾位置较低，其峡部跨越腹中线，易因腹部钝力伤而致肾挫伤。

参考文献

[1]陈敏,王霄英.中华影像医学·泌尿生殖系统卷[M].3 版.北京:人民卫生出版社,2019.

二、重复肾

1. 概述

重复肾即肾盂输尿管重复畸形，是儿童常见的泌尿系先天性畸形，多见于女性，为一个肾脏分为上、下两部，各有一套肾盂和输尿管。重复肾、重复输尿管和输尿管开口异位常同时并存，可合并输尿管下端囊肿。重复肾一般融为一体，仅表面有浅沟。上极肾体多较小，功能较差，易引流不畅合并积水及结石。输尿管可呈完全重复或"Y"形部分重复，其中连接下极肾盂的输尿管在膀胱开口的位置正常，而连接上极肾盂的输尿管常为异位开口，异位输尿管口可发生狭窄，导致上方肾盂、输尿管积水。

重复肾可分为三种类型。①发育型：上、下肾盂发育良好；②积水型：上肾盂积水，常伴输尿管梗阻，可合并输尿管囊肿，下肾盂向外下移位；③发育不良型：上肾盂小，部分呈"囊泡状"或"桑葚状"，肾盂少量积水，常合并输尿管异位开口。

2. 临床表现

重复肾临床表现不明显，常合并输尿管异位开口、输尿管囊肿或继发感染而引起症状，可表现为反复泌尿系感染、滴尿、腹痛等。

3. 影像学检查方法

常用的影像学检查方法有超声、IVP、CT 尿路成像（CT urography，CTU）及磁共振尿路成像（magnetic resonance urography，MRU）。超声可显示畸形的一部分或提示诊断，不易清晰显示输尿管。积水型重复肾因肾功能较差，IVP 难以呈现双肾盂或双输尿管形态。CTU 与 MRU 可同时清晰显示正常肾盂输尿管以及因功能差而显影浅淡且积水的重复肾盂输尿管,从而明确诊断。CTU 与 MRU 还可清晰显示输尿管异位开口及输尿管末端囊肿。

4. 影像学表现

(1) X 线表现　平片无特殊发现。IVP 显示同一侧肾区有两套肾盂、肾盏及输尿管,并可见两支输尿管汇合或分别进入膀胱及开口在其他位置。积水型重复肾排泄功能欠佳,IVP 可表现为患侧上肾段不显影,下肾向外下移位。

(2) CT 和 MRI 表现　CTU 和 MRU 均显示同一侧肾区有两套肾盂和输尿管,同时帮助明确梗阻病因,可显示输尿管囊肿及异位输尿管开口的具体位置。

5. 典型案例

女,10 岁,夜间湿裤 10 年,入院后行 IVP 及 CTU 检查(图 4-1-2)。IVP 及 CTU 显示双侧重复肾盂及重复输尿管,右侧双肾盂于输尿管上段汇合,双侧下位肾盂轻度扩张积液。

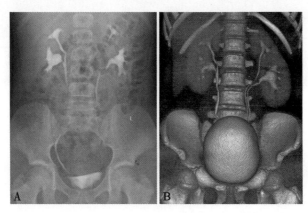

A. IVP;B. CTU 三维重建

图 4-1-2　重复肾 IVP 及 CTU 图像

诊断意见:右侧重复肾;左侧重复肾、重复输尿管畸形;双侧下位肾积水。

6. 鉴别诊断

重复肾主要与肾积水和肾囊肿鉴别。

(1) 肾积水　为整个肾盂扩张积水,而积水型重复肾一般为上肾段肾盂扩张,下肾段形态正常,位置受压下移。

(2) 单纯肾囊肿　常表现为肾皮质内类圆形水样密度影,与集合系统不相通,也无双输尿管畸形。

7. 分析思路

IVP、CTU 和 MRU 检查均可显示肾盂输尿管重复畸形,且征象明确,不难诊断。当重复肾太小或功能差不足以使尿路显影时,CTU 的三维重建图像不能呈现双肾盂或双输尿管形态,此时,原始图像对于疾病的诊断十分重要。

参考文献

[1]徐克,龚启勇,韩萍. 医学影像学[M].8 版.北京:人民卫生出版社,2018.

三、输尿管囊肿

1. 概述

输尿管囊肿又称输尿管膨出,为膀胱内输尿管末端的囊性扩张,常伴有重复肾及重复输尿管畸形,多认为输尿管口先天性狭窄致其膀胱壁内段扩张并突入膀胱所致,分为单纯型和异位型。本病常见于女性,可合并上段尿路扩张、积水。

2. 临床表现

无症状或有梗阻、感染、结石表现。

3. 影像学检查方法及表现

(1)X 线　IVP 显示肾盂、肾盏和输尿管有不同程度扩张、积水,特征性表现是患侧输尿管膀胱入口处可见囊袋状扩张、膨出的末段输尿管,犹如伸入膀胱的蛇头影,称之为"蛇头征"。当囊内与膀胱内均有对比剂充盈时,囊壁为一环状透亮影;囊内无对比剂时则表现为圆形光滑的充盈缺损。IVP 能清晰显示囊肿部位、大小及形态,患侧肾功能受损程度以及是否存在膀胱逆流等合并症,较小的囊肿可被掩盖而漏诊。

(2)CT 和 MRI　膀胱三角区薄壁圆形结构,其内为水样密度或信号强度,而囊壁的密度或信号特征类似于膀胱壁。CTU 和 MRU 表现类似 IVP。

4. 典型案例

病例1:男,27 岁,超声体检提示左侧输尿管末端囊肿 1 周,入院后行 CTU 检查(图 4-1-3)。左侧输尿管膀胱壁内段呈囊状扩张,延迟期见对比剂充盈。左肾盏见结节样致密影,左侧肾盂、肾盏及输尿管扩张积水。

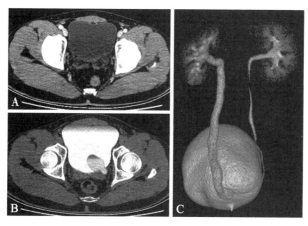

A. CTU 静脉期;B. CTU 延迟期;C. CTU 三维重建

图 4-1-3　输尿管囊肿 CTU 图像

诊断意见:左侧输尿管末端囊肿;左输尿管及左肾积水;左肾结石。

病例2:扫码见案例扩展。

5. 鉴别诊断

案例扩展

根据典型影像学特征输尿管囊肿一般诊断不难。但当一种检查方法诊断有困难,如 IVP 不易与膀胱肿瘤、前列腺肥大鉴别时,可采用其他影像检查技术,多能明确诊断。

6. 分析思路

凡婴幼儿尤以女性有反复泌尿系感染、排尿困难或尿道口有可复性小肿物脱出者应考虑本症。泌尿系平片对本症诊断价值有限,可选择超声、IVP、CT 或 MRI 等检查。

参考文献

[1] 于春水,郑传胜,王振常. 医学影像诊断学[M].5 版. 北京:人民卫生出版社,2022.

第二节　泌尿系感染与结石

一、泌尿系统结核

泌尿系统结核是肺外结核最常见的结核病变,约占肺外结核病变的 35%,约 10% 的肺外结核患者合并尿路结核。多发病于 20~50 岁,男性患者约为女性的一倍。可由肺结核经血行播散而来,也可以是全身粟粒结核的一个组成部分,但在胸部 X 线片上仅 50% 见有结核征象,仅 5% 见有活动性结核病灶。

(一)肾结核

1. 概述

泌尿系统结核中以肾结核最常见,多先感染肾脏,然后再扩散到泌尿系统的其他部分。目前,肾脏结核的发病率明显减少,临床表现无特异性。本病潜伏期可达 3~30 年,可同时合并输尿管结核、结核性膀胱炎、前列腺炎、附睾炎等。本病以成人多见,男性多于女性。

2. 临床表现

临床症状出现与否及特点,取决于病变所累及的部位及病变的程度。当结核分枝杆菌播散到肾皮质,且局限于肾皮质形成病理性肾结核时,大多数无临床症状。至病变发展到肾髓质,在椎体深部形成干酪样病灶,成为临床肾结核时,出现结核病的一般性全身症状,如低热、盗汗、乏力、消瘦等。

3. 影像学检查方法

CT 检查可明确病变的发病部位、范围、强化方式,CT 是肾结核的首选检查方法;B 超可作为筛查方法。

4. 影像学表现

(1)CT 表现　显示钙化、无功能肾脏和肾外侵犯情况,优于尿路造影。常表现为肾盏扩张(88%)、肾实质瘢痕(80%)、钙化(37%~71%)等。另外,约有 37% 的病例可出现肾实质坏死及空洞,表现为低密度、无强化区,洞壁有强化。肾结核终期,表现为肾脏变形、萎缩。部分病例可合并腰大肌结核性脓肿,并部分性或完全性钙化。

(2)MRI 表现　对本病的诊断无特异性,对显示早期肾内浸润灶较 CT 敏感,表现为局灶性或弥漫性长 T1 长 T2 异常信号。肾内空洞呈长 T1 长 T2 液性信号,洞壁呈等 T1 等或短 T2 信号。MRI 显示钙化不如 CT 敏感,表现为等 T1 短 T2 异常信号。

5. 典型案例

男,44 岁,司机。体检发现尿常规异常,潜血阳性。查体:T 36.7 ℃,P 80 次/min,R 20 次/min,BP 130/80 mmHg。肾区无叩击痛。入院后行 CT 平扫加增强检查。CT 平扫轴位图像示右侧肾盂内可见结节状高密度钙化影,肾盂扩张积水(图4-2-1A),增强周围显示肾皮质变薄(图4-2-1B)。

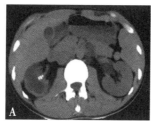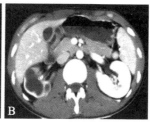

A. CT 平扫轴位;B. CT 增强扫描静脉期轴位

图4-2-1 肾结核 CT 图像

诊断意见:右肾病变,考虑结核。

6. 鉴别诊断

肾结核常见于成人,男性多于女性。超声、MRI 检查有一定局限性,影像学诊断主要依赖于尿路造影和 CT。表现为肾实质内肿块、钙化及坏死腔洞,尿路造影可显示空洞与集合系统之间的交通,CT 对显示钙化、无功能性肾脏和肾外侵犯情况优于尿路造影。本病主要应与肾脓肿和肾乳头坏死鉴别,肾脓肿少有钙化,脓肿内可见特征性气液平面;肾乳头坏死表现为乳头边缘不规则破坏,乳头内见多发、米粒大小的含对比剂腔洞,多有镇痛类药物滥用、糖尿病、镰状细胞贫血等病史。

7. 分析思路与拓展

(1)分析思路 ①病变信息:多伴有不规则钙化,提示结核可能性。②CT 增强:病变范围不规则,环状强化,肾盂肾盏受破坏。

(2)拓展 肾结核首选在皮质和/或髓质内形成结核性脓肿,进而破入肾盏,产生空洞,并造成肾盏、肾盂狭窄和其壁增厚。肾盂狭窄可致感染蔓延至其余肾盏,进一步侵犯相邻肾实质,造成肾实质的广泛破坏,形成多发空洞,成为结核性脓肾,致肾功能丧失。肾结核若机体抵抗力增强,则病变趋向好转,出现钙盐沉积,发生局部钙化,甚至全身钙化(肾自截)。

(二)输尿管结核

1. 概述

输尿管结核多继发于肾结核。结核分枝杆菌进入输尿管后出现的早期病变多发生在输尿管下端而非上端,后期可累及输尿管各段。开始时为黏膜内结核结节形成和白细胞浸润,以后逐渐侵及黏膜下层、肌层甚至周围组织,进一步产生干酪坏死和溃疡,偶尔管壁也会出现钙化。

2. 临床表现

有的因累及肾小盏黏膜,在尿常规中可发现红细胞、脓细胞。此时,常规细菌培养阴性应考虑泌尿道结核的可能性,进一步可由尿抗酸杆菌培养证实。只有当病变累及输尿管、膀胱时,往往出现尿频、尿急、尿痛、血尿、脓尿等典型症状。

3. 影像学检查方法

CT 检查可明确病变的发病部位、范围、强化方式,CT 是输尿管结核的首选检查方法;MRI 检查有相似表现。

4.影像表现

CT、MRI 检查可清楚显示输尿管扩张及钙化。当肾脏显影功能丧失又非逆行尿路造影适应证时,对显著肾盂、肾盏、输尿管扩张的输尿管结核,超声的检查效果亦较佳。CTU 影像清晰、具体,可单独观察其改变,不但能判断梗阻的部位,而且能观察病变的范围,是检查本病比较理想的方法。

5.典型案例

男,50 岁,尿频、尿急、尿痛半月余,潜血阳性。查体:T 36.7 ℃,P 78 次/min,R 22 次/min,BP 130/80 mmHg。肾区无叩击痛。入院后行 CT 平扫加增强检查。CT 平扫冠状位可见右侧输尿管壁增厚、输尿管扩张积水(图4-2-2A),CT 增强扫描静脉期冠状位可见管壁轻度强化,下段管腔狭窄、管壁增厚明显(图4-2-2B)。

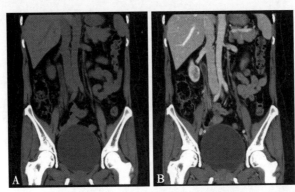

A.CT 平扫冠状位;B.CT 增强扫描静脉期冠状位

图 4-2-2　输尿管结核 CT 图像

诊断意见:右侧输尿管病变,考虑结核

6.鉴别诊断

输尿管结核多继发于肾结核,影像学检查未发现明显结核时多难以判断为输尿管结核。检查主要依靠尿路造影显示输尿管溃疡和狭窄,特征性表现为输尿管多发性狭窄与扩张并存。本病主要应与血吸虫病、肾盂输尿管炎性囊肿鉴别:血吸虫病的典型表现为膀胱壁和输尿管远端管壁呈"蛋壳样"或"轨道样"钙化;肾盂输尿管炎性囊肿则表现为肾盂、输尿管、膀胱壁多发性、边缘清楚的小充盈缺损,输尿管边缘呈多发、浅切迹样改变。

7.分析思路与拓展

(1)分析思路　①病变信息:病变范围较长、提示炎性病变。②CT 增强:输尿管壁增厚,局部较明显,强化明显,严重处伴有管腔狭窄。

(2)拓展　输尿管结核早期黏膜破坏,溃疡形成,管径扩大;后期因结核性肉芽组织形成,发生管壁增厚、僵直,管腔狭窄甚至闭塞。病变的输尿管也可以发生部分乃至全部钙化。在病变显示方面,通常冠状位、矢状位显示较佳。

(三)膀胱结核

1.概述

在泌尿道结核患者中膀胱结核者高达 1/3,通常发生在病程晚期,且多从输尿管开口处开始。来自上尿路的结核分枝杆菌先侵犯膀胱黏膜,最初在病侧输尿管处开始出现水肿,并且产生多发粟粒样结核结节,并因结核结节干酪坏死形成不规则的表浅溃疡,继而产生结核性肉芽组织。由于围绕输尿管口发生肉芽组织纤维变性,引起输尿管口狭窄与闭锁不全,发生膀胱输尿管反流。当病变继续发展时,也可达健侧输尿管开口处,使其管口也狭窄与闭锁不全,继而发生膀胱输尿管反流,导致肾盂、输尿管积水扩张,从而使健侧肾脏与输尿管发生结核感染。当病变进展广泛累及膀胱肌层并使膀胱壁普遍发生纤维化时,则导致膀胱壁明显变厚并发生挛缩。

2. 临床表现

晚期可因伴发严重的结核性膀胱痉挛,尿频、尿急更趋严重,甚至出现尿失禁、慢性肾衰竭等症状。有的还伴有附睾结核、阴囊结核性脓肿等。

3. 影像学检查方法

CT 检查可明确病变的发病部位、范围、强化方式,CT 是膀胱结核的首选检查方法;MRI 检查有相似表现。

4. 影像表现

CT 表现膀胱壁增厚,内缘不规则,膀胱腔变小。壁内可见沙粒样钙化。MRI 应用较少,表现类似 CT。

5. 典型案例

男,54 岁,尿频逐渐加重。查体:T 36.7 ℃,P 80 次/min,R 26 次/min,BP 140/90 mmHg。肾区伴叩击痛。入院后行 CT 平扫加增强检查。CT 平扫可见膀胱腔小、不规则、变形,局部壁挛缩,管壁厚并伴有细小钙化(图 4-2-3A、B)。CT 增强扫描静脉期可显示膀胱壁轻度强化(图 4-2-3C、D)。

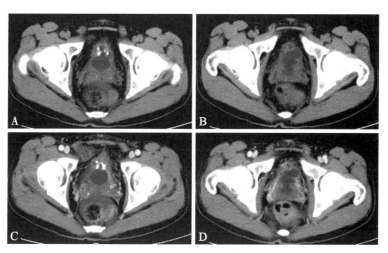

A、B. CT 平扫轴位;C、D. CT 增强扫描静脉期轴位
图 4-2-3　膀胱结核 CT 图像

诊断意见:膀胱病变,考虑结核。

6. 鉴别诊断

泌尿道结核中 1/3 为膀胱结核,膀胱造影、CT 和 MRI 均可显示膀胱壁增厚、溃疡、挛缩等征象,CT 还可显示膀胱不规则线样钙化。本病主要应与血吸虫病鉴别,后者的典型表现为膀胱壁和输尿管远端管壁的"蛋壳样"或"轨道样"钙化。

7. 分析思路与拓展

(1)分析思路　①病变信息:病变范围较广、壁不规则增厚,局部挛缩并伴有钙化、提示结核性病变。②CT 增强:膀胱壁不规则增厚,局部较明显,强化明显,严重处膀胱腔变形、缩小。

（2）拓展　膀胱结核多由肾、输尿管结核蔓延而致、初期膀胱黏膜充血、水肿、形成不规则溃疡和/或肉芽肿,开始于患者输尿口处,其后蔓延至三角区乃至全部膀胱。病变晚期,肌层广泛受累,膀胱壁增厚并发生挛缩。

参考文献

[1]董宇均,闵德庆,吴鹏程.肾结核的 CT 诊断与误诊分析[J].实用放射学杂志,2004,20(1):60-62.

[2]张捷.螺旋 CT 在肾结核诊断中的应用[J].南昌大学学报(医学版),2016,56(3):38-39,49.

[3]王利.输尿管梗阻性病变的螺旋 CT 应用价值[J].实用放射学杂志,2009,25(8):1148-1151.

[4]张静,李涛.多层螺旋 CT 尿路造影在尿路梗阻性疾病中的临床应用[J].实用放射学杂志,2007,23(6):786-788,797.

二、肾盂肾炎

（一）急性肾盂肾炎

急性肾盂肾炎为肾脏最常见的病变之一,诊断主要依靠临床表现和实验室检查,约 1/4 的患者可出现异常影像学改变,但这些表现缺乏特征性。影像学检查在本病中的主要价值为协助检出病因、潜在病变、动态观察病变的转归过程及评价肾功能状况等。

1.概述

急性肾盂肾炎多为小尿路逆行性感染所致,也可经血行感染,可单侧或双侧肾脏发病。发病可呈弥漫性或局限性,可以肾实质后集合系统受累为主,也可二者同时受累。主要致病菌包括:大肠杆菌、变形杆菌、假单胞菌、肠球菌等。逆行性感染时,致病菌经集合系统进入肾实质,初期为少数肾叶受累,后期可蔓延至全部肾实质。血行感染时,病菌多来源于身体其他部位的感染灶,如皮肤或齿源性感染、化脓性脑髓炎等,病变在肾实质内呈弥漫性分布。病理上肾实质及肾盂内有中性粒细胞浸润,肾小管破坏,微脓肿形成。病变进展期可出现肾脓肿、肾小球玻璃样变性。后期形成瘢痕、肾萎缩等。

2.临床表现

本病女性多于男性,15～40 岁多见。诱发因素包括尿路梗阻、膀胱输尿管反流、结石、糖尿病、免疫抑制治疗、神经源性膀胱、妊娠、先天性异常及尿路检查或手术操作等。典型表现为发热、腹部及肾区疼痛、脓尿及菌尿等。此外,还常合并膀胱炎,引起尿频和排尿困难。然而,约 50% 的患者无明显临床表现。

3.影像学检查方法

急性肾盂肾炎的临床诊断多较为明确,影像学检查多作为验证,CT 和 MRI 增强检查多作为辅助手段。

4.影像表现

（1）CT 表现　与正常侧相比,肾脏体积增大,肾实质增厚,内见单发或多发、楔形或圆形低密度区,尖端指向肾门。增强扫描局部肾实质强化减弱或呈楔形、圆形无强化区,肾实质密度不均匀。延迟扫描病变区持续强化,对比剂廓清延迟。肾脏筋膜增厚,肾周围脂肪水肿呈分隔状,肾盂壁水肿增厚。

（2）MRI 表现　肾脏体积增大、肾实质增厚,皮、髓质界限不清。肾实质内感染区呈单发或多发、楔形或圆形长 T1 长 T2 异常信号。肾周脂肪水肿,肾筋膜增厚。

5. 典型案例

女,64 岁,腰痛、尿频、尿急尿痛 3 d,伴高热。查体:T 39.8 ℃,P 90 次/min,R 28 次/min,BP 130/80 mmHg。肾区叩击痛。入院后行 CT 平扫加增强检查。CT 平扫可见左肾体积增大、密度降低,周围少量渗出改变(4-2-4A),强化呈花斑样、散在低密度区且边界不清,动脉期强化程度弱于右肾(图 4-2-4B),左肾体积增大,皮髓质分界欠清晰,增强扫描可见肾实质强化不均,可见散在密度减低区(图 4-2-4C)。

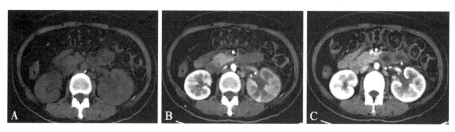

A. CT 平扫轴位;B. CT 增强扫描动脉期轴位;C. CT 增强扫描静脉期轴位

图 4-2-4　急性肾盂肾炎 CT 图像

诊断意见:左肾病变,考虑左侧肾盂肾炎。

6. 鉴别诊断

急性肾盂肾炎为肾脏常见病变,诊断主要依靠临床表现和实验室检查,约 1/4 的患者可出现异常影像学表现,但缺乏特征性。主要表现为肾脏体积增大、单侧性肾功能减退、肾实质强化程度减弱、对比剂排空延迟、肾盂输尿管张力下降、动力减弱、黏膜皱襞水肿等。

7. 分析思路与拓展

(1)分析思路　①病变信息:左肾弥漫性病变,范围较广,周围渗出性改变,提示炎性改变。②CT 增强:左肾动脉期强化程度弱于右肾,并且多发低密度未强化区,整体符合楔形改变,静脉期显示低密度区更清晰。

(2)拓展　肾盂肾炎主要见于女性,多为下尿路感染累及肾脏所致。急性肾盂肾炎起病急,主要是间质水肿、炎性细胞浸润,微小脓肿形成。

(二)慢性肾盂肾炎

1. 概述

慢性肾盂肾炎是一种细菌性、以间质改变为主的肾炎,常合并肾实质瘢痕形成。本病多由尿路梗阻引起,称为梗阻性慢性肾盂肾炎。少数(38%)无尿路梗阻证据,称为原发性慢性肾盂肾炎。原发性慢性肾盂肾炎易发生于青少年时期,目前认为主要是因为生长期的肾脏对炎性反应强烈所致,且多伴瘢痕形成。

细菌感染最重要的途径为逆行(上行)性感染,50%~80% 的原发性肾盂肾炎合并膀胱输尿管反流,4 岁以下的患儿还常见于肾盂肾小管反流。肾上、下极区由于肾乳头堆积,缺少单个肾乳头的抗反流瓣膜机制,容易出现肾内反流。因此,该区域极易受累并形成瘢痕,引起肾上、下极变形。肾实质瘢痕形成后,常导致肾脏表面和肾乳头呈"锯齿状"变形,病变肾脏萎缩,终末动脉及肾盂周围脂肪组织增生。对健康肾脏可出现代偿性增生、肥大。

2. 临床表现

慢性肾盂肾炎一般无明显临床表现,即使活检也常缺乏足够的证据,慢性肾盂肾炎急性发作则出现类似急性肾盂肾炎的表现,合并肾脏和肾盂萎缩或晚期肾衰竭时,可出现高血压、贫血和尿毒症等表现。

3.影像学检查方法

慢性肾盂肾炎影像学表现具有特征性,CT 和 MRI 均可以显示病变,考虑到患者肾功能影像,可以优先考虑 MRI 增强检查。

4.影像表现

(1)CT 表现 肾脏体积缩小,轮廓凸凹不平,肾实质不规则变薄,肾窦脂肪低密度区扩大,集合系统扩张。增强扫描肾实质不均匀强化,强化程度减弱,瘢痕区无强化。

(2)MRI 表现 外形改变同 CT 表现,其他表现包括皮、髓质界限模糊或消失,肾窦脂肪增多,残留的肾实质呈低信号。瘢痕组织在 T1WI 和 T2WI 上均呈低信号。

5.典型案例

女,54 岁,尿频、尿急多年,发现肾功能异常一周。查体:T 36.7 ℃,P 80 次/min,R 20 次/min,BP 130/80 mmHg。肾区叩击痛。入院后行 CT 平扫加增强检查。CT 平扫可见双肾体积缩小,轮廓不平、表面可见深浅不等的切迹(图 4-2-5A、B),增强可见双肾皮质变薄,肾盏肾盂扩张(图 4-2-5C ~ F)。

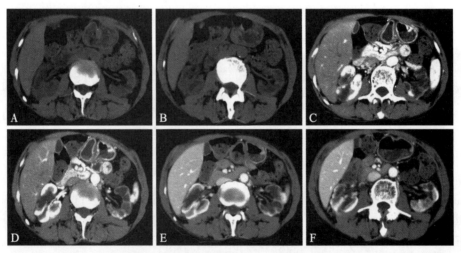

A、B.CT 平扫轴位;C、D.CT 增强扫描动脉期轴位;E、F.CT 增强扫描静脉期轴位

图 4-2-5 慢性肾盂肾炎 CT 图像

诊断意见:双肾病变,考虑慢性肾盂肾炎。

6.鉴别诊断

慢性肾盂肾炎为细菌性间质性肾炎,常合并肾实质瘢痕形成,多见于青少年和孕妇,诊断主要依赖临床表现和实验室检查。影像学表现主要有肾脏体积缩小、轮廓凹凸不平、肾实质不规则变薄、肾窦脂肪低密度区扩大、集合系统扩张。增强扫描肾实质不均匀性强化,强化程度减弱,瘢痕区无强化。

7.分析思路与拓展

(1)分析思路 ①病变信息:双肾病变,体积缩小,伴有瘢痕形成(形成表面不等切迹),提示病变是一个慢性过程。②增强:增强显示可见双肾皮质较薄,局部皮质的破坏改变,双侧肾盂肾盏的扩张积水。对于慢性肾盂肾炎患者,考虑到对比剂的毒副作用,一般不宜进行增强检查。

（2）拓展 慢性肾盂肾炎的典型表现是肾脏缩小、实质变薄、肾表面有多个切迹。需要与胎儿性分叶肾、先天性肾发育不良和缺血性肾萎缩相鉴别。胎儿性分叶肾的肾实质无变薄且增强 CT 示凹陷处恰与强化的肾柱相连；先天性肾发育不良时，肾外缘光滑，且肾实质与肾盏肾盂大小成比例；缺血性肾萎缩一般存在肾动脉狭窄。

参考文献

[1]毛迪,冉文军,石爱军,等. 急性肾盂肾炎双期与三期增强 CT 的对比研究[J]. 实用放射学杂志,2020,36(10):1622-1624,1642.

[2]刘肖. 肾脏功能 CT 与 MR 研究及其对急性肾盂肾炎评估的初步研究[D]. 河北医科大学,2016.

[3]彭君,杨茂生,杨连军,等. 对照 CT 增强扫描探讨扩散张量成像对疑似慢性肾盂肾炎的诊断价值[J]. 医学影像学杂志,2016,26(7):1250-1254.

三、泌尿系结石

泌尿系结石往往由多种成分组成,其中包括草酸钙、磷酸钙、胱氨酸盐、尿酸盐和碳酸钙等,但多以某一成分为主。在我国以草酸钙、磷酸钙或其混合物为主的结石最为常见。对上、下尿路结石进行分析,上尿路结石以草酸钙、草酸钙与磷酸钙混合石多见,胱氨酸盐结石最少;而下尿路各种成分结石的比例差别不大。

不同成分组成的结石发生率不同,其密度和形成也各不相同:①以草酸盐为主的结石最常见,占全部结石的 70%~80%,密度高,多为类圆、椭圆或星状。②以磷酸盐为主的结石也是最常见的结石类型,常较大、密度高,发生在肾盏、肾盂时可呈鹿角状,小的结石则为圆形或沙粒状。③以尿酸盐为主的结石常较小,呈圆形或椭圆形,单纯尿酸盐结石密度较低,若为混合性结石,其密度常高低相间,切面上呈分层表现。④以胱氨酸为主的结石少见,为小圆形,可多发,密度低。

由于结石的成分有所差异,故其密度和含钙量也不相同。腹部平片检查时,能够显影的尿路结石称为阳性结石,不能显示者为阴性结石。阳性结石和阴性结石的概念只适于 X 线平片检查,并非包括超声和 CT 检查。以往认为 90% 的尿路结石为阳性结石,而近期报道显示阴性结石比例上升,这可能与超声、CT 在临床上应用广泛,能发现更多阴性结石有关。

（一）肾结石

1. 概述

在泌尿系结石中居首位,易发年龄 20~50 岁,男性多于女性。通常为单侧性,约 10% 为双侧性。结石可为单发或多发。结石引起的病理改变主要是梗阻、积水、感染和黏膜损伤。

2. 临床表现

临床上肾结石的典型症状为疼痛、血尿。其疼痛可为肾绞痛或钝痛,常向下腹部和会阴部放射。血尿多为镜下血尿,少发生肉眼血尿。如有感染,则出现尿频、尿急、尿痛和脓尿。

3. 影像学检查方法

临床对疑为肾结石时,通常将腹部泌尿系平片或超声作为初查方法,多为阳性结石且具有典型表现,诊断不难。若平片诊断困难或为平片难以发现的阴性结石,行 CT 检查有助于确诊。

4. 影像表现

（1）CT 表现 即能确切发现位于肾盏和/或肾盂内的高密度结石影,而某些平片难以发现的阴性结石也可在 CT 检查中得以显示。应注意,较小的肾盂、肾盏结石不易与肾窦区肾动脉壁钙化影鉴别,特别是当患者年龄较大而有动脉壁多处钙化时,增强检查早期扫描有助于这一鉴别。

（2）MRI 表现 对确定钙化不敏感,因而很少用于检查肾结石,但 MRU 可发现结石所致的梗阻上方肾盏、肾盂扩张、积水。

5.典型案例

男,44 岁,腰痛数周。查体:T 36.7 ℃,P 80 次/min,R 20 次/min,BP 130/80 mmHg。肾区无叩击痛。入院后行 CT 平扫检查。CT 平扫可见双肾窦内结节状高密度影(图 4-2-6)。

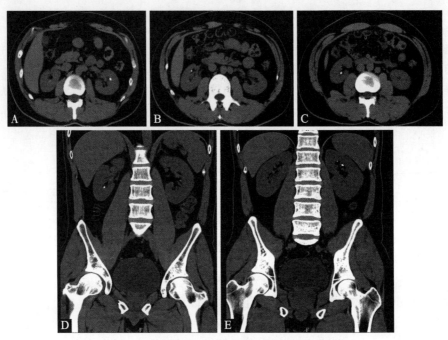

A～C.CT 平扫轴位;D、E.CT 平扫冠状位

图 4-2-6　肾结石 CT 图像

诊断意见:双肾结石。

6.鉴别诊断

　　临床疑为肾结石是,同时以腹部平片检查或超声检查作为初查方法,多数阳性结石具有前述典型表现,其中超声检查能敏感地发现 3 mm 以上的结石,诊断不难。若平片诊断困难或为阴性结石,则需行 CT 检查,CT 检查能准确诊断出平片难以发现的阴性结石。

7.分析思路与拓展

(1)分析思路　临床上对于肾绞痛患者,在 CT 平扫图像上,肾窦内高密度影,诊断肾结石。诊断较为容易。

(2)拓展　肾结石主要应与髓质海绵肾(双侧肾集合管扩张并细小钙化)和肾钙质沉着症(双侧性,见于高血钙症和肾小管酸中毒)鉴别,后两者钙化均位于肾椎体处,且多为双侧性,尿路造影,CT 和超声检查均可显示这些特征,通常鉴别不难。

(二)输尿管结石

1.概述

输尿管结石也是泌尿系常见的结石,绝大多数是由肾结石下移而来,且易停留在生理狭窄处,即输尿管与肾盂连接部,输尿管与髂血管交叉处(骨盆缘处)及输尿管的膀胱入口处。输尿管结石除造成黏膜刺激和出血外,还可使其上方尿路发生不同程度地扩张积水。

2.临床表现

临床上,输尿管结石的易发年龄为 20~50 岁,男性多见。主要症状为突发性斜腹部绞痛并向会阴部放射,同时伴有血尿。继发感染时,出现尿急、尿频和尿痛等膀胱刺激症状。当引起明显肾积水时,腹部可触及肿块。

3.影像学检查方法

腹部平片或 CT 为首选检查方法。

4.影像表现

(1)CT 表现 即可发现输尿管走行区内的高密度影,通常较小,横断面呈点状或结节状,其上下径一般大于横径和前后径。上方输尿管常有不同程度地扩张,并于高密度影处突然截断。当输尿管结石仅表现为高密度影,而并有上方尿路扩张积水时,需行增强 CT 延迟扫描,可见平扫的高密度影与强化的输尿管腔相重合,从而指示其位于输尿管内。

(2)MRI 表现 很少用于输尿管结石,但 MRU 可用于显示结石梗阻所致的输尿管扩张、积水,结石本身则表现为梗阻端处的低信号影。

5.典型案例

男,54 岁,突发右侧腰部疼痛,潜血阳性。查体:T 36.7 ℃,P 80 次/min,R 20 次/min,BP 130/80 mmHg。肾区无叩击痛。入院后行 CT 平扫检查。CT 冠状位图像可见右侧肾盂及输尿管上段扩张改变,右侧输尿管中段可见结节状高密度影(图 4-2-7)。

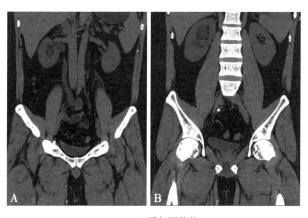

A、B.CT 平扫冠状位

图 4-2-7 输尿管结石 CT 图像

诊断意见:右侧输尿管中段结石,右侧肾盂及输尿管上段扩张积水。

6.鉴别诊断

输尿管结石多因典型表现而行影像学检查。通常以腹部平片检查作为初查方法,当发现前述阳性结石的典型表现时,诊断不难。若平片检查由于:①肠气影响图像质量;②难与其他钙化如静脉石等鉴别;③可能为阴性结石,则应行尿路造影、超声或 CT 检查。其中 CT 平扫检查可获得较为准确的诊断效果。

7.分析思路与拓展

(1)分析思路 输尿管结石患者,冠状位图像可以直观显示泌尿系统情况,在 CT 平扫图像上,输尿管走行区高密度影,其以上输尿管呈扩张积水改变。

(2)拓展 输尿管结石绝大多数为肾结石下移而来,且容易停留在生理性狭窄处。

（三）膀胱结石

1. 概述

膀胱结石主要见于男性，多为 10 岁以下儿童和老年人。结石为原发和继发两种，前者形成于膀胱，后者则由肾结石后输尿管结石下行而成。

2. 临床表现

临床表现为排尿困难、尿流中断、尿频、尿急和血尿等。

3. 影像学检查方法

超声检查通常作为首选检查方法。CT 检查通常发现阳性结石。

4. 影像表现

CT 和 MRI   虽然能准确地显示出膀胱结石，但不作为常规检查方法。CT 检查，结石表现为膀胱腔内致密影，即使为阴性结石，密度也显著高于其他病变；MRI 检查，结石在 T1WI 和 T2WI 上都是低信号。

5. 典型案例

男 56 岁，无不适症状，常规体检。P 80 次/min，R 20 次/min，BP 130/80 mmHg。肾区无叩击痛。入院后行 CT 平扫检查。CT 平扫可见左侧输尿管膀胱入口处点状高密度影（图 4-2-8）。

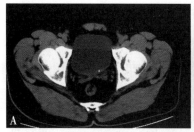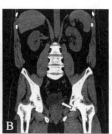

A. CT 平扫轴位；B. CT 平扫冠状位

图 4-2-8   输尿管结石 CT 图像

诊断意见：左侧输尿管膀胱入口处结石。

6. 鉴别诊断

膀胱结石的诊断主要依赖于 X 线平片、膀胱造影和超声，根据其位置的表现特征，通常不难诊断。

7. 分析思路与拓展

平片表现不典型的阳性结石需要与盆腔钙化、子宫肌瘤钙化及静脉石等进行鉴别，膀胱造影、超声和 CT 检查通过显示与膀胱腔的关系均能明确诊断。阴性结石在膀胱造影时表现为充盈缺损，应与血块、气泡或肿瘤鉴别，超声和 CT 检查根据其回声、密度和增强表现可进行其鉴别诊断。

参考文献

[1]刘彦含,张古沐阳,邹婷婷,等.双源 CT 中锡滤过器在泌尿系结石检出中的应用[J].放射学实践,2019,34(7):797-800.

[2]刘义,吴静云,马帅,等.泌尿系结石 CT 征象与手术方式的相关性:NLP 研究[J].放射学实践,2017,32(11):1179-1182.

第三节　肾、输尿管、膀胱病变

一、肾囊肿

1. 概述

肾脏是人体内最易发生囊肿的器官之一,表现为肾囊肿形成的疾病有多囊肾、单纯性肾囊肿、髓质海绵体肾及肾盂旁囊肿等。这里主要介绍单纯性肾囊肿。单纯性肾囊肿是最常见的肾良性病变,占所有无症状肾肿物的 70% 以上。随着年龄的增长,发病逐渐增加,18 岁以下发病率较稳定,为 0.22% ,50 岁以上人群 50% 以上可发现有肾囊肿。

囊肿起源于肾小管,病变起始为肾上皮细胞增殖而形成肾小管壁囊肿扩大或微小突出,其内积聚了肾小球滤过液或上皮分泌液,与肾小管相通,最终囊壁内及其邻近的细胞外基质重组,形成有液体积聚的孤立性囊,此时不再与肾小管相通。

外观呈蓝色,一般囊肿为单房,含有清亮琥珀色液体,可能伴出血、感染,5% ~ 6% 囊内液体为血性液体,囊肿发生在肾皮质表浅部位,亦可位于皮质深层或髓质,但与肾盂肾盏不相通。

2. 临床表现

患者多无症状,常为偶然发现。较大的囊肿可有患侧腹部或背部隐痛等局部压迫症状。囊肿内出血可使囊肿短时间内突然增大,患者可出现一侧腹部绞痛。囊肿巨大,可出现腹部包块,肾血管受压时可出现高血压。一般肾囊肿不伴有血尿。

3. 影像学检查方法

肾囊肿的检查可采用普通 X 线、CT 及 MRI,各种检查方法的优势与限度如下。

(1)X 线检查　排泄性尿路造影可显示肾盂、输尿管和膀胱的解剖学形态,还可大致评估肾功能,是泌尿系统疾病常用的检查方法,其主要价值在于发现较大囊肿所造成的尿路形态改变,但对于较小的囊肿易漏诊。

(2)CT 检查　CT 检查是肾囊肿影像学检查最重要的方法之一,应用广泛,诊断价值高,可以指明病变范围,有助于临床治疗。MPR 可显示病变与邻近结构的关系。

(3)MRI 检查　MRI 软组织分辨力较高,对肾囊肿定位、定性的敏感度及特异度更高。因为增强后可以更好地观察囊性肾占位的分隔、囊壁增厚以及壁结节,从而将复杂性肾囊肿与囊性肾癌等相鉴别。

4. 影像学表现

(1)X 线表现　较大囊肿致肾轮廓发生改变,囊壁偶可发生弧线状钙化。尿路造影检查,单纯性囊肿的表现与囊肿的位置及大小有关:较小的或主要向肾外方向生长的囊肿不造成肾盂肾盏改变;较大的或位置较深的囊肿,可使相邻肾盏、肾盂受压变形,但不造成破坏。

(2)CT 表现　呈圆形或近圆形,边缘光整锐利,均匀水样密度,CT 值在 10 Hu 左右,囊壁不易显示。增强后不强化。囊内出血或囊液蛋白成分高时,囊肿密度较高,称为高密度肾囊肿。

(3)MRI 表现　肾单纯性囊肿的形态学表现类似 CT 检查所见,呈水样信号强度的长 T_1 低信号和长 T_2 高信号,增强检查无强化。复杂性囊肿由于囊液内蛋白含量较高或有出血性成分,在 T1WI 上可呈不同程度高信号,而 T2WI 上仍表现较高信号。2019 版 Bosniak 分级标准正式建立了基于 MR 的分级标准。

5. 典型案例

病例1：女,65岁,体检发现右肾占位3 d,双肾区无隆起,无压痛、叩击痛,双侧输尿管走行区无压痛、叩击痛,耻骨上膀胱区无膨隆、压痛。

腹部X线片示双膈下未见游离气体,未见明显肠腔胀气,未见明显液平面。双肾轮廓清晰,双肾及输尿管走行区未见阳性结石影(图4-3-1A);CT平扫示左肾体积减小,边缘欠光整,右肾大小形态正常,双肾皮质见多发类圆形低密度影,部分密度略增高,增强未见明显强化,较大者位于右肾下极,直径约57 mm(图4-3-1B~F);MR显示右肾下极可见一类圆形短T1压脂长T2信号,内部可见低信号分隔影,DWI高b值弥散受限呈高信号,病灶边界清晰,大小约50 mm×60 mm×54 mm(上下径×左右径×前后径)。双肾另见多发囊状长/短T1长/短T2信号,部分内部可见液平面,较大者位于右肾下极,直径约31 mm。增强扫描见右肾下极病变内部分隔明显强化(图4-3-1G~O)。

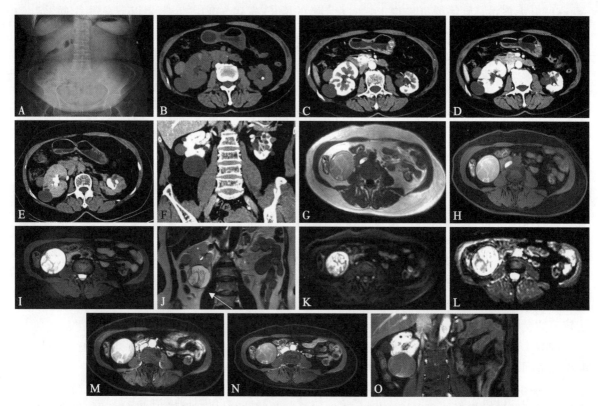

A. X线平片;B. CT平扫;C. CT增强皮质期;D. CT增强髓质期;E. CT增强静脉期延迟期;
F. CT增强髓质期冠状位;G. T1WI轴位;H. 压脂T1WI;I. 压脂T2WI;J. T2WI冠状位;K. DWI高
b值;L. ADC;M. 增强MRI动脉期;N. 增强MRI静脉期;O. 增强MRI静脉期冠状位

图4-3-1　右肾囊肿X线、CT及MRI图像

诊断意见:①双肾多发囊肿,部分为高密度囊肿;②右肾下极占位,伴分隔及出血,建议结合临床排除囊性肾癌。

病例2:扫码见案例扩展(1)。

病例3:扫码见案例扩展(2)。

案例扩展(1)

案例扩展(2)

6. 鉴别诊断

　　肾复杂性囊肿的诊断常较困难,有时难与囊性肾细胞癌鉴别。囊性肾细胞癌(cystic renal cell carcinoma,CRCC)泛指影像学及病理学上呈现囊性改变的肾细胞癌,目前多数学者认为界定囊性肾癌的一个标准为肾癌囊性成分不少于75%,CRCC占肾癌的4%~15%,以透明细胞癌为主;中老年男性多见,临床表现无特异性,可见为肉眼血尿、腹部包块、腰痛,亦可为体检发现,相对于传统肾癌,囊性肾癌患者临床症状较少,生物学行为良好,侵袭性不大,预后较好。

　　囊性肾癌的CT及MRI表现如下。CT:病灶形态多变,密度多不均匀,囊内可见絮状漂浮物、出血,囊壁或分隔不均匀增厚,可有壁结节,可见钙化;增强可见囊壁、分隔、壁结节强化。MR:囊壁及间隔 T_1 等或稍低信号、 T_2 等或稍低信号,囊内 T_1 等低信号、 T_2 稍高或高信号;囊壁/间隔,局限性增厚或环形不均匀增厚,增强强化;钙化,结节状或不规则,周围见软组织成分;囊液,成分混杂,内见云絮状物或出血;实性成分,中重度强化,快进快出。

　　Bosniak于1986年首次提出肾脏囊性病变Bosniak分级标准,经过多次更新和修订,2019版Bosniak分级对2005版Bosniak分级做出了系统性更新,有助于其诊断、鉴别诊断和临床处理。

表4-3-1　2019版肾脏囊性病变Bosniak分级与2005版Bosniak分级基于CT分级标准的对比

级别	2005版Bosniak分级	2019版Bosniak分级	临床意义
I	发丝样薄壁;均匀水样密度,囊内无分隔、钙化实性成分;无强化(单纯囊肿)	边界清晰,壁薄(≤2 mm)且光滑;均匀单纯液体密度(-9~20 Hu)无分隔、钙化;囊壁可强化	无须随访
II	两种类型:①囊内分隔少、薄,伴或不伴可测量的强化;囊壁或分隔可伴细小钙化。②≤3 cm的均匀高密度病变,边缘光滑,无强化	边界清晰,壁薄(≤2 mm)且光滑,分为六种类型:①囊性病变伴少(1~3个)且薄的分隔;囊壁及分隔可强化;可伴任意类型的钙化*。②CT平扫上呈均匀高密度(≥70 Hu)。③病变均匀无强化,CT值>20 Hu,可伴任意类型的钙化。④未行增强CT检查时,病变密度均匀,CT值-9~20 Hu。⑤增强扫描实质期CT值为21~30 Hu的均匀密度病变。⑥太小而无法定性的均匀低密度病变	良性BosniakⅠⅡ级肾囊性病变,无须随访(适用于BosniakⅡ级病变中确定为良性囊性病变的情况,如伴少、薄分隔的囊性病变);可能良性BosniakⅠⅡ级囊性病变,无须随访(适用于BosniakⅡ级病变中很可能但不能完全确定为良性的囊性病变,如由于病灶过小而无法定性的低密度病变)
ⅡF	两种类型:①囊壁或分隔轻度增厚,囊内多发薄分隔伴或不伴可察觉但不可测量的强化,可有粗大或结节样钙化。②>3 cm的肾脏高密度病变,无强化	囊壁光滑,略增厚(3 mm)且强化或略增厚的1个或多个强化分隔又或多个(≥4个)强化的光滑、薄(≤2 mm)分隔	需影像学随访,随访周期为6个月或12个月,随访需满5年

续表 4-3-1

级别	2005 版 Bosniak 分级	2019 版 Bosniak 分级	临床意义
Ⅲ	囊壁或分隔增厚或不规则,伴可测量的强化	至少 1 个强化的厚(≥4 mm)壁或分隔,或者壁或分隔强化且不规则(出现≤3 mm 与囊壁或分隔呈钝角的凸起)	病变中等概率为恶性,无法明确时建议泌尿外科会诊
Ⅳ	出现软组织成分(如结节),伴可测量的强化	至少 1 个强化结节(≥4 mm 与囊壁或分隔呈钝角的强化凸起,或者任意大小与囊壁或分隔呈锐角的强化凸起)	病变绝大多数为恶性,无法明确时建议泌尿外科会诊

注:上述内容对肾癌综合征患者不适用。*任意类型的钙化指不论大小或形态如何的钙化

7. 分析思路与拓展

(1)分析思路　较大的囊肿腹部平片有时可见肾脏的轮廓增大;尿路造影见肾盏、肾盂受压变形或分离。腹部平片、尿路造影的表现无特征,肾实质占位性病变如错构瘤、肾癌等均有类似表现,需要做其他影像学检查进一步观察细节。

CT 和 MRI 检查对识别、定位、定性肾囊肿有重要价值,单纯肾囊肿表现为圆形或类圆形水样低密度影,密度均匀,外缘光整,与正常肾实质分界清楚,囊壁薄而不能显示;囊内出血或蛋白成分增加,囊内密度增高;囊壁钙化,可见弧线形或圆形高密度边缘。增强扫描囊肿不强化。肾盂旁囊肿位于肾窦内。多囊肾表现为两肾布满大小不一的囊肿,部分囊肿内可有出血,肾皮质菲薄难以辨认,可同时合并有多囊肝。囊液 MRI 表现为 T1WI 上呈低信号,在 T2WI 图像上呈水样高信号;囊壁薄而不能显示。增强扫描囊肿不强化。

单纯性肾囊肿无论超声、CT、MR 均有特征性表现,诊断不难;当囊肿内有出血、感染、机化,转变为高密度囊肿或复杂性囊肿时诊断困难,难与囊性肾癌鉴别。结合病史及影像表现排除鉴别诊断,作出诊断结论。若诊断结论不确定,可以给出进一步建议,如穿刺检查。

(2)拓展　肾脏囊性病变的准确诊断是临床工作中经常遇到的难点。自 1986 年 Bosniak 分级系统发布,其在预测肾脏囊性病变的良恶性以及指导临床处理方面发挥着重要作用。2019 年 Bosniak 分级标准进行了重要的更新和修订,2019 版 Bosniak 分级标准明确了肾脏囊性病变的概念,即病灶内以液体成分为主,强化的实性成分占比<25% 的肾脏病变,同时需要排除感染性、炎性、血管性疾病、外伤后病变及实性肿瘤伴坏死(区分肾脏病变的囊实性非常重要),肾癌相关综合征的"肾脏囊性病变"亦不能进行 Bosniak 分级。

2019 Bosniak 分级建议术语"囊肿"仅用于指 Bosniak Ⅰ级的单纯性囊肿和Ⅱ级明确为良性囊肿的病变,其他Ⅱ级及所有其他级别病变建议使用"囊性病变",不建议使用"复杂性囊肿"。建议除良性单纯性囊肿(Bosniak Ⅰ)以外的囊性肿块,使用 Bosniak 分级并描述其相应的临床意义。

2019 版更新的主要内容如下。①明确定义较为模糊的影像术语:囊壁及分隔厚度;量化分隔的多少;不规则增厚和结节;有关强化的定义和标准的更新。②降低钙化对分级的影响。③剔除病变大小作为分级标准。④将Ⅱ级病变更新为 6 类。⑤正式建立基于 MR 的分级标准。

参考文献

[1]姚文君,张涛,王龙胜,等.Bosniak 分级系统在肾脏囊性病变 MSCT 诊断中的应用价值[J].中华全科医学,2018,16(9):1515-1517,1529.

[2]孙东方,姚伟根,张建丰,等.CT与MRI下Bosniak分级对肾脏囊性病变诊断性能的对比研究[J].医学影像学杂志,2012,22(10):1715-1718.

二、肾血管平滑肌脂肪瘤

1. 概述

肾血管平滑肌脂肪瘤(angiomyolipoma,AML)是肾脏最常见的良性肿瘤,约占所有肾脏肿瘤的3.9%。AML以往被认为是畸形血管、平滑肌、脂肪三者组成的"瘤样畸形",是一种错构瘤。近年来研究认为,AML起源于血管周围上皮样细胞,具有独特的免疫组织学特性,是单克隆增生而形成的真性肿瘤,其发生与X染色体非随机性失活有关。典型的AML由异常血管、平滑肌及脂肪三种基本成分组成,平滑肌是肿瘤成分,而脂肪是化生性的成分,从而改变了对该肿瘤的认识,目前已将其归入血管周围上皮肿瘤谱系中。

2004年版WHO分类将其分为经典型AML和上皮样AML,其中前者属于良性间叶性肿瘤,由脂肪组织、梭形和上皮样平滑肌细胞和厚壁血管构成。而后者以上皮样细胞增生为主,呈浸润性破坏生长,是具有恶性潜能的间叶性肿瘤。

2. 临床表现

大多数血管平滑肌脂肪瘤患者没有症状,为影像学检查偶然发现。少数患者可有腹痛、恶心、呕吐和发热症状。这些症状是由于病变的占位效应和肿瘤内部或瘤周出血导致。血管平滑肌脂肪瘤可合并血尿、高血压、休克、贫血、肿块及尿路感染、肾功能衰竭。

AML临床分型如下。①Ⅰ型:AML伴结节硬化,常见于青少年(常染色体显性遗传病),多为双侧、较大、多发,临床可有癫痫、智力低下、面部红斑,40%~80%结节硬化患者伴有AML。②Ⅱ型:AML不伴结节硬化,多发生中年女性,多为单侧,也可多发,在我国此型多见,其生长可能与雌激素有关,常有自觉症状。

3. 影像学检查方法

(1)X线检查 静脉尿路造影的造影前平面断层图像和腹部平片可显示肾脏膨胀性占位性病变。

(2)CT检查 首选检查方法,CT的价值在于确定病灶内的脂肪成分,因为瘤内脂肪成分的存在几乎是血管平滑肌脂肪瘤的特征性病理征象。某些情况下,少量脂肪容易被CT所遗漏,因此,优化脂肪检测技术至关重要。薄层CT平扫和像素分析是确定少量脂肪组织的最敏感方法。

(3)MRI检查 可以提供更多诊断信息。MRI也可以发现肿瘤内肉眼可见的脂肪成分,脂肪抑制技术在区分脂肪与出血及高蛋白成分上具有优势。在肿瘤/肾脏界面或肿瘤内出现化学位移伪影常提示肾血管平滑肌脂肪瘤,但是MR化学位移成像信号缺失不是血管平滑肌脂肪瘤特有的征象。

4. 影像学表现

(1)X线表现 静脉尿路造影和腹部平片对肿瘤的鉴别不敏感。如果病灶内脂肪成分足够多,肾血管平滑肌脂肪瘤呈现为低密度肿块。

(2)CT表现 ①典型AML表现:单侧、双侧肾脏增大或局部突出,其内见圆形、类圆形或分叶状不均匀肿块影,可见斑片状或多房状低密度脂肪影,CT值为-20~-110 Hu,境界一般较清楚;特征性脂肪密度一般可明确诊断;增强扫描由脂肪组织构成的病灶无明显强化,但脂肪间隔可有强化;肌肉、血管构成的病灶可有不同程度的强化,强化的程度要低于正常肾实质,CT值升高20~30 Hu,与正常肾脏分界清楚。②不典型AML表现:当肿瘤内脂肪组织极少时,CT平扫表现为等、稍高或稍低密度的软组织肿块;增强扫描皮质期肿瘤强化低于肾皮质高于肾髓质,形成小网格状,无结节强化,实质期仍为较高密度,病理上为多条血管影;当肿瘤合并出血、破裂时,呈大片状不均匀高密度影。

（3）MRI 表现　①含脂肪多的肿块：在 T1WI 像上显示高信号，T2WI 像上出现较高信号。在脂肪抑制像上，信号明显减低。增强压脂扫描，肿瘤实质部分可不均匀强化。②含脂肪少的肿块：T1WI 及 T$_2$Wl 上显示较低或中等信号；较有特征性的征象是 T2WI 病灶内可见与肌肉信号相似的稍低信号，推测其病理基础可能是病灶内富含多核细胞或细胞分布密集所致。

5. 典型案例

病例 1：女，52 岁，大便次数增多 3 月余，伴里急后重，偶有腹部坠胀，无发热、恶心、呕吐、乏力等其他症状。CT 平扫右肾形态失常，部分膨出，其内密度混杂，增强扫描呈不均匀混杂强化（图 4-3-2A～D）。MR 示右肾见一不规则团块状混杂短 T1 混杂长短 T2 信号，压脂像呈混杂低信号，DWI 高 b 值示病变部分弥散受限呈高信号，病变周围可见弧形长 T2 信号，右肾实质受压向其内侧移位。右肾病变动脉期病灶局部可见明显不均匀强化，延迟期信号强度稍降低，病变大小约 73 mm×94 mm×127 mm（前后径×左右径×上下径）（图 4-3-2E～K）。

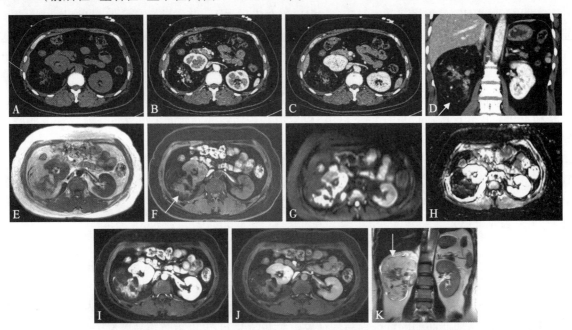

A. CT 平扫；B. CT 增强扫描动脉期；C. CT 增强扫描静脉期；D. CT 增强扫描静脉期冠状位；E. T1WI 轴位；F. T1WI 压脂轴位；G. DWI 高 b 值；H. ADC；I. MRI 增强皮质期；J. MRI 增强髓质期；K. T2WI 冠状位

图 4-3-2　肾血管平滑肌脂肪瘤 CT、MRI 图像

案例扩展

诊断意见：右肾巨大占位，考虑肾血管平滑肌脂肪瘤。

病例 2：扫码见案例扩展。

6. 鉴别诊断

（1）肾癌　多见于中老年男性，典型肾癌血供丰富，CT 增强动脉期显著强化，静脉期很快下降，强化呈不均匀方式，中心可见肿瘤坏死区。可伴有腹膜后淋巴结转移、肾静脉和下腔静脉瘤栓形成。

（2）脂肪肉瘤　脂肪肉瘤发生于肾实质少见，一般为腹膜后脂肪肉瘤，好发于肾周围脂肪组织，沿筋膜和组织器官间隙生长，包绕、推挤或侵犯邻近器官。瘤体一般较大，包膜菲薄，境界不清。其内常有粗细不等条状、片状软组织间隔或软组织块影。

7. 分析思路与拓展

(1) 分析思路　诊断 AML 的注意点:①多中心特点。AML 有多中心起源的特点,肿瘤可在单侧、双侧肾脏呈多发病灶。②向外生长特点。AML 是良性肿瘤,呈膨胀性生长,一般位于肾实质,多向肾轮廓外突出,向肾盂方向生长较少。肿瘤与正常肾组织界限清楚,以膨胀生长方式取代正常肾组织。③易出血特点。AML 为无包膜的实性肿物,瘤体位于肾表面者,易发生破裂出血引起急腹症。肿瘤内血管多发育畸形,明显扩张、增厚,常见纤维化和透明样变,血管壁厚薄不均,缺乏弹力内膜层,易造成瘤内和肾周出血形成动脉瘤,AML 自发出血的症状远较肾癌常见。④CT 诊断关键是薄层连续扫描多点位测量脂肪成分。

(2) 拓展　大多数血管平滑肌脂肪瘤富含脂肪,当脂肪成分少于20%时,影像学手段尤其CT难以显示其中的脂肪,称为无脂肪或少脂肪 AML,多数被误诊为肾细胞肾癌。除了脂肪含量少之外,少脂肪血管平滑肌脂肪瘤误诊的主要原因还与脂肪的分布及肿瘤大小有关。脂肪组织穿插于血管平滑肌之间,岛状分布的脂肪体积过小引起部分容积效应等都可能引起误诊。准确显示肿瘤内脂肪是诊断的关键。

不典型 AML 诊断要点:CT 平扫表现边界清楚,密度均匀的略高密度影;有研究发现53%的不典型 AML 呈高密度,而仅有13%的肾细胞癌呈高密度;肿块强化类型表现为均匀、延迟强化;肿瘤内钙化常提示为恶性,而这在 AML 中十分罕见;MRI T2WI 呈稍低信号。

参考文献

[1] 许化致,郑祥武,曹国全,等. MDCT 肿瘤强化指数在微脂性肾血管平滑肌脂肪瘤、透明细胞癌鉴别诊断中的价值[J]. 中国临床医学影像杂志,2010,21(11):786-789.

[2] KIM JY,KIM JK,KIM N,et al. CT histogram analysis:differentiation of angiomyolipoma without visible fat from renal cell carcinoma at CT imaging[J]. Radiology,2008,246(2):472-479.

[3] 姜莉,谢田,程秀. MSCT 三期增强中 RAML 图像特征及鉴别诊断研究[J]. 中国 CT 和 MRI 杂志,2021,19(6):119-120,140.

三、肾癌

1. 概述

肾癌是肾脏最常见的恶性肿瘤,占85%~90%,常在40岁以后起病,65岁左右被诊断。男性发病率大约是女性的2倍。肾细胞癌起源于肾皮质的肾小管上皮细胞,国际抗癌联盟(UICC)和美国癌症联合委员会(AJCC)将其分为5种病理类型:透明细胞癌、乳头状肾细胞癌、嫌色细胞癌、集合管癌及未分类型。其中,肾透明细胞癌(renal clear cell carcinoma)是肾癌最常见的病理亚型(67.4%~83.2%),恶性程度较高。乳头状肾细胞癌(papillary renal cell carcinoma)位居肾恶性肿瘤第二位,占10%~15%。嫌色细胞癌(chromophobe cell renal carcinoma)相对少见,占4%~6%。集合管癌(renal collecting duct carcinoma)又称为 Bellini 管癌,占1%~2%,肿瘤侵袭性明显。2016新版分类将 t(6;11)肾癌和 Xp11.2 易位/TFE3 基因融合相关性肾癌(renal carcinomas associated with Xp11.2 translocations / TFE3 gene fusions,Xp11.2 RCC)一起归入 MiT 家族易位性肾细胞癌,该型总体发病率较低,好发于儿童和青少年,约占儿童和年轻人肾细胞癌的1/3,成人肾细胞癌的1%,病灶较小时局限于肾髓质,病灶较大时易累及肾盂,肾皮质受压并伴有破坏,以青中年尤以女性多见。

2. 临床表现

血尿、腰痛、腹部包块为肾细胞癌的三大主要临床表现。常为无痛性全程肉眼血尿(60%),腰痛占35%~40%,腹部可触及软组织肿块,同时可伴有全身症状,如体重减轻、贫血、发热等。肿瘤转移的患者会出现诸如骨骼疼痛、淋巴结肿大,或者咯血等相对少见的临床症状。

3.影像学检查方法

肾细胞癌的检查可采用普通 X 线、CT 及 MRI,各种检查方法的优势与限度如下。

(1)X 线检查　腹部平片对肾细胞癌的诊断作用很小,只能检出引起肾轮廓变形的较大肿物,如果是很大的肾脏肿瘤,可在腹部平片偶然发现其中的钙化成分。排泄性尿路造影最初常应用于有血尿症状、怀疑为上尿路病变的患者。

(2)CT 检查　CT 平扫和动态增强薄层 CT 扫描是评价可疑肾脏肿块的方法之一。CT 平扫图像主要用于检出是否存在肾脏肿物的钙化,同时提供平扫时的初始密度值,用以增强后评价增强模式和程度。肾皮髓期是评价病变血供情况、血管浸润及正常肾血管解剖的最佳期相,但是对于较小的或者乳头状型肾癌,肾皮质期的肿瘤与正常未强化的肾实质难鉴别。肾实质期的图像对于检测小病灶敏感度最高。排泄期的图像可以提供肾脏集合系统受累情况的信息。

(3)MRI 检查　虽然 CT 是最常应用于上尿路病变的影像检查手段,同时是作为初步评价血尿的原因或者肿瘤检测的最常用方法,但是由于 MRI 优异的软组织对比度,其对肾脏肿瘤检出的敏感性尤为突出。MRI 对肾癌分期方面的价值与 CT 相当或优于 CT。

4.影像学表现

(1)X 线表现　肾细胞癌通常表现为肾实质占位,推压周围肾组织引起肾脏轮廓的变形。可见中心性、不规则的钙化。延迟肾盂造影图常表现为肾脏集合系统完好,无充盈缺损。肾盏表现为受压变形。有少数的肾细胞癌侵袭性较强,侵犯肾实质内的集合系统,引起充盈缺损。肾细胞癌侵犯引起的肾静脉血栓典型表现为单侧肾体积增大和/或肾盂显影延迟。

(2)CT 表现　肾癌的 CT 分为四期。Ⅰ期:局限在肾包膜内;Ⅱ期:侵入肾周脂肪,局限于肾筋膜内;Ⅲ期:侵入肾静脉或(和)下腔静脉,局部淋巴结有转移;Ⅳ期:穿破肾筋膜,远处转移。

1)透明细胞癌:典型的影像表现为单发的位于皮质内的圆形肿块,可见假包膜,平扫肿瘤内可见出血、坏死、钙化和囊变,动态增强呈快进快出模式;1%~2% 透明细胞癌为多发,绝大多数为 2 个病灶,少数超过 2 个,多个病灶可呈一致性强化,部分可不一致;部分透明细胞癌内含有 50% 左右的乳头状结构,影像学表现与乳头状肾细胞癌相仿,为少血供肿瘤,弱强化的透明细胞癌则 CT 值一般低于 80 Hu,动态增强呈进行性延迟强化,皮质期轻度或中度强化,实质期持续强化,与其他肾癌鉴别很困难;5% 透明细胞癌发生范围很大的囊性变,多数肿瘤囊内壁毛糙,可见分隔或附壁结节,结节有较明显强化。

2)嫌色细胞癌:5 年生存率较高,可达到 90% 以上;50 岁以上好发,男性多于女性;多无临床症状,偶有血尿;分期较早,少有转移。CT 表现为均匀强化、填充式强化、血管样强化;强化峰值多位于实质期;血供介于透明和乳头状癌间(CT 值<84 Hu);直径大于 10 cm 者可出现瘢痕。极少侵犯肾盂、少有转移和淋巴结肿大。

3)乳头状肾癌:好发于中年男性,肉眼血尿常见,可多发,低度恶性,预后好,分为Ⅰ型和Ⅱ型。Ⅰ型边界清楚、形态规则、体积小;强化均匀,弱强化(<65 Hu);肿瘤内少有血管影;少有淋巴结和远处转移。Ⅱ型边界不清、不规则、体积较大;强化不均、部分肿瘤强化明显;50% 肿瘤内可见血管影;可有淋巴结、远处转移、侵犯肾盂。

4)集合管癌:非常少见、高度恶性,具有易向肾内、外浸润以及局部淋巴结转移和远处血行转移的特点,故该病病程短、进展快、预后差,大约 70% 患者在诊断后 2 年内死亡,起源于肾髓质(非肾盏)。CT 平扫多为等或高密度影;可见簇状钙化,钙化率最高;呈现轻度-中度进行性强化的模式,强化程度明显,低于肾皮质和肾髓质;多无包膜,浸润性生长;远处转移。

5)Xp11.2 易位/TFE3 基因融合相关性肾癌:平扫表现为混杂密度或均匀等低密度、稍高密度。CT 增强扫描其强化程度存在明显差异。强化程度为轻至中度的病灶,肿瘤细胞排列方式以乳头状结构为主,肿瘤细胞以透明细胞为主;强化程度为明显强化的病灶,肿瘤细胞排列方式以巢状结构为主,也有巢状及乳头状兼具,肿瘤细胞以嗜酸性细胞为主。钙化的发生率高于其他亚型,可能对其诊断具有一定价值。肿瘤假包膜发生率高,所有假包膜与肾实质接触缘显示不完整,提示局部浸润性生长,假包膜的不完整可作为与常见肾细胞癌鉴别点之一。

（3）MRI 表现

1）透明细胞癌:大多数为不均匀或混杂信号,在 T1WI 以中低信号及低信号为主,T2WI 表现为混杂信号及高信号为主,容易出血、囊变、坏死,增强扫描呈中至重度强化。

2）嫌色细胞癌:一般为均匀一致的信号,T1WI 可以表现为低、中、等信号,而 T2WI 低信号灶多见,也可表现为等信号,增强扫描多为轻度强化,约 30% 病灶延迟强化呈明显的轮辐状或分隔状,可能与其含有较多的纤维或血管成分有关。

3）乳头状肾癌:体积较小时,以实性为主,病灶信号相对均匀,T1WI 常与肾皮质呈等信号,T2WI 常较肾实质呈略低信号。当体积较大时,乳头状肾细胞癌坏死、囊变和出血多见,肿瘤信号多明显不均匀,T1WI 和 T2WI 均可表现为低、中、高信号混杂存在,部分坏死明显者,可表现为厚壁或薄壁囊性病灶,其内液体常见出血,这些表现与透明细胞肾癌平扫表现类似。乳头状肾细胞癌是少血供肿瘤,常表现为轻度较均匀且持续的强化特点。

4）集合管癌:肿瘤中心位于肾髓质,T1WI 呈等信号或略高信号,T2WI 为低信号,信号较均匀或夹杂微小结节状高信号。肾集合管癌为少血供肿瘤,皮、髓质交界处增强扫描示肿瘤轻至中度强化,强化程度低于肾皮质而略高于肾髓质,瘤-肾分界不清;实质期增强扫描示肿瘤呈渐进性强化,密度低于肾实质,瘤-肾交界较平扫相对清楚,部分肿瘤边缘很不规则,呈"锯齿状"。

5）Xp11.2 易位/TFE3 基因融合相关性肾癌:①以短 T1 短 T2 信号为主,表现为少血供,此型与乳头状肾癌相符。病灶大部分信号欠均匀,T2WI 可见"瘤中结"样改变(病灶低信号背景中结节样稍高信号,皮质期结节中度至明显强化),或"条纹征"改变(线条样高低信号相间伴行)。②以等 T1 等 T2 信号为主,表现为相对少血供,此型与常见的透明和非透明细胞癌均不相似,可以作出提示性诊断。③以稍长 T1 稍长 T2 信号为主,表现为相对富血供,类似透明细胞癌。但病灶平扫均可见片状或结节状短 T1 短 T2 信号,皮质期强化幅度低于肾透明细胞癌,髓质期持续强化并廓清较慢,以上几点可与透明细胞癌相鉴别。

5. 典型案例

病例1:男,51 岁,尿频、尿急 1 年余伴无明显诱因出现 2 次,尿液颜色呈浓茶色,伴有血凝块,无腹部及背部疼痛、尿痛、发热等症状。CT 平扫示右肾中下极见团块状软组织影,最大截大小约 89 mm×91 mm,增强扫描呈不均匀明显强化,内见多发杂乱滋养小血管影,并可见迂曲静脉影,汇入下腔静脉,下腔静脉及右肾静脉内见低密度影;排泄期右侧肾盏内见条形低密度充盈缺损影(图 4-3-3A ~ H)。MRI 扫描示右肾下极可见团块状长 T_1 混杂稍长 T_2 信号,内见斑点片状稍短 T_1 信号,DWI 高 b 值部分呈稍高信号,病变似可见包膜,突出肾轮廓生长。下腔静脉及右肾静脉明显增宽,内见团块状稍长 T_1 混杂长短 T_2 信号,DWI 弥散受限呈稍高信号。增强扫描示右肾异常信号可见明显不均匀强化,延迟期信号降低,病变大小约为 106 mm×84 mm×90 mm(上下径×左右径×前后径)。下腔静脉及右肾静脉内异常信号可见明显不均匀强化,延迟期信号降低(图 4-3-3I ~ Q)。

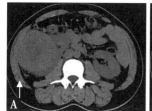
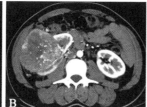
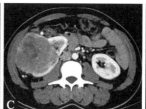
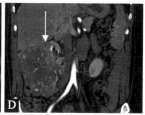

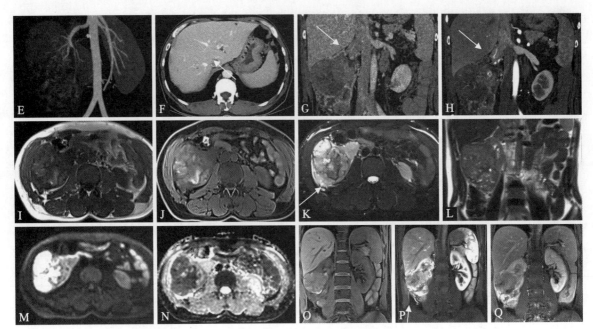

A. CT 平扫轴位;B. CT 增强皮质期;C. CT 增强髓质期;D. CT 增强髓质期冠状位;E. MIP;F. CT 增强髓质期(箭头示下腔静脉内栓子);G. CT 增强髓质期冠状位(箭头示右肾静脉内栓子);H. CT 增强皮质期(箭头示右肾静脉内栓子);I. T1WI 轴位;J. 压脂 T1WI;K. 压脂 T2WI;L. T2WI 冠状位;M. DWI 高 b 值;N. ADC;O. 压脂 T1WI 冠状位;P. MRI 增强皮质期;Q. MRI 增强延迟期

图 4-3-3　肾癌 CT、MRI 图像

案例扩展(1)

案例扩展(2)

诊断意见:右肾占位,考虑透明细胞癌,下腔静脉及右肾静脉内栓子形成。

病例 2:扫码见案例扩展(1)。

病例 3:扫码见案例扩展(2)。

6.鉴别诊断

(1)含脂肪成分较少的血管平滑肌脂肪瘤　在 T2WI 也常表现为低信号,信号相对均匀,增强扫描强化程度随血管成分的多少可呈现低、中度,甚至高度强化。部分血管平滑肌瘤倾向于向肾轮廓外生长,通过仔细观察双回波扫描图像,发现病灶中的少量脂肪。

(2)肾嗜酸细胞腺瘤　与嫌色细胞癌有很大的重叠,仅据影像学表现难以鉴别;以往提出的嗜酸细胞腺瘤内常见的中央星状瘢痕也可见于嫌色细胞癌,因此不能作为完全鉴别点。

(3)肾淋巴瘤　来源于脏器间质,无包膜,肿瘤边界不清楚,此外,淋巴瘤的强化较乳头状肾癌更明显,且伴有非引流区淋巴结增大。

(4)肾盂癌　主要容易与浸润型肾盂癌混淆,肾盂癌中心多位于肾盂内,常伴肾实质萎缩和肾功能下降,动态增强扫描强化程度不如集合管癌。

7.分析思路与拓展

(1)分析思路　肾癌常有肉眼血尿、腰痛或腹部包块的临床表现。典型的肾透明细胞癌的 CT 表现较有特点,平扫可见出血、坏死、钙化和囊变,增强呈快进快出模式。MRI 平扫信号 T1WI 不均匀,呈中低信号,T2WI 呈混杂信号或高信号,其强化明显且不均匀易出现出血坏死及囊变;嫌色细胞癌信号均匀一致,轻度强化;乳头状肾细胞癌易囊变,常伴出血,且出血灶较广泛,平扫信号不均匀,边界规则清楚,多呈轻度强化,强化不均匀;肾集合管癌瘤体较小时多位于肾髓质,较大时位于肾中央区,形态极不规则,境界不清,患肾轮廓基本正常,动态增强扫描呈轻至中度进行性延迟强化,淋巴结和远处转移常见。

(2)拓展

1)多房囊性肾癌:是一个独立类型。临床症状无特殊,预后良好,可行保留肾单位切除;为多房囊性肿物,有不均匀间隔增厚;部分囊壁、分隔可钙化;可有附壁结节灶,结节小于5 mm;囊壁、分隔进行性延迟强化。

2)囊性肾癌:即透明细胞癌囊变,是临床或影像学概念,指手术中或影像学检查中发现肿瘤中出现囊性改变的肾癌,而非一种病理学分型。囊壁弥漫不均匀增厚,大于5 mm的附壁或间隔结节是肾癌囊变与多房囊性肾癌的主要鉴别点。

参考文献

[1]张亚庆,黄旰宁,王乐华,等.超声造影、MSCT三期增强检查对肾癌的诊断价值对比[J].中国CT和MRI杂志,2021,19(9):102-104.

[2]朱刚明,李兆勇,梁俊生,等.肾嫌色细胞癌、嗜酸性细胞瘤与透明细胞癌的多层螺旋CT征象对比研究[J].中国医学影像学杂志,2017,25(2):136-140,145.

[3]马晓军,白人驹,孙浩然,等.肾癌常见病理亚型的多层螺旋CT表现及诊断[J].天津医科大学学报,2011,17(1):88-92.

四、肾盂癌

1.概述

肾盂癌发病率在肾脏恶性肿瘤中居第二位,占尿路上皮肿瘤的4%~6%,病理可分两型:移行细胞癌和鳞状细胞癌。其中以移行细胞癌最为常见,约占90%,包括乳头状和非乳头状移行细胞癌,前者呈息肉状改变,后者呈结节状或扁平状。

2.临床表现

肾盂癌好发于40岁以上男性,多数单侧、单发,典型临床表现为全程无痛性肉眼血尿,可伴有胁腹部痛。尿细胞学检查可发现癌细胞,膀胱镜检查可见输尿管口喷血。

3.影像学检查方法

肾盂癌的检查可采用X线、CT及MRI,各种检查方法的优势与限度如下。

(1)X线 平片检查无价值。尿路造影包括静脉尿路造影(IVU)或者逆行肾盂造影(RP),可发现肾盂内充盈缺损。但充盈缺损需要与肠气、凝血块和阴性结石等相鉴别。RP属有创检查,若插管失败或者患者不能配合则无法完成检查。

(2)CT CT检查对肾盂癌的诊断及分期具有重要意义,能够直接显示肿物的位置、形态、大小及与周围组织间的关系。CT尿路造影(CTU)越来越多应用于临床诊断,并逐步取代传统IVU检查。但辐射剂量较X线大,应用对比剂应注意不良反应。

(3)MRI MRI具有较高的软组织分辨率,能够直接显示肿物的位置、形态、大小及与周围组织间的关系,对肿瘤的分期具有重要意义。MRI水成像可取得泌尿系统全貌影像,且无辐射、无创伤,不受肾功能影响。但成像时间较长,部分患者无法耐受。

4.影像学表现

(1)X线表现 肾盂造影可显示肾盂肾盏内有固定不变的充盈缺损,形态不规则。当肿瘤侵犯肾实质后表现为肾盂肾盏受压、变形、分离或聚拢。肿块引起梗阻可造成肾盂、肾盏扩张、积水。

(2)CT表现 表现为肾窦区软组织肿块,其密度高于尿液而低于肾实质。肿块周围肾窦脂肪受压,大者可致其完全消失,并可侵入邻近肾实质。肾盂或肾盏梗阻时,可出现肾积水表现。增强检查,肿块呈轻中度强化,患肾强化可延迟,延时扫描时当残存肾盂肾盏明显强化,能清楚显示肿瘤造成的充盈缺损。CTU 能够整体观察肾盂肾盏内肿块。此外,CT 检查还能发现周围淋巴结及其他部位的转移。

(3)MRI 表现　表现与 CT 类似,T1WI 上肾盂肾盏肿块的信号强度高于尿液,T2WI 上则低于尿液。MRU 能清楚显示肿块导致的肾盂肾盏内充盈缺损。

5. 典型案例

男 63 岁,患者以"肉眼血尿 20 d"为主诉入院。CT 平扫显示右侧肾盂软组织密度肿块(图 4-3-4A 白色箭头),密度均匀,边界清,增强扫描呈中度均匀强化(图 4-3-4B、C),延迟期可见充盈缺损(图 4-3-4D)。

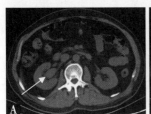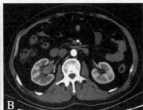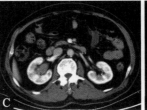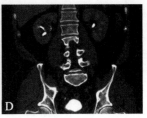

A. CT 平扫;B. CT 增强扫描动脉期;C. CT 增强扫描静脉期;D. CT 增强扫描延迟期冠状位

图 4-3-4　肾盂癌 CT 图像

诊断意见:右肾盂占位,考虑右肾盂癌。

6. 鉴别诊断

主要与肾原发肿瘤鉴别,具体如下。

(1)肾透明细胞癌　占所有肾恶性肿瘤的 70% 以上,肿块主体在肾实质,呈软组织密度,边缘可外凸,密度均匀或不均,肿块较大可出现坏死、囊变,可见出血。增强检查动脉期肿块呈明显强化,静脉期强化略减低,多呈现"快进快退"强化方式,部分肿块内可见迂曲供血动脉。一般不引起肾功能减退。

(2)肾集合管癌　起自肾髓质的远端集合管上皮,非常罕见,占肾肿瘤的 1%~2%,恶性度高,预后差。肿瘤以髓质为中心,可同时累及皮质、肾盂的实性或囊实性肿块,密度多不均匀,多呈浸润性生长,边界欠清,增强扫描呈轻度延迟强化,易出现淋巴结转移。两者鉴别相对困难,确诊需结合病理。

(3)肾淋巴瘤　少见,常作为全身性淋巴瘤的一部分。临床表现血尿少见,极少引起肾盂梗阻。肿块密度均匀,部分病灶内可见肾脏固有结构及肾门血管,且血管形态无改变,呈现"血管漂浮征",增强扫描呈轻度均匀强化,肿大淋巴结不易发生坏死。

7. 分析思路与拓展

(1)分析思路

1)CT 和 MRI 检查对肾盂癌的诊断有重要价值,应重点观察肾窦区域有无异常密度/信号,并观察病变形态、大小、数目、边缘及增强后的密度/信号。肾盂癌表现为软组织密度肿块,密度均匀,增强后呈轻中度强化,延迟期呈充盈缺损。

2)应重点观察病变与相邻结构的关系,观察周围肾盏是否存在压迫、推挤,是否侵及肾实质、肾窦内血管等组织。周围是否存在淋巴结转移,检查视野内其他组织和器官是否存在侵犯和转移,这些对于肾盂癌的临床分期具有重要意义。

3)结合病史及影像表现排除鉴别诊断,作出诊断结论。若诊断结论不确定,可以给出进一步建议,如穿刺检查。

4)最后对影像描述及结论进行复核,是否针对临床提出的问题进行了解答? 获得此结论的依据是否足够?

(2)拓展　肾脏肿物根据性质可分为囊性、囊实性、实性,针对常见肿物分析思路:首先确定肿物是否为囊性,囊性肿物常见为囊肿,进一步根据囊肿密度等进行分级;非囊性则进一步根据肿物密度或信号进行成分分析,若含有脂肪成分多考虑血管平滑肌脂肪瘤,若为软组织密度则根据肿物形态、边缘、大小,是否存在出血、囊变、坏死,增强检查强化程度及方式等影像学信息进一步分析鉴别。

参考文献

[1]白人驹,韩萍,于春水.医学影像诊断学[M].4 版.北京:人民卫生出版社,2019.

[2]邱乾德,郑文龙,相世峰,等.肾盂移行上皮细胞癌影像诊断价值比较研究[J].医学影像学杂志,2009,19(9):1176-1180.

[3]周建军,丁建国,周康荣,等.肾盂移行上皮癌的病理特点对影像学诊断的影响[J].中华肿瘤杂志,2003(3):94-95.

五、输尿管癌

1.概述

原发性输尿管癌是泌尿系统较为少见的恶性肿瘤。输尿管癌多来自输尿管上皮组织,包括移行细胞癌、鳞状细胞癌和腺癌,其中以移行细胞癌最为常见。移行细胞癌具有不同的生长方式:其中 80% 左右肿瘤呈乳头状生长,突入腔内,即乳头状癌,约 1/3 为多发性肿瘤;其余肿瘤呈浸润性生长,造成输尿管壁增厚,为非乳头状癌。鳞状细胞癌和腺癌少见,常为浸润性生长。

2.临床表现

输尿管癌多见于男性,平均发病年龄为 60 岁,早期症状不明显,之后可有间歇性血尿、疼痛,晚期可触及包块。

3.影像学检查方法

输尿管癌的检查可采用 X 线、CT 及 MRI,各种检查方法的优势与限度如下。

(1)X 线　平片检查无价值。尿路造影可发现输尿管内的充盈缺损。但充盈缺损需要与凝血块和阴性结石等相鉴别。

(2)CT　CT 检查对输尿管癌的诊断及分期具有重要意义,能够直接显示肿物的位置、形态、大小以及输尿管上下累及范围,并且可以观察是否存在输尿管及肾扩张积水,以及对周围组织的侵犯情况。CT 尿路造影(CTU)越来越多应用于临床诊断,但辐射剂量较 X 线大,应用对比剂应注意不良反应。

(3)MRI　MRI 具有较高的软组织分辨率,对于输尿管癌的诊断具有独特的优势。不仅能够显示肿物的位置、形态、大小,并且可观察肿瘤与输尿管壁的关系,以及对周围软组织的侵犯情况,对肿瘤的分期具有重要意义。MRI 水成像可取得泌尿系统全貌影像,且无辐射、无创伤,但成像时间较长,部分患者无法耐受。

4.影像学表现

(1)X 线表现　肿瘤直接征象是输尿管内的中心性或偏心性的充盈缺损,形态不规则,表面凹凸不平。若肿瘤呈浸润性生长,则病变处输尿管壁不规则、僵硬。肿瘤的间接征象是病变致输尿管梗阻,其上方输尿管及肾盂、肾盏扩张积水。

（2）CT 表现　平扫显示病变上方的输尿管、肾盂、肾盏有不同程度的扩张积水。于输尿管梗阻端可见类似肌肉密度的软组织肿块，较小者呈圆形，边缘光滑或有棘状突起，较大者形态常不规则，可累及周围组织致其密度发生改变。增强检查肿块呈轻中度强化，并显示病变区输尿管狭窄或闭塞、管壁不规则增厚或腔内充盈缺损。CT 检查还可清楚显示肿瘤有无邻近组织结构的侵犯及淋巴结转移。

（3）MRI 表现　同样可显示肿瘤上方的输尿管、肾盂肾盏扩张积水，其中 MRU 显示效果较佳。于输尿管梗阻部位可发现肿块，T1WI 上肿块的信号强度高于尿液，T2WI 上则低于尿液。

5. 典型案例

男，75 岁，体检发现左肾积水。CT 平扫显示左侧输尿管中段软组织密度结节（图 4-3-5A 白色箭头），边界清，相应输尿管腔闭塞，上方输尿管及左肾扩张积水。增强检查结节呈中度均匀强化（图 4-3-5B、C），延迟期见左侧输尿管未见对比剂充盈（图 4-3-5D）。

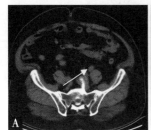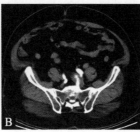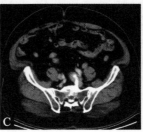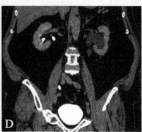

A. CT 平扫；B. CT 增强扫描动脉期；C. CT 增强扫描静脉期；D. CT 延迟期扫描冠状位

图 4-3-5　输尿管癌 CT 图像

诊断意见：左侧输尿管占位，考虑左输尿管癌。

6. 鉴别诊断

主要与以下疾病鉴别。

（1）输尿管炎症　多见于年龄相对较轻的女性，管壁多为渐进性环形增厚，管腔轻度狭窄，范围较长，外缘光整，与正常输尿管呈移行性，梗阻端呈"鸟嘴征"，无局部侵犯、腹膜后淋巴结肿大等表现。

（2）输尿管息肉　息肉是最常见的良性病变，多见于青壮年男性，多见于输尿管上 1/3 段及肾盂输尿管连接处，多为单发，可引起尿路梗阻，肾盂积水或积脓等。静脉肾盂造影可见带蒂狭长的充盈缺损，表面光滑，且随体位的改变而改变，梗阻积水较少见。

7. 分析思路与拓展

（1）分析思路

1）CT 和 MRI 检查：对输尿管癌的诊断有重要价值，应重点观察输尿管走形区有无异常密度/信号，并观察病变形态、大小、数目、边缘及增强后的密度/信号。输尿管癌于输尿管梗阻端可见类似肌肉密度的软组织肿块，可累及周围组织致其密度发生改变。增强检查肿块呈轻中度强化，并显示病变区输尿管狭窄或闭塞、管壁不规则增厚或腔内充盈缺损，上方输尿管及肾盏肾盂可见扩张积水。

2）应重点观察病变与相邻结构的关系：观察周围组织器官与之分界是否清楚，是否有包绕、推挤、压迫、浸润等。周围是否存在淋巴结转移，检查视野内其他组织和器官是否存在侵犯和转移。

3）结合病史及影像表现排除鉴别诊断，作出诊断结论。若诊断结论不确定，可以给出进一步建议,如内镜检查。

4)最后对影像描述及结论进行复核,是否针对临床提出的问题进行了解答? 获得此结论的依据是否足够?

(2)拓展 输尿管呈细长管道样结构,成人全长 25～35 cm,上接肾盂,下连膀胱。输尿管存在三个生理学狭窄:肾盂输尿管移行处、输尿管跨髂血管处、输尿管膀胱移行处。输尿管病变诊断重点:病变位置(如输尿管结石好发于三个生理性狭窄处)、密度或信号、大小、管壁是否增厚、管腔是否狭窄、是否伴有上方输尿管及肾盏肾盂扩张积水;对于恶性肿瘤还需要评估肿物与周围组织关系、周围是否存在淋巴结转移等。

参考文献

[1]白人驹,韩萍,于春水.医学影像诊断学[M].4 版.北京:人民卫生出版社,2019.

[2]周建军,丁建国,周康荣,等.肾盂移行上皮癌的病理特点对影像学诊断的影响[J].中华肿瘤杂志,2003(3):94-95.

[3]邱乾德,郑文龙,相世峰,等.肾盂移行上皮细胞癌影像诊断价值比较研究[J].医学影像学杂志,2009,19(9):1176-1180.

[4]安宁豫,江波,蔡幼铨,等.原发输尿管癌的 MRI 诊断并与其他影像诊断方法的比较[J].中华放射学杂志,2004(8):28-32.

六、膀胱癌

1.概述

膀胱癌是泌尿系统中常见的恶性肿瘤之一,包括移行细胞癌、鳞状细胞癌和腺癌,其中以移行细胞癌最为常见,常呈乳头状生长,故称乳头状癌,自膀胱壁突向腔内,并常侵犯肌层;部分移行细胞癌及鳞状细胞癌和腺癌呈浸润性生长,造成膀胱壁局限性增厚。膀胱癌易发生在三角区和两侧壁,表面凹凸不平,可有溃疡。肿瘤晚期形成较大肿块,内有坏死,侵犯膀胱壁全层,进而累及膀胱周围组织和结构,常发生局部淋巴结和/或远隔性转移。

2.临床表现

膀胱癌好发于 40 岁以上男性,主要症状表现为无痛性肉眼血尿(终末血尿),常并有尿频、尿急和尿痛等膀胱刺激症状。如血块阻塞膀胱出口,则出现排尿困难。

3.影像学检查方法

膀胱癌的检查可采用 X 线、CT 及 MRI,各种检查方法的优势与限度如下。

(1)X 线 平片检查价值不大。膀胱造影检查可发现膀胱内充盈缺损。但充盈缺损需要与凝血块和阴性结石等相鉴别。

(2)CT CT 检查在膀胱癌的诊断及分期中具有重要价值,能够发现膀胱内肿块、溃疡及增厚的膀胱壁,可直接显示肿块的位置、形态、大小及与周围组织间的关系,评估有无盆腔淋巴结转移及远处转移,并有助于与其他病变鉴别。CTU 越来越多应用于临床诊断。但辐射剂量较 X 线大,应用对比剂应注意不良反应。

(3)MRI MRI 具有较高的软组织分辨率,在膀胱癌的诊断中具有重要价值。能够直接显示肿块的位置、形态、大小,T2 加权像可以清晰显示膀胱壁的分层结构,有助于判断肿瘤的侵犯深度;并可以观察到肿块与周围组织间的关系,有助于肿瘤的临床分期。MRI 水成像可取得泌尿系统全貌影像,且无辐射、无创伤,不受肾功能影响。但成像时间较长,部分患者无法耐受。

4.影像学表现

(1)X 线表现 平片偶可显示肿瘤钙化,呈细小斑点状或结节状致密影。膀胱造影检查,乳头状癌表现为膀胱壁突向腔内的结节状或菜花状充盈缺损,大小不等,小者仅隐约可见,大者可占据膀胱的大部。当肿瘤侵犯膀胱壁或为浸润性生长的非乳头状癌,局部膀胱壁表现僵硬。

(2)CT表现　平扫,在低密度膀胱周围脂肪和腔内尿液的对比下,膀胱癌可清楚显示,多表现为自膀胱壁突入腔内的软组织密度肿块,常位于膀胱侧壁和三角区;肿块大小不等,呈菜花、结节、分叶或不规则状,与壁相连的基底部多较宽,少数者较窄;密度常均一,少数肿块表面可有点状或不规则钙化。部分膀胱癌无明显肿块,仅表现为膀胱壁局部不规则增厚,表面常凹凸不平。增强检查肿瘤多为均一强化,偶见内有坏死性无强化低密度灶,延时扫描,腔内对比剂充盈,肿瘤显示更为清楚。当膀胱癌壁外侵犯时,表现病变处膀胱壁外缘不清,周围脂肪密度增高,出现索条状软组织密度影或肿块影。此外,CT检查还能发现周围淋巴结及其他部位的转移。

(3)MRI表现　形态学表现与CT类似,T1WI上肿瘤信号强度类似于正常膀胱壁;T2WI上多为中等信号,显著高于正常膀胱壁。Gd-DTPA增强检查早期,肿瘤强化且显著高于正常膀胱壁,可准确显示肿瘤的范围。MRI同样可确定膀胱癌对周围组织器官的侵犯及淋巴结转移。

5.典型案例

男,78岁,患者以"尿频5年余,全程无痛肉眼血尿2周余"入院,CT平扫显示膀胱腔内不规则软组织密度肿块(图4-3-6A,白色箭头),边界清,可见宽基底,密度均匀,增强检查呈明显均匀强化(图4-3-6B、C),延迟期可见充盈缺损(图4-3-6D)。

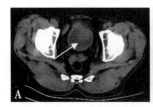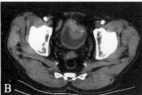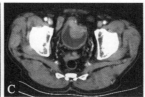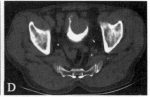

A.CT平扫;B.CT增强扫描动脉期;C.CT增强扫描静脉期;D.CT增强扫描延迟期冠状位

图4-3-6　膀胱癌CT图像

诊断意见:膀胱腔内占位,考虑膀胱癌。

6.鉴别诊断

主要与以下疾病鉴别。

(1)膀胱炎性肉芽肿　膀胱壁普遍增厚,常有膀胱容量变小,内有局限性隆起,隆起内可以有钙化或囊变,较多见于女性,易误诊,需结合膀胱镜检。

(2)前列腺癌突入膀胱　可见前列腺体积增大,密度不均匀,增强后呈结节状强化,多呈菜花状突入膀胱底部,双侧精囊角消失,可见精囊增大。膀胱壁因长期慢性排尿困难,造成整个膀胱壁增厚,一般无局部改变。

(3)膀胱结核　膀胱多明显缩小,轮廓毛糙,呈"挛缩膀胱",伴有肾脏、输尿管的相应改变。

7.分析思路与拓展

(1)分析思路

1)CT和MRI检查对膀胱癌的诊断有重要价值,应重点观察膀胱壁是否异常增厚,有无异常密度/信号,并观察病变形态、大小、数目、边缘及增强后的密度/信号。膀胱癌表现为自膀胱壁突入腔内的软组织密度肿块,常位于膀胱侧壁和三角区;肿块大小不等,呈菜花、结节、分叶或不规则状,与壁相连的基底部多较宽,部分膀胱癌无明显肿块,仅表现为膀胱壁局部不规则增厚,表面常凹凸不平。增强检查肿瘤多为均一强化,偶见内有坏死性无强化低密度灶,延时扫描见充盈缺损。

2)应重点观察病变与相邻结构的关系,观察周围组织或脏器与之分界是否清楚,是否有包绕、推挤、压迫、浸润等。周围是否存在淋巴结转移,检查视野内其他组织和器官是否存在侵犯和转移,这些对于膀胱癌的临床分期具有重要意义。

3)结合病史及影像表现排除鉴别诊断,作出诊断结论。若诊断结论不确定,可以给出进一步建议,如膀胱镜检查。

4)最后对影像描述及结论进行复核,是否针对临床提出的问题进行了解答? 获得此结论的依据是否足够?

(2)拓展　膀胱位于盆腔内,分为尖、体、底和颈四部分,膀胱尖朝向前上方,膀胱尖与膀胱底之间为膀胱体,膀胱最下部为膀胱颈,与男性的前列腺和女性的盆膈相毗邻。膀胱肿物诊断重点:位置(如膀胱癌易发生在三角区和两侧壁)、大小、形态、密度或信号、膀胱壁是否增厚、增强检查强化程度及延迟期表现等;此外恶性肿瘤需要分析膀胱周围组织是否存在浸润征象,男性患者膀胱肿物还需要与前列腺增生突向膀胱,或前列腺癌侵及膀胱进行鉴别。

参考文献

[1]白人驹,韩萍,于春水.医学影像诊断学[M].4版.北京:人民卫生出版社,2019.
[2]王生锋,徐晓燕.64层螺旋CT在膀胱癌诊断中的应用价值[J].影像研究与医学应用,2019,3(18):198-199.
[3]尹宏宇,张继.膀胱影像报告和数据系统在膀胱癌中的应用进展[J].国际医学放射学杂志,2021,44(6):698-705.

第四节　肾上腺及腹膜后病变

一、肾上腺增生

1.概述

肾上腺增生是一种以肾上腺皮质或髓质增生,导致以皮质醇为主的糖皮质激素、以醛固酮为主的盐皮质激素、以肾上腺素和去甲肾上腺素为主的儿茶酚胺分泌过多的疾病。肾上腺增生女性多见,好发于20~50岁。

肾上腺增生的分型:根据增生部位,可分为皮质增生、髓质增生和皮髓质增生,以皮质增生较多;根据病因不同可分为先天性肾上腺增生和非先天性肾上腺增生;根据是否由于垂体分泌促肾上腺皮质激素(ACTH)异常分为促肾上腺皮质激素依赖型和促肾上腺皮质激素非依赖型。

2.临床表现

肾上腺增生常见的临床表现为库欣(Cushing)综合征,如向心性肥胖、满月脸、水牛背、紫纹及多毛等;也可表现为原发性醛固酮增多症,如高血压、周期性无力或麻痹等;部分表现为肾上腺性变态综合征,如性早熟、女性男性化或男性女性化等;少数病例伴多发内分泌腺肿瘤综合征。

3.影像学检查方法

(1)CT检查　可同时行平扫及增强检查,多平面重建有助于对肾上腺增生的整体观察。

(2)MRI检查　可使用多方位检查,并根据MRI不同序列的信号强度及表现推断疾病的部位及性质;但部分微小病灶显示不佳,且与周围结构关系模糊。

4. 影像学表现

（1）CT表现　部分肾上腺增生无异常CT改变，异常者可表现为：①弥漫性增生，典型的CT表现为双侧肾上腺弥漫性增粗、增大，一般认为体部或侧支厚度>10 mm或面积>150 mm²诊断为增生；肾上腺密度及外形多保持正常；增强CT显示肾上腺弥漫增大且均匀强化。②结节性增生，通常表现为单侧优势，左侧多见，CT表现为正常或增大的肾上腺边缘可见一个或多个膨隆小结节，与正常肾上腺呈等或稍低密度，部分可见脂肪密度，一般轻度强化，少数可有中度强化。

（2）MRI表现　病变形态表现与CT一致，信号与正常肾上腺基本类似，对检出脂肪成分敏感，脂肪成分反相位可见信号减低。

5. 典型案例

病例1：患者，男，51岁，以"发现高血压20年余，全身乏力1月余"为主诉入院；患者20年前体检发现血压升高，最高达200/110 mmHg，无面色苍白、剧烈头痛等。1月前无明显诱因出现全身乏力，查血钾示3.1 mmol/L，醛固酮卧立位ARR比值>30，卡托普利抑制试验提示醛固酮未被抑制，1 mg地塞米松抑制试验排除库欣综合征，肾上腺造影静脉采血提示无优势分泌。CT平扫轴位右侧肾上腺弥漫性增粗、增厚（图4-4-1A），增强扫描静脉期右侧肾上腺呈均匀强化（图4-4-1B、C），左侧肾上腺增粗、结合部呈结节状改变（图4-4-1D），左侧肾上腺结合部见低密度结节（图4-4-1 E、F）。

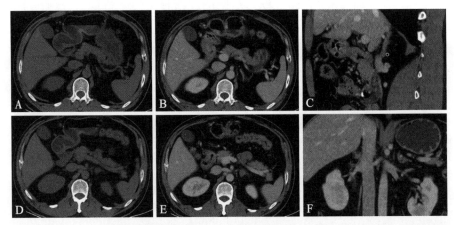

A、D. CT平扫轴位；B、E. CT增强扫描静脉期轴位；C. CT增强扫描静脉期矢状位；F. CT增强扫描静脉期冠状位

图4-4-1　肾上腺增生CT图像

案例扩展

诊断意见：双侧肾上腺增粗，左侧肾上腺结合部结节，考虑增生可能。

病例2：扫码见案例扩展。

6. 鉴别诊断

结节性增生需与微小腺瘤鉴别　结节性增生一般偏小，形态表现为局部隆起或不规则外凸；增强扫描呈等或低密度；非载瘤腺体也增粗。而微小腺瘤通常较结节性增生偏大，多为类椭圆形；富脂腺瘤平扫CT密度小于10 Hu；非载瘤腺体相对较细小，直径一般小于3 mm。除此之外，还可通过ACTH兴奋试验、地塞米松抑制试验和加压素试验等进行鉴别。

7. 分析思路与拓展

（1）分析思路　肾上腺增生临床症状的严重程度与患者不同分泌功能状态、病程和肾上腺增生体积大小等有关，且本病具有一定的家系遗传背景，常见的临床表现为Cushing综合征，也可表现为原发性醛固酮增多症。CT 是诊断肾上腺增生最常用的检查方法,异常影像学表现为双侧肾上腺弥漫性增粗、增大,但密度及外形多保持正常,增强 CT 显示肾上腺弥漫增大且均匀强化;部分表现为结节性增生,正常或增大的肾上腺边缘可见与正常肾上腺呈等密度或稍低密度的一个或多个膨隆小结。根据患者典型的临床症状和影像学表现可对此病作出诊断。

(2)拓展　肾上腺内、外侧支厚度均匀,呈凹陷形,厚度一般 5~7 mm,体部虽然较厚,但一般仍小于 10 mm,如厚度大于 10 mm,局部向外膨出或与同侧膈肌脚比较增粗,提示肾上腺增生的可能。需要注意肾上腺大小形态正常也不能除外增生的可能,需结合患者的临床症状和实验室检查综合诊断。

参考文献

[1]王仁法,许国胜,朱莉.肾上腺肿瘤与增生的 CT 对比研究[J].同济医科大学学报,2000,29(6):581-583.
[2]潘冬梅,范国华,李洋,等.肾上腺单发增生性结节的 CT 诊断及其与皮质腺瘤的鉴别诊断[J].实用放射学杂志,2015,(4):604-607.

二、肾上腺腺瘤

1. 概述

肾上腺腺瘤是肾上腺最常见的肿瘤,以女性占多数,男女之比为 1:4 左右,峰值年龄为 30~50 岁。主要来源于肾上腺皮质,可分为功能性和无功能性腺瘤,无功能者多为体检发现。典型肾上腺腺瘤肉眼观表现为边界清晰的实性肿块,横断面往往呈黄色,与肿瘤内丰富的脂肪有关。肿瘤的病理切片可见肿瘤细胞胞质内含有丰富的脂肪,但也有部分肿瘤内含脂肪较少。

2. 临床表现

Cushing 腺瘤多表现为皮质醇增多症改变,早期表现为高血压,典型者出现满月脸、水牛背、向心性肥胖、皮肤紫纹、多毛和面部痤疮等。Conn 腺瘤主要表现为血压持续增高,常用降压药治疗效果不佳;随病情进展可出现低血钾的症状;可伴夜尿多,继发口渴、多饮。

3. 影像学检查方法

(1)CT 检查　可同时行平扫及增强检查,根据病灶的强化特征推断性质;冠、矢状位重建图像有助于对肾上腺腺瘤的整体观察,以确定肿块起源于肾上腺并显示其与邻近脏器如肝、肾的关系。

(2)MRI 检查　也可使用多方位检查,并根据 MRI 增强、MRI 不同序列的信号强度及表现推断疾病的部位及性质。

4. 影像学表现

(1)CT 表现　一般为单侧孤立性结节,偶为双侧或单侧多发结节,大者密度可不均匀。平扫呈低、略低或等密度,增强富脂腺瘤内部轻中度强化,边缘可见薄环形强化;乏脂腺瘤可见明显强化。功能性腺瘤常可见同侧肾上腺残部和对侧肾上腺缩小。

(2)MRI 表现　病灶形态、大小及增强特点类似于 CT 表现,T1WI 和 T2WI 信号强度与肝脏类似,由于部分病变内脂肪较多,故 MRI 反相位信号强度减低。

5. 典型案例

病例 1:患者,女,53 岁,以"发现高血压 5 年,四肢乏力 1 年余"为主诉入院。5 年前体检时发现血压升高,最高 160/110 mmHg,无头痛、头晕、胸闷及心慌等不适。1 年前无明显诱因出现四肢乏力并逐渐加重。入院后实验室检查血钾 2.26 mmol/L;24 h 尿游离醛固酮升高、卧立位试验回示立位醛固酮升高,肾素减低。肾上腺静脉采血结果显示右侧优势分泌。CT 平扫示右侧肾上腺结合部见低密度结节,边缘光整,CT 值低于 10 Hu(图 4-4-2A),增强扫描呈轻度强化(图 4-4-2B~D)。

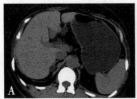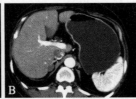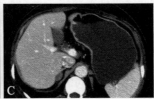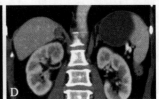

A. CT平扫轴位；B. CT增强扫描动脉期轴位；C. CT增强扫描静脉期轴位；D. CT增强扫描静脉期冠状位

图 4-4-2　肾上腺腺瘤 CT 图像

案例扩展

诊断意见：右侧肾上腺结合部结节，考虑腺瘤。

病例2：扫码见案例扩展。

6. 鉴别诊断

（1）肾上腺结节状增生　乏脂腺瘤与肾上腺结节状增生均表现为类圆形低或等密度结节，边界清楚，难鉴别，但一般腺瘤的非载瘤腺体相对较细小，而结节状增生的非载瘤腺体相对较粗。

（2）肾上腺囊肿　部分腺瘤密度近于水，故应与肾上腺囊肿鉴别，后者表现为肾上腺区单房或多房囊性肿块，囊内容物密度均匀一致，CT值为液性或高于液性密度，囊壁薄而光滑，平扫部分可见弧形钙化，增强扫描无强化；而肾上腺腺瘤增强有强化。

（3）肾上腺嗜铬细胞瘤　乏脂腺瘤与无囊变坏死的嗜铬细胞瘤平扫均可表现为较高密度，增强扫描强化明显，但嗜铬细胞瘤强化程度高于腺瘤，且持续明显强化。

（4）肾上腺髓样脂肪瘤　肾上腺髓样脂肪瘤瘤体常以成熟脂肪成分为主，髓样成分为辅，CT图像密度不均，可见多处脂肪样低密度区，无强化或轻度强化；腺瘤若富含脂质，CT值可为负值，但腺瘤通常较小，实验室检查血钾降低、醛固酮升高可予鉴别。

7. 分析思路与拓展

（1）分析思路　肾上腺腺瘤典型影像学表现为单侧肾上腺类圆形或椭圆形肿块，边界清，与肾上腺侧支相连，大小多为2~3 cm，CT值小于或等于10 Hu；动态增强检查，可见肿块快速强化和迅速廓清；同侧肾上腺残部和对侧肾上腺变小；MRI反相位可见信号减低。功能型腺瘤依靠患者临床表现、实验室检查和影像学表现，可作出诊断。非功能型腺瘤往往在体检时发现。

（2）拓展　约70%的腺瘤为富脂腺瘤，平扫CT密度较低，往往低于10 Hu，因此，多数病灶单纯依靠CT平扫就能确定性质，若平扫CT值高于10 Hu的病灶需采用增强CT、MRI进一步评价。非功能型腺瘤可大可小，少数直径较大者可达10 cm；功能型腺瘤常较小，一般小于3 cm，其中醛固酮腺瘤更小，多小于2 cm。绝大多数腺瘤密度均匀，偶可出现局限、条带状坏死，极少数出现出血和钙化。腺瘤多呈轻中度强化，延迟扫描对比剂廓清快，这一特点对于乏脂腺瘤的鉴别尤其重要。

参考文献

[1]杨建峰,魏建国,赵振华,等.肾上腺非典型皮质腺瘤与嗜铬细胞瘤在双期增强CT中的鉴别诊断[J].实用放射学杂志,2018,34(11):1713-1716.

[2]单昌彤,王健,胡红杰.肾上腺转移瘤和乏脂性腺瘤的CT鉴别诊断[J].中华内分泌外科杂志,2018,12(3):251-257.

三、嗜铬细胞瘤

1.概述

嗜铬细胞瘤可发生于任何年龄,以 20~40 岁最多见,无明显性别差别;约 90% 起源于肾上腺髓质嗜铬细胞,其余常位于神经节丰富的部位如腹主动脉旁、纵隔、膀胱及腹膜后等。嗜铬细胞瘤也称为 10% 肿瘤,10% 肾上腺外、10% 双侧、10% 多发、10% 恶性、10% 家族性、10% 儿童发病、10% 术后复发、10% 无功能。实验室检查可见血、尿儿茶酚胺及其代谢物高于正常。

2.临床表现

典型临床表现为三联征,心悸、头痛、大汗;三高征,阵发性高血压、高血糖、高代谢。常发作数分钟后缓解。少数病例还可伴有发热、腹痛、恶心等临床症状。无功能性嗜铬细胞瘤往往无明显临床症状,常为体检时偶然发现。

3.影像学检查方法

(1)X 线　平片意义不大,肾上腺动脉造影可见粗大供血动脉。

(2)CT 检查　CT 多方位重建对肿瘤定位可提供较准确信息,多期增强有助于定性诊断,为常用检查方法。

(3)MRI 检查　MRI 诊断嗜铬细胞瘤的敏感性和特异性比 CT 高,也可使用多方位检查,并根据 MRI 增强、不同序列的信号强度推断疾病的部位及性质。

4.影像学表现

(1)X 线表现　肾上腺动脉造影可见肿块内粗大的供血动脉,不规则或网状肿瘤血池、血管,肿瘤染色明显;引流静脉早显;相邻器官移位。

(2)CT 表现　多表现为单侧肾上腺区类圆形、边界清晰的软组织密度肿块,少数为分叶状或不规则形,多数直径约 3~5 cm,个别可达 10 cm 以上。平扫肿瘤实性成分为等密度,较大肿瘤内合并囊变坏死表现为低密度,出血表现为高密度;增强扫描实性部分多呈明显强化,静脉期持续强化,边缘强化更明显,其内囊变坏死区无强化;部分较大肿瘤可见大片囊变坏死,增强后可类似厚壁不规则囊肿样改变,此为嗜铬细胞瘤较为特征的 CT 征象。

(3)MRI 表现　其形态学表现与 CT 相似,实性部分在 T1WI 上信号强度类似肝实质,而 T2WI 上信号明显高于肝脏并略高于脾脏,多有明显强化并且廓清延迟。肿瘤内囊变坏死区表现为瘤内大小、数目不等的 T1 低信号和 T2 更高信号灶,增强不强化;出血时信号特征与出血时间相关,常在 T1WI 上表现为不被脂肪抑制序列所抑制的高信号区。

5.典型案例

病例1:患者,女,51 岁,以"发作性头痛伴心悸 1 年余"为主诉入院,1 年前无明显诱因出现头痛伴心悸,未行任何治疗,后症状加重至医院测血压 150/90 mmHg,超声提示左侧肾上腺区实性回声团块。实验室检查提示:血 3-甲氧基去肾上腺素、3-甲氧基肾上腺素、香草扁桃酸增高,皮质醇节律紊乱。CT 平扫轴位示左侧肾上腺区可见巨大类椭圆形占位,实性成分为主,内见多发斑片状囊性灶,局部病灶边缘可见钙化灶,肿块局部与胰尾分界欠清(图 4-4-3A),增强扫描实性部分明显强化,平扫、动静脉期 CT 值分别约 51 Hu,69 Hu,99 Hu,动脉期内见增粗迂曲血管影,低密度坏死区无强化(图 4-4-3B~D);MRI 示左侧肾上腺区可见团块状混杂长短 T2 信号(图 4-4-3E),反相位信号较正相位未见明显减低(图 4-4-3G、H),DWI 高 b 值呈混杂部分高信号(图 4-4-3I),ADC 图呈混杂部分低信号(图 4-4-3J),增强后可见明显不均匀强化(图 4-4-3F)。

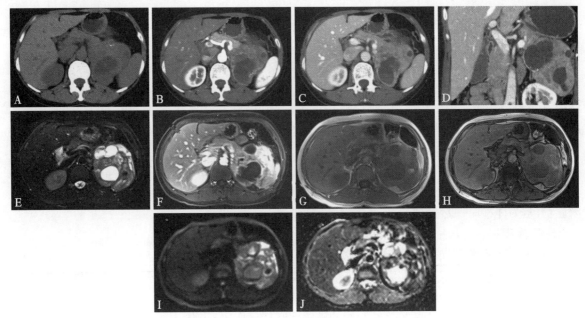

A. CT 平扫轴位;B. CT 增强扫描动脉期轴位;C. CT 增强
扫描静脉期轴位;D. CT 增强扫描静脉期矢状位;E~J. MRI 图
像;E. T2 压脂;F. 增强扫描静脉期;G. T1 正相位;H. T1 反相
位;I. DWI 高 b 值;J. ADC 图

图 4-4-3　肾上腺嗜铬细胞瘤 CT、MRI 图像

案例扩展

　　诊断意见:左侧肾上腺占位,考虑嗜铬细胞瘤可能大。

　　病例2:扫码见案例扩展。

6. 鉴别诊断

　　(1)肾上腺皮质腺癌　瘤体较大且多呈分叶状,增强实性部分早期明显强化,后期强化降低,而嗜铬细胞瘤强化程度更高并延迟强化;肾上腺皮质腺癌更易侵犯邻近脂肪间隙及脏器,部分可合并腔静脉瘤栓及腹膜后肿大淋巴结。

　　(2)肾上腺腺瘤　乏脂腺瘤与无囊变坏死的嗜铬细胞瘤平扫均可表现为较高密度,增强扫描强化明显,但嗜铬细胞瘤强化程度高于腺瘤,且持续明显强化。

　　(3)肾上腺转移瘤　双侧多见,密度及强化方式与原发癌类似,但囊变的概率小于嗜铬细胞瘤,增强扫描强化程度也低于嗜铬细胞瘤;且肾上腺转移瘤大部分无肾上腺功能异常表现。

　　(4)位于腹膜后的嗜铬细胞瘤　需与腹膜后富血供病变鉴别 如透明血管型卡斯尔曼病(Castleman disease),表现为腹膜后软组织肿块,边缘光滑,密度多均匀,增强明显强化,动脉期强化,与腹主动脉同步,少部分病变合并坏死、出血,与无功能性的异位嗜铬细胞瘤鉴别尤为困难,部分最终依靠病理区分;神经鞘瘤,一般密度较低,内部容易出现黏液样变液化区,其具有一定的血供,所以延迟扫描液化区有一定强化,与嗜铬细胞瘤液化坏死区无强化相鉴别。

7. 分析思路与拓展

　　(1)分析思路　CT 为嗜铬细胞瘤的主要影像学检查手段,MRI 为辅助诊断,影像学特点为肾上腺区较大单发实性肿块,多为圆形,容易合并囊变、坏死、出血而导致密度(信号)不均;因为肿瘤不含有胞浆内脂肪,在 MRI 反相位上无信号减低(区别于腺瘤);增强扫描实性部分呈明显强化,囊变、坏死及出血区不强化。结合患者典型的临床表现及实验室检查,血尿儿茶酚胺及代谢产物增高对本病诊断与鉴别诊断意义明显。

（2）拓展 肾上腺区较大占位有时不易判断起源,可行多平面重建,仔细观察与周围组织结构的关系。较大肾上腺嗜铬细胞瘤与肾脏起源肿瘤鉴别的关键在于定位,肾上腺较大嗜铬细胞瘤可推挤肾脏下移,但对肾盂、肾盏形态影响小。CT 或 MRI 增强扫描十分必要,一是更清楚显示和鉴别病灶来源,二是有助于判定病灶的血供及内部出血囊变等成分。

参考文献

[1] 韩希年,陈飚,叶晓丹,等.腹部嗜铬细胞瘤的临床及螺旋 CT 多期扫描表现[J].中华肿瘤杂志,2009,31(2):139-142.

[2] 方娴静,邹立巍,郑穗生,等.CT 值在肾上腺嗜铬细胞瘤和肾上腺乏脂肪腺瘤的鉴别诊断价值[J].临床放射学杂志,2019,38(11):2124-2127.

[3] 王健,周晓璇.肾上腺神经鞘瘤和嗜铬细胞瘤的 CT 鉴别诊断价值[J].临床放射学杂志,2019,38(6):1075-1079.

[4] 韦嘉瑚,施发表,陈海云,等.104 例嗜铬细胞瘤的 CT 及其他影像学诊断的评价[J].中华放射学杂志,1993,27(1):11-15.

[5] 卢瞳,居胜红.腹膜后副神经节瘤的影像学诊断与鉴别诊断[J].中华放射学杂志,2020,54(10):1033-1037.

四、肾上腺转移瘤

1. 概述

肾上腺转移瘤是肾上腺较为常见的恶性肿瘤之一,多累及双侧肾上腺,单侧受累少见。多数为肺癌转移,其次为乳腺癌、肾癌、甲状腺癌及胃癌转移等。

2. 临床表现

肾上腺转移瘤很少影响肾上腺皮质功能,故以原发肿瘤的临床表现为主。少数患者双侧肾上腺严重破坏时,可导致继发性肾上腺皮质功能减退表现,如全身乏力、精神萎靡、食欲缺乏、血压降低、高血压和低钠血症等。

3. 影像学检查方法

（1）CT 检查 可同时行平扫及增强检查,判断病变部位及性质,同时可观察邻近器官及有无淋巴结转移,有利于判断肿瘤的分期。

（2）MRI 检查 可使用多方位检查及不同序列的信号强度下的表现推断疾病的部位及性质,有无转移。

4. 影像学表现

（1）CT 表现 病灶密度较均匀,边界清晰,呈圆形或类圆形,平扫 CT 值常大于 10 Hu,病灶较大时可出现出血、坏死和囊变。肿瘤实性成分呈轻至中度强化或环形强化,不具有特异性。

（2）MRI 表现 转移瘤 T1WI 低于或等于肝脏信号,T2WI 高于肝脏信号。增强扫描强化特征与 CT 类似,合并坏死、出血时,信号不均匀。

5. 典型案例

病例 1:患者,男,54 岁,以"咳嗽 10 d,发现肺部阴影 3 d"为主诉入院。患者 10 d 前无明显诱因出现干咳,至当地医院行肺部 CT 检查提示右肺下叶占位;血清肿瘤标志物示 CA724 升高,未治疗。CT 示右下肺见一软组织密度结节影,可见分叶及毛刺(图 4-4-4A、B);双侧肾上腺可见软组织密度团块、结节影,增强后呈轻中度不均匀强化(图 4-4-4C ~ F)。

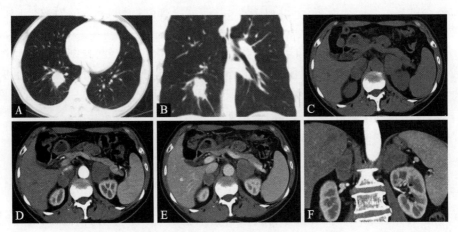

A. CT 轴位肺窗；B. CT 冠状位肺窗；C. CT 腹部平扫轴位；D. CT 腹部增强扫描动脉期轴位；

E. CT 腹部增强扫描静脉期轴位；F. CT 腹部增强扫描静脉期冠状位

图 4-4-4　肾上腺转移瘤 CT 图像

诊断意见：右肺下叶占位，考虑肺癌；双侧肾上腺占位，考虑转移。

病例 2：扫码见案例扩展。

6. 鉴别诊断

案例扩展

（1）肾上腺结核　CT 早期表现为双侧肾上腺增大，呈结节状或肿块状，内常伴钙化，增强呈环形强化；病程晚期双侧肾上腺萎缩；患者常有食欲减退、体重减轻、色素沉着及疲乏无力等艾迪生（Addison）病症状，实验室检查血尿皮质醇降低，血浆 ACTH 水平升高；而肾上腺转移瘤往往有原发肿瘤病史，大部分无肾上腺功能降低的临床症状，钙化少见，CT 强化方式与原发肿瘤类似。

（2）肾上腺淋巴瘤　CT 表现为双侧肾上腺均匀软组织密度肿块，增强后呈轻度均匀强化，继发性者多伴有胸、腹腔淋巴结肿大，而肾上腺转移瘤较大时往往密度及强化不均。

（3）弥漫性肾上腺增生　CT 表现为双侧肾上腺弥漫增粗，局部可呈"串珠样"改变，增强后呈均匀强化，结合患者临床表现及实验室检查可予鉴别。

（4）肾上腺皮质腺瘤　多表现为单个结节，部分 MRI 反相位信号减低，同侧残存肾上腺及对侧肾上腺萎缩性改变；而转移瘤无病变肾上腺体积通常无改变，MRI 反相位无信号下降。

7. 分析思路与拓展

（1）分析思路　当影像学检查发现双侧肾上腺肿块时，转移癌应放在首位考虑，若有原发瘤病史和/或其他部位转移灶，则高度提示肾上腺转移瘤；若无原发瘤时，应与其他双侧肾上腺肿块如肾上腺淋巴瘤、结核等鉴别，依据临床表现、实验室检查等，鉴别多无困难。当为单侧肾上腺肿块时，无论有无原发瘤，与无功能腺瘤、其他无功能性肿瘤如神经节细胞瘤等鉴别均较困难，需要随诊检查或活检以明确诊断。

（2）拓展　肾上腺是转移瘤的好发部位，病变为双侧或单侧性，双侧较常见，对于原发性肺癌、乳腺癌、卵巢癌、肝癌等患者出现腰痛等症状或者例行体检复查中发现肾上腺新发占位性病变时候，应当明确是否为转移灶，避免漏诊。

参考文献

[1]王智宏.多层螺旋CT诊断双侧肾上腺转移瘤价值[J].中华实用诊断与治疗杂志,2012,26(2): 173-174.

[2]单昌彤,王健,胡红杰.肾上腺转移瘤和乏脂性腺瘤的CT鉴别诊断[J].中华内分泌外科杂志, 2018,12(3):251-257.

第五节　前列腺病变

一、前列腺增生

1.概述

良性前列腺增生(benign prostatic hyperplasia,BPH)是中老年男性常见疾病之一。前列腺增生与年龄增长、环境、吸烟等因素有关。前列腺增生的发病部位多数位于移行区,少数位于周缘区。前列腺增生结节呈圆形或类圆形、形状规则。

2.临床表现

(1)储尿期症状　①尿频、夜尿增多:尿频为早期症状,夜尿次数增加,但每次尿量不多。②尿急、尿失禁:下尿路梗阻时,50%～80%的患者有尿急或急迫性尿失禁。

(2)排尿期症状　随着腺体增大,机械性梗阻加重,排尿困难加重。由于尿道阻力增加,患者排尿起始延缓,排尿时间延长,射程不远,尿线细而无力。小便分叉,有排尿不尽感。

(3)排尿后症状　尿不尽、残余尿增多。

(4)其他症状　血尿,泌尿系感染,膀胱结石,肾功能损害等。

3.影像学检查方法

(1)超声检查　超声检查前列腺有经腹壁探测、经直肠探测及经会阴部探测和经尿道探测,前两种方法最为常用。

(2)CT检查　多排螺旋CT可以从多方位对前列腺增生进行诊断,不仅可以获得分辨率很高的病灶形态,还可以获得病灶的动态变化数据。

(3)MRI　MRI有很好的软组织分辨率,能对前列腺行任意平面成像,不但可较好显示其解剖分区,并可对病变部位进行准确定位,是进行前列腺检查的一种较好影像学手段。

4.影像学表现

(1)超声表现　BPH主要发生于前列腺的内腺,其声像图特点为前列腺体积增大,各径线测量值超过正常值,特别是前后径变化最明显;前列腺形态改变接近球形。内腺区清晰可见多个高回声小结节,整体回声增高,粗乱不均匀,外腺区回声相对较低。随着内腺的增生肥大,其供血的血管亦发生相应的变化,血管内径增宽。

(2)CT表现　CT图像特点是前列腺径线增大,前列腺超过耻骨联合上方10～30 cm,呈球形或椭圆形,密度均匀,增强后扫描前列腺中心部增生结节密度增高,部分前列腺内散在有小点状或短条状钙化灶。增生明显时膀胱底部受压向上移位,甚至突入膀胱似膀胱肿块。但CT不能很好显示前列腺的分区,当病变局限或在包膜内时,由于病灶与正常的前列腺组织呈相等密度,亦很难显示病灶。

(3)MRI表现　增生的前列腺在T1WI上表现为前列腺体积增大,信号均匀,前列腺轮廓光整,两侧对称;在 T2WI 上表现为前列腺中央区各径线增大,外周区变薄,甚至消失。增大的中央区信号不均,其程度随增生程度的加重而加重。腺体增生者常有假包膜形成,为包绕中央区的环状低信号。

5.典型案例

病例1:男,67 岁,主诉:排尿困难 1 年余,加重 1 周。门诊以"前列腺增生症"收入院。CT 表现为前列腺体积增大,形态饱满,密度未见异常,增强后呈强化欠均匀。MRI 表现为前列腺体积增大,中央腺体与双侧外周带分界欠清,中央腺体可见结节状长短 T2 信号,静脉注入对比剂后增强扫描示,前列腺中央腺体内异常信号可见斑片状不均匀强化。

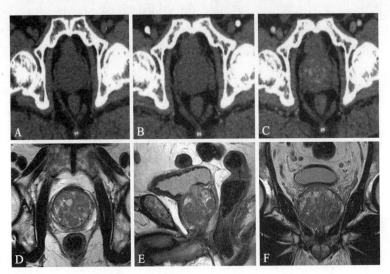

A. CT 平扫;B. CT 动脉增强;C. CT 静脉增强;D. T2WI 横断面;E. T2WI 矢状面;F. T2WI 冠状面
图 4-5-1　前列腺增生 CT、MRI 图像

案例扩展

诊断意见:考虑前列腺增生。

病例2:扫码见案例扩展。

6.鉴别诊断

(1)膀胱颈挛缩　患者有下尿路梗阻症状,直肠指诊未发现前列腺明显增大,除可能为增大腺叶突向膀胱外,还应考虑膀胱颈挛缩的可能。一般认为膀胱颈挛缩继发于炎症病变,膀胱颈部平滑肌被结缔组织所代替,可伴有炎症。膀胱颈挛缩患者一般有较长的下尿路梗阻病史。

(2)神经性膀胱、逼尿肌括约肌协同失调　常表现为下尿路排尿异常,尿失禁等表现。须详细询问有无外伤史,检查有无提肛反射,应依靠尿流动力学检查加以排除。

(3)无力性膀胱(膀胱壁老化)　表现为尿潴留、下尿路排尿异常,大量残留尿,应与前列腺增生相鉴别,应排除损伤、炎症、糖尿病等因素,主要也通过尿流动力学检查加以鉴别。

7.分析思路与拓展

(1)分析思路　前列腺是男性特有的性腺器官,一般 40 岁以后都会出现不同程度的增生,但增生并不意味着一定会有症状;一般症状在 50 岁以后逐渐出现,联合 CT 和 MRI 可以对前列腺增生进行诊断,但要注意排除前列腺癌。

(2)拓展　前列腺分内外两层:内层为尿道周围的黏膜和黏膜下腺体;外层为前列腺体。后者构成前列腺的主体,两层之间有纤维膜隔开。前列腺增生主要发生在内层。腺体间质有轻度增生组织,结构以增生的结缔组织和平滑肌为主,并有增大的腺囊、增生腺管上皮呈乳头状向囊腔内突出,形成间质腺样组织的混合性结节。

参考文献

[1]姜海娅,袁为标,徐振州.1.5T MR 多序列对前列腺增生与前列腺癌诊断价值分析[J].影像研究与医学应用,2021,5(1):181-182.

[2]白铁阳,王心田,姜波,等.探讨 1.5T 磁共振动态增强扫描结合 DWI 和 ADC 在前列腺增生与前列腺癌鉴别诊断中的价值[J].中国临床医学影像杂志,2022,33(2):127-129,133.

[3]赵健智,李长勤.良性前列腺增生引起下尿路梗阻的影像学研究进展[J].泰山医学院学报,2018,39(3):357-360.

[4]祁龙秀.CT 及磁共振成像对前列腺良恶性病变的诊断价值分析[J].现代医用影像学,2022,31(11):2088-2090.

[5]郑蒙蒙,张进生.超声诊断中老年患者下尿路症状的研究进展[J].中国微创外科杂志,2019,19(01):77-80.

二、前列腺癌

1.概述

前列腺癌(prostate cancer,PCa)是男性泌尿生殖系统高发的一种恶性肿瘤,发病率随年龄而增长,其发病率有明显的地区差异,欧美地区较高。我国前列腺癌的发病率较低,但近年来呈明显持续增长趋势。前列腺癌的发展程度可通过临床 TNM 分期及病理学 Gleason 分级来描述。

2.临床表现

前列腺癌好发于老年男性,85% 为 65 岁以上的男性。早期前列腺癌常无明显症状,随着肿瘤生长,压迫邻近器官和组织,出现相应症状和体征,最主要的临床症状为尿路症状,如尿流缓慢、尿频、尿急、尿流中断、排尿不干净和排尿困难等,血尿少见。晚期前列腺癌可以出现远处器官转移的症状,如骨转移、病理性骨折和排便困难等。

3.影像学检查方法

前列腺癌的检查可采用经直肠超声、CT 及 MRI,各种检查的优势与限度如下。

(1)超声 经直肠前列腺超声(transrectal ultrasonography,TRUS)可以初步判断肿瘤的体积大小,但 TRUS 对前列腺癌诊断特异性较低,目前 TRUS 的主要作用是引导进行前列腺的系统性穿刺活检。

(2)CT 在早期前列腺癌诊断方面具有局限性,敏感性低于 MRI,故早期前列腺癌在 CT 上往往没有特异性表现,但到了中晚期,CT 平扫与增强对比分析可以发现前列腺外周带出现造影剂密度不均匀的信号影,也有助于判断有无淋巴结、骨转移或远处转移。

(3)MRI 最佳影像检查方法。MRI 对前列腺癌的分期相当精确,对于发现前列腺癌和确定其大小、范围均有较高价值,故被应用于 PCa 筛查、风险分层、辅助活检和治疗后评估等。

4.影像学表现

(1)超声表现 典型征象是外周带的低回声结节,可发现体积在 4 mm³ 以上的癌结节。恶性肿瘤常出现于外周带,呈低回声,其低回声是因为癌组织分化差,排列呈条索状及巢状并向周围间质浸润所致。

(2)CT 表现 前列腺明显增大,边缘不规则,密度不均匀,肿瘤最常侵及精囊腺,在轴位扫描,膀胱精囊角的消失是肿瘤侵及精囊的可靠征象。CT 检查可发现盆腔淋巴结转移及远隔器官或骨的转移。

(3)MRI 表现 T1WI 上前列腺癌与前列腺组织均为一致性较低信号,难以识别肿瘤;但在

T2WI 上,前列腺癌典型表现为正常较高信号的周围带内出现低信号结节影。增强扫描时,癌结节仅轻度强化,但仍较周边正常组织强化明显,从而使病灶显示更清楚。

5. 典型案例

男,64 岁。主诉:体检发现 PSA 升高 1 月,为前列腺特异性抗原(PSA):5 ng/mL。无排尿困难,有排尿等待、有尿线变细,有尿不尽感,无尿潴留,无尿频、夜尿 1 次/晚。门诊以"前列腺占位"收入院。CT 表现:前列腺体积增大,中央带呈明显不均匀强化(图 4-5-2A ~ C)。MRI 表现:前列腺中央腺体与双侧外周带分界清,中央腺体信号欠均匀,可见点片状长/短 T2 信号,DWI 上高 b 值上示右前份可见片状弥散受限高信号,ADC 图呈明显低信号。左侧外周带可见片状短 T2 信号,DWI 高 b 值呈稍高信号。前列腺双侧外周带中间见类圆形长 T2 信号(图 4-5-2D ~ F)。静脉注入对比剂增强扫描示:前列腺双侧外周带及中央腺体呈不均匀强化。病理诊断:(前列腺穿刺活检)腺泡腺癌(图 4-5-2G ~ H),Gleason 评分:7 分(2 级组),本瘤灶直径约 1.5 cm。

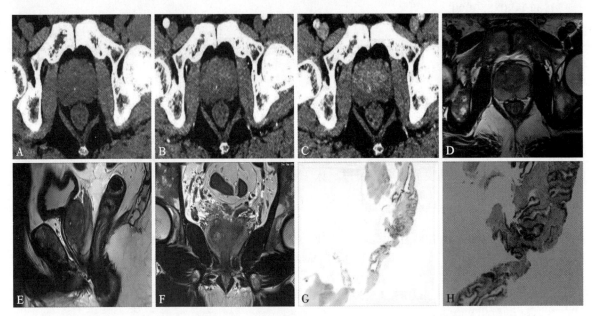

A. CT 平扫;B. CT 动脉增强;C. CT 静脉增强;D. T2WI 横断面;E. T2WI 矢状面;F. T2WI 冠状面;G. 病理;H. 病理

图 4-5-2　前列腺癌 CT、MRI、病理图像

诊断意见:考虑前列腺癌。

6. 鉴别诊断

前列腺癌是一种恶性疾病,应早发现、早治疗,因此必须与一些疾病相鉴别,以明确诊断。

(1)前列腺增生　多见于老年人,可伴有尿频、尿急和尿痛,肛诊多能触及前列腺匀质增生肥大,血 PSA 正常或轻度升高。

(2)前列腺结核　患者较前列腺癌患者年轻,有肺结核病史,常有输精管等"串珠状"改变,尿抗酸杆菌检测阳性,结核分枝杆菌培养阳性,X 线拍片可见肾结核改变,并可见前列腺钙化影,PSA 升高不明显。

(3)非特异肉芽肿性前列腺炎　肛诊时前列腺有结节,容易与前列腺癌混淆。前者结节增大较快,呈"山峰样"突起,软硬不一有弹性,抗感染治疗 5 周后硬结可缩小。

7.分析思路与拓展

（1）分析思路

1）对影像图片要仔细观察原发肿瘤部位及大小、是否突破前列腺包膜、侵犯精囊或其他邻近组织结构、是否发生局部淋巴结转移、是否发生远处转移。

2）影像表现要结合临床症状作出诊断，并进行鉴别诊断，排除可疑病变。确诊前列腺癌需要通过前列腺穿刺活检进行病理检查，多在经直肠超声的引导下进行。

3）对影像报告再次进行审核，是否符合临床表现？诊断依据是否充分？例如发生骨转移的前列腺癌病人的症状是否与以下信息相对应：是否出现下尿路梗阻症状？影像是否发现骨转移病灶？是否引起骨痛、脊髓压迫症状及病理性骨折等骨转移症状？

（2）拓展　前列腺癌是男性前列腺上皮细胞的恶性增生所致的一种肿瘤，主要发生在前列腺的周围带（占80%），常为多病灶起源。前列腺癌95%以上为腺癌，起源于腺上皮细胞。

近年来，PET/MRI研究不断增多。PET/MRI是可以组合代谢受体、解剖和功能的多模态成像，同时具有PET高灵敏度、MRI高特异度及软组织对比度好的优势，在原发性前列腺癌的诊断和分期、生化复发评估、预测和监测肿瘤侵袭性、指导靶向治疗中具有重要价值，可使前列腺癌患者获得更精准治疗方案。与PET/CT相比，PET/MRI中多参数MRI对局部病灶的定位略有优势，同时可以减少辐射剂量。

参考文献

[1]刘玉姗,徐冉,曾施,等.多种超声模式在前列腺癌诊断中的应用价值比较[J].中国临床医学影像杂志,2023,34(4):250-254.

[2]孙文杰,王欣,刘玲,等.3.0T磁共振多参数成像及动态增强扫描对前列腺癌的诊断价值[J].中国CT和MRI杂志,2022,20(1):138-141.

[3]沈文溪,彭婕,姬广海.前列腺癌的影像学研究进展[J].临床医学研究与实践,2023,8(4):191-194.

三、前列腺炎

1.概述

前列腺炎（prostatitis）是指前列腺受致病菌感染和/或某些非感染因素刺激，而出现的骨盆区域疼痛或不适、排尿异常、性功能障碍等临床表现，是男性常见的泌尿生殖系统疾病，患病率高达46.73%。

2.临床表现

急性前列腺炎者少见，临床症状包括寒战、发热、会阴区疼痛，伴尿频、尿痛、夜尿增多、尿道分泌物，可发展成前列腺脓肿，多为年老、合并糖尿病、治疗不充分所致，肛诊示前列腺弥漫肿大，有波动及触痛。慢性前列腺炎在成人发病率较高，以非细菌性多见，表现为会阴区不适，尿路刺激症状及夜尿增多等。

3.影像学检查方法

前列腺炎的检查可采用超声、CT及MRI，其中以经直肠超声最有价值。

（1）超声检查　经直肠超声检查能更清晰观察前列腺外腺、内腺的内部结构。以便尽早发现前列腺内部细小改变，有利于前列腺疾病早期诊断。

（2）CT检查　多排螺旋CT由于其Z轴分辨率高、扫描速度快、层厚薄、覆盖范围大、后处理功能强大，且可多角度、多方位旋转图像，应同时行平扫及增强检查，冠、矢状位重建图像有助于对前列腺炎的整体观察。

（3）MRI 检查　是一种具有高敏感性和特异性的非侵入性方法。用于诊断前列腺病变的不同类型的 MRI 包括：T2 加权成像、扩散加权成像、动态对比增强磁共振成像和磁共振波谱。

4.影像学表现

（1）超声表现　急性前列腺炎，前列腺包膜完整，形态饱满，轻或中度增大，左右侧可不完全对称，内部回声减低。慢性前列腺炎，前列腺轻度增大或增大不明显，两侧基本对称，包膜回声完整、清晰，内部回声欠均匀，常伴结石，对邻近器官组织无压迫或侵犯现象。

（2）CT 表现　急性前列腺炎及慢性前列腺炎急性发作期弥漫性肿大，边缘较模糊，其内可有炎性液化区，CT 检查表现为低或低-等的混杂密度影，边缘模糊。前列腺脓肿形成时影像学表现较典型，CT 检查平扫呈单房或多房，不均匀的低密度区，密度较水高，形态不规整，边缘较清或模糊；增强后脓肿壁呈环形或花边状强化。慢性前列腺炎早期增大，晚期可缩小，其内密度、信号及回声混杂不均匀，常合并假囊肿及钙化，CT 能清楚显示钙化。

（3）MRI 表现　急性前列腺炎的 MRI 表现主要为前列腺体积略大，形态饱满，密度降低，边缘光滑，T2WI 前列腺内信号混杂、不均匀，在 T2WI 高信号区可见更长高信号，代表假脓肿病变，一些病灶常伴有钙化。外周带可见弥漫或非结节局灶性异常信号。

5.典型案例

病例1：男，64 岁，主诉：排尿困难伴反复发热 5 d。门诊以"尿潴留；发热"收入院。CT 平扫示前列腺体积增大，密度不均匀，边界清晰（图4-5-3A）；CT 增强扫描呈不均匀强化，外周带可见不规则多发片状稍低密度影，边缘强化，与膀胱后壁分界不清，前列腺中央见导尿管影（图4-5-3B、C）。MRI 平扫前列腺体积增大，局部向上突向膀胱。前列腺中央腺体与外周带分界欠清，中央腺体及双侧外周带右侧精囊腺内见团片状不均匀长 T1 混杂长/稍短 T2 信号（图4-5-3D、E）。增强扫描可见前列腺中央腺体及双侧外周带右侧精囊腺异常信号呈明显不均匀强化（图4-5-3F）。

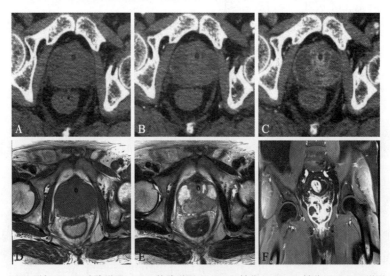

A. CT 平扫；B. CT 动脉增强；C. CT 静脉增强；D. T1WI 轴位；E. T2WI 轴位；F. T1WI 增强
图4-5-3　前列腺癌 CT、MRI 图像

案例扩展

诊断意见：考虑前列腺炎。
病例2：扫码见案例扩展。

6. 鉴别诊断

（1）前列腺增生　良性前列腺增生直肠指检表现为增大的前列腺表面光滑、质韧有弹性，而 PSA 测定正常，影像学表现可见前列腺增大多且为均匀对称性增大，MRI 可明确显示增大的前列腺位于中央腺，外周带受压变窄或趋于消失，信号正常。

（2）前列腺癌　大多数前列腺癌起源于外周带，少数前列腺癌起源于中央带，影像学表现：①前列腺外周带区增强后局部强化灶或两侧强化程度不等，或增强后不能显示解剖分区；②前列腺轮廓局部不规则降起，边缘可有轻微降起；③前列腺未见病灶，而患者 PSA 值持续升高在 15～20 ng/mL 以上；④前列腺病灶向膀胱内明显不规则隆起，精囊出现肿瘤侵犯表现。

7. 分析思路与拓展

（1）分析思路　超声、CT 和 MRI 检查对前列腺炎的诊断有重要价值，应重点观察前列腺外周带区域有无异常密度/信号，并观察病变形态、边缘及增强后的密度/信号；重点观察病变与相邻结构的关系；结合病史及影像表现排除鉴别诊断，作出诊断结论；最后对影像描述及结论进行复核：依据是否充分。

（2）拓展　前列腺炎根据病程可分为急性前列腺炎和慢性前列腺炎，按病因不同分为细菌性前列腺炎和非细菌性前列腺炎。急性细菌性前列腺炎常因后尿道炎、附睾炎、膀胱炎等蔓延而来。慢性前列腺炎较急性常见，可急性发作，病因多种多样，少数由急性演变而来，多数隐匿发生。由于前列腺炎的病因可以是细菌性及非细菌性的，因此其病理特点可为单灶性、多灶性及弥漫性。

参考文献

[1] 董金凯,付成伟,左世栋,等. 11 例前列腺脓肿诊断治疗及文献回顾[J]. 中华男科学杂志,2022,28(10):901-908.

[2] 王娟霞,王志平. 经直肠超声引导下的前列腺活检术后感染相关并发症的研究进展[J]. 医学综述,2016,22(4):726-729.

[3] 杨明,黄鼎祥,张海青,等. 前列腺癌诊断中磁共振新技术的应用及其临床价值探讨[J]. 医学理论与实践,2021,34(17):3056-3058.

第六节　女性生殖系统病变

一、子宫肌瘤

1. 概述

子宫肌瘤又称子宫平滑肌瘤，由平滑肌及纤维间质组成，是子宫最常见的良性肿瘤。好发于 30～50 岁女性。子宫肌瘤常为多发，大小不等，可发生在子宫的任何部位，以子宫体部最多见，可分为浆膜下、肌层内和黏膜下肌瘤，亦可发生于子宫颈部。浆膜下肌瘤可向子宫阔韧带生长，形成子宫阔韧带肌瘤，肌壁内肌瘤最常见，占 60%～70%，浆膜下肌瘤占 20%～30%，黏膜下肌瘤最少见，占 10% 左右。

病理上：子宫肌瘤由漩涡状排列的平滑肌细胞和数量不等的纤维结缔组织分隔所构成。肿瘤的血液供应主要来自邻近的子宫肌组织，较大肌瘤血供不足时，可发生多种变性，变性多自肿瘤中央开始,包括透明样变性、黏液样变性、脂肪变性、液化囊性变、红色变性及钙化。

2. 临床表现

子宫肌瘤临床症状不一,取决于其大小、部位及有无扭转。临床上主要表现为月经改变,邻近器官受压、疼痛,不孕和盆腔肿块。肌壁内肌瘤和黏膜下肌瘤常引起患者月经量增多,浆膜下肌瘤月经改变不明显。子宫肌瘤恶变者极为罕见,占子宫肌瘤的1%以下,多见于老年患者,肿瘤短期内迅速增大。子宫肌瘤可以和子宫内膜癌或子宫颈癌同时存在,以合并子宫内膜癌多见。

3. 影像检查方法

子宫肌瘤的检查可采用超声、CT及MRI,各种检查方法的优势与限度如下。

(1)超声检查　最简单、方便、实用的检查方法,可发现肿瘤的具体位置、形态、大小,检查受操作者主观影响较大。对于比较大、回声复杂的肿瘤定性困难。

(2)CT检查　通常是在腹部检查中偶然发现子宫肌瘤。CT能敏感地检查出肌瘤内的钙化。CT检查有一定的辐射性,应用对比剂应注意不良反应。

(3)MRI检查　最佳检查方法,能发现小至3 mm的子宫肌瘤,确定其数目、位置,并确定肌瘤有无变性和变性的类型,有助于临床选择合适的治疗方案。矢状面和冠状面图像能够清楚地显示肌瘤和子宫壁的关系。但成像时间较长,价格昂贵。

4. 影像学表现

(1)超声表现　子宫增大,多发子宫肌瘤常致子宫形态不规则。肌瘤结节呈圆形低回声,少数呈等回声,周围有假包膜的可见低回声晕。肌壁内肌瘤典型者呈"漩涡状"或"编织状"改变。

(2)CT表现　子宫增大呈分叶状,平扫肌瘤密度等或略低于正常子宫肌,增强扫描时和子宫肌同时强化,强化程度相仿。当肿瘤发生变性时则呈较低密度,增强检查肌瘤有不同程度强化,强化程度多略低于正常子宫肌。CT能敏感地检出钙化,钙化形态多种多样,呈斑点状、环状、条状、块状,可散在分布,也可密集呈团。

(3)MRI表现　典型子宫肌瘤在T1WI上信号强度类似子宫肌,在T2WI上呈明显均一低信号,边界清楚,具有特征。肌瘤发生变性时,依变性类型不同,在T1WI和T2WI上,肌瘤内可有等、高或混杂信号灶。增强检查肌瘤常为不均匀强化。

5. 典型案例

患者,女,60岁,无业人员。主诉:便秘10 d伴腹痛。查体:T 36.7 ℃,P 80 次/min,R 20次/min,BP 130/80 mmHg,神志清,言语清晰,门诊以"腹痛"收入科。患者入院后行盆腔MRI平扫及增强扫描(图4-6-1)。

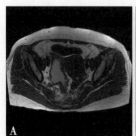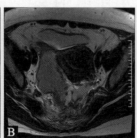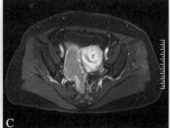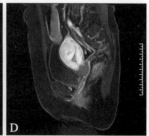

A. 平扫轴位 T1WI;B. 平扫轴位 T2WI;C. 增强轴位 T1WI;D. 增强矢状位 T1WI

图 4-6-1　MRI 图像

MRI图像显示子宫前壁肌层可见一结节状等T1短T2信号(图4-6-1 A、B),增强轴位及矢状位呈不均匀中度强化(图4-6-1 C、D)。

诊断意见:子宫肌瘤。

6.鉴别诊断

主要和子宫恶性肿瘤鉴别。

子宫恶性肿瘤主要依据部位来分,子宫颈癌可累及子宫体,反之也可累及子宫颈。不同组织类型的恶性肿瘤的影像表现均相仿,缺乏特异性征象。影像学检查对子宫恶性肿瘤的分期有重要价值。紧密结合临床表现、了解子宫恶性肿瘤常可与子宫肌瘤同时存在也是术前正确诊断的关键。

7.分析思路与拓展

(1)分析思路 ①CT和MRI检查对识别、定位、定性子宫肌瘤有重要价值,应重点观察病变的数目、大小、形态、边缘及密度/信号。②结合病史及影像表现排除鉴别诊断,作出诊断结论。

(2)拓展 子宫位于盆腔中央,分为宫底、宫体和宫颈三部分,大部分为前屈前倾位,前方为膀胱,后靠直肠,成人子宫长径(宫颈至宫底)为7~8cm,左右径为4~5cm,前后径为2~3cm,产后子宫可略大,绝经后子宫萎缩变小,子宫内膜厚1~8mm,随月经周期变化。CT横断位图像宫颈略呈圆形,子宫体呈"纺锤形"或"三角形",CT值为40~80Hu,正中见略低密度区为子宫内膜及宫腔分泌液,宫体前为子宫膀胱陷窝,后方为子宫直肠陷窝,两隐窝内为脂肪结构,常可见肠襻,CT矢状位可清晰显示子宫全貌及前后结构关系。

参考文献

[1]白人驹,徐克,龚启勇,等.医学影像学[M].北京:人民卫生出版社,2018.
[2]吴恩惠,王霄英,蒋学祥.中华影像医学,泌尿生殖系统卷;第2版.北京:人民卫生出版社,2012.
[3]张骞,汤蓓,张玲,等.CT与超声在子宫肌瘤诊断价值对照研究及影像表现分析[J].中国CT和MRI杂志,2020,18(1):112-114.
[4]缪慧,王晶晶,范恒亮.MR-DWI对不同病理类型子宫肌瘤的鉴别诊断价值研究[J].中国CT和MRI杂志,2022,20(7):129-131.

二、卵巢肿瘤

盆腔中央常见的卵巢肿瘤有卵巢浆液性囊腺瘤和黏液性囊腺瘤、卵巢畸胎瘤、卵巢癌等。

(一)卵巢浆液性囊腺瘤与黏液性囊腺瘤

1.概述

卵巢浆液性囊腺瘤(serous cystadenoma)和黏液性囊腺瘤(mucinous cystadenoma)是卵巢常见的上皮源性良性肿瘤,占卵巢原发肿瘤的25%左右,发生年龄多在20~50岁。

病理上:浆液性囊腺瘤分为单纯性和乳头状,多为单侧,双侧约占20%,单纯型多为单房,乳头型常为多房,内见乳头,50%可恶变。浆液性囊腺瘤囊壁内衬覆单层输卵管型上皮,囊液清亮或呈草黄色,囊内可见乳头生长,肿瘤间质或乳头组织中可见钙盐沉着,形成砂粒体,是该肿瘤的一个特征,约占15%。肿瘤体积大,呈圆形或类圆形,包膜光滑,常为单房。

黏液性囊腺瘤多为单侧,很少双侧,多为多房,恶变率为5%~10%。黏液性囊腺瘤囊壁内衬单层高柱状黏液细胞和宫颈管内膜上皮,囊液稀薄或呈黏稠胶冻状,含糖蛋白或黏蛋白,囊内少见乳头生长。3.5%~12%病例囊壁破裂,内容物种植于腹膜或腹腔,产生大量黏液,形成腹膜假黏液瘤。肿瘤体积巨大,呈圆形或卵圆形,表面光滑,常为多房。

2.临床表现

临床症状有腹部不适或隐痛,腹部包块、消化不良等,少数可伴月经紊乱,患者可出现腹水。

3.影像学检查方法

检查可采用 CT 及 MRI,各种检查方法的优势与限度如下。

(1)CT 检查   最常用的检查方法,应同时行全腹部平扫及增强检查,冠、矢状位重建图像有助于对囊腺瘤的定位及整体观察。

(2)MRI 检查   也是比较常用的检查方法,与 CT 一样能显示肿瘤的大小、形态、内部结构及与周围的关系。对浆液性囊腺瘤和黏液性囊腺瘤囊液成分的分析较 CT 有意义。

4.影像学表现

(1)CT 表现   浆液性囊腺瘤体积较大,常大于 5 cm;呈单房薄壁囊肿,囊液密度均匀,部分为多房;囊内分隔纤细,分房间密度相似;15% 病例囊壁或分隔见点状或条片状钙化,部分见乳头状突起。

黏液性囊腺瘤通常形态不规则,较大,大于 10 cm;呈多房囊性或囊实性肿物;囊壁光整清楚,囊壁薄,囊内可见分隔,囊壁和分隔纤细光滑,可厚薄不一,但厚度不超过 3 mm,囊壁或间隔可见钙化;囊内可见子囊,是其特征性表现;子囊形态各异,数量多,且大小不等;小囊簇拥在大囊的侧壁,子囊间密度可一致,也可不一致;囊内可为近似水样密度,亦可为含黏蛋白的略高密度,CT 值较浆液性高。常形成腹腔黏液瘤,多限于腹膜表面生长,一般不浸润实质脏器,在肝、脾表面可形成"扇贝状"压迹;增强扫描囊壁及分隔见强化。

(2)MRI 表现   囊腺瘤的 MRI 表现类似 CT 表现。肿瘤边界清晰,锐利,可为单房或多房,肿瘤间隔在 T2WI 上表现为线状较低信号,肿瘤中液体成分的信号基本与水相同,呈 T1WI 低信号,T2WI 高信号,但若含蛋白或血液时液体的信号复杂。使用 Gd-DTPA 后,肿瘤壁可呈中度增强,细小壁结节也可显示得更为清楚。

5.典型案例

病例 1:女,63 岁。主诉:下腹部坠胀不适 1 年。查体:T 36.7 ℃,P 80 次/min,R 20 次/min,BP 130/80 mmHg,神志清,言语清晰,下腹部可触及一包块。门诊以"腹部占位"收入科。患者入院后行全腹部 CT 平扫及增强扫描(图 4-6-2)。

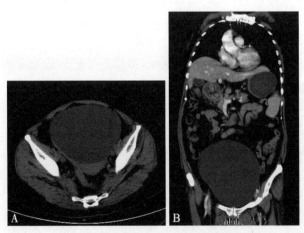

A.CT 平扫轴位;B.CT 增强扫描静脉期冠状位
图 4-6-2   浆液性囊腺瘤 CT 图像

CT 平扫轴位示盆腔可见一类圆形囊状低密度影,边界清晰锐利,囊壁菲薄,囊液密度均匀(图 4-6-2A)。增强扫描静脉期冠状位重建显示(图 4-6-2B),肿块未见强化,肿块呈单房薄壁囊肿改变,位于子宫上方,重建图像从不同角度展示了肿瘤的大体形态及与膀胱、直肠的比邻关系。诊断意见:盆腔单房薄壁囊肿,囊肿较大,直径大于 5 cm,囊壁菲薄,囊液密度均匀,考虑浆液性囊腺瘤。

病例2:女,42 岁,农民。主诉:腹胀半年,加重 1 个月。查体:T 37.1 ℃,P 70 次/min,R 22 次/min,BP 140/90 mmHg,神志清,腹部可触及一巨大肿块。患者入院行全腹部平扫加增强检查,CT 增强冠位(图 4-6-3)显示腹腔略偏右侧可见一巨大多房囊性肿块,囊内可见纤细分隔,囊壁及分隔菲薄,增强囊壁及分隔可见强化,囊内容物密度均匀,未见强化。腹部肠管受压向左侧移位。

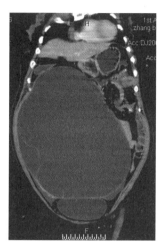

图 4-6-3 黏液性囊腺瘤 CT 增强扫
描静脉期冠状位图像

诊断意见:黏液性囊腺瘤。

6. 鉴别诊断

主要与卵巢囊肿、卵巢囊性畸胎瘤、卵巢囊腺癌鉴别。

(1)卵巢囊肿 是与卵巢功能密切相关的潴留囊肿。体积较小,多小于 5 cm,大部分呈单房,巧克力囊肿可呈多房改变。动态观察部分囊肿可缩小或消失。

(2)卵巢囊性畸胎瘤 常发生于青壮年,是生殖细胞来源的良性肿瘤,呈囊性,囊壁厚薄不均,囊壁有时可见钙化,囊内可见脂肪密度、液体密度、钙化或骨化成分,囊内有时可见液-脂界面。

(3)卵巢囊腺癌 常发生于老年人,是上皮细胞来源的恶性肿瘤,常呈分叶状或不规则状肿块影,囊壁及分隔不规则增厚,囊内实性成分增多,病人常常合并腹水、网膜、腹膜种植和转移。

7. 分析思路与拓展

(1)分析思路

1)CT 和 MRI 检查对识别、定位、定性囊腺瘤有重要价值,应重点观察肿块大小、形态、有无分房及房内密度。浆液性囊腺瘤多为单房薄壁囊性肿物,囊液密度均匀呈水样,部分为多房,囊内分隔均匀纤细,囊内见乳头状结构。黏液性囊腺瘤多房囊性或囊实性肿物,以大囊套小囊,小囊簇拥在大囊侧壁为特征,各房密度可不均,囊壁和分隔可厚薄不均,瘤体较浆液性囊腺瘤大,常形成腹腔黏液瘤。

2)应重点观察病变与附件的关系,如与右侧附件关系密切,则有可能来源于右侧附件,反之,来源于左侧附件,部分肿瘤位置居于腹腔正中,判断左右困难。

3)对检查视野内的其他组织和器官均要仔细检视,观察有无腹腔积液、大网膜异常,邻近肠管受压情况。

4)结合病史及影像表现排除鉴别诊断,作出诊断结论。

5)最后对影像描述及结论进行复核,是否针对临床提出的问题进行了解答? 获得此结论的依据是否足够? 例如浆液性囊腺瘤的影像描述、结论中是否提供以下信息:①是否单房薄壁囊肿,囊肿直径大于 5 cm;②是否囊液密度均匀,囊壁菲薄。

(2)拓展　卵巢肿瘤依据来源分为上皮源性、生殖细胞源性、性索间质肿瘤三大类,浆液性囊腺瘤和黏液性囊腺瘤是卵巢常见的上皮源性良性肿瘤。典型的浆液性囊腺瘤和黏液性囊腺瘤它们的影像学表现具有特征性,不难诊断,但二者的影像学表现有交叉,诊断有一定难度,需要综合考虑。

参考文献

[1]白人驹,徐克,龚启勇,等.医学影像学[M].4 版.北京:人民卫生出版社,2018.

[2]吴恩惠,王霄英,蒋学祥.中华影像医学.泌尿生殖系统卷[M].2 版.北京:人民卫生出版社,2012.

[3]傅晓明,高波,周科峰,等.多层螺旋 CT 对卵巢囊腺瘤及囊腺癌的鉴别诊断及其影像学特点[J].医学影像学杂志,2019,29(7):1181-1184.

[4]张智栩,高剑波,郭华,等.卵巢黏液性囊腺瘤 7 例多层螺旋 CT 诊断[J].郑州大学学报(医学版),2010,45(5):860-862.

(二)卵巢畸胎瘤

1. 概述

卵巢畸胎瘤(ovarian teratoma)是卵巢常见的生殖细胞源性良性肿瘤,占所有卵巢肿瘤的 15% ~ 20% ,含有至少两个或三个胚层组织成分,多见于 20 ~ 30 岁女性,多为良性,少数为恶性,囊性或实性,恶性倾向与组织分化程度有关,与肿瘤的囊性或实性无关。

病理上:分为成熟畸胎瘤(成熟囊性畸胎瘤)和不成熟畸胎瘤。成熟畸胎瘤由三胚层的成熟胚胎性组织构成,偶见一个胚层,大体呈囊性,充满皮脂样物、囊壁可见头节,表面附有毛发,可见牙齿。镜下由三个胚层的各种成熟组织构成(皮肤、毛囊、汗腺、脂肪、肌肉、骨、软骨、消化道上皮)。

不成熟畸胎瘤由三胚层的成熟和未成熟胚胎性组织构成,二者常混杂。大体呈实体分叶状,可含许多小的囊腔,镜下在与成熟畸胎瘤相似的组织结构背景上,见原始神经管,未成熟骨,软骨。转移发生率高。

2. 临床表现

临床上多无症状,发生扭转或破裂时可出现疼痛。

3. 影像学检查方法

(1)CT 检查　为最常用的检查方法,可显示肿瘤外形、大小、密度及和周围组织关系。对肿瘤内的牙齿和骨化成分的检出明显优于 MRI。

(2)MRI 检查　也是比较常用的检查方法,对脂肪成分非常敏感,相对 CT 能提更多供肿瘤内部成分的信息,为诊断及鉴别诊断提供更多帮助。

4. 影像学表现

(1)CT 表现　成熟畸胎瘤表现为密度不均的囊性肿块,单侧或双侧性,囊壁厚薄均匀,边缘光整,囊壁可有蛋壳样钙化,囊内可见脂肪和骨骼、牙齿,液-脂界面。

不成熟畸胎瘤常表现为实性肿瘤,边缘不规则,内常有小囊腔,囊内可见液体及脂肪,实质内见不规则钙化、骨组织。增强实质部分轻度强化。畸胎瘤恶变可侵及邻近组织。

（2）MRI 表现 畸胎瘤的 MRI 表现类似 CT 表现。囊性畸胎瘤的 MRI 表现取决于所含的成分。脂肪成分为 T1WI 高信号、T2WI 中低信号，与皮下脂肪相似，在 STIR 序列中脂肪信号被抑制而表现为无信号，可与出血病变相鉴别，是诊断囊性畸胎瘤的主要依据。囊性畸胎瘤除了含脂肪成分外，还可见由毛发、脱落上皮和皮脂腺形成的壁结节，结节从囊肿壁向囊内突出，可为一个或数个，毛发在 T1WI、T2WI 均为中等信号；脱落上皮、皮脂在 T1WI 上为中等信号，在 T2WI 上为高或中等信号。囊性畸胎瘤内的骨骼、牙齿与钙化为无或低信号结构。

5. 典型案例

女，18 岁，学生。主诉：下腹部不适 7 月余。查体：T 36.2 ℃，P 78 次/min，R 19 次/min，BP 120/75 mmHg，神志清，言语清晰，下腹部可触及包块。门诊以"腹部占位"收入科。患者入院后行全腹部 CT 平扫及增强扫描。CT 轴位平扫示盆腔两侧分别可见一类圆形囊状低密度影，边界清晰锐利，囊内可见脂肪密度、液体密度，右侧病灶内可见一壁结节，壁结节内另可见钙化成分（图 4-6-4）。

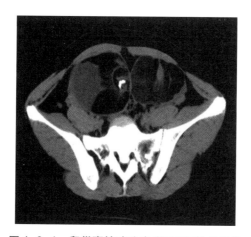

图 4-6-4　卵巢囊性畸胎瘤 CT 平扫轴位图像

诊断意见：盆腔混杂密度肿块，内可见脂肪、液体、钙化成分，考虑囊性畸胎瘤。

6. 鉴别诊断

主要与卵巢囊肿、卵巢囊腺癌鉴别。

（1）卵巢囊肿 是与卵巢功能密切相关的潴留囊肿。体积较小，多小于 5 cm，大部分呈单房，巧克力囊肿可呈多房改变。动态观察部分囊肿可缩小或消失。

（2）卵巢囊腺瘤 浆液性囊腺瘤呈单房薄壁囊性肿物，囊液密度均匀呈水样，部分为多房，囊内分隔均匀纤细。黏液性囊腺瘤呈多房囊性或囊实性肿物，以大囊套小囊，小囊簇拥在大囊侧壁为特征，各房密度可不均，囊壁和分隔可厚薄不均，常形成腹腔黏液瘤。

7. 分析思路与拓展

（1）分析思路

1）CT 和 MRI 检查对识别、定位、定性畸胎瘤有重要价值，应重点观察肿块内成分。肿块内常可见脂肪密度、液体密度、软组织密度、钙化及骨化成分。

2）应重点观察病变与附件的关系，畸胎瘤可单侧，也可双侧发生，一定要认真观察图像，以免漏诊。

3)结合病史及影像表现排除鉴别诊断,作出诊断结论。

4)最后对影像描述及结论进行复核,例如畸胎瘤的影像描述、结论中是否提供以下信息:是否有脂肪密度,钙化或骨化？肿块内有无头节？是单侧还是双侧？

(2)拓展　卵巢生殖细胞源性肿瘤占所有卵巢原发肿瘤的20%~40%,多发生于年轻妇女或幼女,儿童和青春期患者占60%~90%。常见的有无性细胞瘤、内胚窦瘤、胚胎癌、绒毛膜上皮癌、畸胎瘤(良性、未成熟畸胎瘤)、混合性生殖细胞肿瘤等。由原始性生殖细胞组成的肿瘤称为无性细胞瘤(男性为精原细胞瘤);向胚胎的体壁细胞分化可形成畸胎瘤;向胚外组织分化,瘤细胞和胎盘的间充质或它的前身与卵黄囊相似,可形成卵黄囊瘤(又称内胚窦瘤);向覆盖在胎盘绒毛表面的细胞分化,形成绒毛膜癌。

参考文献

[1]白人驹,徐克,龚启勇,等.医学影像学[M].4版.北京:人民卫生出版社,2018.

[2]吴恩惠,王霄英,蒋学祥.中华影像医学,泌尿生殖系统卷[M].2版.北京:人民卫生出版社,2012.

[3]陆宽,金丹,徐亮,等.卵巢未成熟性畸胎瘤与成熟性畸胎瘤的CT定量与征象分析[J].临床放射学杂志,2019,38(12):2357-2360.

[4]容豫,王金清,郭应坤,等.卵巢恶性畸胎瘤的CT表现[J].中国医学影像学杂志,2019,27(04):316-319.

(三)卵巢囊腺癌

1.概述

卵巢囊腺癌(ovarian cystadenocarcinoma)是来源于上皮的恶性肿瘤,卵巢恶性肿瘤的85%~90%来源于上皮,最常见的是浆液性囊腺癌和黏液性囊腺癌。与激素、癌基因、家族史、理化因素和感染等因素有关,多由囊腺瘤恶变而来。好发于中老年,易发生转移,腹膜种植,淋巴结转移。

病理上:浆液性囊腺癌常见,占上皮性癌的75%,癌细胞常以形成囊腔和乳头为特征,多房囊实性,囊内充满细小乳头,少数可见囊壁及肿瘤实性部分钙化,为浆液性囊腺癌的特征。囊内一般为混浊血性液体,约50%浆液性囊腺癌为双侧发生。

黏液性囊腺癌少见,占上皮性癌的20%,由分化不良的黏液柱状上皮构成较大囊腔,多房囊实性,呈圆形、卵圆形或分叶状,囊腔内含血性胶样物,黏液性单侧多见。

2.临床表现

早期多无症状,待出现症状时病情已晚,晚期可有压迫症状、血性腹水、消瘦乏力等。

3.影像学检查方法

(1)CT检查　最常用的检查方法,可显示肿瘤外形、大小、密度及和周围组织关系。

(2)MRI检查　也是比较常用的检查方法,相对CT能提供更多肿瘤内部成分的信息,为诊断及鉴别诊断提供更多帮助。

4.影像学表现

(1)CT表现　囊腺癌表现为腹腔菜花状、结节状或不规则状肿块,体积较大,边界清晰,呈多房囊实性,实性或囊性,囊壁和囊性间隔不规则增厚,增强后实性成分及分隔呈中等度强化。可出现腹水,大网膜、腹膜种植和转移,以大网膜受累最常见,最明显,呈污垢状或饼状,在腹膜、腹腔形成肿块。肝脾边缘、肠管边缘及腹膜等钙化性转移灶,为浆液性囊腺癌的特征。亦可见淋巴结转移。浆液性与黏液性囊腺癌影像学鉴别困难。

(2)MRI表现　囊腺癌表现类同于CT,肿块边缘多不规则,同时具有囊性和较明显的实性部分,T1WI实性部分呈中度或偏低信号,T2WI呈略高和高信号,且信号不均,其中DWI上实性部分呈明显高信号,增强实性部分可见强化。

5.典型案例

女,54岁,农民。主诉:下腹部不适7月余。查体:T 36.2 ℃,P 78 次/min,R 16 次/min,BP 122/73 mmHg,神志清,言语清晰,下腹部可触及包块。门诊以"腹部占位"收入科。患者入院后行全腹部CT平扫及增强扫描。

CT增强轴位显示:右侧附件区可见一囊实性肿块影,分叶状,囊壁及分隔不均匀增厚,增强呈中度强化(4-6-5A);左侧附件区可见一实性肿块,分叶状,边界清晰锐利,实性部分可见中度强化,冠位显示(4-6-5B)右侧大网膜呈饼状增厚,腹腔可见大量积液。

诊断意见:双侧附件区占位,考虑卵巢囊腺癌。

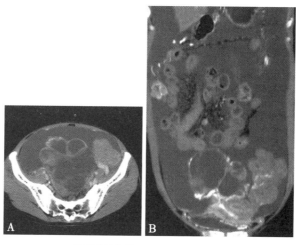

A.增强静脉期轴位;B.增强静脉期冠位
图4-6-5　卵巢囊腺癌CT图像

6.鉴别诊断

主要与卵巢囊腺瘤、卵巢转移瘤鉴别。

(1)卵巢囊腺瘤　浆液性囊腺瘤呈单房薄壁囊性肿物,囊液密度均匀呈水样,部分为多房,囊内分隔均匀纤细。黏液性囊腺瘤呈多房囊性或囊实性肿物,以大囊套小囊、小囊簇拥在大囊侧壁为特征,各房密度可不均,囊壁和分隔可厚薄不均,常形成腹腔黏液瘤。

(2)卵巢转移瘤　表现为单侧或双侧的肿块,密度混杂,肿块呈不规则强化,有原发肿瘤病史,通常为胃肠道肿瘤。

7.分析思路与拓展

(1)分析思路　①CT和MRI检查对识别、定位、定性卵巢癌有重要价值,应重点观察肿块的囊性、实性部分比例,间隔厚度,有无腹膜大网膜转移、腹水等。②结合病史及影像表现排除鉴别诊断,作出诊断结论。

(2)拓展　卵巢恶性肿瘤的85%~90%来源于上皮,即卵巢癌。其中浆液性囊腺癌约占42%,黏液性囊腺癌约占12%,子宫内膜癌约占15%,未分化癌亦称实性癌、髓样癌、间变性癌等,约占17%,透明细胞癌约占6%。

参考文献

[1]白人驹,徐克,龚启勇,等.医学影像学[M].4 版.北京:人民卫生出版社,2018.

[2]吴恩惠,王霄英,蒋学祥.中华影像医学,泌尿生殖系统卷[M].2 版.北京:人民卫生出版社,2012.

[3]张智栩,高剑波,张永高,等.卵巢囊腺瘤和囊腺癌 31 例多层 CT 诊断[J].郑州大学学报(医学版),2011,46(1):143-145.

[4]彭少华,南燕,王成伟.CT、MRI 对卵巢癌定性、分期、侵袭及转移的诊断敏感性研究[J].实用妇科内分泌电子杂志,2022,9(9):76-79.

[5]易文卉,毛海宇.卵巢肿瘤 64 层螺旋 CT 影像学表现及其鉴别诊断分析[J].中国 CT 和 MRI 杂志,2022,20(1):158-160.

三、子宫内膜癌

1. 概述

子宫内膜癌(carcinoma of endometrium)又称子宫体癌,大部分起源于内膜腺体的腺癌,是常见的妇科恶性肿瘤,多见于中老年,早期诊断主要依靠刮宫和细胞学检查,晚期可直接侵及子宫肌层并向宫旁蔓延,进一步发展为淋巴结转移或血行转移。

子宫内膜癌的大体病理表现为弥漫型和局限型两种,以弥漫型居多。弥漫型肿瘤累及大部分或全部子宫内膜,病变呈"息肉状"或"菜花状",质脆;局限型是局灶性的息肉或结节,以位于子宫底部或角部较多,可以多发。组织学亚型以子宫内膜样腺癌最多,约占 80%,分化较好,预后也较好,其他组织学亚型有浆液性乳头状腺癌、黏液性腺癌、透明细胞癌、鳞状细胞癌、未分化癌和混合型癌。

2. 临床表现

表现为不规则阴道出血,白带增多,并血性和脓性分泌物,晚期时发生疼痛。

3. 影像学检查方法

(1)超声检查 简单、方便、可作为筛选检查方法。

(2)CT 检查 CT 的诊断价值在于判断癌肿有无外侵及帮助判断临床分期,也用于判断治疗效果及有无复发。

(3)MRI 检查 是常用的检查方法,能显示侵犯子宫肌的深度。还可用于肿瘤疗效的评估及判断有无复发,MRI 要优于超声。

4. 影像学表现

(1)超声表现 子宫内膜增厚,不规则回声,难以区分内膜和肌层,CDFI 显示肿瘤内部和周边有丰富的血流信号。

(2)CT 表现 CT 平扫时肿瘤和正常子宫肌呈等密度,诊断价值低,必须结合增强扫描。受累子宫增大或正常大小,子宫腔常扩大积液。肿瘤呈"菜花状",密度略低于正常子宫肌层,周围可为宫腔内积液所环绕,肿瘤可以充满全部宫腔。

(3)MRI 表现 子宫内膜不规则增厚,呈"结节状"或"菜花状",可见中等信号的肿瘤破坏子宫内膜与子宫肌界面,使得低信号连接带连续性中断,DWI 上呈明显高信号,增强肿瘤呈中度不均匀强化。MRI 矢状位能清晰显示子宫颈是否受累。大的肿瘤可使子宫腔扩大,子宫腔积液。MRI 也可检出盆腔或腹膜后淋巴结肿大或盆底腹膜种植。

5. 典型案例

女,59 岁,无业人员。主诉:阴道间断性少量出血 2 年,发现子宫内膜癌 2 月余。查体:

T 36.5 ℃,P 80 次/min,R 19 次/min,BP 128/78 mmHg,神志清,言语清晰。门诊以"子宫内膜样癌"收入科。患者入院后行盆腔 MRI 平扫及增强扫描。

MRI 示:宫腔内可见团片状等 T1 混杂长/短 T2 信号,病变向下达宫颈管内口,病变与肌层分界不清(图 4-6-6A、B)。增强后病变呈轻度强化,呈相对低信号(图 4-6-6C、D),病变范围约 62 mm×25 mm×20 mm(上下径×前后径×左右径)。

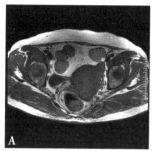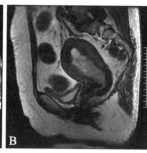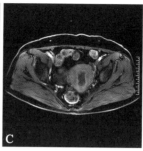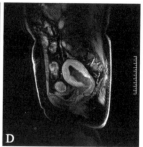

A. 平扫轴位 T1WI;B. 平扫矢状位 T2WI;C. 增强轴位 T1WI;D. 增强矢状位 T1WI

图 4-6-6　子宫内膜癌 MRI 图像

诊断意见:子宫内膜癌。

6. 鉴别诊断

子宫颈癌:发生于子宫颈部,宫颈部增粗,形成不规则肿块,可向上侵犯子宫体部。

7. 分析思路与拓展

(1)分析思路　①MRI 检查对识别、定位、定性子宫内膜癌有重要价值,应重点观察肿瘤的浸润深度、周围侵犯状况,进行准确的术前分期。②结合病史及影像表现排除鉴别诊断,作出诊断结论。

(2)拓展　子宫内膜癌的临床分期 FIGO 法(表 4-6-1)。

表 4-6-1　子宫内膜癌的临床分期

分　期	标　　准
0 期	肿瘤限于黏膜内(原位癌)
Ⅰ 期	肿瘤限于宫体内
Ⅱ 期	除宫体外并侵及宫颈
Ⅲ 期	累及宫体以外,但未超出小骨盆
Ⅳ 期	扩散到小骨盆外,或明显侵及膀胱、直肠

参考文献

[1]白人驹,徐克,龚启勇,等.医学影像学[M].4 版.北京:人民卫生出版社,2018.

[2]吴恩惠,王霄英,蒋学祥.中华影像医学,泌尿生殖系统卷[M].2 版.北京:人民卫生出版社,2012.

[3]丁思萱,孟欢,殷小平.子宫内膜癌的影像组学研究进展[J].磁共振成像,2023,14(4):188-192.

[4]张虎.子宫内膜癌 MRI 影像特征及临床诊断分析[J].实用妇科内分泌电子杂志,2022,9(33):87-89.

[5]李欣欣,王丽旻,刘彧.超声、CT 和 MRI 术前诊断子宫内膜癌分期的价值观察[J].中国 CT 和 MRI 杂志,2022,20(2):121-123.

四、子宫颈癌

1.概述

子宫颈癌(carcinoma of cervix)为妇科常见恶性肿瘤,居首位,好发于 35～55 岁,宫颈癌组织学上起源于鳞状上皮和柱状上皮交界区,以鳞癌多见,占 80%～90%,腺癌少见。

子宫颈癌的病理大体类型可分为三型:外生型,肿瘤发生在子宫颈外口,向外突出呈结节状,体积大,浸润浅,可累及阴道;内生型,肿瘤向子宫颈管壁浸润,浸润范围较深;溃疡型,上述两型坏死脱落形成深的溃疡。在子宫颈癌的组织类型中,鳞癌占 70%,腺癌占 20%,腺鳞癌占 8%～10%。腺癌、腺鳞癌易发生在 40 岁以下的患者,预后较鳞癌差。

2.临床表现

表现为阴道分泌物增多及接触性阴道出血,若有癌肿坏死则有恶臭性白带,若侵犯膀胱及直肠则有膀胱阴道瘘、直肠阴道瘘。

3.影像学检查方法

(1)CT 检查　CT 的空间分辨率高,仪器分布广,价格经济,是子宫颈癌术后随诊的首选方法。

(2)MRI 检查　是目前子宫颈癌首选的影像检查方法。软组织对比度高是其最大优点,直接多断面扫描可见清晰地显示子宫体、子宫颈、阴道及毗邻结构。MRI 有助于附件、盆壁复发的诊断。

4.影像学表现

(1)CT 表现　宫颈增粗,直径大于 3.5 cm,甚至形成不规则肿块,增强肿块强化程度低于正常宫颈组织。

(2)MRI 表现　子宫颈癌的典型表现为 T2WI 上呈中、高信号,在较大的肿瘤内可有凝固性坏死,从而使整个肿瘤呈不均匀混杂信号。肿瘤的轮廓可清晰显示,有助于测量大小。T1WI 上盆腔解剖关系清楚,但肿瘤与子宫颈组织之间无明显对比,显示不清,T2WI 是检查子宫颈癌的最主要的扫描序列。

5.典型案例

女,52 岁,无业人员。主诉:阴道出血 1 月余。查体:T 36.2 ℃,P 78 次/min,R 16 次/min,BP 122/73 mmHg,神志清,言语清晰,门诊以“宫颈占位”收入科。患者入院后行盆腔 MRI 平扫及增强扫描。MRI 示:宫颈区可见团块状等 T1 等 T2 信号,病变边界欠清,累及宫颈全周及全层,病变下缘与阴道上缘分界不清,阴道上段壁增厚(图 4-6-7A、B)。增强后病变可见不均匀强化,呈相对低密度(图 4-6-7C、D),其范围约 45 mm×42 mm×42 mm(上下径×前后径×左右径)。

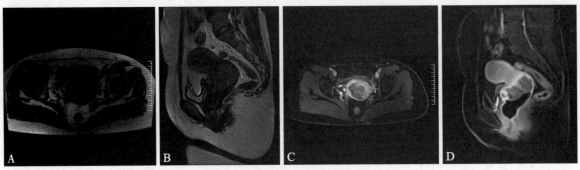

A.平扫轴位 T1WI;B.平扫矢状位 T2WI;C.增强轴位 T1WI;D.增强矢状位 T1WI

图 4-6-7　子宫颈癌 MRI 图像

诊断意见:子宫颈癌(Ⅱa期)。

6. 鉴别诊断

> 子宫内膜癌:发生于子宫体部,子宫内膜不规则增厚,呈"结节状"或"菜花状",可见中等信号的肿瘤破坏子宫内膜与子宫肌界面,使得低信号连接带连续性中断,可向下侵犯子宫颈部。

7. 分析思路与拓展

(1)分析思路　①MRI 检查对识别、定位、定性子宫颈癌有重要价值,应重点观察肿瘤的浸润深度、周围侵犯状况,进行准确的术前分期。②结合病史及影像表现排除鉴别诊断,作出诊断结论。

(2)拓展　宫颈癌的临床分期见表4-6-2。

表 4-6-2　宫颈癌的临床分期

分　期	标　　准
0 期	肿瘤限于黏膜内(原位癌)
Ⅰ 期	肿瘤限于宫颈
Ⅰa 期	肿瘤侵犯深度在基膜下 5 mm,癌灶未融合
Ⅰb 期	肿瘤侵犯深度>5 mm,或<5 mm,但癌灶融合
Ⅱ 期	肿瘤侵犯宫颈外,未扩展至盆壁及阴道下 1/3
Ⅱa 期	肿瘤侵犯阴道上 2/3,但无宫旁浸润
Ⅱb 期	侵及宫旁
Ⅲ 期	肿瘤扩展到盆壁及阴道下 1/3
Ⅲa 期	阴道下 1/3 受侵,盆壁未浸润
Ⅲb 期	侵犯盆壁且有肾积水及肾功能减退
Ⅳ 期	肿瘤已超出骨盆或侵犯膀胱及直肠
Ⅳa 期	侵犯膀胱及直肠
Ⅳb 期	远处转移

参考文献

[1]白人驹,徐克,龚启勇,等.医学影像学[M].第四版.北京:人民卫生出版社,2018.

[2]吴恩惠,王霄英,蒋学祥.中华影像医学,泌尿生殖系统卷[M].第 2 版.北京:人民卫生出版社,2012.

[3]程庆华,彭晓澜,林凤珠.多模态 MRI 在宫颈癌病理分化程度及组织学分型的价值研究[J].放射学实践,2022,37(10):1268-1272.

[4]王燕鸣,殷成,周涛,等.增强 T2 * 加权血管成像在宫颈癌诊断及评估放疗疗效的价值[J].磁共振成像,2021,12(10):22-25+31.

[5]陈静,曹雷,顾红梅.扩散峰度成像在评估宫颈癌病理类型及分化程度中的价值[J].放射学实践,2021,36(5):628-632.

第五章　骨关节系统

第一节　骨关节外伤与炎症

一、骨折与关节脱位

1. 概述

骨折是指骨或软骨组织遭受暴力作用时,发生的骨组织或软骨组织的完整性或连续性部分或全部中断或丧失,畸形、功能障碍、反常活动是本病的典型症状。

骨折的分型根据分型原则的不同分为很多种,比如通过暴力作用分型,可以分为直接暴力、间接暴力以及积累性劳损。如果根据皮肤和黏膜的完整性分类,可以分为闭合性骨折和开放性骨折,根据骨折的程度和形态分类,又可以分为不完全骨折和完全骨折,其中不完全性骨折又可以分为裂缝骨折和青枝骨折。完全性骨折的分类较多,分别是横行骨折、斜形骨折、螺旋形骨折、粉碎性骨折、嵌插骨折、压缩性骨折、凹陷性骨折以及骨骺分离。根据骨折断端的稳定程度,又可以分为稳定性骨折和不稳定性骨折。

关节脱位就是指关节的对合关系不正常或者失去了原本的对合关系,其发生的主要原因是外伤,少数为病理性和先天性的。关节外伤性脱位多发生于活动范围较大、关节囊和周围韧带不坚强、结构不稳定的关节。关节脱位多发生在活动范围较大、活动较频繁的关节,上肢关节脱位较下肢多见。在大关节脱位中,以肩关节为最多,其次为肘关节、髋关节及颞颌关节。患者以青壮年男性为多,儿童与老年人较少,儿童脱位多合并骨骺分离。

2. 临床表现

骨折可由创伤和骨骼疾病所致,儿童、老年人容易由于意外发生骨折,一些体力工作者、运动员由于长期受力容易发生骨折,骨折一般表现为疼痛、压痛、局部肿胀、瘀斑,患者严重损伤时有发热、休克等骨折常见的并发症。骨折的特有体征包括:畸形;异常活动;骨擦音或骨擦感。

关节脱位的表现,一是关节处疼痛剧烈;二是关节的正常活动丧失;三是关节部位出现畸形。临床上可分损伤性脱位、先天性脱位及病理性脱位等几种类型。

3. 影像学检查方法

(1)X 线检查　可以显示临床上难以发现的不完全性骨折、深部的骨折、关节内骨折和小的撕脱性骨折等,帮助了解骨折的类型和骨折端移位情况,对于骨折的治疗具有重要指导意义。

(2)CT 检查　CT 以其分辨率高、无重叠和图像后处理的优点,弥补了传统 X 线检查的不足。CT 检查对于关节内骨折、复杂骨折(如骨盆、髋臼骨折)等具有重要的意义。通过 CT 或 CT 重建能够准确判断骨折块的大小、数量,关节面的损伤、塌陷程度,为术前的规划、手术入路的选择提供参考。

（3）MRI检查　可清晰显示X线平片和CT不能显示的软骨、韧带、骨髓及其他关节附属结构病理改变，可以根据骨挫伤情况判断病变新鲜与否，还可以发现X线平片及CT未能发现的隐匿性骨折并确定骨挫伤的范围。

关节脱位的影像学诊断主要依靠X线平片，复位治疗后仍需X线检查，以了解脱位的情况和有无并发骨折。CT对于显示复杂结构部位的关节半脱位和隐匿性骨折有优势。MRI不但可以显示脱位，还可以直观显示关节脱位的合并损伤，如关节内积血、韧带和肌腱的断裂以及关节周围软组织的损伤。

4.影像学表现

（1）X线表现　①不完全性骨折：该透亮线往往并不会贯穿双层的骨皮质，仅累及单侧骨皮质和松质骨。②完全性骨折：透亮线可以贯穿双侧骨皮质。完全性骨折较为明显的时候，还可以出现骨折的对位、对线不良，主要包括骨折的成角移位、旋转移位，以及分离移位。

长骨骨干骨折的类型：主要包括横行、楔形、螺旋形或粉碎性骨折等；股骨颈常见嵌插骨折。嵌插骨折很少见到骨折线，仅表现为骨小梁的交错使局部密度轻度增高。

脊柱骨折：X线表现为椎体压缩呈楔形，前缘骨皮质嵌压。断端嵌入可见横行不规则线状致密带。上下椎间隙一般保持正常。严重时常并发脊椎后突成角、侧移，甚至发生椎体错位，由于压迫脊髓而引起截瘫。

颅骨骨折：常见凹陷、线型或星芒状骨折。

（2）CT表现　骨皮质连续性的中断或多发的碎裂骨折块，周围软组织肿胀。特殊部位的骨折，如颅骨骨折常表现为骨折处的凹陷；椎体骨折，表现为椎体高度的减少，椎体变扁，椎体骨质断裂；撕脱性骨折，可以在骨折处看到游离的骨片影。

（3）MRI表现　包括骨折线、骨挫伤、软骨损伤、韧带撕裂损伤、脊髓损伤出血及关节腔（囊）积液。骨折线在T1WI上表现为线样低信号，与骨髓的高信号形成鲜明的对比，T2WI上为高信号，代表水肿或肉芽组织不规则的T1WI低信号和T2WI高信号影。骨挫伤表现为骨折周围或创伤区域T1WI中等偏低信号，T2WI高信号，脂肪抑制序列边缘模糊高信号；韧带损伤表现为正常低信号的韧带内出现高信号或韧带的连续性中断；脊髓损伤MRI表现为脊髓增粗伴有T1WI序列高信号或低信号，T2WI和脂肪抑脂序列高信号；软骨损伤表现为软骨连续性断裂及软骨形态改变（软骨局限性变薄或缺损）。

5.典型案例

患者，男，63岁。主诉：3 h前骑电动车时被小汽车撞伤，当即感左小腿疼痛麻木、活动受限，伴局部出血。查体：左下肢肿胀明显，左踝淤紫、畸形，局部压痛，可触及骨擦感，左踝关节活动受限，左侧足背动脉搏动稍弱，足趾活动可。X线正、侧位片示左侧内踝及腓骨下段见骨质断裂，断端错位，胫骨远端向前移位（图5-1-1A、B）。CT矢状位、冠状位骨窗、软组织窗图像示左侧腓骨中下段骨折，断端错位，左侧胫骨远端粉碎性骨折，左侧胫骨向前移位，踝关节对位欠佳（图5-1-1C～F）。MRI矢状位T1WI、矢状位脂肪抑制PDWI、冠状位脂肪抑制PDWI图像示左侧胫骨远端局部骨质欠连续，可见游离骨片影，左侧胫骨远端向前移位，左侧踝关节腔、左侧跟距关节间隙积液；左小腿下段及左踝关节周围、左足背及左侧足底软组织水肿（图5-1-1G～I）。

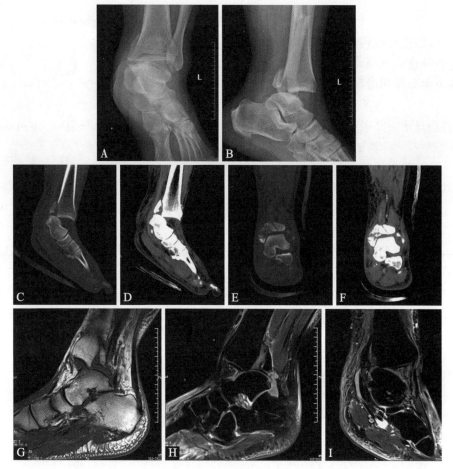

A. X 线正位片；B. X 线侧位片；C. CT 矢状位骨窗；D. CT 矢状位软组织窗；E. CT 冠状位骨窗；F. CT 冠状位软组织窗；G. MRI 矢状位 T1WI；H. MRI 矢状位 T2WI 压脂；I. MRI 矢状位 T1WI 增强

图 5-1-1　左踝关节骨折 X 线、CT、MRI 图像

诊断意见：左侧外踝、腓骨下段骨折，踝关节脱位；左小腿下段及左踝关节周围、左足背及左侧足底软组织水肿。

6. 鉴别诊断

骨折的体征以及影像学检查结果具有特异性，临床上无须与其他疾病鉴别。

7. 分析思路与拓展

（1）分析思路　在进行骨折 X 线报告书写时，我们应进行的描述包括：骨折的解剖部位与范围；骨折的类型；骨折片的对线，有无移位、成角、旋转、缩短或分离；骨折线相对创伤骨长轴的方向；是否有特殊征象，如嵌插、凹陷或压缩；是否有相关异常，如骨折伴脱位；对于一些特殊类型的骨折，要去观察是否存在异常应力或继发于病理过程；对于一些难诊断的骨折（隐匿性骨折），要查找是否存在相关的异常征象，比如软组织肿胀、脂肪线的模糊与消失、骨膜与骨内膜反应、关节积液等。

CT 是平片的重要补充，可发现平片上不能发现的隐匿骨折。对于结构复查和有骨性重叠部位的骨折，CT 相比平片能更精确显示骨折及移位情况，但当骨折线与 CT 扫描平面平行时，可能漏掉骨折，因此不能单凭 CT 就排除骨折，一定要结合平片。不易观察骨折的整体情况也是其缺点，但三维重建可以全面直观地了解骨折情况。

骨折的 MRI 表现的早期征象表现为 T1WI 低信号、T2WI 高信号线样骨折线,局部骨质充血水肿,T1WI 低信号、T2WI 高信号。随着骨折的修复,T1WI 低信号、T2WI 高信号或低信号骨折线模糊,骨折区可见骨髓水肿,邻近软组织可有或无水肿;至愈合期,骨折线愈合,断端骨髓腔及骨皮质周围骨痂显示为 T1WI、T2WI 极低信号,局部不规则增粗

(2)拓展　对于骨折不明确但又不能排除者、脊柱骨折有可能压迫脊髓神经根者及复杂骨折者均可行 CT 检查,MPR 技术可以对损伤部位行多剖面观察,除可显示横轴位图像所有征象外,对了解关节面损伤程度,是否伴有脱位及脊柱附件骨折,椎体脱位,椎管狭窄,脊髓损伤等方面可提供更直接、更立体的依据;利用螺旋 CT 三维重建可以获得更具体、更逼真的立体图像,从而全面了解骨碎片的位置和数量,便于骨科医师在术前了解骨折损伤的严重程度及骨折移位的方向和关节面塌陷的程度与部位。MRI 显示骨折线不如 CT 检查,但对于脊髓神经根及软组织损伤的显示有独特优点,可用以观察椎体骨折,椎间盘突出和韧带撕裂,同时还可以观察脊髓挫裂伤和脊髓受压等,有较高的诊断价值。

参考文献

[1]王秀兰.应力性骨折的影像学表现[J].影像研究与医学应用,2019,3(16):95-96.

[2]阮胜,卢杰源,王任国,等.数字化摄影(DR)和 MSCT 在足踝部骨折及关节脱位诊断中效果对比[J].现代医用影像学,2017,26(2):273-275,289.

[3]韩伟,陈前永.DR 与 MSCT 对足踝部骨折及关节脱位的诊断价值对比分析[J].中国 CT 和 MRI 杂志,2020,18(7):165-167.

[4]缪志和,李铭,郑端.X 线平片及 CT 诊断外伤性肩关节脱位的价值[J].影像研究与医学应用,2018,2(4):186-187.

[5]王毅.脊椎急性外伤的 CT 与 MRI 的应用价值[J].中国实用神经疾病杂志,2017,20(4):80-81.

二、骨关节结核

1. 概述

骨关节结核是肺外结核的一种继发性结核病,多为肺结核或消化道结核的原发病灶经血行播散,在我国,以原发性肺结核的为主要原发病灶。在原发病灶活动期,结核分枝杆菌在原发病灶的活动期多经血液循环到达骨与关节部位,并潜伏较长时间,机体免疫力低下时,可以使结核分枝杆菌活跃并出现相应的临床症状。结核分枝菌通过血行或淋巴系统传播至骨关节,好发于血供丰富的骨松质(如椎体、短管骨、长管状骨、骨骺与干骺端)和负重大、活动较多的关节滑膜,可分为骨型和滑膜型两种,以滑膜型多见。骨关节结核往往出现渗出、增殖性病变、干酪样坏死等,其中脊柱结核发病率最高,其次为关节结核。脊柱结核占全身骨关节结核的首位,约占 50%,其中椎体结核占大多数。在整个脊柱中腰椎活动度最大,腰椎结核发生率也最高,胸椎、颈椎次之。膝关节、髋关节结核发病率分别位居全身骨关节结核的第二位、第三位。

2. 临床表现

骨关节结核好发于儿童与青少年。骨关节结核属于结核的继发性病变,除了结核常见的临床症状,患者往往有低热、乏力、厌食、盗汗、心跳过速及贫血等,局部可出现关节功能障碍、关节肿胀、关节畸形、寒性脓肿、窦道形成以及局部疼痛,骨与关节结核初期疼痛多不明显,当病变进展刺激临近神经或脓液破入关节腔时,疼痛加剧。病灶部位聚集大量脓液、结核肉芽组织、死骨和干酪样坏死物质所形成的脓肿由于缺乏红肿热痛等急性炎症反应,故又称为冷脓肿或寒性脓肿。辅助检查

中血沉增快、X片及CT可发现骨质破坏、冷脓肿等。部分病例脓肿破溃,形成窦道,可直接培养或通过组织活检确诊。

3.影像学检查方法

(1)X线检查 X线对早期微小病变的显示效果较差,不能在早期实现诊断。对于中晚期的病变,X线可显示骨、关节面骨质破坏,关节间隙变窄,周围软组织肿胀等影像学表现。

(2)CT检查 清晰显示骨关节结核早期细微的骨质吸收、破坏、死骨形成、骨质硬化的情况,是目前显示椎体骨破坏的最好方法,其在显示破坏部位、方式、有无死骨以及椎弓破坏方面较X线及MRI更优越。

(3)MRI检查 MRI具有良好的组织分辨率和空间分辨率,对软组织分辨率高,能较好地显示关节结构;对于X线不能显示的骨骺、软骨能较好地显示。而对于干骺端、髓腔、关节周围韧带等更具有较高的敏感性,能够显示早期的骨、软骨的破坏,且在明确病变范围、椎间盘破坏程度及椎管狭窄、硬膜囊受压程度等方面具有明显优势。

4.影像学表现

(1)X线表现 ①脊柱结核:主要为椎体骨质破坏、相邻椎间隙变窄或消失、椎旁寒性脓肿,死骨及后突畸形。②关节结核:骨型关节结核表现为在骨骺与干骺端结核的基础上,又出现关节肿胀、关节骨质破坏、关节间隙不对称狭窄等征象。滑膜型关节结核表现为关节肿胀、关节间隙狭窄、关节骨质破坏、关节周围骨质疏松。③骨结核:中心型表现为局限边缘清楚的骨质破坏,病变周围无明显骨质破坏,骨膜反应轻微;边缘型多见于骺板愈合后的骺端,骨质破坏可伴薄层硬化边。

(2)CT表现 脊柱结核CT表现为:椎体前中部有斑点状、斑片状、蜂窝状骨质破坏,常累及两个或两个以上椎体,对相邻的椎体有间断性发病的特点,可见多发性砂粒状死骨形成;椎间盘有不同程度的破坏,椎间隙变窄,少数的椎体有压缩或者融合发生;有椎旁脓肿形成,脓肿可沿椎旁韧带或肌肉延伸至较大范围,表现为略低密度影,增强扫描出现边缘强化。

关节结核则在CT上可显示出关节囊增厚、关节周围软组织肿胀及关节腔内积液。CT可早于X线平片显示出骨性关节面毛糙、虫蚀样骨质缺损。

(3)MRI表现 MRI能较细致地显示关节滑膜、软骨和软骨下骨的改变,对关节结核的诊断和鉴别诊断有很大帮助。关节滑膜肿胀、增厚,T1WI呈低信号,T2WI为略高信号;关节腔内的肉芽组织在T1WI为均匀低信号,T2WI为等高混杂信号;关节腔内积液,T1WI呈低信号,T2WI为高信号;关节软骨破坏时,可见软骨高信号带不连续,呈碎片状或大部分破坏消失;软骨下骨质破坏T1WI呈低信号,T2WI为高信号;关节周围冷性脓肿在T1WI为低信号,T2WI为高信号。MRI增强扫描,充血肥厚的滑膜、肉芽组织及脓肿边缘呈明显强化。

5.典型案例

病例1:男,52岁。主诉:右膝关节疼痛活动受限1年余,加重伴局部肿胀6月余,期间发现胸腔积液,外院确诊肺结核,伴高热、呕吐、寒战等症状。查体:右膝关节屈曲受限,可达40°,伸直无明显障碍,右腘窝处局部皮温高,可触及手掌大小包块,足背动脉可触及。CT冠状位、矢状位骨窗、软组织窗图像示右侧股骨远端及胫腓骨近端局部皮质毛糙,虫蚀样骨质破坏,关节腔内可见液性密度影,右膝关节周围软组织肿胀(图5-1-2A~D)。MRI矢状位T1WI示右侧股骨远端、胫骨平台及髌骨斑片状长T1低信号,右膝髌上囊及关节腔内条片状长T1低信号(图5-1-2E、F)。MRI矢状位、轴位脂肪抑制PDWI示右侧股骨远端、胫骨平台及髌骨斑片状压脂高信号,右膝髌上囊及关节腔内条片状压脂高信号(图5-1-2G~J)。

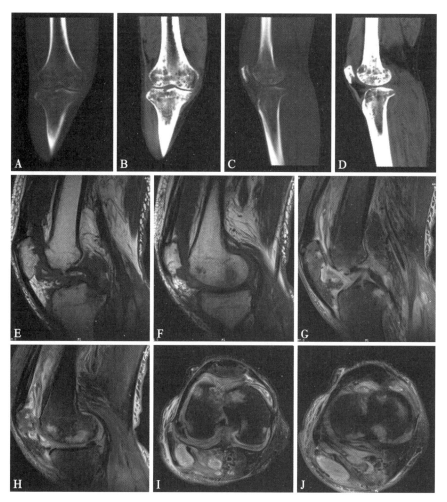

A. CT 冠状位骨窗；B. CT 冠状位软组织窗；C. CT 矢状位骨窗；D. CT 矢状位软组织窗；E.
MRI 矢状位 T1WI；F. MRI 矢状位 T1WI；G. MRI 矢状位脂肪抑制 PDWI；H. MRI 矢状位脂肪抑
制 PDWI；I. MRI 轴位脂肪抑制 PDWI；J. MRI 轴位脂肪抑制 PDWI

图 5-1-2　右膝关节结核 CT、MRI 图像

诊断意见：右侧膝关节骨关节结核。

病例 2：扫码见案例扩展。

6. 鉴别诊断

案例扩展

（1）脊柱结核　需和外伤性压缩骨折、脊柱转移瘤、多发性骨髓瘤、化脓性脊柱炎进行鉴
别。①脊柱结核常累及连续≥2 个椎体，主要表现为椎体骨质破坏、相邻椎间隙变窄或消失、椎
旁寒性脓肿，死骨及后突畸形。②有外伤性压缩骨折明确的外伤史、椎间隙不变窄、无椎旁脓
肿、无骨质破坏但有骨质压缩带及骨质断裂、骨折碎片。③脊柱转移瘤的骨质破坏往往累及附
件，很少有死骨形成和椎间盘破坏，无椎间隙变窄及椎旁软组织寒性脓肿。④多发性骨髓瘤中

发生松质骨破坏的情况比较常见,骨皮质破坏出现时间通常较晚,可以通过骨髓穿刺确诊。⑤脊柱结核常起病缓慢,主要临床表现为低热;化脓性脊柱炎则发病较急,通常有高热、寒战病史,早期以骨质破坏为主,晚期可形成粗大骨梁。

（2）化脓性骨髓炎与骨结核的鉴别　①化脓性骨髓炎起病急,发热和明显的中毒症状;病灶常蔓延发展,广泛地侵犯骨髓和骨皮质,甚至涉及整个骨干;有不同范围的骨质破坏、不同程度的骨膜增生和死骨。②骨结核发病缓慢;发病部位为血管丰富的骨松质内,如椎体、骺和干骺端;以骨破坏为主,少或无骨质增生、邻近骨质疏松,可有脓肿形成。

（3）化脓性关节炎和滑膜型关节结核的鉴别　①化脓性关节炎:急性起病,病程较短,多累积一个关节,症状明显,早期即可出现关节间隙改变,骨端破坏先见于关节的承重面,破坏区比较广泛,增生硬化显著而骨质疏松多不明显,晚期表现关节骨性强直。②滑膜型关节结核:多为单关节发病。病程进展缓慢,骨质破坏一般先见于关节面边缘,以后才累及承重部分。关节软骨破坏较晚,以致关节间隙变窄出现较晚,程度较轻。邻近的骨骼与肌肉多有明显疏松和萎缩。

7. 分析思路与拓展

（1）分析思路　骨关节结核的主要 MSCT、X 线表现:①骨性关节面破坏,表现为不同程度的关节骨质破坏,骨质破坏形式主要为虫蚀样破坏、斑片样破坏及碎裂样破坏,破坏区边缘多较清晰,少部分可出现破坏区边缘硬化,破坏区以关节面非持重区居多,骨破坏也可同时存在于持重区与非持重区关节面,骨破坏单独显示于持重区关节面者极少。②关节周围软组织肿胀及脓肿,部分病变于关节腔、周围软组织或脓肿内出现钙化。③关节间隙改变,病变早期多表现为关节间隙增宽伴有不同程度关节积液,随病变进一步发展,关节间隙可由宽变窄,表现为关节间隙正常或狭窄。

CT 检查诊断骨关节结核,重点观察骨质的坏死情况,以便了解病变的严重程度;诊断脊椎关节结核时,注意将此病与脊柱炎进行鉴别诊断;诊断腰椎关节结核时,要重点观察患者腰椎的狭窄程度和腰椎间盘的受累情况,以便了解患者腰椎功能受到的影响;诊断骶髂关节结核时,要对病变关节附近的关节进行观察,以便了解病变的准确范围。

MRI 可明确显示骨髓水肿、滑膜炎性病变、骨或软骨破坏、肉芽组织增生、脓肿及纤维化形成等改变;对骨髓和滑膜早期改变更敏感;并能多平面多序列成像,较好地显示病变受侵的范围及病理成分的不同,能够准确观察骨关节结核中的椎间盘损伤、椎体及其附件损伤、冷脓肿等情况。

（2）拓展　骨关节结核可分为单纯性骨结核、单纯性滑膜结核和全关节结核 3 种类型。①单纯性骨结核:是指病灶局限于骨组织内,多见于腕骨、跗骨和管状骨两端的松质骨内。发生在松质骨边缘时仅形成局限性骨质缺损。密质骨结核多自髓腔开始,以局限性溶骨性破坏为主,一般不形成大死骨。②单纯性滑膜结核:多发生于滑膜较多的关节,如膝、髋、踝、肘等关节,病变开始于关节的滑膜,逐渐发展后累及骨质。③全关节结核:是指病变不仅累及骨与滑膜,同时也有关节软骨的破坏或剥离。发展成全关节结核后,全身或局部症状均较显著。可有寒性脓肿形成,或继发感染,形成经久不愈的窦道。

初期骨结核诊断还应根据患者的临床症状和实验室检查作为诊断依据:首先观察步态和肢体位置,然后检查局部有无肿胀、窦道和疼痛,检查能否自动活动,有无活动受限和活动时疼痛加重,有无局部压痛,压痛的部位和程度。其次,血沉增快是结核病活动期的一种表现,结核分枝杆菌培养脓液培养一般阳性率在 50%~60%,因此依靠脓液培养来确诊骨与关节结核的诊断率不高。最后,对于早期和不易诊断的滑膜结核和骨结核可以取活组织做病理检查,一般可确诊。

参考文献

[1]张柳,蔡培,周晶晶,等.磁共振检查在骨关节结核诊断中的作用分析[J].影像研究与医学应用,2019,3(21):159-160.

[2]骨关节结核临床诊断与治疗进展及其规范化专题研讨会学术委员会.正确理解和认识骨与关节结核诊疗的若干问题[J].中国防痨杂志,2013,35(5):384-392.

[3]李洪松,王武章,李士亮.多层螺旋CT与数字摄影检查在四肢骨关节结核诊断中的对比研究[J].实用医学影像杂志,2016,(1):74-76.

[4]李春晶.CT在骨结核诊断的应用[J].世界最新医学信息文摘(连续型电子期刊),2020,20(10):201-202.

三、类风湿关节炎

1.概述

类风湿关节炎(rheumatoid arthritis,RA)是一种病因尚未明确的系统性自身免疫性疾病,主要以侵犯关节滑膜炎为病理特征,早期的表现常见于小关节(掌指关节、近端指间关节、腕关节等)的对称性、持续性肿胀和压痛,伴进行性关节结构破坏性炎症,常累及软骨及骨质而导致关节发生畸形,是一种致残性极高的疾病。RA的基本病理改变是滑膜炎,由于炎性细胞的浸润、滑膜血管翳的刺激,进而引起滑膜、软骨乃至软骨下骨质发生破坏,最终引起关节畸形和关节功能的丧失,并可引发多系统并发症。

2.临床表现

临床上发病较隐匿,女性发病率高,约为男性的3倍,多表现为对称性、持续性的关节肿胀和疼痛,常伴有晨僵,受累关节以近端指间关节、掌指关节、腕、肘和足趾关节最多见。同时,颈椎、颞颌关节、胸锁和肩锁关节也可受累。中晚期的患者可出现手指的"天鹅颈"及"纽扣花样"畸形,关节强直和掌指关节半脱位,表现为掌指关节向尺侧偏斜。除关节症状外,还可出现皮下结节,称为类风湿结节,心、肺和神经系统等受累。实验室检查主要有类风湿因子阳性及血沉加快等。

3.影像学检查方法

(1)X线检查　仅能显示RA引起的关节间隙狭窄及骨质侵蚀,而骨侵蚀也只有在大量骨被破坏时才能检测到,所以较少用于RA的早期诊断及活动度监测。

(2)CT检查　在检测骨侵蚀方面,CT可以很好地显示RA患者骨质破坏、硬化及关节腔积液等情况,特别是能够显示X线摄影检查不能显示的小关节早期的骨质侵蚀,且其三维重建技术可以全方位显示关节内部情况。

(3)MRI检查　可直接观察软组织和骨组织的改变,依靠三维成像技术更加直接地观察病情,可以依据评分系统行量化分析,对滑膜炎范围、骨侵蚀、骨髓水肿、软骨破坏这些RA特征性改变有较高的敏感度。

4.影像学表现

(1)X线表现　①早期:腕关节、近指关节呈明显肿胀,周围软组织肿胀,间隙增宽,同时骨质密度减低,并且伴有软骨破坏,以掌指关节及腕关节最为常见。②进展期:骨关节面侵蚀起于关节面周边部分,继而延及关节面全部,并累及邻近的骨质。关节面模糊而不整齐,呈虫蚀样改变。随着关节软骨的破坏,关节间隙变窄。③晚期:X线呈现普遍性骨质疏松,可有明显骨质硬化,并出现脱位或全脱位。关节软骨完全破坏,关节间隙消失,并出现关节纤维性和骨性强直。

(2)CT表现　软组织窗可以显示空腔性积液及关节周围滑膜囊肿,周围软组织肿胀、密度增高。骨窗可以显示关节面下小凹状骨质缺损或骨内骨质破坏,矢状面、冠状面或三维重建可以显示关节间隙变窄,随着病情的发展可以显示骨质增生、普遍性骨质疏松及关节半脱位或脱位。

(3)MRI 表现　滑膜炎渗出表现为桡腕关节、腕关节、掌指关节、指间关节等滑膜增厚,STIR 序列呈等高信号,不均匀,T1WI 呈稍低或等信号,增强扫描可见伴不同程度强化的滑膜增厚;血管翳为 T1WI 中等信号,T2WI 高信号,增强后明显强化;骨髓水肿则边界欠清晰,在 STIR 序列上呈骨髓腔内模糊弥漫高信号改变,增强扫描明显强化,T1WI 呈略低信号或等信号改变;关节骨质侵蚀改变,表现为骨皮质不连续,正常骨质 T1WI 信号中出现低信号,小关节面边缘出现骨质缺损,呈不规则型,STIR 序列呈不同信号强度,高或等,增强扫描出现病变部位强化;韧带、关节囊壁增厚和关节积液,T1WI 低信号,T2WI 高信号。

5.典型案例

女,63 岁,主诉:右侧肢体前臂麻木疼痛,左侧上肢麻木 8 月余,加重 2 个月。查体:双腕关节及双侧示指、中指及环指的手掌指关节、近端指间关节肿痛,压痛阳性,活动可。双腕部 X 线正位片示右腕部分腕骨内可见低密度影,部分关节间隙变窄。右侧桡骨远端骨质密度不均,骨皮质凹陷(图 5-1-3A)。CT 冠状位骨窗、软组织窗示双侧桡骨远端及双侧腕关节部分掌骨见囊状低密度影,右侧腕关节软组织肿胀,并可见少量积液(图 5-1-3B、C)。MRI 冠状位 T1WI、T2WI、冠状位脂肪抑制 PDWI 示右侧诸腕骨及第 1～4 掌骨近端见斑片状长 T1 低信号、压脂高信号,腕关节间隙内见条状长 T2 信号;所示右侧腕关节周围软组织可见条片状压脂高信号(图 5-1-3D～F)。

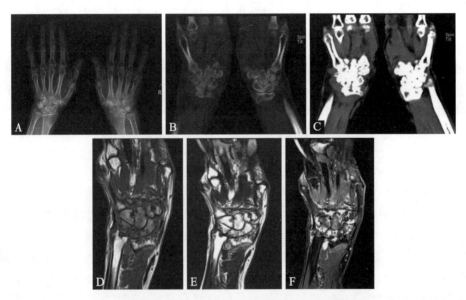

A. 双腕部 X 线正位片;B. CT 冠状位骨窗;C. CT 冠状位
软组织窗;D. MRI 冠状位 T1WI;E. MRI 冠状位 T2WI;F. MRI
冠状位脂肪抑制 PDWI

图 5-1-3　手类风湿关节炎病例 X 线、CT、MRI 图像

诊断意见:双手符合类风湿关节炎表现,请结合实验室检查。

6.鉴别诊断

类风湿性关节炎的 X 线鉴别诊断应包括:化脓性关节炎、滑膜型关节结核、痛风性关节炎和其他结缔组织病如系统性红斑狼疮、干燥综合征、硬皮病、白塞综合征等。鉴别诊断要点应包括发病年龄、性别、首先累及的关节、实验室检查等。

（1）化脓性关节炎　首现出现的骨骼改变为骨质疏松；继而出现关节间隙进行性狭窄，软骨下骨质破坏时骨面毛糙，并有虫蚀状骨质破坏。一旦出现骨质破坏，病情进展迅速并有骨质增生使病灶周围骨质变浓白。

（2）滑膜型关节结核　可见于单发性腕关节，表现为关节囊及软组织肿胀膨隆，密度增高，软组织层次模糊，关节间隙正常或稍增高，邻近关节骨质疏松；病变先发生在在关节非承重面，亦即骨端的边缘部分，出现虫蚀状或鼠咬状骨质破坏，边缘模糊，且关节上下边缘多对称受累，关节软骨破坏出现较晚。

（3）与痛风性关节炎的鉴别　痛风性关节炎的特点为非对称性累及末梢关节伴偏心性软组织肿胀、骨侵蚀、骨质增生。关节间隙狭窄及骨质疏松不明显，血尿酸阳性。

（4）与系统性红斑狼疮的鉴别　系统性红斑狼疮的关节面侵蚀、破坏及关节间隙狭窄少见，关节骨侵蚀为压迫性吸收造成。

与3种常见的血清阴性关节炎（强直性脊柱炎、牛皮癣性关节炎、瑞特综合征）鉴别：这3种疾病的特点是骨质疏松不明显，骨质增生及骨性融合明显，肌腱与韧带附着处明显骨侵蚀及硬化，与类风湿性关节炎不同。

7. 分析思路与拓展

（1）分析思路　CT可显示X线所不能显示的RA患者腕关节的骨质侵蚀病变，能很好显示关节骨端和骨性关节面，但不能显示关节软骨；可清晰显示关节周围软组织肿胀及其密度改变，可显示骨端关节面边缘小的骨质侵蚀缺损和骨内骨质的破坏，但其对关节腔内的少量积液较难辨认。

MRI有极高的软组织对比度，能进行矢、冠、轴面多方位扫描，MRI可直接显示炎性滑膜及软骨、骨髓和肌肉，强化扫描能很好地显示滑膜炎及微小的骨侵蚀，并可区分滑膜炎和关节积液。有助于RA的早期发现和诊断，而且能有效地观察骨髓水肿、滑膜信号及强化程度等征象来评价RA的活动性和疗效，为临床医师提供可靠的诊断依据和鉴别诊断的价值。

（2）拓展　早期关节肿痛及晨僵表现与炎性组织水肿液积蓄有关，肌肉关节活动后，炎性产物返回淋巴循环和血循环，症状逐渐消退，此时X线无明显改变。病变继续进展，可有滑膜充血水肿，关节内积液使掌指关节及近端指间关节呈梭形肿胀，X线显示关节间隙可增宽，此为RA早期的典型改变，但往往被临床医生忽视。血管翳形成及肉芽组织增生，破坏关节软骨使关节间隙变窄，X线早期表现关节面皮质尚光滑，X线中期表现关节面不光滑、皮质断续以及关节面下方骨质呈现小囊状透光区，关节间隙变窄更明显。上述改变一般多于发病2年后方可出现。腕关节早期表现为骨质疏松，中期表现关节间隙变窄，出现特征性"腕骨堆积现象"，往往伴有尺骨茎突增大及密度不均匀，呈泡沫样改变。桡腕关节间隙变窄，故临床可见腕关节活动受限。

参考文献

[1]孙思勤.影像学技术在类风湿关节炎诊治中的应用[J].影像研究与医学应用,2021,5(12):113-114.

[2]刘有云.类风湿关节炎腕关节病变X线表现和磁共振影像对照分析[J].实用医学影像杂志,2020,21(5):482-484.

[3]赵彤,刘威,张媛媛.手腕关节类风湿关节炎影像学诊断及对比分析[J].中华关节外科杂志(电子版),2015,(5):612-617.

[4]李欣,史淼,滕剑波.类风湿关节炎治疗及影像学疗效评估进展[J].医学影像学杂志,2022,32(5):853-857.

[5]赵福香.类风湿性关节炎的磁共振诊断及影像学表现分析[J].山东医学高等专科学校学报，2019,41(5):392-393.

四、强直性脊柱炎

1.概述

强直性脊柱炎(ankylosing spondylitis,AS)是一种以骶髂关节和脊柱附着点炎症为主要症状的全身性疾病,骶髂关节是最常见的受累部位,其次是脊柱,可引起脊柱强直和纤维化,造成不同程度眼、肺、肌肉、骨骼病变,是自身免疫性疾病。早期发病症状不显著,随着病情加重出现骶髂关节病变,表现为关节疼痛、脊柱酸痛、肌痉挛、四肢麻木等,严重者可发生脊柱畸形和关节强直。最初强直关节以腰椎为多,并逐渐由下而上累及胸椎、颈椎,直至发生颈椎的融合。偶见自上而下,从颈椎向下蔓延的病变过程,即开始为颈椎强直,而后依次累及胸椎和腰椎,严重的胸椎受累可引起呼吸衰竭。该病亦可累及胸肋关节和肋椎横突关节,致使胸廓扩张度受限,直至胸廓固定、胸式呼吸减弱或消失。该病早期发病隐匿,临床及实验室检查均不典型,诊断困难、误诊率高,病程缠绵难愈,晚期可造成脊柱强直、畸形,患者生活质量低下,难以逆转。

2.临床表现

强直性脊柱炎是幼儿及青少年时期相对多发的一种慢性侵袭性疾病,其发病原因与遗传、环境、饮食及生活行为等密切相关。临床表现为腰背部疼痛、晨僵、活动受限、脊柱畸形、外周关节炎或关节外症状。临床体格检查可见直腿抬高试验、"4"字试验、骶髂关节叩击痛等相关检查阳性,并可有腰椎活动度试验、指地距、胸廓活动度、颌柄距等指标异常。实验室检查:急性期,部分可有C反应蛋白升高,血沉加快。90% HLA-B27阳性,类风湿因子多为阴性。

3.影像学检查方法

(1)X线检查　腰椎、骨盆等正侧位片可显示其受累情况和脊柱生理曲线的变化情况,但是其诊断分辨率低,图像容易受肠气和肠内容物干扰,降低结果准确性。

(2)CT检查　其图像密度分辨率高,且不受组织重叠的影响,精准显示硬化、侵蚀、囊变及关节间隙变化,但对于没有骨质破坏的早期病变检出率较低,且无法显示关节软骨、韧带及关节囊改变,对于急性炎性改变如滑膜炎和骨髓水肿,CT不能显示。

(3)MRI检查　软组织分辨率高、多平面成像且无放射性,能发现骨髓水肿、软骨的异常及骨髓内脂肪沉积,对骶髂关节面下的炎症表现敏感,可提高临床早期诊断率,但与X线、CT相比,对细微骨质破坏、硬化敏感性差,并且其检查费用高,扫描时间长,患者检查时的配合度差。

4.影像学表现

(1)X线表现　骶髂关节炎:关节软骨下的骨质密度增高,内部存在细小密度减弱区,可见斑点状或块状,髂骨侧明显,继而可侵犯整个关节,边缘呈"锯齿状",软骨下有骨硬化,骨质增生,关节间隙变窄,最后关节间隙消失,发生骨性强直。延续至腰椎时,椎小关节及椎体骨小梁模糊,椎体呈"方形椎"或"竹节样"改变,腰椎的生理曲度变直。病变发展至胸椎和颈椎椎间小关节,椎间盘间隙发生钙化,纤维环和前纵韧带钙化、骨化、韧带骨赘形成,使相邻椎体连合,形成椎体间骨桥。

(2)CT表现　骶髂关节炎:0级,CT图像无异常;Ⅰ级,CT图像显示骶髂关节面毛糙,髂骨或骶骨骨小梁增粗、紊乱,出现关节面下小囊变;Ⅱ级,CT图像中出现单或双侧骶髂关节面多发骨质破坏,呈虫蚀样,关节面下小囊变更加明显,并可见较明显的增生硬化区,关节间隙无明显增宽或变窄;Ⅲ级,在Ⅱ级病变的基础上出现关节间隙的增宽或狭窄,并可出现部分关节强直;Ⅳ级,CT图像显示关节完全强直,关节间隙消失。

脊柱改变早期:发生于腰椎或胸腰段关节突关节,表现为小关节轮廓模糊和软骨下骨质硬化;中期:腰椎生理前凸减少而变直,最后形成驼背畸形;晚期:在正位片上,关节突间关节囊钙化呈两条平行的纵行致密带,棘上韧带骨化居于其中。椎间盘的纤维软骨环和椎间韧带骨化形成竹节状骨桥在脊柱两旁。

（3）MRI 表现 早期骶髂关节面模糊,关节面下缘可见斑片状骨髓水肿信号,呈 T1 低信号,T2 高信号,随后关节面下缘发生骨质侵蚀,边缘骨质增生硬化,T1、T2 都是低信号,晚期关节间隙硬化,随着病情进展,病变向上,侵及脊柱骨突关节和周围的肌腱韧带,韧带增厚。

5.典型案例

病例 1:患者,男,33 岁。主诉:发现脊柱后凸 7 年余,加重 1 年,近 3 个月来感左髋关节疼痛。查体:脊柱活动度受限,有后凸,无侧凸、前凸,无压痛、叩击痛,压头试验阴性,双侧臂丛牵拉试验阴性,骨盆挤压与分离试验阴性。神志清,体重无明显变化。脊柱全长 X 线侧位片示胸椎后凸畸形,前纵韧带钙化、骨化,使相邻椎体融合(图 5-1-4A)。CT 矢状位软组织窗、矢状位骨窗、VR 三维重建图像示胸椎后凸畸形,胸椎、腰椎椎体、腰椎部分椎小关节融合,胸椎、部分腰椎椎体前缘融合,胸椎后凸畸形(图 5-1-4B～D)。MRI 胸椎、腰椎矢状位 T1WI、T2WI、T2WI 压脂像显示胸椎后凸。胸段多发椎体边缘、T_6 水平肋头关节及肋横突关节面骨质见点片状短 T1、长 T2 信号,压脂相呈高或低信号。L_1～L_4 椎体边缘见点片状短 T1、长 T2 信号,压脂部分呈高信号(图 5-1-4E～J)。

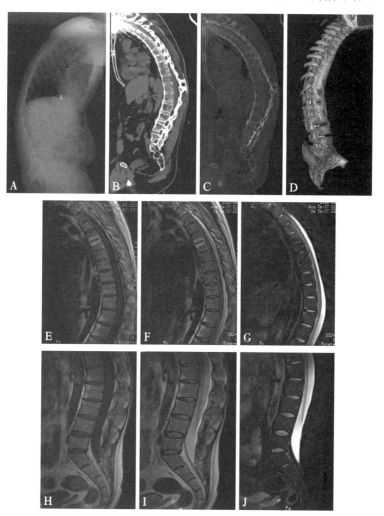

A. X 线侧位片;B. CT 矢状位软组织窗;C. CT 矢状位骨窗;D. CT VR 三维重建;E.
MRI 胸椎矢状位 T1WI;F. MRI 胸椎矢状位 T2WI;G. MRI 胸椎矢状位 T2WI 压脂;H. MRI
腰椎矢状位 T1WI;I. MRI 腰椎矢状位 T2WI;J. MRI 腰椎矢状位 T2WI 压脂

图 5-1-4 强直性脊柱炎 X 线、CT、MRI 图像

诊断意见:脊柱后凸畸形,符合强直性脊柱炎表现。

病例2:扫码见案例扩展。

6. 鉴别诊断

(1)致密性髂骨炎 是一种以髂骨骨质密度增高为特点的非特异性炎症,有高度致密的骨硬化现象,尤其以髂骨下2/3更为明显。其病因不明。CT表现:致密性髂骨炎以骨质密度增高为主要特征。病变累及双侧骶髂关节中下2/3髂骨耳状面或全部耳状面,病变致密,均匀一致,略呈三角形,未见有骨质破坏及透亮区,病变内缘为髂骨关节面,外缘亦整齐。骶髂关节面光整,关节间隙无明显改变,骶骨致密硬化偶见,病变进展缓慢,邻近骨质疏松改变不明显。

(2)退行性关节炎 是以关节软骨退变、关节面和其边缘形成新骨为特征的一组非炎症性的骨关节病变,45岁以上者14%~30%患有此病。本病分原发性和继发性两类。原发性者最多见,无明显原因,多见于老年人,为随年龄增长关节软骨退行性变的结果。继发者为任何原因引起的关节软骨破坏。CT表现:软骨下骨质硬化,骨赘形成,邻近韧带可见骨化,关节间隙变化不明显。后期出现关节失稳、畸形、游离体和关节面下囊性变等。

(3)类风湿性关节炎 是多发性、非特异性慢性关节炎症为主要表现的全身性自身免疫性疾病,以对称性侵犯手足小关节为特征。好发于30~50岁的女性。病因不明。主要病理变化为关节滑膜的非特异性慢性炎症。RA的病变特点是滑膜炎侵蚀骨质并使韧带拉长和撕裂,最终导致关节畸形。临床上发病隐匿,少数患者起病急骤,缓解和发作交替出现。受累关节多为对称性发作,表现为持续性的关节肿胀、疼痛,几乎所有患者都发生晨僵现象。RA常累及外周小关节、也累及骶髂关节炎性反应。实验室检查:类风湿因子阳性,血沉加快等。

7. 分析思路与拓展

(1)分析思路 X线平片能够显示骶髂关节软骨的增生、硬化和糜烂,关节间隙的模糊、狭窄及融合;CT扫描能够显示骶髂关节骨质密度的增高、轻度糜烂和破坏及骶髂关节间隙的变化;MRI检查对骶髂关节软骨表面的病变、骨侵蚀和关节软骨下的骨髓水肿和脂肪堆积均能清楚地显示出来。

CT检查在强直性脊柱炎诊断中具有显著优势,主要表现在:①能够清晰显示轻度骨性关节面模糊、硬化以及侵蚀等情况,对于关节间隙 不对称或轻度变窄也能够较清晰地显示出来。②对于关节强直的诊断准确率较高,特别是关节的纤维性强直,使用单独X线平片难以准确诊断。③CT能够更清晰显示细微征象改变,其影像表现与临床症状和化验结果存在一定联系,对于临床高度怀疑但是X线平片无法确诊的患者,可通过骶髂关节CT扫描来发现微小病变并确诊。

MRI采用多种成像序列,能发现AS患者骶髂关节的骨髓水肿、滑膜炎、韧带附着点炎症等急性期改变。其具体影像表现为:①在AS的早期阶段,MRI的STIR序列和T1WI增强扫描能发现Romanus病灶,即发生于椎体前后缘的椎体骨炎,它代表的是以椎体椎间盘连接部位的附丽病及伴随的骨侵蚀、硬化和韧带骨赘为特征的一种非炎症性反应,表现为椎体前后缘上下边角T1WI呈低信号,抑脂T2WI信号增高,代表骨髓水肿,这种病灶椎体前缘明显多于后缘。②另外,AS累及脊柱的MRI表现还有Anderson病灶、滑膜关节炎、肌腱韧带附着部炎、韧带骨赘与骨性强直及不完全骨折。Anderson病灶即相邻椎体终板不规则侵蚀硬化,表现为受累椎间盘上方和/或下方相对应的椎体信号异常,T1WI低信号,抑脂T2WI高信号。③滑膜关节炎包括椎小关节、肋椎关节、肋横突关节的炎症,MRI表现为受累关节间隙模糊,呈长T1、长T2信号改变,由于肋椎关节和肋横突关节强直,胸廓活动度减小。

(2)拓展 AS早期在CT上以骨质侵蚀为主要表现,常以双侧起病,主要累及关节滑膜部,以髂骨面明显,随病程进展,出现骨质增生硬化、关节面下骨质囊变、关节间隙"假性增宽"或狭窄,甚至关节强直等多种骨质结构改变,最终结果是关节强直形成,严重者会导致残疾,对患者的正常生活有着十分大的影响。随着人们生活节奏的加快,AS 的发病率也逐渐攀升,其早期病变一般难以发现,大多数患者发病后常感到乏力或一定程度的腰部疼痛,但往往这种时候已经过了治疗干预的最佳时期。由于 AS 表现形式多种多样,早期易与其他相关疾病混淆,且隐匿时间较长,这就要求临床要结合实验室检查、病史询问、临床查体和影像学检查进行综合分析。

参考文献

[1]曲岷.MSCT、MRI 及 X 线诊断强直性脊柱炎骶髂关节病变价值比较[J].中国 CT 和 MRI 杂志,2021,19(4):150-153.

[2]王琴.早期强直性脊柱炎骶髂关节病变应用 X 线、CT 和 MRI 的诊断价值[J].影像研究与医学应用,2022,6(7):134-136.

[3]熊敦兵.CT 与磁共振成像在强直性脊柱炎骶髂关节病变中的诊断价值分析[J].实用医学影像杂志,2021,22(2):144-147.

[4]赵琳.X 线、CT、MRI 诊断强直性脊柱炎的意义[J].中国现代医生,2016,54(1):122-125.

五、化脓性骨髓炎

1.概述

化脓性骨髓炎(purulent osteomyelitis)是指涉及骨髓、骨和骨膜的化脓性炎症,是临床常见疾病。致病菌以金黄色葡萄球菌最多见。感染途径包括血行播散、邻近软组织的感染、开放性的骨折直接感染和手术相关感染,以血行播散最常见。化脓性骨髓炎一般分为急性化脓性骨髓炎和慢性化脓性骨髓炎,病程小于 3 个月一般是急性,大于 3 个月趋向慢性。

2.临床表现

好发于青少年,可侵犯任何骨,但多见于长骨干骺端,发病率高低依次为胫骨、股骨、肱骨、桡骨。根据病情发展分为急性、慢性。急性化脓性骨髓炎临床发病急,可有高热、寒战等全身中毒症状,局部皮肤可红肿热痛。血象白细胞升高,血沉增快。慢性化脓性骨髓炎常因急性化脓性骨髓炎治疗不及时或不彻底所致。也可一开始就是慢性过程。病程迁延,可反复急性发作,部分窦道长期不愈。慢性硬化性骨髓炎(Garre 骨髓炎),常由低毒感染引起,主要表现为骨质硬化。仅见局部软组织肿胀、疼痛,夜间加重,症状反复发作为其特征。慢性局限性骨脓肿(Brodie 脓肿)是慢性骨髓炎的特殊类型,以儿童和青年多见,多发于长骨干骺端,一般认为是低毒性感染或身体抵抗力较强而使化脓性感染局限在局部。主要有局部疼痛和压痛,夜间明显,脓腔和血液内均不能培养出细菌。

3.影像学检查方法

骨化脓性感染病变首选 X 线检查,价廉、直观、空间分辨率好,可以直观反映骨关节尤其是骨质的大体改变。CT 检查观察病变更加全面深入,特别是对结构复杂、重叠的骨骼,可以显示骨质破坏、死骨形成以及骨膜反应情况,可以显示周围软组织情况。其辐射剂量大,仅在必要时选用。MRI 检查可早期发现病变,灵敏度高,可以显示周围软组织情况。

4.影像学表现

急性期患者以软组织肿胀、少量骨质破坏和骨膜反应增生、层次不清的弥漫软组织肿胀为主要影像学表现。亚急性和慢性患者骨质增生和大块死骨表现明显,导致局部骨骼增粗变形,骨髓腔变窄甚至消失,局部软组织内可有窦道形成。

(1)急性化脓性骨髓炎

1)X 线表现:急性化脓性骨髓炎发病 7~10 d 内,有轻度软组织肿胀,发病 2 周后,可见骨骼的

X线改变。

软组织改变:软组织增厚,层次模糊,肌肉间条纹状透亮间隔影模糊、消失,肌肉、皮下脂肪的分界不清楚。

骨质改变:早期可有局限性骨质疏松。骨松质内可见斑片状骨质破坏区,骨小梁结构模糊,破坏区边缘也较模糊。骨质破坏扩展增多,斑片状骨质破坏逐渐融合、增大,并可累及骨皮质,侵犯大部分骨干。虽以破坏为主,但也可见骨修复反应存在,破坏区的骨质增生和骨膜新生骨等修复反应几乎同时开始,也可以有死骨形成。可合并病理性骨折。

骨膜反应:多为骨膜下脓肿刺激所引起,表现为密度不高且不均匀的新生骨与长骨平行。可以是层状、葱皮样、花边样,新生骨可以包绕病骨形成包壳。

骨膜下型者:常有明显的骨膜增生,而无明显的骨质破坏或仅有反应轻微的皮质糜烂。

急性病愈:软组织肿胀消退,骨质破坏不再进展和扩大,骨膜反应逐渐与骨皮质融合而消失,但由于骨修复作用的增强,骨干可略粗大。

2)CT表现:急性化脓性骨髓炎早期可形成骨膜下脓肿,进而造成骨干缺血,从而形成死骨。CT能早期发现骨膜下脓肿,明确急性化脓性骨髓炎的诊断,同时引导穿刺来引流骨膜下脓肿,减轻骨干缺血的程度,减少形成死骨的机会,降低伤残率。

3)MRI表现:常规序列检查T1WI显示稍低信号或者等信号,部分与周围组织出现对比差;T2WI显示不规则的信号改变,其大部分为等信号或者高信号,低信号的骨皮质边缘可见稍高条状信号;T2WI压脂序列显示片状不规则高信号,范围较广,明显广于常规序列的显示范围,并且显示充分,骨膜显示为条状高信号。增强后脓肿壁可见不规则强化。

(2)慢性化脓性骨髓炎

1)X线表现:大量骨质增生表现为骨膜增生,皮质增厚,髓腔由变窄到闭塞。骨干增粗,外形不整,而骨质破坏性相对较小,较局限,并不明显。死骨、无效腔存在,表现沿长轴形成的长方形或条状高密度影,与周围骨质分界清楚,以上为慢性骨髓炎的特征表现。软组织萎缩。

2)CT表现:CT与X线表现相似,骨皮质慢性增厚、髓腔变窄甚至闭塞、骨质密度增高,并易于发现X线不能显示的死骨。

3)MRI表现:慢性化脓性骨髓炎的骨质增生、硬化、死骨和骨膜反应在T1WI和T2WI上均呈低信号。肉芽组织和脓液在T1WI上为低或稍高信号,而在T2WI呈高信号。瘘管内因含脓液常在T1WI上呈稍高信号,而在T2WI上呈高信号,依层面方向不同可表现为点状或不规则粗细不均的索条影从骨内脓腔向皮肤表面伸延。

(3)特殊类型慢性骨髓炎 慢性硬化性骨髓炎好发于长骨骨干,主要表现为皮质增厚,髓腔狭窄或闭塞,骨质硬化。骨膜新生骨少,一般无死骨形成。慢性骨脓肿以骨质增生和脓肿或炎症肉芽肿为主,多见于儿童和青年,常见于胫腓骨上段,股骨下段及肱骨下段的干骺区。X线表现为干骺端圆形或卵圆形骨破坏,早期病灶边缘不清,无明显硬化。后期边缘清晰,周缘反应性骨硬化,少见骨膜反应及死骨。此类患者临床症状轻微,疼痛呈阵发性,夜间加重,持续时间短。

5.典型案例

病例1:男,12岁,司机。主诉:右小腿疼痛、肿胀伴跛行1月余。右下肢疼痛,局部皮肤发红、肿胀,压痛明显,行走时右腿跛行,无发热、恶心、呕吐、皮疹、活动受限等不适。查体:T 36.8 ℃,P 80次/min,R 20次/min,BP 106/62 mmHg。门诊以"重症肌无力"收入科。下肢X线片示右侧胫骨干骺端斑片状骨质破坏区,骨小梁结构模糊,破坏区边缘模糊,可见层状骨膜(白箭头),周围软组织增厚(图5-1-5A)。MRI示右侧胫骨下段髓腔内混杂T1、T2信号,破坏骨皮质,向邻近软组织蔓延(白箭头),跨越骨骺线,周围骨膜增厚,周围软组织内可见条片状长T1、长T2水肿信号影,T2压脂呈高信号(图5-1-5B、C)。

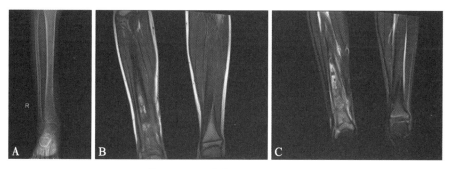

A. X 线 B. T1WI 冠状位；C. T2WI 压脂冠状位

图 5-1-5　急性骨髓炎 X 线、MRI 图像

诊断意见：右胫骨下段骨髓炎合并周围软组织水肿。

病例 2：患者，男，11 岁，农民。主诉：间歇性右小腿疼痛 2 年，加重 2 d。疼痛每天 1~2 次，每次持续约 5 min。皮肤无红肿、破溃、皮温升高、活动障碍等不适。查体：T 36.0 ℃，P 86 次/min，R 22 次/min，BP 100/71 mmHg。CT 平扫示右侧胫骨上段骨干增粗，内可见低密度腔内小片状高密度死骨影（白箭头）（图 5-1-6A~C）。MRI 示右侧胫骨上段片状长 T1、稍长 T2 信号，T2 压脂呈高信号，T2 压脂可见病变周围骨膜反应，邻近周围软组织未见明显异常信号（图 5-1-6D~F）。

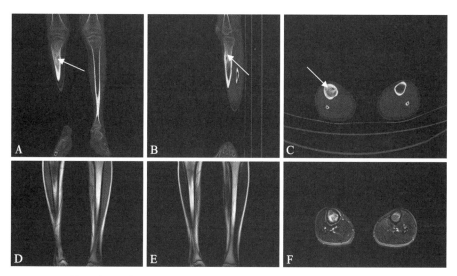

A. CT 平扫骨窗冠状位；B. CT 平扫骨窗矢状位；C. CT 平扫骨窗轴位；D. T1WI 冠状位；

E. T2WI 脂肪抑制冠状位；F. T2WI 脂肪抑制轴位

图 5-1-6　慢性骨髓炎 CT、MRI 图像

诊断意见：右胫骨上段骨髓炎。

6. 鉴别诊断

急性化脓性骨髓炎需要与尤因肉瘤、骨肉瘤、结核性骨髓炎鉴别。慢性化脓性骨髓炎需要与骨样骨瘤、硬化型骨肉瘤鉴别。

（1）尤因肉瘤　多位于骨干，浸润破坏范围广泛，肿瘤骨、局限性软组织肿块，但并不出现死骨，骨质增生不会随病程的延长而日趋明显。

（2）骨肉瘤　骨破坏范围较局限,并出现瘤骨,无死骨及反应性骨硬化出现,骨膜反应无修复趋势,邻近软组织肿块常较明显,短期内病变进展迅速。

（3）结核性骨髓炎　多侵入关节,病情较缓慢,X线片示以骨质破坏为主,少有新骨形成。

（4）骨样骨瘤　骨皮质感染的破坏灶在 T2 呈明显高信号,而骨样骨瘤一般为中等信号,骨样骨瘤 X 线平片上瘤巢(常<1.5 cm)骨质破坏区呈透亮低密度影,其内可有钙化或骨化影,周边围绕高密度的骨质硬化边。

（5）硬化型骨肉瘤　病程进展快,常有肿瘤骨、Codman 三角存在。

7.分析思路与拓展

（1）分析思路

1）化脓性骨髓炎好发于青少年,尤因肉瘤好发于 5～15 岁,骨肉瘤好发于 11～30 岁,骨样骨瘤好发于 30 岁以下的人群。年龄上骨髓炎与骨肿瘤差别不大。

2）急性化脓性骨髓炎主要表现为骨质破坏、死骨形成、骨膜新生骨和骨质增生。虽然以骨破坏为主,但围绕骨质破坏区的骨质增生和骨膜新生骨等修复反应几乎同时开始。另外,修复反应随病程的延长而逐渐明显。恶性骨肿瘤如成骨肉瘤、尤因肉瘤,恶性肿瘤的骨破坏周围不一定有骨质增生,包括瘤骨、反应性成骨和骨膜新生骨,且骨质增生不会随病程的延长而日趋明显。

3）骨髓炎邻近软组织肿胀,骨肿瘤邻近软组织肿块。结核性骨髓炎的死骨呈砂砾状,化脓性骨髓炎的死骨较大。

（2）拓展　急性化脓性骨髓炎可有全身或局部中毒症状,血象改变,以此可与骨肿瘤鉴别。慢性化脓性骨髓炎如由急性骨髓炎转化而来,结合病史及遗留的急性化脓性骨髓炎的影像可作出诊断。

化脓性骨髓炎的病理过程:细菌栓子经过滋养动脉进入骨髓,多停留在干骺端邻近骺板的骨松质区域,形成局部化脓性炎症。病灶通过三条途径蔓延发展,或形成慢性局限性骨脓肿。蔓延发展的三条途径:直接沿骨髓腔蔓延;通过骨皮质形成骨膜下脓肿,再经哈弗管进入骨髓腔;通过骨皮质进入关节腔,形成化脓性关节炎。幼儿骨皮质较薄,骨膜附着较松,感染灶易穿透骨皮质形成骨膜脓肿而减压,骨膜新生骨形成量多,骨包壳较厚且完整,骨修复迅速;儿童骺板软骨对化脓性感染有一定阻挡作用,感染极少穿过骺板侵及关节;成年人骺板愈合,感染易侵入关节引起化脓性关节炎。

参考文献

[1]白人驹,张雪林.医学影像诊断学[M].3 版.北京:人民卫生出版社,2010.

[2]黄洁红,周良,吴清华.MRI 影像学评价在急性化脓性骨髓炎早期诊断中的应用价值[J].中华医院感染学杂志,2013,23(5):1064-1065.

六、化脓性关节炎 ▶▶▶

1.概述

化脓性关节炎为细菌感染滑膜而引起的关节化脓性炎症。

2.临床表现

起病急骤,有寒战、高热等症状,甚至出现谵妄、昏迷,小儿多见。浅表关节,如膝、肘关节局部红肿热痛明显,关节处于半屈曲位。深部关节,如髋关节因有厚实的肌肉,局部红肿热痛不明显,关节常屈曲、外旋、外展。关节腔内积液在膝部最明显,可见髌上囊明显隆起,"浮髌试验"阳性。

3. 影像学检查方法

骨关节化脓性感染病变首选 X 线检查,价廉、直观、空间分辨率好,可以直观反映关节的大体改变。CT 检查的三维重建图像对于关节结构显示非常直观,观察病变更加全面深入,可以显示骨质破坏、关节积液情况,可以显示周围软组织情况。MRI 无辐射,软组织分辨率高,可以清晰显示邻近关节面的软骨破坏、骨髓信号异常等,功能成像序列中弥散成像(DWI)脓液显示为高信号,增强检查可以区分滑膜强化及液体。

4. 影像学表现

(1)X 线表现 早期关节囊和周围软组织肿胀,关节间隙增宽,局部骨质疏松。随后关节间隙变窄,软骨下骨质破坏,以持重面为重,随破坏灶扩大,可出现大块骨质破坏和死骨。

(2)CT 表现 对一些复杂关节,如髋、肩和骶髂关节等,CT 显示骨质破坏和脓肿侵犯的范围常较 X 线平片敏感。软组织肿胀明显,边界不清,受累广泛。

(3)MRI 表现 MRI 显示化脓性关节炎的滑膜炎和关节渗出液比 X 线平片和 CT 敏感,能明确炎症侵犯周围软组织的范围,还可显示关节囊、韧带、肌腱、软骨等关节结构的破坏情况。骨髓水肿明显,滑膜增厚,软骨破坏严重,脓腔周围炎症反应明显。

5. 典型案例

病例 1:男,29 d。主诉:间断发热 4 d,左肘关节肿胀伴活动受限 2 d。给予抗感染药物后发热症状缓解。查体:T 37.2 ℃,P 128 次/min,R 30 次/min,BP 78/40 mmHg。肘关节 X 线片示左侧肱骨远端关节面局部骨质缺损,周围软组织肿胀(图 5-1-7A)。MRI 示肘关节明显增粗肿胀,左侧肱骨远段、邻近尺桡骨近段片状长 T1 信号,T2WI 压脂高信号,病变内另可见片状更高信号(白箭头),周围软组织可见大片状压脂高信号软组织水肿。肘关节腔内见斑片状 T1 低信号,T2 高信号(图 5-1-7B、C)。

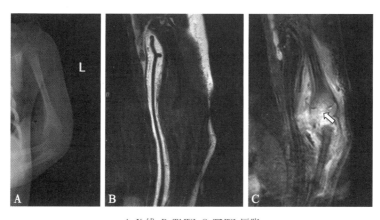

A. X 线;B. T1WI;C. T2WI 压脂

图 5-1-7 儿童化脓性关节炎 X 线、MRI 图像

诊断意见:左侧肱骨远段、邻近尺桡骨感染性病变。

病例 2:患者,女,50 岁。主诉:左髋关节疼痛 3 月余。行走时疼痛严重,休息时缓解,不伴有双下肢的麻木、疼痛。查体:T 36.6 ℃,P 88 次/min,R 21 次/min,BP 178/114 mmHg。X 线片示左侧髋关节间隙变窄,股骨头形态失常(白箭头),股骨颈短缩,向外侧移位,髋臼密度减低(图 5-1-8A)。MRI 示左侧股骨头、股骨颈、髋臼、股骨转子间可见片状长 T1 长 T2 信号,T2 压脂呈高信号,左侧髋关节可见条片状液体信号,股骨头向外侧移位,周围软组织可见大片状长 T1 长 T2 水肿信号,T2WI 压脂呈高信号(图 5-1-8B ~ D)。

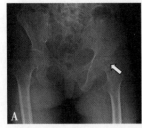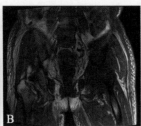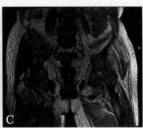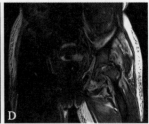

A. X 线；B. T1WI 冠状位；C. T2WI 冠状位；D. T2WI 脂肪抑制冠状位

图 5-1-8　老年人化脓性关节炎 MRI 图像

诊断意见：左侧髋关节感染性病变。左侧髋关节脱位。

6. 鉴别诊断

(1) 幼年类风湿性关节炎　以全身表现及反复发作的关节炎症为特征，可伴类风湿因子阳性，其中全身型及多关节型易于与化脓性关节炎相鉴别，但是少关节型且起病为单发关节者，可误诊为化脓性关节炎。临床上，持续观察 6 周以上，全身及关节症状不消失并且能够除外其他类型关节炎者，需要考虑类风湿性关节炎的诊断。

(2) 关节结核　临床上起病较隐匿，病程较长；X 线图像显示邻近关节面边缘骨质破坏较明显，骨质硬化少，晚期有关节间隙狭窄等；关节结核往往有较多的软骨及软骨下骨质侵蚀，但是骨髓腔较少受累或受累范围较局限，且结核性冷脓肿的壁一般薄而光滑，而化脓性关节炎常在关节面侵蚀破坏的同时累及骨髓腔且范围较大，脓肿壁较厚且不规则。

7. 分析思路与拓展

(1) 分析思路　关节内抽出脓性液体经镜检及细菌培养可确诊。类风湿性关节炎、血清阴性脊椎关节病等，常多关节累积，发病隐匿。关节结核病程长，无急性症状及体征，关节边缘性侵蚀破坏和骨质疏松为其特征，晚期可出现纤维性强直，很少出现骨性强直。

(2) 拓展　化脓性关节炎起病急，进展快，这需要与其他疾病鉴别，例如：关节结核发病缓慢，病程长。化脓性关节炎常见于婴儿和儿童，常见于膝关节，其次是髋、肩、踝关节。而关节结核常见于少年和青壮年，常见髋、膝关节，其次是肘、踝关节。化脓性关节炎晚期容易形成骨性强直，而关节结核容易形成纤维性强直。

化脓性关节炎的病理过程：致病菌进入关节首先引起滑膜充血、水肿、白细胞浸润。之后白细胞分解释放出大量蛋白酶，溶解软骨和软骨下骨质。愈合期，关节腔可发生纤维化或骨化，使关节形成纤维性强直或骨性强直。

参考文献

[1] 韩萍，余春水. 医学影像诊断学 [M]. 4 版. 北京：人民卫生出版社，2017.

第二节　骨肿瘤或肿瘤样变

一、骨囊肿

1. 概述

单纯性骨囊肿(simple bone cyst),常简称为骨囊肿,是指在骨内形成的一个充满棕黄色液体的囊腔,为原因不明的骨内良性、膨胀性病变。

2. 临床表现

发病年龄在4~42岁,最常见于20岁以下的少年、儿童。好发于长管状骨,尤其是肱骨和股骨上段,两处占70%以上。患者一般无明显症状,或仅有隐痛,或在运动劳累后酸痛。80%有局部外伤史。65%是在骨折后经X线检查发现。老年患者髂骨、跟骨及距骨常受累及。

3. 影像学检查方法

X线检查可发现位于骨干的体积较大的囊肿,小病灶易漏诊。CT检查可显示囊内容物及病理性骨折情况。MRI检查可明确囊内容物及其液体成分。

4. 影像学表现

(1)X线表现　骨囊肿最好发于长管状骨干骺端的骨松质或骨干的髓腔内,不跨越骺板。囊肿一般单发,很少多发。病灶大多为卵圆形,其长径与骨长轴一致,均居于中心,很少偏心生长。囊肿向外膨胀性生长,皮质可变薄,外缘光整,并有硬化边。膨胀的程度一般不超过干骺端的宽度。一般囊内无明显骨嵴,少数呈多房样。病灶常出现病理骨折,表现为骨皮质断裂,骨折碎片可插入囊腔内,即所谓骨片陷落征。

(2)CT表现　病灶内液体密度均匀,骨壳完整,边界清楚,囊内真性间隔少见。

(3)MRI表现　囊内容物在T1WI低信号,T2WI高信号,如果含出血或含胶样物质则在T1WI和T2WI上均为高信号。

5. 典型案例

男,12岁。主诉:右上肢疼痛8 h。8 h前摔倒后右上肢疼痛,无发热、皮肤破溃等症状。查体:T 36.7 ℃,P 92次/min,R 23次/min,BP 108/64 mmHg。X线片示右侧肱骨近端片状低密度,骨皮质变薄,局部连续性中断(图5-2-1A)。CT平扫示右侧肱骨近段卵圆形稍低密度灶,不跨越骺板。骨皮质变薄,局部连续性中断,可见碎骨片,可见骨片陷落征(图5-2-1B~D)。MRI示右侧肱骨近段团块状混杂T1低信号,压脂高信号,肌肉软组织内可见大片压脂高信号(图5-2-1E、F)。

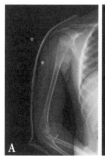
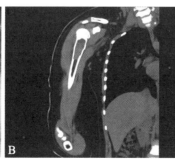
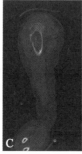
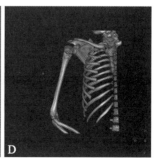

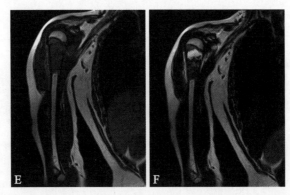

A. X 线；B. CT 平扫软组织窗冠状位；C. CT 平扫骨窗矢状位；D. VR；E. T1WI 冠状位；F. T2WI 冠状位

图 5-2-1　骨囊肿 X 线、CT、MRI 图像

诊断意见：右侧肱骨上段骨囊肿伴骨折。右侧上臂皮下及肌肉软组织水肿。

6. 鉴别诊断

（1）骨巨细胞瘤　好发于骨骺闭合后的骨端，偏心性生长，多呈囊状或皂泡状结构。

（2）单灶骨纤维异常增殖症　病变范围大，髓腔内可呈多弧状改变，其特征性表现为病灶呈磨玻璃样改变。

（3）动脉瘤样骨囊肿　多呈偏心生长，膨胀明显，常呈多房状，有时囊内可见点状钙化或骨化。

7. 分析思路与拓展

（1）分析思路

1）骨囊肿是骨内形成的一个充满棕黄色液体的囊腔，属于骨组织良性病变；骨肿瘤是发生在骨内或起源于各种骨组织成分的肿瘤，分为良性骨肿瘤和恶性骨肿瘤。

2）大多数骨囊肿无明显症状，少部分患者在劳累后会感觉到疼痛；骨肿瘤通常以疼痛、局部肿块、功能障碍为典型表现。

3）骨囊肿通常是椭圆形或圆形，密度比较低，可以看到清晰的边界和囊腔，形态比较规则，边界比较光滑，囊腔内多半会有液体。骨肿瘤形态通常不规则，边界不清楚，主要是由于肿瘤向四周侵袭性生长，可能与周围其他组织和结构分界不清。骨肿瘤的密度较高，如果骨肿瘤内有坏死，肿瘤密度可以是混杂密度。此外，多数骨肿瘤发生增生性病变或者边缘比较模糊，可以看到骨皮质增生、变厚，部分骨肿瘤可以引起骨皮质的破坏。

（2）拓展　骨囊肿的病因目前尚未完全明确，通常认为与外伤导致创伤性血肿、骨内静脉血液回流障碍、骨内血管堵塞血液淤滞等诱因有关。

骨囊肿分为静止期和活跃期两种。活动期年龄一般是 10 岁以下，囊肿与骨骺板比较接近，距离小于 5 mm，并且病变处于不断的发展、膨胀的过程，任何的方法治疗都会出现复发的情况。静止期，一般是 10 岁以上，囊肿距骨骺板一般比较远，大于 5 mm，病变比较稳定，很少出现进展的情况。囊肿多为单房，有的时候为多房，在治疗期一般不会出现明显的复发情况。骨囊肿如果引起骨折，可以通过石膏托、骨牵引和手术固定等方式来进行治疗；骨肿瘤以手术治疗为主，恶性骨肿瘤还需要结合化疗、放疗等综合治疗手段进行治疗。

参考文献

[1]白人驹,张雪林.医学影像诊断学[M].3版.北京:人民卫生出版社,2010.

二、骨样骨瘤

1.概述

骨样骨瘤(osteoid osteoma)是起源于成骨细胞的良性肿瘤,由成骨细胞及其产生的骨样组织构成。骨样骨瘤占原发良性骨肿瘤的10%左右,好发年龄为10~30岁,男性多于女性。骨样骨瘤可发生在任何骨骼,半数以上发生在下肢,尤以股骨和胫骨骨干多见。病灶大多数位于骨皮质内。关节内骨样骨瘤以髋关节多见。骨骺一般不发生骨样骨瘤。脊柱的骨样骨瘤约占10%,其中一半发生在腰椎,其次为颈椎、胸椎,病灶主要位于椎板、椎弓和椎突,极少发生在椎体。

骨样骨瘤发展过程分三个阶段:初期、中期、晚期(成熟期)。初期以成骨纤维及骨母细胞为主,伴有丰富的血管,但骨质形成稀少;中期则形成骨样组织较多;成熟期以编织骨为主要成分。

2.临床表现

起病缓慢,常在发病后数周至数年因局部疼痛就诊。最初为局部间歇性轻度疼痛,休息后减轻或消失,活动后加剧,以后随着病情进展而逐渐变为持续性剧痛,尤以夜间为重,服用水杨酸类药物后75%患者疼痛常可暂时缓解。

近关节或关节囊内病灶可因疼痛使关节活动受限,关节肿胀积液,甚至关节强直变形,常引起跛行。发生在脊柱的患者可伴脊柱侧弯,活动受限,但多数无神经系统症状。

3.影像学检查方法

骨样骨瘤的检查主要包括普通X线、CT,各种检查方法的优势与限度如下。

(1)X线检查 是诊断骨样骨瘤的重要手段。

(2)CT检查 是目前发现瘤巢的最佳方法。对于较小及复杂解剖部位病灶的显示明显优于X线平片,能充分显示瘤巢的大小、形态、范围和准确位置。CT对手术的定位也非常有价值。

(3)MRI检查 能反映瘤巢发展的不同阶段,显示瘤巢中血管、骨样组织及编织骨成分比例,尤其能敏感显示瘤巢周围髓内和软组织的炎性水肿。MRI对瘤巢及其内的钙化或骨化的显示不如CT。

4.影像学表现

(1)X线表现 依据肿瘤部位,其X线片上大致可分为皮质型、松质型和骨膜下型,均表现为瘤巢所在部位的骨破坏区以及周围不同程度的反应性骨硬化,瘤巢位于病变中心,一般不超过2cm,呈圆形或卵圆形透亮区,多为单个瘤巢。半数以上瘤巢内发生钙化或骨化,形成"牛眼征"。

长骨骨皮质型巢周骨质硬化广泛,骨皮质梭形增厚,瘤巢所在处最明显,并向上下延伸,逐渐移行为正常骨皮质。骨膜下型表现与骨皮质型相似,瘤巢位于骨膜下或骨皮质表面,巢周骨质硬化也很明显,但较骨皮质型轻,骨膜新生骨呈新月形。松质骨型瘤巢可以较大,位于髓腔内,周围增生、硬化及骨膜反应轻,甚至可以完全不出现。骨膜下型几乎不产生反应性骨质硬化。关节内的骨样骨瘤表现类似松质骨型,局部还可见骨质疏松,关节间隙增宽积液等类似关节炎征象。

(2)CT表现 CT检查不但能证明瘤巢的大小、范围及其确切位置,还可确诊平片所不能诊断的可疑病例,如关节内、脊柱等部位的骨样骨瘤。瘤巢呈圆形或卵圆形边界清楚的低密度区,其内可有斑点钙化或骨化。巢周大量高密度硬化骨,骨皮质增厚。位于松质骨及关节囊内的瘤巢较大,周围硬化却较轻。另外,瘤巢周围软组织肿胀明显时,可发现软组织内密度稍减低,脂肪间隙不清。关节囊内的骨样骨瘤还可引起关节腔内积液。

(3)MRI表现 MRI对发现病灶,显示其大小、形态和周围改变有重要意义。瘤巢在T1加权像上呈低信号，T2 加权像上呈低、中或高信号，这与骨样骨瘤发展的三阶段有关，骨样组织为主者一般呈高信号，内部钙化或骨化为低信号，增强后瘤巢明显强化，尤其骨样组织为主、血管丰富的病灶。瘤巢周围增生骨质、增厚的骨皮质和骨膜反应在各种序列上均为低信号。MRI 较敏感地显示病灶周围骨髓及软组织的炎性水肿，范围广泛，在 T1 加权像和 T2 加权像上分别呈低信号和高信号，增强后有一定程度强化。

5.典型案例

患者，女，13 岁。主诉：发现左大腿突起 8 月余。门诊以"左股骨骨肿瘤"收入科。左股骨正侧位 X 线平片示左侧股骨上段内侧局部骨皮质梭形增厚，中心内可见类圆形低密度透亮区（图 5-2-2A、B）。CT 平扫示左侧股骨上段内侧局部骨皮质呈梭形增厚，中心内可见类圆形低密度区，邻近髓腔变窄，密度增高。周围软组织内未见明显异常密度影（图 5-2-2C、D）。MRI T1WI 图像、T2WI 图像示左侧股骨上段局部骨皮质明显增厚，其内可见一类圆形短 T1 长 T2 信号（图 5-2-2E、F），脂肪抑制序列呈高信号，长径约 6 mm。病变邻近骨髓腔内可见片状长 T1 长 T2 信号，脂肪抑制序列呈高信号。双侧臀部、左侧髋部皮下软组织可见片状压脂高信号（图 5-2-2G、H）。

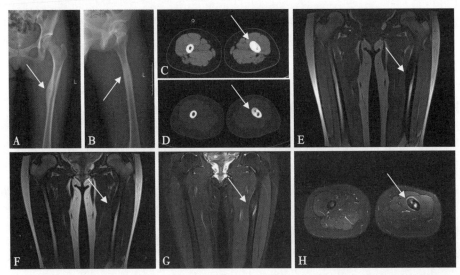

A. 左股骨正位 X 线平片；B. 左股骨侧位 X 线平片；C. 左股骨 CT 平扫轴位（软组织窗）；D. 左股骨 CT 平扫轴位（骨窗）；E. 左股骨 MRIT1WI 冠状位；F. 左股骨 MRIT2WI 冠状位；G、H. 左股骨 MRIT2WI 脂肪抑制序列（冠状位、轴位）

图 5-2-2　骨样骨瘤 X 线片、CT、MRI 图像

诊断意见：左侧股骨上段病变并邻近骨髓水肿，考虑骨样骨瘤。

6.鉴别诊断

（1）Brodie's 骨脓肿　多位于长骨的干骺端，有红、肿、热、痛炎性症状和反复发作史，无骨样骨瘤的规律性疼痛，骨膜新生骨较骨样骨瘤少，破坏区不及骨样骨瘤规整，内无钙化或骨化，周围伴有较厚骨质硬化带。CT、MRI 上中心部分强化不明显，周围呈环状强化。

（2）骨母细胞瘤　骨样骨瘤与骨母细胞瘤同属于良性骨肿瘤，关系密切，组织学上也难以区分。在鉴别上病灶大小很重要，直径大于 2 cm 以上者多为骨母细胞瘤；骨样骨瘤的瘤巢直径常小于 2 cm，周边骨质硬化更明显。骨样骨瘤膨胀不如骨母细胞瘤明显。

7.分析思路与拓展

（1）分析思路　①好发年龄:30 岁以下的青少年及青壮年,男性多见。②好发部位:胫骨和股骨多见,占50%~60%,肱骨、手足、脊椎次之。③临床表现:持久性疼痛,夜间加重,服用水杨酸类药物可缓解疼痛,为本病的特点。④影像表现:多为直径<2 cm 的圆形或椭圆形瘤巢伴中心钙化及其周围反应性骨质硬化,瘤巢中心可见骨化或钙化。

（2）拓展　根据瘤巢的位置可分为骨皮质型、松质骨型（或髓内型）及骨膜下型,另外,可进一步分为关节囊内型和关节囊外型,以骨皮质型或接近皮质的骨膜下型最多见。病灶周围骨髓及软组织的炎性水肿程度与服用水杨酸类药物有关,长期服用水杨酸类药物者水肿较轻。骨样骨瘤患者血液中的前列腺素明显升高,为正常人的 100~1000 倍,前列腺素可导致瘤巢纤维基质里的血管充血,张力增高,压迫其间走行的无髓鞘神经纤维而引起疼痛。而强烈抑制前列腺素作用的水杨酸类药物能迅速缓解疼痛。

参考文献

[1]刘玉珂,张敏,陈伟,等.骨样骨瘤的影像学诊断[J].实用放射学杂志,2005,21(12):1307-1310.

[2]孟悛非,肖利华,陈应明,等.骨样骨瘤的影像学诊断[J].中华放射学杂志,2003,37(7):615-619.

[3]陈亚玲,王军辉,郭会利.CT 诊断骨样骨瘤的应用价值[J].中国 CT 和 MRI 杂志,2010,8(5):52-54.

[4]张卫.不同影像学检查在骨样骨瘤诊断中的价值[J].肿瘤基础与临床,2018,31(3):252-254.

[5]谢中胜,陈志强,曾道辉.骨样骨瘤的临床影像分析[J].现代医用影像学,2019,28(6):1241-1242,1245.

[6]肖林,胡剑波,吴泽文,等.30 例影像学表现类似骨样骨瘤病变的鉴别诊断[J].肿瘤基础与临床,2015,28(1):56-58.

三、骨软骨瘤

1.概述

骨软骨瘤(osteochondroma)又名骨软骨外生性骨疣或外生骨疣,是指发生在骨表面,表面覆以软骨帽的疣状骨性隆起,是最常见的骨肿瘤,约占良性骨肿瘤的1/3。本瘤多见于青少年。有单发性及多发性两种。多发性为常染色体显性遗传性疾病,最多发生于膝关节及踝关节附近,又称遗传性多发性外生骨疣或骨软骨瘤病。

凡软骨化骨的部位均可发生,但发生于下肢长管状骨的占 1/2,股骨下端和胫骨上端最多,其次为肱骨上端,桡骨和胫骨下端以及腓骨的两端,病变位于干骺端,随生长发育逐渐远离骺板。极少发生于关节内,脊柱多累及附件。

2.临床表现

该肿瘤不产生疼痛,常因偶然摸到肿块,或 X 线检查发现肿瘤。局部常无压痛,多因压迫周围组织如肌腱、神经、血管等影响功能而就医。多发性骨软骨瘤可妨碍正常长骨生长发育,以致患肢有短缩弯曲畸形。

3.影像学检查方法

骨软骨瘤的检查可采用普通 X 线、CT 及 MRI,各种检查方法的优势与限度如下。

（1）X 线检查　可显示骨性基底与母体骨相延续,不能显示软骨帽。

（2）CT 检查　能清楚显示骨质相连的骨性突出,顶端有软骨帽覆盖,并且能显示肿瘤的附着部位。

（3）MRI 检查　MRI 可清楚区分骨、软骨、骨髓的各种成分。

4.影像学表现

（1）X 线表现　X 线表现为自母骨骨皮质向外延伸突出的骨性赘生物,可见骨小梁,并与母骨骨小梁相延续,背离关节面生长。软骨帽一般不显影,软骨钙化时,基底顶缘见环形灯或点状钙化。如出现下列征象,则有恶变的可能:①肿瘤短时期内突然增大;②肿瘤表面钙化带突然中断不连续,局部出现软组织肿块或软骨帽明显增厚(大于 2 cm);③软组织肿块内出现散在的斑点状或低密度钙化环;④钙化带模糊,密度减低,局部骨皮质破坏或出现骨膜反应;⑤瘤体内发生象牙样瘤骨。

（2）CT 表现　骨性基底的骨皮质、骨松质与母骨相延续,表面有软骨覆盖。软骨帽边缘光整,其内见点状或者环状钙化。增强病灶未见明显强化。

（3）MRI 表现　骨性基底部信号特点与母骨相同。软骨成分在 T1 加权图像上为稍高信号,在 T2 加权图像上为高信号。肿瘤内钙化组织在 T1、T2 加权图像上均为低信号。在 T1 加权图像上显示病变内的骨髓与患骨相连,T2 加权图像上可以确定高信号的软骨帽的厚度。

5.典型案例

患者,女,26 岁。主诉:左膝关节不适 10 d。10 d 前运动时感觉左膝关节肿胀、疼痛,未进行治疗。门诊以"左股骨远端占位"收入科。左股骨正侧位 X 线平片示左侧股骨远端外上髁可见一骨性突起影,骨皮质、骨髓腔与邻近股骨相延续,边界清晰,背离膝关节生长(图 5-2-3A、B)。CT 平扫示左侧股骨远端外上髁可见一骨性突起影,骨皮质、骨髓腔、骨小梁与邻近股骨相延续,边界清晰,余骨质未见明确异常密度影。周围软组织内未见明显异常密度影(图 5-2-3C～F)。MRI T1WI 图像、T2WI 图像及 T2WI 脂肪抑制序列示左侧股骨远端外侧骨质可见局限性隆起,与邻近骨皮质及骨髓腔相延续,表面可见弧形压脂高信号,邻近软组织可见小片状压脂高信号。周围软组织未见明显异常信号。双膝关节腔内可见少量液体信号(图 5-2-3G～J)。

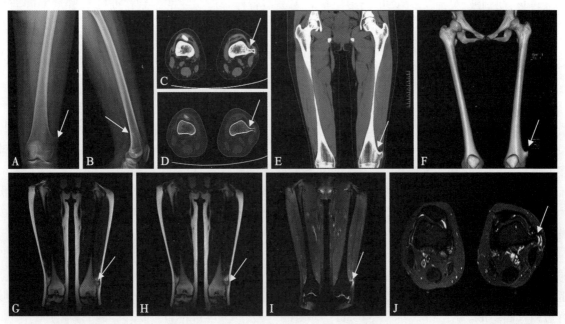

A.左股骨正位 X 线平片;B.左股骨侧位 X 线平片;C.左股骨 CT 平扫轴位(软组织窗);D.左股骨 CT 平扫轴位(骨窗);E.左股骨 CT 平扫冠状位(软组织窗);F.左股骨三维重建;G.左股骨 MRIT1WI 冠状位;H.左股骨 MRIT2WI 冠状位;I、J.左股骨 MRIT2WI 脂肪抑制序列(冠状位、轴位)

图 5-2-3　骨软骨瘤 X 线片、CT、MRI 图像

诊断意见:左侧股骨远端外上髁占位,考虑骨软骨瘤,邻近软组织轻度水肿。

6.鉴别诊断

(1)骨旁骨瘤　来源于骨皮质表面,常起自一侧皮质骨,同时向骨外生长,产生骨化团块状影像,表面呈不规则分叶状,不与母骨髓腔相通。

(2)皮质旁软骨瘤　起源于骨膜或骨旁结缔组织。病变位于骨干皮质旁,邻近骨皮质受压、增生、硬化,不侵犯骨髓腔,肿瘤与骨髓腔之间可见一层致密骨壳相隔。骨皮质缺损区可见散在的点状致密影(代表软骨组织的钙化或骨化)。

(3)原发性软骨肉瘤　发生于四肢长骨骨髓腔内,与母体骨皮质及髓腔均不相通。

7.分析思路与拓展

(1)分析思路　骨软骨瘤是最常见的良性骨肿瘤,好发于青少年,男性多发。肿瘤由骨性基底、软骨帽、纤维包膜三部分组成。长管状骨干骺端带蒂或宽基底、背离关节面生长、内有与母体骨相延续的皮质和骨小梁结构。以上骨软骨瘤的特点可用于诊断并与其他病变进行鉴别。

(2)拓展　遗传性多发性骨软骨瘤病(hereditary multiple osteochondromas,HMO)是一种常染色体显性遗传性骨病,常有家族史。HMO好发部位为长管状骨的干骺端。常为双侧,最多见于股骨下端、胫腓骨上下端,其次是尺桡骨远端、肩胛骨内侧缘及短管状骨、脊柱及骨盆,下肢多于上肢。影像学表现:①长骨干骺端增粗变宽,骨皮质变薄,骨赘自干骺端突出,随骨骺的生长而后移至骨干,并背向关节方向生长;②带蒂者呈管状或圆锥状,表面光滑或呈结节状,无蒂者呈半球状或菜花状;③顶部可有不规则斑点状钙化或骨化影,软骨钙化是诊断重要征象;④肿瘤内可有囊状透亮区;⑤肿瘤可致骨骼发育障碍,形成肢体过长、短缩或弯曲畸形。

参考文献

[1]王云钊.中华影像医学骨肌系统卷[M].北京:人民卫生出版社,2012.
[2]王华宇,张鑫.275例骨软骨瘤的X线影像诊断分析[J].重庆医学,2010,39(2):235-236.
[3]陈炽贤.实用放射学[M].2版.北京:人民卫生出版社,1999.
[4]孙冰伟,刘学文,许林华.17例家族性遗传性多发性骨软骨瘤病X线诊断分析[J].河北医科大学学报,2014,35(9):1100-1101.
[5]林益良,卢家灵.遗传性多发性骨软骨瘤临床及X线表现(附2家系35例报告)[J].实用放射学杂志,2011,27(12):1941-1943.
[6]陈木养,任方贤,黄永腾,等.多发性骨软骨瘤病的临床特点及影像诊断[J].局解手术学杂志,2017,26(6):445-449.

四、骨肉瘤

1.概述

骨肉瘤(osteosarcoma)又称成骨肉瘤,由肉瘤性成骨细胞及其直接产生的骨样组织、新生骨构成,是原发性恶性骨肿瘤中最常见、恶性程度最高的骨肿瘤。男性多于女性。发病年龄以15~25岁最多,占3/4以上。骨肉瘤在四肢长管骨,以股骨下端和胫骨上端,即膝关节附近最为常见,占68%~80%。在长管骨,干骺端为最好发部位。骺板和关节软骨可在一定程度上阻止肿瘤扩展。骨肉瘤转移早而迅速,转移瘤几乎完全发现于肺部。骨肉瘤分为成骨型、溶骨型和混合型。

2.临床表现

骨肉瘤一般都具有疼痛、肿胀和运动障碍三大主要症状,以疼痛最为常见。初为间歇性隐痛,随后间歇时间变短并逐渐变为持续性剧痛,以夜间为甚。

3.影像学检查方法

骨肉瘤的检查可采用普通 X 线、CT 及 MRI,各种检查方法的优势与限度如下。

(1)X 线检查 能直观、全面地显示骨肉瘤的大小、部位、范围、瘤骨、骨膜反应、Codman 三角和骨质改变,可作为首选检查方法。

(2)CT 检查 CT 检查所显示的征象与 X 线平片大致相同,但可明确 X 线平片难以发现的一些征象,尤其是骨盆、脊椎等结构复杂部位的骨骼,为病变的早期发现和诊断提供依据。

(3)MRI 检查 MRI 能更清楚和真实地显示肿瘤组织在髓内或周围软组织内的浸润范围,对肿瘤进行局部分期。MRI 的不足之处是显示骨质破坏,尤其是骨皮质破坏和钙化等稍逊于传统 X 线及 CT 检查。

4.影像学表现

(1)X 线表现

1)肿瘤骨:位于骨干髓腔、松质骨、骨破坏区和软组织肿块内,是 X 线诊断的最重要根据,特别是出现于软组织内者。肿瘤骨有三种主要形态:①象牙质样瘤骨;②棉絮状瘤骨;③针状瘤骨。

2)局限性溶骨性破坏:早期表现为干骺端松质骨的虫蚀样破坏区,病变可沿哈氏管蔓延形成 1~2 cm 的纵行透亮区并逐渐融合扩大形成大块骨质缺损,广泛性的溶骨性破坏极易造成病理性骨折。

3)骨膜反应:肿瘤刺激骨膜增生,可表现为①线样或葱皮样骨膜反应;②垂直样骨膜反应。肿瘤侵入周围软组织中可形成软组织肿块,而肿瘤上下边界附近的残留骨膜反应呈三角形,称为 Codman 三角。

4)软组织肿块:呈半圆形或卵圆形,密度高于周围组织,内可有瘤骨。

5)侵犯骨骺和关节:长骨的骺板或关节软骨通常具有一定的"屏障"作用,肿瘤较少经骺板或关节软骨而直接侵犯骨骺和关节。但一些高度恶性的肿瘤,可以直接破坏骺板和关节软骨而累及骨骺和关节,约占17%。X 线表现为先期钙化带消失(10%),骺板增厚,关节间隙增宽,关节面破坏,关节内瘤骨形成和软组织肿块影。

6)骨髓腔改变:当肿瘤向两端的骨髓腔扩展时,呈现"毛玻璃样"密度增高影。

(2)CT 表现 CT 检查能准确显示肿瘤,平扫表现为不同程度的骨质破坏,也可表现为不规则皮质增厚和骨硬化。骨膜增生表现为高密度,肿瘤侵犯髓腔使低密度的髓内组织密度增高并有蔓延趋势。如果形成跳跃性转移灶,则显示骨皮质中断。CT 增强后扫描可清楚显示软组织边缘,并有利于显示肿瘤与附近大血管的关系。

(3)MRI 表现 多数骨肉瘤在 T1 加权像上呈不均匀低信号或混杂信号,T2 加权像上呈不均匀高信号,边缘清楚,外形不规则。肿瘤骨在 T1、T2 加权像上都表现为低信号,出血表现为圆形或斑片状短 T1、略长 T2 信号。液化坏死区显示为长 T1、长 T2 信号,可形成液液平面。

肿瘤部位的骨膜反应和钙化、骨化在 MRI 图像上显示为低信号,不规则增厚的骨膜和伴存的水肿在 MRI 横断面 T2 加权图像上表现为高信号的厚环。

快速增强扫描可显示肿瘤早期边缘强化和中心充盈延迟。增强扫描晚期可显示肿瘤组织不均匀强化,与周围组织分界更清楚,其中瘤骨区、出血区、坏死区为轻度或无强化区。

5.典型案例

患者,女,13 岁。主诉:左膝关节疼痛伴肿胀 4 d。4 d 前患者无明显诱因出现左膝关节疼痛,伴膝关节肿胀,局部皮温高,活动时疼痛加重,休息后好转,伴左小腿稍麻木,无发热,无头痛头晕。左股骨正侧位 X 线平片示左侧股骨下段可见不规则溶骨性骨质破坏区,密度不均,内见高密度肿瘤骨,病变跨越骺板累及骨骺,周围可见软组织影,边界不清(图 5-2-4A、B)。CT 平扫示左侧股骨下段骨质不规则破坏,呈溶骨性,边缘不规则、毛糙,邻近可见软组织肿块影,形态不规则,内见高密度肿瘤骨形成(图5-2-4C、D)。MRI平扫加增强示左侧股骨下段髓腔内可见团片状长T1混杂长/短T2信号,脂肪抑制序列呈不均匀高信号,病变跨骺板累及骨骺,股骨下段远端骨皮质不连续,周围可见团片状长T1混杂稍长T2信号包绕,边界不清,边缘不规整,DWI部分扩散受限呈高信号,ADC呈低信号,病变周围肌肉受压。静脉注入对比剂后增强扫描,左侧股骨下段病变病毒周围异常信号可见明显不均匀强化(图5-2-4E~J)。

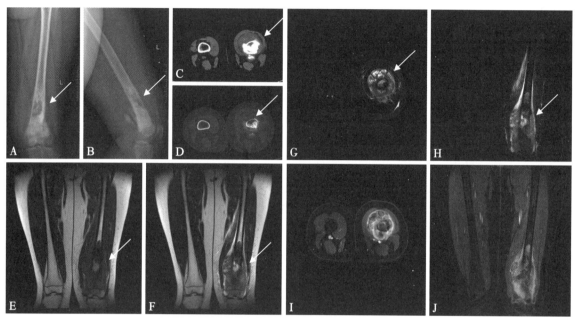

A. 左股骨正位X线片;B. 左股骨侧位X线片;C. 左股骨CT平扫轴位(软组织窗);D. 左股骨CT平扫轴位(骨窗);E. 左股骨MRIT1WI冠状位;F. 左股骨MRIT2WI冠状位;G. 左股骨MRIT2WI压脂轴位;H. 左股骨MRIT2WI压脂冠状位;I. 左股骨MRI增强轴位;J. 左股骨MRI增强冠状位

图5-2-4 骨肉瘤X线片、CT、MRI图像

诊断意见:左侧股骨下段病变并周围软组织肿块,考虑骨肉瘤。

6. 鉴别诊断

典型或晚期骨肉瘤诊断并不困难,但早期和不典型病变须与以下疾病鉴别。

(1)与成骨型骨肉瘤的鉴别

1)成骨型转移瘤:发病年龄较大,好发于躯干和四肢长管骨的近端,病灶多发,边界较清,骨破坏少见,较少侵犯骨皮质,多来源于前列腺瘤、鼻咽癌、肺癌、甲状腺癌和乳腺癌等。

2)软骨肉瘤:中心型软骨肉瘤有时与骨肉瘤相似,但瘤组织内有大量坏状或颗粒状钙化。若系继发于软骨瘤或骨软骨瘤的恶变(约占50%),则有边缘模糊的溶骨性破坏,钙化成堆,密度不均。

3)尤文氏肉瘤:发病年龄低于骨瘤,平均15岁,70%在10~30岁,好发于长管骨的骨干。发生于干骺部者易误诊为骨肉瘤。但与骨肉瘤不同,本病对放射治疗极为敏感,不仅可使症状减轻或解除,且数月后肿瘤可缩小,骨破坏可修复。

(2)与溶骨型骨肉瘤的鉴别

1)骨巨细胞瘤:多起病缓慢,症状较轻,X线表现为偏心性膨胀性骨破坏,骨破坏边界分明,无骨膜反应。但若为恶性巨细胞瘤,则因发展快,边界模糊而难以区分。但后者可见残存的骨壳及皂泡样骨间隔,紧邻关节面下,易向骨突部位生长,可作为鉴别的参考。

2)骨纤维肉瘤:发病年龄较大(25~45岁),好发于骨干,呈局限性溶骨性破坏,少见骨质增生,骨膜反应一般较少,破坏区无瘤骨形成。

3)溶骨型骨转移瘤:发病年龄较大,好发于长管骨近端,一般范围较广泛,较少有骨膜增生,软组织肿块多较微小和局限。

7. 分析思路与拓展

(1)分析思路　骨肉瘤是最常见的原发性恶性骨肿瘤,多发于15~25岁青少年,男性多于女性。好发于四肢长管骨干骺端,膝关节上下部位最常见。X线摄片干骺端偏心性骨质破坏或同时出现骨质硬化,并有肿瘤骨、骨膜反应。骨膜三角是骨肉瘤的常见且重要的征象之一。骨肉瘤恶性程度高,发展快,多早期发生肺转移。

(2)拓展　骨肉瘤是起源于间叶组织的恶性肿瘤,以能产生骨样组织的梭形基质细胞为特征,占恶性骨肿瘤的19%,其中90%为普通型骨肉瘤。普通型骨肉瘤可分为骨母细胞型、成软骨细胞型、纤维母细胞型3个亚型。非普通型骨肉瘤根据发病部位、生物学行为分为小细胞型、富巨细胞型、骨母细胞样型、髓内低级别型、毛细血管扩张型、皮质内型、骨膜旁型、骨膜型以及高级别表面型等。

参考文献

[1]陈亚玲,张敏,郭会利,等.骨肉瘤的影像学表现[J].实用放射学杂志,2008,24(3):343-346.

[2]曹来宾,刘吉华.骨肉瘤的影像学诊断(一)[J].放射学实践,2001,16(3):193-195.

[3]曹来宾,刘吉华.骨肉瘤的影像学诊断(二)[J].放射学实践,2001,16(4):272-274.

[4]方挺松,陈卫国,黄信华.骨肉瘤的影像学诊断及其进展[J].中国医学影像技术,2003,19(12):1748-1750.

[5]周寨文,张延伟,韩伟强,等.不同病理类型骨肉瘤的影像学表现初探[J].放射学实践,2013,28(11):1160-1163.

[6]蒋智铭,张惠箴,陈洁晴,等.骨肉瘤的组织学类型[J].临床与实验病理学杂志,2004,20(2):127-130.

[7]顾翔,屈辉,冯素臣,等.骨肉瘤病的影像学诊断[J].中华放射学杂志,2004,38(11):1154-1157.

五、骨纤维异常增殖症

1. 概述

骨纤维异样增殖症(fibrous dysplasia of bone,FDB)又称为纤维结构不良(fibrous dysplasia,FD),是以骨内纤维组织异常增生,最终形成编织骨为特征的肿瘤样骨病。临床分为三型:①单骨型;②多发多骨型;③多发多骨合并内分泌障碍。第三型病灶偏于身体一侧,伴有内分泌紊乱和皮肤色素沉着,常见为性早熟和皮肤"牛奶咖啡斑"样病损,称为 McCune-Albright 综合征(多发性骨纤维发育不良伴性早熟综合征)。单骨型多发生于颅面骨,以上颌骨多见;多骨型多发于四肢长骨,也伴发于扁平骨(颅骨、骨盆、肋骨等),常有多处骨质受累。

本病多发生在青少年。11~30岁为高发年龄范围。发生部位为一侧肢体的多数骨,以胫骨、股骨、颌骨较多见,肋骨、颅骨次之。本病预后良好,但很容易导致畸形。

2. 临床表现

临床表现以畸形、疼痛、功能障碍和病理性骨折为特点。约三分之一的患者有皮肤色素斑,以背、臀部多见。部分病例可有由多发性骨折、性早熟和皮肤色素斑组成的 McCune-Albright 综合征。肿块可压迫邻近器官组织,产生各种功能障碍与畸形,从而出现临床症状。

3. 影像学检查方法

骨纤维异常增殖症的检查主要包括普通 X 线、CT,各种检查方法的优势与限度如下。

(1)X 线检查　X 线检查能直观地对病灶整体定性,是首选的检查方法。

(2)CT 检查　CT 显示病灶内部结构较清晰,对颅面骨病灶的显示比 X 线片具体、清楚,减少组织间相互重叠影响。有助于病灶定量及术前检查,但对特征性表现如丝瓜瓤样纵行骨纹理的显示缺乏整体性。

(3)MRI 检查　MRI 对显示骨髓、软组织水肿及软组织肿块等方面具有优势。

4. 影像学表现

(1)X 线表现　在 X 线表现上分为 6 型。①虫蚀型:表现为单发或多发的溶骨性破坏,边缘锐利如"虫蚀样";②囊变型:表现为单囊或多囊透亮区,其中夹杂有少量的骨样组织及不成熟的骨小梁形成舌状或花瓣状的骨嵴;③硬化型:表现为团块状或结节状的骨质增生,骨密度均匀增高,边缘清楚,部分病灶周围伴有少量"磨玻璃样"改变及硬化边;④磨玻璃型:磨玻璃样改变是由新生的不成熟的原始骨组织及纤细的骨小梁所构成,正常骨纹消失,髓腔闭塞而形如磨玻璃状,常并发于囊状改变;⑤丝瓜络型:这是部分病灶因骨质修补而呈现硬化性骨纹,骨膨胀增粗,皮质变薄,骨小梁粗大而扭曲,颇似丝瓜络样;⑥混合型:为上述各种表现混合存在。

(2)CT 表现　根据所含组织比例不同,CT 表现主要分为囊型和硬化型两种类型。囊型表现为单囊状透亮区,囊内有斑点状、斑片状钙化,并见骨小梁结构,周围有硬化边。硬化改变是骨质非一致性密度增高,在硬化区内有散在的颗粒状透亮区,有以下表现:①颅骨外板及板障向外膨胀,内外板距离增宽;②密度不均,囊性、虫蚀样低密度和/或钙化及硬化性高密度灶;③磨玻璃样改变。

(3)MRI 表现　病变内部的纤维及骨化部分于 T1、T2 加权像均呈低信号,如病灶内有囊性变、出血、软骨岛,T2WI 则有散在的高信号,囊变区则表现为 T1WI 低信号,T2WI 高信号。增强扫描肿瘤明显强化。

5. 典型案例

患者,女,12 岁。主诉:活动后左下肢疼痛 7 d。7 d 前摔倒后出现不能站立,伴左下肢疼痛,伴明显压痛,轻微肿胀,无局部皮肤破损,局部皮肤温度可,不能行走,无畸形,活动后明显加重。CT 平扫示右侧胫骨上段局部骨皮质增厚,内可见片状稍低密度区,左侧胫骨上段局部骨皮质内可见条片状低密度囊变区,邻近骨皮质硬化,相应骨髓腔变窄。周围软组织内未见明显异常密度影(图 5-2-5A、B)。MRI 平扫示右侧胫骨中上段髓腔内见偏心条片状长 T1 短 T2 信号影,脂肪抑制序列呈高信号,局部与邻近骨皮质关系密切;左侧胫骨上段骨干稍增粗,髓腔内见偏心性长椭圆形长 T1 长 T2 信号,压脂像呈高信号,边界尚清,邻近骨皮质变薄(图 5-2-5C～F)。

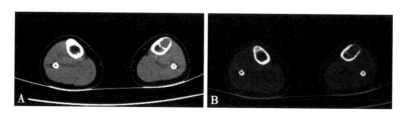

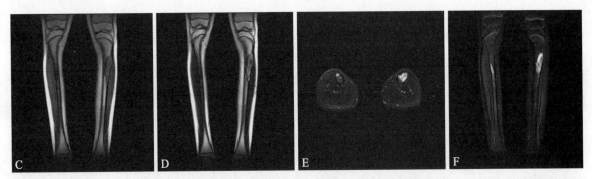

A. 双侧胫腓骨 CT 平扫轴位(软组织窗);B. 双侧胫腓骨 CT 平扫轴位(骨窗);C. 双侧胫腓骨 MRIT1WI 冠状位;D. 双侧胫腓骨 MRIT2WI 冠状位;E. 双侧胫腓骨 MRIT2WI 压脂轴位;F. 双侧胫腓骨 MRIT2WI 压脂冠状位

图 5-2-5　骨纤维异常增殖症 CT、MRI 图像

诊断意见:右侧胫骨中上段、左侧胫骨上段病变,考虑良性病变,骨纤维异常增殖症? 非骨化性纤维瘤?

6. 鉴别诊断

(1)非骨化性纤维瘤　发病年龄多为 10~20 岁,四肢长管状骨多见;病变多侵犯骨密质,局部膨胀变薄,边缘有细线样硬化,内部无成骨。病变范围较小,有自愈倾向,多发少见。

(2)骨巨细胞瘤　该瘤绝大多数为单发病变,位于骨端,呈明显膨胀,为单纯溶骨性改变,周围无明显硬化环。

(3)骨化性纤维瘤　生长缓慢,为孤立的损害,侵犯下颌骨多于上颌骨。X 线呈轮廓清晰而膨大透明的外观,其中心部呈斑点状或不透明。

7. 分析思路与拓展

(1)分析思路　病变骨皮质内多房状病灶,在平片或 CT 显示为低密度灶,其间有厚度不等的高密度骨性间隔,MRI 上为等/高信号灶其间有带状低信号间隔,骨纤维异常增殖症的影像学特征有磨玻璃样改变、囊性膨胀改变、丝瓜瓤状改变、虫噬样改变。血中碱性磷酸酶轻度或中度的升高对颅骨纤维异常增殖症的诊断有参考价值。

(2)拓展　骨纤维异常增殖症是一种骨生长发育性疾病,为骨间充质的发育畸形,骨内纤维组织增生,骨发育停止在未成熟的编织阶段,不能形成正常的骨小梁。其病理特征是产生化生性骨,当患者发育成熟时病灶常退化。由于纤维组织增生程度、骨样组织、新生骨小梁含量及成熟程度不同,其影像学表现也多种多样。

参考文献

[1]肖文金,章振林. 113 例骨纤维结构不良临床分析[J]. 中国骨质疏松杂志,2008,14(12):887-890.

[2] 王贵明,钟碧玲,王爱武,等.颅面骨纤维结构不良恶性变 1 例报道[J]. 诊断病理学杂志,2019,26(7):457-459.

[3]马锡泉,巩武贤,田军.骨性纤维结构发育不良的 X 线诊断(附 10 例分析)[J]. 医学影像学杂志,2013,23(6):939-941.

[4]张同韩,廖贵清.骨纤维异常增殖症的研究进展[J]. 中华口腔医学研究杂志(电子版),2008,2(5):529-534.

[5]李钰.骨性纤维结构发育不良的X线诊断要点[J].中国中西医结合影像学杂志,2014,12(5):523-524.

[6]石娜,刘名,吴文娟.纤维结构不良与骨性纤维结构不良的研究进展[J].中国骨肿瘤骨病,2010,9(3):267-271,275.

六、动脉瘤样骨囊肿

1. 概述

动脉瘤样骨囊肿(aneurysmal bone cyst,ABC)又称良性骨动脉瘤,呈孤立性、膨胀性、出血性、多房囊性改变的瘤样病损,可以独立发病,也可在骨肿瘤的基础上并发。目前病因不明,一般认为外伤是其重要病因。可分为原发性和继发性,原发性动脉瘤样骨囊肿机体内未发现明确的前期病灶,继发性的动脉瘤样骨囊肿多在其他骨疾病基础上发生,如骨巨细胞瘤、骨母细胞瘤、骨肉瘤、软骨肉瘤等疾病。

病理改变:解剖检查可发现动脉瘤样骨囊肿呈大小不等的多房或蜂窝状囊腔,外周有一层反应性骨壳包绕,纤维状的膜将其分成多个囊腔,内容物为暗红色不凝血。显微镜下观,动脉瘤样骨囊肿为富含血液的间隙,由纤维分隔或不成熟的编织骨小梁构架,散在分布有含铁血黄素的Ⅰ型巨噬细胞、成纤维细胞、毛细血管和巨细胞。

病理生理改变主要分为三期,分别为溶骨期,膨胀期和成熟期。溶骨期:病变轻度膨胀,无骨间隔;膨胀期:呈膨胀性骨质破坏,常有骨间隔,形成特征性的"吹气球"样外观;成熟期:骨质增生硬化显著,囊壁增厚,间隔增粗,形成致密骨块。

2. 临床表现

动脉瘤样骨囊肿的好发年龄是10～30岁,有研究表明76%患者<20岁,男女比例无明显差异,可发生于任何部位,常见发病部位排序如下:下肢长骨,脊柱,上肢长骨,锁骨,手足短管状骨,距骨及颜面骨,若发生在骨盆的动脉瘤样骨囊肿常常是巨大的。

临床症状无特征性,多为隐袭性;进行性的局部疼痛和肿胀是主要的临床表现,多数病人往往开始在肢体上发现深在的肿块,伴有轻度疼痛,病程发展可快可慢,约1/3的病人症状出现与创伤有关。当发生于椎体时可能出现脊髓或神经根压迫症状,部分可见出现脊柱侧弯。

3. 影像学检查方法

X线检查是动脉瘤样骨囊肿是优选的检查手段;CT弥补X线密度分辨率低的不足,尤其是对于脊柱、骨盆、颅底等处的病变,CT的优势更为明显。MRI检查的组织分辨率更高,且MRI对出血表现敏感,具有X线和CT无法提供的影像学征象信息,可进一步确定病变诊断。

4. 影像学表现

(1)X线表现 动脉瘤样骨囊肿的X线表现为偏心、膨胀、多房溶骨性骨质破坏;骨质破坏区与正常组织之间移行带较窄;病变边缘可出现硬化边及骨膜反应,钙化偶可见。X线上可分为中心型、偏心型、骨旁型。

(2)CT表现 动脉瘤样骨囊肿在CT上呈膨胀性骨质破坏,骨皮质菲薄,骨壳可完整,其内可见分房状压迹及纤细的骨嵴形成,病变内可见液液平面,下半部密度高于上半部,CT值约为30～70 Hu。增强扫描后瘤壁及间隔可见强化。

(3)MRI表现 不同出血时期的动脉瘤样骨囊肿的信号不同,病变呈边缘清楚的膨胀性分叶状改变,边缘在T1WI和T2WI均为完整或不完整低信号环,病灶内亦可见同样低信号的间隔,内可见液液平面,T1WI上液液平面上下的液体内均可见到高信号,T2WI上层为高信号,下层为低信号。增强扫描囊性成分无强化,间隔可强化(蜂房状)。

5.典型案例

患者,男,7岁。主诉:右下肢进行性加重疼痛3 d。专科查体:右下肢皮肤颜色正常,皮温正常,无红肿,诉右下肢疼痛,拒按,边界欠佳,无活动度,关节活动时未闻及弹响音。X线片正侧位示右侧胫骨近端可见溶骨性骨质破坏影,呈膨胀性、偏心性生长,病变长轴与胫骨平行,邻近骨皮质变薄,骨皮质连续性尚可,未见明显骨折线影(图5-2-6A)。CT示右侧胫骨近端可见偏心性囊状低密度影,CT值约25 Hu,大小约24 mm×21 mm×56 mm(左右径×前后径×上下径),局部骨皮质变薄,骨质连续性中断(图5-2-6B、C)。MRI示右侧胫骨近端可见片状长T1长T2信号影,T2压脂像呈高信号,可见液平面形成,内可见条片状及斑片状压脂低信号,病变边界清楚,右侧胫骨髓腔内可见条片状压脂高信号,周围软组织内可见条片状压脂高信号(图5-2-6D~F)。

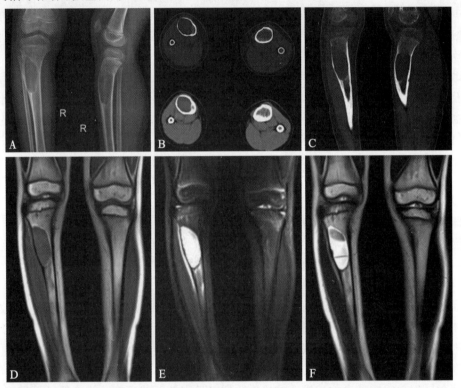

A. X线正侧位;B. CT平扫轴位;C. CT平扫冠状位、矢状位;D. MRI T1WI;E. MRI T2WI;F. MRI T2WI压脂

图5-2-6　骨巨细胞瘤X线、CT、MRI图像

诊断意见:右侧胫骨近端病变,考虑动脉瘤样骨囊肿或单纯性骨囊肿。

6.鉴别诊断

　　(1)孤立性骨囊肿　多见于四肢长骨,常为中心型,呈对称性轻度膨胀的骨坏死,周围为致密硬化带,囊壁外缘光滑整齐,随骨骼生长逐渐移向骨干,常因病理性骨折而发现。

　　(2)骨巨细胞瘤　发病年龄相对稍大,病变多位于长骨端的关节下方,关节面常为肿瘤的部分轮廓,由于肿瘤纵行、横行生长差不多,故肿瘤多呈球形,病变周围形成软组织肿块影,瘤内有皂泡状阴影,骨化及反应性骨硬化现象少见,一般不出现液平面。

　　(3)软骨黏液样纤维瘤　好发于儿童及青少年,多发生于下肢长骨尤其是胫骨,呈偏心性溶骨性膨胀性生长,病灶多呈卵圆形或不规则形状,病灶内部呈"蜂窝样"或"多囊样",病灶较大时会侵犯皮质,形成较特征性的半球形骨质缺损。

7.分析思路与拓展

（1）分析思路

1）X 线：X 线为动脉瘤样骨囊肿诊断的最基本的影像学检查，对于病变的定位、定性具有较大的临床价值，溶骨性的低密度影伴有分隔及硬化边时可高度考虑该病。当 X 线征象中出现病变部分骨壳被破坏消失而穿破骨皮质时，不可误认为是恶性骨肿瘤；如果怀疑，一定注意仔细观片以发现可能存在的前原发病种的特征表现。

2）CT 和 MRI：对该病的表现更明确，可更准确地显示病变的大小、密度、信号及病变周围的解剖情况。CT 扫描能很好显示腔内的多灶性的液平面，所以对鉴别单纯性骨囊肿意义较大。MRI 呈囊性多房病变，其内可见液液平面时可高度怀疑该病。发生于长骨的动脉瘤样骨囊肿具有一定影像学典型征象，主要表现为膨胀性骨质破坏、连续性骨膜反应、分叶状压迹、骨分隔以及液液平面。

3）单一的影像学检查和病理学检查不可进行诊断，应综合 X 线、CT、MRI 等影像检查手法，结合临床及病理学特征，以此来提高动脉瘤样骨囊肿的诊出率，有助于及时诊断、积极治疗，预防并发症的出现。

（2）拓展　动脉瘤样骨囊肿作为一种良性骨肿瘤或类肿瘤样病变，好发于青少年、儿童，本病若采取积极治疗，预后一般较好。但由于病程较为缓慢，易被忽视。当出现不明肿胀或疼痛，且持续时间长，久不缓解，应及时检查就诊。在病理诊断中，动脉瘤样骨囊肿可不作为主要诊断，常作为其他骨肿瘤合并诊断出现。

原发性动脉瘤样骨囊肿具有一定侵袭性，术后可以复发。动脉瘤样骨囊肿病变的大小与预后具有一定关系，病变越大，彻底刮除和充分植骨越困难，越易残留病变组织，致使术后复发率增加。

参考文献

［1］韩志巍，文娣娣，张劲松，等.实性动脉瘤样骨囊肿的影像学表现［J］.中国医学影像学杂志，2023，31，（4）：395-399.

［2］郑桂芬，赵滨.儿童上臂罕见骨外动脉瘤样骨囊肿 1 例［J］.中国临床医学影像杂志，2022，33（2）：151-152.

［3］孙扬，牛晓辉，王涛，等.原发动脉瘤样骨囊肿 117 例临床回顾分析［J］.中华骨与关节外科杂志，2013，6（3）：204-208.

［4］高银，胡华，宋震宇，等.长骨原发性动脉瘤样骨囊肿影像学表现［J］.医学影像学杂志，2020，30（9）：1704-1706.

［5］徐涛涛，胡熙，李训礼，等.儿童股骨近端肿瘤及肿瘤样病变 CT 影像学表现及临床价值分析［J］.中国 CT 和 MRI 杂志，2021，19（11）：176-177.

七、骨巨细胞瘤

1.概述

骨巨细胞瘤（giant cell tumor of bone）又名破骨细胞瘤（osteoclastoma），是一种局部侵袭性肿瘤，来源于骨内成骨的间充质组织，主要由多核巨细胞和较小的梭形或圆形的间质细胞所组成。

病理改变：骨巨细胞瘤由易出血的肉芽组织构成，无包膜。由于易出血和坏死，因血红蛋白的变化，可使肿瘤呈红棕色或绿色；血肿纤维化，可使肿瘤呈灰白色；瘤组织坏死，可使肿瘤呈黄色或形成假囊肿，囊内可能含有胶状或棕色液体。当骨膜下的密质骨萎缩消失后，骨膜即产生新生骨；在肿瘤进展中，骨消失和再生交替反复，于是密质骨向外扩张变薄，最后被肿瘤所穿破。

2.临床表现

骨巨细胞瘤多发生于青年，以 20～40 岁多见，男女发病率一致，病变好发于四肢长骨骨端，以股骨下端、胫骨上端和桡骨下端为常见。临床症状与发病部位、肿瘤大小、病理性骨折等因素相关,主要表现为疼痛、局部肿胀或肿块、关节活动障碍等,部分患者以病理性骨折为主诉就诊;肿瘤穿破皮质侵入软组织时,可触及明显的肿块,部分肿瘤压之可有似捏乒乓球样的感觉。骨巨细胞瘤如迅速增大,常因肿瘤内出血所致。发生于中轴骨的肿瘤,除疼痛外,常因压迫或侵及相邻结构而出现相应的临床症状。

3. 影像学检查方法

(1)X线平片　是最具诊断价值的放射学检查手段,可清楚显示病灶部位、轮廓、周边骨质情况,对病灶进行初步定位定性。

(2)CT　在确定肿瘤范围方面优于X线平片,可显示病变的具体部位、膨胀程度、内部结构、侵及范围及与相邻组织间的关系,但不能代替X线片检查。治疗前行肺部CT扫描可以排除肺部转移。

(3)MRI检查　在显示骨外软组织侵犯范围及程度方面效果最佳,可观察肿块与周围神经、血管的关系,关节软骨下骨质的穿破,关节腔受累,骨髓的侵犯和有无复发等。

CT和MRI增强扫描可更好地显示具有侵袭性的肿瘤,可观察肿瘤的边界、范围、血供等特征,对诊断有很大帮助。

4. 影像学表现

(1)X线表现　多呈膨胀性多房性偏心性骨破坏;"皂泡征"这是该肿瘤的特征之一。肿瘤最大径线常与骨干垂直,直达骨性关节面下。骨破坏区与正常骨的交界清楚,但一般无硬化边和骨膜反应。

(2)CT表现　骨巨细胞瘤体内密度不均,可见低密度的坏死区,有时可见液液平面。肿瘤与松质骨的交界多清楚,但无骨质增生硬化与钙化。增强扫描:肿瘤组织可见明显强化,出现坏死和囊变一般无强化。

(3)MRI表现　骨巨细胞瘤的MRI信号是非特异性的,多数肿瘤在MRI图像上边界清楚,在T1WI呈均匀的低或中等信号,高信号区则提示亚急性、慢性出血。在T2WI信号不均匀,呈混杂信号,瘤组织信号较高,陈旧出血呈高信号,而含铁血黄素沉积呈低信号,出血和坏死液化区可出现液液平面。

5. 典型案例

患者,男,34岁。主诉:无明显诱因出现右踝部肿胀3 d,突发右下肢剧痛3 h。专科查体:右踝关节处肿胀明显、压痛阳性,轻微红肿,活动受限。X线片示右胫骨远端骨骺端可见类圆形低密度影,其内可见骨性分隔,边界较清,未见明显硬化边,未见明显骨膜反应(图5-2-7A)。CT平扫示右侧胫骨远端见膨胀性骨质破坏,内见软组织密度肿块影,大小约26 mm×39 mm×44 mm(左右径×前后×上下径),增强扫描病变轻度不均匀强化(图5-2-7B～D)。MRI平扫及增强扫描示右侧胫骨远端外侧髁可见不规则团块状长T1信号,压脂像呈混杂高信号,内可见液平面,边界清,局部骨皮质膨隆,周围软组织可见压脂高信号影。增强后病变呈明显不均匀强化,出血、坏死区无强化(图5-2-7E～H)。

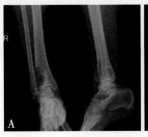
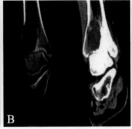
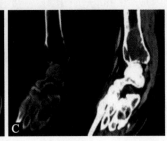

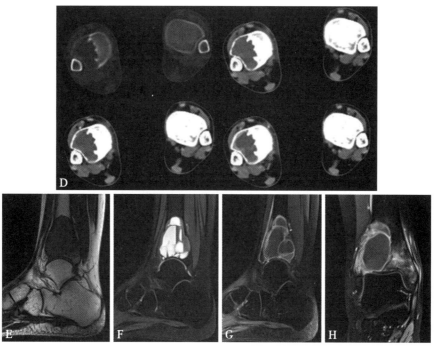

A. X 线正侧位；B. CT 平扫冠状位；C. CT 平扫矢状位；D. CT 平扫及增强轴位；E. MRI
T1WI；F. MRI T2WI；G. MRI 增强矢状位；H. MRI 增强冠状位

图 5-2-7　骨巨细胞瘤 X 线、CT、MRI 图像

诊断意见：右侧胫骨远端占位，考虑骨巨细胞瘤。

6. 鉴别诊断

（1）单纯性骨囊肿　多发生于青少年干骺端愈合前，病变多发生于干骺端而不在骨端。骨囊肿呈对称性膨胀改变，密度均匀。且骨质的膨胀改变不如骨巨细胞瘤明显，且是沿骨干长径生长。

（2）动脉瘤样骨囊肿　发生于长骨者多位于干骺端，常有硬化边。发生于扁骨或不规则骨者与骨巨细胞瘤鉴别比较困难，前者为含液囊腔，液-液平面较多见，且 CT 可显示囊壁有钙化或骨化影。

（3）成软骨细胞瘤　好发于 20 岁以下者的长骨骨骺部，瘤内常有钙化点，分隔较少，边缘较清晰。

7. 分析思路与拓展

（1）分析思路

1）X 线：作为骨肿瘤性病变最常规的检查，X 线特有的征象为骨巨细胞瘤的诊断提供了一定的依据，可作为骨巨细胞瘤识别、定位及定性的重要依据。CT 和 MRI 作为具有二维和三维成像的影像学检查手段，可重点观察病变的大小、密度或信号，病变周围结构侵犯情况，增强扫描可见显示肿瘤的血供情况，对术前的评估、术式的选择具有的一定的价值。

2）单独的影像学检查和病理学检查不可作为该病的最终诊断结果，需要结合临床、影像学征象及病理学征象综合评估进行诊断；影像学的"皂泡征"、液液平面及病理镜下的巨细胞综合在一起才可诊断为骨巨细胞瘤。在诊断时还须注意有无恶性征象，对于有恶性或侵袭性的病变建议复查胸部 CT。

3)最后对影像描述及结论进行复核:需要对临床工作中需要的影像学征象进行详细描述,如大小、密度、周围结构侵犯情况等;需要为得出明确诊断提供一定的依据,如骨巨细胞瘤特有的征象、发病年龄等进行综合评估。

(2)拓展

随着近年医学影像学技术的发展,对于评价骨巨细胞瘤的侵袭性更加准确,可按照病理骨折、骨皮质破坏程度、肿瘤体积、软骨下骨与关节面受侵情况提出 GCT 评分系统(giant cell tumor socring system,GCTSS),并建议 1~4 分行肿瘤刮除术,5~9 分行肿瘤刮除内固定术,>10 分需行肿瘤瘤段切除+修复重建术。所以影像学检查对于术式的选择及最终的病理诊断具有重要的价值。

骨巨细胞瘤是具有一定侵袭性的肿瘤,肿瘤刮除术后复发率高,具有一定的肺转移率,患者生存时间长等特点,需要定期随访。随访内容主要包括体格检查和手术部位的影像学检查(以 X 线为主,CT 和 MRI 为辅)。

参考文献

[1]魏石.富于巨细胞的骨病变[J].中华病理学杂志,2021,50(3):277-281.

[2]中华医学会骨科学分会骨肿瘤学组.中国骨巨细胞瘤临床诊疗指南[J].中华骨科杂志,2018,38(14):833-840.

[3]李晓博.姜海.薛英森,等.骨巨细胞瘤 X 线、CT 影像征像,及其诊断价值研究[J].中国 CT 和 MRI 杂志,2020,20(3):177-179.

[4]丛浩伦,张燕,王国华,等.长管状骨骨巨细胞瘤 CT、MRI 特征与病理分级相关性[J].医学影像学杂志,2020,30(7):1280-1283.

[5]张庆宇,李振峰,李建民,等.关于多中心骨巨细胞瘤的系统回顾[J].中国矫形外科杂志,2015,23(23):2163-2166.

八、转移性骨肿瘤

1.概述

转移性骨肿瘤(metastatic tumor of bone)是指原发于身体其他部位的肿瘤通过各种途径转移至骨骼并在骨内继续生长,形成的子肿瘤。

病理上,切面见瘤组织多呈灰白色,常伴出血、坏死;镜下转移瘤的形态结构一般与其原发瘤相同。

2.临床表现

转移性骨肿瘤常发生在中年以后。原发肿瘤多为乳腺癌、肺癌、甲状腺癌、前列腺癌、肾癌、鼻咽癌等。恶性骨肿瘤很少发生其他骨转移,但尤因肉瘤、骨肉瘤和骨恶性淋巴瘤也可以转移到其他骨。骨转移瘤一般呈多发性,多见于中轴骨,以胸椎、腰椎、肋骨和股骨上段等常见,其次为髂骨、颅骨和肱骨等,膝关节和肘关节以远骨骼较少被累及。主要临床表现为进行性骨痛、病理性骨折和截瘫。

3.影像学检查方法

一般 X 线不作为骨转移瘤的首选检查,但是当出现病理性骨折时,X 线具有一定的诊断价值。CT 检查对骨转移瘤的显示较 X 线平片敏感,还能清楚显示骨外局部软组织肿块的范围、大小以及与邻近脏器的关系。MRI 检查的敏感性较高,可检出 X 线平片、CT 甚至核素骨显像不易发现的转移灶,且能明确转移瘤的数目、大小、分布和邻近组织是否受累。

4.影像学表现

转移性骨肿瘤可分溶骨型、成骨型和混合型,以溶骨型常见。

（1）X线表现

1）溶骨型转移瘤:①发生在长骨者,多在骨干或邻近的干髓端及骨端,表现为骨松质中多发或单发小的虫蚀状骨质破坏区;病变较大时形成大片溶骨性骨质破坏区,一般无骨膜增生;常并发病理性骨折;②发生在脊椎者,则可见椎体的广泛性破坏,可出现椎体受压塌陷,但椎间隙多保持正常;椎弓根多受侵蚀、破坏。

2）成骨型转移瘤:少见,病变一般呈高密度影,一般位于松质骨内,呈斑片状或结节状,密度均匀一致;骨皮质多完整。

（2）CT表现　①溶骨型转移:表现为松质骨和/或皮质骨的低密度缺损区,边缘较清楚,一般无骨硬化,常伴有软组织肿块;②成骨型转移:为松质骨内斑点状、片状、棉团状或结节状边缘模糊的高密度灶,一般无软组织肿块,少有骨膜反应;③混合型:兼有上述两型表现。进行增强扫描时出现软组织的骨转移灶可见强化,且强化方式同原发病变一致。

（3）MRI表现　①大多数骨转移瘤在T1WI上呈低信号,在高信号的骨髓组织的衬托下显示非常清楚;在T2WI上呈程度不同的高信号,脂肪抑制序列可以清楚显示;②成骨型转移瘤则在T1WI和T2WI上大多均呈低信号。另外,全身DWI检查还可在发现骨转移瘤后协助寻找原发灶,也可以明确其他骨、器官或组织的转移灶。

5.典型案例

患者,男,49岁。确诊右肺腺癌2年6个月,复查入院。骨扫描提示全身骨转移。X线正侧位片示左股骨中段局部骨皮质增厚,髓腔内见斑片状高密度影。所示双侧骶髂关节、左侧髂骨、右侧耻骨见高密度影（图5-2-8A）。CT示多发腰椎椎体及附件骨可见斑片状高密度影,骨盆可见多处斑片状高密度影（图5-2-8B、C）。股骨MRI平扫示左侧股骨干中段可见斑片状长T1短T2信号,压脂像呈混杂高低信号（图5-2-8D~F）。腰椎MRI示多处腰椎椎体及附件骨可见片状长T1短T2信号,压脂像呈稍高或低信号（图5-2-8G~I）。

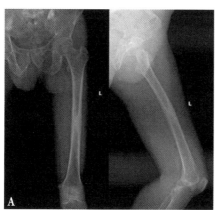
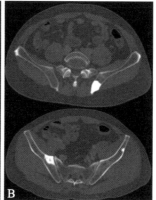

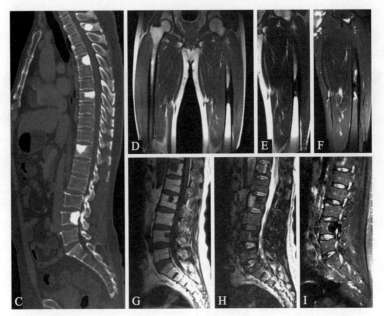

A. 左侧股骨 X 线正侧位；B. CT 平扫骨盆轴位；C. CT 平扫腰椎矢状位；D. MRI 股骨冠状位 T1WI；E. MRI 股骨冠状位 T2WI；F. MRI 股骨冠状位 T2WI 压脂；G. 腰椎矢状位 T1WI；H. MRI 腰椎矢状位 T2WI；I. MRI 腰椎矢状位 T2WI 压脂

图 5-2-8　多发骨转移瘤 X 线、CT、MRI 图像

诊断意见：肺癌多发骨转移。

6. 鉴别诊断

　　如有原发肿瘤病史的转移性骨肿瘤比较好诊断；多发性骨转移性肿瘤主要与多发性骨髓瘤、全身代谢性骨病等鉴别，单发性骨转移瘤需要与骨原发性肿瘤等进行鉴别诊断。

　　（1）多发性骨髓瘤　常有广泛性骨质疏松，骨质破坏呈穿凿样，尿本周蛋白呈阳性。

　　（2）代谢性骨病　多不伴有原发肿瘤，呈骨质密度改变，不伴有骨质破坏，可通过实验室检查进行鉴别诊断。

7. 分析思路与拓展

（1）分析思路

1）早期的转移性骨肿瘤 X 线征象不典型，当病变较大，或出现全身多发转移、合并骨转移时才有一定的价值。CT 和 MRI 检查对于转移性骨肿瘤的诊断具有一定的价值。一般恶性肿瘤患者入院后或复查时可进行全身的 CT 或 MRI 检查，此时需要观察骨窗进行转移性骨肿瘤的筛查，观察 CT 时发现骨质内出现低密度影和异常高密度影，MRI 出现骨质异常信号时，提示转移性骨肿瘤，且进行定位，建议进一步行骨扫描检查。

2）应重点观察转移性骨肿瘤的位置及与邻近的关系，当转移性骨肿瘤病变较大时或椎体转移时，需要观察病变与邻近组织的关系，是否存在肿块的压迫征象，是否存在椎管及神经根的压迫，对于需要手术解除压迫征象的，在描述病变时需要进行详细描述。

3）转移性骨肿瘤的影像学征象具有一定的特征；但个别可出现异常征象：孤立性大肿块转移；囊状膨胀型转移；皮质型及骨膜型转移；弥漫性象牙质样转移；腕踝以下部位骨转移；当个别部位出现这些非典型的表现进行诊断时可提示骨转移。

4)病史对于转移性骨肿瘤的诊断非常重要,对于中老年病人,特别是有过恶性肿瘤史者,出现躯干或四肢近端某处不明原因的疼痛、肿胀或包块者,应高度怀疑有否转移。对于不伴有骨转移的恶性肿瘤复查时,一定要仔细观察骨质改变,对于不可确定的诊断需要行进一步检查。

(2)拓展　骨骼是除肺和肝脏以外,恶性肿瘤最常见的转移部位,70%～80%的癌症患者最终会发生骨转移。转移性骨肿瘤以血行播散性转移为主;成骨型转移常见于前列腺癌、鼻咽癌;溶骨型转移常见于乳腺癌、肺癌及消化道恶性肿瘤等。转移性骨肿瘤一般早期为溶骨性改变,病情发展至最后均可进展为成骨性改变,且许多未经全身治疗的肿瘤多是溶骨型转移,经过全身治疗后逐渐变成骨转移,一般大部分肿瘤是成骨、溶骨同时存在。

骨转移肿瘤的诊断是一项系统工程,需要是结合病史、临床症状、体征和影像学检查进行诊断,一般不会由病理诊断进行确诊。如有原发肿瘤病史则诊断相对容易。但有些以骨肿瘤为首发症状的转移性骨肿瘤,如肝癌、甲状腺癌、肾上腺肿瘤及肾癌等就常无原发症状,需要进行各种相关实验室检查进行诊断。如检测结果异常,应怀疑是否发生骨转移并做进一步检查。对可疑的部位行X线检查,不符合原发肿瘤的特殊改变又有恶性骨肿瘤表现应怀疑转移性骨肿瘤,酌情行SPECT、CT和MRI等检查,必要时可行活检。对无恶性肿瘤史的患者仅出现骨转移征象,通过常规影像学检查无法寻找原发病变时,可通过穿刺活检进行病理诊断以寻找原发灶。

参考文献

[1]刘敏,陈玥,雷小鸣,等.ECT、CT及MRI的骨转移瘤影像特点分析[J].中国CT和MRI杂志,2020,18(6):136-139.

[2]孙博,崔红旺.SPECT/CT骨显像与MRI对骨转移瘤的诊断效能比较[J].实用放射学杂志,2022,38(10):1672-1675.

[3]李雨奇,罗晓燕,张伟,等.SPECT/CT融合显像结合同机CT多平面重组在骨转移瘤诊断中的增益价值[J].局解手术学杂志,2019,28(10):786-789.

[4]齐红艳,孙逊,安锐,等.骨转移瘤影像学检查方法及相关进展[J].华中科技大学学报:医学版,2015,44(1):121-124.

九、软骨肉瘤

1. 概述

软骨肉瘤(chondrosarcoma)是起源于软骨或成软骨结缔组织的一种较常见的骨恶性肿瘤。发病率仅次于骨肉瘤,占骨恶性肿瘤的16.1%,骨肿瘤的6.5%。依据肿瘤的发生部位,可分为中心型和周围型,前者发生于髓腔,呈中心性生长,后者发生于骨的表面。

2. 临床表现

软骨肉瘤多见于男性,男女之比约为1.8:1,发病年龄范围较广。主要症状是疼和肿胀,并可形成质地较坚硬的肿块。

3. 影像学检查方法

(1)X线检查　能够清晰显示各种形态的骨质破坏、钙化、骨化及骨膜反应,但对髓腔浸润、软组织肿块及周围组织侵犯情况显示欠佳。

(2)CT检查　CT显示解剖结构复杂、重叠较多部位病灶的能力远优于X线平片。CT对出血、坏死、囊变、软组织及钙化、骨化等各个密度层次的辨认较为准确,可以明确显示肿瘤的生长方式及新生瘤软骨、软骨钙化的分布,增强扫描可以清晰显示对病灶血供、坏死及病灶与周围组织关系的情况。

(3)MRI检查:软骨肉瘤的MRI表现亦有一定特征性。

4.影像学表现

(1)X 线表现   平片显示,中心型软骨肉瘤在骨内呈溶骨性破坏,破坏区边界多不清楚,少数边缘可稍显硬化。邻近骨皮质可有不同程度的膨胀、变薄,骨皮质或骨性包壳可被破坏并形成大小不等的软组织肿块。骨破坏区和软组织肿块内可见数量不等、分布不均、疏密不一、或密集成堆或稀疏散在的钙化影。钙化表现为密度不均的边缘清楚或模糊的环形、半环形或沙砾样影,其中环形钙化影具有确定其为软骨源的定性价值,也可见到斑片状的软骨内骨化征象。分化差的肿瘤可能仅见数个散在的点状钙化甚至不见钙化影。肿瘤的非钙化部分密度均匀,呈软组织密度。偶可见骨膜新生骨和 Codman 三角。

(2)CT 表现   可见骨破坏区、软组织肿块和钙化、骨化影,在 CT 片上软骨肉瘤的典型钙化仍是点状、环形或半环形。肿瘤非钙化部分的密度可不均匀,肿瘤内还可见到坏死、囊变等更低密度影。

(3)MRI 表现   T1WI 上软骨肉瘤表现为等或低信号,恶性度高的信号强度常更低;T2WI 上恶性度低的肿瘤因含透明软骨而呈均匀的高信号,但恶性度高的软骨肉瘤信号强度常不均匀。钙化和骨化均呈低信号。对软骨肉瘤的 MRI 动态增强扫描检查的研究表明,软骨肉瘤一般在注射对比剂后 10 s 内即出现强化,而软骨瘤的强化则发生得较晚,可依此进行二者的鉴别。

5.典型病例

患者,男,23 岁,主诉:间断腰背部疼痛 6 月余,持续性右大腿外侧麻木 2 月余。腰椎 X 线,L_2 椎体右侧可见骨质破坏(图 5-2-9A、B)。CT 平扫示,L_2 椎体右侧份可见骨质破坏,右侧腹膜后可见软组织肿块(图 5-2-9C、D)。MRI 平扫示,T1WI 序列,L_2 椎体右侧份团块状混杂低信号影(图 5-2-9E),T2WI 序列呈不均匀高信号(图 5-2-9F),T2WI 压脂序列呈稍高信号,L_2 椎体见片状混杂 T2WI 信号,病变向后凸向椎管内,局部椎管狭窄,马尾神经轻度受压(图 5-2-9G);增强扫描,L_2 椎体及 L_2 椎体右侧旁病变呈明显不均匀强化(图 5-2-9H)。

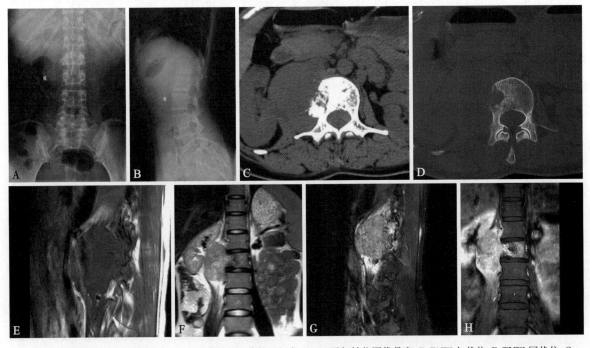

A.X 线正位片;B.X 线侧位片;C.CT 平扫轴位图像软组织窗;D.CT 平扫轴位图像骨窗;E.T1WI 矢状位;F.T2WI 冠状位;G.T2WI 压脂序列矢状位;H.MRI 增强

图 5-2-9   软骨肉瘤 X 线、CT、MRI 图像

诊断意见:L₂椎体右侧旁、L₂椎体及椎体后方、L₂/₃右侧椎间孔区病变,恶性病变考虑,软骨来源?

6. 诊断与鉴别诊断

(1)骨肉瘤 由于软骨肉瘤除点状和环形钙化外,可有斑片状骨化影;而骨肉瘤由于具有分化为骨样组织和骨质、软骨以及纤维组织的潜能,同样可见到瘤软骨的钙化影,因此在肿瘤同时具有钙化和骨化影时,需要进行鉴别。一般而言,如果肿瘤的主体部分或中心部分表现为瘤软骨钙化而边缘部分可见瘤骨时,以软骨肉瘤可能性大;反之,则骨肉瘤的可能性大。另一方面,如软骨肉瘤内有大量致密钙化影而类似于硬化型骨肉瘤时,两者须鉴别。前者大块致密影是由点状或小环形影密集而成,密度较高,边界较清楚,骨膜反应较少;后者瘤骨呈斑片或大块状,边界较模糊,并多见各种骨膜反应。

(2)软骨瘤 低度恶性软骨肉瘤在组织学上有时难与软骨瘤区别。肿瘤部位有助于良恶性的判断,位于长骨、中轴骨、肩胛骨和骨盆等处的软骨肿瘤尤其体积较大者,即使影像学表现为良性也应看作是低度恶性;位于手足各骨的肿瘤多为良性,极少为恶性。MRI动态增强扫描对于软骨肉瘤和软骨瘤的鉴别可以提供帮助,软骨肉瘤强化早于软骨瘤。

7. 分析思路与拓展

(1)分析思路 ①X线平片能发现软骨肉瘤较大的骨质破坏征象,较小骨皮质破坏病灶在平片上显示较困难。②软骨肉瘤主要的CT表现是不同程度的膨胀性、溶骨性、虫蚀样的骨质破坏改变,其瘤内含有斑点状、环状、弧线状高密度钙化灶。MRI表现为T1WI一般呈低或等信号,T2WI及压脂像上肿瘤表现为高低混杂信号,通常以高信号为主

(2)拓展 在恶性骨肿瘤中软骨肉瘤是比较常见的一种,但其发病率国内外文献统计略有差异,国内统计恶性骨肿瘤发病率第一、二位的分别是骨肉瘤和软骨肉瘤,而国外文献报道前三位的恶性骨肿瘤分别为骨肉瘤、多发性骨髓瘤、软骨肉瘤,可能的原因是美洲及欧洲国家多发性骨髓瘤发病率较高,我国发病率相对较低,软骨肉瘤一般好发于30~60岁,女性发病率略低于男性。

[1]付学文.CT和MR联合诊断不同级别软骨肉瘤的影像特征对比分析[J].影像研究与医学应用,2022,6(3):119-121.

[2]刘凯,申艳光,冯莉莉,等.骨盆软骨肉瘤X线、CT及MRI表现[J].医学综述,2019,25(21):4335-4339.

[3]B. KirankumarReddy,陈铟铟,王希明,等.软骨肉瘤的影像学诊断[J].中国医学影像技术,2011,27(5):1025-1028.

[4]唐浩,邹丹凤,赵静,等.软骨肉瘤的影像诊断[J].实用放射学杂志,2010,26(12):1795-1797.

十、骨髓瘤

1. 概述

骨髓瘤为起源于骨髓网织细胞的恶性肿瘤,由于其高分化的瘤细胞类似浆细胞,又称为浆细胞瘤(plasmacytoma)。本病有单发和多发之分,多发者占绝大多数。单发者少见(孤立性骨髓瘤),其中约1/3可转变为多发性骨髓瘤。

2. 临床表现

临床表现复杂,骨骼系统表现为全身性骨骼疼痛,骨痛常为早期和主要症状,并随病情发展而

加重。以腰骶部和胸背部疼痛最为常见,可出现病理性骨折和软组织肿块,此外,临床上可出现感染、贫血、出血倾向,泌尿系统症状,肝、脾、淋巴结肿大等。泌尿系统表现为急、慢性肾衰竭(骨髓瘤肾);神经系统表现为多发性神经炎。其他表现包括反复感染、贫血和紫癜等。

3. 影像学检查方法

(1)X 线检查 X 线对骨髓瘤的检查有重要作用,颅骨穿凿样破坏、椎体多骨多灶性破坏、长骨溶骨性破坏等对本病有重要诊断价值。

(2)CT 检查 CT 对本病的骨质破坏、软组织侵犯等观察优于 X 线。

(3)MRI 检查 MRI 对发现骨髓瘤侵犯性破坏所致的早期骨质改变,以及骨髓的早期侵犯优于 X 线和 CT。

4. 影像学表现

(1)X 线和 CT 表现 骨髓瘤表现错综复杂,不同类型、不同部位其表现各不相同。X 线平片和 CT 的主要表现有:①广泛性骨质疏松:以脊椎和肋骨明显。②多发性骨质破坏:生长迅速者,骨质破坏区呈穿凿状、鼠咬状改变,边缘清楚或模糊,无硬化边和骨膜新生骨,多见于颅骨、脊椎和骨盆等,以颅骨最多见和典型;生长缓慢者,破坏区呈蜂窝状、皂泡状改变,伴有骨膨胀性改变,多发生于长骨、肋骨、胸骨和肩胛骨。骨质破坏区可相互融合。③骨质硬化:少见,又称为硬化型骨髓瘤,可为单纯硬化或破坏与硬化并存,骨髓瘤治疗后也可出现硬化性改变。④软组织肿块:位于破坏区周围,椎旁软组织肿块很少跨越椎间盘水平至邻近椎旁,肋骨破坏后可形成胸膜下结节或皮下软组织肿块。⑤病理性骨折:常见于脊柱和肋骨,有时可因骨折来诊而发现本病。椎体后缘骨质中断或破坏,为肿瘤侵犯硬膜外的可靠征象。⑥X 线表现正常:约占 10%,意味着骨质改变较轻或病灶过小。

(2)MRI 表现 X 线平片及 CT 不能显示骨破坏出现之前的骨髓内改变,MRI 对检出病变、确定范围非常敏感。骨质破坏或骨髓浸润区形态多样,可呈弥漫性、局灶性、不均匀性(颗粒状)浸润等,在 T1WI 上呈低信号,多位于中轴骨及四肢骨近端。病变呈多发、散在点状或颗粒状浸润时,在骨骼脂肪高信号的衬托下,T1WI 上呈特征性的"椒盐状"改变,T2WI 病灶呈高信号,脂肪抑制 T2WI 或 STIR 序列上,由于骨髓脂肪被抑制,病灶的高信号较 T2WI 更明显。

5. 典型病例

患者,男,34 岁,主诉:间断腰痛 3 月余。3 个月前劳累后出现腰痛,呈持续性钝痛。X 线示骨盆及头颅可见多发低密度影(图 5-2-10A、B)。CT 平扫示胸椎、胸骨骨质多发低密度影,副鼻平扫显示左侧颞骨穿凿样低密度影(图 5-2-10C、D)。MRI L_1、L_4,$S_1 \sim S_3$ 椎体及附件可见斑片状长 T1WI,压脂稍高信号,L_4 椎体楔形改变(图 5-2-10E ~ G)。

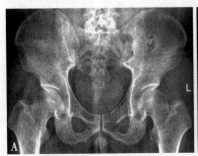
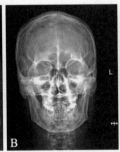
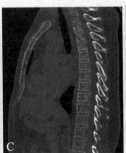
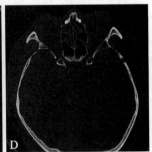

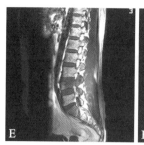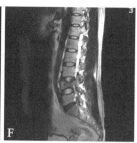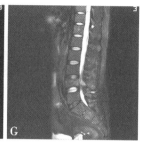

A. X 线骨盆正位片；B. X 线头颅正位片 C. CT 平扫胸椎矢状位；D. CT 平扫鼻窦轴
位；E. T1WI 矢状位；F. T2WI 矢状位；G. T2WI 压脂矢状位

图 5-2-10　骨髓病 X 线、CT、MRI 图像

诊断意见　①X 线片：骨盆及头颅多发骨质异常。②CT：胸椎、胸骨、头颅多发骨质低密度影。③MRI：腰椎椎体及附件多发异常信号，L_4 椎体压缩性骨折。综合考虑：多发性骨髓瘤。

6. 诊断与鉴别诊断

(1)骨质疏松　多见于老年人尤其是女性，年龄愈大愈明显，X 线平片及 CT 示骨皮质完整，无骨小梁缺损区，无短期内进行性加重趋势。脊柱表现明显而广泛，颅骨一般无异常改变。血、尿化验也与骨髓瘤不同。

(2)骨转移瘤　转移瘤灶大小不一，边缘模糊，多不伴有骨质疏松，病灶间骨质密度正常。出现阳性椎弓根征(椎体破坏而椎弓保留)、肋骨和锁骨破坏伴有膨胀现象时，骨髓瘤多于转移瘤。转移瘤 MRI 表现呈更粗大颗粒状或块状均匀异常信号，椎弓根受累多见，椎体可出现塌陷。

(3)甲状旁腺功能亢进　好发于青壮年，骨质疏松常伴有骨膜下骨吸收和牙槽硬板骨吸收，颅骨有颗粒状细小透光区。化验检查有高血钙和低血磷和甲状旁腺激素升高，尿中无 Bence-Jones 蛋白，肾脏可有多发结石。

7. 分析思路与拓展

(1)分析思路　①早期 X 线表现：肋骨上缘骨皮质或颅骨内外板的局限性变薄、厚薄不均及波纹状压迹等为骨髓瘤的早期 X 线表现。②骨髓瘤的主要 CT 表现为溶骨性骨质破坏，边缘不规则、模糊、骨皮质破坏缺损，有时伴骨膜增生，局部软组织肿块。③MRI 表现：MRI 成为目前评价骨髓病变的一种最佳的影像学检查方法。正常骨髓的 MRI 具有短 T1WI、中等 T2WI 的信号特点，产生这种信号的结构是脂肪和水，其中脂肪是产生信号的主要结构。骨髓受浸润时，骨髓内的脂肪细胞被肿瘤组织所取代，出现 TIW1 低信号、T2WI 高信号。

(2)拓展　骨髓瘤是浆细胞异常增生的恶性肿瘤，属浆细胞病的一种。它通常分为孤立性骨髓瘤、多发性骨髓瘤、髓外骨髓瘤和浆细胞白血病四种类型。目前多数学者按病灶数目将其分为单发性骨髓瘤和多发性骨髓瘤两种。

骨髓瘤的病因目前尚不明确，一般认为 *C-myc* 基因重组、淋巴因子中的白介素(IL-b)等因素与其发病有关。

参考文献

[1]王明超. 骨髓瘤的临床及影像学诊断[J]. 哈尔滨医药，2006，26(3)：72-74.

[2]杨文江，林明强. 骨髓瘤影像学诊断及鉴别诊断[J]. 世界最新医学信息文摘. 2016,16(5):115.

十一、脊索瘤 »»»

1. 概述

脊索瘤是一种起源于中轴骨脊索残留组织的低度恶性骨肿瘤，脊髓神经轴的任何部位残留脊索组织，都可以发展形成脊索瘤，其中以神经轴的头端和尾端（即蝶骨枕骨底部及其软骨结合处的周围以及骶尾部）最多见，发生率占所有原发性恶性骨肿瘤的 3%～4%。

2. 临床表现

脊索瘤生长缓慢，由于病人的临床症状缺乏特异性，且发病率极低，高达 70% 的脊索瘤病人被误诊或漏诊，对患者手术决策及预后造成较大不利影响。脊索瘤的发病人群以老年人为主，且男性发病率明显高于女性。

3. 影像学检查方法

MRI 软组织分辨率高，且可多角度成像，利于脊索瘤术前诊断及术后评估。CT 骨窗及软组织窗检查明确患者骨质破坏范围、程度及周围组织结构受累情况；另外 CT 三维重建技术还可有效弥补 CT 无法观察椎间隙受累的不足。X 线可用于脊索瘤筛查。

4. 影像学表现

（1）X 线表现　一般仅能发现较大肿瘤的骨破坏情况，一般表现溶骨性骨破坏灶，骨破坏区边缘部分硬化。

（2）CT 表现　CT 扫描表现为位于颅底或骶尾部溶骨性或膨胀性骨质破坏，少数可见反应性骨硬化，骨破坏区被软组织肿块代替，肿块与正常骨分界不清，病灶内可见破坏残存的骨碎片及斑片状钙化灶，平扫多表现为等低密度肿块影，点状或条片状钙化为脊索瘤的相对特征性表现之一。

（3）MRI 表现　T2WI 上呈明显高或混杂信号。病变 MRI 表现以骨性结构破坏为主，边界清晰，周围可见低信号包膜，T1WI 等低信号，瘤内可见点状低或条索样信号影。

5. 典型病例

患者，男，43 岁。主诉：发现骶尾部占位 6 月余。CT 平扫示骶尾部可见一类圆形软组织密度影，边缘较清，邻近骶尾部骨质破坏（图 5-2-11A～D）。MRI 平扫示 S_3～Co_1 椎体、同水平椎管内、椎体前方可见团块状长 T1WI 混杂短 T2WI 信号影，压脂像呈混杂高低信号，DWI 高 b 值部分呈高信号。病变前缘边界尚清，后缘边界模糊，直肠受压向前推移（图 5-2-11E～G）。增强扫描示：S_3～Co_1 椎体、同水平椎管内、椎体前方异常信号呈不均匀强化（图 5-2-11H～J）。

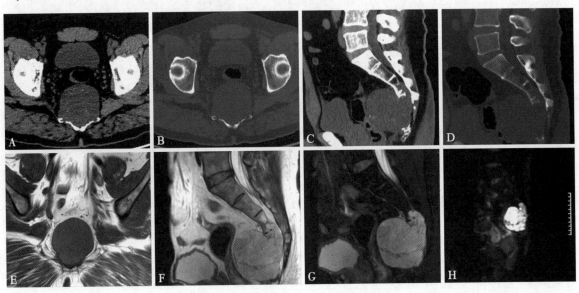

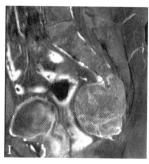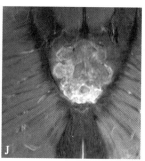

A. CT 轴位图像软组织窗；B. CT 轴位图像骨窗；C. CT 矢状位图像软组织窗；D. CT 矢状位图像骨窗；E. 冠状位 T1WI 序列；F. 矢状位 T2WI 序列；G. 矢状位 T2WI 压脂序列；H. DWI 序列；I. 增强矢状位；J. MRI 增强冠状位

图 5-2-11　脊索瘤 CT、MRI 图像

诊断意见：骶尾部占位性病变，脊索瘤考虑。

6. 诊断与鉴别诊断

发生在颅内的脊索瘤需要与以下病变鉴别。

（1）鼻咽癌　侵犯颅底的鼻咽癌与脊索瘤影像表现相似，均为颅底软组织肿块和溶骨性骨质破坏，尽管两者均为 T1WI 低信号和明显强化，但 T2WI 显著高信号是颅底脊索瘤有别于鼻咽癌特征性征象。

（2）垂体瘤　好发年龄为 25～60 岁，女性多见，瘤体可突向鞍上，常引起蝶鞍扩大，视交叉受压，向下致鞍底下陷或蝶窦受侵，向两侧致海绵窦受累等。T1WI 肿瘤实性部分呈等或略低信号，T2WI 多数呈略高信号，少数呈等高混杂信号。瘤体较大时其内可囊变、坏死或出血，但钙化少见。增强后实性部分常明显强化。

（3）颅咽管瘤　鞍区第二常见的良性肿瘤，分囊肿型和实质型。钙化多见，典型呈蛋壳样，T1WI 呈低或等低混杂信号，T2WI 以高信号为主，内有低信号区。增强后实性部分强化。由于是来源于胚胎残留组织良性病变，颅咽管瘤对周围骨质多为压迫性改变，极少引起溶骨性骨质破坏。

发生在骶尾部的脊索瘤需要与以下病变鉴别。

（1）神经鞘瘤　多为圆形、卵圆形或不规则哑铃形，有包膜。T1WI 呈等或低信号，T2WI 多呈高低混杂信号。肿瘤常有囊变及出血，因此 T2WI 信号常不均匀，显著高信号代表囊变部分；相对高信号代表实质部分。增强扫描肿瘤实质部分明显强化，囊变区无强化。

（2）巨细胞瘤　骶骨肿瘤中，巨细胞瘤发生率仅次于脊索瘤而居第二位。特征性表现是膨胀性、偏心性的骨质破坏，常见"皂泡征"。

（3）转移瘤　常有多发，有明确肿瘤病史，患者多年龄大，症状明显，疼痛剧烈，病程发展快。常呈虫蚀状、筛孔状、融冰状溶骨性骨破坏，骨破坏区无膨胀感、粗大骨嵴、边缘硬化等。

7. 分析思路与拓展

（1）分析思路　①X 线平片一般仅能观察大肿瘤的骨破坏情况。脊索瘤一般表现为溶骨性骨破坏灶，其内可见散在的斑片状钙化。②绝大多数脊索瘤的骨破坏是溶骨性的、不伴有反应性骨硬化；在肿瘤内常可见到死骨，需与瘤内钙化相区别。普通 CT 扫描，脊索瘤多与脑实质等密度，偶可为轻度低密度。增强 CT 扫描，肿瘤呈轻度至重度强化，可相应地观察肿瘤与脑质的分界及颅底下方软组织结构的关系。但评价脊索瘤方面 MRI 明显优于 CT,尤其加用脂肪抑制技术的脊索瘤 MRI 表现,在 T1WI 表现为与脑质等信号或低信号,在 T2WI 为中度或明显高信号强度。

(2)拓展　按肿瘤进展程度从影像学角度将脊索瘤简单划分为Ⅰ、Ⅱ、Ⅲ、Ⅳ期。①Ⅰ期:肿瘤局限于原发部位,无邻近结构侵犯。②Ⅱ期:肿瘤向原发部位周围间隙或组织结构侵犯,只累及一个颅底解剖间隙,脊柱肿瘤则为累及椎弓根。③Ⅲ期,累积 2 个颅底间隙,脊柱肿瘤为累及整节脊椎。④Ⅳ期:累及 2 个以上颅底间隙,脊柱肿瘤为累及椎旁软组织或向椎管内侵犯,复发或伴有转移病灶。

脊索瘤的预后与肿瘤的分期密切相关,CT 和 MRI 能够在术前明确诊断,确定病变范围,为手术切除及相关治疗提供客观依据,并且根据肿瘤的分期对肿瘤的复发及预后具有一定的预见性。

参考文献

[1]徐海滨,王学淳,张庆.脊索瘤的多层螺旋 CT 和 MRI 影像表现分析[J].中国 CT 和 MRI 杂志,2016,14(10):33-35.

[2]张璐,窦银聪,程天明,等.脊索瘤的影像特征及预后分析[J].国际医学放射学杂志,2019,42(4):385-390.

[3]王冬梅,孙琦,杨献峰,等.脊索瘤的影像诊断及分期[J].中国临床医学影像杂志,2010,21(12):863-866.

第三节　退行性骨关节病

一、脊柱退行性改变

1. 概述

脊柱退行性变,俗称"脊柱老化",表现为椎间盘突出或脱出,脊柱结构失稳启动人体自身修复功能,刺激骨质增生、韧带增厚甚至骨化,致使脊髓、神经根或椎动脉受压迫,或伴有脊柱小关节骨关节炎,最终出现功能障碍的一系列临床综合征。

2. 临床表现

脊柱退行性变由于退变部位(头颈、上肢、躯体、下肢等)的差异,其症状也存在差异。

(1)颈椎退行性变　可称为颈椎病,为最常见的脊柱退行性变。临床症状主要表现为颈部酸、胀、痛、麻、头痛,上肢无力、疼痛,难以完成精细动作。胸口也可以出现束带感,下肢走路出现脚发软,如同踩棉花,也可能会出现大、小便功能障碍等。

(2)腰椎退行性变　如果腰椎间盘出现退变或者突出等改变,通常容易导致腰痛、腰酸、腰胀,以及下肢疼痛、酸胀、麻木等症状。

3. 影像学检查方法

(1)X 线检查　X 线平片能显示腰椎管骨质增生、骨质疏松、椎间隙变窄、退行性滑脱、小关节肥大、小关节不对称及椎间孔狭窄等病变。

(2)CT 检查　CT 检查可以更清楚地显示椎体边缘骨质增生、椎小关节增生肥大、局部钙化等情况,能够显示腰椎间盘突出部位、大小、形态及神经根、硬膜囊受压移位情况。

(3)MRI 检查　MRI 检查无放射性损害,可评估椎间盘退变情况,能够更清楚地显示椎间盘突出形态及与硬膜囊、神经根等周围组织关系。腰椎核磁能够鉴别是否存在椎管内其他占位性病变,但对局部钙化或骨质增生显示不如 CT 精确。

（4）超声检查 能够发现关节腔积液。

4.影像学表现

（1）X 线表现 X 线平片为首选检查方法,主要表现为脊柱曲度变直或侧弯、椎体边缘骨质增生硬化致骨赘甚至骨桥形成、椎间隙以及椎间孔变窄、椎小关节骨质增生及关节面骨质硬化、周围韧带不同程度钙化、上下椎体阶梯状移位等。

（2）CT 和 MRI 表现 作为 X 线平片的补充检查,可清晰地显示椎间盘变性膨出,黄韧带肥厚,椎体后缘、椎小关节突骨质增生硬化所致骨赘突入椎管和椎间孔,造成椎管、椎间孔和侧隐窝狭窄并神经根、硬膜囊和脊髓受压等征象。

5.典型案例

病例1:患者,男,年龄59岁,患者2年余前无明显诱因出现左上肢麻木、疼痛,劳累后加重,休息后缓解,伴左足踩棉花感。半年前出现右下肢、右侧会阴部、胸腹部麻木,1个月前出现会阴部、胸腹部束带感,小便便意迟钝。颈椎 X 线（图 5-3-1）示:颈椎生理曲度变直,颈椎体边缘见骨质增生,部分椎间隙变窄,项韧带见钙化影,颈椎过伸过屈活动度尚可。CT（图 5-3-2）示:颈椎生理弯曲变直,序列正常,$C_{3/4}$、$C_{4/5}$、$C_{5/6}$、$C_{6/7}$ 椎间盘向后突出,$C_4 \sim C_7$ 后纵韧带见钙化影,压迫硬脊膜囊,部分椎体及椎小关节见增生影。MRI（图 5-3-3）示:颈椎轻度反弓,序列可。$C_3 \sim C_7$ 椎体前缘见骨质不同程度唇样改变。颈段各椎间隙未见明显变窄。$C_{3/4}$、$C_{4/5}$、$C_{5/6}$、$C_{6/7}$ 椎间盘向后膨隆,局部硬膜囊前缘受压,$C_{4/5}$、$C_{5/6}$ 椎间盘水平为甚,局部椎管狭窄,相应水平脊髓受压,内可见条片状压脂高信号。$C_{5/6}$、$C_{6/7}$ 水平硬膜囊后缘受压。

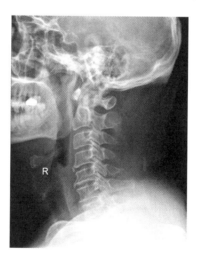

图 5-3-1 颈椎退变 X 线图像

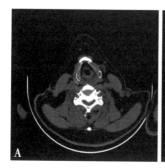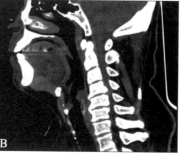

A. CT 轴位;B. CT 矢状位

图 5-3-2 颈椎退变 CT 图像

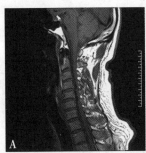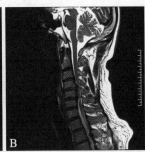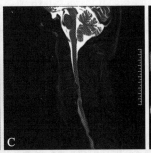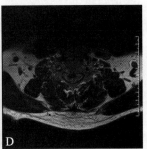

A. T1WI；B. T2WI；C. T2WI 压脂；D. T2WI 轴位

图 5-3-3 颈椎退变 MRI 图像

诊断意见：①颈椎退行性变；②C_{3/4}、C_{4/5}、C_{5/6}、C_{6/7}椎间盘突出；③C_{4/5}、C_{5/6}椎间盘水平椎管狭窄，相应水平脊髓受压水肿或变性。

病例2：扫码见案例扩展。

案例扩展

6. 鉴别诊断

（1）脊柱结核　既往不明原因发热、盗汗、乏力病史，体重下降等中毒症状，夜间疼痛或持续性疼痛明显，影像学检查可见椎间破坏，可形成后凸畸形或颈椎病变节段序列差。

（2）脊柱肿瘤　颈部疼痛，呈持续性、渐进性加重表现，可伴有运动、感觉障碍。影像学检查可见椎体骨质破坏，肿瘤组织可压迫入椎管内等。

（3）进行性肌萎缩　具有进行性、对称性、以近端为主的弛缓性瘫痪和肌肉萎缩为特征的下运动神经元疾病，可伴诱发性背部"肌肉震颤"表现，但无感觉障碍；肌电图有助于诊断。

（4）代谢性疾病　最常见的是骨质疏松症，表现为背部广泛的慢性深部钝痛，常常伴有腰腿乏力、弯腰、翻身下蹲、行走等活动困难或受限制，老年人可有身高变矮，驼背畸形，轻微外力可引起骨折。

7. 分析思路与拓展

（1）分析思路　①脊椎正位、侧位、斜位、屈伸位等不同角度 X 线检查，可判断椎间隙高度、椎体或小关节突增生与骨赘、椎间孔形态大小、脊椎稳定性等退变及严重程度，而上关节突尖端骨赘则是很重要的神经根压迫因素。②MRI 与 CT：可多平面显示椎间盘退变突出，神经根受压部位，椎管、侧隐窝、椎间孔狭窄与脊椎移位，结合患者临床表现可确定责任节段。MRI 可区分神经根水肿，CT 则可提供骨性解剖细节，多角度显示椎间孔形状、压迫神经根的骨赘及相邻解剖结构。③任何一种影像学检查都有一定的局限性和优势，应根据患者的临床表现结合体征检查选择合适的影像学检查方法。④最后对影像描述及结论进行复核，结合病史及影像表现作出诊断结论。

（2）拓展　常规 X 线平片不能显示椎间盘影像，也不能显示椎管横径，因此，无法准确判断椎管狭窄症，但常提示椎管狭窄的存在，且可以排除椎体肿瘤、炎症及结核等疾病，对脊柱退行性改变诊断有参考及提示价值。脊髓造影 X 线片对诊断椎管狭窄症价值较大，当椎管狭窄时，脊髓造影可显示椎管横径及前后径变小，造影剂通过缓慢，有时出现分滴通过现象。

参考文献

[1]邹德威.脊柱退变与畸形[M].北京:人民卫生出版社,2008.

[2]姜树军,杨志健,林伟,等.警惕脊柱椎间盘退变性疼痛诊断失误及不良后果[J].颈腰痛杂志,

2011,32(2):100-103.

[3]韩耕愚,姜宇,李危石.不同影像学参数在评估腰部椎旁肌退变中应用的研究进展[J].中国脊柱脊髓杂志,2020,30(6):566-571.

[4]蒋兆林,张文科.Isovist脊髓造影诊断腰椎间盘突出症探讨[J].中国脊柱脊髓杂志,1995,5(1):31-32.

二、关节退行性变

1.概述

退行性骨关节病又称骨关节炎、退行性关节炎、老年性关节炎、肥大性关节炎,它是一种退行性病变,系由于增龄、肥胖、劳损、创伤、关节先天性异常、关节畸形等诸多因素引起的关节软骨退化损伤、关节边缘和软骨下骨反应性增生。本病多见于中老年人群,好发于负重关节及活动量较多的关节(如颈椎、腰椎、膝关节、髋关节等)。最常发生的部位是膝关节。

2.临床表现

临床表现为缓慢发展的关节疼痛、压痛、僵硬、关节肿胀、活动受限和关节畸形等。主要症状为关节疼痛,常为休息痛,表现为休息后出现疼痛,活动片刻即缓解,但活动过多后,疼痛又加剧。另一症状是关节僵硬,常出现在早晨起床时或白天关节长时间保持一定体位后。检查受累关节可见关节肿胀、压痛,活动时有摩擦感或"咔嗒"声,病情严重者可有肌肉萎缩及关节畸形。

3.影像学检查方法

(1)X线检查 X线片表现为关节间隙不等宽或变窄、关节处的骨质疏松、骨质增生或关节膨大乃至关节变形,软骨下骨板硬化和骨赘形成等。

(2)CT检查 CT可以清晰显示不同程度的关节骨质增生、关节内的钙化和游离体,有时也可以显示半月板的情况。

(3)MRI检查 MRI能清楚地显示膝关节病变的关节软骨、半月板、韧带、骨质等改变、还能对关节软骨、半月板损伤和退变进行分级。

4.影像学表现

(1)X线表现 典型X线表现为局部间隙狭窄、软骨下骨硬化、关节边缘的骨赘形成、关节腔内出现游离体,韧带钙化等,严重者关节面塌陷、变形或半脱位。

(2)CT表现 表现同X线摄影,能从多方位观察骨质改变,并能反映关节周围软组织水肿情况及关节腔积液。

(3)MRI表现 关节软骨的退变和损伤,关节软骨异常在关节的承重面表现较明显,可见软骨内出现异常低信号影,关节面变薄或厚薄不均,软骨正常的层次结构模糊或消失,出现严重的软骨缺损。

5.典型案例

患者,女,年龄64岁,6年前无明显诱因出现双侧膝关节疼痛,局部肿胀,无破溃流脓。膝关节X线示:双膝关节形态结构完好,关节各组成骨见骨质增生,关节面硬化,关节间隙不窄(图5-3-4)。CT扫描示:双膝关节诸骨骨皮质边缘轻度增生,关节面下见不规则囊性低密度影(图5-3-5),骨小梁清晰,关节间隙无狭窄,关节结构对称,关节腔内见液体密度影。MRI扫描示:右膝关节对位可,右膝关节诸组成骨骨质增生变尖,髌骨内、股骨下段及胫骨上段见片状长T1长T2信号,右膝内侧半月板后角见条状压脂高信号,未达关节面缘,外侧半月板前角见条状压脂高信号,未达关节面缘(图5-3-6)。前交叉韧带内见片状压脂高信号。右膝关节腔及髌上囊见片状长T2信号。右膝关节髌前软组织见条片状长T2信号。

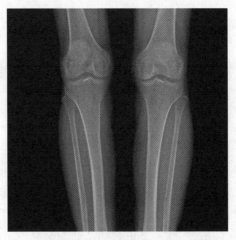

图5-3-4　膝关节退变X线图像

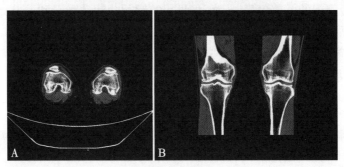

A. CT轴位；B. CT冠状位

图5-3-5　膝关节退变CT扫描图像

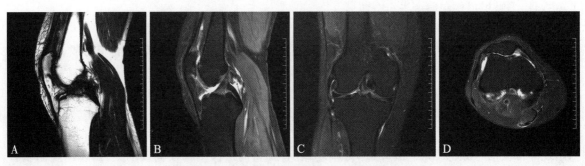

A. T1WI；B. T2WI；C. T2WI压脂冠状位；D. T2WI压脂轴位

图5-3-6　膝关节退变MRI扫描图像

（2）诊断意见：双侧膝关节退行性改变。

6. 鉴别诊断

（1）类风湿性关节炎　主要累及手、足小关节，以近端指间关节最常受累，临床见关节晨僵，类风湿因子增高，X线提示骨质疏松，早期伴有指间关节软组织肿胀，晚期可造成关节畸形。

（2）痛风性关节炎　多间歇性发作，男性居多。

7. 分析思路与拓展

（1）分析思路　①当关节间隙变窄、骨赘的形成、骨质硬化及软骨下囊变出现，又缺乏炎症的改变,应该首先想到的是退行性改变;②在膝关节和髋关节,负重位的影像学检查有助于检查早期关节间隙的变窄;③骨质硬化和软骨下囊变用于评估严重程度;④骨关节炎的关节间隙变窄与骨赘的形成相关联;⑤有骨质硬化,关节下囊变,没有骨质破坏;⑥多为不均匀的关节间隙狭窄;⑦影像学上明确是骨性关节炎,还要考虑累及的关节、病人的年龄和影像学征象。

（2）拓展　①炎症性关节炎的特征有骨质侵蚀、骨质疏松、关节间隙均匀狭窄、骨质破坏、软组织肿胀;②单关节发病需首先注意感染;③炎症于手和足近端多关节分布且无骨质增生常提示类风湿性关节炎;④炎症于手和足远端多关节分布且有骨质增生常提示血清阴性脊柱关节病。

参考文献

[1]孙材江,彭丹.退行性骨关节病的临床基础研究近况[J].医师进修杂志,2004,(10):1-4.

[2]赵建平,王宏宁.退行性骨关节病的 X 线诊断与意义[J].中国生化药物杂志,2017,37(8): 403-406.

[3]马红兵,蒋华,汪华清,等.螺旋 CT 三维重建在膝关节退行性骨关节病中的诊断价值[J].中国 CT 和 MRI 杂志,2020,18(10):160-162+169.

[4]王书智,孙军,毛存南,等.膝关节退行性骨关节病的 MRI 表现[J].放射学实践,2004,19(4): 250-252.

[5]张良,于慧杰.膝关节退行性骨关节病的 X 线平片与 MR 影像诊断比较[J].影像技术,2018, 30(05):48-50.

三、椎间盘退行性变

1. 概述

椎间盘病变包括椎间盘变性、膨出和突出。腰椎间盘突出症较为常见,主要是因为腰椎间盘各部分(髓核、纤维环及软骨板)发生退行性改变后在外力因素的作用下,椎间盘的纤维环破裂,髓核组织从破裂之处突出(或脱出)于后方或椎管内,导致相邻脊神经根遭受刺激或压迫,从而产生腰部疼痛,一侧下肢或双下肢麻木、疼痛等一系列临床症状。腰椎间盘突出症以 $L_{4/5}$、L_5/S_1 发病率最高,约占 95%。

2. 临床表现

（1）腰痛　是大多数患者最先出现的症状。由于纤维环外层及后纵韧带受到髓核刺激,经窦椎神经而产生下腰部感应痛,有时可伴有臀部疼痛。

（2）下肢放射痛　绝大多数患者表现为坐骨神经痛,典型表现是从下腰部向臀部、大腿后方、小腿外侧直到足部的放射痛,放射痛的肢体多为一侧。

（3）马尾神经症状　主要表现为大、小便障碍,会阴和肛周感觉异常。严重者可出现大小便失控及双下肢不完全性瘫痪等症状,临床上少见。

3. 影像学检查方法

（1）X 线检查　单纯 X 线平片不能直接反应是否存在椎间盘突出,但 X 线片上有时可见椎间隙变窄、椎体边缘增生等退行性改变,是一种间接的提示,部分患者可以有脊柱偏斜、脊柱侧凸。此外,X 线平片可以发现有无结核、肿瘤等骨病,有重要的鉴别诊断意义。

（2）CT 检查　可较清楚地显示椎间盘突出的部位、大小、形态和神经根、硬脊膜囊受压移位的情况,同时可显示椎板及黄韧带肥厚、小关节增生肥大、椎管及侧隐窝狭窄等情况,对本病有较大的诊断价值,目前已普遍采用。

（3）MRI 检查　MRI 对腰椎间盘突出症的诊断具有重要意义。MRI 可以通过不同层面的矢状面影像及所累及椎间盘的横切位影像,清晰地显示椎间盘突出的形态及其与硬膜囊、神经根等周围组织的关系,另外可鉴别是否存在椎管内其他占位性病变。但对于突出的椎间盘是否钙化的显示不如 CT 检查。

4.影像学表现

(1)X 线表现   椎间隙狭窄,可均称或不均称;椎体边缘骨赘形成;脊柱生理曲度异常(侧位片),或出现脊柱侧弯(正位片);髓核突入椎体,形成许莫氏(Schmorl)结节;椎管内或椎间孔间游离骨块影;进行动态 X 线片检查(过伸过屈位)可判断节段不稳。

(2)CT 表现

1)直接征象:①腰椎间盘后缘向椎管内局限性突出的软组织阴影;②突出的腰椎间盘可有大小不一、形态不一或钙化;③椎管内硬膜外可见游离髓核碎片,其密度高于硬膜囊。

2)间接征象:①硬膜外脂肪间隙移位、变窄或消失;②硬膜囊及神经根受压移位;③椎间盘所致骨改变,脱出的髓核周围反应性骨质硬化,其形态不一且不规则,多位于椎管后部表面;④Schmorl结节,CT 较平片显示更加清楚。

(3)MRI 表现   ①椎间盘膨出:横断位见椎间盘向周边对称性延伸,超出相邻椎体边缘,硬膜囊和两侧椎间孔受压。②椎间盘突出:矢状位见椎间盘局限性超出邻近椎体边缘突向椎管内,T1WI呈等信号,T2WI 多为低信号,相应硬膜囊前缘受压变形,横断位见椎间盘向后或侧方局限性突向椎管内的软组织影。③椎间盘脱出:矢状位见椎间盘呈团块状突入椎管内,与未突出椎间盘有狭颈相连,横断位见脱出的髓核和残留椎间盘有前后方向裂隙状残留通道。④椎间盘脱出游离:矢状位见脱出的髓核与原椎间盘分离,其信号与原椎间盘信号一致,横断位见脱出层面无椎间盘组织,该层面上下可见游离髓核。⑤许莫氏结节:矢状位见椎体上缘或下缘半圆形或方形压迹,其信号与同层面髓核相同。

5.典型案例

病例1:患者,女,年龄54岁,患者外伤后立即感到双上肢麻木,麻木从双上臂至指尖,手臂外侧较内侧麻木严重,麻木呈针刺样。颈椎 X 线示:颈椎生理曲度存在。颈椎体边缘见骨质增生。$C_{6/7}$层面前纵韧带可见钙化。$C_{5/6}$椎间隙稍变窄(图5-3-7)。颈椎多层螺旋 CT 示:颈椎生理曲度反弓;椎体边缘变尖,项韧带可见钙化。$C_{5/6}$、$C_{6/7}$椎间盘向后突出,相应水平硬膜囊受压(图5-3-8)。MRI 扫描示:诸椎体边缘变尖,信号欠均,C_5 椎体下缘见斑片状长 T1 压脂高信号;$C_{6/7}$椎体上下缘见局限性小凹陷。$C_{5/6}$、$C_{6/7}$椎间盘信号下降并向后超出椎体后缘,相应水平硬膜囊前后缘受压。$C_{5/6}$水平脊髓内见小片状压脂稍高信号(图5-3-9)。

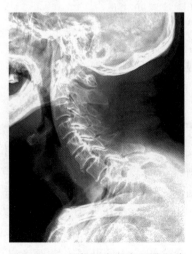

图5-3-7   颈椎间盘退变 X 线图像

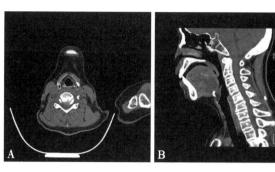

A. CT 轴位；B. CT 矢状位

图 5-3-8　颈椎间盘退变 CT 图像

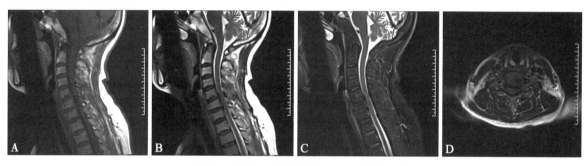

A. T1WI；B. T2WI；C. T2WI 压脂；D. T2WI 轴位左后型

图 5-3-9　颈椎间盘退变 MRI 图像

（2）诊断意见：$C_{5/6}$、$C_{6/7}$ 椎间盘突出；颈椎退行性改变。

病例 2：扫码见案例扩展。

案例扩展

6. 鉴别诊断

（1）腰椎结核　腰椎结核的患者与腰椎间盘突出的患者都会有腰痛和坐骨神经痛的症状，患者一般有结核病史，伴有低热、盗汗等全身症状。

（2）腰椎椎管狭窄症　最突出的症状就是间歇性跛行。

（3）梨状肌损伤综合征　该病患者没有明显腰部疼痛的症状，主要是引起梨状肌损伤，导致其痉挛，压迫坐骨神经，疼痛多位于臀部。

7. 分析思路与拓展

（1）分析思路　①脊柱的 X 线片可以整体地显现椎体、椎间隙情况及脊柱的生理曲度，但无法确诊是由突出的椎间盘还是由结核、肿瘤等疾病所引起，更无法准确显示椎间盘突出压迫神经根的情况。②CT 和 MRI 检查对病情识别、定位、定性有重要价值：CT 能直接较清楚地显示椎间盘的形态及其与硬膜囊和神经根的关系，通常情况下经过 CT 的检查，结合病史可以确诊。MRI 可以很好地区分椎间盘、椎体、脂肪、韧带、神经根、硬膜囊、脊髓、脑脊液等，矢状位、横断位和冠状位等多方位成像可以清晰地显示椎间盘突出的部位、方向、程度、形态及硬膜囊、神经根、脊髓等受压情况，是诊断椎间盘突出症的最佳成像方法。③应重点观察病变与相邻结构的关系。④结合病史及影像表现排除鉴别诊断，作出诊断结论。

（2）拓展

X 线片在显示椎间盘变化仅限于椎间盘高度的评估，单纯通过 X 线来诊断该病准确率不高。

CT 具有较高的空间分辨力和密度分辨力,但 CT 平扫对侧隐窝、神经根等病变的诊断模糊,对于游离型腰椎间盘突出,CT 常漏诊。

MRI 显示软组织分辨力和对比度高,无创伤、无电离辐射,多参数、多序列成像可以得到不同的对比图像,特殊的成像如脂肪抑制,对治疗方案、术前定位和手术方法的制订具有重要的意义,但对于突出的椎间盘是否钙化的显示不如 CT 检查。

参考文献

[1]廖鹏,郭静如.腰椎间盘突出症的病理生理及椎间盘退变的影响因素[J].中国运动医学杂志, 2002,21(04):43-47.

[2]范小良,范顺武,秦安.椎体终板与椎间盘退变[J].国际骨科学杂志,2006,27(4):426-428.

[3]徐向东,邱立勇,张艳,李慎江,吴伟先.腰椎间盘突出症影像学分析[J].中国矫形外科杂志, 2008,16(05):388-390.

[4]冯长涛,杨欣建.突出腰椎间盘与相邻椎间盘终板退变程度的 MRI 影像学分析[J].中国伤残医学,2021,29(9):36-37.

[5]郭智萍,张旭静,朱瑾,等.3.0T 磁共振 T2 * mapping 成像诊断腰椎间盘退变[J].中国医学影像技术,2013,029(011):1849-1852.

[6]苗胜,范磊,王宁,等.不同程度椎间盘退变相应椎间孔的影像学变化及其临床意义[J].中国骨伤,2009,22(10):730-732.

第四节　骨代谢病

一、甲状旁腺功能亢进症

1. 概述

甲状旁腺功能亢进症简称甲旁亢。可分为原发性、继发性、三发性三种。原发性甲旁亢是由于甲状旁腺本身病变(肿瘤或增生)引起的甲状旁腺激素(parathyroidhormone,PTH)分泌过多,通过对骨和肾的作用,导致高钙血症和低磷血症。继发性甲旁亢是由于甲状腺以外的各种其他原因导致的低钙血症,继发引起甲状旁腺增生,分泌过多 PTH。三发性甲旁亢在继发性甲旁亢的基础上,由于甲状旁腺受到持久性刺激,甲状旁腺过度增生转变成能自主分泌 PTH 的腺瘤这种情况,称为三发性甲旁亢,临床上极为少见。

2. 临床表现

甲状旁腺功能亢进症多见于 20~50 岁,女性约为男性的两倍。其主要表现是全身多个关节疼痛、骨质疏松、骨折、骨骼畸形、泌尿系结石、肾功能损伤或肾功能衰竭等,严重时可能出现全身各系统功能衰竭或心律失常等。在诊断过程中,主要的化验检查是血清的 PTH 以及总钙,除此之外,还需要进行其他较多血液检查,以便进行分类和鉴别诊断。在进行手术之前,还需要进行超声和核医学检查,进行定位诊断,以便明确病变的位置。进行术前准确定位是此类疾病的难点问题之一

3. 影像学检查方法

(1)X 线检查　简单而且普及,可发现身体各个部位的骨质疏松、纤维囊性骨炎等。

(2)CT 检查　平扫价值有限;增强扫描增加甲状旁腺与周围组织的对比度,可以提高病变检出率,尤其是怀疑甲状旁腺癌时,可以了解是否有周围组织侵犯或淋巴结转移。

(3)MRI 检查 软组织分辨率高,可多方位多参数成像,区分病变与邻近血管;对于颈根部及纵隔内异位腺瘤显示明显。

(4)超声检查 简捷、经济、安全无辐射,是甲状旁腺病变首选的检查方法。

(5)核素显像 最常用 99 mTC-MIBI 双时相显像检查,正常甲状旁腺基本不摄取,功能亢进的病灶浓聚较多核素,而且清除时间明显长于甲状腺组织,故在显像延迟期,病变甲状旁腺仍能清晰显影;该检查还可以发现异位甲状旁腺病灶。

4.影像学表现

(1)X 线表现 主要为甲状旁腺功能亢进性骨病表现:骨质疏松、骨质软化、骨吸收破坏、纤维囊性骨炎、软组织钙化、病理性骨折等。

(2)CT 表现

1)甲状腺旁腺占位:CT 扫描见位于气管食管沟或气管旁的瘤体,与甲状腺交接面平直,见低密度线征;或位于甲状腺后缘的竖立的椭圆形、三角形、条柱状瘤体,增强前后瘤体与甲状腺边界情况相仿。

2)泌尿系统结石及钙盐沉积:肾脏集合系统及输尿管内多发结石形成;由钙在肾实质发生病理性沉积引起(尤其髓质锥体内),可涉及肾皮质,表现多样,呈散在斑点状到双肾弥漫或巨大钙化不等。

(3)超声表现 甲状旁腺增生表现为:甲状旁腺体积增大,边缘不规则或成分叶状,内部血流信号增强。甲状旁腺腺瘤表现为:位于甲状腺后缘气管食管隐窝内,椭圆形、三角形低回声结节,内部回声均匀,部分内可见囊性成分及钙化灶。病变边界清楚,周边可见包膜回声,肿瘤内有丰富的血流信号。

(4)MRI 表现 MRI 检查可以提供与 CT 类似的信息,同时还可以显示腺瘤与周围结构的关系。在 T1WI 上肿瘤通常为低信号或等信号,在 T2WI 上表现为高信号,增强后明显强化。

(5)核素扫描表现 采用 MIBI 双时相显像时,利用 MIBI 在甲状腺组织和功能亢进的甲状旁腺组织中洗脱速度不一致的特点,在延迟显像(2h)时,功能亢进的甲状旁腺组织能在已经消退的甲状腺背景中凸显出来,表现为位于甲状腺区的放射性摄取增高灶。

5.典型案例

患者,女,21 岁。主诉:右下腹疼痛 1 月余。1 个月前,在当地医院诊断为输尿管结石后住院治疗,其间查腹部及盆腔 CT 提示:①双侧输尿管结石及双肾、右侧输尿管扩张积水;②双肾多发结石、左肾萎缩;③多发骨质密度减低、局部骨质破坏。甲状腺功能检查:FT3 4.49 pmol/L,FT4 0.58 pmol/L,TSH 1.40 μIU/mL,PTH 2815 pg/mL。

颅骨的正位 X 线片(图 5-4-1A)显示颅骨的内板与外板之间的密度差异变小,颅板内可见多发小点状低密度区,符合"胡椒盐"征表现。骨盆及两侧小腿正侧位 X 线片(图 5-4-1B、C)显示两侧髂骨、胫骨中段多发骨质破坏区,病变边缘欠清晰。CT 平扫(图 5-4-1D ~ G)示两侧肋骨、髂骨内多发膨胀性骨质破坏,破坏区可见软组织团块影,密度较肌肉低,病变处骨皮质部分或完全吸收破坏,未见骨膜反应,与周围结构分界尚清晰,两侧髂骨内病变有融合趋势。双肾 CT 平扫显示左侧体积缩小,双侧肾实质(髓质为主)内多发斑点状钙质沉积,部分肾盏内多发结石影。头颅 MRI 平扫 T1 及 T2 压脂像(图 5-4-1H、I)显示颅骨板障增厚,信号欠均匀,右侧颞骨内可见小类圆形短 T1,压脂长 T2 信号(白箭头所示),边缘尚清晰。

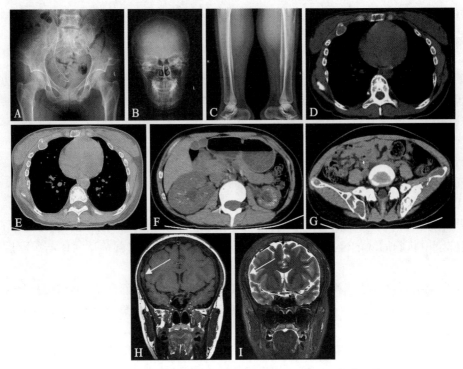

A. 骨盆正位 X 线片；B. 头颅正位 X 线片；C. 双侧小腿侧位 X 线
片；D. 胸部 CT 平扫纵隔窗；E. 胸部 CT 骨窗；F、G. 腹部 CT 平扫；H.
MRI T1WI；I. MRI T2WI

图 5-4-1　甲状旁腺功能亢进症 X 线、CT 及 MRI 图像

　　诊断意见：X 线及 CT 检查提示全身多发骨质吸收破坏，部分破坏区骨质呈膨胀性改变，双肾实质多发钙质沉积，双侧泌尿系统多发结石。综合临床表现可以首先考虑甲状旁腺功能亢进所致代谢性骨病变。行左侧甲状旁腺占位切除，最终证实为甲状旁腺腺瘤。

　　6. 鉴别诊断

　　（1）多发性骨髓瘤　好发于富含红骨髓的部位，如颅骨、脊椎、肋骨等，指骨通常不受累，多见于 40～60 岁中老年男性，本周蛋白阳性。X 线和 CT 表现：包括全身多发的骨质疏松、溶骨性骨质破坏等，表现为骨质疏松基础上出现多发的点片状骨密度减低及边界较清晰的虫蚀状和穿凿样骨破坏，周围可伴软组织肿块。MRI 表现：骨质破坏或骨髓浸润区形态多样，可呈弥漫、局灶或不均匀型，病变为长 T1 长 T2 信号，呈特征性"椒盐状"改变。

　　（2）转移瘤　有原发肿瘤病史，可分为溶骨型、成骨型和混合型，以溶骨型多见，骨质破坏边界模糊及形态不规则，常见骨质广泛破坏伴软组织肿块。中轴骨转移瘤呈跳跃性，椎体破坏累及椎弓根呈现椎弓根征，椎体压缩伴椎旁软组织肿块可见实性软组织肿块，肋骨转移可呈溶骨性膨胀或硬化，骨盆可呈溶骨性破坏，极少有骨膜反应。

　　（3）Paget 骨病　又称畸形性骨炎，是破骨性及异常增生性病变，最常见症状为长骨承重部位的疼痛，晚期可出现畸形；易恶变为骨肉瘤及纤维肉瘤。影像表现：四肢骨骨质吸收与增生并存，基本累及骨末端，密度不均的破坏区，骨皮质明显增厚，骨干明显增粗伴畸形；颅面骨板障明显增厚伴斑点状高密度；骨盆变形，髂骨中心骨质疏松，髂耻线增厚；椎体呈"画框"征、"象牙"征。

7.分析思路与拓展

（1）分析思路　在95%的甲状旁腺功能亢进患者中,骨骼上的改变是最容易被发现的。甲状旁腺功能亢进的病理性骨膜下骨吸收,开始于中指和示指的中间指骨的径向方向,表现为不规则"蕾丝样"改变,远侧指骨表现为骨质疏松。在后期阶段,骨吸收可能表现为类似于扇贝或"骨膜反应"。骨膜下吸收也可以在肋骨、牙槽骨(围绕牙齿根部的骨组织)、肱骨、股骨和上胫骨内侧观察到。也可发生小梁,皮质内,内膜,软骨下和肌腱或韧带旁骨吸收。

在颅骨中,骨吸收被描述为"胡椒盐样"的外观,并且可以导致颅骨内外板与板障间的密度差异变小。皮质内吸收也被描述为皮质隧道,通常是甲状旁腺功能亢进的突出特征。骨内吸收可导致骨皮质变薄,可能掩盖了皮髓质交界处。

（2）拓展　由于甲状旁腺激素驱动激活破骨细胞,形成溶骨性病变(棕色瘤)。棕色瘤最初被描述为原发性甲状旁腺功能亢进的特征表现,但现在在慢性肾功能不全和继发性甲状旁腺功能亢进患者中更常见,常被误诊为骨巨细胞瘤、骨囊肿或骨纤维异常增殖症。

甲状旁腺功能亢进所致棕色瘤发生在骨质软化的背景上,通常是孤立的,但可以是多灶性的,并且具有病理性骨折的风险,通常涉及颌面骨、肋骨、骨盆和股骨,有时棕色瘤巨大,并且伴有较明显的软组织成分。甲状旁腺功能亢进的治疗可能导致棕色肿瘤的分解消失,这些特点可与骨肿瘤相区别。

参考文献

[1]钟箫,欧晓红,李林,等.99Tcm-MIBI SPECT/CT融合显像在甲状旁腺功能亢进症术前诊断中的应用价值[J].中华核医学与分子影像杂志,2017,37(7):395-399.

[2]曾鸣,柳卫,王宁宁,等.99 mTc-MIBISPECT-CT技术在甲状旁腺切除术前定位诊断中的增益价值[J].中华肾脏病杂志,2017,33(2):86-91.

[3]苏法铭,陈晓铭.X-连锁低磷血症的诊疗进展[J].国际内分泌代谢杂志,2020,40(3):201-205.

[4]代文杰,喻庆安.原发性甲状旁腺功能亢进症围手术期处理中国专家共识(2020版)[J].中国实用外科杂志,2020,40(6):634-638.

[5]贺青卿,田文.慢性肾脏病继发甲状旁腺功能亢进外科临床实践中国专家共识(2021版)[J].中国实用外科杂志,2021,41(8):841-848.

[6]GUILMETTE J,SDOW P M.Parathyroid pathology[J].Surg Pathol Clin,2019,12(4):1007-1019.

[7]余丰文,刘德军,杨明,等.99Tcm-MIBI SPECT/CT、平面显像联合超声在继发甲状旁腺功能亢进症术前诊断中的应用[J].中国医学影像学杂志,2021,29(3):201-206.

二、痛风

1.概述

高尿酸血症是嘌呤代谢紊乱引起的代谢异常综合征。血尿酸超过其在血液或组织液中的饱和度,可在关节局部形成尿酸钠晶体并沉积,诱发局部炎症反应和组织破坏,即痛风。高尿酸血症与痛风是一个连续、慢性的病理生理过程。中国高尿酸血症的总体患病率为13.3%,痛风为1.1%。

尿酸钠结晶沉积在滑膜,并由滑液带至关节软骨表面,引起炎性反应、肉芽组织形成,后者可侵蚀软骨及骨。以关节囊、韧带、滑膜、滑囊、软骨、软骨下骨质、皮下组织内沉积的尿酸盐为中心,周围包绕以成纤维细胞、淋巴细胞、白细胞及多核巨细胞,称为痛风结节。痛风结节可引起骨的广泛破坏,大的痛风结节可钙化。

2.临床表现

痛风好发于男性,男女比例约20：1。初次发作年龄一般为40岁之后。痛风主要累及外周组织和关节:第一跖趾关节 58.7% ,90% 最终受到累及;跖趾关节 11.7% ;掌指、指间关节 8.9% ;踝关节 8.7% ;膝关节 3.9% ;腕关节 2.8% ;其他(如腰椎附件等)。

(1)急性痛风性关节炎　夜间急性起病,多发生在下肢关节、单关节受累,足第一跖趾关节最常见。症状:明显红、肿、热、剧痛;24 ~ 48 h 达到高峰,病变发展具有自限性,一般持续 1 ~ 2 周;初次发作通常不遗留功能损害;少数有皮肤脱屑。

(2)慢性痛风性关节炎　痛风结节、伴或不伴钙化;多个关节、畸形和功能障碍。

3.影像学检查方法

(1)X 线检查　简单而且普及,用于痛风的诊断已久;然而,在 X 线摄片中看到的经典征象,例如边缘侵蚀,边缘突出和硬化边缘,一般发生在疾病的后期。

(2)CT 检查　CT 可以对骨骼和软组织进行出色的 2D 和 3D 显示。痛风石具有比相邻的软组织更高的密度,其 CT 值为(170±30)Hu,可以在骨内,关节内,肌腱内和软组织中看到痛风石,同时 CT 检查可以很好地显示骨质结构的破坏改变。DECT 已被证实可以通过利用不同材料的光子能量依赖性衰减来可靠地识别关节或关节周围结构中的尿酸结晶。

(3)MRI 检查　MRI 可以显示软组织和骨结构的异常,其在痛风的诊断和管理中的作用还没有完全展示出来,可能是由于其设备尚未普及和相对高的成本。

(4)超声检查　高频探头(12 MHz 及更高频率)可以提供高分辨率成像,非常适合评估痛风。超声中的彩色多普勒成像可以在不使用造影剂的情况下评估血管分布。

4.影像学表现

(1)X 线表现　①早期:发病关节轻微软组织肿胀,其内可见梭形密度增高阴影,皮下脂肪线模糊不清,骨关节边缘轻度增生,局限性或普遍性骨质稀疏。②中期:病变关节软组织肿胀,其内可见椭圆形密度增高阴影,骨质呈"穿凿样"缺损,缺损大小为 1 ~ 3 mm,常呈偏心性,可伴有骨质局限性稀疏。③晚期:软组织肿胀更为明显,其内可见密度增高痛风结节,骨质缺损可为偏心性或中央性,缺损大小为 3 ~ 12 mm 不等,缺损边缘可见硬化边,同时伴有骨膨胀,穿凿样偏心性骨质缺损,可引起关节边缘致密硬化,关节间隙变窄,受累关节软组织周围有时可见钙化点或痛风石沉积。

(2)CT 表现　关节邻近软组织及皮下脂肪密度稍增高,边缘模糊;随病情进展,受累关节间隙逐渐变窄,关节面边缘可出现骨质破坏,呈"穿凿状"、"虫噬样",部分出现膨胀性骨质破坏,边缘可见硬化,缺损边缘锐利且常常翘起,称为"悬挂边缘征";若病情继续发展,关节周围稍高密度转化为更高密度,骨质破坏更加明显,关节滑膜增厚并出现韧带、肌腱受累,后期可能出现关节强直。

(3)MRI 表现　对于突发性或复发性的弥漫性或局限性软组织增厚、肿胀,MRI 可以识别关节滑膜增厚、肌腱和韧带受累情况,受累滑膜、肌腱、韧带出现条片状长 T2 信号,受累的关节滑膜增强扫描出现强化,肌腱、韧带出现炎性改变,周围骨质出现骨侵蚀、骨髓水肿和关节腔积液。痛风石结节在 T1 序列信号与肌肉相似或略低,T2 可出现高、等、低信号:等低信号代表纤维化组织、尿酸盐结晶、钙化、含铁血黄素等,高信号代表痛风石非结晶形态中的蛋白成分。

5.典型案例

患者,男,22 岁。主诉:双下肢间断疼痛 7 年余,加重 1 个月。3 年前行右手多发占位探查切除,术后诊断为痛风。血尿酸浓度 560 μmol/L。

双足 X 线正位片显示(图5-4-2A):右足第一跖趾关节骨质破坏,破坏区呈偏心性,骨质缺损边缘可见硬化边,同时伴有骨膨胀改变,关节间隙变窄,关节周围软组织肿胀明显。左足第一远节趾骨远端偏心性骨质吸收破坏,局部软组织肿胀并密度增高;所见左侧外踝软组织肿胀,局部可见骨质配合改变。双手 X 线正位片显示(图5-4-2B):左手中指近侧指间关节屈曲,部分掌指及指间关节肿胀。右手第 2、3、5 掌指关节,第 3、5 近侧指间关节局部可见骨质破坏区,部分关节间隙变窄,关节周围软组织肿胀。双手及双足双源 CT 扫描并痛风结节分析显示(图5-4-2C ~ F):右足第一跖趾关节、左足第一远节趾骨远端及双侧跟关节、双手多发掌指及指间关节局部骨质破坏,部分骨质缺损区边缘翘起,出现"悬挂边缘征";双跟及双腕关节周围、部分跗骨间关节,跗跖关节及跖趾关节、掌指及指间关节周围可见多发结节状及团片状稍高密度影,双能量分析图像上均显示为绿染的痛风石。

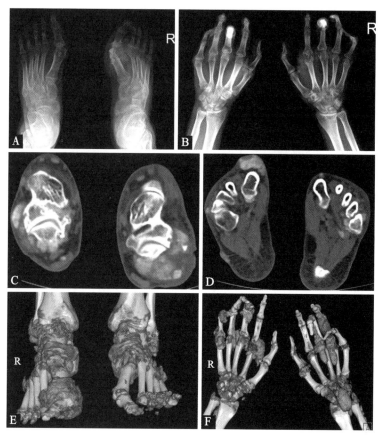

A. 双足正位 X 线片;B. 双手正位 X 线片;C、D. 跟关节及双足 CT 平扫;E、F.
双足及双手双源 CT 痛风石分析重建

图 5-4-2　痛风 X 线、CT 图像

诊断意见:年轻男性患者,血尿酸浓度升高,3 年前手多发占位切除已确诊痛风,现出现双下肢疼痛,X 线及 CT 检查均发现双侧足跟关节及骨端多发骨质破坏并软组织内稍高密度结节,双源 CT 物质成分分析显示为痛风石,故可以明确诊断为足踝部痛风性关节炎。

6. 鉴别诊断

(1)焦磷酸二氢钙晶体沉着病　又称假性痛风,是焦磷酸钙双水化物结晶沉着于关节软骨所致的疾病,临床症状与痛风相似,可有急性关节炎发作病史,但疼痛稍轻于痛风,起病于膝关节、髋关节、肘关节等,而并非从第一跖趾关节起病,影像学表现为软骨区域高密度影或钙化影,可合并骨质破坏,可累及滑膜、半月板及周围软组织等,尿酸不高。

(2)类风湿关节炎(RA)　RA 容易与慢性痛风性关节炎混淆。RA 常常见于年轻女性,有晨僵症状,影像多表现为对称性关节侵犯手足小关节,中轴骨受累少见,典型影像表现为边缘性侵蚀,即骨侵蚀起源于软骨的边缘,晚期导致压迫性骨侵蚀,临床实验室检查类风湿因子、抗 CCP 抗体强阳性。痛风容易累及肌腱、韧带,骨质破坏区出现高密度影,且疼痛呈间歇性发作,血尿酸值升高。

7.分析思路与拓展

（1）分析思路　痛风的影像学表现多样，主要是软组织肿胀，受侵软组织、肌腱、滑膜、韧带内痛风石沉积，形成高密度结节影，并破坏邻近组织，痛风的诊断并不困难，结合尿酸含量检查往往能诊断，但少许骨内痛风容易误诊为肿瘤，导致临床采取不恰当的治疗措施。当发现骨质破坏并硬化、破坏区内见高密度影及疼痛病史应怀疑痛风的可能，结合双源CT检查和尿酸检查有时是十分必要的。

（2）拓展　双源CT诊断痛风中的常见伪影原因如下。

1）甲床伪影：最常见。为局限于指甲附近环形、结节状伪影，出现的原因可能是由于指甲的角蛋白成分和尿酸盐结晶在双能量扫描下密度衰减的值较为接近导致误判。

2）皮肤伪影：这种伪影分布在足垫或趾垫处，可能原因是这些部位存在大量较厚的皮肤，可以通过调整空气距离与骨距离参数减少皮肤伪影。

3）运动伪影：相关文献显示患者严格制动能够减轻该伪影。

4）亚毫米伪影：多位于籽骨旁，产生的原因是由于局部噪声引起的，但如果多发要注意排除韧带、肌腱痛风石沉积。

5）血管钙化伪影：相关文献显示使用平滑算法可减轻。

6）金属伪影：相关文献显示使用平滑算法可减轻。

参考文献

[1]陈佳,顾鹏.痛风骨关节损害的影像学研究进展[J].中华风湿病学杂志,2012,16(4):273-276.

[2]路杰,崔凌凌,李长贵.原发性痛风流行病学研究进展[J].中华内科杂志,2015,54(3):244-247.

[3]胡亚彬,杨青,高燕燕.痛风的影像学研究进展[J].国际内分泌代谢杂志,2011,31(3):174-176.

[4]NEOGI T,JANSEN TL,DALBETH N,et al. 2015 gout classification criteria:an american college of rheumatology/eumpean league against rheumatism collaborative[J]. Ann Rheum Dis,2015,74(10):1789-1798.

[5]YU Z,MAO T,XU Y,et al. Diagnostic accuracy of dual—energy CT in gout:a systematicreview and meta-analysis[J]. Skeletal Radiology,2018,47(12):1587-1593.

[6]CHOI HK,BUMS LC,SHOJANIA K. Dual energy CT in gout:a prospective validation study[J]. Ann Rheum Dis,2012,71(9):1466-1471.

[7]PARATHITHASAN N,LEE WK,PIANTA M,et al. Gouty arthropathy:review of clinico—pathologic and imaging features[J]. Journal of Medical imaging&Radiation Oneology,2016,60(1):9-20.

[8]DAVIES J,RIEDE P,VAN LANGEVELDE K,et al. Recent developments in advanced imaging in gout[J]. Ther Adv Musculoskelet Dis,2019,11(1):1759-1765.

三、肾性骨病

1.概述

通常所说的肾性骨病可分为狭义和广义两类，前者是指慢性肾衰竭（chronic renal failure,CRF）导致的代谢性骨病总称，早期临床表现隐匿，随着CRF治疗的进展，生存期的延长，肾性骨营养不良成为影响患者生活质量和生存时间的重要因素而日益受到重视；后者指一切和肾脏病理改变有关的代谢性骨病，如肾小管酸中毒伴发的软骨病，肾病综合征时发生的骨病等。

根据病因，可以将肾性骨病分为肾小球性骨病和肾小管性骨病。

（1）肾小球性骨病　由慢性肾衰竭引起，骨质变化以骨软化、佝偻病、纤维囊性骨炎、骨硬化为主。

（2）肾小管性骨病　多见于先天性肾小管异常，包括近曲及远曲肾小管病变。①抗维生素D型佝偻病:近曲小管对磷重吸收障碍,低血磷,高尿磷,骨痛,以骨质软化为主。②抗维生素 D 佝偻病伴糖尿病:肾小管对磷及葡萄糖重吸收障碍,导致低血磷和糖尿病,以骨质软化为主。③Fanconi 综合征:近曲小管对磷、葡萄糖及氨基酸再吸收障碍,类似佝偻病。④肾小管性酸中毒:体内酸碱平衡失调,骨质软化及骨质疏松。

继发性甲状旁腺功能亢进是肾性骨病发生发展中的重要因素。由于体内存在刺激甲状旁腺的因素,特别是血钙、血镁过低,血磷过高,维生素 D 不足,腺体受到刺激后增生、肥大,分泌过多甲状旁腺激素,以提高血钙、血镁和降低血磷的一种慢性代偿性临床表现。慢性肾功能不全、肠吸收不良综合征、Fanconi 综合征和肾小管酸中毒、维生素 D 缺乏或抵抗以及妊娠、哺乳等情况下都会发生。甲状旁腺由代偿性功能亢进逐渐发展成自主性功能亢进,长期的甲状旁腺增生最终导致形成功能自主的腺瘤,引起全身钙、磷代谢紊乱,高转运骨病,进一步发展为骨外转移性钙化,骨骼畸形。

2. 临床表现

肾性骨病早期临床症状不明显,常常造成治疗延误,确诊时已属于中、晚期,临床表现与原发疾病及病程有关。骨骼症状如全身骨痛,多位于腰背部及下肢,深部剧痛,骨折,自发性肌腱断裂等;全身症状及体征如水肿、少尿、高血压、腹水、酸中毒等。

3. 影像学检查方法

(1)X 线检查　成像简单、设备普及。出现骨骼 X 线异常提示肾性骨病已经进展到晚期,可出现全身广泛的骨、关节 X 线改变,可累及任何骨骼。

(2)CT 及 MRI 检查　显示大范围骨形态及密度改变不如 X 线检查直观;观察骨髓腔及软组织改变时较 X 线检查有优势。

(3)超声检查　简捷、经济、安全无辐射。甲状旁腺的形态及病变定位检查首选彩色多普勒超声检查。

(4)核素显像　99 mTc-MIBI 双时相法检查,其检测敏感性与血清 PTH 水平基本一致,大大提高了对甲状旁腺增生或腺瘤定位诊断的准确性。它也可用于甲状旁腺手术前定位,也有助于发现颈部超声不能发现的胸骨后、纵隔内等异位增大的甲状旁腺。

4. 影像学表现

与甲状旁腺功能亢进引起的全身骨骼、软组织、泌尿系统病变影像表现相似,表现如下。①骨质软化及佝偻病表现:骨骼变形、病理性骨折;②纤维囊性骨炎、长骨干骺端骨膜下骨吸收,骨骺移位、骨折;③椎体上下缘硬化,以腰椎为著,呈条纹状;④关节周围软组织钙化,常位于手足小血管;⑤透析相关的淀粉样变、腕管综合征、多关节痛、扳机指、破坏性脊柱关节病、骨囊肿等。

5. 典型案例

患者,女,29 岁。主诉:发现肾功能异常 9 年余。9 年前诊断为慢性肾功能不全 5 期,同时行左前臂动静脉内瘘成形术后规律血液透析。甲状旁腺激素值 4299 pg/mL,血清碱性磷酸酶 1503 U/L,行 99 mTc-MIBI 甲状旁腺显像加断层融合显像提示甲状腺双侧叶上、下极后方软组织结节 MIBI 双时相显像阳性。

颅面部 CT 平扫(图 5-4-3A-C)显示:颅骨及颌面骨骨松质密度增高,皮髓间密度差异变小,内可见多发点状低密度区,局部可见小结节状稍高密度灶,颌面骨呈膨胀性改变,上颌窦腔缩小。胸部 CT 平扫显示:胸廓成桶状,胸壁诸骨可见多发骨质破坏表现,右侧部分肋骨可见病理性骨折,T_{12} 椎体右侧椎弓骨质破坏并软组织团块影,局部椎管狭窄(图 5-4-3D、E)。骨盆正位片显示:骨盆骨质密度减低,耻骨联合及两侧骶髂关节面显示不清,关节间隙稍增宽。左股骨大转子内侧及左侧坐骨可见小片状稍高密度区(图 5-4-3F 箭头所示),边界欠清晰。骨盆 MRI 冠状位 T1 及 T2 压脂图像显示:左侧股骨大转子内侧小团片状长 T1 病灶,压脂像呈高信号,边界欠清晰(图 5-4-3G、H 箭头所示)。

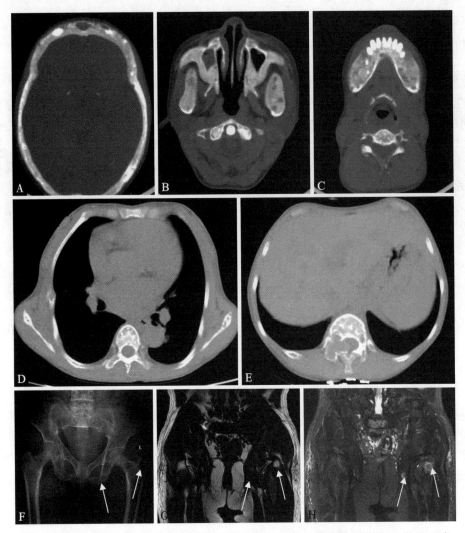

A～C.颌面部 CT 骨窗;D、E.胸部 CT 骨窗;F.骨盆正位 X 线;G、H.骨盆 MRI 冠状位 T1 及 T2 压脂

图 5-4-3　肾性骨病 X 线、CT 及 MRI 图像

　　诊断意见:年轻女性患者,行血液透析 9 年余,骨盆 X 线及 MRI 检查、颌面部及胸部 CT 平扫均显示全身多发骨质密度及形态改变,伴随局部软组织肿块形成。综合临床及影像学特征,考虑肾性骨病,局部棕色瘤形成。

6. 鉴别诊断

　　(1)原发性甲状旁腺功能亢进性骨病　多由甲状旁腺腺瘤(90%)引起,少数由甲状旁腺增生或腺癌引起;肾病骨病主要表现为佝偻病和骨软化症,常伴假骨折线,而原发性甲旁亢很少见佝偻病及假骨折线;肾性骨病伴发的骨膜下骨吸收常见于长骨干骺端,原发性甲旁亢以指骨桡侧骨膜下骨吸收最明显;肾病骨病的棕色瘤透光区常为单房,而原发性甲旁亢常为多发、多房。

　　(2)多发性骨髓瘤　好发于富含红骨髓的部位,如颅骨、脊椎、肋骨等,多见于 40～60 岁中老年男性,尿中本周蛋白阳性;包括全身多发的骨质疏松、溶骨性骨质破坏等,表现为骨质疏松基础上出现多发的点片状骨密度降低及边界较清晰的虫蚀状和穿凿样骨破坏,周围可伴软组织肿块;MR 显示骨质破坏或骨髓浸润区形态多样。

（3）转移瘤　可分为溶骨型、成骨型和混合型，以溶骨型多见，骨质破坏边界模糊及形态不规则，常可见骨质广泛破坏伴软组织肿块，有原发肿瘤病史。

（4）骨质疏松症　常见于绝经后女性，以骨质疏松为主要特征，一般无骨质软化及继发甲旁亢、骨质硬化表现。

7.分析思路与拓展

（1）分析思路　在慢性肾功能不全的患者中，X线片可能显示骨密度增加，这在轴向骨骼中更常见，其骨小梁骨质比骨皮质更多。这种弥漫性骨硬化的病因尚不清楚，它可能反映甲状旁腺激素的合成代谢作用。尽管X线片显示骨密度增加变硬，骨骼在结构上却较弱，容易发生应力性骨折。脊柱通常表现出特征性的"橄榄球衣状脊椎"外观，即椎体上下终板的密度增加和椎体中央部分的密度降低。

（2）拓展　根据组织学的改变，肾性骨营养不良可分为以下三种类型。

1）高转运性骨病：又称为继发性甲状旁腺功能亢进症（简称甲旁亢）。以PTH分泌亢进及骨形成增加为特征，成骨细胞、破骨细胞、髓成纤维细胞等细胞增殖明显活跃，伴髓纤维化。重度甲旁亢者可出现典型的纤维性骨炎改变。

2）低转运性骨病：包括骨软化和发育不全性（或动力缺陷性，abynamicbone disease，ABD）骨病两种，骨形成及骨矿化率下降是其共同特点。前者矿化障碍更明显，未钙化骨质（类骨质）增多，多伴有铝大量沉积；后者骨形成和骨矿化障碍相平行，多与甲状旁腺功能减退、糖尿病、年龄等因素有关。

3）混合性骨病：由甲旁亢和骨矿化障碍引起，以类骨质增加和髓纤维化共存为特点，骨转化率变化不定。

参考文献

［1］LIU SZ，ZHOU X，SONG A，et al. Super bone scan in osteopetrosis［J］. Endocr Pract，2020，26（11）：1390-1395.

［2］杨爱民，王淑霞，邓惠兴，等. 放射性核素骨显像"超级影像"的特点［J］. 实用放射学杂志，2007，23（2）：236-237.

［3］曾令鹏，罗侃莹，张庆，等. 58 例超级骨显像分析［J］. 中国临床医学影像杂志，2020，31（6）：446-449.

［4］邱杰山，张文华，周子英，等. 慢性肾脏病 5 期患者碳酸氢盐水平与矿物质和骨代谢异常的相关性分析［J］. 中国骨质疏松杂志，2019，25（7）：969-974.

［5］MARAIS LC，BERTIE J，RODSETH R，et al. Pre-treatment serum lactate dehydrogenase and alkaline phosphatase as predictors of metastases in extremity osteosarcoma［J］. J Bone Oncol，2015，4（3）：80-84.

［6］FANG J，XU Q. Differences of osteoblastic bone metastases and osteolytic bone metastases in clinical features and molecular characteristics［J］. Clin Transl Oncol，2015，17（3）：173-179.

四、佝偻病

1. 概述

佝偻病是新形成的骨基质(即类骨质)不能正常矿化的一种代谢性骨病,表现为婴幼儿骨骺处尚未闭合的生长板软钙化缺陷,属钙化作用紊乱的疾病,骨矿化的主要驱动力是无机磷酸盐的浓度,这种阴离子主要从血浆中产生,因此控制磷在肾小管的重吸收在矿化作用中是最重要的过程。

由于各种佝偻病矿化缺陷机制不尽相同,血清钙磷水平也不尽相同。根据疾病的发生原因,可以分为以下几种类型:①维生素 D 缺乏性佝偻病;②家族性低磷血性抗维生素 D 佝偻病;③远端肾小管酸中毒佝偻病;④维生素 D 依赖性佝偻病;⑤肾性佝偻病;⑥肝性佝偻病。

2. 临床表现

维生素 D 缺乏性佝偻病最常见于 3 个月~2 岁婴幼儿,主要表现为生长最快部位的骨骼改变、肌肉松弛及神经兴奋性改变。因此年龄不同,临床表现也不同。佝偻病的骨骼改变常在维生素 D 缺乏数月后出现,患有骨软化症的乳母哺喂的婴儿可在生后 2 个月内即出现佝偻病症状。重症佝偻病常伴有消化、心肺功能障碍,并影响动作和智能发育及免疫功能。

依据年龄、病史、症状、体征、X 线及血生化检查等综合资料,维生素 D 缺乏性佝偻病可分为活动期(初期、激期)、恢复期和后遗症期。

3. 影像学检查方法

(1)X 线检查　为首选检查方法。因患病群体主要集中于婴幼儿及儿童,需要考虑到射线辐射危害;且骨骼形态及密度的改变在整体摄片时更容易判别。

(2)CT 及 MRI 检查　当 X 线检查出现不典型表现,需要与其他疾病进行鉴别时选用。

4. 影像学表现

(1)X 线表现

1)典型 X 线表现位于生长期骨组织形成最活跃的干骺端,最常见的检查部位为尺、桡骨远端。因缺乏充分的钙化,软骨骨化延滞且不规则,致先期钙化带模糊乃至消失。

2)干骺端向外展开而增宽,或形成侧刺。

3)干骺端中央呈杯口样凹陷,边缘往往形成已钙化的模糊刺状骨影,呈毛刷状。

4)同时骺软骨板增厚,骨骺较小,使骨骺与干骺端距离明显加大。

5)全身骨骼呈普遍性骨质疏松。长骨骨小梁粗疏而模糊,皮质薄而成层,亦可见层状骨膜增生。骨密度可明显减低,有时甚至与周围软组织相差无几。骨质的软化可使下肢长骨弯曲呈膝内翻,有时呈外翻畸形。

6)佝偻病的恢复现象为干骺端的骨化程序趋于正常。干骺端的杯口样凹陷渐消失,边缘密度增高,变为整齐。长骨的弯曲畸形在佝偻病痊愈后仍可长期存在。

5. 典型案例

病例1:患者,女,6 岁。代主诉:发现多汗、身高较低 1 年余。

左手腕 X 线片(图5-4-4A)示左手及腕关节骨质密度减低,左腕可见 7 枚腕骨骨化中心,尺、桡骨远侧干骺端增宽毛糙,呈典型"毛刷样"改变。双侧小腿正位片(图5-4-4B)显示左胫骨骨干稍弯曲,两侧股骨远端及胫腓骨两侧干骺端增宽,表面毛糙成"毛刷状"改变,中心凹陷。

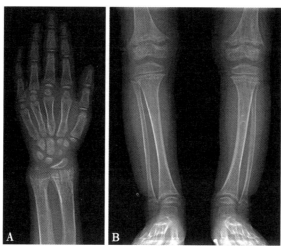

A.左手腕正位 X 线;B.双侧小腿正位 X 线

图 5-4-4　佝偻病 X 线图像

诊断意见:符合佝偻病影像学表现。

病例 2:扫码见案例扩展。

案例扩展

6.鉴别诊断

(1)先天性甲状腺功能减退　生后 2~3 个月开始出现甲状腺功能不足现象,患儿智能低下,有特殊面容,血清 TSH、T4 测定可供鉴别。

(2)软骨营养不良　本病头大、前额突出、长骨骺端膨出、胸部串珠、腹大等症状与佝偻病相似,但患儿四肢及手指短粗,腰椎前突、臀部后突。骨骼 X 线可见特征性改变,如长骨粗短弯曲,干骺端变宽,呈"喇叭口状",但轮廓完整。

(3)黏多糖病　常多器官受累,可出现多发性骨发育不全,如头大、头型异常、脊柱畸形、胸廓扁平等体征。主要依据骨骼的 X 线变化及尿中黏多糖的测定作出诊断。

(4)其他　某些病因所致的佝偻病。

7.分析思路与拓展

(1)分析思路　维生素 D 缺乏性佝偻病的表现主要在骨骼系统,骨骼的影像学改变反映了它的组织生理学改变。佝偻病主要表现为骨骺生长板增厚呈杯状,同时由于肥厚带的钙化作用减弱和松质骨的矿化作用不充足,骨干边缘呈现模糊不清。干骺端的小梁结构异常,骨干的皮质骨变薄,呈弓形弯曲。

(2)拓展　不同病因所致佝偻病的鉴别

1)维生素 D 缺乏性佝偻病:是小儿体内维生素 D 不足引起钙磷代谢失常的一种慢性营养性疾病。其主要特征为正在生长的长骨干骺端或骨组织矿化不全,或骨质软化症,多见于 2 岁以内婴幼儿。近年来,严重佝偻病发病率已逐年降低,但轻、中度佝偻病发病率仍较高。

2)家族性低磷血性抗维生素 D 佝偻病:本病多为 X 连锁遗传病,其有关基因已定位于 Xp22.1-p22.2,少数为常染色体隐性遗传,也有散发病例,原发缺陷为肾小管重吸收磷和 25-(OH)D₃ 羟化过程障碍。佝偻病症状多发生在 1 岁以后,2~3 岁后仍有活动性佝偻病表现。血钙多正常,血磷明显降低,尿磷增加。常规治疗剂量维生素 D 无效,需同时口服磷。

3)远端肾小管酸中毒:为远曲小管泌氢不足,大量钠、钾、钙从尿中丢失,导致继发甲状旁腺功能亢进,骨质脱钙及佝偻病症状,且维生素 D 疗效不显著。

4)维生素 D 依赖性佝偻病:常染色体隐性遗传,分为两型。Ⅰ型为肾脏 1-羟化酶缺陷,致 25-(OH)D$_3$ 转变为 1,25-(OH)$_2$D$_3$ 过程发生障碍,血中 25-(OH)D$_3$ 浓度增高;Ⅱ型为靶器官 1,25-(OH)$_2$D$_3$ 受体缺陷,血中 1,25-(OH)$_2$D$_3$ 浓度增高。两型在临床上均表现为重症佝偻病,血清钙、磷显著降低,碱性磷酸酶明显升高,并继发甲状旁腺功能亢进。

5)肾性佝偻病:先天或后天原因所致的慢性肾功能障碍均会导致血钙低,血磷高等钙磷代谢紊乱;甲状旁腺功能继发性亢进使骨质普遍脱钙,骨骼呈佝偻病改变。体征多于幼儿后期逐渐明显,形成侏儒状态。

6)肝性佝偻病:①肝功能不良可能使 25-(OH)D$_3$ 生成障碍。②若伴有胆道阻塞,不仅影响维生素 D 吸收,而且由于钙皂形成,进一步抑制钙的吸收。③急性肝炎、先天性肝外胆管缺乏或其他肝脏疾病时,循环中 25-(OH)D$_3$ 可明显降低,出现低血钙性、抽搐和佝偻病的体征。

参考文献

[1]杨建树.0～12 个月婴儿 315 例佝偻病 X 线诊断分析[J].临床合理用药杂志,2012,5(7):113-115.

[2]GLASS L R,DAGI T F,DAGI L R. Papilledema in the setting of X-linked hypophosphatemic rickets with craniosynostosis[J]. Case Rep Ophthalmol,2011,2(3):376-381.

[2]VEGA R A,OPALAK C,HARSHBARGER R J,et al. Hypophosphatemic rickets and craniosynostosis:a multicenter case series[J]. J Neurosurg Pediatr,2016,17(6):694-700.

[4]LAMBERT A S,LINGLART A. Hypocalcaemic and hypophosphatemic rickets[J]. Best Pract Res Clin Endocrinol Metab,2018,32(4):455-476.

[5]LINGLART A,IMEL EA,WHYTE MP,et al. Sustained efficacy and safety of burosumab,a monoclonal antibody to FGF23,in children with X-linked hypophosphatemia[J]. J Clin Endocrinol Metab,2022,107(3):813-824.

[6]BROSETA JJ,LÓPEZ-ROMERO LC,CERÓN JA,et al. Mosaicism in 2 cases of X-linked hypophosphatemia[J]. Endocrinol Diabetes Nutr(Engl Ed),2020,67(1):70-71.

[7]LIN Y,ZHANG W,HUANG X,et al. Two de novo mosaic variants within the same site of PHEX gene in a girl with X-linked hypophosphatemic rickets[J]. Calcif Tissue Int,2022,110(2):266-271.

第六章　放射介入与 CT 图像后处理

第一节　动脉血管内介入技术

一、动脉造影术

1. 概述

动脉造影术是指运用经皮穿刺技术,通过四肢或颈部的外周动脉插入造影导管,将导管头端插入主动脉或其分支,注入对比剂后获得的图像减去相同位置没有对比剂时的图像(蒙片),获取只显示不透明的对比剂的图像,而其原有的骨骼和软组织等结构不显影。

2. 造影设备与器械

造影时需要使用的造影设备是数字减影血管造影机(digital substraction angiography,DSA)和全自动高压注射器。

(1)数字减影血管造影机

1)设备:包括 X 线发生器、影像增强器或平板探测器、高分辨力摄像管、模/数转化器、对数增幅器、数/模转化器、图像处理及存储器、电视监视器等部分。

2)基本原理:利用电子计算机处理数字化的影像信息,将受检部位注射对比剂前后的数字化图像的数字信息相减,获得不同数值的差值信号,再经数模转换成不同灰度的模拟图像,以达到消除骨骼和软组织影像,从而使注射了对比剂的血管单独显影。根据发生变化的物理学变量如时间、能量、深度等,可进行不同的减影处理。

(2)高压注射器　高压注射器不但要求能够与曝光时间同步,确保在短时间内按设置要求将对比剂注入血管内,高浓度显示目标血管,形成高对比度影像,使检查成功率提高,而且能够控制血管造影时对比剂的总量、流速和保障被检者的安全。

(3)介入器械

1)导丝(guide wire):由特殊材料制成的头端柔软,具有良好导向性和支撑力的导引钢丝。作为将介入器材输送至目标部位的载体,导丝在血管造影中起着重要作用,具体有以下方面:①引导并支持导管或扩张导管、导管鞘通过皮下组织、血管壁进入血管。②在穿刺成功后,导丝作为导引工具,建立了一个从穿刺部位到病变部位的轨道,引导导管通过迂曲、硬化的血管,选择性或超选择进入靶血管。③加强导管硬度,利于操纵导管。④作交换导管用。⑤头端柔软可减少导管对血管的损伤。

2)导管(catheter):是薄壁空心的长管,可作选择性或超选择性插管,通过导管注入对比剂可以造影,也可注入药物做灌注治疗,或注入栓塞剂做栓塞治疗。另有一些导管可作特殊用途。

3）导管鞘（sheath）：主要用于引导导管、球囊导管或其他血管内器材顺利进出血管。通过导管鞘交换导管可以减少导丝交换的操作，特别当导管内发生凝血阻塞时，能直接拔出不通的导管，换用新导管，不致使操作被迫停止。

3. 影像学检查方法

血管造影按照导管进入或插入血管的部位和深度不同，分为以下 3 类。

（1）非选择性血管造影　简称血管造影（common angiography），实际为大血管造影术。人体内与心脏直接相连的血管如主动脉、肺动脉等属于大动脉；大动脉管腔大，管壁富含弹性膜和弹性纤维，属于弹性动脉。

经外周动脉穿刺引进导管（多使用多侧孔的猪尾巴导管以便于大量注射造影剂），导管只进入主动脉主干（不论胸主动脉或是腹主动脉），而不进入主动脉的相关分支，进入主动脉内的导管称为非选择性插管；经主动脉内导管注射造影剂完成的造影即非选择性主动脉造影，简称主动脉造影。有升主动脉造影、降主动脉造影和腹主动脉造影之分。主动脉造影用于诊断主动脉病变，也用于显示和识别主动脉的相关分支。

（2）选择性血管造影　实际为中等血管造影术。动脉系统除大动脉以外，管腔在 1.0 mm 以上，凡具有解剖学名称的动脉都属于中动脉。中动脉为肌性动脉，管壁富含平滑肌。

经外周动脉穿刺引入导管（导管头端不同塑形的内脏动脉导管），导管在导丝的配合下，进入主动脉的一级分支主干血管称为选择性插管。保持导管头端位于主动脉一级分支主干血管内，经导管注射造影剂完成此主干和主干所属各分支造影，称为选择性动脉造影。如冠状动脉、无名动脉、左颈总动脉、左锁骨下动脉、支气管动脉、腹腔动脉、肠系膜上动脉、肠系膜下动脉、肾动脉等主干血管插管造影即是选择性动脉造影。

（3）超选择性血管造影　为中小血管造影术。如前述凡主动脉分支中具有解剖学名称的动脉属于中动脉，管腔大多在 1.0 mm 以上；直径 0.3~1.0 mm 的肌性动脉属于小动脉，小动脉管腔由大变小，管壁也由厚变薄。较大的小动脉壁具有完整的三层膜，较小的小动脉如接近毛细血管的小动脉，管壁的内皮细胞外只有一层环形平滑肌和少许结缔组织，但通过这层平滑肌舒张与收缩改变血管口径，发挥重要的血压和血流调节作用。小动脉多属于主动脉的二级或三级、四级乃至更高的动脉分支。直径小于 0.3 mm 的动脉属于微动脉，内膜外的弹力层不完整，尚具有较完整的平滑肌层。超选择性动脉插管或超选择性造影多在选择性造影的基础上进行，用于直接显示器官内的病变，病变的血管构型如供养动脉、病理血管床、畸形血管、引流静脉等。经导管灌注溶栓治疗、经导管灌注止血治疗、经导管栓塞治疗均需要超选择性插管和超选择性造影。

4. 影像学表现

根据血管造影可以对多种病变的良恶性进行诊断和鉴别诊断。常见的良性病变有以下几种情况：狭窄或闭塞、扩张、血栓形成或栓塞、破裂或出血、发育畸形、痉挛和良性肿瘤等。良性病变可以是恶性的结果，如颅内动脉瘤破裂，冠状动脉主干的急性闭塞、急性肺动脉栓塞等均能导致患者的猝死。

恶性病变的血管造影检查是诊断恶性病变的方法之一，多普勒超声、CT 和 MR 均具有很好的诊断价值，一般情况下不需要做 DSA 检查即可得到有效的诊断。但是在诊断不明确时，血管造影仍具有重要价值，可进一步明确病变的性质、部位、数目、血流动力学情况和有无癌栓形成等，并以此指导介入治疗。其主要表现有：①肿瘤血管和肿瘤染色：多数恶性肿瘤于动脉期可清楚显示粗细不均、形态不一和排列紊乱的肿瘤血管，可以是富血供恶性肿瘤最富有特征的表现之一。②动脉弧形推移：见于较大的瘤体，邻近瘤体的载瘤供血动脉和其分支显示为弧形推移，有时呈握球状包绕于瘤体周围，特别巨大的瘤体伴随载瘤器官的增大，可将器官外动脉等推移变位，而致选择性插管发生困难。③动脉不规则僵直或中断：由于肿瘤将动脉包埋或浸润所致。常见于富含纤维组织（硬化型)的巨块型恶性肿瘤。④血管湖或血管池:对比剂呈湖样或池样聚集,开始出现于动脉期,消失较慢,在动脉内对比剂排空后仍可见到。⑤动-静脉分流:动-静脉分流在恶性肿瘤的血管造影中的出现率可高达约60%。

5.典型案例

病例1:患者,男,72岁,主诉:发现腹部异常搏动2月余。诊断为腹主动脉瘤,拟行腹主动脉腔内隔绝术。经黄金猪尾导管高压造影,可见腹主动脉、双肾动脉、腰动脉、髂动脉显影,并可见腹主动脉瘤样扩张(图6-1-1A)。腹主动脉覆膜支架置入术后复查造影,可见腹主动脉、双肾动脉、肠系膜下动脉、双髂动脉显影。腹主动脉瘤隔绝效果良好,未见内漏(图6-1-1B)。

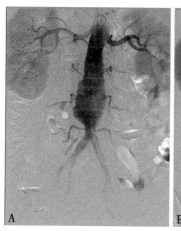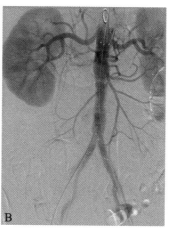

A.腹主动脉瘤造影;B.腹主动脉瘤支架植入后造影

图6-1-1　腹主动脉瘤DSA造影图像

病例2:扫码见案例扩展。

6.分析思路与拓展

案例扩展

(1)分析思路　动脉造影是进行介入治疗的基础,针对不同的疾病类型,所要求的造影方式、剂量、压力、时间也各有不同。相同的疾病,也要根据其不同的病程做出合理的造影方案,才能清晰地显示目标图像,为下一步治疗提供详尽的信息,这需要丰富的经验。

(2)拓展　介入治疗分为神经介入、血管介入和综合介入。适合介入治疗的疾病种类众多。造影时要突出个体化,造影的目的是诊断疾病,并为下一步的治疗提供影像支持。

参考文献

[1]中华医学会神经外科学分会神经介入学组.颅内动脉瘤血管内介入治疗中国专家共识(2013)[J].中国脑血管病杂志,2013,10(11):606-616.

[2]景在平,MULLER-WIEFEL,H RAITHEL D.腔内隔绝术治疗腹主动脉瘤[J].中华外科杂志,1998,36(4):212-214.

[3]王宁军,杨维竹,江娜,等.内脏假性动脉瘤出血的栓塞治疗[J].介入放射学杂志,2009,18(6):414-416.

[4]梁宏元,卢再鸣.原发性肝癌综合介入治疗现状与困惑[J].临床肝胆病杂志,2016,32(1):44-48.

[5]李文化,穆民,刘晓.三维数字减影血管造影技术诊断脑血管疾病的应用价值[J].介入放射学杂志,2005,14(2):119-121.

二、动脉栓塞术 »»

1. 概述

动脉栓塞术是指经导管向靶血管内注入栓塞物质而使其闭塞,从而达到预期治疗目的的一种技术手段。其作为传统的介入放射学三大支柱技术之一(血管内药物灌注术和血管内成形术),在临床实践中应用广泛。目前已成为临床上治疗各种动脉出血、某些血管性疾病、富血供肿瘤以及部分器官功能亢进的重要方法之一。

2. 基本原理

动脉栓塞术能对某些血管性疾病起到治疗的作用,主要基于以下机制:①通过导管向靶动脉内注入栓塞剂使靶动脉血流部分或完全闭塞,造成病灶或靶器官的缺血坏死;②直接阻塞或破坏异常的血管床和通道,使血流动力学恢复正常;③阻塞动脉使远端压力下降或直接堵塞破裂的动脉以利于止血;④用栓塞剂填塞异常的动脉血管腔,以防止其破裂出血并达到治疗目的。

动脉栓塞术广泛应用于出血血管栓塞止血,如胃溃疡导致的上消化道大出血;良、恶性肿瘤的化疗性栓塞,如肝细胞肝癌和肝血管瘤的栓塞治疗;动静脉瘘或动静脉畸形的栓塞治疗;脏器功能亢进的栓塞治疗,如脾功能亢进、前列腺肥大等。不同部位、不同病变、不同血供特征的栓塞治疗,栓塞的血管区域和节段平面不同。

(1)供养动脉栓塞术　从主动脉的分支动脉直到毛细血管前小动脉的所有动脉都是组织或病变的供养动脉,供养动脉栓塞术属于中动脉或中动脉与小动脉复合栓塞术。供养动脉栓塞术应尽可能把病变病理血管床(即毛细血管床)前的各级小动脉和中动脉都彻底栓塞,由小动脉至中动脉的由远及近逐级栓塞的疗效最好最持久。栓塞的供养动脉直径越小、越接近病变,栓塞止血或栓塞中断血流越彻底,栓塞后越不容易建立侧支循环,即栓塞止血效果越久。单纯供养动脉栓塞术多用于配合外科手术的临时性栓塞,如富血供的腰骶椎肿瘤手术切除前栓塞术、肾肿瘤手术切除前栓塞术、脑膜瘤手术切除前栓塞术、外伤大出血或开放性骨折大出血栓塞术等。

(2)畸形血管栓塞术　正常组织的血管解剖学构型由供养动脉–毛细血管床–引流静脉组成。血管畸形如动静脉畸形、海绵状血管瘤、毛细血管扩张症等,血管失去正常的血管构型,可表现为供养动脉增粗,或毛细血管床消失,代之以畸形血管团,或动静脉直接沟通形成动静脉瘘,或形成蜂窝状异常扩张的海绵状血管湖;有些恶性肿瘤如原发性肝细胞癌、绒毛膜癌、动脉瘤样骨囊肿等瘤体内可并发动静脉畸形或动静脉瘘。对于这些失去正常构型的异常血管,尤其畸形血管团,单纯栓塞供养动脉是无效的,甚至是有害的;主干或主要供养动脉栓塞后,只要血管畸形存在,很快会建立大量的侧支循环供养动脉,导致后续治疗更为复杂和困难。

对于动静脉畸形的介入栓塞治疗,应该将导管置入供养动脉的最末端接近或进入畸形血管团内,以永久性栓塞微粒或组织胶,或无水乙醇彻底栓塞畸形血管团和相应的供养动脉。对于海绵状血管瘤应该以液体栓塞剂如鱼肝油酸钠或平阳霉素与碘化油的乳化剂栓塞蜂窝状扩张的血管湖,或栓塞血管湖与相应的供养动脉。

(3)病理血管床栓塞术　主要指肿瘤的病理血管床,也就是肿瘤组织内部的正常或异常微循环血管。

正常微循环主要由微动脉、毛细血管、微静脉构成,还有处于静止或休眠状态的直捷通路和动静脉吻合。微动脉(直径小于300 μm的动脉)的分支称为毛细血管前微动脉,其进一步分支为中间微动脉,管壁上具有稀疏的平滑肌;直捷通路是中间微动脉的延伸部分,管径大于毛细血管但结构与毛细血管相同。组织静息状态或低代谢时,微循环血流大部分经微动脉–中间微动脉–直捷通路–微静脉回流,只有少部分血液流经毛细血管发挥物质交换和代谢作用。动静脉吻合是指由微动脉发出的侧支与微静脉直接相通的血管,此血管壁具有丰富的平滑肌和血管运动神经末梢,动静脉吻合收缩时血液流入毛细血管,动静脉吻合舒张时微动脉血液直接流入微静脉,由此而调节组织的循环血量,以满足不同代谢状况。病理血管床栓塞应该将微动脉(直径≤300 μm)、微动脉分支毛细血管(直径 10~40 μm)、微动脉属支直捷通路和动静脉吻合完全栓塞。需要超选择性插管,使用液体性栓塞剂如无水乙醇、鱼肝油酸钠、超液态碘化油乳剂、平阳霉素溶液等局部动脉注射,必要时配合微粒(直径 300~500 μm)强化栓塞微动脉乃至于小动脉。也可直接以小直径微粒(直径 100~300 μm)栓塞,再配合较大直径微粒(300~500 μm)强化栓塞。

3. 栓塞材料

对栓塞材料的要求:①能顺利通过导管注入血管内,起到相应的栓塞作用;②无毒或低毒;③无抗原性;④人体组织相容性良好,不引起排异或严重异物反应;⑤无致畸和致癌性。常用的栓塞材料有明胶海绵颗粒、聚乙烯醇颗粒、微球、碘化油、无水乙醇、组织胶、弹簧圈、血管封堵器等。

4. 技术与方法

(1)动脉造影诊断　动脉造影的任务有:①明确病变的诊断;②明确靶动脉的血流动力学改变;③术后造影评估。

(2)靶血管插管　超选择性靶动脉插管。

(3)选择栓塞剂原则　根据靶动脉直径选择适当大小栓塞剂;根据治疗目的选择作用不同的栓塞剂。

(4)释放栓塞剂

1)低压流控法:在不阻断血流的情况下注入栓塞剂,由血流将其携带至远端靶血管将其栓塞。使用该方法时要求以注射时不造成反流为准。

2)阻控法:是将靶动脉用球囊导管或导管端部嵌入靶动脉使血流暂时阻断,然后注入栓塞剂将其栓塞。使用该方法可防止血流稀释栓塞剂,防止反流。

3)定位法:将栓塞物精确地放置于预定的靶动脉局部造成栓塞。该方法主要用于大型栓塞物的释放(弹簧圈、血管封堵器等)。

(5)栓塞程度的监测和控制　目前对术中栓塞程度和范围的监测,缺乏实时量化监测的有效手段。一般认为可见流速变慢时栓塞程度达 30%~50%,明显减慢时达 60%~90%,造影剂呈蠕动样前进或停滞时则栓塞程度达 90%以上。

5. 术后反应及并发症

(1)栓塞后综合征　为其主要反应,表现为疼痛、发热、消化道反应、肝肾功能损害等,多为一过性反应。此类反应通过一段时间可自行缓解,对症处理仍是主要方法。

(2)过度栓塞　指栓塞程度和范围过大,其后果是造成大范围组织坏死,引起相应的脏器损伤,严重者致脏器功能严重障碍甚至衰竭。所以术中掌握栓塞程度及正确选择栓塞剂类型是十分重要的。

(3)误栓　指非靶器官或血管的意外栓塞。其后果与被误栓器官的重要性和误栓程度有关,如支气管动脉误栓脊髓动脉可导致截瘫。提高操作技术水平和在有经验的专业医生指导下进行栓塞可减少其发生。

(4)感染　可发生于所用器材和栓塞剂污染及手术室消毒不严的情况下,栓塞后组织坏死亦可发生感染,常发生在实质性脏器。

6. 典型案例

病例1:患者,男,27 岁,主诉:发现脑出血 1 d。诊断为脑动静脉畸形,拟行畸形血管栓塞术。右侧颈内动脉正侧位造影,可见右侧顶叶脑动静脉畸形,由大脑中动脉供血,畸形血管团显影,并可见引流静脉(图 6-1-2A、B)。"路图技术"引导下,使微导管进入供养动脉的最末端,使用 Glubran 胶栓塞畸形血管团,Glubran 胶沉积满意(图 6-1-2C、D)。经导引导管复查造影,正侧位分别造影,畸形血管团未见显影,栓塞效果满意(图6-1-2E、F)。

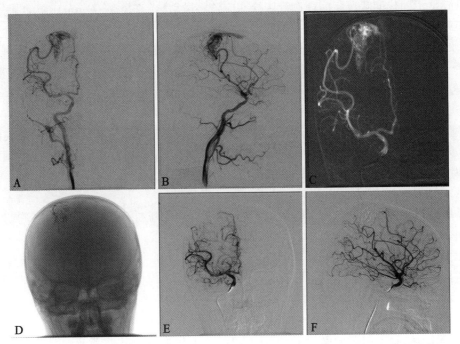

A.脑血管造影正位图;B.脑血管造影侧位图;C."路图技术"显示畸形血管团;D.栓塞畸形血
管团;E.栓塞后脑血管造影正位图;F.栓塞后脑血管造影侧位图

图6-1-2　脑动静脉畸形 DSA 造影和栓塞图像

病例2:扫码见案例扩展。

7. 分析思路与拓展

案例扩展

(1)分析思路　动脉栓塞术常用于畸形血管的栓塞,如支气管动脉栓塞、脑动静脉畸形栓塞;也常用于肿瘤动脉的栓塞,如原发性肝癌的栓塞。不同的疾病,所使用的栓塞策略往往大不相同。针对不同的疾病,要充分了解其病理特点,选择合适的栓塞方案,以达到最佳的治疗效果。

(2)拓展　随着介入技术的不断发展,新型的栓塞剂为临床提供了更好的选择方案,有更好的治疗效果。如载药微球栓塞肿瘤血管,放射性钇90 治疗原发性肝癌等。

参考文献

[1]任建庄,梁惠民,吴汉平,等.肾出血的血管造影诊断及经导管栓塞治疗[J].介入放射学杂志,
　　2008,17(9):630-633.

[2]范新东,郑连洲.头颈部血管瘤及血管畸形的诊断和介入治疗[J].中国眼耳鼻喉科杂志,
　　2012,12(3):137-144,152.

[3]张鸿祺,柳江,王建生,等.介入栓塞治疗硬脊膜动静脉瘘的疗效分析[J].中华外科杂志,
　　2013,51(3):216-220.

[4]蔡名金,陈德基,麦伟文,等.经导管子宫动脉栓塞术治疗剖宫产后难治性晚期出血[J].中国介
　　入影像与治疗学,2010,7(4):390-392.

[5]秦维,纪付华,厉彦卓,等.部分脾动脉栓塞术在脾功能亢进治疗中的应用及并发症的防治[J].
　　中国临床医学影像杂志,2014,25(3):206-209.

三、动脉成形术

1. 概述

动脉成形术是利用经皮血管穿刺技术,通过扩张引导到病变血管段的球囊或支架置入,使狭窄或闭塞的动脉血管再通以达到恢复血流的技术手段。

2. 基本原理

动脉成形术包括两大方面,即球囊动脉血管成形术和支架动脉血管成形术。

(1)球囊动脉血管成形术　是深受临床欢迎和广泛应用的介入医学治疗技术之一。最初使用同轴导管,现普遍使用非顺应性球囊导管,借助鞘管技术,经皮将球囊导管引入病变血管区,高压充盈球囊扩张狭窄的血管、撕裂增厚的血管腔内和壁内的纤维结缔组织,从而恢复血管腔的正常直径和血流通畅性。

球囊动脉血管成形术广泛用于治疗心脏瓣膜狭窄(如先天性肺动脉瓣狭窄和风湿性心脏病二尖瓣狭窄)和动脉狭窄性疾病(如大动脉炎、纤维肌结构不良、动脉粥样硬化等)。该技术可单独使用,往往也和支架置入技术配合使用。

1)单纯球囊扩张成形术:对于纤维肌结构不良、大动脉炎、血管吻合口局限性瘢痕增生等血管狭窄,仅以单纯性球囊扩张治疗即可,不必置入血管内支架。选择球囊直径以大于正常靶血管直径10% 为妥,适当过度性扩张。

2)球囊预扩张术:血管严重狭窄或闭塞时,直径较大的治疗性球囊导管或内支架推送器无法通过病变区,可先以较小直径的球囊导管预扩张,开放血管狭窄便于后续介入器械通过。如颅内动脉严重狭窄,内支架推送器不能通过,先以直径 2 mm 的球囊导管预扩张;颈内动脉严重狭窄,内支架推送器不能通过,先以直径 4 ~ 5 mm 的球囊导管预扩张;肾动脉严重狭窄,内支架推送器不能通过,先以直径 2 ~ 3 mm 的小球囊预扩张等。

3)球囊扩张成形+内支架置入术:顽固性血管狭窄如大动脉炎、放射治疗后瘢痕狭窄和支架内再狭窄等,狭窄区血管壁组织坚硬,仅依靠自膨胀式内支架的外膨胀力难以解除血管狭窄。管壁大量瘢痕组织,单纯球囊扩张成形术不能维持持久疗效,需要球囊扩张成形术配合内支架置入治疗。选择直径等于或略小于靶血管10%的球囊导管扩张狭窄病变,扩张后再置入内支架,内支架直径应大于靶血管10%以上。

(2)支架动脉血管成形术　是与球囊动脉血管成形术并列的动脉血管成形技术,它是将一具备持续外膨胀力的管状网眼结构的合金物即内支架,输送释放至狭窄的血管,依靠内支架的外膨胀力支撑血管壁,维持血管的持续开放和通畅。近年来药物涂层内支架问世,使再狭窄率显著降低,国家与各省市实行的严格医疗器械招标制度和大量内支架的国产化使费用明显降低,血管内支架的应用突飞猛进,在动脉狭窄性疾病,特别是动脉硬化性血管狭窄(如冠心病和缺血性脑卒中)的介入治疗中呈几何级数上升。近年来覆膜内支架的成功使用,使主动脉夹层、动脉瘤、动脉破裂和顽固性血管狭窄等疾病的介入医学治疗的优势凸现,其疗效好,危险小,成功率高,深受临床科室的欢迎。根据支架的不同类型,支架置入术可分为如下类型。

1)球囊扩张式内支架置入术:内支架在非扩张状况下装载于球囊导管之上,随球囊导管一起送至病变狭窄区,扩张球囊,同时扩张和释放内支架。球囊扩张式内支架易于定位,不受路径曲折和遥远的影响(如颅内动脉),也不受局部持续大幅度跳动(如冠状动脉)的影响。球囊扩张式内支架可在外力作用下变形狭窄,狭窄后不能依靠自身膨胀力再次自行膨胀,故而不适合体表易于受外力压迫部位(如颈部和四肢等)。球囊扩张式内支架适用于路径迂曲遥远的非体表部位的中小血管如冠状动脉、颅内动脉和内脏动脉等。

2)自膨胀式内支架置入术:应用于路径短、走行不太曲折的中大血管如颈动脉、髂股动脉等。

严重狭窄置入自膨胀式内支架前应该先行球囊预扩张。自膨胀式内支架始终维持外膨胀力,不受外力压迫影响,可在体表部位如颈部和四肢应用。自膨胀式内支架的通过性优于球囊扩张式内支架,若路径过于扭曲,球囊扩张式内支架不能传送到位时,可改用自膨胀式内支架。

3)覆膜内支架置入术:用于治疗大血管和中等血管的动脉瘤、假性动脉瘤或主动脉夹层。覆膜内支架的推送器多较粗大(9 F以上),在抗血小板药物应用情况下,注意穿刺部位的止血。

3. 器械

(1)球囊导管 球囊的直径应与被治疗血管的直径相适应。直径的测量位置应选择在病变的末端或以对侧血管为参考。球囊直径的选择应根据病变血管的具体情况而定,一般情况下,考虑到扩张后动脉壁会发生弹性回缩,球囊扩张直径应超过血管直径的10%~20%。但有时也可选择小于标准的球囊,尤其是血管壁钙化明显,管腔严重狭窄、闭塞者,以减少球囊扩张后动脉内膜夹层发生的概率。

(2)金属支架 由于金属支架种类很多,结构、性能有所差别,适用于不同患者。因此,在选择支架时应注意以下原则。①根据患者病灶情况、经济情况以及操作者经验而定。②尽量选用柔顺性较好、表面光滑度高的支架。③支架口径应略大于病变血管正常段口径,支架长度应能覆盖整个病变段。④对病灶较硬或由钙化斑块所致的狭窄,宜选用球囊扩张型支架如Express支架、PaJmaz支架。⑤跨关节的血管病变尽量不用支架。⑥颈动脉病变慎用球扩式支架。⑦各种动脉瘤(包括腹主动脉瘤、主动脉夹层、假性动脉瘤)使用覆膜支架进行治疗。

(3)其他配套血管介入器材 穿刺针、导管鞘(包括长导管鞘)、多种形态的导管及不同直径、长度的导丝(包括长硬交换导丝等)、压力泵等。

4. 技术与方法

(1)穿刺插管 常采用Seldinger法穿刺置管。根据不同病变血管选择不同的穿刺插管途径和方向。动脉病变通常选用经股动脉逆行穿刺,也可采用顺行穿刺。上肢动脉也是常用途径,如桡动脉、肱动脉、腋动脉等。

(2)血管造影 在进行动脉血管成形术前需进行诊断性血管造影。通常将诊断性造影导管(一般选用5F猪尾巴导管)置于病变段血管的近心端进行造影,以明确狭窄部位、长度、程度和局部侧支血管的情况。动脉病变造影时,特别要注意血管流出道的情况,尤其是髂股动脉病变时。血管造影时除注意血管形态学改变,还要观察血流动力学变化。

(3)通过导丝 导丝通过狭窄或阻塞病变是动脉成形术的前提。在导丝的引导下将引导导管抵近病变,可在DSA"路图技术"引导下,尝试将导丝通过狭窄的血管病变。在较短的病变中,导丝配合使用锥形尖端的直头侧孔导管或猎人头动脉造影导管穿过阻塞病变;在较长的阻塞病变中,有时导丝不能正确进入远端血管腔内,而在内膜下层的夹层中前行,这时可有意从动脉的内膜下层穿过动脉的阻塞段,直到导丝达到远端动脉真腔的部位。这一技术现已被称为内膜下穿刺技术。这样,腔外间隙被扩大成为一新的腔道。但有时导丝并不能回到远端血管的真腔内,一旦意识到此种情况,则需要重新撤回导丝再重新进入真腔或远端真腔血管,避免在远端血管造成过长的夹层损伤。

(4)球囊扩张 球囊扩张前首先必须使球囊导管能到达病变血管,这往往是最关键的步骤,一般可经导管交换加硬导丝后置入球囊导管使之直接通过病变血管并进行扩张,有时需要用预扩张导管对狭窄段血管进行预扩张后再引入球囊导管。进行球囊扩张前,应先注入肝素3000~5000 U。根据血管造影情况,将球囊定位于狭窄段的中心,如血管狭窄段较长,可先扩张一端,然后逐步扩张狭窄段全段,目前可尽量选择长球囊导管。在X线透视下将稀释后造影剂加压缓慢充盈球囊,每次扩张时间根据病变所在部位不同而异,直至球囊切迹变浅或消失,则为扩张成功。

(5)支架置入 根据血管病变性质及球囊后造影情况决定是否置入支架。如需置入,则选择合适的内支架,经交换导丝送入血管支架释放系统,抵达病变部位后释放支架。然后将支架释放系统撤出。

(6)效果评估　术后可通过导管注射造影剂再次造影来评估扩张的效果。一般成功的标志是再次造影显示狭窄段血管扩张,血流通畅,局部侧支循环消失、无夹层、无远端栓塞。不宜过分追求影像学的完美。

5. 术后反应及并发症

(1)常规血管介入相关并发症　导丝导管断裂、血管穿孔、内膜撕裂、夹层,多由操作不当而引起。因此,提高术者的操作水平和经验、使用更安全的器材等可减少这类并发症的发生。

(2)远端栓塞　动脉球囊血管成形术及支架术后偶尔可以见到远端动脉的栓塞。需根据不同的情况进行处理,如股浅动脉或股深动脉的栓塞,有时需要外科治疗。

(3)出血　动脉成形术的患者多进行抗凝和抗血小板治疗,穿刺部位发生血肿的概率较高。压迫止血的时间应相对较长,必要时需外科处理。

(4)急性血栓形成　发生原因为术中操作时间过长,抗凝药物剂量不够。在动脉成形术前,一般应经导管注入肝素 4000～5000U(即全身肝素化),以防止急性血栓栓塞。

(5)动脉血管再狭窄　必要时可再次进行动脉成形术,或改进使用的器械,如使用切割球囊、药涂球囊/支架等。

6. 典型案例

病例 1:患者,男,61 岁,主诉:左足溃烂 1 月余。诊断为糖尿病足,拟行下肢动脉造影并球囊扩张成形术。经动脉导管推注造影剂,显示右侧膝下动脉,可见胫前动脉起始段和腓动脉近心端重度狭窄,其远端流出道显影可。胫后动脉未见显影(图 6-1-3A)。V-18 导丝小心进入胫前动脉,交换直径 2.5 mm 球囊导管,行球囊扩张成形术(图 6-1-3B)。V-18 导丝小心进入腓动脉,交换直径 2.5 mm 球囊导管,行球囊扩张成形术(图 6-1-3C)。经导管复查造影,可见胫前动脉起始段和腓动脉近心端狭窄解除,球囊扩张效果满意(图 6-1-3D)。

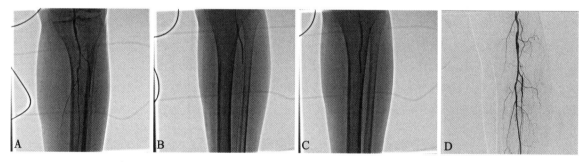

A. 下肢动脉造影图;B. 胫前动脉球囊扩张图;C. 腓动脉球囊扩张图;D. 下肢动脉复查造影图

图 6-1-3　下肢动脉球囊扩张成形术

病例 2:扫码见案例扩展。

7. 分析思路与拓展

(1)分析思路　动脉成形术主要分为球囊扩张成形术和支架置入成形术两大类。在进行介入治疗之前,要根据疾病的性质决定采用何种治疗方式。如腘动脉以下的血管常采用球囊扩张术,腘动脉以上的下肢动脉常采用支架置入术。当然,同一种疾病,也可采用多种成形术,如下肢动脉股浅动脉狭窄也可以采用动脉旋切术。要思维灵活,采用最适宜的治疗方案,当然,这需要丰富的临床经验。

案例扩展

(2)拓展　随着介入技术的不断进步,动脉成形术的发展也日新月异。除了常用的球囊扩张和支架置入术。药物涂层球囊、切割球囊、动脉旋切导管等先进器械的使用,大大丰富了动脉成形术的内容。

参考文献

[1]谷涌泉,张建,俞恒锡,等.膝下动脉腔内成形术治疗严重下肢缺血[J].中华普通外科杂志,2007,22(2):123-125.

[2]王建波,赵俊功,朱悦琦,等.膝下动脉经皮腔内血管成形术治疗糖尿病下肢缺血[J].介入放射学杂志,2008,17(5):318-322.

[3]庄百溪,马鲁波,于春利,等.糖尿病下肢血管病变介入治疗初步探讨[J].中华医学杂志,2007,87(26):1821-1824.

[4]中华医学会外科学分会血管外科学组.颈动脉狭窄诊治指南[J].中国血管外科杂志(电子版),2017,9(3):169-175.

[5]李慎茂,凌锋,缪中荣,等.颈动脉狭窄血管内支架治疗并发症的临床分析[J].中国脑血管病杂志,2005,2(2):56-61.

第二节　CT 引导下介入技术

一、肿块穿刺活检术

1. 概述

经皮穿刺活检(percutaneous transthoracic needle biopsy,PTNB)是一种常用的非手术活检获取病理组织的重要方法,是将穿刺针插入病变部位,以获得组织或细胞进行诊断或分析,其诊断的准确度和灵敏度均>90%。影像引导下经皮穿刺活检更加精准,创伤更小,常用的影像引导方式包括CT、MRI、超声和PET-CT。其中 CT 具有很高的空间分辨率和密度分辨率,可以清晰显示病变细节,有助于设计安全的进针路径,CT 引导是临床应用最广泛的引导方式。

肺部结节或肿块的穿刺活检是临床常见的诊断及治疗操作,也是需要规培医师掌握的基本操作,以下主要以肺部疾病穿刺活检术为例介绍。

2. 适应证与禁忌证

(1)适应证　①需明确病变性质的各脏器器官的结节或肿块;②感染性病变,需明确感染源及感染类型;③已知恶性病变,但需明确组织类型或进行分子病理分型;④疾病进展或复发后,局部组织或分子病理学再评估。

(2)禁忌证

1)绝对禁忌证:不可纠正的凝血功能障碍;影像诊断为血管性病变。

2)相对禁忌证:①清醒状态下无法配合患者;②恶病质患者;③严重肺动脉高压;④解剖学或功能上的孤立肺;⑤穿刺路径上有明显感染性病变、肺大疱;⑥严重肺气肿、肺间质纤维化。

3. 操作流程

(1)术前评估　术前需详细询问患者病史,包括用药史及过敏史,抗血小板、抗凝药物应用史,如阿司匹林和氯吡格雷等术前需停药>7 d,术前 24 h 停用低分子肝素。注意患者心肺功能、配合能力。完善增强 CT 或增强 MRI 检查,明确靶病变信息,设计穿刺路径。术前常规检验包括血常规、凝血功能、传染病筛查、心电图、血型等。

（2）知情同意　术前应与患者及委托人进行详细沟通,告知手术的目的及必要性、可替代方案、可能存在的风险,征得患者本人及委托人知情同意并签署知情同意书。

（3）术前准备　建立静脉通路,对患者进行心理疏导及宣教,训练患者呼吸,必要时给予心电监护。

（4）术中体位选择　根据靶病变位置选择舒适固定的体位,可采取仰卧、俯卧、左、右侧卧。

（5）手术操作步骤　首先 CT 扫描(层厚和层距一般选择 2～3 mm),确定靶病变位置,设计进针路径,确定进针点。以选择穿刺最短路径为原则,避开重要器官。然后采用 1%～2% 利多卡因针局部浸润麻醉,采用分步进针方法(第一步进针至壁层胸膜外确定进针点及方向;第二步进针至肺内,确认进针方向;第三步穿刺至靶病变)穿刺靶病变。术中尽量采用同轴技术,一次穿刺可以多次、多点取材,也有助于即刻处理并发症;另外可在一定程度上降低针道种植风险。

（6）标本处理　在取得组织标本后需立即放入 10% 福尔马林固定液中,尽早送验病理科;新鲜组织用于分子检测,应尽早放入液氮中速冻或放入 RNA 保存液中。现场细胞学评估(ROSE)技术及现场印片可提高细针穿刺诊断准确率。

（7）术后监测　术后即刻行全肺 CT 扫描,观察有无气胸、出血、空气栓塞等并发症。返回病房后应心电监护 6～8 h。

（8）注意事项　严格遵守操作规范,仔细阅片,可减少并发症及提高诊断准确率:①穿刺胸膜时,动作应迅速,快速进针,减少胸膜损伤,平静呼吸状态下进针;②避免多次穿刺胸膜,在调整进针方向时,避免退出胸膜外;③路径的选择,原则上以竖直和水平进针,选择垂直胸膜、经过最少的肺组织,避开肺大泡和血管等。

4. 常见并发症预防与处理

常见并发症包括气胸、出血、胸膜反应等,罕见并发症包括空气栓塞、心包填塞和肿瘤针道种植转移等。

（1）气胸　气胸是 PTNB 最常见并发症,多发生在术后 1 h 内,部分患者出现迟发性气胸(24 h 以上),发生率为 2.4%～60%,其中有 5%～18% 患者需要胸腔置管引流。与气胸发生率有关的因素包括患者因素、病变因素及手术因素。①患者因素:体型高瘦、高龄、吸烟、合并肺基础疾病和术中剧烈咳嗽等。②病变因素:大小、与胸膜间距离、位于下肺等。③手术因素:穿刺针与胸膜切面不垂直、多次反复穿刺胸膜、穿刺路径跨越叶间裂和肺大疱、手术时间长等。

处理原则:少量气胸、无症状和稳定性气胸无须特殊处理。当气胸量超过 30% 或气胸量持续增大或出现呼吸困难等临床症状,立即行胸腔闭式引流术。

（2）出血　出血是 PTNB 另一常见并发症,包括肺内出血和胸腔出血,常见症状为咯血和胸痛,发生率在 5%～16.9%,出血多为自限性,引起出血的因素包括:病灶与胸膜距离、活检次数、活检器械、病变位置、血供及与血管关系、空洞型病变、肺实变、凝血功能差、肺动脉高压等。

处理原则:根据出血量多少,确定不同处理方法。少量咯血、肺实质出血、针道出血以及少量的血胸等进行对症治疗,可以自行吸收。咯血量较大时,应立即采取患侧卧位,保持呼吸道通畅,必要时行气管插管,可应用止血药物、输血等进行处理。血胸量大时,采用胸腔闭式引流,当有活动性出血,及时采用介入或外科手术干预。

（3）胸膜反应　临床表现为心慌、胸闷、大汗、面色苍白、血压下降、头晕甚至晕厥等,与迷走神经反射相关。引起胸膜反应的因素有体型偏瘦、紧张、反复穿刺胸膜、基础血糖偏低等。

处理原则:停止操作,平卧位,大部分患者症状轻微,可自行缓解。若出现大汗、血压下降、休克、晕厥时,立即给予肾上腺素或葡萄糖溶液对症处理,给予吸氧、监测生命体征变化,注意预防休克。

（4）空气栓塞　空气栓塞是肺穿刺活检最严重的并发症之一,分为静脉系统空气栓塞和动脉系统空气栓塞,发生率为 0.02%~1.80%。其中动脉性空气栓塞可引起呼吸及心搏骤停、脑梗死、休克等严重并发症,可导致致死性的临床后果。引起系统性空气栓塞的因素包括空洞型病变、血管炎性病变、磨玻璃病变、咳嗽、正压通气。

处理原则:一旦发现空气栓塞,应采取头低足高位,严密监测生命体征,积极给予面罩高流量吸氧及其他抢救措施。如发生颅内空气栓塞时,可转至高压氧仓接受治疗。

(5)其他并发症　针道种植转移、心包损伤引起心包填塞、肋间假性动脉瘤、血管迷走神经反应等。

6.典型案例

病例 1:患者,男,33 岁,前纵隔占位,行 CT 引导下经皮穿刺活检(CNB);前纵隔占位,增强后呈中等程度强化(图 6-2-1A);经胸骨路径穿刺,减少肺部损伤,最短路径,避免损伤内乳动、静脉,采用 CNB 方法(图 6-2-1B);病理提示神经内分泌瘤(G2)(图 6-2-1C)。

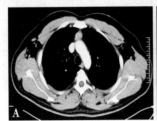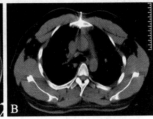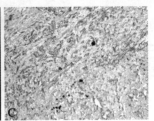

A. 横断位增强静脉期;B. 横断位进针层面;C. 病理结果

图 6-2-1　经皮 CT 引导下穿刺活检术

案例扩展

病例 2~10:扫码见案例扩展。

6.分析思路与拓展

经皮 CT 引导下穿刺活检的优势在于:①精准的半实时导航;②创伤小;③阳性率高。本病例病变位于前纵隔,结节较小,前方有胸骨及内乳血管阻挡,后方有主动脉弓及上腔静脉,穿刺难度较大,本病例采取精准引导经胸骨建立骨性通道,再插入活检针,病理组织取材精准控制在 7 mm 左右,取材时不能穿透结节,避免大出血风险,既保证安全,又保证标本阳性率,建立骨性通道虽然不易,但是一种安全的选择。

参考文献

[1]王拢拢,李静.孤立性肺结节的活检方式进展[J].临床肺科杂志,2018,23(10):1904-1908.

[2]白冲,李时悦,宋勇,等.肺癌小样本取材相关问题的中国专家共识[J].中华内科杂志,2016,55(5):406-413.

[3]《非小细胞肺癌血液 EGFR 基因突变检测中国专家共识》制订专家组,吴一龙,张绪超,王洁.非小细胞肺癌血液 EGFR 基因突变检测中国专家共识[J].中华医学杂志,2015,95(46):3721-3726.

[4]SHETH RA,BAERLOCHER MO,CONNOLLY BL,et al. Society of interventional radiology quality improvement standards on percutaneous needle biopsy in adult and pediatric patients[J]. J Vasc Interv Radiol,2020,31(11):1840-1848.

[5]中国抗癌协会肿瘤介入学专业委员会,中国抗癌协会肿瘤介入学专业委员会胸部肿瘤诊疗专家委员会.胸部肿瘤经皮穿刺活检中国专家共识(2020 版)[J].中华医学杂志,2021,101(3):185-198.

［6］LIU M,HUANG J,XU Y,et al. MR-guided percutaneous biopsy of solitary pulmonary lesions using a 1.0 - T open high - field MRI scanner with respiratory gating［J］. Eur Radiol,2017,27（4）:1459-1466.

［7］Hu L,Pan Y,Zhou Z,et al. Application of positron emission tomography-computed tomography in the diagnosis of pulmonary ground-glass nodules［J］. Exp Ther Med,2017,14（5）:5109-5113.

［8］MISURA T,DRAKOPOULOS D,MITRAKOVIC M,et al. Avoiding the intercostal arteries in percutaneous thoracic interventions［J］. J Vasc Interv Radiol,2022,33（4）:416-419.

［9］李燕燕,李凯述,王洵,等.快速现场细胞学在CT引导下经皮穿刺活检肺外周结节中的应用［J］.中国介入影像与治疗学,2020,17（1）:18-21.

［10］WINOKUR R S,PUA B B,SULLIVAN B W,et al. Percutaneous lung biopsy:technique,efficacy,and complications［J］. Semin Intervent Radiol,2013,30（2）:121-127.

［11］YOON SH,LEE SM,PARK CH,et al. 2020 Clinical practice guideline for percutaneous transthoracic needle biopsy of pulmonary lesions:a consensus statement and recommendations of the korean society of thoracic radiology［J］. Korean J Radiol,2021,22（2）:263-280.

［12］GRAFFY P,LOOMIS SB,PICKHARDT PJ,et al. Pulmonary intraparenchymal blood patching decreases the rate of pneumothorax-related complications following percutaneous CT-guided needle biopsy［J］. J Vasc Interv Radiol,2017,28（4）:608-613.

［13］MAYBODY M,MUALLEM N,BROWN KT,et al. Autologous blood patch injection versus hydrogel plug in CT-guided lung biopsy:a prospective randomized trial［J］. Radiology,2019,290（2）:547-554.

［14］HUO Y R,CHAN MV,HABIB A R,et al. Post-biopsy manoeuvres to reduce pneumothorax incidence in CT-guided transthoracic lung biopsies:a systematic review and meta-analysis［J］. Cardiovasc Intervent Radiol,2019,42（8）:1062-1072.

［15］张肖,张晶,李竞,等.明胶海绵-血凝酶封堵剂用于肺穿刺活检的临床效果［J］.中国介入影像与治疗学,2021,18（1）:4-7.

［16］SHIN Y J,YUN G,YOON S H,et al. Accuracy and complications of percutaneous transthoracic needle lung biopsy for the diagnosis of malignancy in patients with idiopathic pulmonary fibrosis［J］. Eur Radiol,2021,31（12）:9000-9011.

［17］HEERINK W J,BOCK G H,JONGE G J,et al. Complication rates of CT-guided transthoracic lung biopsy:meta-analysis［J］. Eur Radiol,2017,27（1）:138-148.

［18］JANG H,RHO JY,SUH YJ,et al. Asymptomatic systemic air embolism after CT-guided percutaneous transthoracic needle biopsy［J］. Clin Imaging,2019,53:49-57.

［19］SUN C,BIAN J,LAI S,et al. Systemic air embolism as a complication of CT - guided percutaneous core needle lung biopsy:a case report and review of the literature［J］. Exp Ther Med,2015,10（3）:1157-1160.

［20］CHASSAGNON G,GREGORY J,AL AHMAR M,et al. Risk factors for hemoptysis complicating 17-18 gauge CT-guided transthoracic needle core biopsy:multivariate analysis of 249 procedures［J］. Diagnostic and Interventional Radiology（Ankara,Turkey）,2017,23（5）:347-353.

［21］董军强,周志刚,高剑波,等.17G同轴套管活检枪在肺亚厘米结节CT引导下穿刺活检中的应用［J］.实用放射学杂志,2016,32（11）:1773-1777.

［22］王建功,周洋,王雨薇,等.3D打印共面穿刺模板在肺亚厘米结节穿刺中的临床应用［J］.医学研究杂志,2022,51（2）:84-86.

[23]钟华,滕家俊,李文涛.CT电磁导航系统引导下经皮穿刺诊断周围型肺癌的操作规范专家共识(2021版)[J].介入放射学杂志,2022,31(3):221-225.

二、脓肿或积液置管引流与造瘘术

1.概述

随着医学技术的进步,全麻下外科切开或腔镜下进行的置管引流与造瘘术现在已经实现微创化,即在超声或CT引导下,局麻下状态下完成引流与造瘘手术。目前广泛用于胸腔、纵隔、心包积液(积脓)、胆道梗阻、腹水、腹腔脓肿和胰腺假性囊肿等部位的引流,而CT引导下造瘘术也广泛应用于胃造瘘、肾盂造瘘等,具有减少创伤、提高耐受性、降低治疗费用、加快康复等优势。

在CT图像精确引导下,将引流或造瘘管置入积液、脓腔或体腔内,完成引流或造瘘术,优势如下。①高精准:CT图像可清晰显示位置、边界、密度、与周围组织关系,有效避免穿刺针道上及病变周围组织器官损伤。②小创伤:术中局部浸润麻醉,细针穿刺口仅1~4 mm,创伤小。③效果好:置入引流管后可以进行常规引流、负压抽吸、对冲冲洗、病原学培养、抗生素注入等操作。

CT引导下置管引流与造瘘术,已成功应用于临床的诊断和治疗中,需要规培医师掌握其基本的理论和操作技巧。

2.适应证及禁忌证

(1)适应证　①气胸,积气量>胸腔容积30%以上,患者存在呼吸困难;②胸腔游离或包裹性积液、积脓;③肺、纵隔、肝、胰腺、脾、卵巢、胸腹壁、腹腔积液及脓肿,脓腔直径>3~5 cm;④肝内胆管扩张、积脓感染、胆汁淤积、积脓等。

(2)禁忌证:①多脏器功能衰竭、病情危重;②有严重出血倾向;③穿刺部位感染;④状态差,不能配合。

3.手术流程

(1)术前准备　常规化验血常规、凝血功能、血小板功能、肝肾功能、尿常规等。完善CT或MRI增强扫描,明确病变与周围组织器官及血管的关系。

(2)患者体位选择　根据病变部位,取仰卧位、俯卧位或侧卧位。

(3)穿刺针及引流管选择　选用18~22 G穿刺抽吸针。根据手术目的、病变部位、内容物性质、周围组织器官等情况选用5~14 F引流导管及造瘘管。

(4)穿刺点及穿刺路径选择　穿刺点选取要综合患者舒适度最高、引流效果最好、穿刺路径最短等因素,再结合病变部位穿刺路径选取最短距离、避开重要器官及结构,综合选择最佳入路。

(5)穿刺针或引流管置入方法选择

1)直接穿刺抽吸冲洗法:适用于积液、积脓较少及部位较深的包裹性积液、积脓的患者。CT引导下将穿刺针插入病变部位,拔出针芯,连接注射器负压抽吸,将内容物完全抽出,并应用生理盐水或抗生素反复多次冲洗。必要时将内容物进行常规及生化检验、细菌培养及药敏试验等。

2)Seldinger穿刺置管引流法:适用于病灶较大、毗邻重要组织器官的患者。CT引导下将穿刺针进针至病变部位,抽吸囊液顺利后顺穿刺针进入导丝腔,拔除穿刺针,沿导丝插入扩张管扩张通道后,经导丝插入引流管至预定深度,退出导丝,回抽顺利后局部固定引流管,根据内容物性质进行抽吸引流和注药冲洗,必要时送常规、生化及细菌培养。

(6)多房、包裹性腔隙的处理　对于多房性积液或积脓,置入穿刺针后使用导丝硬头多角度、多方向破坏纤维分隔,抽出导丝植入引流管,必要时腔内应用尿激酶溶解囊内间隔达到彻底引流的目的。

(7)术后处理　保持合理的引流体位,保持引流管通畅,注意观察引流液的性质及引流量,及时复查,病灶腔缩小或消失时,可以拔出引流管。

4. 并发症及处理

CT引导下置管引流及造瘘术并发症包括出血、气胸、脓胸、感染扩散、胃肠道损伤等,关注术前化验及检查,合理设计穿刺路径,合理选择穿刺针及引流管,分步进针及扫描验证,可有效预防并发症的发生。

5. 典型案例

病例1:患者,女,68岁,胸腔多发包裹性积液,行CT引导下胸腔包裹性积液置管引流术,术前侧卧位包裹性积液定位,明确穿刺点、画穿刺路径(图6-2-2A);分别经前、后胸壁置入引流管,远端置入腔内,并打圈起到固定作用(图6-2-2B、C)。

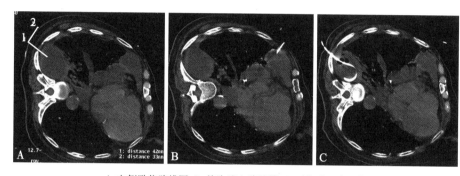

A. 左侧卧位路线图;B. 前胸壁入路置管;C. 后胸壁入路置管

图6-2-2　胸腔多发积液引流术

病例2:扫码见案例扩展。

案例扩展

参考文献

[1]许威,韩晓鹏,于建平,等.腹腔开放疗法治疗消化道瘘伴严重腹腔感染8例[J].中华胃肠外科杂志,2017,20(2):333-335.

[2]吕少诚,史宪杰,梁雨荣,等.肝脏及胆管术后胆瘘合并腹腔感染的诊疗分析[J].中华保健医学杂志,2012,14(5):348-350.

[3]AMANI D. POLITANO, ROBERT G. SAWYER, TJASA HRANJEC, etc. Differences in morbidity and mortality with percutaneous versus open surgical drainage of postoperative intra-abdominal infections:a review of 686 cases[J]. American Surgeon,2011,77(7):862-867.

[4]任建安.胃肠外科围手术期手术部位感染的预防与治疗策略[J].中华胃肠外科杂志,2012,15(6):533-536.

[5]SOLOMKIN JS, MAZUSKI JE, BRADLEY J. Diagnosis and management of complicated intra-abdominal infection inadults and children:guidelines by the Surgical Infection Society and the Infectious Diseases Society of America. [J]. Clinical Infectious Diseases,2010,50(2):133-164.

[6]姚利琴,冯文明,陆文明,等.超声引导经皮穿刺置管引流治疗肝脓肿41例临床分析[J].肝胆胰外科杂志,2011,23(4):319-320.

[7]李珂,姜青峰,薛焕洲,等.暴发性胰腺炎并发腹腔间隔室综合征的诊治经验[J].中华肝胆外科杂志,2013,19(15):356-358.

[8]孙浩,庞露,刘立民,等.复杂性腹腔感染治疗中的药学服务[D].中国医院药学杂志,2013,33(21):1813-1815.

[9]肖华,欧阳永忠,汤明,等.胃癌根治术后腹腔感染的危险因素分析[D]中华医学杂志,2013,

93(40):3211-3214.

三、肿瘤消融治疗术 »»»

1. 概述

影像引导下消融治疗(image-guided tumor ablation,IGTA)是指在影像引导下将消融针穿刺至靶病变内,利用热、冷、电穿孔等技术产生的生物学效应直接导致靶组织发生凝固性坏死或溶解性坏死的原位灭活技术,具有创伤小、疗效可靠、安全性高、适形性好、可重复性高、费用低等优点。目前临床上常用的消融手段包括射频消融(radiofrequency ablation,RFA)、微波消融(microwave ablation,MWA)、冷冻消融(cryoablation,CYA)及激光消融(laser ablation)等。

2. 消融的原理

RFA 是应用 375 ~ 500 kHz 高频电磁波使射频电极针周围形成高频交变电磁场,电极针周围肿瘤组织内的离子受到交变电流的激发而发生高速碰撞、摩擦产生热量,使肿瘤内部温度达到 60 ~ 120 ℃,使肿瘤发生凝固性坏死。

MWA 是采用频率>900 MHz 的电磁波对生物组织进行加热,使肿瘤组织内的水分子、蛋白质分子等极性分子产生高速振动、摩擦、碰撞,使肿瘤内部温度达到 60 ~ 150 ℃,从而使肿瘤组织发生变性及凝固性坏死。

CYA 包括氩氦刀冷冻消融和液氮冷冻消融(康博刀)。前者通过焦耳-汤姆逊(Joule-Thomoson)效应,采用常温高压氩气(冷媒)和氦气(热媒)作为工质,工作时高压氩气在刀头急速膨胀,快速使靶组织温度降至-140 ℃而形成冰球,冷冻治疗 10 ~ 15 min 后再输入高压氦气,快速将靶组织温度升至 20 ~ 40 ℃,维持 3 ~ 5 min,通过冷热快速逆转实现对病灶的彻底摧毁。液氮冷冻消融是应用液氮作为工质,通过液氮快速使靶组织温度降至-196 ℃,然后利用乙醇从汽化状态转为液化状态释放大量热量的特性,使靶组织升温至 80 ℃。通过以上冷热交替使靶组织蛋白变性,细胞内外渗透压改变和"结冰"效应造成靶组织裂解,微血管栓塞,达到精准灭活靶病灶的目的。

RFA、MWA、CYA 三种不同消融方式各有优缺点(表 6-2-1)。消融技术选择主要依据病变大小、靶病变位置、凝血功能、患者是否有心脏起搏器等方面进行推荐选择(表 6-2-2)。

表 6-2-1　RFA、MWA 和 CYA 优缺点对比

消融方式	优点	缺点
RFA	研究多 经验丰富 更多的循证医学证据	受热沉降效应影响大 有潜在皮肤烧伤风险 受肿瘤大小限制较多 受心脏起搏器等影响 单针消融
MWA	受热沉降效应影响小 容易操作 消融速度更快 可以多针协作	椭圆的消融区域 肿瘤大小限制
CYA	热沉降效应影响小 免疫激活 多针 适合较大肿瘤或特殊部位肿瘤(靠近纵隔、胸壁或胸膜)	经验和研究少 较长的操作时间 操作复杂 增加出血风险

表6-2-2　RFA、MWA和CYA推荐级别

因素	RFA	MWA	CYA
直径≤3 cm	+++	+++	+++
直径>3 cm	+	+++	++
胸膜下	+	+	+++
胸壁	+	++	+++
纵隔	+	+	++
热沉降效应	+	+++	++
起搏器/自动植入式心律转复除颤器	+	++	+++
凝血功能差	+++	+++	+
可控性	+	+	++

3.适应证及禁忌证

（1）适应证　原发性周围型非小细胞癌（non-small cell lung cancer，NSCLC）：①因心肺功能差或合并症无法手术、拒绝手术切除的Ⅰa期周围型NSCLC；②术后或放疗后局部复发或肺内单发转移（肿瘤最大径≤3 cm），且无其他转移部位；③多原发NSCLC或转移瘤（肿瘤最大径≤3 cm，且双肺病变≤3个）。

（2）禁忌证　包括绝对禁忌证和相对禁忌证。绝对禁忌证：无法纠正的凝血障碍。相对禁忌证：①血小板<50×10⁹/L；②凝血酶原时间>18 s，凝血酶原活动度<40%，短期内不能纠正；③严重肺气肿、肺纤维化和肺动脉高压者；④病灶周围感染性及放射性炎症、穿刺部位皮肤感染；⑤严重肝、肾、心、肺、脑功能不全；⑥美国东部肿瘤协作组（eastern cooperative oncology group，ECOG）体能状态评分>2分；⑦预计生存期<6个月；⑧精神疾病无法配合者；⑨植入心脏起搏器不建议使用RFA。

4.操作流程

（1）术前行增强CT，评估肿瘤大小、位置、毗邻脏器、血管、气管关系。

（2）完善术前检查，如血常规、肝肾功能、凝血功能、传染病筛查、心电图、心脏彩超等。

（3）局部麻醉：术前禁食、禁水4 h，全身麻醉术前禁食、禁水12 h。

（4）患者及家属（被委托人）签署知情同意书，进行术前教育及呼吸训练。

（5）消融技术及麻醉选择，根据患者的整体状况及病变位置选择全身麻醉或局部麻醉，大部分患者在局部麻醉下进行手术，贴近胸膜可能引起疼痛及无法配合手术者，可采用全身麻醉。局部麻醉应用1%~2%利多卡因进行局部浸润麻醉至胸膜层，然后联合镇静、镇痛药物应用。

（6）术中选择舒适、固定体位，包括平卧位、俯卧位和侧卧位，行CT扫描（层厚2~3 mm）确定靶病变，根据术前计划制定穿刺路径，并在穿刺点局部皮肤做标记。常规消毒、铺巾，麻醉后在CT引导下将消融针穿刺至靶病变，根据靶病变大小、所选择消融针的型号设定消融参数（时间、功率、循环次数等）。对于直径≤3 cm的结节，RFA或MWA可单次单点完成消融治疗；对于直径3~5 cm内的肿块可采用多针联合或单针多点完成消融治疗；对于直径>5 cm的肿块，可多针、多点、多次消融。术中应监测消融针有无脱靶、消融范围有无达到预定消融范围（根治性消融边界应超过靶病变边界0.5~1 cm）、术中有无并发症发生。

（7）术后密切监测生命体征，观察患者有无胸痛、胸闷、咯血、腹腔出血、穿孔等并发症，24~48 h后进行CT扫描，观察有无胸腹腔出血、迟发性气胸等迟发并发症，同时可评估消融范围。

5. 常见并发症预防和处理

(1)疼痛   分为术中疼痛和术后疼痛。术中疼痛处理:术中尽量避免消融区波及胸膜,尽量充分麻醉胸腹膜,术前可给予镇痛、镇静药物应用,必要时全麻。也可制造人工气胸、人工气腹,增加靶病变与胸腹膜直径的距离,避免消融直接损伤到脏层胸膜。当靶病变与胸膜距离较近时,多选择CYA进行治疗。术后疼痛一般为轻度疼痛,可持续数天,也可持续1~2周,甚至1个月,可应用非甾体类药物对症镇痛处理。

(2)消融后综合征   主要表现为发热、乏力、全身不适、恶心等,主要为消融后坏死物质吸收或炎性因子释放引起,发生率在6.6%~22.2%,多为自限性,多可自行好转。这种情况对症处理即可,可以给予患者短时间、小剂量糖皮质激素应用。

(3)气胸   发生率在10%~67%。根据发生时间可分为术中气胸、术后即刻气胸及迟发性气胸,术中气胸可能会影响手术操作,可根据术中气胸量及患者症状决定是否终止手术或采取抽吸处理,如果少量气胸,患者无不适症状,或经过处理后,气胸减少,患者无不适症状,可继续操作。大部分气胸不需要治疗,需要胸腔闭式引流的患者占3.5%~40%。顽固性气胸必要时可以持续负压吸引、胸膜固定术、气管镜下注入硬化剂、气管内置入阀门等。预防措施有:避免穿过叶间裂、肺大泡;提高穿刺技术,减少穿刺次数;避免与胸膜成斜面进针等。

(4)出血   主要表现为咯血、肺内出血、胸腹腔出血,出血多为少量、自限性,严重时可出现窒息、失血性休克和急性呼吸衰竭等。血胸主要与穿刺时损伤肋间动脉、胸廓内动脉等有关,一旦怀疑损伤上述动脉,需严密观察,必要时行介入栓塞或开胸手术。少量咯血多为术中穿刺损伤所致,保守治疗即可。出血的预防主要在于避免穿刺损伤血管,穿刺时采取分步进针方式,尽量平行于血管穿刺,避免穿刺损伤较大血管,患者凝血功能不全时,尽量避免应用冷冻消融。RFA和MWA本身具有止血功能,故因消融引起的出血较少见,若怀疑穿刺道上损伤小血管,可在退针时充分消融针道,减少出血的发生。

(5)炎症   多为局部消融治疗后局部肺组织损伤引起的无菌性炎症,有时会因感染形成肺脓肿,另一少见的并发症是由于消融术后支气管内或肺肉芽组织增生引起支气管狭窄导致的阻塞性肺炎,称之为闭塞型细支气管炎。闭塞型细支气管炎对糖皮质激素冲击疗法有效。但如果患者术后持续出现高热应考虑合并感染的可能性,需根据患者情况及时复查胸部CT、血常规等,如果确定有感染发生应根据痰液、血液或脓液细菌培养调整抗感染药物,若形成肺脓肿,可在影像引导下行置管引流控制感染,必要时行抗感染药物反复冲洗。

(6)咳嗽   消融术中、术后咳嗽较为常见,与消融中局部温度增高或降低对肺泡、支气管或胸膜刺激有关。术后咳嗽为肿瘤坏死及肺组织损伤引起的炎症反应所致。预防措施为术前1 h给予止咳药口服。术后给予止咳化痰以及必要的抗菌药物。

(7)胸膜反应   多为术中穿刺或消融刺激壁层胸膜迷走神经所致,主要表现为心率减慢甚至心跳停止、大汗、血压降低等。一旦出现这种情况,需立即暂停消融,充分局部麻醉,并适当应用阿托品、镇静剂等药物。

(8)少见并发症   支气管胸膜瘘、非靶区热灼伤或冻伤、冷休克、血小板降低、神经损伤、空气栓塞、肺栓塞、心包填塞、肿瘤溶解综合征等。

7. 典型病例

病例1:氩氦刀冷冻消融术。患者,男,67岁,右肺腺癌,T3N2M0,ⅢB期,驱动基因(-),PD-L1表达>1%。术前增强,肿瘤大小5.2 cm×4.6 cm,环形强化,内可见多支支气管穿行,多组淋巴结肿大明显(图6-2-3A);术中氩氦刀探针穿刺到位,因靠近肺门,为降低消融并发症(如咯血、脓胸、支气管胸膜瘘等),行姑息性消融,冷冻冰球覆盖病灶约90%(图6-2-3B);术后3个月复查病变明显缩小,形成无强化空洞,纵隔淋巴结明显缩小。根据m-RECIST标准疗效评价为CR(图6-2-3C)。

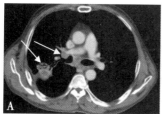
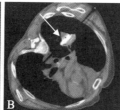
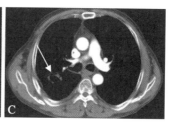

A. 增强静脉期 CT；B. 左侧卧位术中消融；C. 术后 3 个月增强 CT

图 6-2-3　氩氦刀冷冻消融术

病例 2～4：扫码见案例扩展

案例扩展

参考文献

［1］中国临床肿瘤学会（CSCO）肿瘤消融治疗专家委员会，中国医师协会肿瘤消融治疗技术专家组，中国抗癌协会肿瘤消融治疗专业委员会，等.影像引导下热消融治疗原发性和转移性肺部肿瘤临床实践指南（2021 年版）［J］.中华内科杂志，2021，60（12）：1088-1105.

［2］刘宝东，叶欣，范卫君，等.影像引导射频消融治疗肺部肿瘤专家共识（2018 年版）［J］.中国肺癌杂志，2018，21（2）：76-88.

［3］陈凯，方主亭.热消融在肺癌中的应用和展望［J］.中华介入放射学电子杂志，2019，7（2）：126-129.

［4］赫捷，李霓，陈万青，等.中国肺癌筛查与早诊早治指南（2021，北京）［J］.中国综合临床，2021，37（3）：193-207.

［5］魏颖恬，肖越勇.影像学引导肺癌冷冻消融治疗专家共识 2018 版［J］.中国介入影像与治疗学，2018，15（5）：259-263.

［6］WU J，LU AD，ZHANG LP，et al. Study of clinical outcome and prognosis in pediatric core binding factor-acute myeloid leukemia［J］. Zhonghua Xue Ye Xue Za Zhi，2019，40（1）：52-57.

［7］ETTINGER D S，WOOD D E，AISNER D L，et al. Non-small cell lung cancer，version 3. 2022，NCCN clinical practice guidelines in oncology［J］. J Natl Compr Canc Netw，2022，20（5）：497-530.

［8］LANG P，GOMEZ DR，PALMA DA. Local ablative therapies in oligometastatic NSCLC：new data and new directions［J］. Semin Respir Crit Care Med，2020，41（3）：369-376.

［9］IYENGAR P，TUMATI V，GERBER D，et al. Consolidative radiotherapy for limited metastatic non-small cell lung cancer：a randomized phase 2 trial［J］. INTERNATIONAL JOURNAL OF RADIATION ONCOLOGY BIOLOGY PHYSICS，2017，99（5）：314.

［10］XU Q，ZHOU F，LIU H，et al. Consolidative local ablative therapy improves the survival of patients with synchronous oligometastatic NSCLC harboring EGFR activating mutation treated with first-line EGFR-TKIs［J］. J Thorac Oncol，2018，13（9）：1383-1392.

［11］VOGL T J，ECKERT R，NAGUIB N N，et al. Thermal ablation of colorectal lung metastases：retrospective comparison among laser-induced thermotherapy，radiofrequency ablation，and microwave ablation［J］. AJR Am J Roentgenol，2016，207（6）：1340-1349.

［12］CHI J，DING M，SHI Y，et al. Comparison study of computed tomography-guided radiofrequency and microwave ablation for pulmonary tumors：a retrospective，case-controlled observational study［J］. Thorac Cancer，2018，9（10）：1241-1248.

四、肿瘤放射性粒子植入术

1. 概述

肿瘤放射性粒子植入术，是一种术前制订 TPS 计划，术中将穿刺针穿刺至肿瘤内，放置放射性粒子以杀灭肿瘤的治疗手段。目前推荐用于治疗的放射性粒子包括^{125}碘(^{125}I)粒子，^{192}铱(^{192}Ir)粒子及^{103}钯(^{103}Pd)粒子。^{192}铱粒子在妇科肿瘤的治疗中应用较多，^{103}钯粒子常用于前列腺癌及乳腺癌的治疗，^{125}I 粒子适合于各种实体肿瘤，在临床肿瘤粒子植入治疗中应用最为广泛。

放射性粒子植入术具有以下优势。①精准性高：借助 CT 或超声引导，穿刺针准确进入肿瘤内，定点置放^{125}碘放射粒子。②操作方便：穿刺植入手术在可视状态下操作，手术野开阔。③创伤小：患者在清醒状态下通过一根或几根穿刺针即可进行手术，皮肤无切口及缝针。④住院周期短：常规患者术后 1~2 d 即可出院或进行其他治疗。

2. 适应证及禁忌证

(1)适应证　①局部进展期肿瘤无手术机会(前列腺癌除外)；②肿瘤最大径≤7 cm；③术后、放疗后肿瘤复发或转移，肿瘤转移灶数目≤5 个，单个转移灶直径≤5 cm；④身体一般状况可(KPS>70 分)；⑤拟经皮穿刺者有合适进针路径；⑥患者预计生存时间≥3 个月；⑦患者拒绝其他治疗。

(2)禁忌证　①有严重出血倾向、血小板≤50×10^9/L 和凝血功能严重紊乱者(凝血酶原时间>18 s，凝血酶原活动度≤40%。其中抗凝治疗和/或抗血小板药物应用者术前停用 1 周；②肿瘤破溃；③无合适穿刺路径；④预计靶区剂量达不到处方剂量设计要求。

(3)相对禁忌证　①预计生存期<3 个月；②严重合并症、感染期、免疫功能低下者。

3. 手术流程

(1)术前病情评估及准备　①常规准备：包括采集病史、完善影像学检查、评估适应证和禁忌证。②术前 TPS 计划：勾画靶区、设计针道、制订处方和危及器官剂量。

(2)术中流程　①体位：选择合适的体位，可俯卧、仰卧或侧卧位。②消毒与麻醉：以术区为中心消毒，外扩 10 cm，重复 3 次，术区铺无菌洞巾。常规部位局部利多卡因浸润麻醉，颅脑肿瘤患者及儿童建议全身麻醉。③粒子针插植：在 CT 引导下按制订好的计划插入，分步进针，分次扫描。④粒子植入：根据术前计划或者术中优化指导粒子植入。

(3)术后剂量评估　①CT 扫描：将图像传至计划系统，行术后剂量学验证。②ECT 扫描：验证粒子覆盖范围，查找是否有粒子移位或脱落。

4. 并发症及处理

(1)穿刺相关并发症

1)疼痛：穿刺处、黏膜、包膜会因神经损伤、出血刺激等造成疼痛，可对症治疗。

2)出血：少量出血经局部压迫止血即可，出血量达 600~1000 mL，患者出现面色苍白、四肢湿冷、意识不清等休克症状时，需行心电监护、吸氧补液、应用止血药物和升压药物，必要时输血处理，并请外科或介入科干预。

3)咯血：肺内少量出血，表现为咳血或痰中带血，无须特殊处理。短时间大量咯血是罕见致命并发症，需要紧急积极处理，如介入或支气管镜。

4)气胸：胸部粒子植入术气胸发生率约 30%。少量气胸，肺压缩 10%~20% 以下，无呼吸道症状者，无须处理。肺压缩 20% 以上，患者可出现胸闷气喘、心率加快等症状，需行闭式引流术。

5)其他：如空气栓塞、消化道穿孔、心脏压塞等，须立即对症处理。

(2)粒子相关并发症

1)粒子移位和游走：粒子在间隙内、腔道中、肿块边缘或肿块缩小造成粒子脱落，可发生移位和游走。粒子移位和游走一般不引起严重并发症，对症处理相关并发症即可。

2）皮肤和黏膜溃疡：粒子距皮肤或黏膜较近，可发生放射性皮肤和黏膜损伤，轻度损伤表现为红斑、水疱、湿性脱屑，重者发生溃疡、出血、感染等。轻度损伤可用湿润烧伤膏促进皮肤修复，溃疡合并感染时，应用抗生素、过氧化氢等进行消毒灭菌处理。

3）放射性肺损伤：相对少见，表现为植入粒子周围局灶性肺炎性反应、水肿、渗出，后期可发展为放射性肺炎、肺纤维化。

4）放射性脊髓损伤：是严重不可逆的并发症，目前尚无有效的治疗方法，预防为主。急性期放射性脊髓炎大剂量激素冲击治疗，同时应用改善微循环药物及血管活性药。慢性期和恢复期可采用高压氧治疗。

5）针道种植：发生率很低，为2‰左右，一般发生于富血供肿瘤、黏液性肿瘤或术中穿刺针反复插拔调针的患者，预防措施为尽量减少穿刺针调针次数，避开血管，减少针道出血。

5. 典型案例

病例1：患者，女，54岁，左肺鳞癌，行CT引导下左肺鳞癌放射性粒子植入术。患者左肺病变活检病理提示：鳞癌（图6-2-4A）；术前增强CT提示病变位于左肺门（图6-2-4B）；术中仰卧位粒子针在病变内均匀放置粒子（图6-2-4C）；术后40 d复查增强CT，左肺门病变较前明显缩小（图6-2-4D）。

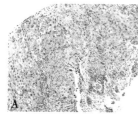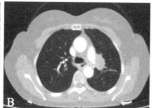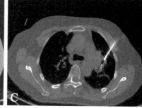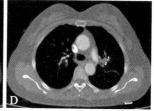

A. 穿刺病理结果图；B. 增强CT静脉期；C. 粒子植入术中；D. 粒子植入后复查增强CT静脉期

图6-2-4 CT引导下放射性粒子植入术

病例2：扫码见案例扩展。

案例扩展

参考文献

[1] MOHLER J, BAHNSON RR, BOSTON B, et al. NCCN clinical practice guidelines in oncology: prostate cancer[J]. J Natl Compr Canc Netw, 2010, 8(2): 162-200.

[2] NAG S, BEYER D, FRIEDLAND J, et al. American Brachytherapy Society (ABS) recommendations for transperineal permanent brachytherapy of prostate cancer[J]. Int J Radiat Oncol Biol Phys, 1999, 44(4): 789-799.

[3] DAVIS BJ, HORWITZ EM, LEE WR, et al. American Brachytherapy Society consensus guidelines for transrectal ultrasound-guided permanent prostate brachytherapy[J]. Brachytherapy, 2012, 11(1): 6-19.

[4] 王俊杰. 影像引导组织间介入近距离治疗肿瘤概念的提出与实践[J]. 中华放射医学与防护杂志, 2014, 34(11): 801-802.

[5] LIN L, WANG J, JIANG Y, et al. Interstitial 125I seed implantation for cervical lymph node recurrence after multimodal treatment of thoracic esophageal squamous cell carcinoma[J]. Technol Cancer Res Treat, 2015, 14(2): 201-207.

[6] WANG H, WANG J, JIANG Y, et al. The investigation of 125I seed implantation as a salvage modality

for unresectable pancreatic carcinoma[J]. J Exp Clin Cancer Res,2013,32:106.

[7]邹雷,罗开元,马振桓,等.125I粒子植入治疗胃癌有效性与安全性评价[J].中华核医学与分子影像杂志,2013,33(4):248-251.

[8]李家开,于淼,肖越勇,等.CT引导下125I粒子植入治疗恶性肿瘤的初步应用[J].中国介入影像与治疗学,2008,5(5):367-370.

第三节　CT后处理技术

一、头颈部动脉

1.概述

血管后处理需要显示头颈部血管整体情况,并对病变部位通过VR、MIP、CPR等技术手段进行重点显示,为临床疾病治疗提供有用的参考。后处理开始之前,应首先评估图像质量是否满足诊断要求(管腔CT值合适,无吞咽伪影,无造影剂伪影),并根据图像质量和疾病类型进行个性化处理,不要盲目机械操作。

2.图像打印与排版

(1)图像重建

1)头颈部VR图像:左右各旋转360°,无去骨残留(尤其是虹吸段),清晰显示血管起源、走行及病变部分。

2)MIP图像:选定窗宽800 HU和窗位400 HU,并进行左右旋转360°,能清晰显示管壁钙化斑块的大小及位置。

3)颅内血管Willis环VR图像:进行左右、上下各旋转360°,清晰显示双侧大脑中动脉、双侧大脑后动脉、双侧大脑前动脉及双侧颈内动脉虹吸段。

4)颅底带骨VR及加厚MIP图像:显示Willis环血管及分支血管情况。

5)CPR图像:包括拉直相和CPR相(窗宽800 HU,窗位240 HU),清晰显示血管管腔整体情况,无管腔中断、无镜像伪影。

6)拉直像:清晰显示不同角度下,血管整体情况及病变部位的位置及范围。

(2)图像打印与排版　包括彩色片、CPR胶片及头颅平扫胶片图像:整体血管分别拍摄前位、后位两张,分别显示双侧颈内动脉及椎动脉,颅内血管分别显示前位、左侧位、右侧位及头足位(图6-3-1A),Curve图像:一张拉直相+三帧Curve相组成,分别拍摄双侧颈内动脉、双侧椎动脉血管管腔,并对病变部位着重显示(图6-3-1B)。头颅平扫片:胶片规格选择列5×行6。

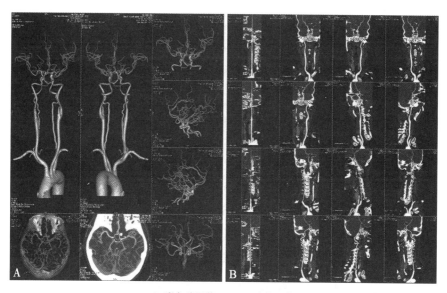

A. 彩色片图像；B. CPR 胶片图像

图 6-3-1　头颈 CTA 重建后处理示意图

（3）个性化处理

1）颅内动脉瘤：除常规处理外，还需在颅内 VR 对动脉瘤进行标注和测量，分别测量动脉瘤瘤高、瘤颈及载瘤动脉直径（图 6-3-2）。

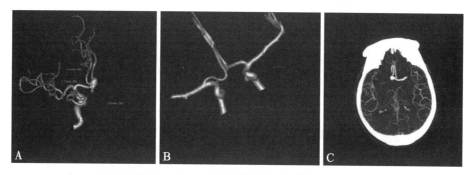

A. 标注动脉瘤位置；B. 对动脉瘤进行测量；C. 轴位清晰显示动脉瘤

图 6-3-2　颅内动脉瘤头颈 CTA 个性化处理

2）颅内动静脉畸形：须显示畸形血管团供血动脉、引流静脉及邻近血管的关系（图 6-3-3）。

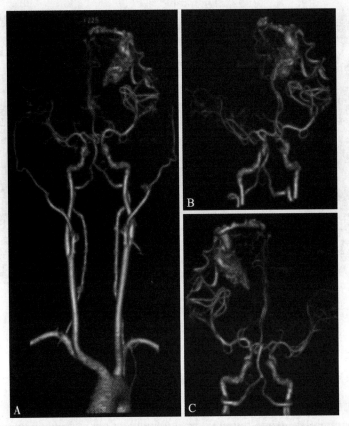

A. 整体显示动静脉畸形；B. 局部放大显示动静脉畸形；C. 多角度显示动静脉畸形

图6-3-3　颅内动静脉畸形头颈CTA重建后处理

3）颅内肿瘤：须显示肿块在颅内位置、毗邻包绕情况及供血血管（图6-3-4）。

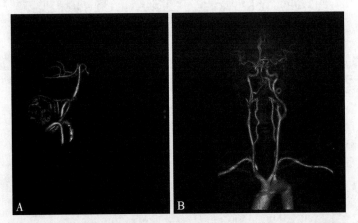

A. 局部放大显示颅内肿瘤与血管的关系；B. 整体显示肿瘤与颅内血管、周围骨骼的关系

图6-3-4　颅内肿瘤头颈CTA重建后处理

3. 分析思路与拓展

（1）分析思路

1）定位信息：对脑血管病变有清晰、完整的显示。

2）病变形态：动脉瘤多呈圆形或椭圆形，有清晰的载瘤动脉；颅内占位表现多种多样，应针对具体肿瘤进行个体化重建,以清晰显示病变为主。

　　3)CT表现:动脉瘤呈清晰强化,颅内肿瘤因级别不同而表现多种多样,良性肿瘤以均匀强化为主,恶性肿瘤强化差异较大,以不均匀强化为主,颅内转移瘤强化方式同原发肿瘤类似。

　　(2)拓展

　　1)CT平扫密度的改变:①脑内高密度病变,常见于新鲜的出血、钙化等;②等密度病变,某些肿瘤、恢复期的血肿、早期的脑梗死等;③低密度病变,见于炎症、脑水肿、脑梗死、脑软化、囊肿、脓肿及囊性肿瘤等;④混合密度灶,常见于出血性梗死或上述各种密度病灶混合存在。

　　2)CT增强扫描特征:①均匀性强化,常见于脑膜瘤、动脉瘤、神经鞘瘤等;②非均匀性强化,常见于脑胶质细胞瘤、转移瘤或血管畸形等;③环状强化,常见于脑脓肿、部分转移瘤和胶质细胞瘤等,脑血肿吸收期可呈环状强化;④脑回样强化,是脑梗死的一种特征性强化;⑤无强化,见于脑囊肿、脑水肿等。

　　3)脑结构的改变:①占位效应由脑内占位性病变或脑水肿所致,常表现为局部脑沟、脑池、脑室变窄或闭塞,中线结构向对侧移位;②脑萎缩,范围可表现为局限性或弥漫性,脑皮质萎缩常表现为脑沟、裂增宽、增深,脑池扩大,脑髓质萎缩表现为脑室扩大;③脑积水,梗阻性脑积水表现为梗阻部位近侧脑室扩大,脑池无增宽;交通性脑积水表现为脑室系统普遍扩大。

　　4)颅骨改变:①颅骨病变,骨折、肿瘤等;②颅内病变,可根据颅骨的增厚、变薄或吸收破坏等改变判断肿瘤的部位和性质。

二、冠状动脉

　　1.概述

　　随着CT设备的进展,时间分辨率的不断提高,冠状动脉CTA技术愈加成熟。通过各种不同的三维成像手段,冠状动脉CTA能够清楚地显示冠状动脉以及病变,对冠脉疾患的诊断起到了重要的辅助作用。

　　心脏的VR图像,主要是针对外形的显示,它能显示覆盖在心脏表面冠状动脉血管的走行和心脏其余部分之间的关系,在检查中起到了很重要的作用。实际应用中VR图像的三维后处理主要有两种形式:一是全心VR图像的显示;另一种是更具针对性的冠状动脉树状结构VR图像的显示。

　　然而,全心VR图像的缺点是完整心脏的显示有可能遮挡冠状动脉的走行情况,并因此影响冠状动脉病变的观察。此时可用图像分割方法处理,以去除遮盖冠状动脉的组织结构,不过在冠状动脉走行复杂的情况下,这种处理也会遇到一些问题。因而,单独树形结构的VR图像则能够更好地显示冠状动脉的真实情况。实际工作中,需要将两种不同的VR图像结合使用,以达到诊断的要求。

　　MIP图像在冠状动脉的三维显示中,最大密度投影法也很重要。相比VR图像,MIP图像更加类似于通过冠状动脉造影所得的图像,可使用已有的诊断经验进行诊断。

　　同时,由于MIP图像是从总体数据中重建获得,还可从不同的角度、位置对病变部位作细致的观察。MIP图像在钙化和支架的观察中也有很好的效果。

　　观察冠状动脉MIP图像时,可根据不同的需要使用正片和负片的形式进行,以取得更满意的结果。CPR图像管腔内部的观察,可使用两种方法:虚拟内镜技术和CPR。然而,对于冠状动脉这样细小的管腔,虚拟内镜的观察能力是很有限的,其精度并不能完全达到要求。而CPR具有能够改变所取曲面角度的功能,可在不同的角度观察冠状动脉管腔,防止管腔狭窄的错判和遗漏。二维多平面重组图像的CT值属性不变,在MPR和CPR的图像上仍可进行CT值测量。CPR显示采用了CT值数字窗口技术显示,能清晰显示冠状动脉管壁上的斑块,对斑块性质的确定和病情严重程度的判断有着重要的意义。但同时需要注意的是,在用CPR技术进行管腔狭窄程度判定时,必须将中心线设置在管腔正中,不然可能会对狭窄程度产生错判。

2.图像打印及排版

（1）冠脉命名方式　除三大冠脉一级主干外,各级分支血管命名方式为:以靠近主动脉根部为近心端,以近心端为主,同一名称的冠脉二级分支按照距离近远,名称后缀依次添加 1.2.3……,同一冠脉二级分支发出的血管三级分支,按照距近心端距离,名称后缀在 1.2.3 等数字基础上再依次添加 a.b.c 等。

（2）冠脉 CTA 后处理　利用图像后处理工作站对所获得图像进行心脏虚拟 VR(图6-3-5、图6-3-6)、最大密度投影 MIP 进行水平及垂直旋转展示(图6-3-7)。对所获得冠脉树进行虚拟 VR、最大密度投影 MIP 进行水平及垂直旋转展示(图6-3-7)。对冠脉血管进行血管拉直及 CPR 多角度旋转显示,且剔除各支冠脉 CPR 中较为明显的镜像伪影图像(图6-3-8)。

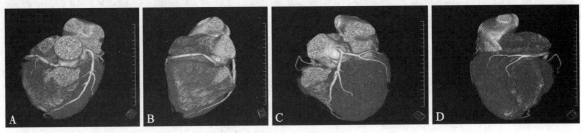

A. 前后位;B. 右侧位;C. 左前斜位;D. 后前位

图6-3-5　心脏 VR 大体观

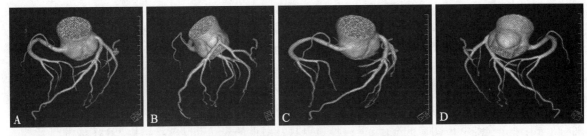

A. 前后位;B. 左侧位;C. 右前斜位;D. 后前位

图6-3-6　冠脉 VR 观

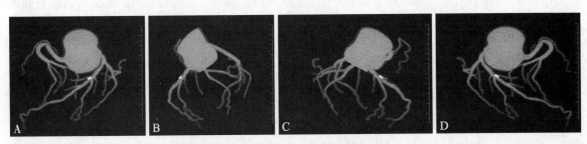

A. 前后位;B. 左侧位;C. 右前斜位;D. 后前位

图6-3-7　冠脉 MIP 观

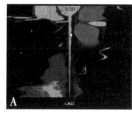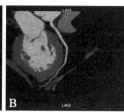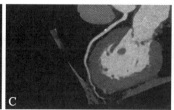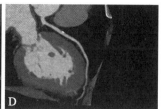

A. 拉直像；B ~ D. 曲面旋转像

图 6-3-8　左前降支拉直像及曲面 CPR 图像

（3）冠脉 CTA 打印排版　一般常规打两张胶片，一张彩图，一张黑白。

1）彩图排版：心脏大体 VR 像 4 幅，冠脉树显示前降支、回旋支、右冠心底部及右冠冠窦部 VR 及 MIP 像各一幅，蜘蛛位显示两侧冠状窦起始部 VR 及 MIP 像各一幅，以及显示冠脉分支命名的 VR 及 MIP 像各一幅，第一张胶片共计 4×4＝16 幅图片。

2）黑白胶片排版：若患者冠脉 CTA 正常，打印时只需打印冠脉三主干及三主干主要分支图像即可，一支血管需显示一幅拉直 CPR 血管像及三支曲面 CPR 图像，排版可根据实际情况，排版列 4×行 5 或列 4×行 6 均可。若患者冠脉 CTA 不正常，打印时需打印冠脉所有有病变血管，若只有一支或两支血管病变，则其余排版的冠脉显示以主干为主，一支血管需显示一幅拉直 CPR 血管像及三支曲面 CPR 图像，排版可根据实际情况，排版列 4×行 5 或列 4×行 6 均可，根据情况可自由掌握。

3. 分析思路与拓展

（1）分析思路

1）定位信息：对冠脉血管病变有清晰、完整的显示。

2）病变形态：动脉斑块多低密度、高密度及混杂密度显示，应针对不同的病变性质选择合适的窗宽、窗位进行清晰地显示。冠脉搭桥术后应清晰地显示吻合口的通畅性，桥血管的走行以及桥血管与自体血管的连贯性。冠脉畸形的病变应着重显示畸形血管的形态、异常吻合的位置等。

（2）拓展

1）高血压心脏疾病 CT 显示：显示心腔大小、室间隔及心室壁的厚度，观察心室运动，计算射血分数（EF）评估心功能。胸主动脉弓降部连续扫描，可显示主动脉病变。血管重建后有助于明确主动脉及其病变全貌。

2）肺源性心脏病 CT 显示：显示肺动脉干和中心肺动脉扩张，右心室及室间隔肥厚。重度肺动脉高压 CT 于中心肺动脉腔内可见血流涡影，反映肺循环血流缓慢。

3）心包积液 CT 显示：沿心脏轮廓分布、紧邻脏层心包脂肪层的环形低密度带。CT 值略高于水或比水高 10 ~ 40 Hu 提示积液中含有蛋白；CT 值比水高 50 Hu，提示近期出血。

4）肺源性心脏疾病 CT 表现：显示肺动脉干和中心肺动脉扩张，右心室及室间隔肥厚。重度肺动脉高压 CT 于中心肺动脉腔内可见血流涡影，反映肺循环血流缓慢。

最后，冠脉图像后处理的来源是常规的轴位图像，只有选择合适的轴位图像，才能重建出各种漂亮的后处理图像。同时，图像后处理的目的是为了更好地显示解剖结构，辅助影像诊断医生做出更精准的诊断，为临床医生的诊治提供有力支持。因此图像后处理原则有且只有两条：①选择合适的原始轴位图像；②尽可能清晰地显示扫描部位或病变部位的解剖结构。

三、主动脉

1. 概述

主动脉 CTA 也称之为增强主动脉 CT，一般主要是用来诊断主动脉夹层、主动脉血管瘤等一些疾病,特别是它是诊断主动脉夹层的金标准,主动脉夹层是急诊胸痛最常见的疾病之一,在急性期如果不进行处理,死亡率非常高。

而进行急诊主动脉 CTA 是确诊主动脉夹层最常用的快捷的影像学检查手段,它对于真假腔的判断、夹层破裂口的观察、血管分支的累及、壁间血肿以及夹层的鉴别有十分重要的意义。

此外,夹层在进行支架手术以后,也可以进行主动脉 CTA 的检查,除了观察支架的情况以外,还可以观察到有无内漏等相关的情况。

2. 图像打印与排版

(1)图像重建　根据需要选择 VR、CPR、MPR、MIP 等方法进行图像后处理。

1)主动脉 VR 重建:去除检查床及其他伪影,自动切割不能满足要求时采用手动切割或添加,避免目标结构的丢失。主动脉 VR 显示主要解剖结构:自冠状动脉窦至双侧股动脉近段全程主动脉大血管、头臂干、左锁骨下动脉、左颈总动脉、腹腔干、肠系膜上、下动脉、双肾动脉、双侧髂内动脉等。具体步骤:①VR 旋转并保存状态,旋转一周,每 10°保存一张,共计 37 张;②MIP 旋转并保存状态,旋转一周,每 10°保存一张,共计 37 张;③显示并测量病变位置、大小,受累各分支血管显示。

2)主动脉 CPR 重建:自主动脉窦部至双侧股动脉进行 CPR 拉直重建,旋转并保存状态,旋转一周,每 10°保存一张,共计 37 张。如果是主动脉夹层(De Bakey Ⅲ),需测量第一破口至左侧锁骨下动脉起始处的距离。

3)图像质量评价:观察原始轴位图像,自升主动脉至双侧髂动脉及各分支动脉管腔 CT 值≥300 Hu,图像无明显呼吸运动伪影,满足主动脉 CTA 诊断标准。选择薄层序列 0.625 mm 或 1.25 mm 层面序列,进行后处理分析,依据工作站选择准确的后处理软件程序。

(2)诊断信息的捕捉

1)主动脉夹层:观察薄层轴位图像,确定有无内膜片撕裂及位置——为主动脉夹层诊断要点;初步判断病变部位,明确原发破口的位置,并测量破口大小,确定主动脉夹层分型;真腔及假腔大小,假腔内是否有血栓形成;头臂干、左颈总动脉、左侧锁骨下动脉是否受累;腹腔干、肠系膜血管、双肾动脉是否受累;判断夹层受累范围和撕裂的终止部位(图6-3-9)。

2)(胸、腹)主动脉瘤:观察薄层轴位图像,确定有无主动脉管腔局部或弥漫扩张;初步判断病变部位,明确瘤体大小,并测量左右径、前后径及长径大小;测量动脉瘤近端及远端正常主动脉管径;判断瘤周是否有钙化、壁周血肿等;评估髂总动脉的直径、弯曲度、形态和钙化程度;评估股动脉及髂外动脉有无狭窄等。

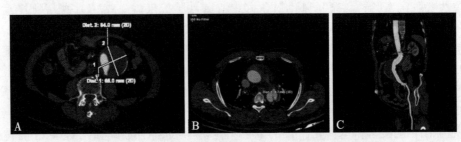

A. 显示瘤体大小;B. 测量主动脉夹层破口大小;C. 显示主动脉瘤累积范围

图6-3-9　测量主动脉瘤体大小及累积管腔长度、范围

3. 分析思路与拓展

(1)分析思路

1)定位信息:对主动脉血管病变有清晰、完整的显示。

2)病变形态:动脉斑块多低密度、高密度及混杂密度显示,应针对不同的病变性质选择合适的窗宽窗位进行清晰地显示。主动脉瘤样病变应测量瘤体大小及累积范围。主动脉夹层应重点显示破口位置,累积范围及分支血管来源。主动脉支架术后应清晰地显示支架的通畅性,人工血管的走行以及桥血管与自体血管的连贯性。

（2）拓展

1）主动脉壁内血肿:又称非交通性主动脉夹层,是主动脉滋养血管自发破裂,血液进入主动脉壁内形成,血肿不与主动脉管腔相通。其原发性病变发病机制为主动脉壁内滋养血管、中层营养血管破裂出血,形成血肿;继发性病变发病机制为主动脉壁溃疡至中膜弹力纤维层形成血肿(动脉粥样硬化)。典型CT征象主要有4种,表现为:①平扫新鲜血肿高于真腔血液密度,新月形偏心增厚或环形增厚≥5 mm;②内膜光滑或不光滑,增厚的壁无强化,无内膜片显示,不与主动脉腔相通;③钙化斑内移;④增厚的壁内可以形成局灶性造影剂浓聚。

2）主动脉内膜缺损:是指主动脉疾病患者出现>3 mm的主动脉内膜缺损。

3）主动脉溃疡:指主动脉内膜粥样硬化斑块破裂形成溃疡,溃疡穿透中层,侵及外膜下;在CT影像上多呈主动脉管腔的囊袋样突出,呈"指样"或"蘑菇样";具有与主动脉管腔相同强度的对比剂强化,病灶周围多合并局限性壁间血肿。其病变特点:①可在主动脉壁中层形成局限性血肿,但不形成假腔;②可发生在主动脉的任何部位;③常伴有不受控制的高血压和广泛的周身动脉粥样硬化性疾病。

4）主动脉血栓:①可以发生在主动脉任意位置和(或分支);②位于血管腔内(内膜内侧),钙化在外侧;③腔内充盈缺损,内表面不光滑,成角(尖角征);④管腔狭窄;⑤增强均不见强化,可同时伴有相应脏器栓塞。

综上所述,针对主动脉疾病的影像诊断,首先应明确病变部位、累及范围,关注管壁形态及强化特点,并观察管腔与血管周围的关系。

四、肺动脉

1. 概述

肺动脉CT造影检查,简称肺动脉CTA,主要是从患者静脉注射对比剂后,对比剂流经肺动脉及其分支,通过CT进行扫描成像,检查肺动脉是否有血栓形成,肺动脉是否有狭窄等病变。肺动脉CTA是评估肺动脉血管病变的一种无创检查方法,不良反应相对较少,主要适用于肺栓塞的筛查和诊断。肺动脉CTA检查具有较高的准确性,因此肺动脉CTA是诊断肺栓塞的重要手段,也是诊断肺栓塞的优先的影像学检查方法。

2. 图像打印与排版

肺动脉血管后处理后:通过VR、MIP、血管轴位图像、拉直像、曲面像可以直观地观察肺动脉的血管情况,对肺动脉栓塞、肺动脉高压等疾病的诊断具有重要意义。

浏览原始图像,判断图像质量,正确选择待重建图像序列,肺动脉CTA三维后处理使用的是reformat软件。

观察薄层横断面图像,初步判断充盈缺损、病变所在部位,然后除去检查床及其他伪影,自动切除不能满足要求时,要手动切割,避免目标结构的丢失。

肺动脉CPR的重建:需对肺动脉(左肺上下、右肺上中下)进行CPR重建,若肺动脉有充盈缺损,一定要提取有充盈缺损的管腔(图6-3-10)。分别提取出左右肺动脉分支,修改中心线,并对每根血管的Lumen和Curve像进行旋转和保存。要清晰显示血管管腔情况,尽量避开镜像伪影。拉直相:可清晰显示不同角度下,血管整体情况及病变部位的位置及范围(图6-3-10)。

照片打印:两张胶片(软组织窗、肺窗),一张彩片(包括加厚MIP、Lumen、Curve像)。

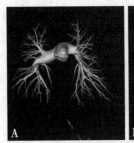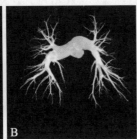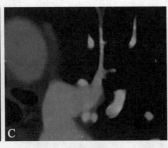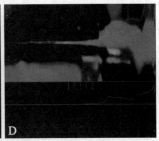

A.肺动脉 VR 显示;B.肺动脉 MIP 显示;C.CPR 曲面像显示栓塞的肺动脉;D.CPR 拉直像显示栓塞的肺动脉

图6-3-10　肺动脉 CTA 重建后处理

3.分析思路与拓展

(1)分析思路

1)定位信息:对肺动脉血管病变有清晰、完整的显示。

2)病变形态:肺动脉栓塞应对栓塞的血管进行多角度曲面显示,同时对于栓子选择合适的窗宽窗位进行清晰地展现。肺动脉高压患者应测量主肺动脉干及双侧肺动脉主干的管径及同层面升主动脉管径。肺血管畸形应着重在 VR 图像上显示畸形的血管形态及走行。

(2)拓展　肺血管畸形是指各种原因所致的肺动、静脉异常,可伴有或不伴有病变血管所管辖肺组织的异常。其病变包括数十种,根据病变血管的大小分为两大类:肺大血管病变和肺小血管病变。前者较常见的有肺动脉栓塞、肺动静脉瘘及肺动脉瘤等,后者以多发性肺小动脉炎为代表。根据病因又可分为先天性和后天性两种。前者包括肺动脉狭窄、肺动静脉畸形、肺静脉异位引流等;后者包括肺动脉栓塞、继发性肺动脉高压等。

在 CT 检查中不同时期 CT 表现不同,可出现以下表现:①毛细血管扩张期,肺血管畸形处的血管壁呈现为线状或不规则的高密度;②增殖期,病变处的血管扩张呈现为均匀的高密度,形成毛细血管;③消退期,病变处的血管扩张消退,形成完整的血管网;④成熟期,病变处的血管已经逐渐变成正常的血管,可以完全充盈,形成正常的血管壁。

肺血管畸形可能会引起肺动静脉瘘、肺血管发育障碍等疾病,导致患者出现咯血、呼吸困难、心悸等症状,严重时还可能会导致患者猝死。因此,针对肺血管畸形疾病的影像诊断,首先应明确病变部位、累及范围,关注管壁形态及强化特点,并观察管腔与血管周围的关系。

五、骨与关节

1.概述

骨关节损伤是指由于外力作用等导致关节、骨骼出现结构破坏,也可合并有血管、神经、肌肉等组织损伤。CT 重建是骨关节损伤常用的检查方法,可通过 CT 重建明确骨关节损伤的部位、类型、严重程度,同时可对治疗起到一定的辅助作用。在骨关节损伤中应用较多的是骨折的三维 CT 重建,具体应用如下。

(1)明确骨折　可以通过 CT 重建明确骨折周围的软组织是否出现损伤、移位,以及骨折是否对周围的血管、神经、肌肉等组织产生影响。

(2)明确骨折类型　如股骨颈骨折、股骨粗隆间骨折、髌骨骨折、胫骨平台骨折等,可通过 CT 重建明确骨折类型。此外,股骨颈骨折、股骨粗隆间骨折、髌骨骨折等,也可以通过三维 CT 重建明确是否出现骨折线。

(3)指导治疗　一般骨关节损伤的患者可采取保守治疗,如对骨关节损伤进行手法复位、石膏固定等。对于骨关节损伤较严重的患者,如股骨颈骨折、髌骨骨折等,有时需要通过手术治疗,如股骨颈骨折切开复位内固定术、髌骨骨折切开复位内固定术等。

(4)其他方面　如骨关节肿瘤,可通过三维 CT 重建明确肿瘤的范围、性质等,有利于指导手术治疗或决定手术切除范围。此外,对于其他骨关节损伤,如肩关节脱位、膝关节脱位、踝关节脱位等,也可通过三维 CT 重建明确具体情况,有利于指导治疗。

2. 图像打印与排版

(1)图像处理步骤

1)了解 CT 扫描技术条件,包括扫描参数、扫描范围等。明确对比剂的使用,包括对比剂浓度、总量、速率等。

2)浏览图像,判断图像质量,正确选择待重建图像序列和软件。

3)观察薄层横断面图像,初步判断病变部位,然后去除检查床及其他伪影,自动切割,当不能满足要求时注意手动切割,避免目标结构的丢失。

4)根据需要选择 VR、MPR(包括 CPR)、MIP 等方法进行图像后处理,选择合适的重建厚度、旋转不同的角度对病变部位重点摄像。

5)对病变部位进行标记、测量,保存并上传图像、必要时打印胶片。

(2)骨关节 CT 重建后处理技术

1)VR 技术:利用 CT 扫描的横断面薄层图像进行 VR 重建,显示骨与关节的空间位置、结构和与其他物体间的关系(图 6-3-11)。

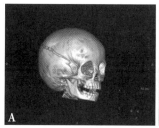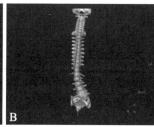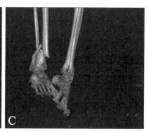

A. 颅骨 VR 显示;B. 脊柱 VR 显示;C. 躯干骨 VR 显示

图 6-3-11　CT VR 重建技术

2)MPR 技术:冠状位、矢状位及斜位 MPR 重建,利用 CT 扫描的横断面薄层图像以层厚 3mm,层间距 3mm 进行重建,可显示骨与关节中解剖结构复杂的部位(图 6-3-12)。

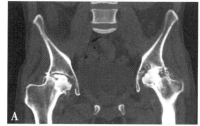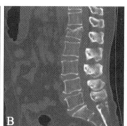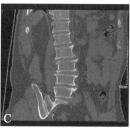

A. 冠状位 MPR 显示;B. 失状位 MPR 显示;C. 斜位 MPR 显示

图 6-3-12　CT 多平面重组技术

（3）特殊骨及关节后处理

1）颞骨及颞颌关节：利用 CT 扫描的横断面薄层图像以层厚 1 mm，层间距 1 mm 进行重建其冠状位及矢状位 MPR（图 6-3-13A、B）。

2）眼眶：利用 CT 扫描的横断面薄层图像以层厚 2 mm，层间距 2 mm 进行重建其冠状位及矢状位 MPR（图 6-3-13C、D）。

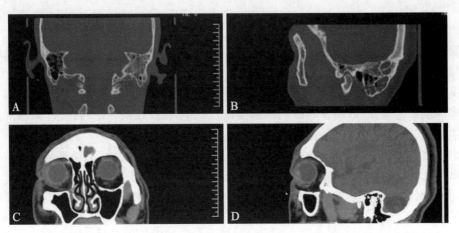

A. 颞骨冠状位 MPR；B. 颞骨矢状位 MPR；C. 眼眶冠状位 MPR；D. 眼眶矢状位 MPR

图 6-3-13　颞骨及眼眶 CT 重建后处理技术

3）面神经管：使用 CPR 技术，将面神经管全程显示在一个平面内，可以全面地观察到以面神经管为轴线 360°方向上各个方向的信息（图 6-3-14）。

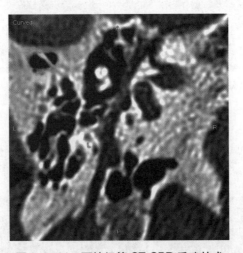

图 6-3-14　面神经管 CT CPR 重建技术

4）椎间盘：利用椎体的矢状位 MPR 薄层图像以平行于椎间盘的方向进行斜位 MPR 重建，重建层厚 2mm，层间距 2mm（图 6-3-15）。

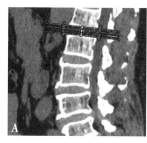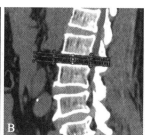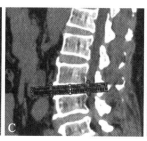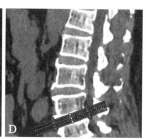

A ~ D. L1-L5 椎间盘斜位重建位置

图 6-3-15 椎间盘斜位 CT MPR 重建技术

3. 分析思路与拓展

（1）分析思路

1）定位信息：对骨骼病变有清晰、完整的显示。

2）病变形态：对于骨折患者应清晰显示骨折断端的形态、对位对线关系以及与邻近组织的结构关系。对于退行性骨关节疾病的患者，应重点显示退行性关节的形态、关节间隙以及增生或疏松的骨皮质或骨松质等。对于骨肿瘤患者，应重点显示肿瘤的大小、累积范围、与邻近组织的关系以及特征性病变的显示。对于骨畸形患者应清晰显示畸形骨的大小、形态等。

（2）拓展 特征性骨疾病 CT 表现如下。

1）骨质疏松：单位体积内骨组织的含量减少，即骨组织的有机成分和无机成分等比例地减少。典型 CT 征象主要表现为骨密度降低，骨皮质变薄和出现分层现象，骨小梁变细、数量减少，小梁间隔增宽。若发生于脊椎，严重者可出现双凹征，椎间隙增宽。

2）骨膜反应：骨膜反应又称骨膜新生骨，是指骨膜受到外界刺激发生水肿、增厚，内层成骨细胞活动增加导致骨膜新生骨形成的过程。典型 CT 征象主要表现为骨膜反应的形态及范围与病变发生的部位、性质和发展阶段有关，CT 可表现为平行于骨皮质外的细线状、葱皮状、花边状或放射状致密影。

3）骨质破坏：正常骨组织被病理组织所取代后造成的骨缺失。典型 CT 征象主要表现为局部骨质密度降低、骨小梁稀疏和正常骨结构缺失。良性骨质破坏表现为边界清楚、轮廓完整、膨胀性骨质密度减低区，常为地图样低密度骨质改变，通常周围无软组织肿块；而恶性者常表现为边界不清、轮廓不完整的骨质密度减低区，与正常骨分界模糊，常为虫蚀状或融冰样溶骨性骨质改变，周围常伴有软组织肿块。

4）骨质增生硬化：是指单位体积内骨量的增多，原因是各种因素导致的成骨细胞活性增加，从而导致骨样组织增多，钙质沉积增加。典型 CT 征象主要表现为骨质密度增高、骨小梁增多和骨皮质增厚，伴或不伴骨骼的增大变形，发生于骨端的关节软骨下骨的增生硬化表现为骨性赘生物，即称骨刺、骨桥等。

5）骨质坏死：是指骨组织局部血供中断、代谢停止所致的骨组织细胞死亡及相应改变。典型 CT 征象主要表现为局限性骨密度增高形成死骨，死骨的形态不一，并可随时间增加逐渐被吸收。

6）软骨钙化：是指软骨基质钙化，标志着骨内或骨外有软骨组织或瘤软骨的存在。典型 CT 征象主要表现为局限性颗粒状、小环状无结构致密影。

综上所述，针对不同骨关节疾病的影像诊断，首先应明确病变部位、累及范围，关注疾病本身的显示，以及跟周围邻近组织、血管的关系，根据疾病不同，选择个性化的重建方式，结合多种成像方式综合显示。

参考文献

［1］中华医学会放射学分会头颈学组,中华医学会影像技术分会辐射防护学组.头颈部 CT 检查和辐射剂量管理专家共识[J].中华放射学杂志,2020,54(9):827-838.

［2］中华医学会影像技术分会,中华医学会放射学分会.CT 检查技术专家共识[J].中华放射学杂志,2016,50(12):916-928.

［3］中华医学会放射学分会头颈学组.耳部 CT 和 MRI 检查皮诊断专家共识[J].中华放射学杂志,2017,51(9):654-659.